现代主治医生提高丛书

风湿科主治医生1088问

Q & A 1088 for Rheumatology Attending Physicians (4th Edition)

（第4版）

主　编　刘　坚　李梦涛　薛　静

中国协和医科大学出版社

北　京

图书在版编目（CIP）数据

风湿科主治医生1088问 / 刘坚，李梦涛，薛静主编. —4版. —北京：中国协和医科大学出版社，2023.11

（现代主治医生提高丛书）

ISBN 978－7－5679－2310－2

Ⅰ. ①风… Ⅱ. ①刘… ②李… ③薛… Ⅲ. ①风湿性疾病－诊疗－问题解答 Ⅳ. ①R593.2-44

中国国家版本馆CIP数据核字（2023）第204549号

现代主治医生提高丛书

风湿科主治医生1088问（第4版）

主　　编：刘　坚　李梦涛　薛　静
责任编辑：李元君　胡安霞
封面设计：邱晓俐
责任校对：张　麓
责任印制：张　岱

出版发行：中国协和医科大学出版社
（北京市东城区东单三条9号　邮编100730　电话010-65260431）
网　　址：www.pumcp.com
经　　销：新华书店总店北京发行所
印　　刷：北京天恒嘉业印刷有限公司

开　　本：787mm×1092mm　1/16
印　　张：38.75
字　　数：910千字
版　　次：2023年11月第4版
印　　次：2023年11月第1次印刷
定　　价：156.00元

ISBN 978－7－5679－2310－2

编者名单

名誉主编　于孟学

主　　编　刘　坚　李梦涛　薛　静

副 主 编　于　峰　丁秋玲　张　婷　王玉华　王育梅　刘　磊

编　　者　（按姓氏笔画排序）

丁秋玲　航天中心医院

于　峰　北京大学国际医院

于孟学　北京协和医院

王　立　北京协和医院

王　迁　北京协和医院

王玉华　首都医科大学附属北京世纪坛医院

王立冬　承德市中心医院

王国锋　武清区人民医院

王育梅　航天中心医院

王荣荣　航天中心医院

王莉莎　中国人民解放军第三〇五医院

王笑影　中国人民解放军总医院京东医疗区

支玉香　北京协和医院

尤　欣　北京协和医院

邓垂文　北京协和医院

石　慧　内蒙古包钢医院

申丽盈　河北中石油中心医院

田美伊　航天中心医院

田新平　北京协和医院
白云静　中国人民解放军总医院第七医学中心
白伊娜　北京协和医院
朱立平　北京协和医学院（原中国协和医科大学）
刘　坚　航天中心医院
刘　磊　浙江大学医学院附属第二医院
刘　霞　航天中心医院
刘永杰　滕州市中心人民医院
汤晓菲　航天中心医院
安　娜　北京汇生诊所
孙　卓　航天中心医院
孙闻嘉　浙江大学医学院附属第二医院
杜　燕　浙江大学医学院附属第二医院
李　菁　北京协和医院
李　薇　思派健康医疗科技有限公司
李永红　河北省易县人民医院
李宏超　北京积水潭医院
李梦涛　北京协和医院
杨　玲　北京吉因加医学检验实验室有限公司
吴新宇　浙江大学医学院附属第二医院
冷晓梅　北京协和医院
沈　敏　北京协和医院
张　文　北京协和医院
张　阳　航天中心医院
张　烜　北京医院
张　婷　浙江大学医学院附属第二医院
张凤肖　河北省人民医院
张令令　首都医科大学附属北京世纪坛医院

张孟昊　北京协和医院
林　进　北京协和医院
郑文洁　北京协和医院
郑珉敏　广东省中山市博爱医院
赵　云　浙江大学医学院附属第二医院
赵久良　北京协和医院
胡　影　航天中心医院
胡朝军　北京协和医院
侯　勇　北京协和医院
姜德训　中国人民解放军总医院第七医学中心
宫殿和　北京市八大处风湿病医院
姚中强　北京大学第三医院
徐　东　北京协和医院
徐晓华　中国人民解放军总医院第七医学中心
高　云　航天中心医院
黄　燕　航天中心医院
曹　金　山东省立医院
韩淑玲　北京大学首钢医院
惠　敏　北京协和医院
曾学军　北京协和医院
谢　清　航天中心医院
满春霞　航天中心医院
薛　静　浙江大学医学院附属第二医院
魏　敏　北京协和医院

审　　校　伍沪生　北京积水潭医院

名誉主编简介

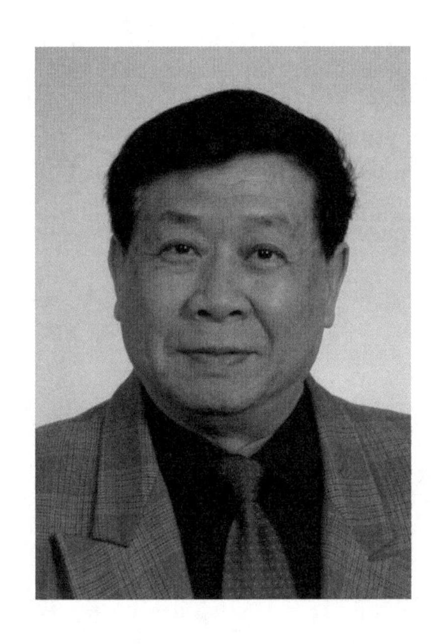

于孟学，教授，博士生导师。1981年始就职于北京协和医院风湿免疫科。1992年获北京协和医院科研成果三等奖，1997年获卫生部科技进步奖。1998-2000年作为负责人完成了国家自然科学基金课题。2006年作为主要负责人之一又出色完成“863计划”的科研工作。先后培养了多名硕士研究生及博士研究生。于1987年、1991年先后留学日本、澳大利亚，并多次出国参加国际学术会议。已发表医学论文150余篇，主编了《现代风湿性疾病诊疗手册》《风湿科主治医生376问》《风湿科主治医生705问》《现代风湿性疾病图谱》《风湿科主治医生1053问》五部医学专著，并参与多部内科学与风湿病学著作的编写及翻译工作。曾任《北京医学》杂志常务编委、《中华微生物和免疫学杂志》编委。

主编简介

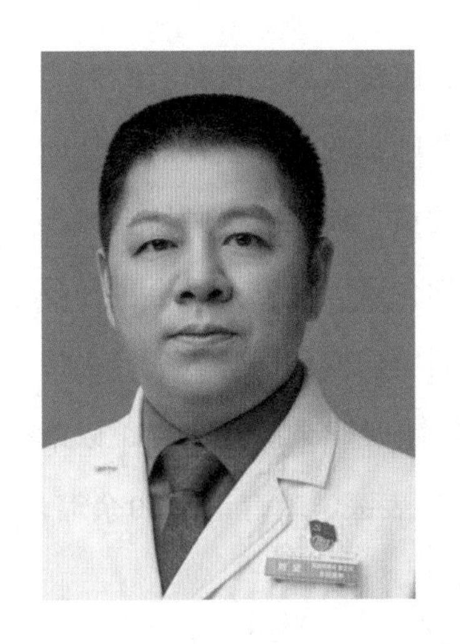

刘坚，航天中心医院风湿免疫科主任，主任医师。擅长常见风湿免疫性疾病的诊治，在发热及疼痛待查等内科疑难病以及疑难危重风湿免疫病方面诊治经验丰富。发表学术论文30余篇，参与2018年ANA、ANCA 和2019年抗磷脂抗体以及2021年自身免疫性肝病及类风湿关节炎自身抗体检测及临床应用专家共识制定。参编著作4部，其中作为副主编全程参编《风湿科主治医生1053问》。现任北京风湿病分会专业委员会委员，北京中西医结合学会风湿病专业委员会常委及呼吸病学分会委员，中国风湿免疫病医联体联盟理事，中国风湿病生殖与妊娠学术委员会委员，北京大学风湿免疫学系委员，北京市卫健委健康科普专家以及《北京医学》《协和医学杂志》《中华临床免疫和变态反应杂志》特邀审稿专家，中国协和医科大学出版社健康科普栏目“航天人谈风湿轶事”栏目主编等。

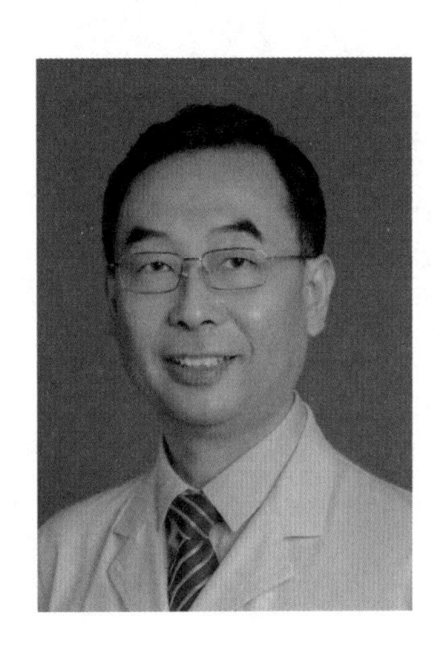

李梦涛，北京协和医院风湿免疫科主任，教授、博士生/博士后导师。协和学者特聘教授，国家卫生健康突出贡献中青年专家。现任北京医学会风湿病学分会主任委员、中华医学会风湿病学分会副主任委员、中国医师协会风湿免疫科医师分会副会长兼肺血管/间质病学组组长。亚太抗风湿病联盟（APLAR）系统性红斑狼疮研究组成员，亚太系统性红斑狼疮协作组（APLC）成员，中国系统性红斑狼疮研究协作组（CSTAR）、国家风湿病数据中心（CRDC）、中国风湿免疫病医联体联盟（CRCA）秘书长，国家皮肤与免疫疾病临床医学研究

中心（NCRC-DID）办公室主任，风湿免疫病学教育部重点实验室主任，*Rheumatology and Immunology Research*（RIR）副主编，系统性红斑狼疮研究国家“十四五”重点研发计划项目首席，“十三五”重点研发计划、首都协同创新重点项目及国自然课题负责人。代表团队在国际会议发言33次，以第一/通讯作者发表SCI文章101篇，荣获CRA/EAGOR/APLAR/EULAR青年研究者奖。

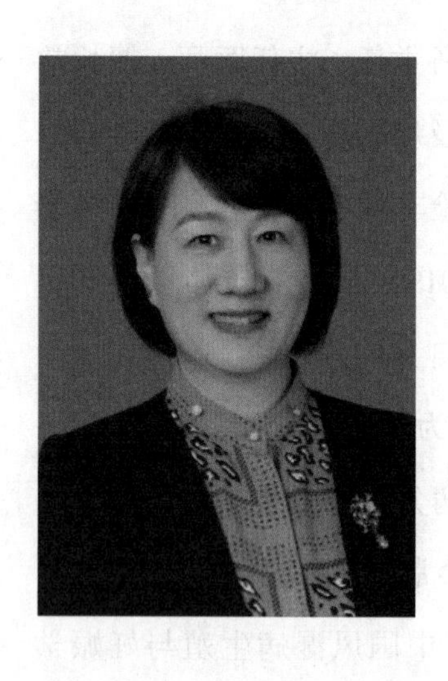

薛静，浙江大学医学院附属第二医院风湿免疫科行政副主任，医学博士，主任医师，博士生导师，教学部主任。现任浙江省医学会风湿病学分会候任主任委员、浙江省医师协会风湿免疫科医师分会副会长、浙江免疫学会风湿免疫专委会主任委员。研究方向为结缔组织病相关肺间质病变和医学教育。主持国家自然科学基金2项、浙江省科技计划等课题10余项。以第一/通讯作者发表SCI论文30余篇，发表医学教育论文10余篇，主编书籍1部，副主编1部，参编多部。

第四版前言

本书是中国协和医科大学出版社策划的《现代主治医生提高丛书》分册之一。早在2000年，北京协和医院于孟学教授主编了第1版《风湿科主治医生376问》，之后伴随着本学科日新月异的发展，相继推出了第2版、第3版，可以说是见证和陪伴了学科的成长。这本分册以风湿科医生在临床工作中遇到的重点、热点、难点问题为线索，以问答的形式呈现，旨在助力提升读者在医、教、研等多方面的水平，已积累并取得了一定的品牌效应及影响力。

然而时光飞逝，离第3版面世又已过去13年，风湿免疫病学科不断涌现出大量新概念及新进展，为追赶学科高速发展的足迹，做到与时俱进，有必要在前几版的基础上赓续这项很有意义的工作，这也是我们主编第4版的初衷和动力。这一计划得到中华医学会风湿病学分会前主任委员曾小峰教授和现任主任委员赵岩教授的大力支持，使得编著工作得以顺利开展。

本书按照从基础到临床的思路，紧密结合临床工作的实际需求，遴选出11个方面的1088个问题，逐一给予精准阐述，简明实用。全部内容函括了基础免疫、常见风湿免疫病的症状体征、诊断技术、临床诊治进展、相关治疗药物以及少见风湿性疾病、免疫交叉学科疾病、免疫检查点抑制剂相关不良反应、风湿免疫病特殊人群管理、模拟风湿病、风湿病护理等诸多方面。相信对风湿免疫科主治医生为主的各级医生、相关专业的医生及护理人员均将有所裨益。

参与本书编著的有风湿病专业多位专家同道，他们不辞辛劳，倾力付出，使本书顺利出版，在此深表感谢！因水平有限，学科发展迅猛，本书的编著内容难免存在不足、缺点，恳请读者不吝赐教、批评指正！

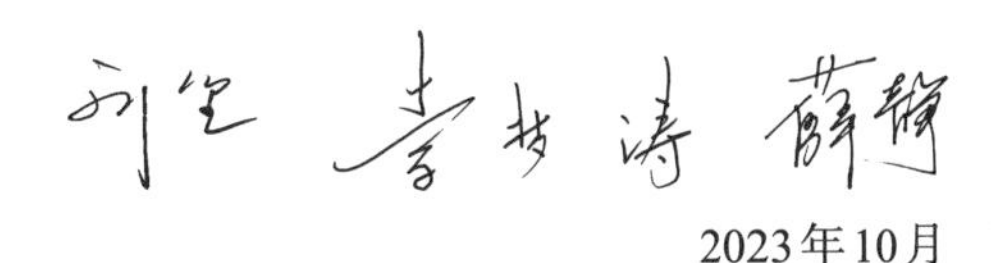

2023年10月

第三版前言

《风湿科主治医生705问》出版至今已三年有余，距第1版《风湿科主治医生376问》问世也已过去10年。这一具有特殊品牌的“现代主治医生提高丛书”既侧重于论述风湿性疾病的诊疗，也阐述了免疫学的机制；既侧重于临床工作的实用，也反映了此领域科研理论的进展。此书追随风湿病发展的足迹，尽可能做到与时俱进。

第3版的《风湿科主治医生1053问》尽量包括目前风湿病学领域提及的风湿性疾病，它既似百科全书，又对每一种疾病的诊疗作了详细的解读，显示了一定的深度。因而，此书无论对临床一线的主治医生、住院医生甚或高年资的风湿病专业工作者都能有所裨益，对其他与风湿性疾病有关联的学科也有一定的借鉴作用。

在此书即将完稿之际，我深情地感谢北京协和医院及我院风湿科在我退休以后还给我提供了上乘的工作条件和学习环境，使我得以完成这部著作。怀着“感恩之心”，愿以我的余热，温暖风湿病患者。此书的编著内容难免有缺点和不足，恳切希望同道们能不吝赐教，本人不胜感激。

于孟学

2010年8月

第二版前言

《风湿科主治医生376问》出版至今已近6年，这一具有特殊品牌的《现代主治医生提高丛书》已给承担着繁重临床工作的大批主治医师带来了实际的效益。此系列丛书的特点就是将临床诊疗工作的新进展、新概念迅速地呈现在医院中这些年轻的骨干面前，使他们的知识不断更新，以便更加得心应手地处理所面临的各学科热点、难点问题。

风湿病学的发展是迅速的，即将出版的《风湿科主治医生705问》就是在《风湿科主治医生376问》的基础上力图将6年风湿免疫病新的理论和实践知识加进去，使本书增添原来没有的内容，尤其对"风湿病基础""风湿病的实验室诊断项目""系统性血管炎""骨与软骨疾病"及"其他风湿免疫性疾病"等章节作了大幅度的充实，希望能给读者带来更多的裨益。

在此书编著过程中难免有缺点和不足，恳切希望同道们能不吝赐教，本人不胜感激。

于孟学

2006年5月

第一版前言

现代风湿免疫病学的发展在我国已有20余年的历史，多部风湿病学教科书的先后出版，适应了这种发展的需要。《风湿科主治医生376问》是将风湿科医生在临床实际工作中遇到的重点、热点、难点以及学科进展问题提出来，以问答的方式，呈现给读者，这样，既可深入浅出，一目了然，又便于查找与记忆，易于实际应用。本书的内容虽包括了各种常见风湿性疾病的基础知识、辅助检查，但重点在临床实践方面，特别是对于疾病的概念更新及发病机制研究的进展以及诊疗难度较大的类风湿关节炎、系统性红斑狼疮、系统性血管炎等结缔组织病作了较为详尽的论述，同时也兼顾了其他少见的风湿性疾病（如晶体诱导、代谢及内分泌病伴发的风湿状态等）诊疗知识的介绍。全书的学术水平力图照顾国内不同地区整体的医疗技术水平，尽量适应本专业及临床各科中青年医生的实践需要。

编著者有较丰富的风湿免疫及内科其他领域的临床实践经验及相关的理论知识，在编写过程中力争将国内外最新学术思想融进书中，努力使本书体现新颖、简洁、实用几个特点。但风湿病学发展迅速，书中的缺点与不足在所难免，衷心欢迎读者批评指正。

于孟学

于北京协和医院

1999年12月10日

目　录

一、风湿免疫性疾病基础

二、风湿免疫性疾病实验室诊断技术

三、风湿免疫性疾病常见症状、体征及鉴别诊断

四、常见风湿免疫性疾病各论

五、少见风湿免疫性疾病各论

六、模拟风湿免疫性疾病

八、免疫交叉学科疾病

十、风湿免疫性疾病的药物治疗

十一、风湿科常见疾病的护理

十一 [illegible]

一、风湿免疫性疾病基础

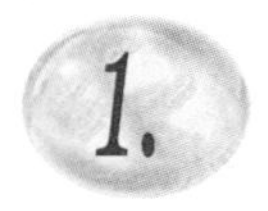

1. 什么是免疫？

免疫的英文名词“immune”衍生自拉丁文“immunis”，意为免除服役或免除苛税。人们早就注意到，传染病患者痊愈后对该病具有不同程度的抵抗力。机体对感染的病原体产生免疫应答，使机体获得抵抗该病原体再感染的能力，称为免疫力。免疫是指机体免疫系统识别自身与异己物质，并通过免疫应答排除抗原性异物，以维持机体生理平衡的功能。免疫是人体的一种生理功能，人体依靠这种功能识别“自己”和“非己”成分，从而破坏和排斥进入人体的抗原物质（如病原体等），或人体本身所产生的损伤细胞和肿瘤细胞等，以维持人体的健康。严格地说，免疫是机体对抗原的应答，这种应答是由机体的免疫系统执行的，具有下述作用：①免疫防御（immunological defence），防止外界病原体的入侵及清除已入侵的病原体及有害的生物性分子；②免疫监视（immunological surveillance），监视机体的内环境，清除出现的突变细胞和早期肿瘤细胞；③免疫耐受（immunological tolerance），对机体自身组织细胞抗原不产生免疫应答；④免疫调节（immunological regulation），机体的免疫应答本身是受到严格调节的。免疫学这门学科是在抗感染免疫研究中出现的，但目前的研究内容已经大大超出了抗感染免疫的范围，自身免疫与自身免疫性疾病已经成为其中一个重要的内容。另外，免疫系统也与神经系统及内分泌系统一起，构成神经-内分泌-免疫网络，相互调节。免疫应答一般对维持机体的生命活动有益，但免疫应答也能导致机体病变，甚至死亡，如某些机体对变应原（如花粉蛋白、鱼虾蛋白或青霉素等药物）的超敏反应及对自身组织细胞抗原的免疫应答等。

2. 风湿免疫性疾病与免疫有什么关系？

风湿免疫性疾病在国外早期是指全身性肌肉骨骼综合征。古人认为人体内存在4种基本体液，其中一种也被称为“rheuma”，设想它与这类疾病相关。风湿免疫性疾病在中医中被称为“痹证”，指的是肢体关节肌肉疼痛的一类疾病。其病因主要是“风”和“湿”。因此，中文称这类疾病为风湿免疫性疾病，把rheumatism译为风湿，把rheumatology译为风湿免疫性疾病学，把rheumatologist译为风湿免疫性疾病学家。但历史上风湿免疫性疾病的概念实际上很模糊，它指的是骨骼与肌肉系统的综合症状与体征，主要是疼痛和酸胀，这很难与现代的特异性风湿免疫性疾病完全符合。

现代风湿免疫性疾病包括类风湿关节炎、系统性红斑狼疮、干燥综合征、脊柱关节病、系统性硬化症、混合性结缔组织病、炎性肌病、血管炎综合征、骨关节炎、儿童风湿热及其他多种疾病。它们的诊断一般是依据患者的症状、体征、免疫学检查及其他临床检查所做的综合分析。随着医学科学的发展，人们对这类疾病的认识逐渐加深，发现这类疾病的发生发展大多与机体的异常免疫应答相关，免疫学检查在这类疾病的诊断中起着十分重要的作用，免疫治疗是这类疾病的一种重要的治疗手段。因此，风湿免疫性疾病与免疫的关系极其密切。

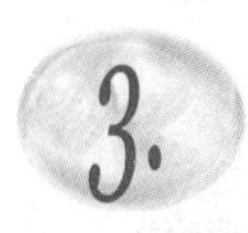

3. 哪些器官、组织、细胞和分子组成免疫系统？

机体的免疫应答等免疫功能是由免疫系统执行的。免疫系统由免疫器官、免疫组织、免疫细胞和免疫分子组成。免疫组织又称淋巴组织，它在人体内分布广泛。有的淋巴组织有包膜，构成淋巴器官，即免疫器官；有的淋巴组织弥散，无包膜，主要分布在肠道、呼吸道、泌尿生殖道等的黏膜下，在黏膜局部抗感染免疫中起主要作用，称为黏膜相关淋巴组织。

免疫器官按其发生和功能的不同，可分为中枢免疫器官和外周免疫器官，二者通过血液循环和淋巴循环互相联系。中枢免疫器官发生较早，由骨髓（bone marrow）和胸腺（thymus）组成，多能造血干细胞在中枢免疫器官发育为成熟免疫细胞，并通过血液循环输送至外周免疫器官。外周免疫器官发生较晚，由淋巴结、脾及黏膜相关淋巴组织等组成，成熟的免疫细胞在此定居，并在接受抗原刺激后产生免疫应答。狭义的免疫细胞有参与固有免疫应答的细胞，如吞噬细胞（包括单核-巨噬细胞和中性粒细胞）、自然杀伤细胞（即NK细胞）、γδT细胞和B_1细胞等。参与适应性免疫应答的细胞有B细胞、T细胞和抗原提呈细胞（包括树突状细胞、单核-巨噬细胞和活化的B细胞等）。广义的免疫细胞还包括中性粒细胞、嗜酸性粒细胞、嗜碱性粒细胞、肥大细胞、血小板和内皮细胞等。免疫细胞通过产生免疫分子执行免疫应答。免疫分子有两类：一类为免疫细胞分泌的，另一类则表达于免疫细胞的细胞膜。分泌的免疫分子主要有免疫球蛋白、补体、细胞因子和趋化性细胞因子，表达于细胞膜的免疫分子主要有白细胞分化抗原（即CD分子）、黏附分子、主要组织相容性复合体分子（即MHC分子）及细胞因子和趋化性细胞因子受体。

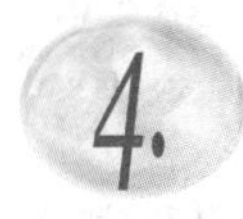

4. 免疫应答是否都有利于机体？

如前所述，免疫应答有免疫防御、免疫监视、免疫耐受及免疫调节的作用。但是，免疫应答并不总有利于机体。有些人对某些抗原刺激很敏感，某些对常人无刺激或刺激不大的抗原对这些人则引起强烈的免疫应答，甚至导致细胞、组织乃至器官的损伤。1906年，von Pirquet等用马抗白喉毒素血清治疗患者时，发现某些患者在注射抗血清7～14天出现发热、皮疹、水肿、关节痛和淋巴结肿大等症状。这表明这些患者对马血清（其中的蛋白质）敏感，对马血清（其中的蛋白质）的应答导致组织细胞的损伤。有些人在闻了花粉或吃了鱼虾后起荨麻疹，就是对花粉或鱼虾中的蛋白质产生过强的免疫应答。机体的免疫系统一般对自身组织和细胞的抗原不应答，亦即对自身抗原有免疫耐受。如果由于某种原因导致免疫耐受破坏，对自身抗原产生了免疫应答，就有可能使含有相应自身抗原的细胞、组织或器官破坏，甚至影响功能，导致自身免疫性疾病的发生，如系统性红斑狼疮等。这样的免疫应答对机体绝对不利。免疫耐受一般来说对机体有利，但有时也会导致疾病发生，如慢性乙型肝炎的发生机制之一是患者对乙肝病毒抗原的耐受。

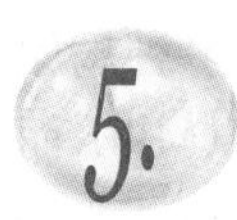

什么是抗原？

抗原（antigen）是指能与淋巴细胞的抗原受体结合，诱导淋巴细胞增殖、分化、产生抗体或成为致敏淋巴细胞，并能与之结合，进而发挥免疫效应的物质。抗原一般具有两个特性：免疫原性（immunogenicity）和抗原性（antigenicity）。免疫原性是指能刺激机体产生免疫应答，诱生抗体或致敏淋巴细胞的能力。抗原性是指与所诱生的抗体或致敏淋巴细胞结合的能力。同时具有免疫原性和抗原性的物质称为免疫原（immunogen），又称完全抗原（complete antigen），即通常所谓的抗原；仅具备抗原性而不具备免疫原性的物质称为不完全抗原（incomplete antigen），又称半抗原（hapten）。半抗原一般是简单的化学分子，需与蛋白质载体偶联才具有免疫原性。抗原的免疫原性的本质是异物性。异物即非己物质。一般来说，抗原与机体之间的亲缘关系越远，组织结构的差异越大，异物性越强，其免疫原性就越强。

抗原有特异性（specificity），即刺激机体产生免疫应答及其与应答产物间的反应是专一的，也就是某一特定抗原只能刺激机体产生特异性的抗体或致敏淋巴细胞，且仅能与该抗体或对抗原应答的淋巴细胞有特异性结合。决定抗原特异性的结构基础是存在于抗原分子中的抗原表位（epitope）。抗原表位又称抗原决定簇（antigenic determinant），是抗原分子中决定抗原特异性的化学基团，通常由5～15个氨基酸残基或5～7个多糖残基或核苷酸组成。根据抗原表位结构的特点，可将其分为顺序表位（sequencial epitope）（又称线性表位，lineal epitope）和构象表位（conformational epitope）。前者由连续性线性排列的短肽构成，后者指短肽或多糖残基在序列上不连续性的排列，在空间上形成特定的构象。T细胞仅识别由抗原提呈细胞加工提呈的线性表位，而B细胞则可识别线性或构象表位。因此，抗原表位也可根据是被T细胞还是被B细胞识别，分为T细胞抗原表位和B细胞抗原表位。B细胞表位多位于抗原表面，可直接刺激B细胞；T细胞表位存在于抗原物质的任何部位。

天然抗原多为大分子有机物。一般蛋白质是良好的抗原。糖蛋白、脂蛋白、多糖类与脂多糖均有免疫原性。脂类和DNA、组蛋白等哺乳动物的细胞成分难于诱导免疫应答。但细胞在某些状态下，例如，突变的肿瘤细胞或过度活化时，其染色质、DNA和组蛋白都具有免疫原性，也能诱导产生相应的自身抗体。

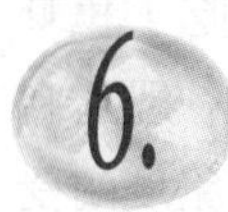

什么是固有免疫？什么是适应性免疫？二者有什么关系？

固有免疫（innate immunity）是生来具有的免疫，在病原体入侵早期就发挥免疫防御作用，无须抗原诱导，应答无特异性，无免疫记忆。参与固有免疫的细胞主要有黏膜上皮细胞、吞噬细胞、树突状细胞、NK细胞、NKT细胞、γδT细胞、B_1细胞等，主要参与固有免疫的分子有补体、细胞因子、抗菌蛋白和酶类物质。固有免疫应答的作用特点是固有免疫细胞经由其细胞表面的模式识别受体（pattern recognition receptor，PRR）识别表达于多种病原体表面的模式分子（病原体相关分子模式，pathogen-associated molecule pattern，PAMP）而活化，经特殊的信号转导途径，在未经克隆扩增的情况下，产生效应分子，迅速进行（非特异性）免疫应答。

适应性免疫（adaptive immunity）是后天获得的免疫，需要抗原诱导，应答有特异性，有免疫记忆。参与适应性免疫的细胞有αβT细胞、B_2细胞和抗原提呈细胞。主要参与适应性免疫的分子是特异性抗体。适应性免疫的作用特点是B细胞和T细胞表面均有特异性抗原受体，识别特异的抗原，在抗原刺激产生的信号和协同刺激信号的协同作用下，B细胞和T细胞被激活，经克隆性扩增和进一步分化，产生效应分子，进行（特异性）免疫应答。

固有免疫和适应性免疫间关系密切，具体表现如下。

（1）固有免疫应答启动适应性免疫应答：如巨噬细胞作为重要的固有免疫细胞，在吞噬和杀伤清除病原微生物等异物的同时，也启动了抗原加工和提呈的过程。抗原提呈细胞将抗原降解为小分子肽段，并以抗原肽-MHC复合物的形式表达于细胞表面，供T细胞识别，从而产生T细胞活化第一信号。与此同时，巨噬细胞通过表面的模式识别受体结合微生物后，其表面的协同刺激分子和黏附分子的表达增强，它们与T细胞表面的协同刺激分子结合，成为T细胞活化第二信号。

（2）固有免疫应答影响适应性免疫应答的类型：固有免疫细胞通过表面的模式识别受体对不同种类的病原体进行识别，接受不同的病原体相关分子模式刺激，可产生如Th1类或Th2类不同的细胞因子。这些不同的细胞因子可调节特异性免疫细胞的分化方向，从而影响适应性免疫应答的类型。

（3）固有免疫应答协助适应性免疫应答发挥免疫效应：如适应性免疫中B细胞产生的抗体需要补体参与，才能发挥杀伤病原体的作用。又如适应性免疫中辅助性T细胞分泌的细胞因子中的大多数是通过活化吞噬细胞和NK细胞，使它们的吞噬杀伤功能增强，才能有效地清除入侵的病原体。

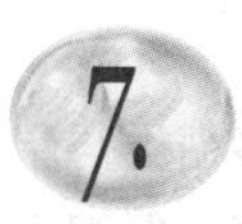

固有免疫应答的作用时相大致可分为几个阶段？

固有免疫应答的作用时相大致可分为瞬时固有免疫应答（发生于感染后0～4小时）、早期固有免疫应答（发生于感染后4～96小时）及适应性免疫应答诱导阶段（发生于感染96小时后）3个阶段。

在瞬时固有免疫应答阶段，皮肤黏膜及其分泌液中的抗菌物质和正常菌群作为物理、化学和微生物屏障，可阻挡外界病原体对机体的入侵，具有即刻免疫防御作用。当少量病原体突破机体屏障结构，进入皮肤或黏膜下组织后，可被局部存在的巨噬细胞迅速吞噬清除。有些病原体，如革兰阴性菌可通过直接激活补体旁路途径而被溶解破坏；补体活化产物C3b/C4b可介导调理作用，显著增加吞噬细胞的杀菌能力；C3a/C5a则可直接作用于组织中的肥大细胞，使之脱颗粒，释放组胺、白三烯和前列腺素D_2等血管活性胺类物质和炎症介质，导致局部血管扩张、通透性增强。中性粒细胞是机体抗细菌和抗真菌感染的主要效应细胞。中性粒细胞浸润是细菌感染性炎症反应的重要特征。在感染部位组织细胞产生的促炎性细胞因子（IL-8、IL-1和TNF等）和其他炎症介质作用下，局部血管内中性粒细胞可被活化，并迅速穿过血管内皮细胞进入感染部位，发挥强大的吞噬杀菌效应。通常绝大多数病原体感染终止于此时相。

在早期固有免疫应答阶段，在某些细菌成分，如脂多糖（LPS）和感染部位组织细胞产生的IFN-γ、MIP-1α和GM-CSF等细胞因子作用下，感染周围组织中的巨噬细胞被募集到炎症反应部位，并被活化，以增强局部抗感染免疫应答能力。与此同时，活化的巨噬细胞又产生大量促炎性细胞因子和白三烯、前列腺素和血小板活化因子等其他低分子量炎症介质，进一步增强扩大机体的固有免疫应答和炎症性反应。这包括：①在低分子量炎症介质作用下，局部血管扩张，通透性增强，这有助于血流中的补体、抗体等免疫效应分子和吞噬细胞进入感染部位，发挥抗感染免疫作用；②在MIP-1α/β和MCP-1等趋化性细胞因子作用下，血管内单核细胞和周围组织中更多的吞噬细胞聚集至感染部位，使局部抗感染免疫作用明显增强；③TNF和血小板活化因子可使局部血管内皮细胞和血小板活化，引起血凝，形成血栓，封闭血管，从而有效阻止局部病原体进入血流向全身扩散；④促炎性细胞因子TNF-α、IL-1和IL-6作为内源性致热原，可作用于下丘脑体温调节中枢，引起发热，对病原体的生长产生抑制作用；⑤促炎性细胞因子也是引发急性期反应的主要物质，可促进骨髓细胞生成并释放大量中性粒细胞进入血液，以提高机体抗感染免疫应答的能力；⑥刺激肝细胞合成分泌，如C反应蛋白（CRP）、甘露聚糖结合凝集素（MBL）和脂多糖结合蛋白（LBP）等一系列急性期蛋白，其中C反应蛋白和甘露聚糖结合凝集素能激活补体，进一步增强调理作用和产生溶菌效应。此外，B_1细胞接受诸如脂多糖和荚膜多糖等某些细菌共有的多糖抗原的刺激，可在48小时内产生以IgM为主的抗菌抗体，此种抗体在血清补体的协同作用下，可对少数进入血流的表达上述共有多糖抗原的病原菌起杀伤作用；NK细胞、γδT细胞和NKT细胞则可对某些病毒感染和胞内寄生虫感染的细胞产生杀伤作用，在早期抗感染免疫中发挥作用。

在适应性免疫应答诱导阶段，活化的巨噬细胞和树突状细胞作为抗原专职提呈细胞，将摄入的病原体等外源性抗原或内源性抗原加工处理为具有免疫原性的小分子多肽，并以抗原肽-MHC分子复合物的形式表达于细胞表面，同时细胞表面的协同刺激分子表达上调，为特异性免疫应答的启动做好准备。

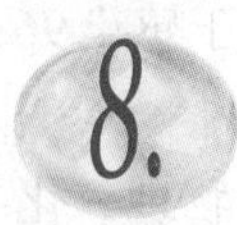

8. 什么是病原体相关分子模式、损伤相关分子模式和模式识别受体？

病原体相关分子模式（PAMP）是指病原微生物表面存在的一些人体宿主所没有的、为许多相关微生物所共享的、结构恒定且进化保守的分子结构。固有免疫识别的PAMP，往往是病原体赖以生存，因而变化较少的分子结构，如病毒的双链RNA和细菌的脂多糖，对此，病原体很难产生突变而逃脱固有免疫的作用。损伤相关分子模式（damage-associated molecular patterns，DAMPs）是指组织或细胞在受到损伤或其他情况时，释放出的一类被Toll样受体和NLR识别诱导免疫应答发生的物质，这类物质被称为DAMP。DAMP存在于细胞核、细胞质、细胞外基质和血浆中或本身为外来物质。在正常情况下，这些物质被限制在细胞内，当细胞破坏时被释放到细胞外。模式识别受体（pattern recognition receptor，PRR）是一类主要表达于固有免疫细胞表面、非克隆性分布、可识别一种或多种PAMP或DAMP的识别分子。PRR有4个特点，即全胚系基因编码、组成性地表达、引起快速应答和能够识别各种病原体。PRR与PAMP或DAMP的相互识别和作用是启动固有免疫应答的关键，产生的生物学效应有调理作用及活化补体、吞噬作用、启动细胞活化和炎性信号转导及诱导凋亡等。

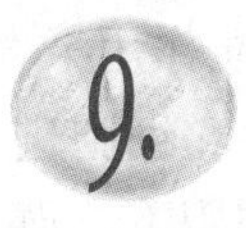

9. 什么是免疫球蛋白？它有什么功能？

免疫球蛋白（immunoglobulin，Ig）是具有抗体活性的球蛋白。Ig分子由重链和轻链组成。重链和轻链分子N端的110个氨基酸的序列变化很大，称为可变区。重链和轻链分子C端氨基酸的序列相对稳定，称为恒定区。在同一种属的所有个体内，Ig重链的恒定区所含的抗原表位不同，据此可将重链分为γ、α、μ、δ和ε 5种，与此对应的Ig也分为5类，即IgG、IgA、IgM、IgD和IgE。根据同一Ig的重链抗原性及连接重链的二硫键数目和位置的不同，可将Ig分成不同的亚类。IgG有IgG1、IgG2、IgG3和IgG4 4个亚类；IgA有IgA1和IgA2两个亚类。

Ig可变区（variable region）的功能是识别和结合抗原。Ig恒定区（constant region）的功能有以下3种。①激活补体：人IgG1、IgG2、IgG3和IgM分子重链的恒定区中有补体结合位点，这些Ig与抗原结合，使重链恒定区中的补体结合位点暴露，从而通过经典途径激活补体。IgM、IgG1和IgG3激活补体的能力较强，IgG2较弱。②结合Fc受体：IgG和IgE可通过其Fc段与表面具有相应受体的细胞结合，产生调理作用、抗体依赖细胞介导的细胞毒作用（ADCC）及介导Ⅰ型超敏反应等不同的生物学效应。调理作用是指抗体，如IgG（特别是IgG1和IgG3）的Fab段与相应的细菌抗原结合后，其Fc段与中性粒细胞及巨噬细胞表面的IgGFc受体结合，通过IgG的Fab段和Fc段的“桥联”作用，促进吞噬细胞对细菌的吞噬。ADCC是指诸如NK细胞等具有杀伤活性的细胞通过其表面表达的Fc受体识别结合于靶抗原（如被病毒感染的细胞或肿瘤细胞）上的抗体Fc段，直接杀伤靶抗原。Ⅰ型超敏反应主要由IgE介导，这将在第59问中叙述。③穿过胎盘和黏膜：在人类，IgG是唯一能通过胎盘的免疫球蛋白。胎盘母体一侧的滋养层细胞表达一种特异性IgG输送蛋白，称为FcRn。IgG可选择性与FcRn结合，从而转移到滋养层细胞内，并主动进入胎儿血循环中。IgG穿过胎盘的作用是一种重要的自然被动免疫机制，对于新生儿抗感染具有重要意义。另外，分泌型IgA可通过呼吸道和消化道的黏膜，是黏膜局部免疫的最主要因素。

10. 什么是免疫球蛋白的类别转换？IgG4升高可见于哪些疾病？

免疫球蛋白的类别转换指在抗体免疫应答过程中，抗原激活B细胞后，膜上表达和分泌的Ig类别会从IgM转换成IgG、IgA、IgE等其他类别或亚类的Ig的现象，也称为同种型转换。此时Ig可变区不变，即结合抗原的特异性相同，但其重链类型（恒定区）发生改变。免疫球蛋白类别转换主要由Ig恒定区基因重组或其重链mRNA的不同拼接所导致。

IgG4相关性疾病是一种慢性、进行性炎症伴纤维化的疾病，可累及多个脏器。既往该病累及不同组织或器官时有不同名称，如唾液腺受累的Mikulicz病；胰腺受累的自身免疫性胰腺炎；胆道受累的硬化性胆管炎；腹膜后受累的腹主动脉周围炎或腹膜后纤维化等。后来发现这些患者大部分血浆中有IgG4的升高，病变部位有大量分泌IgG4的浆细胞浸润、席纹状纤维化和闭塞性静脉炎，因此，这类疾病被统称为IgG4相关性疾病。由于此类疾病易于形成肿块，常被误诊为恶性肿瘤。

11. 什么是单克隆抗体？它在临床上有什么作用？

抗体（antibody）的生物学意义使得其在疾病的诊断、免疫防治及基础研究中发挥着重要的作用，人们对抗体的需求也随之增大。用天然抗原分子免疫动物所得到的抗体（抗血清）是多克隆抗体（polyclonal antibody）。因为天然抗原分子中常含有多种不同抗原特异性抗原表位，它们进入机体会激活多个B细胞克隆，后者产生的抗体针对不同的抗原特异性表位。抗血清中含有的是多克隆抗体。多克隆抗体的优势是：生物学作用全面，具有中和抗原、免疫调理、介导补体介导的细胞毒作用、ADCC等重要作用。多克隆抗体的缺点是：特异性不高、易发生交叉反应，从而应用受限。

解决多克隆抗体特异性不高的理想方法是制备单一表位特异性的抗体。如能获得仅对单一表位的浆细胞克隆，使其在体外扩增并分泌抗体，就有可能获得单一表位特异性抗体。然而，浆细胞在体外的寿命较短，也难以培养。为克服此缺点，Kohler和Milstein将可产生特异性抗体但短寿的B细胞与骨髓瘤细胞融合，建立了可产生单克隆抗体（monoclonal antibody）的杂交瘤（hybridoma）细胞和单克隆抗体制备技术。通过该技术融合形成的杂交细胞系（杂交瘤）既有骨髓瘤细胞大量扩增和永生的特性，又具有免疫B细胞合成和分泌特异性抗体的能力。每个杂交瘤细胞由一个B细胞融合而成，而每一个B细胞克隆仅识别一种抗原表位，故经筛选和克隆化的杂交瘤细胞仅能合成并分泌抗单一抗原表位的特异性抗体，称为单克隆抗体。其优点是结构均一、纯度高、特异性强、效价高、血清交叉反应少或无、制备成本低；缺点是因其为鼠源性，故对人具有较强的免疫原性，反复在人体使用后可诱导产生人抗鼠的免疫反应，甚至导致机体组织细胞的免疫损伤。单克隆抗体在临床上用于疾病的诊断和治疗，如在治疗风湿免疫性疾病方面有肿瘤坏死因子单克隆抗体、IL-6受体单克隆抗体及白介素17A单克隆抗体等，有作用靶点明确、临床疗效确切及副作用少的优势，其中肿瘤坏死因子单克隆抗体之一的培塞利珠单抗，由于只有单克隆抗体的Fab段没有Fc段而不能经过胎盘转运进入胎儿体内，因此对胎儿及新生儿的免疫影响很小。

12. 什么是融合蛋白？什么是人鼠嵌合型单克隆抗体？什么是人源化单克隆抗体？

融合蛋白是通过DNA重组技术得到的两个基因重组后的表达的蛋白质，如依那西普是利用中国仓鼠卵巢（CHO）细胞表达系统产生的人肿瘤坏死因子受体p75 Fc融合蛋白，二聚体由人肿瘤坏死因子受体2（TNFR2/p75）的胞外配体结合部位与人IgG1的Fc片段连接组成。人鼠嵌合型单克隆抗体是指用人的恒定区取代小鼠的恒定区，保留鼠单抗的可变区序列，形成的人-鼠杂合的抗体，如英夫利昔单抗是纯化的重组DNA衍生的嵌合人-小鼠IgG单克隆抗体，含有鼠重（H）链和轻（L）链可变区，连接到人基因组重链和轻链恒定区。人源化单克隆抗体是指抗体的恒定区部分（即CH和CL区）或抗体全部由人类抗体基因所编码。人源化抗体可以大大减少异源抗体对人类机体造成的免疫副反应，包括修饰的人源化抗体和全人源化抗体，如阿达木单抗是通过噬菌体表达技术，将来自健康人的B细胞中随机生成的抗体前体进行筛选，找出由人类B细胞生成的人类抗体，但是能特异性地结合TNF-α而阻断其生物学效应，但该抗体仍含有少量非人源性成分；而戈利木单抗是采用转基因技术制备的全人源性的TNF-α拮抗剂。

13. 什么是补体？它的生物学意义是什么？

补体（complement）是存在于新鲜血清中的一种不耐热成分，可帮助特异性抗体介导溶菌作用。这种成分是抗体发挥溶菌作用的必要补充条件，故被称为补体。补体并非单一分子，而是存在于血清、组织液和细胞膜表面的一组经活化后具有酶活性的蛋白质，包括30余种可溶性蛋白和膜结合蛋白，组成补体系统。

在生理条件下，血清中大多数补体成分均以无活性的酶前体形式存在。只有在某些活化物的作用下，或在特定的固相表面上，补体各成分才依次被激活。每当前一组分被激活，即具备了裂解下一组分的活性，由此形成一系列放大的级联反应，继之以补体分子的组装，在细胞上打孔，最终导致溶细胞效应。同时，在补体活化过程中可产生多种水解片段，它们具有不同的生物学效应，广泛参与机体免疫调节与炎症反应。

补体激活过程依据其起始顺序不同，可分为3条途径：①由抗原-抗体复合物结合C1q启动的激活途径，它最先被认识，故称为经典途径（classic pathway）；②由甘露聚糖结合凝集素（mannose-binding lectin，MBL）结合细菌而启动的激活途径，称为MBL途径；③由病原微生物等提供接触表面，而从C3开始激活的途径，称为旁路途径（alternative pathway）。上述3条激活途径具有共同的末端通路，即膜攻击复合物（membrane attack complex，MAC）的形成及其溶解细胞效应。

补体的生物学意义大致有4个方面：①参与宿主早期抗感染免疫，经由激活途径的末端通路溶解细胞、细菌和病毒；补体激活过程中产生的C3b、C4b和iC3b均是重要的调理素，它们可结合中性粒细胞或巨噬细胞表面相应的受体，促进微生物与吞噬细胞的黏附，从而促进吞噬细胞对微生物的吞噬与杀伤；补体活化过程中可产生诸如C3a、C4a和C5a等有炎症介质作用的活性片段，引起炎症反应。②维持机体内环境的稳定，抗原与其诱导产生的抗体结合可形成不同分子量的免疫复合物，中等分子量的循环免疫复合物可沉积于血管壁，通过激活补体而造成周围组织损伤，但循环免疫复合物激活补体产生的C3b通过与免疫复合物中的抗体结合，再与表达补体受体的血细胞结合，可经由血流运送到肝脏而被清除；另外，C1q、C3b和iC3b等多种补体成分可识别和结合凋亡细胞，再经由与吞噬细胞表面相应受体相互作用而使凋亡细胞被清除。③参与适应性免疫，C3等可参与网罗和固定抗原，使抗原易被抗原提呈细胞处理与提呈；补体活化片段C3d可桥联B细胞抗原受体（BCR）复合物和B细胞活化辅助受体CD21/CD19/CD81/CD225复合物，促进B细胞活化；补体成分，尤其是各C3活性片段可选择性作用于不同淋巴细胞亚群，调节它们的增殖与分化；另外，如前所述，补体还经由经典激活途径的末端通路溶解细胞、细菌和病毒，参与适应性免疫应答的效应阶段。④补体系统与凝血、纤溶、激肽系统间密切相关，相互调节。

 14. 什么是细胞因子？有哪些种类？作用机制各是什么？

细胞因子（cytokine）是由机体多种细胞分泌的小分子蛋白质，通过结合细胞表面的相应受体发挥生物学作用。天然的细胞因子由抗原、丝裂原或其他刺激物活化的细胞分泌，通过旁分泌、自分泌或内分泌的方式发挥作用。若某细胞因子作用的靶细胞也是其产生细胞，则该细胞因子对靶细胞表现出来的生物学作用称为自分泌效应。若某细胞因子的产生细胞和靶细胞非同一细胞，且二者邻近，则该细胞因子对靶细胞表现出来的生物学作用称为旁分泌效应。另外，如TNF和IL-1等少数细胞因子在高浓度时也可作用于远处的靶细胞，则表现为内分泌效应。细胞因子的效应具有多效性、重叠性、拮抗性和协同性。多效性是指一种细胞因子能作用于多种靶细胞，产生多种生物学效应。重叠性是指几种细胞因子能作用于同一靶细胞，产生相同或相似的生物学效应。拮抗性是指一种细胞因子具有抑制其他细胞因子的作用。协同性是一种细胞因子具有强化其他细胞因子的作用。

目前细胞因子主要根据其功能进行分类，主要分为以下6种。

（1）白介素（interleukin，IL）：主要由白细胞产生，可参与白细胞间信息交流，迄今正式命名的有IL-1 ～ IL-38。

（2）干扰素（interferon，IFN）：具有干扰病毒复制的作用，参与免疫应答和免疫调节。

根据干扰素产生的来源和结构不同，可分为IFN-α、IFN-β和IFN-γ，他们分别由白细胞、成纤维细胞和活化T细胞所产生。

（3）肿瘤坏死因子（tumor necrosis factor，TNF）：在体内外均可直接杀伤肿瘤细胞。其家族成员约30个，根据其产生来源和结构不同，可分为TNF-α和TNF-β两类，前者由单核-巨噬细胞产生，后者由活化T细胞产生，又名“淋巴毒素”（lymphotoxin，LT）。

（4）集落刺激因子（colony stimulating factor，CSF）：在体内外均可选择性刺激不同发育阶段的造血干细胞和祖细胞增殖、分化并形成某一谱系细胞集落的细胞因子，包括G（粒细胞）-CSF、M（巨噬细胞）-CSF、GM（粒细胞、巨噬细胞）-CSF、Multi（多重）-CSF（IL-3）、干细胞因子（SCF）、促红细胞生成素（EPO）等。

（5）生长因子（growth factor, GF）：是一类可介导不同类型细胞生长和分化的细胞因子，如表皮生长因子（EGF）、血小板衍生的生长因子（PDGF）、成纤维细胞生长因子（FGF）、肝细胞生长因子（HGF）、胰岛素样生长因子-I（IGF-1）、IGF-Ⅱ、白血病抑制因子（LIF）、神经生长因子（NGF）、抑瘤素M（OSM）、血小板衍生的内皮细胞生长因子（PDECGF）、转化生长因子-α（TGF-α）、转化生长因子-β（TGF-β）、血管内皮细胞生长因子（VEGF）等。

（6）趋化因子（chemokine）：是一类对不同靶细胞具有趋化效应的细胞因子家族，包括4个亚族：①C-X-C/α亚族，主要趋化中性粒细胞，主要成员有IL-8、黑素瘤生长刺激因子（GRO/MGSA）、血小板因子4（PF4）、血小板碱性蛋白、蛋白水解来源的产物CTAP-Ⅲ和β-thromboglobulin、炎症蛋白10（IP-10）、ENA-78；②C-C/β亚族，主要趋化单核细胞，主要成员包括巨噬细胞炎症蛋白1α（MIP-1α）、巨噬细胞炎症蛋白1β（MIP-1β）、T细胞激活性低分泌因子（RANTES）、单核细胞趋化蛋白-1（MCP-1/MCAF）、单核细胞趋化蛋白-2（MCP-2）、单核细胞趋化蛋白-3（MCP-3）和I-309；③C型亚家族/γ亚族的代表有淋巴细胞趋化蛋白；④CX3C/δ亚家族，Fractalkine是CX3C型趋化因子，对单核-巨噬细胞、T细胞及NK细胞有趋化作用。

15. 黏附分子有哪些？它的功能是什么？

黏附分子（adhesion molecule）是众多介导细胞间或细胞与细胞外基质间相互接触和结合的分子的统称。黏附分子以受体-配体结合形式发挥作用，使细胞与细胞间、细胞与基质间，或细胞-基质-细胞间发生黏附，参与细胞的识别、细胞的活化和信号转导，细胞的增殖与分化，以及细胞伸展与运动，是免疫应答、炎症发生、凝血、肿瘤转移及创伤愈合等一系列重要生理和病理过程的分子基础。

黏附分子根据结构特点可以分为整合素家族、选择素家族、免疫球蛋白超家族、黏蛋白样血管地址素、钙黏素家族等，还有一些尚未归类的黏附分子。整合素家族（integrin family）最初是因此类黏附分子主要介导细胞与细胞外基质的黏附，使细胞得以附着而得名。整合素家族的黏附分子均是由α、β两条链经非共价键连接组成的异源二聚体，也是α、β链共同组成识别配体的结合点。选择素家族（selectin family）成员有L选择素、P选择素和E选择素，在白细胞与内皮细胞黏附、炎症发生及淋巴细胞归巢中发挥重要作用。选择素为跨膜分子，选择素家族各成员胞膜外区结构相似，均由C型凝集素结构域、表皮生长因子样结构域和补体调节蛋白结构域组成。选择素识别的是一些寡糖基团，主要是唾液酸化的路易斯寡糖或类似结构分子。这些配体主要表达于白细胞、内皮细胞和某些肿瘤细胞表面。选择素分子中的凝集素结构域可结合某些碳水化合物，是选择素结合配体的部位。胞质区可能与细胞骨架相连。免疫球蛋白超家族（immunoglobulin superfamily，IgSF）的分子具有1个或多个IgV（可变区）样结构域或C（恒定区）样结构域。钙黏素家族（cadherin family）是一类依赖于钙离子的黏附分子家族，为Ⅰ型膜分子，人类至少有10种钙黏素，其中与免疫学关系密切的有E-钙黏素、N-钙黏素和P-钙黏素，E、N和P分别表示上皮、神经和胎盘。除了上述黏附分子的几个家族外，还有许多其他的黏附分子，如外周淋巴结地址素、皮肤淋巴结相关抗原和CD44等。

16. 什么是主要组织相容复合体？其编码分子有哪些？它有什么生物学意义？

不同近交系小鼠间皮肤移植物的排斥是由分布在不同染色体上的分别称为H-1、H-2、H-3……的多个基因决定的。其中H-2基因在移植物排斥中起主要作用，是移植物不相容的主要决定者。H-2基因定位于17号染色体，由多个基因组成，是1个基因复合体。由此把小鼠的H-2称为主要组织相容复合体（major histocompatibility complex，MHC）。由主要组织相容复合体基因编码产生的分子称为主要组织相容复合体分子。随后发现，各种动物特别是哺乳动物都有MHC。人的MHC称为HLA。需要指出的是，MHC的生物学功能并非是决定组织不相容，因为自然界一般不发生个体间组织和器官的交换和移植，显然“组织相容性”这个名词用于定义此复合体是不适合的。现已知MHC的主要功能是以其产物提呈抗原肽，进而激活T细胞。

MHC的结构十分复杂，其多样性由多基因性（polygenic）和多态性（polymorphism）构成。多基因性指复合体是由多个位置相邻的基因座位所组成，其编码产物具有相同或相似的功能。这些基因大致可分成两大类：一是经典的MHC Ⅰ类和Ⅱ类基因，它们的产物具有提呈抗原的功能，显示极为丰富的多态性；二是免疫功能相关基因，包括传统的MHC Ⅲ类基因，以及除经典的Ⅰ类和Ⅱ类基因外的新近确定的多种基因，它们主要参与调控固有免疫应答，不显示或仅显示有限的多态性。定位于小鼠第17号染色体中的H-2 Ⅰ类基因，包括K、D、L 3个座位，编码产生Ⅰ类分子的重链，与β_2-微球蛋白相连，构成MHC Ⅰ类分子。人的MHC复合体（亦称HLA复合体）定位于第6号染色体。其Ⅰ类基因包括B、C、A3个座位。它们的编码分子分别与β_2-微球蛋白构成HLA-B、HLA-C和HLA-A分子。小鼠H-2 Ⅱ类基因由称为Ab、Aa、Eb和Ea的4个座位组成，分别编码Aβ、Aα、Eβ及Eα 4条肽链。肽链Aβ和Aα形成称为I-A的异二聚体分子；肽链Eβ和Eα形成称为I-E的异二聚体分子。人的MHC Ⅱ类基因由DP、DQ和DR 3个亚区组成。每个亚区又包括两个或两个以上的功能基因座位，分别编码分子量相近的α链和β链，形成DRα-DRβ（对应于小鼠的Eα-Eβ）、DPα-DPβ（对应于小鼠的Aα-Aβ）和DQα-DQβ（小鼠中无对应物）3种异二聚体分子。人第6号染色体中的MHC复合体共有224个基因座位，其中128个为功能性基因，即编码产生蛋白质，96个为假基因，无功能。

多态性是指一个基因座位上存在多个等位基因。对某一个基因座位，一个个体最多只能有两个等位基因，分别出现在来自父母方的同源染色体上。因而MHC多态性是一个群体概念，指群体中不同个体在等位基因拥有状态上存在差别。截至2002年7月，已确定的人HLA复合体等位基因总数达到1556个，其中等位基因数量最多的座位是HLA-B（490个）和HLA-DRB1（315个）。HLA多态性是在人类进化中逐步产生的。在进化中与环境相适应的过程中，HLA的基因会因突变、重组和转换而发生变异，产生等位基因。但这种变异是偶然发生的，这些偶发的变异能否以新的等位基因的形式被一代一代地保存下来，取决于自然选择。如果新出现的等位基因在提呈病原体的关键性抗原肽方面有独到之处，则相应个体较易启动有效的免疫应答，显示较强的抗病能力和较低的死亡率。换言之，此新等位基因的拥有者会有较多机会把该等位基因传递给后代。于是在群体水平，新等位基因投向该物种基因库的比例将大于其他等位基因，二者之差构成了选择压力。选择压力使新基因频率逐渐上升，结果是各种新等位基因在群体中得到积累，形成多态性。多态性主要为经典的Ⅰ类和Ⅱ类基因所有，这与Ⅰ类和Ⅱ类基因产物的功能主要是提呈抗原肽相关。因不同的MHC等位基因产物可以提呈结构不同的抗原肽，并诱发特异性和强度不同的免疫应答，故MHC等位基因在个体水平上的差异（即多态性）就从基因的储备上造就了各式各样的个体，使他们对抗原（病原体）入侵的反应性和易感性不同。这一现象的群体效应赋予物种极大的应变能力，使之能对付多变的环境条件及各种病原体的侵袭。

MHC的生物学意义有两个：一是作为抗原提呈分子参与适应性免疫应答；二是作为调节分子参与固有免疫应答。前者主要是MHCⅠ类和Ⅱ类分子的作用，它们通过提呈抗原肽激活T细胞。T细胞的T细胞抗原受体（TCR）识别的是抗原肽和MHC分子的复合物，没有MHC分子，抗原肽单独不能被TCR识别，只有与MHC分子形成复合物的抗原肽才能被TCR识别。TCR识别的是抗原肽-MHC分子复合物，从而激活T细胞。因不同个体有不同的MHC等位基因，其编码产物与抗原结合和提呈抗原的能力不尽相同，故不同个体的疾病易感性不同。因此，MHC是疾病易感性个体差异的主要决定者。MHC等位基因差异所致的个体抗病能力的差异在群体水平有助于增强物种的适应能力，从而推动物种的进化。至于MHC在固有免疫应答中的作用，主要是传统的MHCⅢ类基因编码的补体分子以及除经典的Ⅰ类和Ⅱ类基因外的多种免疫功能相关基因编码的分子的作用。

17. 什么是主要组织相容性复合体Ⅰ、Ⅱ、Ⅲ类抗原？各有何功能？它们与风湿免疫性疾病的关系是什么？

人类MHC（即HLA复合体）定位于细胞第6号染色体短臂上的一个狭窄的区域，约占3600kb长的一段DNA。这是一群庞大而且十分复杂的基因组，已被鉴定的基因在70个以上。按照不同结构功能的基因在该区丛集的情况，HLA复合体可划分为3个区：Ⅰ类基因区（着丝点远端）、Ⅱ类基因区（紧靠着丝点）和Ⅲ类基因区（位于Ⅰ类与Ⅱ类基因区间）。

（1）HLA-A、B、C位点编码的抗原成分属MHC Ⅰ类抗原，是由一条重链和一条轻链借非共价键结成的双肽链，在人类存在于除绒毛滋养细胞以外的所有有核细胞的膜上，以淋巴细胞上的密度为最大，也存在于血清、尿及初乳等体液中。MHC Ⅰ类抗原是免疫活性细胞区分"自我"与"非我"的重要标志。免疫系统对自身抗原不产生免疫应答反应，而对非己的外来抗原则产生免疫应答反应而清除之。同种细胞表面的MHC Ⅰ类抗原经免疫系统识别后诱发产生致敏淋巴细胞和抗体，破坏带有相应MHC Ⅰ类抗原的同种细胞，这是同种移植物遭受排斥的主要机制。Ⅰ类抗原的生理功能是对T细胞识别靶抗原时起制约作用，虽然它也是引起组织排斥应答的主要抗原，但这不属于正常生理功能。

（2）HLA-D区（DR、DQ、DP）位点编码的抗原称为MHC Ⅱ类抗原，是由两条糖基化的多肽链组成，其分布不如Ⅰ类广泛，主要存在于B细胞、巨噬细胞和其他抗原提呈细胞表面。T细胞的某些亚群、被活化的T细胞及精子细胞上也可有Ⅱ类抗原的表达。Ⅱ类抗原与机体的免疫应答及免疫调节密切相关。MHC Ⅱ类抗原的主要功能是作为免疫细胞间的识别标志而参与约束和调控免疫应答反应。Th细胞（辅助性T细胞）识别抗原提呈细胞表面的抗原时受Ⅱ类抗原的制约，淋巴细胞与淋巴细胞间的相互作用过程中，T细胞也需要识别另一细胞上的Ⅱ类抗原。

（3）补体系统中与C3转化酶组成成分有关的C2、C4、B因子等是Ⅲ类基因编码，故称为MHC Ⅲ类抗原。

MHC与风湿免疫性疾病关系：大量研究表明，某些风湿免疫性疾病的发生率与MHC基因有密切关系。其中HLA-B27在强直性脊柱炎、赖特（Reiter）综合征的患者中阳性率明显高于对照组，HLA-DR4在类风湿关节炎患者的阳性率明显高于对照组，系统性红斑狼疮患者HLA-DR2阳性率也明显高于对照组。但MHC与疾病的确切关系不清，虽然某些疾病与MHC分子之间有相关性，但这不一定就是疾病的易感基因。因此，疾病易感基因与特殊型别的MHC基因可能通过连锁不平衡的规律遗传。疾病的发生是多因素决定的，但在分子生物学上了解特殊型别MHC基因的结构对某些特定位置上氨基酸序列所起的作用，将为免疫学治疗某些自身免疫病创造条件。

18. 遗传因素在自身免疫性疾病发病中起作用吗？

单卵双胎都发生胰岛素依赖型糖尿病、类风湿关节炎、系统性硬化症和系统性红斑狼疮的机会约20%，而双卵双胎发生同类疾病的概率仅为5%，这提示遗传背景在一定程度上决定机体对自身免疫性疾病发生的易感性。遗传因素在自身免疫性疾病发病相关的确切机制尚不明确。迄今的研究表明，MHC等位基因的基因型与人类自身免疫性疾病发生的关系密切，如MHC Ⅱ类分子DR3与重症肌无力、系统性红斑狼疮、胰岛素依赖型糖尿病、突眼性甲状腺肿发病明显相关；DR4与类风湿关节炎、寻常性天疱疮、胰岛素依赖型糖尿病发病明显相关；B27与强直性脊柱炎、急性前部葡萄膜炎发病明显相关；DR2与肺出血肾炎综合征、系统性硬化症发病明显相关；DR5与桥本甲状腺炎发病明显相关。与此相关的可能机制有两点：一是特定的MHC等位基因编码的分子能更好地提呈和自身多肽相似的病原体肽，以分子模拟方式引发自身免疫性疾病；二是由于表达特定的MHC等位基因的个体的HLA分子与某些自身肽的亲和力低，致使识别此自身肽的淋巴细胞不能在中枢免疫器官中经阴性选择而被清除，这些淋巴细胞出现在外周，使机体发生相应自身免疫性疾病的危险性增大（注：在人MHC可以表达为HLA）。

另外，一些非MHC基因也与自身免疫性疾病的发生相关。如补体成分C1q和/或C4基因缺陷的个体清除免疫复合物的能力明显减弱，体内免疫复合物的含量增加，易发生系统性红斑狼疮；DNA酶基因缺陷的个体清除凋亡颗粒的功能发生障碍，易发生系统性红斑狼疮；血清淀粉酶样蛋白基因缺陷的个体包被凋亡颗粒的功能发生障碍，清除凋亡颗粒的速率下降，也易发生系统性红斑狼疮；Fas/FasL基因缺陷个体激活诱导的自身反应性淋巴细胞凋亡机制受损，易发生自身免疫性疾病等。

19. 风湿免疫性疾病有何遗传特点？

风湿免疫性疾病属复杂的遗传性疾患，包括MHC基因和非MHC基因的共同作用，呈多基因遗传，这增加了对其进行遗传研究的难度。

（1）低外显或不完全外显：即携带有某种疾病易感表型者不全部发病甚至发病率很低。致病基因决定了疾病的易感性，但没有任何一个特定的基因为发病所必需或是单独导致疾病。

（2）多基因遗传：不论在生理条件下还是在遗传性疾病中，复杂的性状都是由多种基因所控制，而风湿免疫性疾病致病等位基因在一般人群中出现频率很高，故对它的筛选分析较为困难。

（3）遗传异质性：遗传的复杂性还与遗传异质性有关，同一疾病或表型是不同基因和/或等位基因型联合作用的结果，不同患者相同的临床表现由一组致病基因的不同组合所决定。

（4）表型模拟：一些个体并不携带有疾病相关等位基因，但亦可能会发病。

（5）非遗传因素：风湿免疫性疾病中，大多数情况下带有致病基因的个体并不表现出疾病状态或者表现为不同的临床表型，其他因素也参与了疾病的发生。这些因素可归结为与疾病相关的环境差异及个体发育过程的差异，它们的差异性越大，疾病的遗传因素越不容易显现。

20. 中性粒细胞功能异常怎样导致风湿免疫性疾病？

粒细胞（包括中性粒细胞和嗜酸性粒细胞等）的聚集和浸润是急性、亚急性和慢性炎症的病理形态学的最基本特征，这些特征反映了粒细胞在机体防御系统中的重要地位。但是粒细胞过量聚集、滞留与激活失控也会危害宿主，造成病理损伤。中性粒细胞杀菌主要通过两种方式：一种是通过直接吞噬病原体的方式，这也是认识最早，较为经典的方式；另一种是中性粒细胞坏死或者凋亡后会形成一种特殊的结构，称为中性粒细胞胞外诱捕网（neutrophil extracellular traps，NETs），它是中性粒细胞重要的杀菌利器，中性粒细胞虽然已死亡，但是它却能通过这种方式继续杀灭细菌。中性粒细胞的主要功能是抗感染作用，它们能离开血管，迁移至感染、炎症部位，并在该处吞噬"靶子"，在细胞内将它们消化破坏。体内抗原、抗体、补体及药物等物质对中性粒细胞的吸附、运动、调理、吞噬、杀伤功能产生影响就会导致风湿免疫性疾病的发生、发展。如系统性红斑狼疮（systemic lupus erythematosus，SLE）患者的狼疮细胞（LE细胞）是吞噬了某些与抗核抗体起反应的细胞核成分的中性粒细胞。LE细胞可在骨髓或外周血中找到，是诊断SLE的特异性指标之一。SLE还有诸如趋化反应缺陷等中性粒细胞功能异常。类风湿关节炎患者外周血中性粒细胞对趋化因子的反应及对调理性颗粒的吞噬能力均下降，患者的滑液也可抑制正常白细胞吞噬调理性颗粒，因此，类风湿关节炎也表现出对细菌感染的易感性。其原因是中性粒细胞预先吞噬了含有类风湿因子的免疫复合物。类风湿关节炎患者的滑液中含有大量的免疫复合物，中性粒细胞表现出极其严重的趋化和吞噬功能异常。Felty综合征是类风湿关节炎的变异型，但类风湿关节炎不常有脾功能亢进和中性粒细胞减少等症状。Felty综合征患者的中性粒细胞功能异常也与循环免疫复合物有关，应用荧光显微镜和电镜证实，中性粒细胞内含有免疫球蛋白包涵体。中性粒细胞也可介导某些类型的坏死性血管炎。

中性粒细胞胞外诱捕网，即NETs，是中性粒细胞清除微生物的另外一种重要方式。NETs是中性粒细胞受到刺激活化后释放到胞外的一种网状结构，以DNA为骨架，其间镶嵌有组蛋白、髓过氧化物酶、中性粒细胞弹性蛋白酶、组织蛋白酶、蛋白酶3等具有杀菌和增加通透性作用的蛋白。NETs是中性粒细胞清除病原微生物的一个重要生理功能，但也会导致组织发生炎症损伤，甚至是产生自身抗原从而诱发自身免疫性疾病的重要途径之一。微粒（microparticles，MPs），又称为细胞外囊泡（extracellular vesicles，EVs），是直径100～1000nm的小囊泡，由磷脂双层和细胞表面蛋白组成，表面存在磷脂酰丝氨酸（phosphatidylserine，PS），可从巨噬细胞、嗜中性粒细胞、血小板和内皮细胞等细胞类型表面释放出来，用于细胞间通讯的媒介，可通过调节NETs的产生参与很多自身免疫性疾病的发生、发展。

21. 血小板在风湿免疫性疾病发病中的作用是什么？

血小板活化的结果可释放一些因子和多种介质，这与动脉粥样硬化、肿瘤转移、炎症反应等有密切关系。血小板与风湿免疫性疾病的发病也密切相关。

血小板能分泌血小板衍生生长因子（PDGF）、转化生长因子β（TGF-β）等多种细胞因子。研究发现，PDGF在体外可刺激成纤维细胞、平滑肌细胞及结缔组织细胞的增殖；TGF-β可诱发间充质细胞形成软骨。这些因子可以单独或与其他生长因子相互作用，刺激炎症部位的血管形成。此外，血小板溶酶体中的酸性水解酶可消化细胞外基质，源于α颗粒的5-羟色胺、通透性因子及趋化因子可增强血管通透性及增强趋化作用。这说明血小板活化后的分泌性产物——介质可参与炎症反应。在生理情况下，活化血小板参与创伤的愈合及组织损伤的修复。但在异常情况下，如IL-1、TNF或白细胞活化产物等因子的综合过量刺激，可导致炎症反应发展，促进风湿免疫性疾病的发病。这些因子中某些可能与风湿免疫性疾病发病直接相关，而另一些则是在炎症反应中产生的。用放射性核素标记的血小板做研究，观察到它们可定位于活动性类风湿关节炎的炎症病灶中，但不定位于静止期患者的关节。在RA患者关节滑液和活动性风湿免疫性疾病患者血清中也测到了血小板特异性蛋白，这也提示血小板在风湿免疫性疾病发病中的作用。但血小板在各种风湿免疫性疾病发病中的确切作用尚待进一步研究。

22. 什么是吞噬细胞？它的作用是什么？

吞噬细胞（phagocyte）主要是指中性粒细胞（neutrophil）、单核细胞（monocyte）及巨噬细胞（macrophage）。鉴于其吞噬和消化各种颗粒的能力强，这些细胞被称作“专职”吞噬细胞，它们对入侵微生物的识别和控制具有重大的责任。另外，还有所谓的“副专职”吞噬细胞，包括只在其不成熟的抗原加工阶段才能吞噬微生物的树突状细胞（dendritic cell，DC）和在一定条件下也具有吞噬能力的其他细胞，如成纤维细胞和上皮细胞等。

单核细胞存在于血液中，占血液中白细胞总数的3%～8%。单核细胞在血液中仅停留12～48小时，然后进入组织器官或表皮层，发育成熟为巨噬细胞。巨噬细胞分为定居的巨噬细胞和游走的巨噬细胞两大类。定居的巨噬细胞广泛分布于宿主全身，可因所处部位的不同而有不同的形态和名称，如在肝脏中称库普弗细胞，脑中称小胶质细胞，骨中称破骨细胞，淋巴结中称被膜下窦巨噬细胞和髓样巨噬细胞，胸腺中称胸腺巨噬细胞等。它们的主要作用是清除体内衰老损伤或凋亡的细胞以及免疫复合物和病原体等抗原性物质。巨噬细胞是体内执行非特异性免疫作用的效应细胞，同时在特异性免疫应答的各个阶段也起作用。

巨噬细胞的主要功能是识别和杀伤入侵的微生物。巨噬细胞可通过表面模式识别受体，直接参与识别和结合某些病原体共同表达的和宿主衰老损伤细胞及凋亡细胞表面呈现的特定的分子结构，还可通过表面的调理性受体（主要为IgG Fc受体和补体受体）识别摄取与抗体（IgG）或补体（C3b/C4b）结合的病原体等抗原性物质。巨噬细胞的模式识别受体包括甘露糖受体、清道夫受体和Toll样受体（TLR）等。模式识别受体识别和结合某些病原体共同表达的高度保守的分子结构，称为病原体相关分子模式。病原体相关分子模式至少有以下几个特点：它只为病原微生物所具有，宿主通过模式识别受体对它的识别而实现对自体与异体的区别；它在分子组成和构型上保守，并且是微生物生存所必需的，它的突变对微生物来说是致死的，或能极大地降低其适应性；它通常为许多微生物所共有，宿主可以通过有限的几类自身编码的模式识别受体来识别大多数种类的病原微生物；它通常是某一类微生物的“分子标志”，宿主通过对它的识别能确定是哪类病原微生物感染，从而使宿主的免疫应答更具有有效性和针对性。现在已发现的病原体相关分子模式有脂多糖、磷壁酸、肽聚糖、甘露糖、细菌DNA、双链RNA和葡聚糖等。

巨噬细胞与病原体等抗原性异物结合后，经吞噬或吞饮作用将病原体等摄入细胞内，形成吞噬体。在吞噬体内，可通过氧依赖和氧非依赖杀菌系统杀伤病原体。溶酶体（lysosome）与吞噬体（phagosome）融合形成吞噬溶酶体（phagolysosome）后，在多种水解酶作用下，可进一步使细菌消化降解，同时产生具有免疫原性的小分子抗原肽段。氧依赖杀菌系统包括反应性氧中间产物作用系统和反应性氮中间产物作用系统。反应性氧中间产物作用系统是指在吞噬作用激发下，通过呼吸暴发，激活细胞膜上的还原型辅酶Ⅰ和还原型辅酶Ⅱ，使分子氧活化，生成超氧阴离子（O_2^-）、游离羟基（OH-）、过氧化氢（H_2O_2）和单态氧（$1O_2$）。这些活性氧物质具有很强的氧化作用和细胞毒作用，可有效杀伤病原微生物。在中性粒细胞和单核细胞中，过氧化氢又能与卤化物（氯化物）和髓过氧化物酶（MPO）组成MPO杀菌系统，但是巨噬细胞中无MPO杀菌系统。反应性氮中间产物作用系统是指巨噬细胞活化后产生的诱导型一氧化氮合成酶，在还原型辅酶Ⅱ或四氢生物蝶呤存在条件下，催化L-精氨酸与氧分子反应，产生胍氨酸和一氧化氮。一氧化氮对细菌和肿瘤细胞有细胞毒作用。氧非依赖杀菌系统是指不需氧分子参与的杀菌系统，主要通过以下3种物质完成杀菌。①酸性pH：吞噬体或吞噬溶酶体形成后，其内的糖酵解作用增强，乳酸累积，使pH降至3.5～4.0（此种pH条件有杀菌抑菌作用）。②溶菌酶：在酸性条件下，溶酶体内的溶菌酶能使G^+菌的胞壁酸聚糖破坏而产生杀菌作用。③防御素（defensin）：由阳离子蛋白和多肽（30～33个氨基酸）组成，可在细菌脂质双层中形成“离子通道”，导致细菌裂解破坏。

病原体和抗原性异物被杀伤或破坏后，在吞噬溶酶体内多种水解酶，如蛋白酶、核酸酶、脂酶和磷酸酶等作用下，可进一步消化降解。其产物大部分通过胞吐作用排出胞外，另有一些被加工处理为具有免疫原性的小分子肽段，与MHC分子结合形成抗原肽-MHC分子复合物，表达于巨噬细胞表面，供T细胞识别，启动特异性免疫应答。

中性粒细胞占血液白细胞总数的60%～70%，是白细胞中数量最多的一种。中性粒细胞来源于骨髓，产生速率高，每分钟约为1×10^7个，但存活期短，为2～3天。中性粒细胞胞质中含有初级和次级两种颗粒。初级颗粒较大，即溶酶体颗粒，内含髓过氧化物酶、酸性磷酸酶和溶菌酶。次级颗粒较小，内含碱性磷酸酶、溶菌酶、防御素和杀菌渗透增强蛋白等。中性粒细胞具有很强的趋化作用和吞噬功能，当病原体在局部引发感染时，它们可迅速穿越血管内皮细胞进入感染部位，对侵入的病原体发挥吞噬杀伤和清除作用。中性粒细胞表面具有IgG Fc受体和补体C3b受体，也可通过调理作用促进和增强吞噬杀伤作用。

23. 什么是自然杀伤细胞？它如何杀伤靶细胞？

自然杀伤（natural killer，NK）细胞属非特异性免疫细胞，它无须抗原预先致敏就可直接杀伤肿瘤和病毒感染的靶细胞，在机体抗肿瘤免疫和抗病毒或胞内寄生虫感染的免疫过程中起重要作用。

NK细胞来源于骨髓淋巴样干细胞，其发育成熟依赖于骨髓和胸腺的环境。NK细胞主要分布于外周血和脾，在淋巴结和其他组织中也有少量存在。NK细胞不表达特异性抗原受体，但表达多种表面标志（其中多数也可表达于其他免疫细胞表面）。目前临床上将TCR$^-$、mIg$^-$、CD56$^+$、CD16$^+$淋巴样细胞鉴定为NK细胞。此外，NK细胞表面还具有多种与其杀伤活化或杀伤抑制相关的受体。这种受体可大致分成两类：识别HLA Ⅰ类分子的受体和识别非HLA Ⅰ类分子的受体。

识别HLA Ⅰ类分子的受体因组成分子的不同而又分成两类：杀伤细胞免疫球蛋白样受体（killer immunoglobulin-like receptor，KIR）和杀伤细胞凝集素样受体（killer lectin-like receptor，KLR）。KIR为跨膜蛋白，是免疫球蛋白超家族成员，其胞外区含有能与某些HLA Ⅰ类分子结合的结构域。有一些KIR的胞内区较长，含有免疫受体酪氨酸抑制基序（immune-receptor tyrosine inhibition motif，ITIM）。这种受体可传导活化抑制信号，属抑制性受体。另一些KIR的胞内区较短，不具信号转导功能。这种受体的跨膜区含有带正电荷的赖氨酸，借此能与胞质区含有免疫受体酪氨酸活化基序（immune-receptor tyrosine activation motif，ITAM）的其他分子跨膜区中的带负电荷的氨基酸（如天冬氨酸）非共价结合，从而获得传导活化信号的功能，属活化性受体。KLR是有两个Ⅱ型膜分子借二硫键共价结合的异二聚体。其组成分子均属C型凝集素超家族成员。KLR的胞外区有能与HLA Ⅰ类分子（HLA Ⅰ类分子先导肽-HLA-E分子复合物）结合的结构域。与KIR相似，有一些KLR的胞内区较长，含有免疫受体酪氨酸抑制基序（ITIM）。这种受体可传导活化抑制信号，属抑制性受体，而另一些KLR的胞内区较短，不具信号传导功能，但能与胞质区含有免疫受体酪氨酸活化基序（ITAM）的其他分子跨膜区中的带负电荷的氨基酸（如天冬氨酸）非共价结合，从而获得传导活化信号的功能，属活化性受体。活化性KIR/KLR和抑制性KIR/KLR通常共表达于NK细胞表面，二者均可识别结合表达于自身组织细胞表面的HLA Ⅰ类分子。在生理条件下，即自身组织细胞表面HLA Ⅰ类分子表达正常的情况下，NK细胞表面的抑制性受体的作用占主导地位，此类抑制性受体与HLA Ⅰ类分子之间的亲和力高于活化性受体，导致抑制信号占优势，表现为NK细胞对正常自身组织细胞不产生杀伤作用。当靶细胞表面HLA Ⅰ类分子表达异常，如某些病毒感染细胞和肿瘤细胞表面HLA Ⅰ类分子表达下降或缺失，NK细胞表面的KIR和KLR丧失识别“自我”的能力。此时，组成性表达于NK细胞表面的另一类杀伤活化受体，如自然细胞毒受体（natural cytotoxicity receptor，NCR）和NKG2D，可通过对病毒感染细胞和肿瘤细胞等靶细胞表面的相应配体（非HLA Ⅰ类分子）结合而发挥杀伤作用。NKG2D识别的配体是MHC Ⅰ类链相关的A/B分子（MHC class Ⅰ chain-related moleculesA/B，MIC A/B）。MICA和MICB主要表达于乳腺癌、卵巢癌、结肠癌、胃癌和肺癌等上皮性肿瘤细胞的表面，而在正常组织不表达。自然细胞毒受体的靶分子尚不清楚。

NK细胞与病毒感染的细胞或肿瘤细胞密切接触后，可通过释放穿孔素和颗粒酶，表达FasL和分泌TNF-α，杀伤靶细胞。穿孔素是储存于胞质颗粒内的细胞毒性物质，在钙离子存在的条件下，可在靶细胞膜上形成多聚穿孔素“孔道”，使水和电解质迅速进入胞内，导致靶细胞崩解破坏。颗粒酶即丝氨酸蛋白酶，可循穿孔素形成的“孔道”进入胞内，通过激活凋亡相关的酶系统导致靶细胞死亡。活化的NK细胞可表达FasL，当NK细胞表达的FasL与靶细胞表面的相应受体即Fas（CD95）结合后，可在靶细胞表面形成Fas三聚体，从而使其胞质区的死亡结构域（death domain，DD）相聚成簇，DD与Fas相关死亡结构域蛋白（FADD）

结合，进而通过募集并激活caspase 8和caspase级联反应，最终导致靶细胞凋亡。TNF-α与靶细胞表面的Ⅰ型TNF受体（TNFR-Ⅰ）结合后，可使之形成TNFR三聚体，从而导致胞质区的DD相聚成簇，再经由与FasL的作用相似的途径，导致靶细胞凋亡。

24. 自然杀伤细胞与妊娠有什么关系？

NK细胞广泛分布于血液和全身各个组织器官，但在子宫中的含量远高于血液，称为子宫NK细胞。子宫NK细胞的杀伤能力较弱，主要通过分泌细胞因子、生长因子和蛋白酶等维持妊娠，对于胚胎在子宫的顺利定植、子宫的血流供应和胎儿的发育起着重要的作用。子宫NK细胞的异常与先兆子痫、胎儿生长受限、早产、晚期流产和胎盘植入等病理妊娠密切相关，是免疫相关不良妊娠的重要组成部分，明确此类患者NK细胞的情况并给予恰当的治疗是风湿免疫科医生解决此类免疫相关不良妊娠的新的工作内容。

25. 肥大细胞在结缔组织病中已知作用有哪些？

肥大细胞（mast cell，MC）来源于造血干细胞，由骨髓进入外周血液循环系统的肥大细胞处于未成熟状态，随血液循环迁移到血管组织或浆膜腔分化成熟。肥大细胞广泛分布于皮肤及内脏黏膜下的微血管周围，分泌多种细胞因子，参与免疫调节（T细胞、B细胞及APC细胞活化）。肥大细胞表达MHC分子及B7分子，具有抗原提呈的功能，也表达大量的IgE Fc受体，释放过敏介质。肥大细胞主要分布于机体与外界环境相通的部位，如皮肤、呼吸道和消化道，这些部位经常可以接触到病原体、变应原以及其他环境中的物质，与DC一起成为造血-免疫系统中首先与环境中变应原、其他抗原以及入侵病原体相互作用的细胞群体。

肥大细胞是富含细胞质颗粒的组织定居细胞，在超敏反应中起中枢性的作用，并且也参与某些自身免疫性疾病的发生、发展，在组织损伤及纤维化过程中起重要作用。肥大细胞释放的组织胺具有刺激成纤维细胞活化，促进成纤维细胞迁移、增殖的作用，同时也增加胶原的合成。例如，在类风湿关节炎滑膜中肥大细胞数量增加，一方面脱颗粒反应增加导致滑膜组织血管通透性增加和炎症反应增强，另一方面产生大量的细胞因子如TNF-α、IL-1及IL-17，抑制Fas介导的滑膜成纤维细胞凋亡，导致成纤维细胞增生和关节损伤。又如，肥大细胞产生的纤维蛋白溶酶能促进和刺激正常的肺组织与皮肤的成纤维细胞的Ⅰ型胶原的产生，在肺间质纤维化和皮肤硬化及内脏纤维化中起着重要的作用。

26. 什么是巨噬细胞极化？巨噬细胞极化与风湿免疫性疾病有什么关系？

巨噬细胞极化指巨噬细胞在不同微环境下表现出的表型和功能的分化，类似Th细胞的分化。最常见的是根据其表型分为M1型和M2型巨噬细胞。有文献认为应根据巨噬细胞分泌的细胞因子将巨噬细胞进行极化的分类。M1型巨噬细胞参与促炎反应，发挥宿主免疫功能，分泌大量促炎症因子，例如TNF-α、IL-1、IL-6和IL-12等，高表达iNOS，调节并促进Th1型免疫反应，具有清除病原体和肿瘤破坏作用，也会导致机体正常组织的炎症损伤，是自身免疫发病的基础之一。M2型巨噬细胞以降低炎症反应，促进组织修复，参与Th2型炎症反应为特征，分泌TGF-β、VEGF和EGF等。M2型巨噬细胞主要介导风湿免疫性疾病发病中炎症的缓解及器官和组织的纤维化。

27. 什么是中性粒细胞胞外诱捕网？其与风湿免疫性疾病的关系如何？

中性粒细胞在病原体或其他刺激物存在的条件下，经历了有别于传统的细胞“凋亡”或“坏死”的一种死亡形式：弹性蛋白酶和髓过氧化物酶移行至核内作用于组蛋白，导致染色质解聚，在精氨酸脱亚氨酶4作用下催化3种核心组蛋白的精氨酸残基瓜氨酸化；同时核包膜裂解，胞核与胞质内物质混合，内膜和细胞器消失。中性粒细胞释放解聚后的丝状DNA结构及各种水解酶类形成胶水状的网状结构即为中性粒细胞胞外诱捕网（neutrophil extracellular traps，NETs），NETs包裹病原体或刺激物产生相应的生物学效应。

NETs广泛参与风湿免疫性疾病的发生和发展。目前研究最多的是与ANCA相关血管炎的关系，NETs释放大量的中性粒细胞颗粒蛋白，例如髓过氧化物酶和蛋白酶3，作为抗原引起免疫反应产生自身抗体，抗体又会进一步活化中性粒细胞，产生NETs，放大炎症反应。研究认为NETs可促进系统性红斑狼疮、类风湿关节炎、肌炎和皮肌炎的发病。有学者在痛风的自发性缓解中发现聚集性NETs可以限制并降解急性痛风发生过程中的炎症因子，促进急性痛风的自发性缓解。

28. 什么是体液免疫应答？什么是细胞免疫应答？它们是怎样产生的？

体液免疫应答是指抗体介导的特异性免疫应答，主要是B细胞介导的应答。B细胞应答的第一步是B细胞表面的抗原受体（B cell receptor，BCR）识别和结合抗原，从而启动B细胞激活信号。此信号（称第一信号）被转导入胞内，在协同刺激分子产生的第二信号的共同作用下，B细胞被激活，发生增殖，分化成浆细胞或记忆细胞。浆细胞产生抗原特异的免疫球蛋白（抗体）与抗原结合。B细胞识别的抗原主要是T细胞依赖性抗原（T-dependent antigen，TD antigen），B细胞对它的应答需要T细胞的辅助。T细胞经由表达于表面的协同刺激分子和分泌细胞因子辅助B细胞。除TD抗原外，尚有T细胞非依赖性抗原（T-independent antigen，TI antigen），它们对B细胞的激活无须T细胞（或只需轻度T细胞）的辅助。T淋巴细胞介导的免疫应答也称细胞免疫应答。T细胞表面的抗原受体（T cell receptor，TCR）识别抗原提呈细胞提呈的抗原肽-MHC复合物，产生第一信号。在协同刺激分子产生的第二信号的共同作用下，T细胞被激活，发生增殖，分化成有辅助作用或杀伤作用的效应细胞。

29. 什么是淋巴细胞的抗原受体？

淋巴细胞的抗原受体（antigen receptor）是用于特异性识别抗原，表达于淋巴细胞胞膜的受体。B细胞的抗原受体为B细胞抗原受体（BCR），T细胞的抗原受体为T细胞抗原受体（TCR）。BCR实质上是膜免疫球蛋白（mIg）。mIg为单体，以四肽链结构存在，包含通过二硫键共价相连的两条重链和两条轻链。mIg借重链中的穿膜区锚定于B细胞的胞膜。mIg的作用是结合特异性抗原，其抗原结合位点位于重链可变区和轻链可变区的高变区内。mIg中重链的胞内区很短，不具备转导活化信号的功能，信号转导需要辅助分子的参与。此辅助分子为Igα（CD79a）和Igβ（CD79b）组成的异二聚体分子。Igα和Igβ均有胞外区、穿膜区和相对较长的胞内区，其胞内区有与信号转导相关的免疫受体酪氨酸激活基序（ITAM）。Igα/Igβ和mIg的穿膜区均有极性氨基酸，借静电吸引而组成BCR-Igα/Igβ复合体。BCR复合体中的mIg识别和结合抗原，Igα/Igβ转导抗原与mIg结合产生的信号。

（TCR）是由两种不同肽链构成的异二聚体，构成TCR的肽链有α、β、γ和δ 4种类型。根据所含肽链的不同，TCR分为TCRαβ和TCRγδ两种类型。体内大多数T细胞表达TCRαβ，仅少数T细胞表达TCRγδ。构成TCR的两条肽链均是穿膜蛋白，由二硫键相连。每条肽链的胞外区各含1个可变区和1个恒定区。两条肽链的可变区是TCR识别抗原的功能区。TCR识别的是抗原肽-MHC复合物。TCR肽链的胞内区也很短，不具备转导活化信号的功能。TCR肽链的穿膜区具有带正电荷的氨基酸残基（赖氨酸和精氨酸），与CD3分子穿膜区中带负电的氨基酸残基（天冬氨酸）借静电吸引而组成TCR-CD3复合体。CD3分子具有5种肽链，即γ、δ、ε、ζ和η，均为穿膜蛋白。它们的胞内区较长，均有ITAM基序，具有转导活化信号的功能。CD3分子的功能是转导TCR识别抗原所产生的活化信号。

30. B细胞怎样产生抗体？T细胞在抗体产生中起什么作用？

B细胞对抗原应答的第一步是BCR对抗原的特异性识别及二者的结合，启动B细胞激活信号（即第一信号）。此信号被传入胞内，在协同刺激分子产生的第二信号的作用下诱导细胞激活、增殖，并分化成浆细胞。B细胞识别的抗原主要是T细胞依赖性抗原。激活B细胞的抗原还有T细胞非依赖性抗原，但自然界相对较少。B细胞对T细胞依赖性抗原的应答需要辅助性T细胞（Th细胞）的辅助。

BCR与抗原的结合产生激活B细胞的第一信号，经由Igα/Igβ异二聚体的ITAM传向胞内。此外，BCR和抗原结合尚有另一个作用，即BCR结合的抗原被内化，在B细胞内被降解加工，产生抗原肽，抗原肽与MHC Ⅱ类分子结合，被提呈给Th细胞，激活Th细胞。激活Th细胞反过来辅助B细胞对T细胞依赖性抗原的应答。

在抗原对B细胞的激活中，还有B细胞活化辅助受体的作用。在成熟B细胞表面，CD19、CD21、CD81及CD225以非共价键组成B细胞活化辅助受体复合物。BCR的mIg与抗原结合实际上是在B细胞表面形成抗原-抗体复合物。这能激活补体，产生包括C3d的补体小片段。CD21的胞外区长，能与结合于抗原-抗体复合物的C3d结合，但其胞内区无酪氨酸残基，故不能转导信号。结合于抗原-抗体复合物的C3d与CD21结合，使与CD21交联，信号由CD19传向胞内。CD19分子的胞内区长，有9个酪氨酸残基。关于CD81和CD225的功能尚不清楚。通过C3d就把CD19拉近BCR，由CD19转导的信号就加强了由BCR复合物传导的信号。这样，B细胞对抗原刺激的敏感性会增高100～1000倍，亦即明显降低了抗原激活B细胞的阈值。

绝大多数蛋白质为T细胞依赖性抗原，抗这些蛋白质抗体的产生必须有Th细胞参与。Th细胞至少经由两种方式辅助性B细胞：①Th细胞借细胞接触传递给B细胞的活化信号不经由TCR，而是经由T细胞表面的其他分子，即协同刺激分子。这些分子中的一个重要的代表是CD154（CD40L）。静息T细胞不表达CD154，但T细胞一旦活化，会迅速表达CD154。活化T细胞表达的CD154与B细胞表面组成性表达的CD40相互作用，向B细胞传递第二活化信号。Th细胞与B细胞表面黏附分子间的相互作用在T细胞向B细胞传递第二活化信号中也起重要作用；②活化的Th细胞能分泌细胞因子，作用于B细胞，在B细胞激活、增殖和分化中起辅助作用。B细胞激活、增殖和分化发生于淋巴滤泡的生发中心。

31. 什么是$CD4^+$和$CD8^+$?

CD4和CD8是两种主要表达于T细胞表面的CD分子。$CD4^+$即为表达CD4分子，$CD8^+$表达即为表达CD8分子。$CD4^+$细胞为表达CD4分子的细胞，$CD8^+$细胞为表达CD8分子的细胞。

32. 什么是辅助性T细胞？什么是细胞毒性T细胞？什么是调节性T细胞？

根据功能，T细胞可分为辅助性T细胞（helper T cell，Th）、细胞毒性T细胞（cytotoxic T cell，CTL）和调节性T细胞（regulatory T cell，Tr）。这些细胞实际上是初始（naive）$CD4^+$T细胞和初始$CD8^+$T细胞活化后分化成的效应细胞（所谓初始T细胞是指从胸腺产生的成熟T细胞，但未经受过抗原刺激）。初始$CD4^+$T细胞可分化为Th1、Th2和Th3三类效应Th细胞，分别分泌不同的细胞因子，发挥不同的免疫效应。其中，Th1细胞和Th2细胞分别在细胞免疫和体液免疫应答中发挥重要作用。Th3细胞通过分泌的TGF-β对免疫应答发挥负调节作用。CTL细胞为具有细胞毒作用、能杀伤靶细胞的T细胞。CTL细胞中既有表达CD8分子的T细胞，也有表达CD4分子的T细胞，但通常是指表达TCRαβ和CD8分子的T细胞。CTL可进一步分成Tc1和Tc2两个亚群。二者之间的区别在于所分泌的细胞因子不同，分泌细胞因子类型与Th1细胞类似的CTL细胞称为Tc1细胞，分泌细胞因子类型与Th2细胞类似的CTL细胞称为Tc2细胞。有些$CD4^+$T细胞高表达CD25分子，其中转录因子Foxp3阳性者为Tr细胞，此类细胞在免疫应答的负调节及自身免疫耐受中发挥重要作用，被命名为

CD4^{+}CD25^{+}调节性T细胞。

33. 什么是CD4^{+} CD25^{+} Tr细胞，它有什么功能特征？

CD4^{+}CD25^{+}Tr细胞是一类免疫调节细胞，在胸腺产生，可被多克隆激活剂和自身抗原激活，活化后其细胞表面分子CTLA-4表达增加，主要分泌IL-10和TGF-β，并表达转录因子Foxp3。

CD4^{+}CD25^{+}Tr细胞具有低反应性与免疫抑制性两大功能特征。

（1）低反应性：与免疫无能（anergic）T细胞类似，它们对IL-2、特异性抗原及抗原提呈细胞的刺激呈低反应状态，但是在高浓度IL-2存在下通过TCR刺激，可使CD4^{+}CD25^{+}Tr细胞活化并增殖（但反应强度远不及CD4^{+}CD25^{-}T细胞）。

（2）免疫抑制性：它们经TCR（或者抗CD3抗体）被活化后能够抑制CD4^{+}和CD8^{+} T细胞的IL-2转录与表达，从而干扰其活化与增殖。CD4^{+}CD25^{+}Tr细胞在体外发挥免疫抑制作用时没有MHC限制性，能够抑制同种同型或者同种异型T细胞的增殖。已有证据表明，有些接受器官移植的宿主逐渐对移植物产生耐受，在停用免疫抑制剂的情况下也不对该移植物发生排斥反应，其介导主动移植耐受的细胞很可能就是CD4^{+}CD25^{+}Tr细胞。

34. CD4^{+} CD25^{+} Tr细胞表面膜分子有哪些，各有何作用，它的主要功能因子是什么？

目前已发现的CD4^{+}CD25^{+}Tr细胞表面膜分子主要是CTLA-4和糖皮质激素诱导的肿瘤坏死因子受体（GITR）。

（1）CTLA-4：人类和小鼠CD4^{+}CD25^{+}Tr细胞表面均表达CTLA-4，CTLA-4与效应细胞上的CD80/CD86结合，将抑制信号逆向传递给效应细胞，从而抑制效应细胞功能。此外，CD4^{+}CD25^{+}Tr细胞表面的CTLA-4与DC细胞表面的CD80/CD86结合，通过逆向转导的信号导致DC细胞内的吲哚氨2,3双加氧酶（IDO）活化，IDO是色氨酸代谢所必需的酶，由于IDO的活化，使得游离的色氨酸减少，从而导致了T的活化程度降低。

（2）GITR：近来的研究发现，CD4^{+}CD25^{+}Tr细胞表达GITR，GITR在该细胞的免疫抑制效应中发挥着重要作用。用抗GITR单克隆抗体中和GITR，可以阻断CD4^{+}CD25^{+}Tr细胞的抑制作用；而去除GITR表达细胞或给予抗GITR单抗可使正常小鼠发生特定的自身免疫病。

Foxp3是一个最近被克隆的转录因子，是DNA连接转录因子的接头家族的一个成员。有研究认为Foxp3因子是CD4^{+}CD25^{+}调控细胞发育和功能的关键因子。

Foxp3与CD4^{+}CD25^{+}Tr细胞的关系主要表现为以下3点：①Foxp3组成性表达于CD4^{+}CD25^{+}Tr细胞。②在Foxp3基因突变或缺失的小鼠体内缺乏CD4^{+}CD25^{+}Tr细胞，导致命性的淋巴细胞增殖性疾病。③利用逆转录病毒载体将Foxp3基因转染至小鼠外周血中CD4^{+}CD25-T淋巴细胞可以使该类细胞转化成CD4^{+}CD25^{+}T细胞，此类细胞无论在体外还是在体内均表现出免疫无能及免疫抑制的调节性T细胞的作用，抑制抗原特异性CD4^{+}细胞增殖和预防自身免疫性疾病的发生。因此，利用Foxp3作为定向诱导因子，在体外产生免疫抑制性调节性T细胞，将其回输受体，可能具有诱导免疫耐受以及治疗排斥反应的效能。

最近有研究发现，虽然Foxp3主要表达于$CD4^+CD25^+$Tr细胞，但Foxp3的表达和$CD4^+CD25^+$T细胞的数量并不一定相关，有可能存在差异；在肿瘤及自身免疫性疾病中仅检测$CD4^+CD25^+$T细胞数量，尚不能说明免疫调节功能的改善；在评价治疗自身免疫性疾病的效果时，观察Foxp3表达的高低，可能比检测$CD4^+CD25^+$Tr细胞数量更有意义。不管怎样，这方面的深入研究必将对自身免疫性疾病的研究提供很大的帮助。

35. Th1和Th2有什么区别？它们在免疫应答中各起什么作用？

初始$CD4^+$T细胞接受抗原刺激后首先分化为Th0细胞，Th0细胞继续分化为Th1、Th2或Th3不同亚群的细胞。Th0细胞是Th1、Th2和Th3细胞的前体细胞。Th1、Th2和Th3细胞分泌的细胞因子不同。Th1细胞分泌IL-2、IFN-γ和TNF，Th2细胞分泌IL-4、IL-5、IL-10和IL-13。另外，Th1细胞和Th2细胞均能分泌IL-3和GM-CSF等细胞因子。Th3细胞分泌大量TGF-β。Th1、Th2和Th3细胞分泌的细胞因子不仅决定了每个亚群细胞的免疫效应功能，还调节各亚群的形成和扩增。例如，Th1细胞分泌的IFN-γ不仅可促进Th1细胞的进一步分化，形成更多的Th1细胞，而且还抑制Th2细胞的增殖。相反，Th2细胞分泌的IL-4和IL-13除促进Th2细胞的分化外，也能抑制Th1细胞的增殖。需要指出的是，不同亚群的Th细胞分泌不同的细胞因子只不过反映了这些细胞处于不同的分化状态，而这种分化状态绝非恒定不变。Th1细胞在一定条件下能分泌Th2细胞因子，反之亦然。

Th0细胞的分化方向取决于抗原的性质和局部环境中的激素及细胞因子等因素。例如，病毒和胞内寄生虫感染主要诱导向Th1细胞分化，而变应原（诱导产生超敏反应的抗原）与寄生虫感染主要诱导向Th2细胞分化。细胞因子的类别和细胞因子间的平衡对Th0细胞具有重要的调节作用。固有免疫应答中由巨噬细胞产生的IL-12是促进向Th1细胞分化的重要细胞因子，由NK细胞分泌的IFN-γ除促进巨噬细胞分泌IL-12外，还抑制Th2细胞的增殖，最终使分化朝着Th1细胞方向发展。Th2细胞的分化则依赖IL-4。虽然Th0细胞可分泌一定量的IL-4，但诱导Th2细胞分化所需的IL-4主要由NKT细胞（表面既表达NK细胞标志，又表达TCR-CD3复合体分子的细胞。NKT细胞大多数为$CD4^-CD8^-$，少数为$CD4^+$）和肥大细胞产生。TGF-β、IL-4和IL-10则能促进向Th3细胞的分化。

Th1细胞的主要效应功能是增强吞噬细胞介导的抗感染机制，特别是抗细胞内寄生菌的感染，这些效应与其分泌的细胞因子相关。Th1细胞分泌的IFN-γ能活化巨噬细胞，增强其杀伤已被吞噬的病原体的能力。IFN-γ还促进IgG的生成，后者通过调理作用和激活补体系统促进吞噬细胞的吞噬和杀伤功能。Th1细胞分泌的IL-2、IFN-γ和IL-12可增强NK细胞的杀伤能力。IL-2和IFN-γ共同刺激CTL细胞的增殖和分化，CTL细胞能特异性杀伤病毒感染的细胞和胞内寄生菌感染的细胞。Th1细胞分泌的TNF除了作为效应分子直接诱导靶细胞凋亡外，还能促进炎症反应。Th2细胞分泌的IL-4、IL-5、IL-6、IL-9、IL-10和IL-13可促进B细胞的增殖、分化和抗体的生成，故Th2细胞的主要作用是增强B细胞介导的体液免疫应答。Th2细胞在超敏反应和抗寄生虫感染中也发挥重要作用，因为Th2细胞分泌的IL-4和IL-5可诱导IgE的生成和嗜酸性粒细胞的活化。Th3细胞分泌的TGF-β的主要作用是抑制Th1细胞介导的免疫应答和炎症反应。TGF-β抑制B细胞、CTL细胞和NK细胞的增殖和功能，抑制淋巴细胞合成细胞因子及拮抗TNF的生物学作用。

36. 什么是Th17细胞？IL-12/IL-23与Th17细胞有什么关系？

Th17细胞是近年来被鉴定出的一类新型CD4阳性T细胞亚群。与传统的Th1、Th2细胞不同，它以分泌IL-17为主要特征，并参与自身免疫性疾病和慢性炎症的发病过程。

IL-12家族是一类具有相似结构的异源二聚体细胞因子，成员主要包括IL-12、IL-23、IL-27和IL-35。IL-12是由p40和p35亚基构成，而IL-23是由p40和p19亚基构成，位于酪氨酸蛋白激酶/信号转导子和转录激活子（JAK/STAT）信号途径的上游。IL-12和IL-23的2个亚基分别与相应的受体结合后会激活JAK2和酪氨酸激酶2（tyrosine-protein kinase2，TYK2），并进一步激活STAT3或STAT4，从而引发下游的一系列基因的表达并发挥其免疫学功能。IL-12/IL-23可刺激Th1、Th17和Th22等多种效应T细胞的分化。IL-23是刺激Th17细胞分化后期阶段的关键细胞因子，在特殊环境条件下和其他细胞因子如TGF-β共同作用，激活Th17细胞并分泌IL-17、IL-22和TNF等促炎症因子。

37. 什么是CAR-T？CAR-T能应用于风湿免疫性疾病的治疗吗？

CAR-T（chimeric antigen receptor T cell immunotherapy）就是嵌合抗原受体T细胞免疫治疗。CAR-T实际上是一种T细胞过继的免疫治疗技术。首先通过基因工程技术将患者的外周血T细胞进行加工，使其表达相关的嵌合抗原受体，然后回输至患者的体内，以MHC限制性的方式识别异常细胞（如肿瘤细胞）抗原，并进行定向杀伤的一种治疗手段。通过基因工程的不断改进，CAR-T细胞呈现出更强的靶向性、杀伤性和持久性。

CAR-T主要用于肿瘤的治疗，近来也有少数研究应用于自身免疫性疾病。有学者尝试CAR-T治疗SLE模型小鼠，发现经过基因修饰的CAR-T细胞可靶向小鼠CD19阳性细胞，可持久地清除B细胞、显著减少自身抗体数量并改善靶器官的损害。也有学者将靶向CD19的CAR-T应用于一名SLE患者，患者的重症狼疮迅速缓解，观察6周均未见明显的副作用，长期疗效仍有待进一步研究。

38. 什么是白细胞介素？常见的与风湿免疫性疾病有关的白细胞介素有哪些？

白细胞介素最初指由白细胞产生又在白细胞间起调节作用的细胞因子，后来发现可由多种细胞产生并作用于多种细胞类型，白细胞介素interleukin缩写为IL。IL可介导T、B细胞的活化、增殖和分化，具有免疫调节作用，也在炎症反应中起重要作用。其中，IL-6和IL-17与类风湿关节炎的发病密切相关；IL-2的降低与系统性红斑狼疮的发病密切相关；而IL-1与骨关节炎的发病密切相关。

39. 什么是干扰素？干扰素与哪些风湿免疫性疾病相关？

干扰素（interferon，IFN）是最早发现的细胞因子，具有干扰病毒感染和复制的糖蛋白的作用，并因此而得名。根据来源和理化性质的不同，干扰素可分为Ⅰ型和Ⅱ型。Ⅰ型干扰素包括IFN-α（有13个亚型）和IFN-β，Ⅱ型干扰素即IFN-γ，他们分别由白细胞、成纤维细胞和活化T细胞所产生。不同的IFN生物学活性基本相同，具有抗病毒、抗肿瘤和免疫调节等作用。

干扰素的异常与许多自身免疫性疾病密切相关。许多研究支持IFN是人类SLE的致病因素之一。血清IFN水平升高是SLE的危险因素。有报道SLE患者IFN在血液及组织中表达增加，是疾病活动的生物学标志。Ⅰ型IFN通过增强树突状细胞（dendritic cell，DC）细胞功能，诱导单核细胞分化，促进B细胞免疫球蛋白产生和诱导效应T细胞功能，在固有免疫和适应性免疫中起着举足轻重的作用。浆细胞样树突状细胞产生的IFN不仅负责有效的抗病毒防御，也是许多自身免疫性疾病发生的致病因子。Ⅰ型IFN可以通过与许多辅助细胞相互作用，促进B细胞的生存和活化。此外，干燥综合征、皮肌炎、银屑病和类风湿关节炎患者的白细胞都表现出特殊的IFN依赖的基因表达类型，称为干扰素基因谱（interferon signature）。干扰素调节因子（interferon regulatory factors，IRFs）是一个转录因子家族，激活后可以诱导IFN而参与自身免疫性疾病的发生、发展。

什么是抗原提呈？抗原提呈细胞有哪些？

诱导T细胞应答的抗原必须先被抗原提呈细胞（antigen presenting cell，APC）摄取、加工和处理，生成抗原肽。抗原肽在细胞内与MHC Ⅰ类或Ⅱ类分子形成抗原肽-MHC分子复合物，后者被运送到抗原提呈细胞表面，再为T细胞的TCR识别。抗原提呈细胞把抗原肽-MHC分子复合物“送呈”T细胞，为TCR识别，称为“抗原提呈”（antigen presentation）。

抗原提呈细胞有专职和非专职之分。专职抗原提呈细胞包括树突状细胞、单核-巨噬细胞及活化的B细胞。这些细胞表面表达MHC Ⅱ类分子。非专职抗原提呈细胞有内皮细胞、成纤维细胞、各种上皮细胞及间皮细胞，它们在一定条件下有抗原提呈作用。

DC因其成熟时伸出许多树突样或伪足样突起而得名。它是目前所知的功能最强的抗原提呈细胞。有别于其他抗原提呈细胞，DC最大的特点是能够显著刺激初始T细胞增殖，而单核-巨噬细胞和活化的B细胞仅能刺激已活化的或记忆T细胞。因此，DC是启动适应性T细胞免疫应答的始动者，在适应性T细胞免疫应答的诱导中具有独特的地位。根据来源，可将

DC分为髓系来源的DC（myeloid DC）和淋巴系来源的DC（lymphoid DC）两大类。DC广泛分布于脑以外的全身各个脏器，但数量少，仅占人外周血单个核细胞的1%以下，占小鼠脾脏的0.2%～0.5%。根据分布部位的不同，可大致分为：①淋巴样组织中的DC，主要包括并指状DC（interdigitating cell，IDC）、边缘区DC和滤泡样DC（follicular DC，FDC）；②非淋巴样组织中的DC，包括间质性DC、朗格汉斯细胞（Langerhans cell，LC）等；③体液中的DC，包括隐蔽细胞（veiled cell）和血液DC。其中IDC位于淋巴组织的T细胞区，由LC移行至淋巴结而来，高表达MHC Ⅰ类分子和Ⅱ类分子，但缺乏FcR和补体受体，主要发挥免疫激活作用。FDC不高表达MHC Ⅱ类分子，而高表达FcR和C3bR，可将抗原-抗体复合物和抗原-抗体-补体复合物滞留或浓缩于细胞表面，由B细胞识别，继而激发免疫应答和产生免疫记忆。LC是位于表皮和胃肠道黏膜上皮部位的未成熟DC，高表达FcR、补体受体和MHC Ⅰ、Ⅱ类分子，胞质内含有称为Birbeck颗粒的特征性细胞器。LC具有较强的摄取和加工处理抗原的功能，但其免疫激活能力较弱。

关于DC的发育成熟，目前对淋巴样DC还知之甚少，但对髓系DC的分化发育途径与过程已逐渐清楚。正常情况下，绝大多数体内DC处于非成熟状态，表达低水平的MHC分子、协同刺激分子和黏附分子，但具有极强的抗原内吞和加工处理能力。在摄取抗原或受到某些刺激（主要是如LPS、IL-1β和TNF-α等炎症信号）后，可以分化成熟，其MHC分子、协同刺激分子和黏附分子的表达显著提高，但抗原摄取和加工能力显著降低。DC在成熟过程中发生迁移，由外周组织（在该处获取抗原信号）通过淋巴管和/或血液循环进入二级淋巴器官，然后激发T细胞应答。据此，将髓系DC的分化发育分为前体阶段、未成熟期、迁移期和成熟期4个阶段，各个阶段有不同的功能特点。前体阶段DC的功能在于产生各种髓系DC，维持非淋巴组织内一定水平的DC数量。未成熟DC主要存在于多种实质器官等非淋巴组织的上皮，能表达如FcγR Ⅱ、甘露糖受体（人DC）或DEC205（小鼠DC）等膜受体。这些受体能介导DC摄取抗原。未成熟DC也能通过吞饮和吞噬作用摄取抗原，能合成MHC Ⅱ类分子。此外，未成熟DC还能分泌一些趋化性细胞因子和具有炎症介质作用的细胞因子。因此，未成熟DC具有摄取和加工抗原的功能，但其刺激初始T细胞的能力很弱。DC在摄取抗原后逐步成熟，表现为MHC分子和黏附分子表达上调，迁移能力增强，由外周经淋巴和血液循环逐渐向二级淋巴器官迁移归巢（迁移期）。与此同时，其摄取和加工抗原的能力下降。DC进入二级淋巴器官，已完全成熟（成熟期）。成熟DC的表型特征是除表达特异性抗原外，还高表达完成免疫激发功能的MHC Ⅰ类和Ⅱ类分子、CD80/CD86和CD40等协同刺激分子、CD54等黏附分子及其他免疫刺激分子。由于成熟DC表达高水平抗原肽-MHC分子复合物及协同刺激分子，并能分泌IL-12，尤其是在CD40L作用下能分泌Th1型细胞因子，因而它能有效地将抗原提呈给初始T细胞，并使之激活。

巨噬细胞借吞噬或吞饮作用摄入病原体或抗原颗粒，把它们加工处理成抗原肽。抗原肽与MHC分子形成抗原肽-MHC分子复合物，被运送到细胞表面。巨噬细胞表达丰富的MHC Ⅰ类和Ⅱ类分子及协同刺激分子。

B细胞可借其表面的BCR结合可溶性抗原，通过内吞和加工后，以抗原肽-MHC分子复合物形式提呈给T细胞。但只有活化的B细胞才有抗原提呈作用，因为B细胞并不组成表达协同刺激分子，B细胞只在活化后才表达CD80，特别是CD86。

41. 抗原是怎样被加工和提呈的？

抗原常根据来源分为两大类：来源于细胞外的抗原称为外源性抗原；细胞内合成的抗原称为内源性抗原。被吞噬细胞吞噬的细菌、细胞、蛋白质抗原等为外源性抗原，病毒感染的细胞合成的病毒蛋白和肿瘤细胞内合成的蛋白等则为内源性抗原。

抗原的加工提呈可大致分成抗原的摄取、抗原的加工处理和抗原的提呈3个阶段。未成熟DC除了具有活跃的吞饮功能外，也具有一些功能性受体，介导颗粒性抗原的吞噬处理。未成熟DC可通过3条途径摄取抗原。第一条途径是通过巨吞饮作用吞入非常大量的液体，每小时可达细胞体积的一半。第二条途径是受体介导的内吞作用。受体介导的内吞具有高效性、选择性及饱和性的特点。借助细胞膜表面的受体，可以有效捕捉到浓度很低的相应抗原。DC不表达特异性受体，但表达FcγRⅡ受体及甘露糖受体。经由前者，可有效捕捉抗原-抗体复合物；经由后者，可摄取甘露糖化及岩藻糖化的抗原。受体介导内吞后，FcR及Ig与抗原一起被降解，而甘露糖受体可在内吞体的pH环境中释放其配体，并进入再循环过程，从而通过少量受体可捕捉和浓集较多的抗原物质。第三条途径是吞噬作用。吞噬是细胞摄取大颗粒或微生物（＞0.5μm）的一种方式。巨噬细胞具有很强的吞噬能力，而DC仅在发育的前期具有一定的吞噬能力。单核-巨噬细胞的细胞膜上存在许多特异性的载体蛋白和通道，使小分子或离子能有效出入细胞。单核-巨噬细胞摄入大分子、颗粒状物质或细胞物质主要通过胞吞作用（endocytosis）完成。所谓胞吞作用即指细胞膜接触大分子或颗粒状物质后，将其包围，形成小泡，并吞入细胞内的过程，又称内化（internalization）。在吞噬过程中，被吞入细胞的颗粒状及细胞性异物常被细胞膜包裹形成吞噬体。与此相对应，细胞吞入液态物质或极微小颗粒的过程为胞饮作用（pinocytosis）。受体介导的胞吞作用很强，能吞入与细胞表面受体特异性结合的大分子物质。活化的B细胞摄取抗原的方式主要是通过其表面BCR的介导，这能高亲和地浓集抗原于细胞表面，故在抗原浓度非常低的情况下也能有效提呈抗原。

内源性抗原与外源性抗原均需在抗原提呈细胞内加工处理，分别与MHCⅠ类和Ⅱ类分子结合，形成抗原肽-MHC Ⅰ复合物和抗原肽-MHCⅡ复合物，包括专职抗原提呈细胞在内的所有有核细胞均表达MHC Ⅰ类分子。因此，所有有核细胞均具有通过MHC Ⅰ类途径加工处理抗原的能力。内源性抗原被蛋白酶体降解成多肽，然后转移至内质网腔内，与新合成的MHC Ⅰ类分子结合成MHC Ⅰ-抗原肽复合物，复合物再经高尔基体转运到细胞膜。外源性蛋白抗原内吞后，被运送到内体（endosome）中。进入内体的蛋白质在酸性环境中被附着于内体膜上的蛋白酶水解成多肽片段，并随内体转运至溶酶体，进一步被降解。MHCⅡ类分子在内质网合成，转移至内体腔，与抗原肽形成MHC Ⅱ-抗原肽复合物，再转运到细胞膜。

表达抗原肽-MHC复合物的抗原提呈细胞与相应的T细胞接触后，T细胞表面的TCR同时识别MHC和结合于MHC分子沟槽里的抗原肽，并向T细胞传送第一活化信号。细胞表面的黏附分子及相应配体介导了细胞之间的接触。抗原提呈细胞和T细胞表面表达的协同刺激分子间的作用传送了第二信号。第一和第二信号共同使T细胞激活。如果仅有第一信号而无第二信号，T细胞不能有效活化或发生失能。CD4和CD8分子是TCR与MHC分子结合的辅助受体。其中CD4分子与MHC Ⅱ类分子结合，CD8分子与MHC Ⅰ类分子结合。因此，抗原提呈细胞把抗原肽-MHC Ⅰ复合物提呈给$CD8^{+}$T细胞，把抗原肽-MHC Ⅱ复合物提呈给$CD4^{+}$T细胞。MHC Ⅰ类分子提呈的主要是内源性抗原，MHC Ⅱ类分子提呈的主要是外源性抗原。现发现，MHC分子对抗原的提呈存在交叉提呈现象，即MHC Ⅰ类分子也能提呈外源性抗原，而MHC Ⅱ类分子也能提呈内源性抗原，但交叉提呈不是抗原提呈的主要方式。

42. 什么是协同刺激途径？

初始T细胞的完全活化需要两种活化信号的协同作用。第一信号由TCR识别抗原产生，经CD3分子将信号传导至细胞内。第二信号（又称协同刺激信号）则由抗原提呈细胞或靶细胞表面的协同刺激分子与T细胞表面的相应配体（又称协同刺激分子受体）相互作用而产生。在第一和第二信号协同作用下，T细胞被激活，发生增殖，并分化为效应T细胞。在B细胞活化中，抗原与B细胞的BCR结合，所产生的信号经由Igα/Igβ转导至细胞内。但仅有这个信号（第一信号）是不能激活B细胞的，还需要第二信号，即Th细胞给予的协同刺激信号。这个信号由Th细胞和B细胞表面的协同刺激分子间的相互作用产生。协同刺激信号途径又称“协同刺激途径”。

表达于T细胞的协同刺激分子主要有以下4类。

（1）CD28和CTLA-4（CD152）：它们的配体均为表达于专职抗原提呈细胞（APC）表面的B7分子，包括B7-1（CD80）和B7-2（CD86）。CD28组成性表达于T细胞，表达于APC的B7-1和B7-2与之结合产生的协同刺激信号在T细胞活化中发挥重要作用，该信号可促进T细胞增殖和IL-2的生成。作用机制包括诱导T细胞表达抗细胞凋亡蛋白（Bcl-x），刺激T细胞合成IL-2及其他细胞因子，并促进T细胞的增殖和分化。T细胞活化后表达CTLA-4，它与B7-1和B7-2结合，产生抑制性信号，终止T细胞的活化。这是因为CTLA-4胞内区有ITIM基序。

（2）ICOS（inducible costimulator）：与CD28同源，在静息T细胞不表达，T细胞活化后表达。人ICOS的配体是B7-H2。ICOS在CD28之后起作用，调节活化T细胞多种细胞因子的产生，上调T细胞黏附分子的表达，促进T细胞增殖。

（3）CD40L（CD154）：主要表达于活化的$CD4^{+}$T细胞。其配体CD40L表达于抗原提呈细胞。CD40L与CD40结合产生的效应是双向性的。一方面促进抗原提呈细胞活化、B7分子表达增加和细胞因子（如IL-12）的合成增加；另一方面由于抗原提呈细胞表达B7分子增加并分泌促进T细胞分化的细胞因子，也促进T细胞的活化。

（4）LFA-1（CD11a/CD18）和ICAM-1（CD54）：这两个黏附分子既表达于T细胞，也表达于抗原提呈细胞。它们之间的作用是介导细胞间的黏附。

表达于B细胞的协同刺激分子主要有以下5类。

（1）CD40：CD40组成性表达于成熟B细胞表面。表达于活化T细胞表面的CD40L与B

细胞表面的CD40相互作用，在B细胞分化成熟中起重要作用。

（2）CD27：B细胞受抗原刺激后表达CD27，与组成性表达于T细胞表面的CD70相互作用，在B细胞分化成浆细胞中起作用。

（3）CD70：B细胞活化后也表达CD70，T细胞中的$CD45RA^+CD4^+$亚群也表达CD27。活化的B细胞可经由CD70-CD27诱导$CD45RA^+CD4^+$T细胞分化成调节性T细胞，以抑制抗体产生。

（4）CD80和CD86：在静息B细胞不表达或低表达，在活化B细胞表达增强。

（5）LFA-1（CD11a/CD18）和ICAM-1（CD54）：在静息B细胞不表达或低表达，在活化B细胞表达增强。

协同刺激分子和协同刺激途径是当前免疫学的一个重要研究领域。学者们又发现了新的协同刺激分子，它们在淋巴细胞激活和分化的不同阶段起作用。

细胞毒性T细胞如何杀伤靶细胞？

CTL细胞主要通过两种机制杀伤靶细胞：一是分泌穿孔素（perforin）、颗粒酶（granzyme）、颗粒溶解素（granulysin）及淋巴毒素等物质直接杀伤靶细胞；二是通过Fas/FasL途径诱导靶细胞凋亡。CTL细胞首先通过其表面的TCR特异性识别靶细胞表面的抗原肽-MHC Ⅰ类分子复合物，使CTL细胞与靶细胞紧密接触，之后CTL细胞颗粒以胞吐方式释放颗粒内容物（包括穿孔素和颗粒酶）。穿孔素在靶细胞膜聚合，形成跨膜通道，使靶细胞膜出现大量小孔，水分子进入靶细胞内，导致渗透压发生改变，细胞因渗透性溶解而死亡。颗粒酶经穿孔素形成的跨膜通道进入细胞内，激活半胱天冬蛋白酶-10（caspase-10），诱导靶细胞凋亡。CTL细胞尚可通过高表达的FasL与靶细胞表面表达的Fas结合，激活半胱天冬蛋白酶-8（caspase-8），导致靶细胞凋亡。颗粒溶解素进入靶细胞，可直接溶解肿瘤细胞或杀灭靶细胞的病原体。CTL细胞在杀伤靶细胞的过程中自身不受伤害，可连续杀伤多个靶细胞。

细胞死亡的方式有哪几种？细胞凋亡与细胞坏死有什么区别？

细胞死亡的方式包括细胞凋亡（apoptosis）、坏死（necrosis）、铁死亡（ferroptosis）及细胞焦亡（pyroptosis）。

细胞凋亡即程序性细胞死亡，是一个主动的由基因决定的自动结束生命的过程，其特征是凋亡小体的形成，通常不引起周围组织的炎症反应；坏死是细胞受到强烈理化或生物因素作用引起细胞无序变化的死亡过程，表现为细胞胀大、胞膜破裂、细胞内容物外溢等，常引起局部严重的炎症反应；铁死亡是一种铁依赖性的，在二价铁或脂氧合酶的作用下，催化细胞膜上高表达的不饱和脂肪酸，发生脂质过氧化，从而诱导细胞死亡；细胞焦亡又称细胞炎性坏死，是由家族蛋白gasdermin介导的细胞坏死，表现为细胞不断胀大直至细胞膜破裂，导致细胞内容物的释放进而激活强烈的炎症反应。

细胞凋亡存在于正常生理情况下，是在个体发育、多细胞生物体平衡和疾病发生中起重要作用的一种细胞死亡形式。细胞凋亡有别于细胞死亡的另一种方式——细胞坏死。细胞坏死与细胞凋亡的区别首先在于外观形态上变化不同。坏死细胞表现为胀大，细胞膜失去完整性，易被染料（如台盼蓝）所透过。而凋亡的细胞则表现为细胞体积变小。更为重要的区别是：细胞凋亡是一个受基因严密调控的生物过程，而细胞坏死则通常是偶然因素，如受热和药物损伤等引起溶酶体的颗粒内容物释放失控所致；坏死细胞会引发炎症初期的免疫反应，而凋亡细胞在通常情况下并不诱导抗炎症反应。然而，细胞坏死和细胞凋亡的区别也不是绝对的，同一种诱导因素（如局部缺血、H_2O_2）可能引发凋亡或坏死，取决于诱导因素的强弱和损伤的严重性。

45. 什么是免疫耐受？免疫耐受与免疫应答的关系如何？

免疫耐受（immunological tolerance）是指对抗原特异应答的T细胞和B细胞接受某种抗原刺激后表现出的特异性免疫低应答或无应答状态。

免疫正应答是指机体免疫系统对非己抗原刺激产生较强的免疫应答。

免疫耐受的作用与免疫应答的作用正好相反，但两者均是免疫系统的重要组成部分。免疫耐受与免疫应答之间的平衡对于保持免疫系统和机体的自身稳定相当重要，对自身抗原的耐受可避免自身免疫性疾病的发生，而打破免疫耐受，建立有效的正免疫应答对防止肿瘤和感染性疾病的发生起着重要的作用。

46. 免疫耐受有何特性？

免疫耐受的特性主要表现在以下4个方面。

（1）免疫特异性：即只对诱导产生耐受的抗原不应答，对其他抗原仍能良好的应答。因而，在一般情况下不影响适应性免疫应答的整体功能。这与免疫缺陷病时或药物所致的免疫系统普遍抑制不同。

（2）诱导性：所有的免疫耐受都是由抗原诱导产生的。

（3）转移性：免疫耐受的细胞学基础是T细胞和/或B细胞对特异性抗原的不应答。这些对特异抗原的耐受性可通过耐受的T、B细胞转移给非耐受的个体。

（4）非遗传性：免疫耐受可诱导，也可转移，但不可遗传。无论是先天性免疫耐受还是后天性免疫耐受都是由特异性抗原诱导产生的。

47. 免疫耐受的产生机制是什么？

免疫耐受是诱导产生的，其主要机制表现为以下3个方面。

（1）在胚胎发育期，不成熟的T、B细胞接触抗原，无论是自身抗原还是外来抗原，会形成对所接触的抗原的免疫耐受。出生后遇到相同的抗原，不予应答或不易应答。

（2）在后天过程中，不适宜的抗原量、特殊的抗原表位及抗原表位的变异，均能使原本对抗原应答的T、B细胞克隆发生免疫耐受。但后天产生的耐受较易解除，随着诱导耐受产生因素的消失，耐受逐渐解除，重新恢复对相应抗原的免疫应答能力。

（3）T细胞须接受双信号才能活化。T细胞即使接触适宜的抗原，若无第二信号，亦不能充分活化；若缺乏生长因子及分化因子，活化的T、B细胞不能进行克隆扩增，不能分化为效应细胞，也表现为耐受现象。

什么是中枢耐受？其产生的机制有哪些？

中枢耐受（central tolerance）指T、B细胞从胚胎期到出生后的发育过程中，遇自身抗原所形成的耐受。

中枢耐受形成的机制主要包括以下4个方面。

（1）克隆清除：在胚胎期和新生期个体的淋巴细胞尚未发育成熟，此时接触抗原则相应的克隆即被破坏清除，通过阴性选择而发生凋亡。

（2）克隆禁忌：免疫系统在其发育早期或胚胎发育阶段接受抗原刺激，不但不能使其发生克隆性增殖，相反被禁闭而成为禁忌克隆。当该个体出生接受相同抗原刺激时，则表现为对此抗原的无反应性。

（3）克隆流产：有研究发现在骨髓B细胞发育早期，若前B细胞在发育为成熟B细胞前接触抗原，则B细胞发育终止，导致B细胞中枢耐受。由此可见，T、B细胞通过克隆清除和克隆流产可显著减少自身免疫性疾病的发生。

（4）克隆失能：在B细胞的分化、发育过程中，可能存在BCR（mIgM）抑制机制。未成熟的B细胞表面表达的mIgM-Igα/Igβ BCR复合物，在骨髓及外周血中高亲和力结合可溶性抗原时，可产生胞内抑制信号，抑制mIgM继续表达，使抗原特异性B细胞的发育终止，这时B细胞虽未死亡，但不再对相应抗原产生应答，形成克隆失能。后来发现T细胞也存在这种现象。

什么是外周耐受？其产生的机制有哪些？

外周耐受（peripheral tolerance）是指在外周免疫器官，成熟的T、B细胞遇到自身或外源性抗原形成的耐受。

外周耐受的形成机制主要包括克隆忽视、克隆失能、克隆清除、抑制性调节及免疫隔离等。

（1）克隆忽视：是指机体有自身抗原的存在，但自身反应性T、B细胞克隆未能察觉，且与相应的自身抗原共存，不引起自身免疫应答。

（2）克隆失能：虽然自身反应性的成熟的T、B细胞克隆未清除，但处于未活化状态，从而不能对相应的特异性抗原产生免疫应答发挥相应的免疫效应。

（3）克隆清除：存在外周免疫器官成熟的T、B细胞也可通过克隆清除机制诱导免疫耐受，但克隆清除的机制与中枢耐受机制有所不同。外周组织特异性自身抗原应答的T细胞克隆的TCR对组织特异自身抗原具有高亲和力，且这种组织特异自身抗原的浓度高，则经抗原提呈细胞提呈，会使此类T细胞克隆清除。

（4）抑制性调节：机体可能存在针对自身反应性T细胞激活的负反馈调节，如免疫调节（抑制）细胞的作用。这类细胞具有抑制T细胞的作用，为$CD4^{+}CD25^{+}$T细胞，称为调节性T细胞。此外，T细胞分泌的抑制性细胞因子（如IL-10）和TGF-β，亦涉及免疫耐受。

（5）免疫隔离：机体的某些部位如脑、胎盘及眼的前房等，在生理条件下免疫细胞不能到达或有抑制性细胞因子的产生，因此，即使移植同种异型组织也不诱导应答而发生排斥反应，成为免疫隔离部位。在免疫隔离部位的表达组织特异性抗原的细胞，几乎无机会活化自身抗原应答T细胞克隆，因而这些T细胞克隆处于免疫忽视状态。

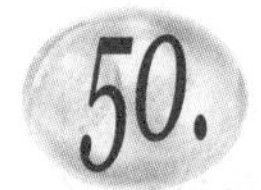

50. 免疫耐受与临床医学的关系如何？

免疫耐受与临床疾病的发生、发展及转归密切相关。生理性免疫耐受是机体对自身组织抗原不应答，因此不会发生自身免疫性疾病；病理性免疫耐受使机体对感染的病原体或肿瘤细胞抗原不产生特异性免疫应答，不能执行免疫防御功能，则疾病发展并迁延。

在某些临床治疗中希望建立免疫耐受以达到治疗目的，如同种异体器官移植，若能使受者的T、B细胞对供者的器官组织特异抗原不发生应答，则移植物可长期存活；在对病原体感染或肿瘤的治疗中，若能打破对病原体抗原或肿瘤抗原的免疫耐受，使机体发生特异性免疫应答，则会消灭病原体，控制肿瘤的发展。

因此，探讨免疫耐受发生的机制并通过人为干预建立或终止免疫耐受，具有重要的理论和临床应用意义。

51. 如何建立免疫耐受？

迄今，学者们已经发现了很多建立免疫耐受的途径和方法。降低机体的免疫反应性和使免疫原成为耐受原是建立免疫耐受的两个主要的思路。

具体的途径有以下4种。

（1）改变抗原进入机体的途径：口服免疫原可致局部肠道黏膜特异免疫而抑制全身免疫应答，在经静脉途径给以相同免疫原时不能诱导免疫应答。

（2）进行骨髓或胸腺移植：T、B细胞在分化发育阶段接触适量抗原，可通过阴性选择诱导免疫耐受。因此，在免疫系统成熟前，进行中枢免疫器官如骨髓或胸腺移植，可诱导克隆清除或失能，诱导免疫耐受的发生。

（3）诱生免疫调节性细胞：调节性细胞具有抑制免疫细胞的作用，诱导调节性T细胞的产生可建立免疫耐受状态。

（4）应用自身抗原肽拮抗剂：自身免疫性疾病是由自身抗原肽诱导的自身免疫反应造成的。因此，可以在人工肽库中筛选其拮抗肽，以拮抗竞争抑制使自身抗原肽不能与相应的T、B细胞的TCR或BCR结合，从而不能产生免疫应答。

总之，人工诱导免疫耐受在临床上有利于同种异体甚至异种移植抑制、超敏反应性疾病及自身免疫性疾病的防治。

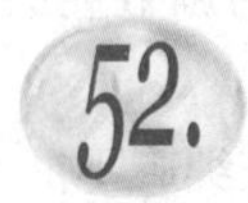

52. 什么是口服免疫耐受？

建立免疫耐受的方法、途径有很多，如静脉注射、口服及肌内注射等，但以口服耐受原的方式最为简便易行，因此口服免疫耐受越来越受到重视。口服免疫耐受是指口服抗原经胃肠道的蛋白水解酶裂解成肽片段，由胃肠道抗原提呈细胞提呈，刺激T、B细胞，导致免疫耐受的产生。

口服免疫耐受的诱导与多种因素有关，如机体自身的免疫系统状况、抗原类型、抗原性质等。一般来说，可溶性抗原易诱导机体产生免疫耐受，而颗粒性抗原则容易引起免疫应答的发生。如口服蛋白抗原、多肽，一般引起免疫耐受，而微生物、寄生虫则可引起机体的免疫应答。

研究口服免疫耐受的一个主要目标就是用于治疗自身免疫性疾病。对自身免疫性疾病的动物模型的研究和人类自身免疫性疾病的初期临床试验表明，口服自身抗原很可能成为成人器官特异性自身免疫性疾病治疗的重要手段，这类治疗具有方便、无毒及抗原特异性的优点。因此，口服免疫耐受有着广阔的研究前景。

53. 如何打破免疫耐受？

在肿瘤和感染性疾病中，可以通过打破免疫耐受，重新唤起机体对特异性抗原的免疫应答来治疗疾病。

具体途径有以下4种。

（1）改变抗原提呈：有效的抗原提呈是诱生免疫应答的前提。通过增强APC对抗原的摄取、加工和提呈，有望打破已经建立的免疫耐受。

（2）增加抗原与免疫细胞的接触：破坏免疫隔离部位的结构，使免疫细胞与相应抗原接触，可以打破因免疫隔离部位所导致的耐受。

（3）增强免疫活化细胞的活化：T、B细胞的活化需要多信号的作用。提供更多的第二信号或激活性细胞因子，可更大程度地使T、B细胞活化，易于打破免疫耐受。

（4）去除抑制性因素：去除一些抑制性调节细胞或抑制性调节分子有利于免疫耐受的解除。

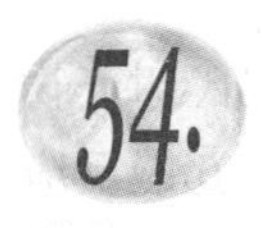

什么是免疫记忆？

机体一旦接触过某种抗原，再次接触此抗原时，对它的免疫应答发生得既快又强，这是因为免疫应答有记忆现象。免疫记忆是免疫应答的特点之一。它是抗原特异的，即记忆只针对接触过的抗原。

机体对某种抗原发生初次免疫应答后，部分应答的B、T细胞分化成记忆B、T细胞。记忆B、T细胞的大小与初始B、T细胞相仿，但寿命较长，对特异性抗原有记忆能力，再次遇到同一种抗原时，迅速活化和增殖，并分化为效应细胞。效应B细胞产生大量抗原特异性Ig，效应T细胞分泌大量细胞因子，或产生丰富的杀伤靶细胞的物质。有关的特异性表面标志尚不十分清楚。记忆B细胞表达CD27，并较初始B细胞表达较高水平的CD44；记忆T细胞为$CD45RA^-CD45RO^+$，而初始T细胞则为$CD45RA^+CD45RO^-$。目前尚不清楚记忆性B、T细胞在体内长期存在的原因。

55. 什么是神经-内分泌-免疫网络？

机体是一个有机的整体。免疫系统行使功能时，往往与其他系统发生相互作用，其中影响最大的是神经系统和内分泌系统。神经递质、内分泌激素、受体和各种免疫细胞及分子之间构成了调节性网络。它在整体水平起着相互调节作用，主要包括以下两个方面。①神经内分泌因子对免疫应答的影响：免疫细胞表达多种激素受体。在大多数情况下，皮质激素和雄激素等可经由相应受体下调免疫反应，而雌激素、生长激素、甲状腺素及胰岛素等则能增强免疫应答。神经细胞与免疫细胞均可产生诸如内啡肽和神经肽Y等神经递质，并表达相应受体，从而相互作用；②免疫应答对神经内分泌因子的影响：免疫细胞产生的细胞因子能经由表达于神经细胞的相应受体而作用于神经系统，免疫细胞产生的针对神经递质受体和激素受体的抗体能与相应的配体发生竞争性结合，如IL-1、IL-6和TNF-α等多种细胞因子通过下丘脑-垂体-肾上腺轴，能刺激皮质激素合成，后者可下调Th1和巨噬细胞的活性，使这些细胞因子的产生减少，从而使皮质激素合成减少。此类作用循环往复，构成调节网络。

什么是非细菌性炎症？它是怎样发生的？

具有血管系统的活体组织对局部损伤的反应称炎症。炎症反应的最重要的特征是白细胞渗出，中性粒细胞和单核-巨噬细胞渗出并吞噬和降解细菌、免疫复合物以及坏死细胞的碎片等，以发挥其防御功能。吞噬细胞在吞噬过程中同时释放蛋白溶解酶、化学介质和毒性自由基，这些物质也会破坏邻近的正常组织，引起组织损伤，炎症反应进程加剧。

炎症介质是炎症过程中由细胞或体液中产生的能引起炎症反应的化学物质。这些物质和其他因子引起的炎症反应更多的是两种或两种以上介质起协同作用的结果。

（1）细胞释放的炎症介质：①血管活性胺（组胺和5-羟色胺）；②花生四烯酸代谢产物（前列腺素、白三烯、血栓素）；③溶酶体成分；④氧自由基；⑤血小板活化因子；⑥慢反应物质；⑦生长因子及细胞因子（肿瘤坏死因子、干扰素等）。

（2）体液产生的炎症介质：补体、激肽和凝血系统是炎症反应中的重要介质。

（3）炎症介质的作用：①影响血管扩张的主要为前列腺素；②增高血管通透性的主要有组胺、5-羟色胺、过敏毒素（C3a、C5a）、白三烯、缓激肽；③有白细胞趋化作用的主要有补体片段C3a、C5a、C567、AA经脂质加氧酶途径的代谢产物（LTB4）及其他有趋化活性的脂类；④引起发热反应的有内源性致热原及前列腺素；⑤引起疼痛的主要有前列腺素和缓激肽；⑥造成组织损伤的主要是溶酶体及基质金属蛋白酶（matrix metalloproteinase，MMP）。

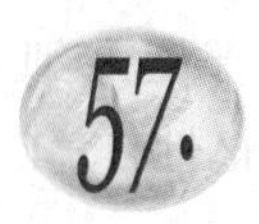

57. 什么是成纤维细胞？其主要生理特征和功能有哪些？

成纤维细胞存在于人体的多种器官，通常是未活化的形式——原型成纤维细胞。它来源于胚胎时期，主要负责细胞外基质分子的产生和募集。成纤维细胞在受到刺激后会分化成为原型肌成纤维细胞，原型肌成纤维细胞为介于原型成纤维细胞与肌成纤维细胞的中间形式。在组织受损的初始阶段，损伤部位会分泌相关炎症因子，如TGF-β、PDGF等，刺激成纤维细胞分化为原型肌成纤维细胞。在损伤的中后期，原型肌成纤维继续分化为肌成纤维细胞，肌成纤维细胞最主要的特点为表达α-SMA，因此免疫组化α-SMA、ED-A、ED-B是此种细胞的鉴定方法。

成纤维细胞是细胞外基质的主要来源细胞，在维持细胞外基质的动态平衡和组织完整性方面起着重要的作用。一方面，可以通过合成和分泌胶原纤维及黏蛋白等成分增加细胞外基质；另一方面，可以合成和分泌各种蛋白酶，尤其是基质金属蛋白酶，降解变性的或过多的细胞外基质，从而维持结缔组织的动态平衡和完整性。当由于各种原因导致这一平衡被打破，机体可出现各种损伤或瘢痕形成。

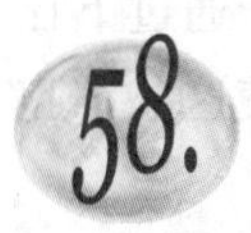

58. 蛋白酶的主要分类及其在基质降解中的作用是什么？

蛋白酶是能够水解蛋白质中肽键结构，产生氨基酸或多肽的一类酶的总称。根据酶对底物作用方式的不同，可以将其分为内肽酶与外肽酶。内肽酶从蛋白质的内部切割肽键，使蛋白质长链分解成短肽片段；外肽酶则从蛋白质的—COOH或—NH_2端逐个切割，产生游离氨基酸。根据酶的活性中心不同，可以将蛋白酶分为天冬氨酸蛋白酶、丝氨酸蛋白酶、半胱氨酸蛋白酶和金属蛋白酶。根据酶反应的最适pH不同，可以将蛋白酶分为酸性蛋白酶、中性蛋白酶和碱性蛋白酶。蛋白酶在风湿免疫性疾病中发挥着多种作用。虽然通常将它们与结缔组织和基质降解联系在一起，但是目前普遍认为，它们在维持正常组织的完整性、组织修复以及调解组织对炎症的反应等方面也起着重要的生理作用。例如，类风湿关节炎关节滑膜成纤维细胞分泌的基质金属蛋白酶在介导关节和软骨成分（如胶原和蛋白多糖）降解上有重要的作用；系统性硬化症患者皮肤成纤维细胞分泌的基质金属蛋白酶在介导皮肤细胞外基质成分降解上起着重要作用。总之，在正常条件下这些调控机制使细胞外基质有规律地降解。然而，在病理状态下，由于调控过程受到干扰，导致整个蛋白酶水解作用失衡，致使基质发生不可逆的降解而导致正常组织的破坏。

59. 什么是超敏反应？它可分成哪些类型？

超敏反应（hypersensitivity）又称变态反应（allergy），是机体受到某些抗原刺激时，出现生理性功能紊乱或组织细胞损伤的异常适应性免疫应答。Gell和Coombs根据超敏反应发生机制和临床特点，将其分为4型：Ⅰ型超敏反应，即速发型超敏反应；Ⅱ型超敏反应，即细胞毒型或细胞溶解型超敏反应；Ⅲ型超敏反应，即免疫复合物型或血管炎型超敏反应；Ⅳ型超敏反应，即迟发型超敏反应。

Ⅰ型超敏反应主要由在变应原诱导下产生的特异性IgE抗体介导产生，可发生于局部，也可发生于全身。其主要特征是：超敏反应发生快，消退也快；常引起生理功能紊乱，几乎不发生严重的组织细胞损伤；具有明显的个体差异和遗传背景。变应原是指能够选择性诱导机体产生特异性IgE抗体的免疫应答，引起速发型超敏反应的物质。常见的变应原有：①青霉素、磺胺、普鲁卡因等某些药物，它们本身无免疫原性，进入机体后其抗原表位与某种蛋白结合而获得免疫原性；②花粉颗粒、尘螨排泄物、真菌菌丝及孢子等吸入性物质；③奶、鱼虾、蟹贝等食物蛋白。变应原进入机体后，可选择性诱导变应原特异性B细胞产生IgE类抗体。IgE可在不结合抗原的情况下以其Fc段与肥大细胞或嗜碱性粒细胞表面相应的FceR Ⅰ结合，使机体处于对该变应原致敏的状态。这样的个体在再次接触相同变应原时，变应原与结合于肥大细胞或嗜碱性粒细胞表面的IgE抗体特异性结合，使细胞活化，释放组胺、激肽原酶、白三烯、前列腺素等生物活性介质，作用于效应组织和器官，引起局部或全身性超敏反应。这些反应包括：休克样全身性超敏反应；变应性鼻炎和变应性哮喘等呼吸道超敏反应；恶心、呕吐、腹痛和腹泻等消化道超敏反应；荨麻疹、特应性皮炎（湿疹）和血管神经性水肿等皮肤超敏反应。

Ⅱ型超敏反应是由IgG或IgM类抗体与靶细胞表面相应的抗原结合后，在补体、吞噬细胞和NK细胞参与下，引起的以细胞溶解或组织损伤为主的病理性免疫反应。正常组织细胞、改变的自身组织细胞和被抗原或抗原表位结合而修饰的自身组织细胞，均可成为Ⅱ型超敏反应中被攻击杀伤的靶细胞。靶细胞表面的抗原主要包括：①正常存在于血细胞表面的同种异型抗原，如ABO血型抗原、Rh抗原和HLA抗原；②外源性抗原与正常组织细胞之间具有的共同抗原，如链球菌胞壁的成分与心脏瓣膜及关节组织之间的共同抗原；③感染和理化因素所致改变的自身抗原；④结合在自身组织细胞表面的药物抗原表位或抗原-抗体复合物。IgG或IgM类抗体与靶细胞表面的抗原结合后，通过激活补体活化的经典途径，以及通过补体裂解产物C3b、C4b、iC3b介导的调理作用，使靶细胞溶解破坏。IgG类抗体与靶细胞特异结合后，通过其Fc段与效应细胞（巨噬细胞、中性粒细胞及NK细胞）表面存在的Fc受体结合，调理吞噬和/或ADCC作用，杀伤靶细胞。

Ⅲ型超敏反应是由可溶性免疫复合物沉积于局部或全身多处毛细血管基底膜后，通过激活补体和在一些效应细胞（如血小板、嗜碱性粒细胞、中性粒细胞）参与作用下，引起的以充血水肿、局部坏死和中性粒细胞浸润为主要特征的炎症反应和组织损伤。

Ⅳ型超敏反应是抗原诱导的一种细胞性免疫应答。效应T细胞与特异性抗原结合后，引起的以单个核细胞浸润和组织损伤为主要特征的炎症反应。此型超敏反应发生较慢，通常在接触相同抗原后24～72小时出现炎症反应，因此又称迟发型超敏反应。此型超敏反应的发生与抗体和补体无关，而与效应T细胞和吞噬细胞及其产生的细胞因子或细胞毒性介质有关。

60. 为什么说免疫反应是一把“双刃剑”？

很早以前，人们就观察到传染病患者痊愈后对该病就有了不同程度的抵抗力，甚至终身不再得这种传染病，将这种抵抗力称为免疫力或免疫。

1906年，Vonpirquet等使用马的抗白喉毒素血清治疗白喉患者时，发现在注射抗毒素血清后，经7～14天有的患者出现发热、皮疹、水肿、关节痛、淋巴结肿大等症状，这是注射血清引起的，因此称“血清病”。这一结果表明注射异种动物血清后，机体呈现了敏感性。上述现象表明，抗原既可对人体提高免疫力（保护作用），也可以提高敏感性（无保护作用）。前者通称正常的免疫反应，后者称为异常的免疫反应。

从本质上看，抗原刺激机体的免疫系统既可出现体液免疫又可出现细胞免疫。体液免疫借IgG、IgM、IgA、IgE与相应的病原微生物或寄生虫进行反应，细胞免疫通过淋巴因子、细胞毒性T细胞等发挥效应。总之二者均表现为对机体的保护作用。相反，IgG、IgM、IgA尤其IgE与机体的某些组织细胞作用引起Ⅰ型、Ⅱ型或Ⅲ型超敏反应；当淋巴因子、细胞毒性T细胞作用于机体的一些正常组织细胞可出现Ⅳ型超敏反应，这些情况下出现组织损伤、功能紊乱等，也就对机体无保护作用了。

由此可见，免疫保护反应和超敏反应都遵循免疫应答的普遍规律。当表现为对机体有利时称为免疫保护反应；反之为超敏反应，即变态反应。因此，免疫反应是一把双刃剑。

61. 什么是免疫复合物？它如何引起组织损伤？

免疫复合物是血循环中的可溶性抗原与相应的IgG或IgM抗体结合而形成的。正常状态下，免疫复合物的形成有利于机体通过单核-巨噬细胞吞噬将抗原异物清除。但在某些情况下，受到一些因素的影响，可溶性免疫复合物不能有效地被清除，可沉积于毛细血管基底膜，引起炎症反应和组织损伤。

多种因素能影响可溶性免疫复合物的清除和在组织内的沉积。导致清除可溶性免疫复合物能力降低的因素包括补体功能障碍或补体缺陷、免疫复合物量过大及吞噬细胞功能异常或缺陷等。易使免疫复合物沉积的因素主要为血管通透性增加和血管内高压（如肾小球基底膜和关节滑膜等处的毛细血管血压约为其他部位毛细血管的4倍）及形成涡流（动脉交叉口、脉络膜丛和眼睫状体等易产生涡流）。免疫复合物沉积引起组织损伤的机制有：①免疫复合物通过经典途径激活补体，产生裂解片段C3a和C5a。C3a和C5a与肥大细胞或嗜碱性粒细胞上的C3a和C5a受体结合，使细胞释放组胺等炎症介质，致局部毛细血管通透性增高，渗出增多，出现水肿。C3a和C5a又可趋化中性粒细胞至免疫复合物沉积部位。②聚集的中性粒细胞在吞噬免疫复合物的同时，释放许多溶酶体酶，包括蛋白水解酶、胶原酶和弹性纤维酶等，能水解血管及周围组织。③肥大细胞或嗜碱性粒细胞活化释放的血小板活化因子（PAF）可使局部血小板聚集、激活，促进血栓形成，引起局部出血和坏死。血小板活化还可释放血管活性胺类物质，进一步加重水肿。

62. 什么是分子模拟？

分子模拟（molecular mimicry）是自身免疫性疾病发病机制之一。某些微生物感染能诱导自身免疫性疾病的发生，这是因为一些微生物和正常宿主细胞或细胞外成分有相类似的抗原表位，感染人体后激发的免疫应答也能攻击人体的细胞或细胞外成分引起自身免疫性疾病，这种现象被称为分子模拟。例如，柯萨奇病毒（Coxsackie virus）感染激发的免疫应答可攻击人胰岛B细胞而引发糖尿病；感染链球菌可引发急性肾小球肾炎和风湿性心脏病等。

63. 什么是表位扩展？

表位扩展（epitope spreading）也是自身免疫性疾病发病机制之一。一个抗原的表位可分成两种类型：一种是优势表位（dominant epitope），另一种是隐蔽表位（cryptic epitope）。前者是指在初始接触免疫细胞时刺激免疫应答的表位，后者是指在后续免疫应答中刺激免疫应答的表位。在很多情况下，针对某一病原体的优势表位的免疫应答不足以清除该病原体，机体的免疫系统在对该病原体进行持续性免疫应答的过程中，相继对该病原体中的隐蔽表位发生应答，即该病原体中产生机体免疫应答的表位数不断增加，此现象被称为表位扩展。针对自身抗原隐蔽表位的免疫细胞克隆可能逃逸胸腺和骨髓中淋巴细胞发育过程中的阴性选择，存在于正常淋巴细胞库中。在自身免疫性疾病发病中，在优势表位激活相应的淋巴细胞后，自身抗原中的隐蔽表位会相继激活识别这些表位的淋巴细胞。针对这些隐蔽表位的免疫应答会使疾病加重。在系统性红斑狼疮、类风湿关节炎、多发性硬化症和胰岛素依赖型糖尿病等疾病均观察到了表位扩展的现象。

64. 什么是表观遗传学？风湿免疫性疾病中的表观遗传学都有哪些发现？

表观遗传学是研究基因的核苷酸序列不发生改变的情况下，基因表达可遗传的变化的一门遗传学分支学科，包括DNA甲基化、染色质修饰及非编码RNA的变化等。表观遗传学是与遗传学相对应的概念。遗传学是指基于基因序列改变所致基因表达水平变化，如基因突变、基因杂合丢失和微卫星不稳定等；而表观遗传学则是指基于非基因序列改变所致基因表达水平变化，如DNA甲基化和染色质构象变化等。基因的表观遗传不仅在机体的生长发育和正常的生理功能维持中起着重要的作用，在包括自身免疫性疾病等很多疾病的发生、发展中也起着重要的作用。例如，RA患者滑膜组织5-mC下降，低甲基化基因组主要与细胞迁移相关，包括黏着斑形成、细胞黏附、跨内皮迁移和细胞外基质相互作用等；SLE患者异常的DNA甲基化，如多种白介素、Ⅰ型干扰素及干扰素调节因子、肿瘤坏死因子等甲基化降低，Foxp3基因调节性T细胞特异性去甲基化区甲基化升高，与疾病复杂的临床表型密切相关。SLE患者淋巴细胞DNA甲基化与丝裂原活化蛋白激酶失控激活有关。蛋白激酶C-8的活化导致细胞外信号调节激酶减少以及DNA甲基转移酶1活性降低，从而导致DNA甲基化程度降低以及一些共刺激因子表达增高，这与疾病的活动性直接相关；在SLE患者的$CD4^+$T细胞中，组蛋白乙酰化和组蛋白H3赖氨酸9甲基化水平都出现降低，也有研究发现组蛋白H3低乙酰化水平与SLE活动度有很大相关性。此外，miRNA在SLE患者中也存在异常表达，且与其活动性相关，其中miRNA-21、miRNA-155、miRNA-148a、miRNA-126在活动期SLE中表达明显增加，miRNA-146a、miRNA125a、miRNA-142-3p、miRNA-142-5p、miRNA-142s及miRNA-31表达降低。在其他许多自身免疫性疾病中也能观察到表观遗传学的改变，可能与疾病的发生、发展有密切关系，也可能成为治疗相关疾病的新靶点。

什么是血管生成？在风湿免疫性疾病中有什么意义？

血管生成（angiogenesis）是由原有微血管通过生芽、迁移、增殖并存活而形成新血管腔的过程，受生长因子和信号通路严格调控，依赖于促血管生成因子和抗血管生成因子之间的平衡。血管生成从已有的毛细血管或毛细血管后静脉发展形成新的血管，其过程主要包括激活期血管基底膜降解，血管内皮细胞的激活、增殖、迁移，重建形成新的血管和血管网。

新生血管形成受很多细胞因子的调控，其中VEGF是最最主要的促进血管生成的细胞因子，能直接刺激血管内皮细胞移动、增殖及分裂，并增加微血管通透性。VEGF与内皮细胞上的两种受体KDR和Flt-1高亲和力结合后，直接刺激血管内皮细胞增殖，并诱导其迁移和形成管腔样结构；同时还可增加微血管通透性，引起血浆蛋白外渗，并通过诱导间质产生而促进体内新生血管生成。其他促进新生血管形成的细胞因子包括碱性成纤维细胞生长因子（bFGF）、TNF-α、IL-8、TGF-β、血小板衍生内皮细胞生长因子（PD-ECGF）、血管生成素、缺氧诱导因子-1、层粘连蛋白（LN）等。抑制新生血管形成的细胞因子有内皮抑制素、血管抑制素、血小板反应素-1（TSP-1）、组织金属蛋白酶抑制剂、PF-4、IFN-α、IL-13及纤溶酶原激活因子抑制剂等。新生血管形成在自身免疫性疾病中很常见。类风湿关节炎的主要病理特征是滑膜细胞增生和血管翳形成。新生血管形成被认为是形成和维持类风湿关节炎血管翳的一个重要因素，而血管翳是造成关节破坏和功能丧失的重要原因。这也是其他类型的关节炎（如银屑病关节炎和强直性脊柱炎等）造成关节破坏和功能丧失的主要原因。

66. 什么是受体和配体？

受体（receptor）指表达于细胞表面或细胞内，能识别特定生物活性分子并与之结合的分子。其可将识别的信号正确无误地放大并传递至细胞内部，从而介导生物学效应，多为蛋白质，少数为糖脂。配体（ligand）是指与受体能够特异性结合的生物活性分子。受体与配体的特异性结合是细胞信号转导的起始环节，两者的结合具有以下特点：高度专一性、高度亲和力、可饱和性、可逆性及有特定的模式。

67. 什么是信号通路？主要通路有哪些？

多细胞生物适应环境、调节代谢有赖于内外环境与细胞、细胞与细胞之间的细胞通讯，称为信号转导，信号转导按照特定的“路径”从细胞外传入细胞内，这些特定的“路径”被称为信号通路。信号通路是指能将细胞外的分子信号经细胞膜传入细胞内发挥效应的一系列酶促反应通路。

目前发现和研究相对透彻的信号通路有NF-κB信号通路、JAK-STAT信号通路、Wnt信号通路、Ras-PI（3）K-mTOR信号通路、Ras-MAPK信号通路及BMP信号通路。

68. 什么是单细胞测序？在风湿免疫性疾病中有怎样的应用？

单细胞测序（single cell sequencing）采取优化的二代测序（next generation sequencing，NGS）技术对基因组或转录组进行扩增并测序，以检测单核苷酸位点变异（SNV）、拷贝数变异（CNV）、单细胞基因组结构变异、基因表达水平、基因融合、单细胞转录组的选择性剪切、单细胞表观基因组的DNA甲基化状态等。检测单细胞的序列可以获得特定微环境下的细胞序列差异，以方便研究其功能差异等。对个体细胞的DNA测序可以帮助人们了解在疾病相关组织、器官部分范围内细胞的变异，对其进行RNA测序可以帮助我们了解和鉴别不同的细胞类型及其表型。

风湿免疫性疾病与免疫系统失衡密切相关，免疫系统由丰富的免疫细胞亚群组成，其通过复杂的细胞因子网络感知外界环境和胞内生理变化，维持免疫稳态。单细胞测序技术可以通过对组织和器官的免疫细胞种类和表型进行分类研究，从单细胞生物学的水平探索风湿免疫性疾病的发病机制。

69. 什么是自身免疫性疾病？正常情况下为什么自身抗原不会诱发自身免疫性疾病？

机体的免疫系统通常会对自身成分发生无伤害作用的免疫应答，即自身免疫（autoimmunity）。若自身免疫应答过强，导致自身组织和细胞的损伤，即发生自身免疫性疾病（autoimmune disease）。机体对外来抗原免疫应答的结果通常是外来抗原的清除，但在对自身组织抗原发生免疫应答时，机体的免疫系统不能或不易清除自身的细胞或组织的抗原成分，而是持续不断地对其进行免疫攻击，结果导致自身免疫性疾病。和其他疾病相比，自身免疫性疾病的特点为：①患者体内可检测到自身抗体（autoimmune antibody）和/或自身反应性T细胞（autoreactive T cell）。②自身抗体和/或自身反应性T淋巴细胞介导的对自身细胞或组织成分的获得性免疫应答导致细胞或组织的损伤或功能障碍。③病情的转归与自身免疫应答的强度密切相关。④反复发作，慢性迁延。自身免疫性疾病可分为器官特异性自身免疫性疾病和全身性自身免疫性疾病。器官特异性自身免疫性疾病患者的病变局限于某一特定的器官，由器官特异性抗原诱导发生。典型的疾病有桥本甲状腺炎（Hishimoto thyroiditis）、突眼性甲状腺肿（exophthalmic goiter）和胰岛素依赖型糖尿病（insulin-dependent diabetes mellitus）。全身性自身免疫性疾病又称系统性自身免疫性疾病，患者的病变可累及多种器官和组织。系统性红斑狼疮是典型的全身性自身免疫性疾病。

正常情况下，机体免疫系统对自身抗原有免疫耐受，表现为免疫不应答或免疫负应答，因此，不发生自身免疫性疾病。

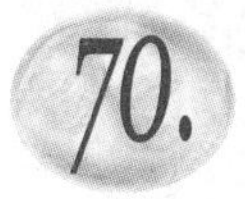

70. 自身免疫性疾病的免疫损伤机制是什么？

机体免疫系统对自身抗原的免疫应答强到足以损伤细胞与组织时，即导致自身免疫性疾病的发生。细胞与组织的损伤是由自身抗体和/或自身反应性T细胞介导的。

自身抗体所致的疾病有以下4类。

（1）抗细胞表面抗体破坏细胞所致的自身免疫病：服用药物和Rh血型不合，会产生抗红细胞表面抗原的自身抗体（IgG或IgM）而引起自身免疫性溶血性贫血；产生抗血小板表面成分抗体而引起自身免疫性血小板减少症；产生抗中性粒细胞抗体而引起自身免疫性中性粒细胞减少症。在这些疾病中，自身抗体可通过以下方式破坏细胞：自身抗体识别和结合细胞膜上的抗原性物质后，激活补体系统，在膜表面形成膜攻击复合物而破坏细胞；结合自身抗体的细胞在脾脏中由表达Fc受体的吞噬细胞清除；NK细胞等通过抗体依赖的细胞介导的细胞毒作用（ADCC）杀伤自身抗体包被的细胞；自身抗体与细胞的自身抗原结合，激活补体系统，在此过程中产生有趋化作用的因子C5a，招募中性粒细胞，后者释放蛋白水解酶和介质，引起细胞损伤。

（2）抗细胞表面受体致自身免疫病：如突眼性甲状腺肿是由血清中促甲状腺激素受体的自身IgG抗体引起的自身免疫性疾病。又如重症肌无力是一种由自身抗体引起的以骨骼肌进行性无力为特征的自身免疫性疾病。

（3）抗细胞外成分自身抗体引起的自身免疫性疾病：抗细胞外抗原的自身抗体也能引起自身免疫性疾病，如肺出血肾炎综合征是由抗基底膜Ⅳ型胶原自身抗体引起的自身免疫性疾病。Ⅳ型胶原广泛地分布在身体各处，包括肺和肾的基底膜。由抗基底膜Ⅳ型胶原自身抗体启动的免疫应答可使患者肾小球基底膜受损而发生肾炎。

（4）自身抗体-自身抗原免疫复合物引起的自身免疫性疾病：在有些情况下，机体有核细胞普遍表达的抗原可刺激自身抗体的产生，这种自身抗体和相应的自身抗原结合形成的免疫复合物可引起如系统性红斑狼疮等自身免疫性疾病。

自身反应性T细胞在一定条件下也可引起自身免疫性疾病，如胰岛素依赖型糖尿病就是自身反应性T细胞持续杀伤胰岛B细胞，致使胰岛素的分泌严重不足。

71. 自身免疫性疾病发生的相关因素有哪些？

（1）免疫隔离部位（immunologically privileged sites）抗原的释放：免疫隔离部位是指脑、睾丸、眼和子宫等。在个体发育的过程中，这些器官内含的抗原性物质通常不进入血液和淋巴液而未接触免疫系统，因此，在淋巴细胞库内相应的自身反应性淋巴细胞克隆并未清除。在手术、外伤或感染等情况下，免疫隔离部位的抗原性物质释放入血流或淋巴液，得以与免疫系统接触，刺激可能存在的自身反应性淋巴细胞发生免疫应答，引发自身免疫性疾病。例如，因眼外伤释放的眼内容抗原性物质可刺激机体产生自身抗体，后者能启动对正常侧眼的免疫攻击，引发交感性眼炎。此外，大脑、睾丸、妊娠期子宫也是免疫豁免器官。

（2）自身抗原发生改变：生物、物理、化学及药物等因素可以使自身抗原发生改变，这种改变的自身抗原可引发自身免疫病。例如，肺炎支原体感染可改变红细胞的抗原性，使其刺激机体产生抗红细胞的自身抗体，后者结合红细胞后引起红细胞破坏；又如吸附到红细胞上的青霉素、头孢菌素等小分子药物可获得免疫原性，刺激机体产生抗自身红细胞抗体，引起溶血。

（3）微生物感染：微生物可以通过分子模拟、释放免疫隔离部位的抗原和多克隆激活等机制引起自身免疫性疾病。所谓多克隆激活是指激活多个T/或B细胞克隆（包括自身反应性淋巴细胞），从而引发自身免疫性疾病。

（4）表位扩展。

（5）免疫忽视的打破：如多克隆刺激剂可激活处于耐受状态的T细胞，使其向B细胞发出辅助信号，刺激其产生自身抗体，进而引发自身免疫性疾病。

（6）遗传：如单卵双胎发生1型糖尿病、类风湿关节炎和系统性红斑狼疮的机会约为20%，而双卵双胎发生同类疾病的机会仅为5%，这提示遗传背景在一定程度上决定机体对自身免疫性疾病发生的易感性。

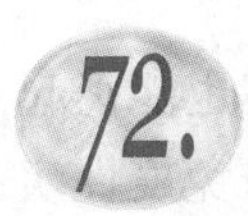

72. 什么是自身抗体？它在自身免疫性疾病发病中起什么作用？

自身抗体是指能与机体正常组织成分或改变了的组织成分起反应的抗体。自身抗体的存在并不都提示患有疾病，如5%左右正常人群中类风湿因子阳性，老年人群可能由于多种外来抗原的长期刺激，类风湿因子阳性者比一般人高。自身抗体可以是器官特异性的，如抗甲状腺球蛋白抗体、抗胃壁细胞抗体、抗精子抗体等；也可以是非器官特异性的，如系统性红斑狼疮中的抗核抗体，可与很多不同器官或组织细胞核结合。

自身抗体能否致病，关键在于正常的免疫调节是否得以维持。过去认为机体能辨认自我，不产生自身抗体，实际上并非如此。正常人体可以测得抗甲状腺球蛋白及DNA抗体，细菌感染中的脂多糖体亦可刺激某些自身抗体的产生，但在正常免疫调节下，这些自身抗体维持不久，最终消失而不致病。自身免疫性疾病中的自身抗体，多数是Gell及Coombs分类的Ⅱ型及Ⅲ型免疫反应引起的损伤。常见的自身抗体及其相关的自身免疫性疾病见表1-1。

表1-1　常见自身抗体及其相关的自身免疫性疾病

器官特异性疾病	自身抗体种类
重症肌无力	抗乙酰胆碱抗体
Graves病（弥漫性毒性甲状腺肿）	抗甲状腺免疫球蛋白抗体
桥本甲状腺炎	抗甲状腺球蛋白及微粒体抗体
1型糖尿病	抗胰岛素受体抗体
恶性贫血	抗胃壁细胞及内因子维生素B_{12}抗体
艾迪生病	抗肾上腺细胞抗体
原发性不育	抗精子抗体
卵巢功能早衰	抗间质细胞及黄体细胞抗体
原发性胆汁性肝硬化	抗线粒体抗体
自身免疫性溶血性贫血	抗红细胞抗体
原发性血小板减少症	抗血小板抗体
原发性中性粒细胞减少症	抗中性粒细胞抗体
白癜风	抗黑色素细胞抗体
自身免疫性肝炎	抗核抗体（ANA）、抗平滑肌抗体（ASMA）、抗肝肾微粒体抗体（ALKM）、抗可溶性肝抗原抗体（ASLA）
非器官特异性（系统性）疾病	**自身抗体种类**
系统性红斑狼疮	ANA、抗单双链DNA抗体、抗Sm抗体、抗核糖核蛋白抗体、抗淋巴细胞抗体、抗红细胞抗体、抗血小板抗体
干燥综合征	抗SSA抗体、SSB抗体
系统性硬化症	抗Scl-70抗体、抗着丝点抗体
多发性肌炎	抗PM-1抗体
复发性软骨炎	抗软骨抗体
Goodpasture综合征（肺出血-肾炎综合征）	抗肾小球基底膜抗体

自身抗体检测的方法有多种，应用较多的是间接免疫荧光法、放射免疫法、免疫双扩散法、对流免疫电泳法、酶联免疫吸附法等。

73. 什么是风湿免疫性疾病？

风湿免疫性疾病学是一门新兴的临床医学学科，发展迅速。它的进展与基础医学的免疫学、遗传学、细胞生物学等以及临床免疫学、影像学、病理学等的迅猛发展密切相关。风湿免疫性疾病学是研究关节及其周围软组织慢性疼痛性疾病的学科。

风湿免疫性疾病（rheumatic diseases）是泛指影响骨、关节及其周围软组织，如肌肉、滑囊、肌腱、筋膜等的一组疾病，无论其发病原因是感染性的（如莱姆病、淋球菌关节炎等）、免疫性的（如类风湿关节炎、系统性红斑狼疮等）、代谢性的（如痛风、假性痛风等）、内分泌性的（如肢端肥大症、甲状旁腺功能亢进等）、退行性的（如骨关节炎等）、地理环境性的（如大骨节病、氟中毒等）、遗传性的（如黏多糖贮积症、先天性软骨发育不全等）、肿瘤性的（如骨瘤、多发性骨髓瘤等），等等。风湿免疫性疾病可以是全身性或系统性的（如几乎所有的结缔组织病），也可以是局限性的（如肩周炎或某一滑囊炎）；可以是器质性的，也可以是精神性的或功能性的。把风湿免疫性疾病理解为只包括风湿热（含风湿性关节炎）和类风湿关节炎显然是不妥的，同样，把风湿免疫性疾病与结缔组织病等同起来，也是不对的，都不符合国际上对风湿免疫性疾病的通用概念。风湿免疫性疾病中结缔组织病受到很大重视和较多研究是由于：①结缔组织病患者大量存在于我国，可数以百万计；②结缔组织病大多病因不明，缺乏特异治疗，引起相当高的致残率（如类风湿关节炎）和死亡率（如狼疮肾炎）；③近年来基础免疫学发展带动结缔组织病的研究，不断出现新的对发病机制的认识，出现新的诊断和治疗方法。

因为风湿免疫性疾病很多都是慢性、反复发作、长期折磨人的疾病，所以有人描述风湿免疫性疾病的转归时称之为五“D”，即死亡（death）、残疾（disability）、痛苦（discomfort）、经济损失（dollar lost）、药物中毒（drug toxicity），其对患者造成的危害令人痛心。

74. 风湿免疫性疾病的共同临床特点有哪些？

（1）很多慢性炎性风湿免疫性疾病（包括弥漫性结缔组织病）病因不明，但普遍认为感染仍可能是重要的发病因素。莱姆病与螺旋体、风湿热与甲组β溶血链球菌、赖特综合征与很多肠道泌尿道感染菌间的联系，都是典型的例子。第一类感染可直接引起组织（关节）炎症，如化脓性关节炎、支原体关节炎等，多呈急性病程。第二类感染引起机体对病原体或其持续产生的抗原发生免疫反应，多由免疫复合物介导引起骨关节肌肉炎症，如乙型病毒性肝炎与结节性多动脉炎。第三类感染后机体对病原体的特异免疫反应与自身抗原起交叉反应，风湿热及很多反应性关节炎皆属此类。第四类感染后发生器官特异性免疫反应并与自身抗原起交叉免疫反应，实际上是第三类的延伸，类风湿关节炎可能即属此类。以上4种感染后的反应不是截然分隔的，在某一疾病中不只一种反应起作用是完全可能的，也可解释不同疾病在不同阶段可有不同的临床表现。

（2）很多风湿免疫性疾病特别是结缔组织病都发生于有一定的遗传背景的人群中。遗传与患者的易感性和疾病表现密切相关。例如，不典型或早期尚不符合强直性脊柱炎典型病例诊断标准的患者，HLA-B27测定可有很大帮助，并由此丰富了对不典型病例临床相的认识；对临床病情及预后有一定意义，例如，类风湿关节炎与DR4关联较密切，提示病情属重型，类风湿结节及关节外表现发生率高，骨侵袭也较多较早发生；对研究发病机制提供线索，例如，世界不同地区人患类风湿关节炎者虽HLA-DR4亚型不同，DRB1型别也有差异，但皆在其第三高变异区有一共同或相似的氨基酸序列，被称为“类风湿关节炎易感序列”或类风湿关节炎表位（RA epitope）。

（3）很多风湿免疫性疾病尤其是结缔组织病皆是异质性（heterogenous）疾病，换言之都存在不同的亚型。因为引起发病的病因不同，患者的遗传素质不同，所以很可能发病机制也不全相同，从而临床表现的病程、轻重、类型甚或治疗反应也不尽相同。类风湿关节炎、系统性红斑狼疮皆有不同亚型。异质性疾病提示临床医生处理这些疾病，无论在诊断、治疗上都不该是千篇一律的。风湿免疫性疾病学的研究方向应是区分不同亚型。

（4）很多风湿免疫性疾病都是侵犯多器官、多系统的，结缔组织病更是如此，表现上往往有重叠，并且缺乏单一能与其他疾病区分的特征。因此，风湿免疫性疾病学工作者应具备广泛的内科学，如肾脏病、呼吸系统疾病等基础知识，以避开风湿免疫性疾病分类标准的局限性。

75. 现代医学中的“风湿免疫性疾病”与祖国医学中的“风湿”一词有何不同？

现代医学中的风湿免疫性疾病学是一门新兴的学科，而且是一门正在迅速发展的学科。现代含义的风湿免疫性疾病早已不是仅仅建立在症状学基础上的概念了，人类的免疫系统不仅可以消灭外界入侵的病原体，有时它也可能给我们带来病痛，许多风湿免疫性疾病就是这样造成的。免疫学不仅为许多风湿免疫性疾病说明了发病机制，而且已给我们提供了大量诊断和治疗风湿免疫性疾病的有效手段。

“rheuma”一词出现很早，在《希波克拉底全集》中已有此词，估计不晚于公元前二三世纪。此词原有流动含义，只是泛指部位不定的疼痛，同时也反映了当时流行的体液论。到了Sydenham时代，这个词的含义已比较局限，主要指关节和关节周围疼痛为主要表现的病症。西医传入中国后，从症状相似的角度，“rheumatism”一词被译为“风湿免疫性疾病”。《金匮要略》中便有“风湿相搏，骨节痛烦，掣痛不得屈伸”等语。但中医的解释是风邪和湿邪这两类致病因子联合造成的病症。所以，中医的风湿概念，无论在内涵和外延上，都和现代医学的风湿概念不相同，不可混淆。

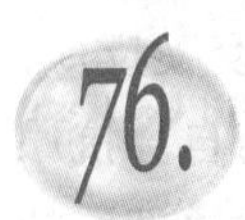

76. 风湿免疫性疾病包括哪些分类？

风湿免疫性疾病无世界性统一分类，世界卫生组织参与的国际疾病分类（international

classification of diseases，ICD)，对风湿免疫性疾病部分也存在争议。分类不只是为了单纯分类，随着人们对疾病认识的深化和变化，分类也不是固定的。例如，血管炎的分类有三四种，以下译述美国关节炎基金会第十版《风湿免疫性疾病概要(1993)》一书中的分类(表1-2)。

表1-2 美国关节炎基金会第十版《风湿免疫性疾病概要(1993)》的分类

疾　病	国际疾病分类qCN编号
Ⅰ. 弥漫性结缔组织病	
A. 类风湿关节炎	714.0
1. IgM类风湿因子阳性	无
2. IgM类风湿因子阴性	无
B. 幼年关节炎	714.30
1. 系统起病型	714.2
2. 多关节起病型	714.30
(1) IgM类风湿因子阳性型	无
(2) IgM类风湿因子阴性型	无
3. 少关节起病型	714.32
(1) 与葡萄膜炎、抗核抗体关联	无
(2) 与HLA-B27关联	无
(3) IgM类风湿因子阳性	无
C. 红斑狼疮	
1. 盘状红斑狼疮	695.4
2. 系统性红斑狼疮	710.0
3. 药物相关红斑狼疮	995.2
D. 系统性硬化症	710.1
1. 局限型(硬斑症、线状)	710.0
2. 系统性硬化症	710.1
(1) 弥漫性系统性硬化症	710.1
(2) CREST综合征	710.1
3. 化学品(药物)引起	995.2
E. 弥漫性筋膜炎，有或无嗜酸性粒细胞血症	729.4
F. 多肌炎	
1. 多发性肌炎	710.4
2. 皮肌炎	710.3
3. 与肿瘤相关的多发性肌炎或皮肌炎	710.4
4. 儿童多发性肌炎或皮肌炎与血管病关联	无
G. 坏死性血管炎和其他血管病	447.6
1. 结节性多动脉炎(与乙肝病毒有关、无关)	446.0

续 表

疾　病	国际疾病分类qCN编号
2．变应性肉芽肿性血管炎（即Churg-Strauss综合征），牵连肺的结节性多动脉炎	446.0
3．超敏血管炎	446.2
（1）血清病（抗原已知、抗原未知）	999.5
（2）过敏性紫癜（Henoch-Schönlein紫癜）	287.0
（3）混合性冷球蛋白血症（与乙肝病毒关联、无关）	273.2
（4）肿瘤相关	446.2
（5）低补体血症	无
4.肉芽肿性血管炎	无
（1）肉芽肿性血管炎	446.4
（2）巨细胞动脉炎（或颞动脉炎，或颅动脉炎）伴有或无风湿性多肌痛	446.5
（3）大动脉炎或Takayasu（高安）动脉炎	446.7
5.川崎（Kawasaki）病（即黏膜皮肤淋巴结综合征）包括幼儿多动脉炎	446.1
6.贝赫切特综合征（又称白塞综合征）	136.1
H.干燥综合征	710.2
1.原发性	710.2
2.继发性，与其他结缔组织病并存	710.2
I.重叠综合征	无
1.混合性结缔组织病	无
2.其他	无
J.其他	
1.风湿性多肌痛（见巨细胞动脉炎）	725
2.复发性结节性非化脓性脂膜炎（Weber-Christian病）	729.3
3.复发性多软骨炎	无
4.淋巴瘤样肉芽肿	无
5.结节红斑	695.2
Ⅱ.与脊柱炎相关的关节炎	720
A.强直性脊柱炎	720.0
B. 赖特综合征	099.3
C.银屑病关节炎	696.0
1.主要影响远端指间关节	无
2.少关节型	无
3.多关节型	无
4.残毁型关节炎	无

续 表

疾　病	国际疾病分类qCN编号
5.脊柱炎	696.0
D.炎症性肠病性关节炎	716.9
1.周围关节炎	716.9
2.脊柱炎	716.9
Ⅲ.骨性关节炎（即骨关节病，退行性关节病）	
A.原发性	715.0
1.周围性	715.1
2.脊柱性	721.9
B.继发性	715.2
1.先天性或发育性缺陷	715.2
2.代谢性疾病	715.2
3.外伤	715.2
4.其他关节病	715.2
Ⅳ.感染所致风湿性综合征	
A.直接性	
1.细菌性	711.0
（1）革兰阳性球菌	711.0
（2）革兰阴性球菌	711.0
（3）革兰阴性杆菌	711.0
（4）分枝杆菌	031.9
（5）螺旋体	104.9
（6）莱姆（Lyme）病	无
2.病毒性	711.5
3.真菌性	711.6
4.寄生虫性	711.8
5.可疑感染病原	无
Whipple病	040.2
B.反应性	
1.细菌性	无
（1）急性风湿热	390
（2）亚急性心内膜炎	421.0
（3）肠道短路手术	无
（4）痢疾后（如志贺菌、耶尔森菌或弯曲杆菌）	711.3

续 表

疾　　病	国际疾病分类qCN编号
（5）其他感染后（如脑膜炎球菌）	无
2.病毒性	无
3.免疫后	无
4.其他类病原体	无
Ⅴ.伴有风湿免疫性疾病的代谢性或内分泌疾病	
A.结晶引起疾病	
1.单钠尿酸盐（痛风）	274.0
（1）遗传性高血尿酸症	790.6
1）次黄嘌呤鸟嘌呤磷酸核糖转移酶缺乏	277.2
2）磷酸核糖转移酶合成酶活性增加	无
3）与其他疾病关联（如镰状细胞贫血）	274.0
4）原因不明性	274.0
（2）获得性高血尿酸血症	790.6
1）药物引起	790.6
2）铅性痛风	790.6
3）由于肾功能不全	790.6
2.双水焦磷酸盐钙（假性痛风、软骨硬化症）	712.2
（1）家族性	无
（2）与代谢性疾病关联（如甲状旁腺功能亢进）	712.2
（3）原因不明性	无
3.碱性磷酸盐钙（如羟磷灰石）	无
B.其他生物化学异常	277
1.淀粉样变性	277.3
（1）免疫细胞不调（原发性）AL蛋白	无
（2）反应系统性（继发性）AA蛋白	无
（3）其他	无
2.血友病	286.0
3.其他先天性代谢异常	
（1）结缔组织病	
1）马方综合征	759.8
2）Ehlers-Danlos综合征	756.83
3）弹性假黄瘤病	757.3
4）高胱氨酸尿症	270.29

续 表

疾　病	国际疾病分类qCN编号
5）成骨不全	756.51
6）低血磷酸酯酶症	275.3
7）Homogentisic酸氧化酶缺乏（如尿黑酸症、褐黄病）	270.2
8）黏多糖贮积症（如Hurler综合征、Huntor综合征）	277.5
（2）高脂血症	272
（3）血红蛋白病	282.6
（4）糖脂苷酶缺乏症（如戈谢病）	272.7
（5）乳糖酶缺乏症（如Fabry病）	272.7
（6）酸酰基鞘氨酸酶缺乏症（如Farber病）	272.8
4.内分泌病	
（1）糖尿病	250.0
（2）肢端肥大症	253.6
（3）甲状旁腺功能亢进	252.0
（4）甲状腺功能亢进	242.9
（5）甲状腺功能减退	244.9
5.免疫缺陷病	
（1）低丙种球蛋白血症（如Bruton综合征）	279.04
（2）IgA缺乏	279.01
（3）补体缺乏	279.8
（4）腺苷脱氨酶缺乏	无
（5）嘌呤核苷磷酸酶的缺乏	无
C.遗传疾病	
1.家族性地中海热	277.3
2.先天性多发关节弯曲症	754.89
3.过度活动综合征	728.5
4.进行性骨化性肌炎	728.11
Ⅵ.肿瘤	
A.原发性	
1.良性（如腱鞘囊肿、骨软骨瘤）	213
2.恶性（如滑膜肉瘤、血管肉瘤）	171
B.继发性	
1.白血病	208
2.多发性骨髓瘤	203.0

续 表

疾　　病	国际疾病分类qCN编号
3.转移性恶性肿瘤	198.89
Ⅶ.神经血管疾病	
A.神经病变性关节炎（Charcot关节）	713.5
B.挤压综合征	
1.外周神经受压（如腕管综合征）	355.9
2.神经根病	729.2
3.椎管狭窄	724.0
C.反射性交感神经营养不良	337.0
D.红斑性肢痛症	443.89
E.雷诺现象或雷诺病	443.0
Ⅷ.骨及软骨疾病	
A.骨质疏松	733.00
1.弥漫性	无
2.局限性	268.2
B.骨软化	731.2
C.增生性骨关节病	无
D.特发性弥漫性骨肥厚（如Forestier病）	无
E.Paget病（畸形性骨炎）	731.0
F.骨溶解或软骨溶解	无
G.缺血性坏死（骨坏死）	
1.解剖性骨软骨炎	732.7
2.与其他疾病关联（如酒精中毒、肾上腺皮质功能亢进）	733.4
3.Caisson病	993.3
4.骺炎（如Osgoed-Schlatter综合征）	732.9
5.原因不明	733.4
H.肋软骨炎（如Tietze综合征）	733.6
I.致密性髂骨骨炎、耻骨炎或局限性骨炎	733
J.先天性髋发育不良	754.3
K.膑软骨软化	717.7
L.生物机械或解剖异常	
1.脊柱侧凸/脊柱后凸	737.3
2.足旋前	736.7
3.腿长差异	736.81

续 表

疾　　病	国际疾病分类qCN编号
4.膝内翻/外翻	736.42
5.弓形足或扁平足	736.73
Ⅸ.关节外疾病	
A.关节旁疾病	无
1.滑囊炎（如三角肌下滑囊炎）	727.3
2.肌腱病（如De Quervain肌腱炎）	727.9
3.附着点炎（如上髁炎）	726.90
4.囊肿（如腘窝囊肿，即Baker囊肿）	727.40
B.椎间盘病	722
C.特发性腰痛	724.2
D.其他疼痛综合征	
1.周身性（如纤维肌痛综合征）	729.0
2.精神性风湿症	306.0
3.局部疼痛综合征	
（1）面痛并有颞颌关节功能失调	524.6
（2）颈痛	723.1
（3）斜颈	723.3
（4）锁臂痛	724.79
（5）尾骨痛	726.70
（6）跖骨痛	
Ⅹ.其他有关节表现的疾病	
A.复发性风湿免疫性疾病	719.3
B.间歇性关节积水	719.3
C.药物相关的风湿性综合征	995.2
D.多中心网状组织细胞增多症	272.8
E.绒毛结节性滑膜炎	719.2
F.肉瘤	135
G.维生素C缺乏	267
H.胰腺病	577
I.慢性活动性肝炎	571.49
J.骨肌肉创伤	
1.内部紊乱	717
2.游离体	718.1

二、风湿免疫性疾病实验室诊断技术

77. 风湿免疫性疾病实验室常规检查包括哪些？

（1）一般临床检验常规检查：主要包括血常规、尿常规、便常规、红细胞沉降率（以下简称“血沉”）、脑脊液常规、胸腔积液常规、关节腔积液和腹水常规等常规检查。

（2）生化常规检查：主要包括肝功能、肾功能、血清蛋白电泳、肌酶谱和血尿酸等常规检查。

（3）免疫血清学常规检查：主要包括免疫球蛋白、补体（C3、C4）、循环免疫复合物、C反应蛋白、抗链球菌溶血素、冷球蛋白、细胞免疫功能、免疫电泳、细胞因子和肿瘤标志物等常规检查。

（4）病原感染常规检查：主要包括肝炎病毒、EB病毒和PP65等常规检查。

（5）自身抗体常规检查：主要包括抗核抗体谱、抗中性粒细胞胞质抗体谱、抗磷脂抗体谱、类风湿关节炎相关抗体谱、自身免疫性肝病相关自身抗体谱、1型糖尿病相关自身抗体谱、自身免疫性大疱性疾病抗体谱、肌炎自身抗体谱、不孕/不育相关自身抗体谱、炎症性肠病相关自身抗体谱、自身免疫性胃炎/恶性贫血相关自身抗体谱、麦胶（麸质）敏感性肠病相关自身抗体谱、副肿瘤综合征相关自身抗体谱和重症肌无力相关自身抗体谱、自身免疫性甲状腺疾病相关自身抗体谱等常规检查。

以上实验室常规检查主要用于风湿免疫性疾病的诊断与鉴别诊断、病情评估与治疗监测。

78. 风湿免疫性疾病实验室特殊检查包括哪些？

（1）口干燥症实验室检查：主要包括唾液流率试验、唇腺活检、腮腺造影和唾液腺放射性核素扫描等。

（2）干燥性角结膜炎实验室检查：主要包括泪液分泌试验、泪膜破碎时间检查、角膜染色检查和结膜活检等。

（3）滑液检查。

（4）遗传标志物检查：主要包括HLA-B27，HLA-DR2、3、4，以及HLA-B5等。

（5）组织病理学检查：主要包括肝、肾、肺、心肌、皮肤、骨骼、肌肉、血管等，此检查可确定病变性质，特异性阳性结果常可认为是疾病诊断的“金标准”，但此检查在某些方面有一定的局限性。

以上实验室特殊检查主要用于风湿免疫性疾病的诊断与鉴别诊断。

 什么是免疫球蛋白？免疫球蛋白的临床意义是什么？

血清球蛋白的抗体部分称为免疫球蛋白（Ig），在抗原刺激下，由B细胞转化成为IgG、IgM、IgA、IgD及IgE 5种具有一定特异性的免疫球蛋白。

IgG是人体内含量最高的免疫球蛋白，约占人体血清免疫球蛋白的75%。IgG是再次免疫应答产生的主要抗体，其亲和力高，在体内分布广泛，具有重要的免疫效应。人的IgG有4个亚类，分别为IgG1、IgG2、IgG3和IgG4，近年来研究发现了一类以IgG4显著增高为主要表现的自身免疫性疾病，称为IgG4相关性疾病（immunoglobulin-G4 related disease，IgG4-RD）。IgG还是免疫性肾病中沉积于肾小球中最常见的一种免疫球蛋白，可用免疫荧光检查技术加以识别。IgM占血清免疫球蛋白总量的5%～10%，因分泌型IgM为5聚体，是分子量最大的Ig，因此又称巨球蛋白，主要存在于血清中。IgM是个体发育过程最早合成和分泌的抗体，也是初次体液免疫中最早出现的抗体，用于感染的早期判断。在免疫复合物肾小球肾炎中，IgM可能伴随IgG及IgA沉积于肾内，但有些类型的肾损害则仅有IgM沉积。IgA分为血清型和分泌型，外分泌液中主要的抗体是分泌型IgA。IgA能跨过上皮细胞而分泌出来，在一些肾小球免疫沉积病如IgA肾病及过敏性紫癜性肾炎，IgA为主要沉积物。IgD在正常血浆中含量甚少，分为两类血清IgG和膜结合型IgG，后者是B细胞分化成熟的标志。IgE是正常血浆中含量最少的Ig，它与机体的超敏反应有关。

免疫球蛋白检测的临床意义主要包括以下7个方面。①多种免疫球蛋白水平升高：主要见于感染、肿瘤、自身免疫性疾病、慢性活动性肝炎及肝硬化等。②单一免疫球蛋白水平的增加：又称“M蛋白”病，主要见于多发性骨髓瘤、巨球蛋白血症、重链病、轻链病及恶性淋巴瘤等。③一种或多种免疫球蛋白水平的减少：分为原发性和继发性，前者属于遗传性，如先天性丙种球蛋白缺乏症，选择性IgM、IgA缺乏症等；继发性减少见于单核-巨噬细胞系统恶性疾病、慢性淋巴细胞白血病、肾病综合征、大面积烧伤烫伤、长期大剂量使用免疫抑制剂或受放射线照射等。④急性链球菌感染后肾小球肾炎：由于抗原的刺激，常可在血中测到IgG及IgA，其检测值的增高与疾病的严重程度有关，检测值越高，疾病越严重。⑤慢性肾炎或肾病：IgG常降低，可降至正常人的30%或更低，IgA亦可降为正常人的60%左右，缓解期则又回升到正常人的低限，IgM多在正常范围或稍高；在IgA型肾炎患者，其主要免疫球蛋白改变为血清IgA增高，肝硬化及慢性肝炎患者IgA亦增高，应加以区别。⑥系统性红斑狼疮合并肾炎：IgG明显增高，IgA及IgM也同时增高。⑦多发性骨髓瘤所致肾脏病：可有IgG、IgA、IgD或IgE的增高，尿中可排泄轻链蛋白。

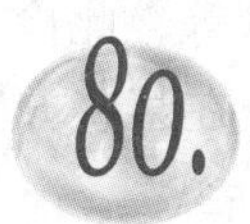

80. 什么是IgG4?它有何临床意义?

1995年由Yoshida等发现自身免疫性胰腺炎是一种自身免疫性疾病，陆续报道全身其他脏器也有类似组织病理学表现，2003年首次提出了IgG4系统性疾病的概念，2010年命名为IgG4相关性疾病。IgG4-RD近年来受到越来越多的关注。IgG4-RD是多发脏器肿大、血清IgG4升高为主要特征的一类自身免疫性疾病。该病多以血清IgG4显著升高及受损组织中大量IgG4阳性浆细胞浸润和纤维化为主要表现。IgG抗体的4个亚型中IgG4血清浓度最低，有学者认为IgG4抗原暴露引发免疫失调和自身抗体的形成可能触发IgG4-RD。文献报道在自身免疫性胰腺炎中90%患者的IgG4水平显著增高，而在硬化性胆管炎、胰腺癌和非IgG4相关的慢性胰腺炎中IgG4水平极少升高。因此，IgG4对IgG4-RD的诊断和鉴别诊断是非常重要的血清学指标。IgG4常用检查方法为散射比浊法、化学发光法、放射免疫测定。

81. 什么是C反应蛋白?临床意义有哪些?

丙种反应性蛋白是一种急性时相（期）蛋白，又称“C反应蛋白”（C-reactive protein，CRP）。正常参考值：≤10mg/L。类风湿关节炎早期和急性风湿热时，血清中可达50mg/L，其阳性率为80%～90%。尽管名为急性期反应，但其在慢性和急性炎症状态下均可发生。CRP及许多其他急性期反应物可影响炎症的多个阶段，既有促炎作用，也有抗炎作用，但主要是抗炎。CRP可促进机体对病原体的识别和清除，增强对坏死和凋亡细胞的清除。

CRP的临床意义与血沉相同，但不受红细胞、血红蛋白、脂质和年龄等因素的影响，是反应炎症感染和疗效的良好指标。类风湿关节炎活动期明显升高，与血沉增快相平行，但比血沉增快出现得早、消失也快。CRP含量越高，表明病变活动度越大。炎症恢复过程中，若CRP阳性，预示仍有突然出现临床症状的可能性；停用激素后已转阴的CRP又阳性时，表明病变活动在继续。CRP在炎症缓解期和应用抗风湿药后转阴或消失比血沉快，且在贫血和心力衰竭时较血沉不易受影响。CRP阳性，亦可见于肺炎、肾小球肾炎、恶性肿瘤及急性感染、外伤和组织坏死、心肌梗死、心功能不全、多发性骨髓瘤、白血病、胆石症、肝炎、细菌性痢疾、风湿热、多发性肌炎（polymyositis，PM）、原发性干燥综合征（primary sjögren syndrome，PSS）、结节性多动脉炎、SLE、结核和菌苗接种等。但病毒感染时通常为阴性或弱阳性，故可作为细菌感染与病毒感染的鉴别指标。

82. 什么是血清铁蛋白?临床意义有哪些?

血清铁蛋白（serum ferritin，SF）是铁在体内的主要存在形式。SF是人体含铁最丰富的一种棕色蛋白复合物，分子量约450 000Da，其中含铁17%～23%，是铁的主要贮存形式之一。它存在于肝脏、脾脏、骨髓等单核-巨噬细胞系统内，为骨髓合成血红蛋白供铁，并按机体的需要向血清中释放。铁蛋白是由24个铁蛋白轻链（ferritin light chain，FTL）和铁蛋白重链（ferritin heavy chain，FTH）单体组成的笼状结构的多聚体蛋白，其中FTH亚基上含有特有的双核结合位点，可以特异性结合二价铁离子（Fe^{2+}），使之氧化为Fe^{3+}，而FTL亚基没有此类位点，因此，目前认为FTH的特异性作用是结合Fe^{2+}使之氧化为Fe^{3+}，FTL亚基的主要功能是铁蛋白核内的铁储存和矿化，铁蛋白笼状结构所形成的内部空间可包含4500～5000个。铁原子形成由铁和铁蛋白结合的蛋白质复合物，铁蛋白虽被认为是一种胞质蛋白，但它也存在于细胞核、线粒体和溶酶体等细胞间质中，有一小部分铁蛋白位于血清中，数量最多的是胞质铁蛋白。当人机体某一系统出现疾病时，血清中血清铁蛋白可出现异常改变。实验室通过对血清铁蛋白的测定，并结合某些疾病的临床诊断及鉴别诊断，得出血清铁蛋白与成人斯蒂尔病、贫血性疾病、肿瘤、肝肾疾病、流行性出血热、肺结核、心脏病等关系密切。

临床意义：铁蛋白降低几乎都可以诊断为铁缺乏，主要原因包括以下两个方面。①铁贮存减少：如缺铁性贫血、营养不良等；②铁蛋白合成减少、维生素C缺乏等。在体内铁缺乏早期，尚无显著的贫血改变时，仅有体内铁贮存量减少，常规生化指标正常，血清铁蛋白就开始减少。铁蛋白含量测定是目前诊断隐性贫血最早、最准确的指标，诊断符合率可达95.5%。部分自身免疫性疾病如SLE、干燥综合征、某些胶原性疾病时铁蛋白也可明显降低。妊娠和哺乳期也可低于正常值。铁蛋白升高的主要原因包括以下3个方面。①铁贮存增加原发性血色病、继发性铁负荷过多，如过多输血、不恰当铁剂治疗、溶血性贫血等；②铁蛋白合成增加炎症或恶性病变，如许多恶性肿瘤细胞可以合成和分泌铁蛋白，如肝癌、肺癌、胰腺癌、白血病、霍奇金淋巴瘤、多发性骨髓瘤等，铁蛋白测定已成为恶性肿瘤辅助诊断指标之一；甲状腺功能亢进症时铁蛋白合成也增加；③组织内的铁蛋白释放增加急性肝炎、慢性肝炎或其他肝病时血清铁蛋白也明显增高。在肝硬化等高危患者中同时测定AFP与铁蛋白对于早期发现肝癌有重要价值。急性心肌梗死早期也出现铁蛋白升高。

83. 什么是糖化铁蛋白？临床意义有哪些？

糖化铁蛋白（glycosylated ferritin，GF）是铁蛋白的糖基化修饰，是铁蛋白氨基酸侧链N-末端糖基化修饰后产物。糖基结合于铁蛋白分子的表面，对抗蛋白水解酶以保护SF，并参与调控细胞内信号转导。GF几乎仅存在于血清中，组织中GF罕见。铁蛋白由H亚基和L亚基组成，只有L亚基铁蛋白才可以被糖基化。Sharmistha Ghosh等发现肝细胞分泌的一部分铁蛋白是N-糖基化的L型铁蛋白，说明铁蛋白的糖基化可能发生在细胞分泌之前。肝细胞主动分泌糖基化或非糖基化铁蛋白的过程受到血清中某些因子的高效、特异性调控。一般健康个体50%～80%的血清铁蛋白是糖化蛋白质。炎症性疾病患者糖化铁蛋白比率降低，从总铁蛋白的50%～80%降至20%～50%。

近年研究表明成人still病（AOSD）患者SF浓度明显升高，血清中GF的比例较健康人，感染、肿瘤及其他结缔组织病（connective tissue disease，CTD）患者明显降低；GF比例却持续降低，GF可能是AOSD更有特异性的诊断指标。

84. 补体检查的临床意义有哪些？

补体是一组具有酶原活性的糖蛋白，由传统途径的9种成分C3～C9、旁路途径的3种成分及其衍生物组成生物级联反应系统，具有持续紧张、随时可发、精密调控等特点，参与灭活病原体的免疫反应，也参与破坏自身组织和自身细胞而造成的免疫损伤。

补体检查的临床意义主要包括以下3个方面。①总补体升高，见于各种急性炎症、感染、组织损伤、恶性肿瘤等，有些传染病（如风湿热、伤寒、结核、麻疹等）也可见补体代偿性升高；总补体降低可能因补体消耗增多，常见于血清病、急性肾小球肾炎、慢性肾小球肾炎、SLE活动期、恶性类风湿关节炎、自身免疫性溶血性贫血等；补体大量丧失，多见于肾病综合征及大面积烧伤等情况；补体合成不足，主要见于各种肝病患者，如肝硬化、慢性活动性肝炎及急性重型肝炎等。②C3是补体各成分中含量最高的一种，且是补体激活途径中最重要的环节，故其含量的测定非常重要；C3增多与减少与总补体活性基本相符，但更为敏感；C3升高见于急性炎症、传染病早期、肝癌及组织损伤等；C3降低见于肾小球肾炎、SLE活动期、自身免疫性溶血、冷球蛋白血症、类风湿关节炎、新生儿肺透明膜病、菌血症、组织损害和慢性肝炎等疾病，70%～80%的急性肾小球肾炎、狼疮肾炎患者血清C3含量减少，病情缓解后可恢复正常，故C3的测定不仅有助于诊断，还可以观察疗效和监测预后。③C4升高见于风湿热急性期、结节性多动脉炎、皮肌炎、心肌梗死、赖特综合征、多关节炎等；C4降低，见于遗传性血管性水肿、急性肾小球肾炎、慢性活动性肝炎、IgA肾病等；SLE患者，C4的降低常早于其他补体成分，且较其他成分回升迟缓；狼疮肾炎较非狼疮肾炎C4含量显著降低。

85. 什么是循环免疫复合物？其检测有何临床意义？

循环免疫复合物（circulation immune complex，CIC）是机体内抗原与其相对应的特异性抗体结合形成免疫复合物。免疫复合物正常情况下可被机体的防御系统清除，一般在外周血中检测不到或只呈现低浓度。由于免疫复合物不能被及时充分降解清除，而导致血液中CIC浓度迅速升高，此种情况主要见于感染性疾病的急性期或自身免疫性疾病。

免疫复合物在器官、组织中沉积，可引起炎症，造成机体组织损伤，并出现相应的临床症状。循环免疫复合物检测对特定疾病并不具有特异性，CIC升高可见于多种疾病中，但检测CIC的存在及其含量变化，对免疫复合物疾病的诊断、病程的动态观察、疗效观察以及对预后的判断都有重要意义。免疫复合物增高的疾病包括：①自身免疫性疾病，如类风湿关节炎、SLE、干燥综合征、系统性硬化症、皮肌炎、结节性多动脉炎等；②感染性疾病，如慢性乙型肝炎、感染性心内膜炎、登革热、疟疾等；③肿瘤性疾病，如黑色素瘤、结肠癌、乳腺癌、食管癌等；④其他疾病，如超敏反应性疾病、肾小球肾炎（链球菌感染所致）、药物热和血清病等。

86. 抗链球菌溶血素O抗体检测有何临床意义？

链球菌溶血素O是具有溶血性的蛋白质，能溶解人类和某些动物的红细胞。按此原理可在被检患者血清倍比稀释后，加入一定量的链球菌溶血素O，如患者血清中含有ASO抗体，则链球菌溶血素O失去溶血能力，不溶血的管数越多表示ASO抗体的效价越高。检测血清中的相应抗体，有利于A族溶血性链球菌感染的诊断。其中以ASO抗体应用最广泛。人体被A族溶血性链球菌感染后2周，患者血清中即可出现一定量的ASO抗体，3～4周达到高峰，可持续较长时间。如血清ASO效价不断上升，提示近期有化脓性链球菌感染，对急性扁桃体炎、急性肾小球肾炎、风湿热的诊断有重要意义。对ASO阳性患者多次检测，观察ASO效价变化，有助于风湿热等疾病的活动期及缓解期的病程监测。类风湿关节炎患者ASO不升高，可作为与风湿热的鉴别诊断。少数非溶血性链球菌感染性疾病，如病毒性肝炎、肾病综合征、结核病、结缔组织病、感染性心内膜炎和多发性骨髓瘤等ASO也可升高。此外，ASO检测应排除实验干扰影响因素，检测标本如有溶血、高胆固醇血症、黄疸和血清污染等，可使ASO升高。常用检测方法有免疫比浊法、胶乳凝集法。

87. 什么是冷球蛋白？冷球蛋白检测有何临床意义？

冷球蛋白（cryoglobulin）是血清中存在的一种免疫球蛋白，具有遇冷沉淀、遇热又溶解的特性，不包括冷纤维蛋白原、C反应蛋白与白蛋白的复合物和肝素沉淀蛋白等一类具有类似特性的血清蛋白质。当血中含有冷球蛋白时便称为冷球蛋白血症。这种病理状态多继发于某些原发性疾病，如感染性疾病、自身免疫性疾病和某些免疫增殖病。

冷球蛋白血症可分为3型：①Ⅰ型为单克隆型，约占总数的25%，主要是IgM类，偶有IgG，罕有IgA或本周蛋白；多伴发于多发性骨髓瘤、原发性巨球蛋白血症或慢性淋巴细胞白血病，实质上是一种特殊类型的M蛋白血症。②Ⅱ型为混合单克隆型，约占总数的25%，其冷球蛋白是具有抗自身IgG活性的单克隆免疫球蛋白，主要是IgM（类风湿因子），偶有IgG或IgA，这些冷球蛋白常与自身IgG Fc段上的抗原决定簇相结合，呈IgG-IgM等复合物状态；多伴发于类风湿关节炎、干燥综合征、淋巴增殖疾病和慢性感染等，也有少数的自发性混合冷球蛋白血症。③Ⅲ型为混合多克隆型，约占总数的50%，其冷球蛋白为多克隆、多类型的免疫球蛋白混合物，例如，IgM-IgG或者IgM-IgG-IgA等；常伴发于以下疾病：SLE（15%～35%）、类风湿关节炎、干燥综合征、血管炎、传染性单核细胞增多症、巨细胞病毒感染、病毒性肝炎（40%）、链球菌感染后心内膜炎、麻风病、黑热病等。

冷球蛋白血症临床表现多变，主要与冷球蛋白类型有关，除原发病的临床表现外，部分病例（50%的Ⅰ型、15%的Ⅱ型和Ⅲ型患者）可无症状，其他患者常有因冷球蛋白遇冷沉淀所引起的高血黏度、红细胞凝集、血栓形成等病理现象。常见症状包括雷诺征（即寒冷性肢端发绀）、皮肤紫癜、坏死、溃疡、寒冷性荨麻疹、关节痛、感觉麻木等，以及深部血管受累时所引起的肾、脑、肝和脾等器官损害。

88. 什么是自身抗体？自身抗体检测有何临床价值？

自身抗体是指抗自身细胞内、细胞表面和细胞外抗原的免疫球蛋白。自身抗体是自身免疫应答和自身免疫性疾病（autoimmune disease，AID）重要特征之一，多数AID均伴有特征性的自身抗体（谱），自身抗体检测已成为诊断AID的重要手段。目前，国外临床常规自身抗体检测项目已达百种以上，主要包括：抗核抗体谱、抗中性粒细胞胞质抗体谱、抗磷脂抗体谱、类风湿关节炎相关抗体谱、自身免疫性肝病自身抗体谱、1型糖尿病自身抗体谱、自身免疫性大疱性疾病抗体谱、肌炎自身抗体谱、不孕/不育自身抗体谱、炎症性肠病自身抗体谱、自身免疫性胃炎/恶性贫血自身抗体谱、麦胶（麸质）敏感性肠病自身抗体谱、副肿瘤综合征自身抗体谱和重症肌无力自身抗体谱、自身免疫性甲状腺疾病自身抗体谱等。

自身抗体的检测具有如下临床意义。①AID诊断与鉴别诊断：不同的AID多具有特征性自身抗体谱，疾病标志性抗体或特异性抗体或疾病相关性自身抗体对AID诊断与鉴别诊断意义重大，对AID早期诊断、及时治疗至关重要。②AID病情评估与治疗监测：某些自身抗体与疾病活动性密切相关，通过自身抗体效价的变化，可判断疾病的活动性，观察治疗反应，指导临床治疗；临床常见的疾病活动性相关自身抗体，如SLE中的抗dsDNA抗体、系统性血管炎中的抗PR3抗体和抗MPO抗体，这类抗体在检测中应强调定量检测和定期检测。③AID病程转归与预后判断：某些自身抗体与疾病发展、转归相关，如局限性系统性硬化症中抗着丝点抗体阳性患者预后良好，而弥漫性系统性硬化症中抗Scl-70抗体阳性患者预后较差。④AID致病机制的研究：通过自身抗体临床应用实践，可进一步研究和阐明AID发病机制。

89. 自身抗体根据临床意义分类可分为哪几种？

自身抗体根据临床意义分类可分为：①疾病标志性自身抗体，此类自身抗体可出现于某种AID中，而在其他疾病中很少检出，对AID的诊断价值大，但种类较少且敏感性低，如SLE中的抗Sm抗体（敏感性为20%～30%）；②疾病特异性自身抗体，此类自身抗体在某种AID中敏感性高，在其他疾病也可出现，但敏感性低，如SLE中的抗双链DNA（dsDNA）抗体（活动期敏感性为70%～80%，特异性为90%～95%），也可见于Ⅰ型自身免疫性肝炎和混合性结缔组织病等疾病；③疾病相关性自身抗体，此类自身抗体与某种AID有密切相关性，但在其他疾病也可出现，且敏感性不低，如PSS中的抗SSA抗体和抗SSB抗体，阳性率分别为70%和40%，对PSS诊断意义大，但也常出现于SLE中，阳性率分别为50%和30%；

④疾病非特异性自身抗体，此类自身抗体可在多种AID中出现，不具疾病诊断特异性，如抗核抗体（ANA）可见于多种结缔组织病；⑤生理性自身抗体，在正常人中常存在针对自身抗原的自身抗体，此类自身抗体效价低，不足以引起自身组织的破坏，但可以协助清除衰老蜕变的自身成分，起到免疫自稳效应，其出现的频率和效价随年龄的增长而增高，常见的自身抗体有抗核抗体、类风湿因子等。

90. 目前临床应用的自身抗体检测方法有哪些？

目前临床应用的自身抗体检测方法种类很多，主要包括：间接免疫荧光法（IFA）、化学发光免疫分析法（CLIA）、酶联免疫吸附试验（ELISA）、数码液相芯片技术（DLCM）、线性免疫印迹法（LIA）、免疫斑点法（ID）、悬浮芯片技术（xMAP）、芯片酶联免疫技术（Array-ELISA）、免疫印迹法（IB）、蛋白芯片法（protein chip）、放射免疫法（RIA）、免疫沉淀法（RIP）、斑点酶免疫渗透试验（DIEFA）、斑点金免疫结合试验（DIGFA）等。

91. 什么是间接免疫荧光法？

免疫荧光法（immunofluorescence）是用荧光素与抗体连接成荧光抗体，再与抗原反应，置荧光显微镜下观察，抗原抗体复合物散发的特定荧光。免疫荧光法可分为直接免疫荧光法（direct immunofluorescence assay，DIFA）和间接免疫荧光法（indirect immunofluorescence assay，IFA），在自身抗体的检测中常用IFA，该方法的优点是敏感性高，操作简单。

IFA检测首先将稀释的血清样本与生物载片（反应区内固定有包被基质的生物薄片）温育，如果血清样本中该检测抗体阳性时，特异性IgG（IgA或IgM）抗体与相应的抗原结合。在第二次温育时，荧光素标记的抗人抗体与结合在生物基质上的抗体反应，形成荧光显微镜下所观察到的特异性荧光模型。常用的荧光素是异硫氰酸荧光素（fluorescein isothiocyanate，FITC）和藻红蛋白（phycoerythrin，PE），前者发黄绿色荧光，后者发红色荧光。

92. 什么是酶联免疫吸附试验？

酶联免疫吸附试验（enzyme-linked immunosorbent assay，ELISA）是酶免疫测定技术中应用最广泛的检测技术。ELISA基本方法是将已知的抗原或抗体吸附在固相载体（聚苯乙烯微量反应板）表面，使抗原抗体反应在固相表面进行，通过洗涤将固相上的抗原抗体复合物与液相中的游离成分分开。通过酶作用于底物后显色来判定结果，酶标仪测定光密度（optical density，OD）值以测算出抗体或抗原含量。常用于标记的酶有辣根过氧化物酶（horseradish peroxidase，HRP）、碱性磷酸酶（alkaline phosphatase，ALP）等。

ELISA的主要方法包括以下两种。①双抗体夹心法：用于检测特异抗原，已知抗体包被固相载体，加入待检血清样本，从而检测待检血清样本中是否含有特异抗原；②间接法：用于检测特异抗体，已知抗原包被固相载体，加入待检血清样本，从而检测待检血清标样本中是否含有特异抗体。

93. 什么是线性免疫印迹法？

线性免疫印迹法（linea immunoassay，LIA）是在硝酸纤维素膜条上包被已知高度纯化的单一抗原，从而检测其特异性抗体。在第一次温育时，稀释的血清样本与检测膜条反应。如血清样本特异抗体阳性，特异性的IgG（IgA或IgM）可与相应抗原结合。第二次温育加入酶标抗人IgG进行反应，然后加入酶底物，以产生可观察的颜色反应，结果判读是根据反应后的膜条与标准谱带图对照，相应的谱带定位和带型显色强度可判断相对应的特异抗体阳性。值得注意的是，LIA检测时膜条上所标记抗原的位置与抗原的分子量无关。

94. 什么是化学发光免疫分析法？

化学发光免疫分析法（chemiluminescence immunoassay，CLIA）是一类基于化学发光技术研发的免疫检测方法。依据发光功能反应和标记物特点，可分类为直接化学发光免疫分析法、化学发光酶免疫分析法、电化学发光免疫分析法。

CLIA的分析灵敏度高达10^{-18}mol/L，而酶免技术和放免技术的分析灵敏度只能达到10^{-13}mol/L和10^{-15}mol/L。CLIA检测线性范围高达6个数量级，即1～10^{6}。而酶联免疫技术、放免技术和荧光免疫技术分别只能够达到1～10^{2}、1～10^{4}和＞10^{4}。此外，化学发光试剂盒的有效期和稳定性也比较理想。目前该法可用于抗核抗体谱、抗磷脂抗体谱、血管炎抗体谱、自身免疫性糖尿病抗体谱、类风湿关节炎抗体谱、自身免疫性肝炎抗体谱和IgG亚类等项目的检测。

95. 什么是数码液相芯片技术？

数码液相芯片技术（digital liquid chip method，DLCM），又称磁条码免疫荧光发光法，是一种生物大分子检测方法，是继生物芯片技术、化学发光技术之后开发出的新一代高通量诊断技术。该法检测载体为磁条码芯片，不同编码的磁条码芯片表面分别包被着不同的抗原，有上百个同种芯片同时放入反应体系。在反应过程中，芯片悬浮液体于37℃的环境下进行液相反应，将样本中特定抗体与特定磁条码芯片表面上的抗原结合形成抗原抗体复合物，再加入荧光信号蛋白标记的抗人IgG（或IgM、IgA）抗体，最终形成不同检测指标的复合物。通过显微成像技术进行明暗场成像，可获得对应芯片不同的荧光强度，理论上每个磁条码芯片均会有一个荧光强度，同一编码芯片会有若干个荧光强度，通过软件计算分析各编码芯片的荧光强度，取中位数，换算成对应抗体的浓度或抗体指数，给出定量或定性的结果。

DLCM可在单一样本的一次检测中同时分析多个待检指标结果，可实现每小时上千个测试的通量。此外，磁条码芯片的表面积大，表面活性化学偶联基团多，可共价结合大量不同类型的抗原/抗体，保留最佳活性，检测灵敏度较高。目前该法可用于抗核抗体谱、肌炎抗体谱、血管炎抗体谱和自身免疫性肝炎抗体谱等项目的检测。

96. 什么是抗核抗体？

在自身免疫性疾病中，细胞核常成为自身免疫反应的重要靶子。抗核抗体（antinuclear antibodiy，ANA）传统定义（狭义）是指抗细胞核抗原成分的自身抗体的总称，这是一组针对细胞核内DNA、RNA、蛋白质、脂类、酶类或这些物质的分子复合物的抗体。随着免疫荧光技术的发展，尤其是培养细胞抗原基质的广泛应用，ANA靶抗原分布由传统的细胞核扩展到现在的整个细胞，包括细胞核、细胞质、细胞骨架、细胞分裂周期蛋白等。因此，抗核抗体现代定义（广义）是指抗细胞内所有抗原成分的自身抗体的总称。

20世纪50年代后期，间接免疫荧光技术（indirect immunifluorescence，IFA）开始应用于ANA检测。IFA法检测ANA敏感性高、方法简便已成为自身免疫性疾病最基本的筛选试验。临床常规检测的ANA主要是指IFA法检测ANA，亦称免疫荧光抗核抗体（immunifluorescence antinuclear antibody，IFANA）。

97. 什么是抗核抗体谱？如何分类？

ANA的研究，从1948年Hargraves首先描述的狼疮（lupus erythematosus，LE）细胞算起，迄今半个多世纪来，人们对ANA的认识不断加深，已衍生出具有不同临床意义的数十种ANA，形成了抗核抗体谱（antinuclear antibodies，ANAs）。这些抗体对风湿免疫性疾病，尤其是结缔组织病诊断、鉴别诊断及临床治疗具有重要帮助。

抗核抗体谱实际上是自身抗体的一个“家族”，随着分子生物学、细胞生物学、免疫化学的深入研究，人们对这一“家族”成员的特征及其在自身免疫病中扮演的“角色”的认识逐步加深，并不断有新的靶抗原被发现。目前根据细胞内靶抗原分子的理化特性和分布部位，可将ANAs分为9大类，即抗DNA抗体、抗组蛋白抗体、抗DNA组蛋白复合物抗体、抗非组蛋白抗体、抗核仁抗体和抗其他细胞成分抗体，每一大类又因不同的抗原特性再分为许多亚类，其分类如图2-1。

抗核抗体谱

- 抗DNA抗体：抗双链DNA抗体、抗单链DNA抗体
- 抗组蛋白抗体：抗组蛋白亚单位H1、H2A、H2B、H3、H4及其复合物抗体
- 抗DNA组蛋白复合物抗体：狼疮细胞、抗DNP抗体、抗核小体抗体
- 抗ENA抗体：抗Sm、nRNP、SSA/Ro、SSB/La、rRNP、Scl-70、Jo-1、PCNA、
- 抗非组蛋白抗体
  - 抗ENA抗体：抗Sm、nRNP、SSA/Ro、SSB/La、rRNP、Scl-70、Jo-1、PCNA、Ku、PM-1、RA33、Ki、SRP、RANA、Mi-2、PL-7、PL-12、p80等抗体
  - 抗染色体DNA蛋白抗体：抗着丝点抗体（ACA）
- 抗核仁抗体：抗RNA多聚酶Ⅰ/Ⅱ/Ⅲ、原纤维蛋白、NOR-90和Th/To等抗体
- 抗细胞胞质成分：抗线粒体、高尔基体、肌动蛋白、波形蛋白、原肌球蛋白、溶酶体、细胞角蛋白、棒环型等抗体
- 抗细胞周期成分：抗中间体、中心体、纺锤体等抗体
- 抗其他细胞成分抗体：抗核孔复合物、板层素、致密颗粒型等抗体

图2-1　抗核抗体谱

98. ANA荧光染色模型有哪些？有何临床意义？

应用间接免疫荧光法（IFA）检测ANA，因被检血清中存在不同性质的特异性的ANA，同检测底物靶抗原结合，呈现形态各异的荧光染色模型。通过荧光染色模型分析，可初步判断相应抗体性质范围，从而提示进一步检测特异性抗体。临床常规检测ANA，常见的荧光染色模型有下述10种。

（1）均质型（homegeneous pattern，H）：分裂间期细胞核质染色均匀一致，分裂期细胞染色质阳性（亦呈均质型）。此染色型与抗dsDNA抗体、抗组蛋白抗体和抗核小体抗体有关。

（2）斑点型（speckled pattern，S）：又称核颗粒型。分裂间期细胞核质染色呈斑点状、斑块状；分裂期细胞染色质阴性。此荧光染色型多与抗可溶性核抗原（ENA）抗体有关。

（3）核仁型（nucleolar pattern，N）：分裂间期细胞核仁着染荧光，分裂期细胞染色质阴性。此荧光染色型与系统性硬化症相关抗核抗体有关。核仁颗粒型，常与抗U3nRNP/Fibrillarin抗体、抗RNA多聚酶Ⅰ抗体相关；核仁均质型，常与抗PM-Scl（PM-1）抗体、抗7-2-RNP（To）抗体，抗4-6-RNA抗体相关；核仁点型（1～2点），常与抗核仁形成中心（NOR）抗体相关。

（4）核膜型（membranous pattern，M）：分裂间期细胞荧光染色在核膜周围，分裂期细胞染色质阴性。此荧光染色型与抗核包膜蛋白抗体（抗板层素或gp210抗体）相关。

（5）着丝点型（centromere pattern）：又称散点型（discrete speckled pattern）。分裂间期细胞核内均匀散布大小均一的明亮的细点状荧光，数量一般为40～60个（通常为46个或92个），分裂期细胞染色质着丝点密集排列呈“棒状”或“带状”明亮荧光。

（6）胞质型（cytoplasmic pattern）：分裂间期细胞胞质荧光染色阳性。又可分为线粒体型（胞质粗颗粒型）、核糖体型（胞质细颗粒型或均质型，有时可见核仁阳性）、Jo-1型（细

胞质颗粒型）、细胞质细颗粒型（PL-7、PL-12）等。

（7）核点型（nuclear dot pattern）：又可分为核少点型、核多点型和小泛素相关修饰蛋白样核点型。核少点型分裂间期HEp-2细胞核浆呈现2～6个分散的"针尖样"大小的点状荧光，分裂期HEp-2浓缩染色体区阴性，猴肝冷冻切片中每个肝细胞核浆呈现1～2个"针尖样"点状荧光染色，该核型与抗P80抗体螺旋蛋白抗体有关。核多点型与核少点型相似，但"针尖样"荧光点增多，在分裂间期HEp-2和猴肝冷冻切片的肝细胞上分别为5～20个和3～7个"针尖样"点状荧光染色，该核型与抗SP100抗体有关。小泛素相关修饰蛋白样核点型在部分分裂间期HEp-2细胞核浆核仁区旁呈现1个粗大的点状荧光，可伴有细颗粒荧光，分裂期HEp-2浓缩染色体区阴性，猴肝冷冻切片中部分肝细胞核浆呈现1个"针尖样"点状荧光染色，该抗体与抗小泛素相关修饰蛋白抗体有关。

（8）致密颗粒型（dense fined speckled pattern，DFS）：分裂间期HEp-2呈现大小、亮度不一的颗粒样荧光染色不均匀的分布在细胞核浆中，分裂期HEp-2浓缩染色体区阳性且荧光染色特点与分裂间期相似，猴肝冷冻切片中肝细胞核浆呈现或不呈现颗粒样荧光染色，该核型与抗DFS70抗体有关。

（9）棒环型（ring or rod，RR）：在分裂间期HEp-2细胞核旁呈现一个"圆环状"或者1～2条"棒状"荧光染色，分裂期HEp-2浓缩染色体区阴性，猴肝冷冻切片中肝细胞核荧光染色阴性，该抗体常见于HCV感染经干扰素治疗后的患者中。

（10）混合型（mixed pattern）：指两种或两种以上混合的荧光染色模型。有时一份血清内因含有多种抗体，可出现不同的染色模型（混合型），用不同稀释度的血清检测或注意观察不同分裂期细胞的荧光染色特点，有助于区分所含有的各种荧光染色模型。

除上述常见荧光染色模型外，还可见一些少见的荧光染色模型（表2-1），如纺锤体型、高尔基体型、溶酶体型和PCNA型等。这些少见的荧光染色模型，除PCNA型外，多数荧光染色模型所对应的ANA，其临床意义还不十分清楚。

表2-1　IFA检测ANA荧光染色模型

细胞核	细胞质	细胞骨架	细胞周期
均质型	核糖体型	肌动蛋白型	中心体型
核膜型	线粒体型	波形纤维蛋白型	纺锤体型
斑点型（粗、细）	高尔基体型	细胞角蛋白型	纺锤丝型
核仁型（多种）	溶酶体型	原肌球蛋白型	中间体型
着丝点型	颗粒型（粗、细）	纽带蛋白型	PCNA型
核膜型（抗板层素/gp210抗体）	结蛋白（桥粒）型		
核少点型（抗p80抗体）			
核多点型（抗Sp100抗体）			

关于ANA荧光染色模型，应该指出的是一种抗体可以出现不同的荧光染色模型，不同的抗体也可以出现相同的荧光染色模型。荧光染色模型具有一定的提示作用，但仅根据荧光

染色模型特点来推断抗体的特异性是片面的，ANA特异性的判断应根据特异性抗体检测方法（如CLIA、ELISA、LIA等）来确定。IFA检测ANA，结果判断时应注意有丝分裂期（mitotic phase）细胞，尤其是中期细胞荧光染色特点，对荧光染色模型分析有重要帮助。

99. 什么是抗细胞质成分抗核抗体？有何临床意义？

抗细胞浆/质抗体指以细胞浆成分为靶抗原的抗核抗体。应用HEp-2细胞基质IFA法检测ANA表现为细胞浆荧光染色，不同的荧光染色形态提示待检样本中存在不同的自身抗体，主要包括：①抗细胞质可溶性颗粒成分抗体，如抗ENA抗体中的抗rRNP抗体、抗tRNA合成酶抗体和抗SRP抗体等；②抗细胞质细胞器抗体，如抗线粒体、高尔基体、溶酶体、过氧化物酶和内质网抗体等；③抗细胞质纤维结构抗体，如抗肌动蛋白、波形纤维蛋白、原肌球蛋白、细胞角蛋白、纽（带）蛋白抗体等。IFA法临床常规检测ANA结果为抗细胞质抗体阳性，应结合荧光染色模型特点及患者的临床症状，进一步行特异性抗体检测。抗细胞质成分ANA的靶抗原性质、荧光染色模型特点及临床意义见表2-2。

表2-2　抗细胞质成分ANA的靶抗原性质、荧光染色模型特点及临床意义

抗细胞质抗体	HEp-2细胞荧光染色模型	靶抗原	临床意义
抗细胞质颗粒成分抗体			
抗rRNP抗体	胞质细颗粒型（多伴核仁型）	60S核糖体磷酸化蛋白	SLE特异性抗体
抗SRP抗体	胞质细颗粒型（核周强）	信号识别粒子（54kD）	PM/DM特异性抗体
抗tRNA合成酶抗体	胞质细颗粒型（核周强）	tRNA合成酶	PM/DM特异性抗体
抗细胞质细胞器抗体			
抗线粒体抗体	胞质粗颗粒型	线粒体M2	常见于PBC，SS（肝损），SSc
抗高尔基体抗体	胞质核周一端粗颗粒型	高尔基复合体蛋白	偶见于CTD（SLE，SS）
抗溶酶体抗体	胞质大小不等大颗粒型	溶酶体蛋白酶	SLE偶见，非特异性抗体
抗过氧化物酶抗体	胞质均匀分散颗粒型	过氧化物酶	自身免疫病非特异性抗体
抗内质网抗体	胞质融溶细颗粒型	内质网（P450酶）	药物性或自身免疫性肝炎
抗细胞质纤维结构抗体			
抗肌动蛋白抗体	直束状横贯细胞纤维型	微丝肌动蛋白（84kD）	自身免疫性肝炎特异性抗体
抗波形纤维蛋白抗体	丰富散发蛛网样细纤维丝型	波形纤维蛋白（53kD）	炎性疾病，肿瘤
抗原肌球蛋白抗体	细胞骨架弯曲横贯细胞纤维型	原肌球蛋白	炎性疾病，肿瘤
抗细胞角蛋白抗体	横贯细胞核、浆网状纤维型	细胞角蛋白8、18、19	RA，肿瘤
抗纽（带）蛋白抗体	胞质短索状纤维型	纽（带）蛋白（117kD）	慢性炎性疾病
抗结（桥粒）蛋白抗体	胞质纤维型（伴颗粒型）	结蛋白	炎性疾病非特异性抗体
其他			
抗棒环型抗体	胞质棒环型	肌苷-5′-单磷酸脱氢酶2	聚乙二醇干扰素-α联合利巴韦林治疗的HCV患者中常见

100. 什么是抗细胞周期抗原成分抗核抗体？有何临床意义？

应用HEp-2细胞基质IFA法检测ANA，与细胞周期抗原成分相关的自身抗体包括：抗着丝点抗体、抗增殖性细胞核抗原（PCNA）抗体、抗中心体抗体、抗纺锤体抗体、抗纺锤体纤维抗体、抗中间体抗体和抗染色体相关抗体等。抗细胞周期抗原成分抗体的靶抗原性质、荧光染色模型特点及临床意义见表2-3。

表2-3 抗细胞周期抗原成分抗体的靶抗原性质、荧光染色模型特点及临床意义

抗细胞周期抗体	HEp-2细胞荧光染色模型	靶抗原	临床意义
抗着丝点抗体	40～60个均匀散布荧光颗粒	着丝点蛋白A、B、C	CREST综合征，PBC
抗PCNA抗体	增殖期核质、核仁均质斑片型	DNA多聚酶δ辅助蛋白	SLE特异性抗体
抗中心体抗体	核周核质1～2个明亮圆点染色	中心体（48kD hsp蛋白）	雷诺综合征，SSc
抗纺锤体（MSA-1）抗体	分裂期细胞两极纺锤体染色	MSA-1/NuMA（250kD蛋白）	CTD
抗中间体（MSA-2）抗体	分裂期细胞赤道板带状染色	MSA-2/中间体（130kD蛋白）	SSc，雷诺综合征
抗纺锤体纤维（MSA-3）抗体	纺锤体及纤维型染色	不明	呼吸道肿瘤
抗染色体相关抗体	分裂期细胞染色体染色	不明	炎性疾病

101. 什么是抗着丝点（粒）抗体？有何临床意义？

1980年Moroi等应用IFA法首先在系统性硬化症患者血清中发现抗着丝点（粒）抗体（anticentromere antibodiy, ACAs）。ACA早期亦被称为抗动原体或抗动粒抗体（antikinetochore antibodies），其靶抗原为着丝点蛋白，位于细胞分裂时与纺锤体相互作用的动原体（动粒）的内板与外板上。与ACA反应的着丝点蛋白通常有4种：着丝点蛋白A（CENP-A，17kD）、着丝点蛋白B（CENP-B，80kD）、着丝点蛋白C（CENP-C，140kD）和着丝点蛋白D（CENP-D）。CENP-B能与含有各种着丝点抗体的血清起反应，是主要的靶抗原。近年来陆续发现了识别着丝点蛋白E（CENP-E）、着丝点蛋白F（CENP-F）及着丝点蛋白G（CENP-G）的抗着丝点抗体，但比较少见。

在未分型的系统性硬化症患者血清中，ACA的阳性率为22%～36%，且抗体阳性与雷诺征有密切关系。ACA是系统性硬化症的亚型CREST综合征的特异性抗体，阳性率可达80%～98%。CREST综合征属系统性硬化症中的一种良性变异型，又称“系统性硬化症局限型”，临床表现主要包括钙质沉着（calinosis，C）、雷诺现象（Raynaud，R）、食管

运动障碍（esophageal dysmotility，E）、指（趾）端硬化（sclerodactyly，S）和毛细血管扩张（telangiectasias，T）等。CREST综合征患者多较少涉及内脏损害，病情较轻，进展缓慢，病程较长，ACA阳性往往是患者预后较好的一个指标。此外，原发性雷诺征患者（无其他CREST症状或体征）中ACA的阳性率仅为25%，但抗体阳性者易发展成系统性硬化症局限型，此类患者可能是CREST综合征的早期变异型或顿挫型。弥漫性系统性硬化症中ACA较为少见，阳性率仅为8%。ACA很少与抗Scl-70抗体同时存在。ACA还偶见于局限性肺动脉高压、其他结缔组织病（SLE、RA、SS等，阳性率＜5%）、关节痛和原发性甲状腺炎伴雷诺征等患者。

此外，ACA还见于原发性胆汁性胆管炎（PBC）患者，阳性率为10%～20%。PBC常与系统性硬化症重叠，发生率为10%～15%。ACA阳性的PBC患者常同时存在CREST综合征的临床症状，如雷诺征、指（趾）端硬化等。PBC患者中ACA的靶抗原性质同SSc，以CENP-B为主。应用IFA检测时可以发现，PBC患者中ACA阳性常伴PBC其他相关自身抗体，最常见的是抗线粒体抗体（AMA）。PBC患者中约20%的AMA阳性伴ACA阳性。ACA伴抗核点抗体、抗核包膜蛋白抗体的荧光染色模型也可见到。

ACA的筛查常用IFA法，特异性靶抗原如抗CENP-B抗体的检测常用CLIA、DLCM、LIA和ELISA等。IFA法ANA筛选试验，ACA阳性时分裂间期细胞可见细的、大小相似的、明亮的荧光颗粒均匀散布于细胞核位置，颗粒数量一般为40～80个（通常每个细胞核含有46或92个着丝点）；有丝分裂期细胞（尤其是分裂中期细胞）染色体区呈现密集棒状或带状排列的着丝点荧光染色。ACA荧光染色型亦被称为散点型。

102. 什么是抗中心粒抗体？有何临床意义？

抗中心粒抗体是抗中心粒板的核蛋白抗体，其靶抗原为在重叠的纺锤纤维中起排斥作用的具有ATP酶活性的蛋白。抗中心粒抗体阳性可见于钙沉着症、系统性硬化症、雷诺病、食管运动不良、指（趾）皮肤硬化症和毛细血管扩张症等。

103. 什么是抗染色体抗体？有何临床意义？

抗染色体抗体属于抗细胞周期抗原成分抗体，HEp-2细胞荧光染色模型为分裂期细胞染色体染色，其靶抗原目前尚未明确。对于某些炎性疾病的治疗具有一定的临床意义。

104. 为什么抗核抗体筛选试验主要以HEp-2细胞为抗原底物应用间接免疫荧光法检测？

自1957年Holborow首先应用IFA法检测ANA以来，许多研究者对ANA检测方法进行了大量研究，但事实证明，只在IFA法改良上有些进展，如底物选择及其制备方法改良等，其他如试图将ELISA推广为最基本的筛选方法来检测ANA并未成功。原因如下：ANA是指细胞内所有具有抗原特性的总的抗核抗体，人工方法复制细胞抗原所有成分极其困难，细胞内靶抗原的抗原性还同抗原存在的相对浓度、自然抗原决定簇的二级及高级结构有关，即便应用现代分子生物学技术，重组出的某些抗原因不具备天然构象而无抗原性或抗原性很弱；由于检测水平及患者经济承担能力的限制，有许多特异性抗体还不能作为常规检测项目，荧光染色模型可初步判断相应抗体性质范围或确定抗体特异性。目前国际上通常采用HEp-2细胞（人喉癌上皮细胞）作为ANA的检测底物。HEp-2细胞具有如下优点：属人来源培养细胞（人喉癌上皮细胞），核抗原丰富、特异性强、含量高；核大、细胞结构清晰、易于结果观察及荧光染色核型分析。HEp-2细胞片较鼠肝（肾）冷冻切片检测ANA，阳性率可提高10%～20%，这些抗核抗体包括抗SSA/Ro抗体、抗着丝点抗体、抗增殖性细胞核抗原（PCNA）抗体、抗rRNP抗体、抗各种细胞器抗体、抗细胞骨架抗体、抗细胞周期蛋白抗体等。

综上所述，IFA法检测仍是国内外公认的检测ANA的“金标准”。目前，市场上除IFA法外，还有CLIA、ELISA法、金标法、快速胶乳颗粒试剂条法等检测ANA商品试剂盒，以上方法均采用人工纯化的ANA核抗原，抗原范围仅为常见的几种核抗原，虽然操作简单，结果易于判断，但易出现假阴性结果，故不提倡使用上述检测ANA的方法进行抗核抗体筛选试验。

105. 抗核抗体筛选试验的临床意义是什么？

临床上ANA的检测，实际上是指总抗核抗体检测。ANA阳性的疾病很多，最常见于系统性结缔组织病，某些非结缔组织病也可阳性（如感染性疾病、肝病、结核等），正常老年人也可出现低效价的ANA阳性。ANA检测在临床上是一个极重要的筛选试验,ANA阳性（高效价）标志着自身免疫性疾病的可能性，ANA检测对风湿免疫性疾病的诊断和鉴别具有重要意义。ANA在不同疾病中的阳性率见表2-4。

表2-4 抗核抗体（ANA）在不同疾病中的阳性率

疾 病	阳性率/%	疾 病	阳性率/%
系统性红斑狼疮（SLE）	≥95	未分化结缔组织病	55～95
药物性狼疮（DLE）	≥95	自身免疫性肝炎	80～90
类风湿关节炎（RA）	30～50	银屑病关节炎	8
幼年型类风湿关节炎（JRA）	20～40	慢性活动性肝炎（CAH）	30～40
混合性结缔组织病（MCTD）	≥95	溃疡性结肠炎	20～30
系统性硬化症（SSc）	70～90	慢性淋巴性甲状腺炎	10～20
干燥综合征（SS）	60～80	重症肌无力（MG）	10～20
多发性肌炎/皮肌炎（PM/DM）	40～60	正常人	5～10

注：以HEp-2细胞为底物；≥1∶40为阳性。

抗核抗体的临床应用与我们对其免疫学特性的认识能力有关，临床检测中如发现抗核抗体阳性，还要进一步区分抗核抗体的类型。因为有些抗核抗体对某些疾病的诊断有相对的特异性，有些抗体为某种疾病所特有。某些自身抗体，如抗dsDNA抗体与疾病的活动性密切相关。而某些自身抗体，如抗ENA抗体则与疾病的活动性无明显关系。需要指出的是，ANA阳性并不一定就是患有自身免疫性疾病。患者在临床就诊过程中，如果发现ANA阳性，应详细做有关方面的检查，定期观察ANA的变化，以便得出正确的诊断并得到及时治疗。

106. 什么是狼疮细胞？

1948年美国学者Hargraves等首先在SLE患者的骨髓和胸腔积液涂片中发现了狼疮细胞（lupus erythematosus cell，LE）现象，即中性粒细胞吞噬了“均质体”，并将细胞核推向一边。相关学者以后逐渐认识到均质体（LE小体）的产生是由于LE因子即抗脱氧核糖核蛋白抗体（anti-deoxyribonucleoprotein antibodies，抗DNP抗体）存在的缘故。LE细胞的发现奠定了SLE自身免疫的基础，在自身免疫和自身抗体的研究历史中占有重要的地位。

107. 什么是抗DNA抗体？如何分类？临床意义是什么？

抗DNA抗体又称抗脱氧核糖核酸抗体（anti-deoxyribonucleic acid antibodies），一般可分成与天然（双链）DNA反应的抗体（anti-double stranded DNA antibodies，抗dsDNA抗体/anti-native DNA antibodies，抗nDNA抗体）和与变性（单链）DNA反应的抗体（anti-single stranded DNA antibodies，抗ssDNA抗体/anti-denatured DNA antibodies，抗dDNA抗体）两种抗体。1957年，Ceppelini等首先描述了SLE患者血清中存在与DNA发生反应的成分，但直到1975年Stollar等报道了抗DNA抗体与SLE有密切关系，并认识到抗DNA抗体检查对SLE的诊断价值。20世纪70年代中后期，数种定性、定量的抗DNA抗体检测方法被建立、完善，并应用于临床。抗dsDNA抗体的靶抗原为成双碱基对的DNA双螺旋结构，反应位点位于DNA（外围区）脱氧核糖磷酸框架上。抗ssDNA抗体的靶抗原为核糖及脱氧核糖，反应位点基本来自嘌呤及嘧啶碱基区。亦有学者将抗DNA抗体根据靶抗原性质分为4类，见表2-5。

表2-5 抗DNA抗体分类

种类	靶抗原	疾病相关性	检测方法
抗dsDNA抗体	DNA双螺旋结构	SLE特异性	IFA，CLIA，EIA，RIA
抗SSDNA抗体	核糖，脱氧核糖	非特异性	RIA，EIA
抗dsDNA、抗SSDNA抗体	脱氧核糖，嘌呤，嘧啶	SLE高特异性	RIA，EIA
抗zDNA抗体	左双螺旋DNA	SLE高特异性	—

抗dsDNA抗体主要见于SLE，是目前公认的SLE高度特异性抗体。抗双、单链DNA抗体主要见于SLE，阳性率为60%～70%，且抗体效价高，而在其他疾病少见且抗体效价低。因抗原纯化困难，故未应用于临床检测。抗zDNA抗体对SLE有很高的特异性，可达90%以上，而且抗体效价与疾病活动高度相关，其临床意义与抗dsDNA抗体相似。但因其对应靶抗原的特殊构象（非天然的左双螺旋DNA），抗原纯化困难，故未应用于临床检测。抗ssDNA抗体对疾病诊断缺乏特异性，虽然SLE患者中其阳性率为70%以上，但也可以在多种风湿免疫性疾病（如DIL为60%～80%，MCTD为20%～50%，PM/DM为40%～50%，SSc为14%，SS为13%，RA为8%等）或非风湿免疫性疾病（如慢性活动性肝炎，细菌、病毒感染等）中出现，有些正常老年人也存在抗ssDNA抗体，故临床上实用价值不大，一般不用于临床常规检测。

抗DNA抗体在SLE的发病机制中起重要的作用。在一部分SLE患者，DNA大分子可存在于循环中或黏附于多种器官的微血管结构，这些循环或器官原位抗原型DNA均可与循环自身抗体发生反应，形成抗原抗体免疫复合物，激活炎症系统（如补体途径），在一些器官（如肾脏、肺、关节和脑组织）引起免疫复合物介导的疾病，导致组织损伤。临床表现为肾小球肾炎、关节炎、皮肤红斑、精神神经症状及多部位血管炎等所致的临床征象。

108. 抗双链DNA抗体的临床意义是什么？

抗dsDNA抗体主要见于SLE，是目前公认的SLE高度特异性抗体，被列为SLE诊断标准之一。抗dsDNA抗体在SLE中阳性率为60%～90%。活动期SLE（肾型或非肾型）的阳性率为80%～100%；非活动期SLE的阳性率低于30%。在未治疗SLE患者中，抗dsDNA抗体的诊断特异性为90%，敏感性为70%，高效价抗体阳性者90%以上为活动期SLE患者，而在非SLE患者和正常人则多为阴性。有时其他结缔组织病患者抗dsDNA抗体也可阳性，如干燥综合征、药物性狼疮、混合性结缔组织病等，但阳性率低，一般低于10%，抗体效价也较低，且此类病人一般认为是SLE重叠综合征。此外，在自身免疫性肝炎（AIH）中也可检测出抗dsDNA抗体。抗dsDNA抗体常出现在ANA阳性的Ⅰ型AIH患者中，对疾病可能具有预后价值。Czaja等应用ELISA法检测抗dsDNA抗体，在AIH中的阳性率为34%。抗dsDNA抗体与SLE疾病活动性关系密切，其抗体效价随疾病的活动与缓解而升降。血清抗dsDNA抗体水平升高，提示疾病复发。血清抗dsDNA抗体呈升高水平，同时伴低补体时，提示发生狼疮肾炎的危险性高。SLE缓解期其血清抗dsDNA抗体水平降低甚至转阴。因此，抗dsDNA抗体常被作为SLE活动的指标，可用于监视SLE病情变化、SLE疾病活动期判断、药物疗效观察等。

109. 抗双链DNA抗体的检测方法有哪些？

抗dsDNA抗体的检测方法有很多，目前临床常规检测广泛应用的方法有：间接免疫荧光法（IFA），包括短膜虫法（CL-IFA）和马疫锥虫法（TE-IFA）两种方法；化学发光免疫分析（CLIA）；放射免疫分析法（RIA）、即Farr法，酶联免疫吸附试验（ELISA）、蛋白印迹法（WB），斑点金免疫渗滤试验（DIGFA）、即金标法等。抗dsDNA抗体的常规检测目前以CLIA、CL-IFA、ELISA为主，上述各种检测抗dsDNA抗体方法，市场上均有商品试剂盒供应。

抗dsDNA抗体的检测对于SLE的诊断和治疗极为重要，目前市场已有多种商品检测试剂盒，但不同的检测方法检测抗dsDNA抗体敏感性、特异性略有差异，临床应用各有利弊，临床应用时应对检测结果正确分析。通常CLIA、ELISA、RIA敏感性大于CL-IFA；CL-IFA特异性大于CLIA、ELISA、RIA。以上原因除决定于检测方法的敏感性、特异性外，还受以下因素影响。①dsDNA抗原的特异性、稳定性：CLIA、ELISA、Farr法、金标法中使用的人工纯化抗原，其纯度（抗原特异性）可直接影响检测结果，如果含有ssDNA、组蛋白等其他核抗原成分，将引起假阳性结果；而抗ssDNA抗体、抗组蛋白抗体缺乏疾病特异性，可见于多种风湿免疫性疾病，进而影响检测方法的特异性；dsDNA抗原在纯化包被（预包被）等生化处理过程中，易造成部分DNA内部位点人为暴露，变性解链，变成ssDNA；抗原稳定性问题可影响检测结果特异性；文献报道，Farr法检测试剂盒中，抗原^{125}I-dsDNA中，如含1% ssDNA，引起的假阳性结果就可达6%；CL-IFA法中应用的dsDNA抗原为天然纯dsDNA，未经人工处理，抗原性纯一、特异。②高亲和力与低亲和力抗dsDNA抗体：抗dsDNA抗体存在高亲和力（high avidity）与低亲和力（low avidity）两种特异性的抗体；所谓亲和力是描述多价抗体与能与之结合的有多个决定簇的抗原间形成的复合物的稳定性的术语；高亲和力抗DNA抗体，对SLE有较高特异性；低亲和力抗DNA抗体除存在于SLE外，也存在于其他风湿免疫性疾病中，对SLE诊断价值低；各种检测方法对两种亲和力的DNA抗体检测的适用性不同，低亲和力DNA抗体适用于ELISA法检测，高亲和力DNA抗体适用于Farr法检测。

110. 什么是抗单链DNA?有何临床意义?

抗ssDNA抗体的靶抗原为核糖及脱氧核糖，反应位点基本来自嘌呤及嘌呤碱基区。抗ssDNA抗体对疾病诊断缺乏特异性，除SLE患者有较高检出率（50%～60%）外，其他风湿免疫性疾病如混合性结缔组织病（MCTD）、药物性狼疮、系统性硬化症、皮肌炎、干燥综合征、类风湿关节炎等也都有8%～50%的检出率。也可以在非风湿免疫性疾病（如慢性活动性肝炎，细菌、病毒感染等）中出现，有些正常老年人也存在抗ssDNA抗体，故临床上实用价值不大，一般不用于临床常规检测。

当抗dsDNA阴性而SLE的诊断尚未明确时，高效价抗ssDNA抗体的存在对诊断也有参考意义。由于很多SLE患者血清中存在的抗DNA抗体能同时与dsDNA和ssDNA反应，表明二者有相同的抗原表位，因而有学者认为，不能排除抗ssDNA也有致病作用，甚至导致肾脏病变的可能。测定结果应结合临床分析，必要时应定期做动态观察。

111. 什么是抗组蛋白抗体？有何临床意义？

抗组蛋白抗体（anti-histone antibodies，AHA）又称组蛋白反应性抗核抗体（histone reaction antinuclear antibodies，HRANA）。AHA的靶抗原是细胞核染色质中的组蛋白，为一组与DNA结合的含大量阳性电荷氨基酸（富含赖氨酸与精氨酸）的小分子蛋白，无种属特异性及器官特异性，是染色质的基本结构核小体（nucleosomes）的重要组成部分。组蛋白分子量在11.2kD～21.5kD，作用为稳定DNA双链，也可能在基因调控中起作用。组蛋白可分为5种：H1、H2A、H2B、H3、H4，这5种组蛋白亚单位及其复合物（H2A-H2B-DNA复合物、H3-H4复合物）都有各自对应的自身抗体。组蛋白通常以八聚体形式存在，其中心由H3-H3-H4-H4四聚体组成。H2A-H2B二聚体位于其两侧，组蛋白部分被DNA双链围绕形成了高度结合的核小体。此核小体像一串珍珠一样结合在一起，在结合区，DNA（连接DNA）与组蛋白H1相关联。AHA可以在多种结缔组织病中出现，不具有诊断特异性，如SLE（30%～80%）、药物性狼疮（DIL，＞90%）、类风湿关节炎（RA，15%～75%）、幼年型类风湿关节炎（JRA，30%～75%）、原发性胆汁性胆管炎（PBC，40%～60%）、系统性硬皮病（SSc，30%）、Felty综合征（80%）、原发性干燥综合征（PSS，＜10%），混合性结缔组织病（MCTD，＜10%）等。此外，某些感染性疾病（如HIV感染）、肾脏疾病（如原发性肾小球肾炎、膜性肾小球肾炎和自发性肾病综合征等，为IgA型AHA）、神经性疾病（如早老性痴呆）等也存在一定意义的相关性。AHA在药物性狼疮的患者中阳性率较高，如仅有AHA抗体而不伴有其他ANA（抗ssDNA抗体除外），则强烈支持DIL诊断。IgG型AHA更有利于DIL诊断，IgM型AHA可以向IgG型转化。

AHA阳性的SLE患者临床上伴有肾炎者多见，中枢神经系统受累者则较少见。AHA与SLE疾病活动性存在一定意义的相关性，活动期SLE患者中AHA阳性率较高，可达90%。但也有文献报道，仅部分AHA阳性的SLE患者与活动性相关。SLE患者中，AHA主要以抗H2A-H2B-DNA复合物抗体、抗H1抗体和抗H2B抗体为主。

可诱发DIL的常见药物有普鲁卡因酰胺、苯妥英钠、异烟肼、肼苯哒嗪、奎尼丁、替尼酸、青霉胺、氯丙嗪及雌激素等。不同的药物可诱导出针对不同组蛋白亚单位的抗体，如由肼苯哒嗪所致的DIL患者，以抗H1和抗H3-H4抗体为主，很少有抗H2A-H2B抗体；而由普鲁卡因酰胺诱发的DIL患者中，主要为抗H2A-H2B-DNA复合物抗体。对于那些具有服用药物史，AHA阳性而无临床症状者，发现其血清中主要有IgM型AHA，且不限于抗组蛋白某一亚单位抗体；而那些出现临床狼疮症状的患者，则以IgG型抗H2A-H2B-DNA复合物抗体为主。抗组蛋白H2A-H2B-DNA复合物的自身抗体在DIL中阳性率为33%～95%，仅IgG型抗体临床意义较大，也见于其他疾病，如SLE（50%～75%）、SSc（20%）。

112. 什么是抗核小体抗体？有何临床意义？

核小体（nucleosomes）是真核细胞染色质基本重复结构的亚单位，对于细胞核中DNA的组成非常重要。核小体含有成对出现的4种核心组蛋白（histone）（H2A、H2B、H3和H4），形成组蛋白八聚体，146个双螺旋DNA碱基对环绕其两周。分别由两个H3和H4分子组成的四聚体复合物，构成核小体核心颗粒的内部。H2A-H2B二聚体位于核小体的表面。H1占据核小体顶部位置，通过联结DNA与相邻核小体，H1参与螺旋DNA的聚合和解离。1981年Peking等发现核小体与游离的双螺旋DNA或组蛋白不同，核小体抑制“狼疮细胞现象”的形成，“狼疮细胞现象”与核小体自身抗体有关。虽然1986年哈丁（Hardin）等提出核小体可能为激活抗核抗体的重要抗原，但相当一段时间内很少有人将核小体作为系统性自身免疫性疾病的自身抗原来关注，直到20世纪90年代中期核小体在SLE发病机制中的重要作用被确认，核小体及其自身抗体日益引起高度重视。近年研究表明，核小体是SLE的主要自身抗原，可能与SLE发病及病理变化直接相关。SLE患者细胞凋亡异常导致的核小体过度释放，可能是本病免疫异常的主要诱发环节之一。首先，核小体会成为多克隆B细胞的活化剂，这可能与SLE疾病的起始阶段有关；更重要的是，核小体是SLE中致病性Th细胞识别的自身抗原，不仅引起同源B细胞产生核小体特异性自身抗体，而且引起抗DNA抗体和抗组蛋白抗体的形成。核小体及其特异性自身抗体除了在致病机制方面成为近年来SLE研究最活跃的领域外，抗核小体抗体在临床中对SLE诊断和治疗的作用也得到重视。临床研究提示，抗核小体抗体与SLE疾病活动性及狼疮肾炎的发生明显相关，可能是SLE的特异性抗体之一。

抗核小体抗体的临床意义：在80%的MRL/lpr狼疮小鼠中可产生核小体特异性抗体，该自身抗体产生先于其他抗核抗体，与肾小球肾炎有关。SLE患者多克隆核小体特异性自身抗体的抗原反应与鼠类SLE模型表现相似，核小体在SLE中作为主要自身抗原近年已得到证实。靶器官中免疫复合物的沉积和炎症介质（包括补体）的大量活化是引起SLE全身性组织炎症损伤的基本机制之一。最近有证据表明，除了传统的致病性抗dsDNA抗体及其抗原抗体复合物外，核小体和组蛋白成分的自身抗体及其抗原抗体复合物在SLE的发病机制中可能起关键作用，尤其是在肾小球肾炎（狼疮肾）致病机制上意义重大。核小体的组蛋白成分（氨基末端带强阳性电荷）可促进免疫复合物与肾小球基底膜阴离子位点的结合，既作为植入抗原使原位免疫复合物得以形成，也可使含有核小体-核小体特异性抗体的循环免疫复合物得以沉积。在以上两种情况下，均可使肾小球基底膜的通透性增加，且产生炎性免疫应答反应。

近年来，由于核小体抗原纯化技术的改进，提高了抗核小体抗体对SLE患者的诊断特异性。同时，多种商品化检测试剂盒的出现，使该自身抗体应用于临床SLE等结缔组织病的诊断和鉴别诊断成为可能。抗核小体抗体在SLE诊断中的敏感性为58%～71%，特异性可达97%～99%。抗核小体抗体多见于活动性狼疮特别是狼疮肾炎，可能是SLE的特异性抗体，与抗dsDNA抗体、抗DNP抗体和抗Sm抗体等SLE的其他特异性抗体同时检测，可明显提高SLE临床诊断的敏感性和特异性。

113. 什么是抗ENA抗体？有何临床意义？

可提取性核抗原（ENA）是指可溶于盐溶液（生理盐水或磷酸盐缓冲液）而被提取

的核物质中一类蛋白抗原的总称，此组抗原不含组蛋白，大多数属于酸性核蛋白，由许多小分子的RNA和多肽组成，对RNA酶敏感，目前认为属于小核糖核蛋白（small nuclear ribonucleoprotein，snRNP）家族，发现的其相应抗体已有20余种。不同的抗ENA抗体在各种结缔组织病中的阳性率有明显差异，有些自身抗体属某些疾病的标志性抗体或特异性抗体，对自身免疫性疾病的诊断与鉴别诊断具有极为重要的意义。目前临床常规检测的抗ENA抗体包括抗Sm、抗U1RNP、抗SSA/Ro、抗SSB/La、抗rRNP、抗Scl-70和抗Jo-1 7种自身抗体，其他抗ENA抗体还包括抗PCNA、抗PM-1、抗Ku、抗Mi-2、抗RA33、抗Ki、抗SRP、抗RANA、抗PL-7和抗PL-12等抗体。

114. 什么是抗nRNP抗体？有何临床意义？

1971年马蒂奥利（Mattioli）等用ID法在混合性结缔组织病患者血清中首次发现了抗核糖核蛋白（nuclear ribonucleoprotein，nRNP）抗体，简称为“抗nRNP抗体或抗RNP抗体”。抗RNP抗体的靶抗原亦位于UsnRNP蛋白分子颗粒上，识别的是各种UsnRNP中除Sm共同核心外的另一类蛋白组分，目前已发现的有抗U1RNP抗体、抗U2RNP抗体、抗U4/6RNP抗体、抗U5RNP抗体、抗U7RNP抗体及抗U11RNP抗体等。因抗U1RNP抗体对结缔组织病的诊断及鉴别诊断具有重要临床意义，而其他的抗URNP抗体虽然可出现在SLE等CTD患者中，但阳性率较低，故临床常规检测抗RNP抗体主要以检测抗U1RNP抗体为主。抗U1RNP抗体的抗原决定簇位于与U1RNP相连接的蛋白多肽上，其成分至少包括9种蛋白多肽所组成的复合物，其中主要成分为70kD蛋白、蛋白A（32kD）和蛋白C（20kD）3种多肽。抗RNP（UIRNP）抗体检测对MCTD等其他CTD的诊断和鉴别诊断有重要帮助。

抗UIRNP抗体在MCTD患者中阳性率最高，几乎见于所有的MCTD患者，阳性率＞95%。出现高效价的抗nRNP抗体（尤其是抗70kD U1RNP抗体），且无其他特异性的抗核抗体，是诊断MCTD的重要血清学依据。抗U1RNP抗体可在多种风湿免疫性疾病中出现，并不具有诊断特异性。其他结缔组织病中阳性率分别为：SLE（30%～40%），SSc（14%），pSS（12%），PM/DM（15%）。在抗U1RNP抗体阳性的MCTD或SLE患者中，常与肌炎、食管蠕动功能低下、雷诺征、关节痛、指硬化和肺的间质性改变等临床症状密切相关，且此抗体阳性的患者肾小球肾炎的发病率极低。

抗RNP抗体检测方法包括CLIA、DLCM、ELISA、LIA等。在IFA法ANA试验中抗nRNP抗体阳性常显示为强斑点型荧光染色。

115. 什么是异质性胞核核糖核蛋白与小核糖核蛋白？有何异同处？

核内不均-RNA又称核内异质RNA，也就是前mRNA，是在真核细胞中蛋白编码基因通过RNA聚合酶Ⅱ形成的转录子，有20余种核酸结合蛋白与之结合形成hnRNP复合物，这些核酸蛋白根据所结合蛋白质的分子量，以字母顺序命名为hnRNP A（34kD）-hnRNP U

（120kD）。snRNA是在真核细胞核内的一组小分子RNA，含50～200个核苷酸，它们与有关蛋白结合形成snRNP。由于这组小分子的snRNP中尿嘧啶（uridine）含量丰富，亦称为UsnRNP。现已发现哺乳动物细胞中的UsnRNP至少有13种（U1～U13），大多分布于核质。新转录的mRNA前体和约30种不同的核蛋白组成不均一核糖核蛋白颗粒（hnRNP），hnRNP再与细胞核内的snRNP颗粒构成剪接体，剪去内含子，连接外显子，完成mRNA前体的转录后加工。大多数已知的hnRNP蛋白在人类HeLa细胞的核内都非常丰富，它们在细胞核内的含量与组蛋白相似，甚至远远超出了snRNP。

116. 什么是抗Sm抗体？有何临床意义？

1966年Tan和Kunkel等用ID法在SLE患者的血清中首次发现了抗Sm抗体，并以首例发现的患者姓名（Smith）命名。抗Sm抗体的靶抗原位于细胞核内一组由核蛋白与RNA所构成的分子颗粒上。这组蛋白被称为小核糖核蛋白（snRNP）。因这组小分子的snRNP中尿嘧啶（uridine）含量丰富，故snRNP又被称为UsnRNP。现已发现哺乳动物细胞中的UsnRNP至少有13种（U1～U13），大都分布于核质。UsnRNP在细胞内通过形成剪接体，参与信使RNA（mRNA）的成熟过程。UsnRNP中能被抗Sm抗体识别的蛋白组分被称为Sm"共同核心"（common core），Sm共同核心主要存在于除U3snRNP以外的U1、U2、U4/6和U5snRNP中，包括B/B'、D、E、F、G5种蛋白多肽。已知蛋白多肽的分子量为B/B'（28kD/29kD）、D（16kD）、E（12kD）、F（11kD）和G（9kD），其中B/B'及D与其他组分相比具有更高的亲和力，为抗Sm抗体较高特异性靶抗原组分。Sm抗原对DNA酶胰蛋白酶抵抗，与信息RNA前体剪切有关。抗Sm抗体为SLE的血清标志抗体，该抗体对SLE的诊断有重要帮助。

抗Sm抗体对SLE的诊断具有较高特异性，是目前公认的SLE的血清标志抗体，在SLE中的阳性率为20%～40%。抗Sm抗体阴性并不能排除SLE诊断。抗Sm抗体检测对早期、不典型的SLE或经治疗缓解后的SLE回顾性诊断有很大帮助。抗Sm抗体阳性是否与肾脏、中枢神经系统损伤及病情活动有关，目前尚无定论。

抗Sm抗体检测方法包括CLIA、DLCM、ELISA、LIA等。在IFA法ANA试验中抗nRNP抗体阳性常显示为强斑点型荧光染色。Sm和RNP的抗原是同一分子复合物（RNA-蛋白质颗粒）中的不同抗原位点，两种抗原具有相关性，分离提纯十分困难。临床上Sm抗体阳性者常同时伴有U_1RNP抗体阳性，单一Sm抗体阳性者很少见。在IFA法ANA试验中抗Sm抗体阳性常显示为强斑点型荧光染色。

117. 什么是抗SmD抗体？有何临床意义？

Sm抗原由B/B'、D、E、F、G等多种蛋白质组成，其中B/B'和D为Sm抗体较高特异性靶抗原组分。所以抗SmD抗体是抗Sm抗体的一种，它以SmD多肽氨基酸序列取代整个Sm分子作为靶抗原的抗体。抗SmD抗体使SLE的阳性率大幅提升至70%以上，但特异性降低，抗SmD抗体是SLE血清标志抗体，对SLE的诊断有重要价值。

118. 什么是抗核糖体P蛋白抗体？有何临床意义？

抗核糖体抗体（anti-ribosomal antibody）又称“抗rRNP抗体（anti-ribosomal RNP antibody）、抗核糖体P蛋白（anti-ribosomal P protein antibody）”。1985年Elkon及Francoeur等分别首次报道该自身抗体。抗rRNP抗体的靶抗原为细胞质中60S核糖体大亚基上P0（38kD）、P1（19kD）和P2（17kD）3个磷酸化蛋白，富含丙氨酸，有别于U1RNP。靶抗原位于核糖体大亚基的基部（stalk），此部位亦是鸟苷三磷酸酶（GTPase）结构区。靶抗原（P1和P2）参与了蛋白合成和GTP酶的激活。核糖体最初产生于核仁，之后转送释放到胞质中，由此构成了抗rRNP抗体的特征性荧光染色模型（胞质及核仁荧光模型）。抗rRNP抗体为SLE特异性自身抗体，该抗体对SLE的诊断有重要帮助。

抗rRNP抗体为SLE的血清高度特异性抗体，阳性率为10%～40%。抗rRNP抗体存在种族差异，不同种族的SLE患者抗rRNP抗体阳性率不同。SLE患者出现抗rRNP抗体与中枢神经系统、肝脏或肾脏受累相关。抗rRNP抗体常在SLE活动期中存在，有时不会随病情的缓解立即消失，可持续1～2年后才转为阴性。抗rRNP抗体更多出现在有严重精神病表现，特别是抑郁症的狼疮患者中。虽然文献中有此争论，但在行为异常发作时，抗rRNP抗体效价的升高对狼疮精神病（狼疮脑病）的诊断有一定的提示作用。具有脑炎和精神病症状的SLE患者，抗rRNP抗体的敏感性为56%～90%。

抗rRNP抗体检测方法包括DLCM、ELISA、CLIA、LIA等。在IFA法ANA试验中抗rRNP抗体阳性荧光染色模型表现为细胞分裂间期HEp-2细胞细胞质呈现非常致密的、均匀细颗粒样荧光染色，细胞核仁呈现细颗粒或均质型荧光染色。

119. 什么是抗PCNA抗体？有何临床意义？

1978年报道了Miyachi等首次应用IFA法和ID法在SLE患者血清中发现了抗增殖性细胞核抗原（proliferating cell nuclear antigen，PCNA）抗体。该抗体可与小牛或兔胸腺的盐水提取物有沉淀反应。IFA法检测时显示处于静止期的底物细胞核无荧光染色，而处于G后期与S早期的底物细胞核则呈现较强的特异性荧光染色。提示该抗原主要于DNA合成前期表达，故命名为抗增殖性细胞核抗原抗体（抗PCNA抗体）。抗PCNA抗体又称抗增殖蛋白Ⅰ抗体（anti-cyclin-Ⅰ antibodies），其靶抗原是DNA多聚酶δ的辅助蛋白，是一种分子量为36kD的核蛋白，它可能在控制细胞周期中起关键作用，在DNA合成与加工中必不可少。既往抗PCNA抗体被视为SLE的血清标志抗体，近年来研究发现该抗体在许多增殖性疾病中出现。

抗PCNA抗体在SLE中的敏感性较低，仅为3%～6%。抗PCNA抗体与SLE临床表现之间的相关性目前尚不清楚。有文献报道抗PCNA抗体与SLE活动性及与SLE的弥漫性增殖性肾小球肾炎相关。

抗PCNA抗体检测方法包括IFA法、DLCM、LIA等。IFA法ANA筛选试验，抗PCNA抗体阳性荧光染色模型表现为HEp-2细胞分裂间期细胞的细胞核部分（约半数）呈现明亮的细颗粒样荧光染色，而另一部分分裂间期细胞的细胞核则呈现阴性或较弱的细颗粒样荧光染色。如IFA法ANA筛选试验选用动物器官冷冻切片的抗原底物（鼠肝或鼠肾底物），因缺乏增殖性细胞底物，不能检测出抗PCNA抗体。

120. 什么是抗C1q抗体？有何临床意义？

C1q是一种由18个多肽链组成的糖蛋白，含有3个不同的亚单位，分子量分别为29kD、26kD和19kD。C1q与两个C1r和C1s分子形成复合物，即补体系统的第一个成分C1，在补体经典激活途径中起重要作用。C1q与免疫复合物或其他各种活化物质结合后，补体系统即通过经典途径开始被激活，随后，C1r和C1s转换为蛋白水解酶，继续经典途径的后续过程。C1q同时还参与介导单核-巨噬细胞系统清除感染因素，凋亡产物及免疫复合物。

1971年，雅尼洛（Agnello）等最先在SLE患者血清中发现一种能够与固相C1q结合的小分子反应物，后来，Uwatoko等证实这是一种针对C1q胶原样区的IgG型自身抗体，1984年报道在SLE患者血清中存在抗C1q抗体。近年来的研究表明，在自身免疫性疾病和肾脏疾病中存在抗C1q抗体，发现抗C1q抗体与免疫复合物病存在很强的相关性，研究发现抗C1q抗体参与免疫复合物的形成。目前临床检测抗C1q抗体主要应用ELISA方法检测，主要用于狼疮肾炎的诊断和监测，低补体血症性荨麻疹性血管炎综合征（HUVS）、膜增生性肾小球肾炎（MPGN）和Felty综合征的诊断。其中以低补体血症性荨麻疹性血管炎综合征（HUVS）、扩散性增殖性狼疮肾炎最为常见，并且抗C1q抗体是HUVS主要的标志性抗体。据报道15%～60%的SLE患者抗C1q抗体阳性，但是在狼疮肾炎中抗C1q抗体的阳性率高达95%以上。抗C1q抗体阴性对排除SLE在近期发展为狼疮肾炎的敏感性为95%（阴性预告值）。此外，抗C1q抗体对狼疮患者的追踪随访监测具有很重要的价值，活动性的狼疮肾炎经免疫抑制剂治疗有效后通常可见抗C1q抗体效价下降。抗C1q抗体的效价与抗dsDNA抗体的效价仅具有很弱的相关性，但与C1q抗原的效价密切相关。

121. 什么是抗SSA/Ro抗体？有何临床意义？

抗SSA抗体又称抗Ro抗体（anti-Ro antibodies）、抗干燥综合征抗原A抗体。1969年，克拉克（Clark）等首先描述在SLE患者中存在抗Ro抗体系统。1975年Alspaugh等在SS患者体内检测到3种不同的抗体，命名为SSA、SSB、SSC。后来的研究发现抗SSA抗体与抗Ro抗体、抗SSB抗体与1974年Mattioli等发现的抗La抗体，都是与SS相关的同一自身抗体。而SSC后来又命名为抗RANA抗体（抗类风湿关节炎核抗原抗体），这种抗体是识别经EB病毒感染后的细胞核抗原，与RA关系密切。Ro和La则来自首次被发现含有此抗体的患者名字的前两个字母。抗SSA抗体的靶抗原属小分子细胞质核糖核蛋白（scRNP），最重要的是

52kD和60kD两种蛋白。SSA/Ro抗原在促使RNA翻译活性分子的过程中起作用，可能参与了转录的调控过程。抗SSA抗体的靶抗原主要位于细胞核中，但在细胞质中也可发现。抗SSA抗体检测对pSS及其他CTD的诊断和鉴别诊断有重要帮助。

抗SSA抗体主要见于pSS，阳性率达40%～95%，不同的检测方法对敏感性影响很大。抗SSA抗体也可见于SLE（20%～60%）、RA（3%～10%）、SSc（24%）、PBC（20%）及PM等，偶见于慢性活动性肝炎。抗SSA抗体能直接参与组织的病理损害，特别是皮肤的损害，可引起亚急性皮肤型狼疮（SCLE）的皮损，抗体阳性率为70%～90%；与SLE的广泛光过敏皮炎症状也相关；IgG类抗体通过胎盘进入胎儿后，可引起新生儿狼疮综合征（NLE），抗体的阳性率＞90%；与胎儿的传导系统结合，可造成先天性心脏传导阻滞；此外，还与SS、SLE的肾脏及关节损害、补体C2/C4缺乏密切相关。抗SSA两种蛋白（52kD和60kD）的抗体均可见于SS及SLE。但单独出现抗52kD抗体更多见于SS中，而只出现抗60kD抗体，则更多见于SLE，尤其是SCLE。

抗SSA抗体检测方法包括CLIA、DLCM、ELISA、LIA等。在IFA法ANA试验中呈阳性反应时常显示为斑点型荧光染色。但有时因在底物细胞（如应用鼠肝/肾抗原底物片）中Ro抗原的浓度较低会呈阴性反应。

122. 什么是抗Ro-52抗体？有何临床意义？

SSA/Ro抗原为核糖核蛋白（RNP）复合物，是由52kDa和60kDa两种多肽和一组小细胞浆RNA即hY1-5RNA组成。SSA/Ro-52抗原有两种结构（α和β），52α是主要部分，SSA/Ro-52由位于11号染色体的基因编码，有锌指结构和亮氨酸拉链区，没有特异的RNA结合部位，最近有研究表明SSA/Ro-52是一个E3泛素连接酶。抗SSA/Ro抗体在pSS中的阳性率为25%～65%，但它不是pSS的特异性抗体，可出现在多种自身免疫病和非免疫性疾病中。抗SSA/Ro-52抗体的临床意义仍不清楚，单独抗SSA/Ro-52抗体阳性主要与pSS相关，而单独抗SSA/Ro-60抗体阳性通常与SLE相关。

123. 什么是抗SSA 60抗体？有何临床意义？

人类SSA/Ro-60蛋白质是由位于19号染色体的1.8kb基因编码，有一个RNA结合域，SSA/Ro抗原为核糖核蛋白（RNP）复合物，SSA/Ro RNP的细胞功能还不十分清楚，有研究表明SSA/Ro-60抗原在促使RNA翻译活性分子的过程中起作用，可能参与转录的调控过程，参与缺陷型5S核糖体RNA前体的丢弃途径。抗SSA/Ro抗体在pSS中的阳性率为25%～65%，但它不是pSS的特异性抗体，单独抗SSA/Ro-60抗体阳性更多见于SLE，尤其是SCLE。抗SSA/Ro-52抗体和抗SSA/Ro-60抗体可以采用DLCM、ELISA、CLIA、LIA等检测方法作鉴别。

124. 什么是抗SSB/La抗体？有何临床意义？

抗SSB抗体又称"抗La抗体（anti-La antibodies）、抗干燥综合征抗原B抗体和抗Ha抗体"。1974年Mattioli等用ID法在SS患者血清中首次发现。抗SSB抗体的靶抗原属snRNP，其RNA由RNA聚合酶Ⅲ所转录，组成蛋白质分子量为48kD的磷酸化蛋白。靶抗原生物作用可能与RNA聚合酶Ⅲ有密切关系，可作用于该酶转录的终止因子，能与RNA聚合酶Ⅲ转录所合成的RNA结合。靶抗原主要位于细胞核，仅10%的抗原也发现于细胞质。抗SSB抗体可与分子量为48kD、47kD、45kD的3种蛋白多肽反应，其中48kD更具特异性。抗SSB抗体检测对pSS及其他CTD的诊断和鉴别诊断有重要帮助。

抗SSB抗体对诊断SS具有高度特异性，是SS的血清特异性抗体，原发性SS阳性率为65%～85%。抗SSA抗体和抗SSB抗体常同时出现，抗SSB抗体较抗SSA抗体对于诊断SS更具特异性。抗SSB抗体仅在少数SLE患者中出现，阳性率为10%～15%，且大多为SLE合并SS（继发性SS）。同抗SSA抗体一样，抗SSB抗体亦可引起新生儿红斑狼疮（NLE），可造成先天性心脏传导阻滞。在其他自身免疫性疾病中如出现抗SSB抗体，患者常伴有继发性SS，唾液腺、唇腺活检可见有大量淋巴细胞浸润。SS中的抗SSA抗体和抗SSB抗体除用于临床疾病的诊断与鉴别诊断外，还可作为SS的预后参考。在临床上常与血管炎、淋巴结肿大、紫癜、高丙种球蛋白血症、严重的唾液腺功能障碍、腮腺肿胀、出现高效价的类风湿因子、白细胞减少症、光过敏和皮损等临床症状相关。

抗SSB抗体检测方法包括CLIA、DLCM、ELISA、LIA等。在IFA法ANA试验中呈阳性反应时常显示为斑点型荧光染色。但有时因在底物细胞（如应用鼠肝/肾抗原底物片）中La抗原的效价较低会呈阴性反应。

125. 干燥综合征实验室检查有哪些？有何临床意义？

干燥综合征（sicca syndrome，SS）是一种侵犯全身外分泌腺，尤以泪腺和唾液腺为主的自身免疫性疾病，表现为口、眼干燥。除外分泌腺体外也可累及其他器官。受累腺体和器官中有大量淋巴细胞浸润，导致腺体和器官的非特异性炎症和功能障碍。干燥综合征实验室检查主要包括唾液流率试验、唇腺活检、腮腺造影和唾液腺放射性核素扫描等。以上实验室检查主要用于SS的辅助诊断。

（1）唾液流率试验：将中空导管相连的小吸盘，以负压吸附于单侧腮腺导管开口处，收集唾液分泌量，正常＞0.5m1/min。SS患者每分钟平均＜0.6ml。

（2）唇腺活检：通过唇腭或鼻黏膜活检观察腺体病理改变。下唇黏膜活检4mm^{2}组织块内有1个以上单核细胞浸润病灶为阳性。唇腺活检主要用于SS的诊断。唇腺活检病理分级按Chisholm标准分为Ⅰ～Ⅳ级，按浸润淋巴细胞＞50个/4平方毫米为一个病灶（Ⅳ级），中等量淋巴细胞浸润为Ⅱ级，少量为Ⅰ级，介于Ⅱ～Ⅳ级间为Ⅲ级。涎腺受累作为SS的主要诊断依据，灶性淋巴细胞浸润与SS高度相关。但需要注意的是，腺泡的萎缩、导管扩张、脂肪组织增加、间质纤维化或淋巴细胞浸润为人唇腺的增龄性改变，以致在高龄患者中活检取不到腺体的现象时有发生。

（3）腮腺造影：以40%碘油造影，腮腺管注入碘化油1～2ml，消毒棉球压迫腮腺管口，摄充盈相X线片，取出棉球，含醋5分钟，再摄排空相X线片。观察腺体形态，有否破坏与萎缩。SS患者可见腮腺导管不规则狭窄、扩张，腺体末端呈葡萄状。以0～Ⅳ分级；0级正常；Ⅰ级为腮腺导管扩张，排空延缓，分支导管减少或小囊状改变（直径＜2mm）；Ⅱ级有Ⅰ级表现，同时囊状改变直径＞2mm；Ⅲ级为腮腺主导管破坏，分支导管消失，囊状破坏部分融合；Ⅳ级为腮腺导管及分支导管呈桑葚状改变。腺体的损害存在不均衡性，在涎腺和泪腺之间，在不同的腺体之间，甚至在同一腺体的不同小叶之间，损害的程度都有明显差别。由此可以解释临床上部分患者无明显口、眼干燥等症状，而以非外分泌腺的脏器受损为首发表现。

（4）唾液腺放射性核素扫描：腮腺放射性核素^{131}Ⅰ或^{99m}Tc扫描，观察放射活性分布情况，其排泌和浓集有否迟缓或降低以了解分泌功能。

126. 干燥性角膜炎实验室检查有哪些？有何临床意义？

干燥性角结膜炎实验室检查主要包括裂隙灯显微镜检查、泪液分泌试验、泪膜破裂时间检查、角膜染色检查和结膜活检等，以上实验室检查主要用于干燥综合征的辅助诊断。

（1）裂隙灯显微镜检查：裂隙灯显微镜由照明系统和双目显微镜组成，它不仅能使表浅的病变观察得十分清楚，而且可以调节焦点和光源宽窄，作成“光学切面”，使深部组织的病变也能清楚地显现，它可以从不同方面观察角膜的炎症病变，裂隙灯显微镜检查是诊断角膜炎的“金标准”。

（2）泪液分泌试验（Schirmer试验）：用滤纸测定泪流量，以5mm×35mm滤纸，在5mm处折弯，放入下结膜囊内，5分钟后观察泪液湿润滤纸长度，＜10mm为低于正常。干燥性角膜炎患者泪液分泌试验低于5mm/5min。

（3）泪膜破裂时间（BUT）检查：泪膜结构分3层，上层为类脂层，中间为水质层，下层为黏液层，角膜前泪膜的平均厚度为$6.5\times10^{-6}\sim7.5\times10^{-6}$m，水质层占厚度的绝大部分。类脂层增加了泪膜的表面张力，减少了蒸发率。水质层是泪膜的最主要成分，主要作用是防止上皮干燥。黏液层减低泪膜的表面张力，使泪膜的水质能扩张分布，吸附于上皮表面。黏液层或上皮层的异常会引起泪膜在瞬目后迅速断开，即为泪膜破裂时间缩短。正常泪膜破裂时间在10～30秒。干燥性角膜炎患者泪膜破裂时间小于10秒。

（4）角膜染色检查：角膜用2%荧光素或1%刚果红或1%孟加拉玫瑰红活体染色，染色点＜10个为正常。干燥性角膜炎患者角膜荧光素染色后可见角膜上皮散在点状着色，染色点常超过10个。

127. 什么是抗α胞衬蛋白抗体？有何临床意义？

1997年Hayashi等在SS患者血清中发现了一种针对唾液腺导管上皮细胞的器官特异性自身抗体，经鉴定为人类骨架蛋白α胞衬蛋白（α-fodrin）。α-fodrin是120kD的器官特异性抗原，是SS患者涎腺组织中的一种特异性自身抗原，可从NFs/sld鼠模型的腮腺组织中纯化。纯化的抗原在体外可刺激T淋巴细胞增殖并产生IL-2、IFN等细胞因子。Hayashi等报道抗α胞衬蛋白抗体在原发性及继发性SS中敏感性为67%，特异性为93%，阳性及阴性预测值均为84%。Witte等研究显示，64%的原发性干燥综合征、47%继发于SLE和86%继发于RA的SS患者中IgA型抗α胞衬蛋白抗体阳性，而IgG型抗体阳性率相对较低，分别为55%、40%和43%，因此认为，IgA型抗体的诊断价值优于IgG型。抗α胞衬蛋白抗体优于ANA和抗SSA抗体，且敏感性高于抗SSB抗体，提示该抗体是SS诊断的重要抗体之一。此外发现该抗体与高球蛋白血症、类风湿因子阳性、抗SSB抗体阳性以及冻疮样皮疹相关，与环形红斑、光敏感、血管炎、肾损害无关联。抗α胞衬蛋白抗体阳性患者血IgG水平、红细胞沉降率（ESR）较抗α胞衬蛋白抗体阴性患者高，可能与患者的病情活动有关。

128. 什么是抗M3抗体？有何临床意义？

毒蕈碱受体3（M3）是一种主要分布于外分泌腺及平滑肌的胆碱能受体，也是一种G蛋白偶联受体，可介导腺体的分泌。目前发现SS患者免疫功能异常可导致抗M3抗体产生。以人工合成的M3 25肽及鼠眶外泪腺泡细胞膜提取物为抗原，ELISA法测定SS患者血清中的抗M3抗体的敏感性为80%～90%，特异性可达90%，且与抗SSA、抗SSB抗体无交叉反应，从而认为M3抗体可能成为临床诊断SS的一种有意义的检测指标。抗M3抗体在抗SSA、抗SSB、抗α胞衬蛋白抗体阴性的SS患者中的阳性率分别为81%、77.5%、72%，因而该抗体对于抗SSA、抗SSB抗体阴性的SS患者的诊断有重要意义。

129. 什么是血清淀粉样蛋白A？它在类风湿关节炎的发病及病情活动性判断上有何意义？

20世纪90年代，在继发性淀粉样病变患者血清中发现了与淀粉样蛋白A的交叉反应物，而后发现了血清淀粉样蛋白A（serum amyloid A，SAA）。SAA是一种高度异质性蛋白，代表一个相对分子量为12 000的家族。人类已经获得SAA完整氨基酸序列，SAA在进化中非常保守，表明它有重要的生物学功能。SAA主要由肝细胞产生，但肝外有SAA的体质性表达。SAA是一个非常敏感的急性时相反应物。近年来，SAA作为一种急性时相反应蛋白已被应用于临床。SAA浓度变化与CRP浓度及ESR变化有明显的正相关性。

类风湿关节炎（RA）病变关节的滑液SAA浓度超过血清SAA浓度。关节内的SAA由局部滑膜细胞产生。SAA在关节炎的软骨破坏中起主要作用，SAA与RA临床病情的活动期密切相关，活动期与非活动期RA患者的血清SAA浓度相差约100倍，而同时测定的CRP浓度相差约20倍。当RA患者接受治疗后病情缓解时，SAA血清浓度下降至正常范围内。在RA病情活跃程度的分析中，SAA显得比CRP更敏感。因此，SAA可以作为RA病情活动期的一个替代指标用于临床观察。

血清SAA检测的方法主要包括RIA、ELISA、免疫速率散射比浊法和微球捕获酶免疫法（MEIA）等。

130. 什么是类风湿因子？有何临床意义？

类风湿因子（rheumatoid factor，RF）是抗人或动物IgG分子的Fc片段的抗体。作为一种抗体，其抗免疫球蛋白类型可分为IgG-RF、IgM-RF和IgA-RF等。RF不仅与变性的IgG分子反应，也可同自身IgG或异体IgG分子反应，并且与其他抗原，如核蛋白发生交叉反应。在RA患者的血清和滑液中可测出19SIgM-RF、7SIgM-RF和7SIgG-RF，这3种RF可相互发生反应，后二者为主要参与关节外症状的免疫复合物。RF产生于外周淋巴结、关节滑膜、扁桃体淋巴滤泡和骨髓等。B细胞的激活，尤其$CD5^+$B细胞是产生IgM-RF的主要细胞。

RF在类风湿关节炎中阳性率为80%左右，是诊断RA的重要血清学标志之一，但不是唯一的标志，因5%的正常老年人RF可阳性，随年龄的增长，阳性率可增高。RF也可在许多其他疾病中出现，如自身免疫性疾病：原发性干燥综合征（50%）、SLE（30%）、SSc（20%～30%）、PM/DM（5%～10%）、MCTD（47%）等；感染性疾病：细菌性心内膜炎、结核、麻风病、传染性肝炎、血吸虫病等；非感染性疾病：弥漫性肺间质纤维化、肝硬化、慢性活动性肝炎、结节病、巨球蛋白血症等。持续高效价的RF，常提示RA的疾病活动，且骨侵袭发生率高。有学者指出，健康成年人高效价IgM-RF是发生RA的危险因子。临床上RF常作为区分血清阴性脊柱关节病的标准。必须明确，部分RA患者测不出IgM-RF，应进一步检测IgG-RF和IgA-RF，这两种类型RF对IgG分子特异性强，而不易与其他非相关抗原反应。RF效价越高，对RA的诊断特异性越高。对RF阴性但临床上高度疑似RA的患者，还可进行免疫复合物中RF的测定，即可将循环免疫复合物经高浓度氯化钠酸化，或高度稀释分离后测RF，这称为隐性RF，尤其在幼年型类风湿关节炎（JRA）患者中阳性率较高。目前临床常用的血清RF检测的方法包括凝集法、比浊法和ELISA等。

131. C反应蛋白、类风湿因子和抗链球菌溶血素O的联合检测在类风湿关节炎中的临床意义是什么？

C反应蛋白（CRP）是一种能与肺炎链球菌C多糖体反应的急性期反应蛋白，能激活补体，促进吞噬和其他的免疫调控作用。CRP是急性期反应蛋白，是RA的诊断标准之一。类风湿因子（RF）是抗人或动物IgG分子的Fc片段的抗体，其抗免疫球蛋白类型可分为IgG-RF、IgM-RF和IgA-RF等。在RA患者的血清和滑液中可测出19SIgM-RF、7SIgM-RF和

7SIgG-RF。RF作为RA血清学标志物已被纳入RA分类标准（1987年美国风湿免疫性疾病学会RA分类标准、2010年美国风湿免疫性疾病学会和欧洲抗风湿免疫性疾病联盟RA分类标准）。A族溶血性链球菌（A链）在生长过程中可产生多种毒素和酶，如链球菌溶血素O（SLO）、脱氧核糖核酸酶、链激酶、透明质酸酶等。A族溶血性链球菌的重要代谢产物之一为链球菌溶血素O，具有一定抗原性，能刺激机体产生相应抗体。ASO是RA与风湿热鉴别诊断的重要血清学指标。

CRP、RF和ASO三项的基础上加ESR可以评估患者的疾病活动性情况，但不是疾病特异性指标，不能作为诊断指标。

132. 类风湿因子阳性就要高度怀疑类风湿关节炎吗？

以往人们认为只要类风湿因子（RF）阳性，再加上患者有对称性的关节肿痛就是类风湿关节炎，但随着人们对类风湿关节炎及其他结缔组织病的不断深入研究，这一观点已被推翻。RF检测的敏感性高而特异性差，它在很多结缔组织病中都可以阳性，尤其是干燥综合征患者常会出现高效价的RF阳性。不但在结缔组织病中会出现阳性，在一些非结缔组织病如感染、肿瘤等疾病中也会出现，甚至正常人中也有一定阳性率。因此，不能单纯以RF阳性来诊断类风湿关节炎。

133. 类风湿关节炎自身抗体谱对类风湿关节炎早期诊断有何意义？

近年来用于类风湿关节炎早期诊断的自身抗体主要有抗核周因子（APF）、抗角蛋白抗体（AKA）、抗聚角蛋白微丝蛋白抗体（AFA）、RA33/36抗体、抗Sa抗体及抗环瓜氨酸肽（CCP）抗体、抗突变型瓜氨酸化波形蛋白抗体（anti-mutated citrullinated vimentin，anti-MCV）等。

目前RA的诊断主要依靠临床表现，自身抗体及X线改变。典型的病例按1987年美国风湿免疫性疾病学会分类标准诊断并不困难，但以单关节炎为首发症状的某些患者类风湿关节炎的表现不典型，早期类风湿关节炎常被误诊或漏诊。因此，类风湿关节炎自身抗体谱的检测对RA早期诊断具有重要意义。

134. 什么是抗角蛋白抗体？有何临床意义？

1979年Young等报道抗鼠食管上皮的角质层抗体对RA的诊断特异性。抗角蛋白抗体（antikeratin antibody，AKA）的靶抗原角蛋白是构成细胞骨架的重要成分，是由上皮组织基底层细胞所分化出来的结构蛋白。用间接免疫荧光法可见大鼠食管上皮细胞的角质层出现线状、板层状的强荧光。IgM阳性染色无特异性，但IgG阳性染色很特异，50%～60%类风湿关节炎患者抗角蛋白抗体IgG阳性，而正常对照及其他疾病对照只有0～5%阳性，特异性达95%～100%。重要的是类风湿因子阴性的患者中34%该抗体阳性，故有助RA诊断。国内研究敏感性44%，特异性89%。

135. 什么是抗核周因子抗体？有何临床意义？

1964年由Nienhuis和Mandema等报道的一种抗人颊黏膜上皮细胞胞质内的透明角质蛋白颗粒的抗体命名为抗核周因子抗体（antiperinuclear factor，APF）。目前常用以人颊黏膜上皮细胞为底物的间接免疫荧光法检测。其对RA诊断的敏感性和特异性分别为48%～92%和72.7%～90%，在类风湿因子阴性的患者中该抗体有40%阳性，是早期诊断RA的血清学指标。类风湿关节炎患者中APF阳性率为80%，该抗体也可出现在系统性红斑狼疮、系统性硬化症、传染性单核细胞增多症等疾病中。

136. 什么是抗聚角蛋白微丝蛋白抗体？有何临床意义？

随着对APF和AKA的深入研究，人们逐渐发现他们具有相同的靶抗原，即上皮细胞分化终末阶段的细胞骨架成分filaggrin，并可用蛋白印迹法、间接免疫荧光法或ELISA法检测其特异性抗体即抗聚角蛋白微丝蛋白（antifilaggrinantibody，AFA）抗体。AFA可在RA早期，甚至临床症状出现之前出现，且该类患者病情进展较AFA阴性者快，骨破坏更严重。AFA还与HLA-DR4呈正相关，与疾病活动性有关。AFA还可在关节液中检出，浓度较血清中高，提示分泌AFA的浆细胞可能位于类风湿血管翳局部。

137. 什么是抗环瓜氨酸肽抗体？有何临床意义？

1998年Schellekens等利用filaggrin的cDNA序列证实瓜氨酸残基是RA特异的抗filaggrin抗体识别表位的必需成分，并成功合成含有19个肽的直线性瓜氨酸肽，同时发现其可抑制filaggrin与RA血清反应。国内学者曾小峰等将提炼所得的抗瓜氨酸抗体与人颊黏膜上皮细胞的核周角质颗粒及大鼠食管上皮细胞的角质层反应，发现两者可特异性结合，从而认为瓜氨酸是RA血清抗filaggrin相关抗体识别的主要抗原决定簇。2000年Schellekens等利用直线性的19肽瓜氨酸成功合成了含二硫键的21肽环状瓜氨酸——环瓜氨酸肽（cyclic citrullinated peptides，CCP），并以此为抗原，用ELISA法检测RA血清中的抗CCP抗体，取得了满意效果（敏感性为68%，特异性为98%），从而克服了瓜氨酸肽易被聚苯乙烯吸收及结构不稳定而影响阳性检出率的缺点。

目前认为，虽然抗CCP抗体的敏感性较RF偏低，但它可在RA早期检出。抗CCP抗体是2010年美国风湿免疫性疾病学会（ACR）和欧洲抗风湿免疫性疾病联盟（EULAR）提出的RA分类标准中的血清学标志物，同时它也是一个较好的病情预测指标，抗CCP抗体阳性患者出现侵袭性关节炎的可能性远大于阴性患者。Visser等发现，当抗CCP抗体与RF双阳性时对关节破坏的预测意义更大。Visser在评估RA临床指标体系时提出抗CCP抗体的效价与病程及关节炎的持续时间密切相关，当此抗体被排除在体系外时，其他指标用于RA早期诊断及预后判断的效力将明显下降。另外，一个多中心的研究表明，抗CCP抗体还可用于RA和类似于RA关节表现的其他风湿免疫性疾病（如SLE）的鉴别诊断。但是，抗CCP抗体在幼年型特发性关节炎（JIA）患者中的检出率（2%）明显低于成人RA患者，而且与疾病的活跃程度、关节的破坏无相关性，故抗CCP抗体对JIA的诊断与病情评估的影响还有待进一步研究。

抗CCP抗体的主要检测方法为CLIA、ELISA、金标法，避免了由于应用APF、AKA的间接免疫荧光法（IFA）所带来的问题。这种合成肽CCP是一种理想的抗原底物，可以人工大量合成，因其肽链较短而极大减低了交叉反应，提高了阳性检测率，能够得以广泛应用于临床。

138. 什么是抗Sa抗体？有何临床意义？

1994年Menard等报道，在未经选择的RA患者中，抗Sa抗体的阳性率为42.7%，其特异性为98.1%。蛋白印迹发现该抗体与分子量50kD和55kD的多肽反应，与其他自身抗原不发生交叉反应。该抗体在RA的早期可以测出，且其效价随疾病活动性消长，在有关节破坏的RA患者中阳性率为68%，在发病1年的RA患者中阳性率为29%。因此，除作为早期诊断外，还可作为活动度的监测和用于指导治疗。常用的检测方法为ELISA。

139. 什么是抗突变型瓜氨酸化波形蛋白抗体？有何临床意义？

类风湿关节炎（RA）是最普遍的自身免疫疾病之一。RA的主要表现就是关节炎症导致的关节损伤和功能丧失。对RA进行早期的诊断并立即采取适宜的治疗，这对于预防全部关节的损伤是非常重要的。许多研究结果表明，在RF检测为阴性的患者体内可以检测到针对纤丝蛋白中瓜氨酸精氨酸残留物的抗体。瓜氨酸化实际是一个通过肽酰精氨酸亚氨酶（PAD）催化的过程。在这个过程中，氨基酸精氨酸被修饰为瓜氨酸。抗突变型瓜氨酸化波型蛋白的英文简称MCV是mutated citrullinated vimentin前3个字母的缩写。Vimentin（波形蛋白）本身是许多细胞的细胞骨架中所存在的一种蛋白，例如，间质细胞和骨细胞，它通常作为软组织肿瘤标志物。自1994年开始，vimentin（首次被认为是Sa抗原）就被认为与RA有关。Vimentin是一种随处可见的瓜氨酸蛋白，它可在RA患者的滑液内被发现。针对瓜氨酸蛋白的抗体对诊断RA具有很高的特异性。Vimentin的瓜氨酸化是由PAD所引起的，这个过程导致了蛋白结构的改变并增加了潜在的抗原决定簇——作为与RA相关的靶抗原。随着瓜氨酸波形蛋白发生的单一性突变，突变型瓜氨酸波形蛋白的自身抗体具有极高的特异性和敏感性。最近针对1151名患者进行的研究结果显示，抗MCV抗体的敏感性优势要高出抗CCP抗体至少10%。常用的检测方法为CLIA和ELISA。

140. 抗RA33抗体与抗RA36抗体对类风湿关节炎发病及早期诊断有何价值？RA33多肽与RA36多肽二者分子结构有何差异？

抗RA33/RA36抗体是能与hnRNP蛋白质A2、B1、B2特异性结合的自身抗体。抗RA33抗体在RA发病早期就可出现，因此，检查抗RA33抗体有助于RA的早期诊断。自1989年Hassfeld等首次报道RA33抗体以来，其对RA诊断敏感性的报道多在25%～40%，特异性为90%左右。抗RA33抗体与RF、AKA、APF及抗CCP抗体等自身抗体均无相关性，与患者的年龄、性别、病情进展的分期、病程的长短、病情活动性及是否使用缓解病情药物无关。抗RA36抗体也是RA的特异性抗体，如果同时出现抗RA36及RA33抗体，则更加有利于RA诊断。抗RA33/RA36抗体还可出现于SLE和MCTD中，阳性率分别为25%～40%和40%～60%。

RA33多肽与RA36多肽的结构差异：RA33多肽是由341个氨基酸构成，RA36多肽由353个氯基酸构成；在多肽链的氨基端，RA36比RA33多12个氨基酸（KTCETVPLERKK）。

141. 什么是葡萄糖-6-磷酸异构酶？什么是抗葡萄糖-6-磷酸异构酶抗体？有何临床意义？

葡萄糖-6-磷酸异构酶（glucose-6-phosphate isomerase，GPI）是一种多功能蛋白，在细胞内是糖酵解及糖异生的关键酶，在细胞外则有细胞因子的活性。Matsumoto等在K/BxNTCR转基因鼠的关节炎模型发现了抗葡萄糖-6-磷酸异构酶（GPI）抗体，把这种自身抗体转移给健康小鼠可诱导关节炎的发生。抗GPI抗体为关节外抗原致病机制的研究提供了有意义的证据。Jouen等报道，在RA患者血清中，抗GPI抗体的阳性率约为45.4%，但特异性仅为75%，且抗体的出现与RA患者预后无关。因此认为，抗GPI抗体可能不是RA的特异性抗体。有研究认为，该抗体可能与RA关节外症状，如血管炎等的发生有关。

抗GPI抗体没有诊断特异性，但在RA患者血清和关节液中明显增高的GPI抗原可能对RA病情的判断有帮助，或者成为RA患者病情活动的标志之一。有研究通过ELISA检测活动期RA患者组、非活动期RA患者组、其他风湿免疫性疾病患者组及健康对照组，其结果显示，GPI浓度在RA患者组较健康对照组，RA活动组较非活动组均有统计学差异。并同时测得RF在RA中阳性率为64%，抗CCP抗体为77%，CRP为51%，并通过回归分析GPI的浓度与关节肿胀和疼痛呈正相关，且独立于抗CCP抗体、RF、CRP和ESR，并说明GPI在部分RA患者中升高有一定特异性，而且和关节的炎症状态有一定相关性。GPI特异性高达97.9%，阳性预计值高达93.3%。GPI对RA的诊断及活动性的判断有很大的临床应用价值，它的高敏感性和特异性及独立于RF、CRP、抗CCP抗体的特性，有可能成为RF和抗CCP抗体以外的一种标志物，或者和CRP一样，成为RA活动的指标之一，从而增强RA诊断的敏感性和可靠性，GPI很有希望广泛应用于RA的诊断及活动性的判断，具有广泛的临床应用及研究前景。常用的检测方法为ELISA和CLIA。

142. 什么是抗BiP抗体？有何临床意义？

1995年，Blass等通过提取RA患者滑膜总蛋白进行蛋白印迹法检测，发现患者滑膜组织中存在一种分子量68kD的自身抗原，命名为p68。现在已知这种抗原为内质网免疫球蛋白结合蛋白（heavy chain binding protein，BiP），属于热休克蛋白家族。其相应抗体在RA患者中敏感性为35%～64%，特异性为93%。抗BiP抗体可以在RA病程早期出现，在早期RA患者中的阳性率为54%，可能对RA的早期诊断有重要意义。抗BiP抗体可以在RF、抗CCP抗体、抗RA33抗体、AKA、APF等阴性的血清中有很高的阳性率，对RA的诊断是一个很好的丰富和补充。抗BiP抗体阳性组的RA患者病情严重程度重于该抗体阴性组患者。抗BiP抗体可能是一种有价值的RA特异性抗体。

143. 什么是基质金属蛋白酶3?

基质金属蛋白酶3（matrix metalloproteinase，MMP3）是基质金属蛋白酶家族中重要的一员，基质金属蛋白酶3作为一种蛋白水解酶，它的发病机制是破坏胶原和蛋白多糖，使软骨细胞赖以生存的细胞外基质发生异常降解导致软骨退变。MMP3是类风湿关节炎辅助诊断指标。早期RA患者血清MMP3水平显著高于正常人，测定MMP3含量对早期RA患者的病情发展情况有预测作用。MMP3含量与RA活动性指标ESR、CRP呈正相关，MMP3水平与关节放射学评估分数关节功能评定呈正相关。MMP3是一个炎性指标对于评估疾病活动性有重要意义，同时在药物治疗效果以及RA的预后判断中有较好的临床价值。

144. 什么是抗PAD4抗体？

肽酰基精氨酸脱亚氨酶（peptidyl arginine deiminase，PAD）是一种能催化蛋白中精氨酸残基脱亚胺基产生瓜氨酸的酶，PAD有5种亚型PAD1、PAD2、PAD3、PAD4、PAD6其中PAD4与RA相关，其表达于外周血白细胞，发病机制可能是由于感染或创伤等因素造成关节初始化炎症反应导致含PAD4的细胞死亡，在此过程中钙离子浓度增高进而激活了PAD4。PAD4活性主要依赖于细胞中高浓度的钙离子，其活性失调与类风湿关节炎的发生发展有关，PAD4参与产生多种自身抗原瓜氨酸化蛋白，同时也作为自身抗原产生抗PAD4抗体参与RA发病，与病情密切相关。国内外报道其对RA诊断的敏感性为18%～45%，特异度为93%～100%，提示抗PAD4抗体对RA诊断具有较高的特异性。研究发现在RA患者的滑膜组织中PAD4表达异常升高，促进滑膜组织蛋白大量瓜氨酸化，抗PAD4抗体与RA患者的关节病变及影像学关节损伤严重程度相关。

145. 什么是抗Carp抗体？

抗氨甲酰化蛋白（carbamylated protein，Carp）抗体是一种非酶促的蛋白质在翻译后修饰过程中产生的抗体。1984年Steinbrecher等就首次提出Carp可以作为一种免疫原刺激机体免疫应答产生自身抗体即抗Carp抗体。2011年Shi等报道抗Carp抗体存在于RA患者血清中，与RA的关节破坏症状相关。抗瓜氨酸蛋白抗体（ACPA）为诊断RA的重要血清学标志物，对于这类抗体阴性的患者容易造成临床误诊、漏诊。在ACPA阴性的RA患者中抗Carp抗体具有特殊的诊断价值，特别是难以分类的早期RA患者。抗Carp抗体与RA的严重程度相关，抗Carp抗体对RA有很强的预警能力，在RA临床症状出现前个体中就可以检测到该抗体。抗CarP抗体阳性的患者在致病因素和发病机制上具有一定的独特性，有研究显示抗Carp抗体与RA遗传风险因子及环境风险因素等无统计学相关性。抗Carp抗体是RA早期诊断中极具发展潜力的新生物学标志物。

146. 正常关节液有哪些成分？

关节液即为滑液或滑膜液，它位于关节腔内。滑膜液是由滑膜下纤维关节囊内丰富的血管和淋巴管内的血浆滤过而来的，同时滑膜衬里细胞还分泌许多透明质酸，这些透明质酸进入滑膜液中，使得滑膜液成为一种清亮、黏性的液体。

显微镜检查：滑膜液白细胞计数时要采用生理盐水稀释，避免用草酸或白细胞计数液，因为草酸会沉淀黏蛋白，造成计数不均。正常关节液中的白细胞极少，一般低于50×10^6/L（50个/微升），超过200×10^6/L（200个/微升）即被认为有轻度炎症（如骨关节炎）。

细胞涂片的制作与血片相似，先用简便的吉姆萨法染色，寻找中性粒细胞、淋巴细胞、浆细胞、单核细胞、巨噬细胞、滑膜衬里细胞、肿瘤细胞、包涵体及微晶体，必要时再做瑞氏染色，观察有无狼疮细胞及苏木素小体。

在临床上晶体检查主要用于痛风及假性痛风的诊断及鉴别诊断，前者关节液中含有尿酸钠晶体，后者含有焦磷酸钙及磷酸氢钙。

147. 根据关节液的蛋白浓度是否可以判断关节液是漏出液还是渗出液？

正常人体关节腔内有一薄层滑液覆盖在关节腔内的滑膜和软骨表面，只有在疾病情况下才使滑液的量增加，并形成临床上明显的渗出液而且很容易抽出做化验用。血浆的正常蛋白通过被动扩散进入滑液。正常滑液中的总蛋白含量平均为18g/L，其中小分子蛋白（如白蛋白）要比大分子蛋白多，这可能与小分子量的蛋白更易从滑膜下的毛细血管通过滑膜层有关。临床医师常用蛋白浓度来确定关节以外其他腔内的渗液是渗出液还是漏出液。漏出液常代表因毛细血管血流动力学平衡的变化导致液体聚集，而渗出液归因于炎症导致毛细血管通透性的改变。事实上，关节腔内毛细血管对蛋白的通透性在RA比在OA时高2倍以上，但这种通透性的显著区别仅仅引起蛋白浓度轻微增加，因为由此产生的蛋白渗出增加主要被淋巴回流增加所抵消，所以滑膜微血管通透性不能用蛋白浓度来估价，除非同时检测进入和移出的动力学。

148. 如何判断炎性或非炎性关节液，主要风湿免疫性疾病的关节液有何特点？

滑液分析被认为是风湿免疫性疾病关节病变重要的检查之一，对诊断可提供参考价值，尤其对单关节积液。如创伤性关节炎、感染性关节炎和痛风性关节炎，从滑液中可发现积血、微生物和尿酸盐结晶。

滑液分析的基本项目包括以下几个方面。

（1）常规检查滑液的外观和量，黏稠度，白细胞计数和分类，黏蛋白凝块，详见表2-6。

（2）细菌培养或革兰染色。

（3）偏振光镜检查微晶体。

（4）葡萄糖、类风湿因子、补体、免疫复合物等。

表2-6 滑液的常规检查项目及结果

检查项目	正常	非炎症性	非细菌性炎症	细菌性炎症
量（ml，膝）	＜4	＞4	＞4	＞4
透明度	透明	透明	半透明～不透明	不透明
颜色	淡黄	草黄～黄	黄～绿	黄～绿或乳白
黏稠度	高	高	低	不定
白细胞（$\times 10^6$/L）	＜200	200～2000	2000～50 000	＞50 000
中性粒细胞％	＜25	＜25	＞50	＞70
培养	阴性	阴性	阴性	常阳性
黏蛋白凝块	坚实	坚实	较易碎	易碎
葡萄糖（mg/100ml）	约与血相等	约与血相等	＜25，低于血	＜25，低于血
自发凝集	无	轻	中	重

非炎症性关节病：变应性关节病、创伤、骨软骨炎、神经病性关节病、肥大性骨关节病。

非细菌炎症性关节炎：类风湿、结晶性滑膜炎、血清阴性脊柱关节病、风湿热、系统性红斑狼疮、系统性硬化症等。

类风湿关节炎患者滑膜液检查虽无特异性，但对辅助诊断具有重要意义。其特点是受累关节腔的滑液量增多，在正常情况下各大小关节腔内的滑液量很少，为0.1～3.5ml；外观色泽呈清亮的草黄色；黏度低是由于中性粒细胞释放溶酶体酶使透明质酸蛋白分解，若加入数滴稀醋酸做凝固试验，就会发现凝块疏散，称为黏蛋白试验阳性。细胞学检查，白细胞计数（2.0～60）$\times 10^9$/L，中性粒细胞明显增多（占50%～70%）。中性粒细胞在吞噬RF-CIC及补体后，变成具有特征性的类风湿细胞，应用免疫荧光法和电镜可发现此细胞。滑液糖含量减低，较血糖低＜3.9mmol/L；此外，滑液中RF阳性、免疫复合物效价升高、补体水平降低等。

149. 关节滑膜病理改变有何临床意义？

风湿免疫性疾病的共同基本病理变化包括全身的胶原纤维、小血管、各关节滑膜、软骨、骨、皮肤、肌肉、各内脏等部位的损伤，其变化特点有黏液样变性、纤维素样变性、淀粉样变性、纤维蛋白渗出、各种炎性细胞浸润、组织坏死、肉芽肿形成。不同的疾病其病理变化也有所不同。

以RA为例简述关节滑膜的病理改变。RA的滑膜病变可分为急性和慢性两个阶段，以慢性为主。急性期滑膜充血、水肿、组织疏松、少量炎性细胞渗出。慢性滑膜炎具有一定特征：①滑膜内有大量的淋巴细胞、浆细胞、单核细胞，呈弥漫性和局限性浸润，淋巴滤泡的形成更具特征性。②滑膜细胞增生，层次增多，甚或形成乳头状突起。③多核巨细胞的出现。④新的毛细血管及纤维结缔组织增生及机化，使滑膜呈不规则增厚，并形成许多小绒毛状突起，伸向关节腔。镜下可见绒毛根部小淋巴结及血管炎。⑤纤维素及类纤维蛋白坏死物沉积于关节腔内（滑膜或软骨面上）。⑥如果炎症反复发作，新生的肉芽组织可逐渐向软骨边缘扩展，形成血管翳，造成关节软骨破坏。

滑膜的慢性炎症病变开始时可由滑膜反折部波及软骨边缘部，形成血管翳，使该处软骨发生小灶性坏死。病变进一步发展，血管翳逐渐向周围爬行，覆盖关节软骨表面，阻断软骨从滑膜液内吸取营养，使软骨表面形成糜烂、溃疡。1～2年即可见软骨下骨板的破坏及骨质疏松，甚至可见小囊腔的形成和病理性骨折。

慢性滑膜炎反复发作，滑膜表面纤维素渗出、吸收机化、瘢痕形成、骨膜及关节囊增厚、相对关节面纤维素性粘连，可形成纤维性关节强直；如伴有钙盐沉着及骨质增生，则可形成骨性关节强直。

150. 关节疾病X线征象有哪些？

（1）周围关节

1）关节周围软组织检查用于评估关节积液、滑膜肥厚、肿胀与钙化。

2）关节间隙即骨端软骨，软骨在X线上不显影，因而关节间隙的宽度即代表软骨的厚度。①关节间隙狭窄表示关节软骨的破坏。②关节强直为关节软骨完全破坏后的结果，X线表现为关节间隙消失，构成关节的骨端有骨质相连和骨小梁穿越，称骨性强直，多见于化脓性关节炎；若骨端之间并无骨质相连，仅有纤维组织贯穿，而关节活动受限，称纤维性强直，可见于结核性关节炎。③软骨钙化包括关节软骨和关节中的半月板等，可见于老年退行性病变、创伤、代谢性疾病（如痛风和假性痛风）。

3）普遍性骨质疏松见于老年、激素治疗后、失用性肌萎缩、幼年型类风湿、类风湿关节炎晚期、皮肌炎等。局限性骨质疏松常见于化脓性关节炎早期、类风湿关节炎、银屑病关节炎等。骨质破坏表现为边缘毛糙和模糊。骨质不规则改变及骨质吸收常见于指端，骨周围逐渐吸收而变尖，如系统性硬化症、银屑病关节炎等，即“笔帽样”改变。

4）关节面对位异常：关节面骨的中轴正常时在一直线上，因关节本身及其周围软组织的病变而发生对位异常时，可表现为关节畸形、脱位或半脱位，如尺侧偏斜、拇指内外翻，可见于类风湿关节炎、银屑病关节炎、痛风等。

（2）脊柱关节：颈椎半脱位可见于创伤、类风湿关节炎、银屑病关节炎、幼年型类风湿。椎体呈正方形则见于强直性脊柱炎、银屑病关节炎和赖特综合征。韧带性骨赘是指椎体边缘的骨质增生向纵行沿韧带方向发展，常见于强直性脊柱炎、银屑病关节炎、赖特综合征。韧带骨赘可有边缘型和非边缘型，边缘型为纤维环的钙化，见于强直性脊柱炎和溃疡性结肠炎的脊柱；非边缘型为纤维环以外的纤维组织钙化，可见于银屑病关节炎和赖特综合征。强直性脊柱炎连同椎前韧带钙化形成所谓“竹节状脊柱”。

（3）骶髂关节：由于关节面呈斜行，在前后位X线片中因相互重叠而显示不佳。正常时关节表面光滑，关节间隙的宽度一致。关节下2/3有滑膜覆盖，上1/3为韧带固定。上部常被炎症侵犯，侵及下部者常为强直性脊柱炎、类风湿关节炎、银屑病关节炎、赖特综合征。在关节下部，骶骨侧软骨较髂骨侧厚，故病变侵犯骶髂关节时，髂骨变化早于骶骨出现。幼年时骶髂关节间隙较宽，边缘亦较模糊，属于正常表现，不可误认为病变。

151. 抗中性粒细胞胞质抗体何以得名？它是怎样被发现的？

抗中性粒细胞胞质抗体（ANCA）是存在于血液中的一种抗中性粒细胞和单核细胞胞浆成分的自身抗体。1982年由Davies等用间接免疫荧光法（IFA）首先在坏死性新月体肾小球肾炎（NCGN）患者血清中发现；1985年Vander Woude等用IFA法检出的ANCA对肉芽肿性多血管炎有高度特异性，抗体效价与疾病活动性相关。1988年Falk等发现以经典IFA检测ANCA，阳性荧光染色模型可分为两种：胞质型（cANCA）和核周型（pANCA）。非典型ANCA（xANCA）是近来报道的一种特殊的荧光染色型。

152. 抗中性粒细胞胞质抗体如何分类？各有何意义？

间接免疫荧光法（IFA）是最早用于检测ANCA的方法，应用乙醇固定的粒细胞制备的抗原底物片可出现两种阳性荧光染色型：一种为中性粒细胞的胞质出现弥漫性分布均匀的颗粒样染色，并在核叶之间有重染者称之为胞质型ANCA（cytoplasmic ANCA，cANCA），其靶抗原主要是蛋白酶3（proteinase 3，PR3），占cANCA的85%～90%，其他包括杀菌/通透性增高蛋白（bactericidal/permeability increasing protein，BPI）及某些未知的抗原等；另一种为中性粒细胞呈环绕细胞核周围的胞质亮染，表现为粒细胞细胞核核周的阳性荧光染色者则称之为核周型ANCA（perinuclear ANCA，pANCA），其靶抗原主要是髓过氧化物酶（myeloperoxidase，MPO），其他包括人白细胞弹性蛋白酶（human leukocyte elastase，HLE）、乳铁蛋白（lacloferrin，LF）、组织蛋白酶G（cathepsin G，CG）、溶菌酶（lysozyme，LYS）、天青杀素（azurocidin，AZU）、α-烯醇化酶、β-葡萄糖醛酸酶、BPI及某些未知的抗原等。此外，有学者报道了第三种荧光染色型——非典型ANCA（atypical ANCA，aANCA或xANCA），此型中性粒细胞胞质染色兼有cANCA和pANCA两种特性，其荧光染色胞质呈均匀的细小颗粒状，弥漫分布，有时合并核周重染。

153. 什么是抗髓过氧化物酶抗体？有何临床意义？

1988年，Falk等报道髓过氧化物酶（myeloperoxidase，MPO）为pANCA的主要靶抗原。MPO约占中性粒细胞蛋白总量（细胞干重）的5%，是分子量为133 ～ 155kD，等电点为11.0的高阳离子糖蛋白。MPO为细胞毒过程中产生毒性氧自由基的主要酶，可以催化过氧化氢（H_2O_2）和卤素（Cl^-）反应产生次氯酸，在中性粒细胞的氧爆炸或产生超氧阴离子的过程中发挥重要作用，并因此可作为抗生素杀死吞噬的微生物。此外，形成的次氯酸盐可灭活蛋白酶抑制剂，从而使水解酶从中性粒细胞中释放，活化中性粒细胞周围邻近的组织及外来物质。血浆铜蓝蛋白能够抑制MPO的超氧化物酶活性，为MPO生理功能抑制剂。体内、体外的研究资料显示，MPO-ANCA参与血管炎相关疾病的致病机制。

MPO-ANCA主要与显微镜下多血管炎（MPA）、坏死性新月体肾小球肾炎（NCGN）、嗜酸性肉芽肿性多血管炎（EGPA）相关。MPO-ANCA还可见于其他疾病，如结节性多动脉炎（PAN）、抗肾小球基底膜疾病（抗GBM病）、肉芽肿性血管炎（GPA）、SLE、RA、DIL和Felty综合征等。虽然MPO-ANCA与原发性血管炎相关不及PR3-ANCA与GPA相关那样紧密，但每一个疑似血管炎或肾小球肾炎的患者，只要病因未明，就应检测ANCA。MPO-ANCA阳性强烈提示坏死性血管炎或特发性NCGN。MPO-ANCA一般在10% ～ 15%的SLE中存在，MPO-ANCA阳性的SLE是否代表以血管炎为特征的独立病种有待进一步研究，但SLE中ANCA阳性可能与慢性炎症反应有关，如动脉炎、浆膜炎和C反应蛋白增高等。有报道MPO-ANCA与RA的关节外损害及血管损害有相关性。MPO-ANCA与病情活动相关，也可用于指导治疗、判断疗效和评估复发。MPO阴性的pANCA阳性则多见于炎症性肠病、Ⅰ型自身免疫性肝炎（AIH）、原发性硬化性胆管炎（PSC）及多种结缔组织病（如RA、SLE等），其靶抗原可为人白细胞弹性蛋白酶（HLE）、乳铁蛋白（LF）和组织蛋白酶G（CG）等。

154. 什么是抗蛋白酶3抗体？有何临床意义？

蛋白酶3（proteinase 3，PR3）最初是由Baggiolini等在1978年首先报道的存在于中性粒细胞胞质的一种抗生素，PR3是继人白细胞弹性蛋白酶及组织蛋白酶G后，于中性粒细胞嗜天青颗粒（初级颗粒、α颗粒）中被发现的第三个中性丝氨酸蛋白酶，因此而命名。PR3于1989年被Goldschmeding R和Niles等证实为cANCA的主要靶抗原，占cANCA的80%～90%。PR3是由228个氨基酸多肽构成的弱阳离子蛋白，分子量为29kD的糖蛋白，等电点为pI8.0（7.9～9.4），属胰蛋白酶族中的丝氨酸蛋白酶，只在灵长类动物和人类中表达。PR3的cDNA序列已经测得，位于19号染色体，与天青杀素和中性粒细胞弹性蛋白形成一个基因族。PR3能降解许多细胞外基质蛋白，如弹性蛋白、血红蛋白、纤粘连蛋白、Ⅳ型胶原和层粘连蛋白等多种组织成分，但不能降解间质的Ⅰ型胶原和Ⅱ型胶原。PR3的主要生理抑制因子为α_1抗胰蛋白酶、α_2-巨球蛋白和弹性蛋白酶抑制剂，α_1抗胰蛋白酶通过与PR3不可逆结合形成复合物在肝脏被清除，从而抑制PR3的水解活性。但PR3-ANCA与PR3结合可抑制PR3与α_1抗胰蛋白酶形成复合物，PR3-ANCA与PR3复合物在炎症部位分解，PR3发挥水解作用，致血管内皮损伤。因此，PR3在血管炎的发病中可能起重要作用。此外，PR3还具有杀伤微生物活性及调节髓样细胞分化的功能。

PR3-ANCA在临床上与肉芽肿性血管炎（GPA）密切相关。cANCA诊断GPA的特异性大于90%，外加PR3-ANCA可超过95%。PR3-ANCA对GPA的敏感性取决于疾病的活动性和病期阶段，在初发不活动的GPA中，阳性率只有50%，而活动性典型的GPA中几乎100%阳性。PR3-ANCA在其他多种原发性血管炎中也可被检测到，如显微镜下多血管炎（MPA）、坏死性新月体肾小球肾炎（NCGN）、结节性多动脉炎（PAN）等。有研究发现该抗体效价与病情活动相关，在GPA等原发性血管炎患者，可被作为判断疗效、评估复发的指标，从而指导临床治疗。

155. 什么是抗杀菌通透性增高蛋白抗体？有何临床意义？

抗杀菌通透性增高蛋白（bactericidal permeability increasing protein，BPI）抗体，靶抗原为杀菌通透性增强蛋白，分子量55kD，是一种对革兰阴性菌具有毒性的阳离子膜相关蛋白。BPI是中性粒细胞内最为重要的抗革兰氏阴性菌的内源性抗生素。

抗BPI抗体是铜绿假单胞菌感染致囊性纤维化（cystic fibrosis，CF）的生物标志物，阳性率可达90%，其水平与肺部铜绿假单胞菌感染和肺损伤的严重程度有关，可能是CF患者肺功能恶化和预后不良的生物标志物。此外，抗BPI抗体与炎症性肠病和原发性硬化性胆管炎密切相关，阳性率分别为34%和44%。抗BPI抗体在自身免疫性肝炎和和原发性胆汁性胆管炎也可检出，阳性率分别为17%和16%。

抗BPI抗体可产生cANCA或pANCA的荧光模型。检测方法包括ELISA、LIA和CLIA法等。

156. 什么是抗中性粒细胞弹性蛋白酶抗体？有何临床意义？

抗中性粒细胞弹性蛋白酶抗体（anti-neutrophil elastase antibody，ANEA），最早在SLE

患者中发现，其靶抗原为人白细胞弹性蛋白酶（human leukocyte elastase，HLE），分子量30kD，是中性粒细胞内嗜苯胺蓝颗粒中的一种丝氨酸蛋白酶，与PR3存在氨基酸序列同源性，具有蛋白水解酶活性，通过与胞质颗粒中的多糖基质结合而固定于胞质中，只有在吞噬过程中才释放出来。这种蛋白酶能降解结缔组织蛋白，如弹性蛋白、胶原蛋白、蛋白聚糖和纤粘连蛋白。AENA可在溃疡性结肠炎、原发性胆汁性胆管炎和原发性硬化性胆管炎患者中检出，检出率分别为25.9%、15%和18.4%。

AENA主要产生不典型pANCA荧光模型。检测方法包括ELISA、LIA和CLIA法等。

157. 什么是抗中性粒细胞组织蛋白酶G抗体？有何临床意义？

抗中性粒细胞组织蛋白酶G抗体（anti-neutrophil cathepsin G antibody，ANCGA）的靶抗原为组织蛋白酶G（cathepsin G,CG），是中性粒细胞中嗜苯胺蓝颗粒内的一种丝氨酸蛋白酶，具有蛋白水解酶活性。与PR3相似，该抗原在通常情况下与胞浆颗粒中的多糖基质结合而固定于胞质中，只有在吞噬过程中才释放出来。这种蛋白酶也能降解结缔组织蛋白。组织蛋白酶G还能参与血管紧张素Ⅰ转化为血管紧张素Ⅱ的过程。

ANCGA在SLE中的检出率为12%～61%，一般认为与SLE肾脏病理活动相关，与SLE的复发和关节炎的活动相关。溃疡性结肠炎中ANCGA的阳性率为23%，且其阳性率和效价在疾病的活动期显著高于非活动期，可以用于疾病活动性评估。在35%的原发性硬化性胆管炎患者中也可检测到ANCGA，其中80%被诊断为炎症性肠病。

ANCGA主要产生不典型pANCA荧光模型。检测方法包括ELISA、LIA和CLIA法等。

158. 什么是抗乳铁蛋白抗体？有何临床意义？

抗乳铁蛋白抗体（anti-lactoferrin antibody，ALFA）的靶抗原为乳铁蛋白（lacloferrin，LF），由692个氨基酸组成的单链铁结合蛋白，分子量为77kD，是一种有杀菌活性的非血红素铁结合的糖蛋白，在中性粒细胞特异性颗粒中占有很大比例。

ALFA在RA和SLE中均可检出，约为15%。有研究认为该抗体效价水平和亲和力可能是SLE肾脏受累的生物标志。ALFA在溃疡性结肠炎和原发性硬化性胆管炎患者的血清中检出率较高，为50%。

ALFA主要产生不典型pANCA荧光模型。检测方法包括ELISA、LIA和CLIA法等。

159. 什么是抗α-烯醇化酶抗体？有何临床意义？

烯醇化酶通过调节细胞外和血管内纤溶系统，在启动疾病进程中发挥重要作用。有37.3%的ANCA阳性血管炎患者血清中存在抗α-烯醇化酶抗体。许多炎症性疾病的血清中都可以发现抗α-烯醇化酶抗体：24.4%的SLE患者可检出抗α-烯醇化酶抗体，其中活动性肾病者占80%，合并狼疮肾炎者占66.7%。30%的系统性硬化症和37.5%的白塞综合征患者存在针对人皮肤微血管内皮细胞（HDMEC）的抗α-烯醇化酶抗体，同时研究发现HDMECα-烯醇化酶抗体也可出现于16.7%的RA和所有GPA患者。

160. 什么是抗粒细胞特异性抗核抗体？有何临床意义？

抗粒细胞特异性抗核抗体（GS-ANA）是针对粒细胞核的自身抗体。其阳性多见于RA（50%～75%）、Felty综合征（FS）（30%～90%），并与RA的活动性相关，可能与抗乳铁蛋白酶的中性粒细胞胞质抗体（LF-ANCA）也有相关性。

161. 什么是抗内皮细胞抗体？有何临床意义？

抗内皮细胞抗体（anti-endothelial cell antibody，AECA）的靶抗原是位于内皮细胞表面的一簇异质性蛋白。AECA可出现在与血管炎有关的多种自身免疫性疾病中，见表2-7：AECA在GPA中的检出率可达80%。有研究发现AECA与GPA的活动度有着密切的关系，借此可区别活动期患者和合并有感染、肾功能较差或药物副作用导致病情加重的患者。在SLE中AECA的阳性率很高，IgG型为39.2%，IgM型为45.1%，且与疾病的活动密切相关，尤其与肺动脉高压、指端血管炎、雷诺征和浆膜炎等一组症状密不可分。此外，有研究发现AECA与SSc中ESR增快、肺动脉高压、肺纤维化、指端溃疡乃至肺泡-毛细血管受损密切相关。

表2-7 抗内皮细胞抗体在自身免疫病中的阳性率

原发性自身免疫性血管炎	阳性率/%	系统性免疫性疾病	阳性率/%
肉芽肿性多血管炎（GPA）/显微镜下多血管炎（MPA）	55～80	系统性红斑狼疮	可达80
川崎病	可达72	抗磷脂综合征	64
大动脉炎	95	伴有血管炎的类风湿关节炎	可达65
巨细胞动脉炎	可达50	不伴有血管炎的类风湿关节炎	可达30
白塞综合征	18～50	系统性硬化症	20～40
血栓闭塞性脉管炎	25～36	混合性结缔组织病	45
嗜酸性肉芽肿性多血管炎	50	多发性肌炎/皮肌炎	44

注：AECA还可见于心、肾同种异体移植，炎症性肠病，溶血尿毒综合征，血栓性血小板减少性紫癜，肝素诱导的血小板减少症，多发性硬化，IgA肾病等。

162. 什么是抗肾小球基底膜抗体？有何临床意义？

肾小球基底膜（GBM）的主要成分是细胞外基质蛋白，包括Ⅳ型胶原、层粘连蛋白、纤维连接蛋白和蛋白多糖。抗肾小球基底膜抗体的靶抗原位于Ⅳ型胶原上。Ⅳ型胶原分子由3条分子量为170kD的α链组成。这些α链形成数个三股螺旋的结构域，结构域之间被不能形成螺旋的氨基酸序列分开。一个紧密的螺旋区（7S结构域）位于氨基末端，并且在羧基末端有一个球形柄状结构（NC1结构域）。抗GBM抗体的靶抗原位于α3（Ⅳ）链的NC1结构域。

抗GBM抗体是包括肺出血-肾炎综合征在内的所有抗肾小球基底膜型肾小球肾炎的血清学标志。在未累及肺的病例中抗GBM抗体的阳性率为60%，而在累及肺的病例中抗GBM抗体的阳性率为80%～90%。

163. 什么是抗磷脂酶A2抗体？有何临床意义？

2009年Beck等发现表达于人肾小球足细胞膜上的M型磷脂酶A2受体（PLA2 receptor，PLA2R）是特发性膜性肾病（idiopathic membranous nephropathy，IMN）的主要自身抗原。膜性肾病（MN）是成人肾病综合征最常见的病理类型，80%的MN因仅累及肾小球被称为特发性膜性肾病。目前诊断主要依靠肾穿刺活检。然而肾穿刺活检是侵入性检查，一些有高并发症风险或者活检禁忌证的患者，禁止行肾穿刺活检。抗磷脂酶A2受体抗体作为特异性生物标志物对MN进行无创诊断、疾病变化监测及预后评估具有重要的意义，可部分替代肾穿刺活检。IMN患者早期诊断、早期治疗可以减轻肾脏损伤，避免进展为终末期肾病，早期无创的抗体检测高效安全。检测方法有IFA、WB和ELISA。

164. 什么是1型血小板反应蛋白7A域抗体？有何临床意义？

1型血小板反应蛋白7A域（thrombospondin type-1 domain-containing 7A，THSD7A）抗体是最初在膜性肾病中发现的特异性抗体，常用ELISA进行检测。该抗体的靶抗原为THSD7A，是一种Ⅰ型跨膜蛋白，由1657个氨基酸构成，分子量约250kD。肾活检样本提示THSD7A表达于足细胞足突，与PLA2R相似。

成人膜性肾病中，THSD7A抗体阳性率为1%～3%。PLA2R抗体阴性的膜性肾病患者中THSD7A抗体阳性率为9%。由于非膜性肾病的肾小球疾病患者和健康人中未检出THSD7A抗体，认为该抗体对膜性肾病的诊断具有较好的特异性。此外，继发性膜性肾病的THSD7A抗体阳性率低于原发性膜性肾病，约为0.9%。因而，有建议将该抗体用于鉴别原发性与继发性膜性肾病。血清THSD7A抗体与膜性肾病疾病活动性相关。THSD7A抗体阳性的膜性肾病患者达到完全缓解时该抗体转阴，而蛋白尿复发时该抗体再次出现。但是该抗体效价与蛋白尿严重程度不相关，也不能用于预测膜性肾病的治疗反应。此外，该抗体血清水平还与膜性肾病移植后复发概率有关。

165. 什么是抗主动脉抗体？有何临床意义？

抗主动脉抗体是靶抗原位于主动脉的中膜和外膜的自身抗体，抗主动脉抗体多见于多发性大动脉炎，血清主动脉抗体滴度≥1∶32为阳性，≤1∶16为阴性。阳性率可达91.5%，其中滴度≥1∶64者占65%，假阳性占8.5%。本抗体阳性对大动脉炎诊断具有一定价值，疾病活动期抗主动脉抗体滴度增加，瘢痕期抗主动脉抗体可阴性。

166. ANA在自身免疫性肝病中的诊断价值如何？

ANA是自身免疫性肝病常见的自身抗体之一，约有75%的Ⅰ型自身免疫性肝炎（AIH）患者ANA阳性，而且有10%的AIH患者ANA是其血清中唯一可检测到的自身抗体。同样，ANA也是原发性胆汁性胆管炎（PBC）的重要抗体，大约50%PBC患者ANA阳性，是在抗线粒体抗体（AMA）阴性时可辅助诊断的抗体。ANA包含有几十种类型的自身抗体，但可出现于自身免疫性肝病的ANA相关抗体主要包括抗核包膜蛋白抗体（如抗板层素抗体、抗gp210抗体、抗p62抗体、抗核板层B受体抗体、抗板层相关多肽抗体等）、抗核点抗体（如抗Sp100抗体和抗早幼粒细胞白血病抗体等）、抗着丝点抗体。

167. 什么是抗线粒体抗体？有何临床意义？

抗线粒体抗体（AMA）是一种抗线粒体内膜脂蛋白成分的抗体，无器官和种属的特异性，可为5种免疫球蛋白中的任何一种，是主要出现在原发性胆汁胆管炎（PBC）患者血清中的一种自身抗体。PBC是一类可累及肝内小胆管的进行性胆汁淤积性肝病，胆管的破坏和闭塞导致纤维化、肝硬化甚至肝衰竭，患者最终死于各种并发症。PBC患者血清中可检出自身抗体，如AMA、抗核抗体（抗着丝点抗体、抗lamin抗体等）及抗平滑肌抗体等，但以高效价AMA检出率最高，病程早期就出现AMA是本病的特点。此外，AMA阳性还多见于慢性肝炎和肝硬化患者，常用于黄疸及肝病病因的辅助诊断。

168. 抗线粒体抗体如何分型？各亚型抗体与疾病相关性如何？

抗线粒体抗体（AMA）存在若干亚型，迄今已发现的亚型共有9种（M1～M9）。AMA常用检测方法为IFA，但此法有其局限性，易受同细胞胞质线粒体外其他抗原成分反应的自身抗体干扰而出现假阳性，敏感性、特异性低于以纯化的线粒体亚型成分为靶抗原的抗体检测方法，且不能分型，临床应用价值低于AMA亚型抗体检测。联合使用IFA和亚型抗原特异性法（包括CLIA、DLCM、ELISA和LIA等），可提高AMA临床应用特异性。AMA亚型抗体种类及其疾病相关性见表2-8。

表2-8　AMA亚型抗体种类及其疾病相关性

种类	相关疾病	阳性率/%
M1	SLE	50
	进行性系统性硬化症、系统性硬化症、RA	5～15
M2	PBC（高效价）	＞96
	其他慢性肝病（低效价）	30
	进行性系统性硬化	7～25
M3	药物性狼疮	100
M4	PBC	＞55
M5	非特异性胶原病	少见
M6	药物性肝炎	100
M7	急性心肌炎	60
	心肌病	30
M8	PBC	＞55
M9	PBC	37～82
	其他肝炎	3～10

抗线粒体亚型抗体中与PBC有关的有4种，即M2、M4、M8和M9。抗M2亚型抗体被认为是PBC敏感、特异的诊断标志抗体。M2靶抗原的主要成分为丙酮酸脱氢酶复合物（PDC）E2组分，高效价的AMA-M2在PBC中阳性率＞96%，对PBC的诊断及鉴别诊断有很高的特异性。

虽然AMA检测是诊断PBC的可靠方法，但也有一定的局限性。首先，AMA亚型检测的高敏感性可出现假阳性；其次，部分PBC患者AMA阴性，需结合生化和组织病理学检查方能作出诊断；最后，AMA效价与抗原特异性均和疾病的严重程度无关，因而不能用于监测PBC病程。随着对AMA分子遗传学以及特异性自身抗原研究的不断深入，已认识到AMA不仅在PBC诊断上具有重要价值，而且可能参与疾病的发病过程。

169. 什么是抗核包膜蛋白抗体？如何分类？

以HEp-2细胞等人源培养细胞为抗原底物，应用IFA进行ANA检测时，在自身免疫性肝病患者中常可出现纤细、光滑的核膜型荧光染色模型，其对应的自身抗体的靶抗原属位于核包膜结构上的蛋白，故此类自身抗体被称为抗核包膜蛋白抗体。核包膜结构由核板、核膜和核孔复合物组成。核板为直径10nm的中间丝状结构，与核内膜的内面连接，组成板层结构的蛋白称为板层素（lamins）。板层素一般分为3型：lamin A（60kD）、lamin B（68kD）和lamin C（74kD），另有报道存在lamin D型。核膜分内膜和外膜，核内、外膜借核孔膜连接，后者又与核孔复合物连接。核内膜的结构蛋白是核板层和染色质的附着部位，核板层B受体（LBR）及板层相关多肽等成分位于核内膜上。核外膜有核糖体及粗面内质网附着。核孔复合物为直径120nm、分子量124kD的超分子结构，由80～100种不同的蛋白质组成。已有数种核孔复合物被分离、鉴定，其中包括与PBC密切相关的两种跨膜蛋白（gp210和p62蛋白）。对自身免疫性肝病的诊断具有重要临床价值的抗核包膜蛋白抗体主要有：抗板层素抗体、抗核板层B受体抗体、抗板层相关多肽抗体、抗gp210抗体和抗p62抗体。

约25%的自身免疫性肝病患者抗核包膜蛋白抗体阳性。抗lamin/LBR抗体的核膜型荧光染色模型表现为光滑边缘型，而抗gp210抗体则表现为点状边缘型，但当ANA检测出现核膜型荧光染色模型时，从细胞的荧光染色模型形态上仍很难区分是抗板层素抗体，还是抗gp210抗体或其他抗核包膜蛋白抗体。应用聚焦或数字减影技术可能有助于荧光染色模型的区分、鉴别。

170. 什么是抗板层素抗体？有何临床意义？

抗板层素抗体（ALA）又称“抗核纤层抗体”，根据所对应的靶抗原性质，分为抗板层素A抗体、抗板层素B（B1和B2）抗体和抗板层素C抗体3种。抗板层素B抗体多见于合并抗磷脂综合征的SLE患者中，报道的阳性率为6%～12%，阳性患者中表现为抗磷脂抗体和/或狼疮抗凝物异常者占47%，表现为血小板减少等抗磷脂综合征症状者占17%。抗板层素B抗体检测有助于临床症状不典型的特殊类型的SLE的诊断。有文献报道，抗板层素B抗体在慢性疲劳综合征（CFS）患者中阳性率为52%。抗板层素A抗体和抗板层素C抗体可见于PBC（6%～8%）、AIH（9%～23%）等自身免疫性肝病患者中，并与疾病活动性密切相关。抗板层素抗体也偶见于类风湿关节炎、干燥综合征、系统性硬化症、血管炎和雷诺征等患者中，故其对诊断PBC及AIH的特异性并不是很高。

171. 什么是抗gp210抗体？有何临床意义？

抗gp210抗体的靶抗原为位于核孔复合物上的210kD跨膜糖蛋白，所识别的表位是gp210羧基末端上的15个氨基酸残基。该自身抗体被认为是PBC的高度特异性抗体。以gp210抗原决定簇的重组蛋白或合成多肽作为抗原，应用CLIA或ELISA法检测抗gp210抗体，其诊断PBC的特异性可高达96%～99%，敏感性为10%～41%。该抗体极少出现于AIH、类风湿关节炎、多发性肌炎、干燥综合征及非自身免疫性肝病患者中。约1/4（10%～40%）的PBC患者中，抗gp210抗体可与抗线粒体抗体（AMA）同时出现，抗

gp210抗体也存在于20% ～ 47%的AMA阴性PBC患者中。对于临床、生化和组织学表现疑诊PBC而AMA阴性的患者，或AMA阳性而临床症状不典型、存在重叠综合征（如与干燥综合征重叠）的患者，抗gp210抗体检测有重要价值。抗gp210抗体与PBC患者的肝外临床表现具有一定的相关性，抗体阳性较阴性患者发生关节炎的概率增高。抗gp210抗体的存在及抗体效价一般不随患者诊断的时间及临床过程而变化，但抗体阳性与阴性患者的预后有显著性差异，抗体阳性患者死于肝衰竭者明显多于阴性者，即抗gp210抗体阳性提示患者预后不良，可作为PBC患者的预后指标。

172. 什么是抗p62抗体？有何临床意义？

抗p62抗体又称“抗核孔蛋白p62抗体”，其靶抗原是位于核孔复合物上的62kD跨膜蛋白。抗p62抗体为PBC另一高特异性自身抗体，除干燥综合征外，目前在其他肝病或自身免疫性疾病中未检出，但敏感性仅为23% ～ 32%。有研究显示，抗p62抗体可能与PBC患者的病情进展有关。抗gp210抗体和抗p62抗体倾向于相互独立，一般不会同时出现阳性。

173. 什么是抗核板层B受体抗体？有何临床意义？

抗核板层B受体（LBR）抗体的靶抗原为一种可连结核板层B的、由60个氨基酸组成的核内膜多肽蛋白，抗原表位在核包膜区核胞质侧抗原多肽蛋白的氨基末端区。抗LBR抗体为PBC的高特异性自身抗体，仅见于PBC患者中，特异性较高，但其敏感性极低，仅为1% ～ 3%。抗LBR抗体常出现于AMA阴性的PBC患者血清中，其临床意义目前尚不清楚，可能与疾病的病理生理过程有关。

174. 什么是抗板层相关多肽抗体？有何临床意义？

抗板层相关多肽（LAP）抗体的靶抗原为位于核内膜上的、与核板层相连接的板层相关多肽（LAP）成分，分为LAP1和LAP2两种。有关抗LAP抗体研究报道较少，有报道称抗LAP2抗体在PBC中的阳性率为16%。但抗LAP抗体可能非PBC高特异性自身抗体，因该抗体可见于多种自身免疫病及非自身免疫性疾病中，如系统性红斑狼疮、血清阴性脊柱关节病、原发性干燥综合征、风湿性多肌痛、多发性肌炎、抗磷脂综合征、慢性肝炎、视神经炎和痛风等。有关抗LAP抗体的靶抗原性质及临床意义有待于继续深入研究。

175. 什么是抗核点抗体？如何分类？有何临床意义？

以HEp-2细胞等人源培养细胞为抗原底物，应用IFA进行ANA检测时，可出现两种核点型荧光染色模型：核少点型，其特异性抗体为抗p80螺旋蛋白抗体；核多点型，其特异性抗体为抗Sp100抗体。抗p80螺旋蛋白抗体和抗Sp100抗体与PBC等自身免疫性肝病关系密切，尤其是后者，是PBC的一种特异性抗体。抗核点抗体检测，对抗线粒体抗体阴性的PBC患者的诊断具有重要意义。

176. 什么是抗p80螺旋蛋白抗体？有何临床意义？

抗p80螺旋蛋白抗体的靶抗原为与细胞核核质中螺旋蛋白小体相关联的80kD核蛋白，靶抗原蛋白颗粒中含有小核核糖核蛋白成分。抗p80螺旋蛋白抗体可出现于自身免疫性和病毒性肝病患者中，如PBC、慢性活动性肝炎等，也偶见于其他种类的自身免疫病患者中，如干燥综合征、系统性红斑狼疮等。有关该自身抗体靶抗原的性质、功能及对PBC等患者的诊断价值，有待于进一步研究。

177. 什么是抗Sp100抗体？什么是抗早幼粒细胞白血病抗体？有何临床意义？

ANA核多点型的特异性抗体有两种：一种是抗Sp100抗体，其靶抗原为分子量100kD的可溶性酸性磷酸化核蛋白（Sp100）；另一种是抗早幼粒细胞白血病（PML）抗体，其靶抗原为异常表达于前髓（早幼粒）白血病细胞的蛋白。抗Sp100抗体在PBC患者中特异性约为97%，敏感性为10%～30%，在其他肝病患者均为阴性。抗Sp100抗体亦见于其他风湿免疫性疾病患者，但阳性率低（一般＜3%），且阳性患者多与PBC密切相关，并在临床上常出现于肝损伤之前，如原发性干燥综合征、系统性硬化症等。抗PML抗体亦多见于PBC患者中，约90%的PBC患者可同时检测到抗PML抗体和抗Sp100抗体，二者具有相似的敏感性和特异性，且出现抗PML抗体和抗Sp100抗体的PBC患者病情进展快，预后较差。

178. 什么是抗微小泛素相关修饰因子抗体？有何临床意义？

微小泛素相关的修饰因子（small ubiquitin-related modifiers，SUMO）是存在于其他核点蛋白中的特殊蛋白质，可以共价连接Sp100和PML，分为3种类型：SUMO-1、SUMO-2及SUMO-3蛋白。3种SUMO能通过相似的泛素结合途径共价地连接到其他细胞蛋白上，但并不形成泛素化。SUMO结合的蛋白并不会导致其降解，而是稳定地结合靶蛋白及调节细胞的结构和功能。有研究显示，在99例抗Sp100和抗PML抗体阳性的PBC患者中可检测到抗SUMO-2和SUMO-1抗体，其在PBC中的阳性率为42%和15%。但在抗核点型抗体阴性的PBC患者中并没有发现抗SUMO抗体，因此认为，抗SUMO抗体是PBC的一种新型自身抗体类型。

什么是抗平滑肌抗体？有何临床意义？

1965年Johnson等应用IFA法，以不固定的大鼠胃冰冻切片为抗原底物片，在慢性活动性肝炎患者血清中首先发现抗平滑肌抗体（SMA或ASMA）。SMA无器官及种属特异性，主要为IgG和IgM类型。高效价的SMA对Ⅰ型自身免疫性肝炎有重要的诊断意义。SMA的靶抗原种类丰富，主要为多种细胞骨架成分，可分为肌动蛋白（actin）和非肌动蛋白两大类。肌动蛋白可以单体（G-actin）及聚合体（F-actin）形式存在于微丝中。其中F型肌动蛋白（46KDa）与肝细胞膜密切相关，抗F-肌动蛋白自身抗体与AIH关系密切，为AIH特异性自身抗体，而抗G-肌动蛋白自身抗体则与酒精性肝硬化有关。非肌动蛋白类靶抗原包括波状纤维蛋白或称波形蛋白、结蛋白或称韧带纤微蛋白、微管蛋白、肌球蛋白、原肌球蛋白和肌钙蛋白等。非肌动蛋白自身抗原与某些感染性疾病、系统性自身免疫性疾病等有关。

SMA可见于多种肝脏疾病及非肝脏疾病，无疾病诊断特异性，但SMA对Ⅰ型AIH的诊断有重要意义，高效价的SMA（＞1∶160）对AIH诊断特异性相当高（至少90%），高效价的SMA还可见于AIH与PBC重叠综合征患者。以F-肌动蛋白为靶抗原的SMA在AIH特异性抗体中阳性率高达97%，并且有报道称，与抗肌动蛋白抗体阴性的SMA患者相比，其HLA A1-B8-DR3单倍型出现的频率更高，发病年龄较小，预后更差。低效价的靶抗原为非肌动蛋白的SMA（以IgM为主）可非特异性出现于某些感染性疾病、系统性自身免疫性疾病、炎症性肠病等多种疾病中（表2-9）。

表2-9　抗平滑肌抗体（ASMA）疾病谱及靶抗原、抗体特点

相关疾病	靶抗原	抗体种类	抗体效价
AIH	F-actin	IgG为主	高
AIH-PBC重叠征	F-actin	IgG和IgM为主	高
酒精性肝硬化	G-actin	IgM	低
病毒性肝炎	vimentin	IgM	低
SLE、RA、SS	vimentin	IgM	低
炎症性肠病	vimentin	IgM	低
白塞综合征	vimentin	IgM	低
心肌炎	desmin	IgM	低
传染性单核细胞增多症	tubulin	IgM	低

180. 什么是抗肝肾微粒体抗体？分为几类？各有何临床意义？

1973年Rizzctto等应用IFA法在慢性活动性肝炎患者血清中，首先发现与鼠肝细胞胞质、

近端肾小管上皮细胞胞质反应而不与远端肾小管上皮细胞胞质反应的抗肝/肾微粒体抗体（抗LKM抗体）。随后研究发现，抗LKM抗体包括3种与微粒体酶细胞色素P450反应的亚型抗体：①抗肝/肾微粒体1型抗体（抗LKM-1抗体），为Ⅱ型AIH标记抗体，其靶抗原是细胞色素P450 Ⅱ D6（CYP2D6），主要是分子量为50KD的微粒体抗原结构表位。抗LKM-1抗体能够抑制CYP2D6的生物活性，促使肝内T细胞的浸润；部分CYP2D6靶抗原与C型肝炎病毒和单纯疱疹Ⅰ型病毒具有相同的抗原性，因此，C型肝炎病毒或单纯疱疹Ⅰ型病毒感染的患者亦可能检测出抗LKM-1抗体，2%～10%的慢性丙型肝炎患者可检测到抗LKM-1抗体。②抗肝/肾微粒体2型抗体（抗LKM-2抗体），仅见于应用药物替尼酸治疗后诱发的肝炎，其靶抗原是细胞色素P450 Ⅱ C9（CYP2C9），替尼酸是一种具有肝细胞毒性的药物，1980年美国FDA已禁止在临床使用。③抗肝/肾微粒体3型抗体（抗LKM-3抗体），主要见于丁型肝炎病毒感染患者，也见于少数Ⅱ型AIH患者，抗LKM-3抗体靶抗原是尿嘧啶二磷酸葡萄糖醛酸基转移酶-1（UGT-1），一种55kD的跨膜蛋白，暴露在内质网膜腔中，与药物代谢和其他异种化合物的Ⅰ相代谢有关。

3种抗LKM抗体对AIH诊断、分型具有重要意义。抗LKM-1抗体为Ⅱ型AIH血清特异性抗体，特异性为90%，但在AIH中检出率较低（约10%）。慢性丙型肝炎患者中2%～10%也可检测到抗LKM-1抗体，但两者有所差别：AIH中抗LKM-1抗体阳性患者，较多具典型自身免疫现象，大多为青年女性，自身抗体效价较高，血清免疫球蛋白显著增高，病情比较严重，对激素治疗反应好，欧美地区多见；HCV感染伴有抗LKM-1抗体阳性患者，大多年龄较大，女性并不多见，自身抗体效价较低，血清免疫球蛋白不高，病情为慢性肝炎表现，对干扰素治疗有反应，地中海地区多见。

抗LKM-3抗体可见于Ⅱ型AIH患者、10%～15%的慢性丁型肝炎患者。约有10%的Ⅱ型AIH患者既有抗LKM-1抗体，也有抗LKM-3抗体。该抗体还可见于10%～15%的慢性丁型肝炎患者，但抗LKM-3抗体在Ⅱ型AIH患者中效价较高，而在丁型肝炎患者中效价较低。

181. 什么是抗肝细胞胞质1型抗体？其临床意义是什么？

抗肝细胞胞质1型（LC1）抗体或称抗肝细胞胞质抗原1型抗体，为器官特异、非种属特异的自身抗体，被认为是Ⅱ型AIH的标志性抗体，阳性率为56%～72%。抗LC1抗体的靶抗原为亚胺甲基转移酶环化脱氨酶（FTCD），是参与叶酸代谢的一种双重功能酶，并且主要在肝脏中高表达。抗LC1抗体常与抗LKM-1抗体同时存在，抗LC1抗体阳性的患者中32%～67%可检测出抗LKM-1抗体；抗LKM-1抗体阳性患者中有25%～50%可检测出LC1抗体，提示抗LC1抗体与抗LKM-1抗体有密切联系。抗LC1抗体对AIH的特异性要优于抗LKM-1抗体，有10%的AIH患者血清中唯一的指标是抗LC1抗体。抗LC1抗体与Ⅱ型AIH的疾病活动性相关，为Ⅱ型AIH疾病活动的标志及评估预后的指标。

182. 抗可溶性肝抗原抗体与抗肝-胰抗体是同一自身抗体吗？有何临床意义？

1981年Berg等首先在慢性活动性肝炎患者中发现并报道抗肝-胰抗体（抗LP抗体），其后抗LP抗体被许多学者证实为AIH高度特异性自身抗体，但抗LP抗体的靶抗原性质一直不明，可能是一种细胞溶质蛋白。经纯化的LP抗原不含细胞核、线粒体、微粒体及细胞骨架抗原成分，为非器官特异性可溶性蛋白质，对蛋白酶处理敏感，对补体具有较强的结合活性，其分子量分别是52kD和48kD。

1987年Manns等首先在非乙肝慢性活动性肝炎患者中发现并报道抗可溶性肝抗原抗体（抗SLA抗体），该自身抗体在非自身免疫性肝病中不能检出，为AIH高度特异性自身抗体。可溶性肝抗原（SLA）可能是肝细胞胞质溶质成分，不具有种属特异性和器官特异性，可分布于多种动物的多种器官组织中，但在肝脏、胰腺和肾脏等富含酶的器官组织中浓度最高。

10余年的研究发现，LP和SLA的分子量、理化性质及相应自身抗体的临床意义有很多相似之处。目前认为LP和SLA是同一抗原，SLA/LP抗原是分子量为50kDa的细胞溶质分子，被称为UGA抑制物tRNA相关蛋白。抗LP抗体和抗SLA抗体合称为抗SLA/LP抗体。2000年Wies等首次从人肝组织、激活的人淋巴瘤细胞中成功地克隆出SLA全长cDNA序列，在DNA水平上鉴定出抗SLA/LP抗体的靶抗原，并在大肠杆菌中成功表达。

抗SLA/LP抗体的靶抗原参与selenprotein（一种UGA抑制物，tRNA相关蛋白）生物合成的调节，早期的研究也表明抗SLA抗体有可能参与了对肝细胞的破坏，因此推测抗SLA/LP抗体与AIH的发病机制有关。虽然AIH存在种类较多的自身抗体，但多数自身抗体并非AIH特异性抗体。抗SLA/LP抗体为少数公认的AIH高度特异性自身抗体，在AIH所有相关自身抗体中最具有诊断价值。

抗SLA/LP抗体阳性与HLA-DR3和DRB1*0301相关，而阴性多与HLA-DRB1*0401相关，阳性患者多为年轻女性，有高免疫球蛋白血症，为Ⅲ型AIH的血清学标志，临床上常用于AIH的诊断和鉴别诊断。约30%的Ⅲ型AIH仅该抗体阳性，而缺乏其他自身抗体标志，但对免疫抑制剂治疗有效，抗SLA抗体测定对发现这一部分AIH患者有重要意义。此外，抗SLA/LP抗体阳性患者临床表现和组织改变严重，临床缓解慢。有研究发现抗SLA/LP抗体可在自身免疫性胆管炎的儿童和感染HCV患者的血清中检测出，并且在抗LKM-1抗体阳性的HCV患者中该抗体的检出率有所增高。

183. 什么是抗去唾液酸糖蛋白受体抗体？有什么临床意义？

去唾液酸糖蛋白受体（ASGPR）最初被称为肝脏特异性膜脂蛋白（LSP）。后来研究发现，LSP是包含多种蛋白组分的复合物，ASGPR只是其中一种重要抗原成分。现已确定，

ASGPR是一种肝特异性跨膜糖蛋白，具有肝脏特异性和种属特异性，其在肝脏的特殊分布位置与AIH组织病理学改变（汇管区周围大量淋巴细胞浸润、碎屑状坏死）的部位极为吻合，因而推测ASGPR是吸引致敏肝浸润淋巴细胞的主要靶抗原。相关研究显示，抗ASGPR抗体对AIH具有很高的特异性，可见于各型AIH患者，对AIH最具特异性的是抗人ASGPR抗体，阳性率为50%～88%。1999年，国际AIH研究小组将抗ASGPR抗体作为AIH诊断标准中的一个补充指标。抗ASGPR抗体的检测有助于AIH的诊断，尤其是对ANA、SMA、抗LKM-1抗体等自身抗体均阴性、临床高度怀疑AIH病例的诊断可能更为有用。

抗ASGPR抗体最重要的特征及临床应用价值在于该自身抗体与AIH疾病活动性密切相关。如对免疫抑制剂治疗有效的AIH患者，抗ASGPR抗体即消失或抗体效价迅速下降，反之则抗体无明显变化；另有研究发现，在Ⅰ型AIH患者中，抗ASGPR抗体阳性患者较阴性患者更易复发。因此，抗ASGPR抗体除了可作为AIH诊断的特异性抗体外，还可将其作为判断疾病活动度、监测治疗效果及判断预后的指标。此外，抗ASGPR抗体亦可见于急慢性病毒性肝炎、酒精性肝病、PBC、PSC和非肝病自身免疫性疾病等多种疾病，但阳性率一般低于15%，且抗体效价较低，多呈一过性。

184. 什么是抗磷脂抗体谱？有何临床意义？

抗磷脂抗体（antiphospholipid antibody，aPL）是抗磷脂综合征（antiphospholipid syndrome，APS）最主要的血清学标志物，其检测的是一类异种基因的、一组针对各种带负电荷磷脂的自身抗体，它们具有不同的抗原表位。目前最常检测的aPL的亚类主要包括狼疮抗凝物（lupus anticoagulant，LA）、抗心磷脂抗体（anticardiolipin antibody，ACA）、抗β_2-糖蛋白1（anti-β_2-glyccoprotein 1，anti-β_2-GP1）、抗磷脂酰丝氨酸抗体（anti-phosphatidy serine antibodies，aPS）和抗凝血酶原（antiprothrombin，aPT）等。

抗磷脂抗体在原发及继发性抗磷脂综合征（APS）中阳性率高，也可见于其他自身免疫性疾病（SLE、MCTD等）、慢性白血病、肾脏及消化系统疾病。常同反复动静脉血栓、血小板减少和习惯性流产相关。

185. 什么是抗心磷脂抗体？有何临床意义？

aPL用固相免疫分析测定即称作ACA，其作为一项敏感的指标在机体多种紊乱过程（如感染、结缔组织疾病、药物诱导性疾病）中均呈阳性，其针对的靶抗原为心磷脂。ACA的免疫学分型有IgG、IgM和IgA3类，可结合心磷脂和磷脂酰丝氨酸，而不是磷脂酰胆固醇。典型的ACA发现于自身免疫性疾病患者，并依赖于某种血浆蛋白的存在，但是不依赖于β_2-GP1的ACA也已有报道。

凝血酶与凝血酶调节蛋白（thrombomodulin，TM）的结合可激活蛋白C（Pr C）的活性，而被激活的Pr C和蛋白S（Pr S）复合物展示了抗凝活性。有人通过鼠单克隆ACA与TM的反应性来研究ACA的致病机制，发现aCL和TM有交叉反应性，并可导致TM在内皮细胞表面密度的下调，从而导致血栓形成。有研究表明，ACA的发生率为4.08%，在ACA阳性的患者中81%为原发性APS，其余19%为继发于SLE的患者。在诊断为APS的患者中，ACA的敏感性高达97%，可见ACA可作为原发性APS的筛选指标之一，但其特异性只有7.4%。中等和高效价IgG和IgM的ACA是临床诊断APS的重要指标，目前aCL的常用检测方法为CLIA和ELISA法。

186. 什么是抗 β_2-GP1抗体？有何临床意义？

β_2-糖蛋白1（β_2-glyccoprotein 1，β_2-GP1）是分子量为50kD的血浆蛋白，可与负电荷磷脂结合，β_2-GP1的第五功能区是其与磷脂的结合位点，与负电荷磷脂有较强的亲和力。有许多研究表明，GP1是抗磷脂抗体结合磷脂的主要靶抗原，尤其是这些抗体主要针对于GP1-心磷脂复合物时，β_2-GP1为aCL提供表位，同时GP1作为狼疮抗凝物（LA）的辅助因子发挥作用。凝血酶原为维生素K依赖的糖蛋白，在生理状况下，凝血酶原通过促凝血酶复合物激活，一旦带负电荷的磷脂结合凝血酶原，促凝血酶即能促使凝血酶的生成，从而裂解纤维蛋白原为纤维蛋白发生凝血。

针对GP1和凝血酶原的自身抗体是LA活性的两大主要成分，其活性主要依靠β_2-GP1或凝血酶原的存在，这些磷脂结合蛋白在APS血栓形成的病理生理中起着决定性作用。β_2-GP1可抑制磷脂依赖性的凝血反应，具有天然的抗凝活性，其与负电荷磷脂的结合，在生理学上起着对凝血连锁的调节作用。分析表明抗β_2-GP1抗体与脑卒中有强烈的相关性，还与血小板减少、APTT、深静脉血栓形成相关。也有研究表明，抗β_2-GP1抗体和动脉血栓的相关性要大于静脉血栓。

187. 什么是狼疮抗凝物？有何临床意义？

狼疮抗凝物（lupus anticoagulant，LA）是在凝血分析中鉴定得到的，它参与凝血过程的调节，但是却不影响凝血因子的活性，它的存在也与机体出血无显著相关，出现这种抗凝物主要是自身抗体的存在导致的。LA的免疫学分型有IgG、IgM或IgG/IgM型抗体，这些抗体并非直接针对于磷脂，而是作用于血浆中与磷脂具有高度亲合性的血浆蛋白。这些蛋白与抗体结合后其与磷脂结合的能力迅速提高，从而与凝血因子竞争性结合磷脂表面而发挥抗凝的作用，其最常见的靶抗原是β_2-GP1和凝血酶原。

LA的检测主要是作为功能性分析aPL延长凝血时间的能力，其分析的凝血试验可以评价内源/外源以及凝血的共同通路。在LA的检测中，强烈推荐用少血小板的血浆标本，这能最大程度地减少在分析过程中磷脂凝结物前体激活或破坏血小板以及血小板残余物的影响。同时，肝素抗凝剂也会影响LA的检测，所以应尽量避免使用肝素抗凝管。因为LA的筛查试验不能达到100%的敏感性，所以需要两个或多个比其敏感的试验得到阴性结果来排除LA的存在。

LA的检测流程：①磷脂依赖性凝血时间（dRVVT或APTT）是否延长，如凝血时间没有延长可以排除LA，如时间延长进行下一步排除试验；②混合试验：与正常血浆（1∶1）进行混合，凝血时间延长是否完全纠正，如果可以纠正排除LA，考虑凝血因子缺乏；如未纠正进行下一步确证试验；③确证试验：添加磷脂后延长的凝血时间是否明显缩短，如选择“否”考虑凝血抑制药物。选择“是”则可确证LA。

LA是与血栓持续相关的唯一的危险因素，LA阳性的系统性红斑狼疮患者，当小血管受损时，凝血酶原片段（F1＋F2）和纤维蛋白肽A（FPA）水平比LA阴性的系统性红斑狼疮患者和健康对照明显升高。而F1＋F2是凝血酶原裂解出的一个片段，FPA是在凝血酶作用下纤维蛋白原的裂解产物，因此，升高的凝血酶的产生可能是血栓形成趋向的原因。同时，LA可通过与黏附分子、Fcγ受体ⅡA（Fc gamma receptor ⅡA，FcγRⅡA）及内皮素（ET）-1等的相互作用，诱导黏附分子表达的上调，增加白介素（IL）-1β的分泌；使FcγRⅡA为自身抗体诱导的血栓形成前状态的遗传易感性提供了发病机制的基础；增加的ET-1，可使动、静脉张力增高，血管痉挛，最终导致动脉闭塞，增加发生血栓的危险性。

188. 什么是抗磷脂酰丝氨酸抗体？有何临床意义？

抗磷脂酰丝氨酸抗体（anti-phosphatidy serine antibody，aPS）属于抗磷脂抗体（aPL），抗磷脂抗体是一组主要针对磷脂结合蛋白的异质性抗体，包括抗心磷脂抗体（ACA）、狼疮抗凝物（lupus anticoagulant，LA）、抗磷脂酰丝氨酸、抗磷脂酰胺醇、抗磷脂酰甘油、抗磷脂酸和抗β_2-糖蛋白1（β_2-GP1）等。aPS识别的自身抗原通常是位于血小板、内皮细胞胞膜外侧的磷脂酰丝氨酸，磷脂酰丝氨酸与抗磷脂酰丝氨酸抗体结合时需要β_2-糖蛋白I辅助。抗磷脂综合征（APS）患者血清中，ACA和aPS同时阳性者占75%，ACA单独阳性为14%，aPS单独阳性为11%，并且IgG、IgM、IgA型都可能出现。由此可见，仅检测抗ACA或是单一亚型抗体易造成APS漏检，最好联合检测ACA和IgG、IgM、IgA型aPS。aPS单独阳性APS患者的临床特征类似于ACA、LA阳性患者，如习惯性流产、栓塞等。aPS在SLE患者中阳性率为35%。

189. 什么是抗凝血酶原抗体？有何临床意义？

抗凝血酶原抗体（antiprothrombin，aPT）是抗磷脂抗体的一种。以前认为aPL的靶抗原是阴性磷脂，然而脂类物质的抗原性较弱，它需要一种蛋白或糖作为载体才能刺激机体产生抗体。近年研究显示aPL的靶抗原是与阴性磷脂结合的血浆蛋白，其中β_2糖蛋白1（β_2-glycoprotein 1，β_2-GP1）和凝血酶原是了解最充分和最具特征的血浆蛋白，它们分别被aCL和多数LA识别。aPT与凝血酶原（PT）的结合大部分为低亲和力。aPT识别凝血酶原的表位尚不明确，检测方法一般为EL1SA。其与抗磷脂综合征（APS）呈一定的相关性，与动、静脉血栓形成可能有关，与妊娠女性的自发性流产也有一定相关性，但这种相关性还有待进一步研究。

190. 什么是抗磷脂酸抗体？有何临床意义？

抗磷脂酸抗体（anti-phosphatidic acid，aPA）是属于抗磷脂抗体（aPL）谱的一种自身抗体，aPL分为狼疮抗凝物（LA）和抗心磷脂抗体（ACA）两大类，LAC的免疫学分型有IgG、IgM或IgG/IgM型抗体，可结合位于细胞膜的磷脂质，包括磷脂酸（PA）、磷脂酰丝氨酸（PS）和心磷脂（CL）等，其靶抗原是与这些阴性磷脂结合的血浆蛋白，如β_2糖蛋白1和凝血酶原等。与抗磷脂综合征、SLE、银屑病以及一些病毒感染都有相关性，尤其是与抗磷脂综合征患者的某些临床表现具有一定相关性。

191. 什么是抗磷脂酰肌醇抗体？有何临床意义？

抗磷脂酰肌醇抗体（anti-phosphatidylinositol antibody，aPI）也是抗磷脂抗体（aPL）谱的一种自身抗体，分为IgG、IgM或IgG/IgM型抗体，在许多免疫性和非免疫性疾病中均可检测到aPI，与抗磷脂综合征、SLE、银屑病以及一些病毒感染都有相关性，近期有研究发现aPI效价的增加可能与磷脂综合征患者血栓形成以及产科aPL相关表现的风险增加有关。

192. 多发性肌炎/皮肌炎主要的自身抗体有哪些？如何分类？

与多发性肌炎（PM）/皮肌炎（DM）有关的自身抗体一般分为3类：肌炎特异性自身抗体（myositis specific autoantibody，MSAs）、肌炎相关性自身抗体（myositis associated autoantibodies，MAAs）以及组织特异性自身抗体。常见的MSAs包括抗tRNA合成酶抗体、抗Mi-2抗体、抗SRP抗体及MDA5抗体等，对于肌炎诊断具有较高特异性。MAAs包括抗PM-Scl抗体、抗U1RNP抗体、抗Ro52抗体及抗Ro60抗体等，这些自身抗体与肌炎相关，但也常见于其他不合并肌炎的风湿免疫病中，被认为对肌炎不特异。组织特异性抗体包括针对肌组织抗原的抗体，针对内皮细胞抗原的抗体，或者针对其他在大多数细胞中都不能发现的特异性抗原的抗体。至今还没有发现对PM/DM较为特异的组织特异性抗体。在肌炎诊断方面MSAs比MAAs具有更高的临床价值，但这并不意味着MAAs对于肌炎意义不大，而且也不能排除它们在致病方面的作用。上述自身抗体的检出率在处于不同地理位置的不同人种中有所不同。

193. 什么是肌炎特异性自身抗体？有何临床意义？

肌炎特异性自身抗体（myositis specific autoantibody，MSAs）包括抗tRNA合成酶抗体、抗SRP抗体、抗Mi-2抗体及MDA5抗体等。大约50%的原发性肌炎患者，包括PM和DM，存在MSAs。MSAs有助于区分肌炎的临床类型：抗合成酶抗体阳性的患者，典型存在雷诺征、关节炎和间质性肺病的临床表现，且预后不佳；抗SRP抗体阳性的患者，常累及心脏，预后不佳；抗Mi-2抗体阳性的患者，存在典型的DM临床表现，且预后良好。

其他肌炎特异性自身抗体还包括：抗KJ抗体，靶抗原为34kD蛋白，肌炎中阳性率＜1%；抗Fer抗体，靶抗原为延长因子Ⅰα，肌炎中阳性率为1%；抗Mas抗体，靶抗原为丝氨酸tRNA，肌炎中阳性率为1%。这些肌炎特异性自身抗体在肌炎中罕见，其临床意义尚不清楚。

194. 什么是抗合成酶抗体？有何临床意义？

抗合成酶抗体是一类以氨酰tRNA合成酶与tRNA构成的复合物为靶抗原的自身抗体。迄今，人们已在多发性肌炎（PM）/皮肌炎（DM）患者中共发现了6种抗氨酰tRNA合成酶抗体，分别为抗Jo-1抗体、抗EJ抗体、抗PL-12抗体、抗PL-7抗体、抗OJ抗体和抗KS抗体，其靶抗原分别为组氨酰tRNA合成酶（histidyl-tRNA synthetase，hisRS）、甘氨酰tRNA合成酶（glycyl-tRNA synthetase，glyRS）、丙氨酰tRNA合成酶（alanyl-tRNA synthetase，alaRS）、苏氨酰tRNA合成酶（threonyl-tRNA synthetase，thrRS）、异亮氨酰tRNA合成酶（isoleucyl-tRNA synthetase，ileRS）及天冬氨酰tRNA合成酶（asparaginyl-tRNA synthetase，asnRS）。

6种抗tRNA合成酶抗体在HEp-2细胞实验基质上可产生相似的细胞质荧光染色模型。因75%的抗氨酰tRNA合成酶抗体阳性患者为抗Jo-1抗体阳性，所以临床常规检测的抗氨酰tRNA合成酶抗体以抗Jo-1抗体为主。抗氨酰tRNA合成酶抗体为PM/DM患者的血清特异性自身抗体，尽管各种抗合成酶抗体在PM/DM中的阳性率各不相同（表2-10），但抗体阳性的患者具有相似的临床症状，包括肌炎、间质性肺疾病、关节炎、雷诺征、机械手、皮肤过度角化、指（趾）皮肤硬化、面部毛细血管扩张及钙化，又称为合成酶综合征表现。合成酶综合征中又以间质性肺疾病、关节炎及雷诺征表现最为突出，远高于抗合成酶抗体阴性者。尽管抗合成酶抗体的临床相关性基本一致，但极少发生交叉反应或在同一患者体内出现。抗合成酶抗体阳性而没有肌炎表现的患者有发病的潜在危险。抗合成酶抗体阳性与HLA-DR3、HLA-DRW52相关，57%抗Jo-1抗体阳性的患者携带HLA-DR3抗原。

表2-10 抗氨酰tRNA合成酶抗体谱及其临床意义

自身抗体	靶抗原	亚基大小	在PM/DM中阳性率/%
抗Jo-1抗体	组氨酰tRNA合成酶	50kD（二聚体）	20～30
抗PL-7抗体	苏氨酰tRNA合成酶	50kD（二聚体）	1～5
抗PL-12抗体	丙氨酰tRNA合成酶	110kD	1～5
抗OJ抗体	异亮氨酰tRNA合成酶	150kD	1～5
抗EJ抗体	甘氨酰tRNA合成酶	75kD	1～5

抗氨酰tRNA合成酶抗体检测方法有CLIA、DLCM、LIA和ELISA等。IFA法ANA筛选试验，抗tRNA合成酶抗体阳性荧光染色模型表现为细胞分裂间期HEp-2细胞胞质呈现细颗粒样荧光染色。如在ANA检测中表现为细胞质细颗粒样荧光染色，排除常见的抗细胞质成分抗体后（如抗rRNP抗体），应注意检测抗氨酰tRNA合成酶抗体。

195. 什么是抗Jo-1抗体？有何临床意义？

1980年Nishikai等首次报道了应用免疫扩散法在多发性肌炎（PM）患者血清中发现了抗Jo-1抗体。抗Jo-1抗体又称抗PL-1抗体，其靶抗原为分子量50kD的组氨酰tRNA合成酶（hisRS），hisRS是一种细胞质磷酸蛋白，在胞质中以小分子核糖核蛋白（scRNP）形式出现，由两个分子量约50kD的亚单位以二聚体的形式结合于细胞质中。在绝大多数患者中发现的hisRS靶抗原位于分子的N末端，该区由1～60个氨基酸组成，并且只发现于真核生物中。抗Jo-1抗体只能识别哺乳动物的hisRS抗原决定簇，而不能识别原核生物和真菌分子。

抗Jo-1抗体在多发性肌炎（PM）/皮肌炎（/DM）中的阳性率为20%～30%，为PM/DM的血清标志性抗体。抗Jo-1抗体在PM中阳性率可达40%，在DM中约5%阳性，非肌炎患者未发现阳性，可见抗Jo-1抗体对PM/DM的诊断具有较高特异性（＞95%）。此外，抗Jo-1抗体效价与疾病的活动性相关，与患者的肌酸激酶水平及肌炎活动的临床指标有关。在合并间质性肺疾病的PM/DM患者中，抗Jo-1抗体的阳性率高达60%。抗Jo-1抗体阳性肌炎患者与抗体阴性者相比，前者发病年龄相对较轻、病情进展快、疗效差、肌力和酶的完全恢复可能性小、药物减量或停药易复发。临床上将以急性发热、对称性关节炎、技工手（机械手）、雷诺征、肌炎并有间质性肺疾病且抗Jo-1抗体阳性为主要临床表现的患者，称为抗Jo-1抗体综合征。抗Jo-1抗体阳性与HLA-DRW52相关。抗Jo-1抗体临床常规检测方法为CLIA、DLCM、LIA和ELISA等。

196. 什么是抗PL-7抗体？有何临床意义？

抗PL-7抗体是一种抗氨酰tRNA合成酶抗体，其靶抗原为分子量为50kD的苏氨酰tRNA

合成酶。抗PL-7抗体被认为是多发性肌炎（PM）/皮肌炎（DM）的血清标志抗体，在肌炎患者中阳性率为3%～4%，对PM/DM的诊断有重要的临床价值，主要见于肌炎中的抗合成酶综合征亚型。在非肌炎患者中抗PL-7和PL-12抗体均属罕见，最近研究发现抗PL-7抗体对SLE也有一定临床意义，但还需进一步研究。

197. 什么是抗PL-12抗体？有何临床意义？

抗PL-12抗体与抗PL-7抗体的靶抗原同样来自氨酰tRNA合成酶这一酶家族，与抗PL-7抗体不同的是抗PL-12抗体的靶抗原是分子量为110kD的丙氨酰tRNA合成酶，抗体与之结合的位点在分子中的反密码环内，主要的反应区在分子的C末端（730～951氨基酸）。此自身抗体也是多发性肌炎（PM）/皮肌炎（DM）的血清标志抗体，在肌炎患者中的阳性率为3%，对PM/DM的诊断有重要的临床价值，主要见于肌炎中的抗合成酶综合征亚型，在非肌炎患者中罕见。

198. 什么是抗EJ抗体？有何临床意义？

抗EJ抗体的靶抗原为甘氨酰-tRNA合成酶（GARS）。GARS存在于细胞质和线粒体中，催化甘氨酸与其同源tRNA的连接。编码人GARS的基因突变与神经退行性疾病有关，包括Ⅴ型远端型脊髓性肌萎缩和腓骨肌萎缩症（Charcot-Marie-Tooth，CMT）。神经元线粒体代谢受损是GARS突变导致神经系统疾病的机制之一。

抗EJ抗体属于肌炎特异性抗体（MSAs），在特发性炎性肌病（idiopathic inflammatory myopathies，IIMs）中阳性率为1%～3%。抗EJ抗体阳性的肌炎患者临床表现为：间质性肺病（ILD）（73%～84%），发热（39%～60%），关节炎（24%），肌炎（40%），肌无力（39%～55%），Gottron征（45%）等。抗EJ抗体检测方法主要包括CLIA、LIA和ELISA等。

199. 什么是抗OJ抗体？有何临床意义？

抗OJ抗体的靶抗原为异亮氨酰-tRNA合成酶（IARS）。IARS是多酶复合物（MSC）的一个组分，对于稳定组分之间的相互作用很重要。此外，IARS对细胞内蛋白质合成和信号通路也有重要作用。

抗OJ抗体属于肌炎特异性抗体，在IIMs中阳性率＜5%。抗OJ抗体阳性的肌炎患者临床表现为：ILD（44%～＞90%），发热（13%），肌炎（40%～80%），肌无力（25%），关节炎（13%～60%），技工手（40%），Gottron征（13%～30%）等。抗OJ抗体检测方法主要包括CLIA、LIA和ELISA等。

200. 什么是抗Mi-1抗体？什么是抗Mi-2抗体？有何临床意义？

1976年Reichlin和Mattioli应用补体结合抑制试验首先在一位叫“Mi”的DM患者血清中，发现了一种与小牛胸腺细胞核盐水提取物有沉淀反应新的抗核抗体，命名为抗Mi抗体。在ID试验中，原始的Mi血清与小牛胸腺核提取蛋白形成两条沉淀线，1980年Mishikai等将它们命名为抗Mi-1抗体和抗Mi-2抗体，其中抗Mi-2抗体属肌炎特异性抗体，对肌炎的诊断具有重要意义。抗Mi-1抗体的靶抗原分子量为150kD，单体分子量为75kD，其分子结构上具有免疫球蛋白的决定簇，生化特性与IgG相似。抗Mi-2抗体的靶抗原位于细胞核核质内，是分子量为34～240kD的8种核蛋白质复合物，不含任何核酸成分。其主要的免疫活性成分为240kD的蛋白质复合物（分子量为218kD），由第12号染色体编码，其结构属于解旋酶家族，该复合物主要通过染色体重组来对细胞增殖进行调控。

抗Mi-1抗体不存在于肌炎患者血清中，对诊断自身免疫性疾病意义不大。抗Mi-2抗体是一种皮肌炎（DM）高度特异性抗体，成人DM（15%～25%）、幼年型DM（10%～15%）、PM/DM（5%～10%）及PM（＜3%）患者血清中，在正常人及其他结缔组织病患者中未检出。95%抗Mi-2抗体阳性患者有皮肤病变，多表现为“V型”及“围巾型”皮疹与表皮增生。与其他抗tRNA合成酶抗体阳性的DM患者相比，抗Mi-2抗体阳性的患者对治疗的反应与预后均较好。系统性硬化症、肺间质纤维化及关节炎在抗Mi-2抗体阳性的患者中发病率亦较低。抗Mi-2抗体阳性与HLA-DR7、DR5、DQA0201相关。

抗Mi-2抗体临床常规检测方法为CLIA、DLCM、LIA和ELISA等。IFA法ANA筛选试验，抗Mi抗体阳性无特征性荧光染色模型，表现为HEp-2细胞实验基质的间期细胞呈现细胞核强的细颗粒样荧光染色，核仁呈弱阳性荧光染色，胞质则呈完全阴性。抗Mi-2抗体阳性通常为高效价（＞1∶640），是PM/DM中最常见的高效价ANA。

201. 什么是抗信号识别颗粒抗体？有何临床意义？

1986年Reeve等首先在一个PM患者血清中发现抗信号识别颗粒抗体（anti-signal recognition particle antibodies，抗SRP抗体）。抗SRP抗体的靶抗原为一种位于胞质中的核糖核蛋白复合物，由7SL RNA和一组分子量分别为72kD、68kD、54kD、19kD、14kD和10kD的6种蛋白质组成，其中54kD的蛋白质携带有抗原决定簇和膜蛋白的信号顺序，在胞质内参与新合成的蛋白多肽在内质网内移位的功能。

抗SRP抗体是一种少见的肌炎特异性抗体，仅见于PM，阳性率约为5%。该抗体阳性的PM患者与急性发病、病情严重、药物抵抗、心脏受累和高死亡率相关，5年生存率为25%，预后不佳。但该抗体阳性的患者出现间质性肺病和关节炎症状的概率较低。抗SRP抗体与HLA-DR7、DR5、DQA0201相关。

抗SRP抗体临床常规检测方法为CLIA、DLCM、LIA和ELISA等。IFA法ANA筛选试验，抗SRP抗体阳性呈现的荧光染色模型与抗tRNA合成酶抗体阳性荧光染色模型相同，即表现为细胞质细颗粒样或均质型荧光染色，排除常见的抗细胞质成分抗体后（如抗rRNP抗体），应注意检测抗SRP抗体或抗氨酰tRNA合成酶抗体。

202. 什么是抗Ku抗体？有何临床意义？

1981年Mimori等首先报道了在一例PM/SSc重叠综合征患者血清中发现的抗Ku抗体，并以该患者姓名命名。抗Ku抗体又称“抗p70/p80抗体”，其靶抗原位于间期细胞的细胞核和核仁内，由分子量为70kD和80kD两个亚单位核蛋白组成（即p70和p80），它们以二聚体形式存在且结合于DNA的自由端，抗p70抗体和抗p80抗体可在不同的疾病中发挥作用。Ku抗原与DNA依赖性蛋白激酶P350密切相关，可能参与转录激活、DNA复制、细胞增殖、DNA螺旋酶的活性及细胞信号的释放。

抗Ku抗体对CTD患者的诊断及鉴别诊断有重要临床价值。有研究认为抗Ku抗体是PM/SSc重叠综合征特异性抗体，阳性率为30%。此外，抗Ku抗体与雷诺征、关节痛、表皮增厚及食管反流关系密切。但抗Ku抗体阳性的PM/SSc重叠综合征患者预后好。然而，亦有研究因抗Ku抗体可在许多疾病中检出而质疑其在PM/SSc重叠综合征中的特异性，例如：在SLE患者中的阳性率为19%，在SSc患者中的阳性率为15%，在原发性肺动脉高压患者中的阳性率为20%，在Graves病患者中的阳性率为50%，在其他自身免疫性疾病（如SS、PM和MCTD等）患者中的阳性率为5%～15%。有研究提出抗p70抗体与PM/SSc重叠综合征相关，而抗p80抗体与SSc或SLE相关，其准确性仍需进一步验证。约89%的抗Ku抗体阳性患者与HLA-DQw1相关。

抗Ku抗体临床常规检测方法为CLIA、DLCM、LIA和ELISA等。IFA法ANA筛选试验，抗Ku抗体阳性可出现特征性荧光染色模型：HEp-2细胞实验基质分裂间期细胞的细胞核、核仁呈现均质斑片型荧光染色；分裂期细胞浓缩的染色体区为阴性，或有时可呈周边型荧光染色，染色体区外围呈细颗粒型荧光染色。动物器官猴肝组织冰冻切片实验基质细胞核呈特征性网状或周边型荧光染色。

203. 什么是抗Ki抗体？有何临床意义？

1981年Tojo等应用ID法在SLE和重叠综合征患者血清中首先报道了抗Ki抗体。抗Ki抗体又称“抗SL抗体”（anti-Sicca/Lupus antibodies）或“抗PL-2抗体”，1986年Bernstein等和1989年Sakamoto等分离纯化了Ki抗原，其靶抗原为分子量32kD的非组蛋白的酸性核蛋白，在细胞中的功能目前尚不清楚。

抗Ki抗体对CTD患者的诊断及鉴别诊断有一定的临床价值，在各种疾病中的阳性率分别为：SLE 19%～37%、RA 1.4%～3%、SSc 7%～12%、MCTD 3%～8%、PM/DM 30%、

ITP 3%、PBC 3%。有文献报道，抗Ki抗体阳性的SLE患者，肺间质纤维化、浆膜炎、中枢神经系统侵犯较多见。此外，抗Ki抗体可能与疾病活动性相关。

抗Ki抗体检测主要应用ELISA法，该抗体尚未广泛应用于临床常规检测。IFA法ANA筛选试验，抗Ki抗体阳性无特征性荧光染色模型，HEp-2细胞实验基质分裂间期细胞细胞核质呈现颗粒型荧光染色，分裂期细胞浓缩的染色体区为阴性。

204. 什么是抗PM-Scl抗体？有何临床意义？

1977年Wolfe等在PM/DM及肌炎与系统性硬化症相重叠的患者血清中首先发现了抗PM-1抗体。起初认为该抗体多见于PM患者，但后来研究发现该抗体更多见于PM和系统性硬化症（scleroderma）重叠的患者，故又称为抗PM-Scl抗体。抗PM-Scl抗体靶抗原主要位于核仁的颗粒部分，靶抗原是由11～16种蛋白多肽组成的复合物，分子量为20～110kD，其中100kD、70kD、75kD和37kD是主要的靶抗原。蛋白印迹法显示其抗体仅与分子量为75kD和100kD的两条蛋白多肽带发生反应。大部分患者血清与100kD的蛋白多肽抗原反应，其抗原决定簇位于N末端，100kD蛋白多肽与丝氨酸和苏氨酸蛋白激酶在氨基酸序列上具有同源性；约50%的患者血清与75kD的蛋白多肽抗原反应，其抗原决定簇位于C末端。有抗原特征性的100kD蛋白多肽与75kD蛋白多肽二者之间的抗原性相互独立。抗PM-Scl抗体靶抗原在细胞中的功能目前尚不明确，可能对细胞的增殖有调节作用或参与部分RNA的合成。抗PM-Scl抗体对肌炎、系统性硬化症等CTD的诊断及鉴别诊断有重要的临床价值。

抗PM-Scl抗体常见于多发性肌炎/系统性硬化症重叠综合征患者中，在肌炎合并系统性硬化症且无SLE特征的患者中阳性率高达25%，而50%的抗体阳性的患者为肌炎合并系统性硬化症。抗PM-Scl抗体也可见于单独的肌炎患者中，阳性率为8%。系统性硬化症患者中的阳性率为2%～5%。抗PM-Scl抗体阳性的系统性硬化症患者常合并肌炎，即使肌炎临床症状不明显，也可见肌酶升高。而其他与系统性硬化症相关的ANA没有发现与肌炎的相关性。此外，抗PM-Scl抗体阳性可能与关节炎、皮肌炎型皮肤损害、钙化、技工手、湿疹及HLA-DR3和HLA-DR4有关。与其他ANA阳性的患者相比，抗PM-Scl抗体阳性的患者更容易发生严重的肌肉、肌腱与肾脏损害。

抗PM-Scl抗体的检测方法包括CLIA、DLCM、LIA和ELISA等。IFA法ANA筛选试验，抗PM-Scl抗体阳性可出现特征性荧光染色模型，即HEp-2细胞实验基质分裂间期细胞细胞核核仁呈现强均质型荧光染色，核质呈现弱的细颗粒或均质型荧光染色，有丝分裂期细胞浓缩的染色体区为阴性，在染色体区外围呈细颗粒型荧光染色。

205. 什么是抗核仁抗体？有何临床意义？

靶抗原位于细胞核核仁结构区的，IFA法显示HEp-2细胞核仁区阳性的ANA称为抗核仁抗体，主要包括抗Scl-70抗体、抗PM-Scl抗体、抗RNA聚合酶Ⅰ抗体、抗原纤维蛋白抗体、抗NOR-90抗体和抗Th/To抗体等，以上自身抗体主要见于系统性硬化症患者。在IFA法检测ANA试验中，20%～40%的系统性硬化症患者可呈抗核仁抗体阳性，其他结缔组织病患者有时也可呈核仁荧光染色，如抗rRNP抗体或抗Ku抗体等阳性时。

206. 什么是抗Scl-70抗体？有何临床意义？

1979年Douvas等首先应用免疫双扩散法发现系统性硬化症患者血清中存在一种与小牛胸腺核提取物成分反应的自身抗体，因该自身抗体对系统性硬化症高度特异且反应蛋白分子量为70kD，称为抗Scl-70抗体或抗系统性硬化症70抗体，又称为抗拓扑异构酶1抗体（抗Top1抗体），靶抗原为DNA拓扑异构酶1（topoisomerase 1，Top1）。该酶存在于核质与核仁中，在核仁中的浓度尤其高。Top1在DNA双链的复制和转录中起作用，参与超螺旋DNA的解螺旋，使DNA能形成复制与转录所需的拓扑结构，是细胞内具有重要生物功能的关键蛋白。

抗Scl-70抗体为系统性硬化症（SSc）的血清标志抗体，对系统性硬化症的诊断及鉴别诊断有重要临床价值。未经选择的SSc患者中，抗Scl-70抗体阳性率为25%～40%，重症弥漫型为75%，CREST综合征为13%，PM/Scl重叠综合征为12%，在其他结缔组织病和非结缔组织病极少检出。局限型系统性硬化症患者此抗体一般为阴性。抗Scl-70抗体对诊断SSc的特异性较高，敏感性为40%。该抗体阳性与弥漫性皮肤病变、近端皮肤累及、肺间质纤维化、心脏受累、肾脏受累、远侧骨质溶解、指端凹陷性瘢痕、指/趾关节畸形、并发肿瘤及神经系统受累密切相关，被视为预后不良的指标。在其与HLA相关性的研究中发现，抗Scl-70抗体阳性与HLA-DR5、HLA-B8、HLA-DR3、HLA-DR52、HLA-DRw11、HLA-DR2的关系密切。

抗Scl-70抗体临床常规检测方法为CLIA、DLCM、LIA和ELISA等。IFA法ANA筛选试验，抗Scl-70抗体阳性荧光染色模型表现为细胞分裂间期Hep-2细胞核质呈现弱的细颗粒或均质型荧光染色，细胞核仁呈现细颗粒或均质型荧光染色。

207. 什么是抗RNA聚合酶抗体？有何临床意义？

1987年Reimer等确认血清中存在RNA聚合酶Ⅰ特异性自身抗体。Okano等于1993年开始陆续报道了抗RNA聚合酶Ⅱ抗体和抗RNA聚合酶Ⅲ抗体，并发现这3种自身抗体与系统性硬化症（SSc）相关，尤其是弥漫性皮肤受损的患者。抗RNA聚合酶抗体的靶抗原为真核生物的RNA聚合酶，包括3组合成酶（Ⅰ，Ⅱ，Ⅲ），两个高分子多肽以及多个蛋白亚单位。RNA聚合酶Ⅰ位于核仁，可合成rRNA，主要抗原决定簇为190kD和126kD两个最大蛋白亚单位。RNA聚合酶Ⅰ和Ⅲ是多蛋白复合体，分别由10种以上蛋白亚单位组成。RNA多聚酶Ⅲ位于核质，可以合成一些小分子RNA（如5SRNA和tRNA），主要抗原决定簇为155kD和138kD两个大蛋白亚单位。RNA聚合酶Ⅱ位于核仁，可合成mRNA，主要抗原决定簇为

220kD和140kD两个大蛋白亚单位。

抗RNA聚合酶Ⅰ抗体和抗RNA聚合酶Ⅲ抗体为SSc特异性抗体，阳性率为5%～33%（存在种族差异）。抗体阳性者常伴有严重的内脏受累，主要是肺和肾，预后不良。抗RNA聚合酶Ⅱ抗体在SSc中阳性率为5%～20%，还见于SLE（9%～14%）、MCTD和重叠综合征等。

抗RNA聚合酶抗体检测常用ELISA法进行检测。IFA法ANA筛选试验，抗RNA聚合酶抗体阳性荧光染色模型多表现为分裂间期细胞点状或细颗粒型核仁荧光染色，有丝分裂期细胞浓缩的染色体区不发荧光。

208. 什么是抗原纤维蛋白抗体？有何临床意义？

抗原纤维蛋白抗体（anti-fibrillarin antibodies）又称"抗U3RNP抗体、抗U3核仁RNP抗体、抗U3-snRNP抗体、抗U3-nRNP抗体和抗Scl-34抗体"等。抗原纤维蛋白抗体的靶抗原为核仁中的原纤维蛋白，一种位于核仁密集原纤维丝蛋白结构上的与U3RNA结合的34kD碱性蛋白，是参与核糖体RNP前体成熟过程的核糖核蛋白粒子U3-snRNP的组成成分。

抗原纤维蛋白抗体为系统性硬化症（SSc）特异性抗体，阳性率为5%～10%。主要见于无关节炎和肺纤维化症状的弥漫性皮肤性系统性硬化症患者中。该抗体阳性常与肌肉、肺和心脏受损相关联，且男性患者的发生率（33%）高于女性患者（14%），黑种人发生率高。该抗体还偶见于肝癌等患者。

抗原纤维蛋白抗体检测常用ELISA法。IFA法为抗原纤维蛋白抗体重要的筛选实验，阳性荧光染色模型多表现为分裂间期细胞核仁明亮的大颗粒型（成簇状）荧光染色，并趋向均质型；有丝分裂期细胞浓缩的染色体区呈现均质型或细颗粒型或环型的阳性荧光染色。

209. 什么是抗NOR-90抗体？有何临床意义？

抗NOR-90抗体的靶抗原为NOR-90，是一个位于核仁组织区的90kD的蛋白，该抗体又称抗核仁组织区抗体、抗核仁编组区抗体和抗人类上游结合因子抗体（anti-human upstream binding factor antibodies，抗huBF抗体）等。NOR-90是RNA聚合酶Ⅰ转录因子，可参与rRNA转录的调节。

抗NOR-90抗体常见于系统性硬化症患者，但阳性率很低，阳性者多伴有雷诺征。此外，该抗体还偶见于CTD（SLE、RA、SS）、PBC和肝癌等患者。

抗NOR-90抗体检测主要应用ELISA和LIA法。IFA法为抗NOR-90抗体重要的筛选试验，阳性荧光染色模型多表现为分裂间期细胞核仁粗斑或颗粒型荧光染色，有丝分裂期细胞浓缩的染色体区可见一个或数个强的点状荧光染色。

210. 什么是抗Th/To抗体？有何临床意义？

抗Th/To抗体又称抗7-2-核糖核蛋白抗体（anti-7-2-RNP antibodies）和抗RNase mitochondrial RNA processing抗体。抗Th/To抗体的靶抗原位于核仁的小核糖核蛋白颗粒（snoRNP）中，由RNase P（8-2 RNP）和RNase MRP（7-2-RNP）分子组成的40kD蛋白质。靶抗原蛋白分子主要参与tRNA前体的加工以及线粒体DNA的复制。

抗Th/To抗体为系统性硬化症（SSc）特异性抗体，阳性率为5%～10%。主要见于局限型系统性硬化症患者，与抗着丝点抗体阳性的系统硬化症患者临床症状相似，预后良好。此外，抗Th/To抗体还偶见于PM/SSc重叠综合征中，阳性率为3%。

抗Th/To抗体检测主要应用LIA和ELISA法。IFA法为抗Th/To抗体重要的筛选试验，阳性荧光染色模型多表现为分裂间期细胞核仁点状均质型或颗粒均质型荧光染色，有丝分裂期细胞浓缩的染色体区为阴性。

211. 抗hnRNP Ⅰ抗体有何临床意义？

20世纪90年代以来，Garcia及Ghetti等相继报道发现异质性胞核核糖核蛋白家族中的新成员hnRNP Ⅰ蛋白，又称多嘧啶通道结合蛋白（PBP/PTB）。hnRNP Ⅰ蛋白与hnRNP家族中大多数蛋白相同，主要定位于核质而非核仁，同时核仁周围某些特定结构也有不连续荧光染色出现。1996年Montecucco等首次发现抗hnRNP Ⅰ（59kD）蛋白的抗体与SSc临床表现相关，早期及局限型SSc患者的阳性率高于中期和弥漫型SSc。

212. 什么是抗胃壁细胞抗体？有何临床意义？

抗胃壁细胞抗体（ant-parietal cell antibody，PCA）的靶抗原是胃壁细胞中的H^+-K^+-ATP酶，是质子泵的一种，包括一个催化的100kD亚单位和一个60～90kD糖蛋白的β亚单位。该质子泵可将胃壁细胞内结合的H^+逆浓度差转移出细胞，是介导胃酸形成的关键分子。PCA作为重要因素，参与自身免疫介导的胃壁细胞破坏，最终导致内因子和胃酸分泌减少，引起铁、维生素B_{12}和其他微量营养元素吸收不良等自身免疫性胃炎的表现。

虽然病理活检是诊断自身免疫性胃炎的必要条件，但其操作的风险性和创伤性限制了临床应用。血清学的PCA检测是辅助诊断自身免疫性胃炎的良好工具，可在85%～90%的恶性贫血和自身免疫性胃炎中检出。目前认为该抗体阳性与胃黏膜病变的进展程度有关，但其效价与疾病严重程度无关。PCA还可以在22%的Graves病、32%～40%的甲状腺功能减退症和10%～25%的1型糖尿病患者中检出。值得注意的是，7.8%～20.0%的普通人群/献血人群也可检出PCA。

IIF和ELISA是目前最常用的PCA检测方法。根据文献报道，后者检测PCA的敏感性较前者高约30%。

213. 什么是抗内因子抗体？有何临床意义？

抗内因子抗体（anti-inner factor antibody，AIFA）的靶抗原是胃壁细胞分泌的内因子，一种52kD的糖蛋白，每个内因子都结合一个维生素B_{12}分子，是机体吸收维生素B_{12}的重要媒介。AIFA分为封闭型和结合型，前者结合内因子后，维生素B_{12}不能再结合内因子；后者与内因子结合后，虽内因子与维生素B_{12}的结合不受影响，但回肠无法吸收维生素B_{12}。

维生素B_{12}吸收障碍可引起一类恶性贫血，即大红细胞性贫血。在恶性贫血患者中，封闭型AIFA阳性率仅为60%，结合型AIFA常与封闭型共存，约为30%。虽二者阳性率均低于抗PCA（85%～90%），但AIFA对恶性贫血有着高度的特异性，因而联合AIFA和PCA两种抗体有利于恶性贫血的诊断，可将诊断敏感性提高至73%。研究报道，查体人群中AIFA阳性率和维生素B_{12}缺乏率均随着年龄的增长而增加，因而，在中、老年人群中可开展AIFA和维生素B_{12}水平的常规筛查。常用的检测方法有CIA，荧光免疫层析法、量子点免疫荧光法和微流控荧光免疫发光法等。

214. 什么是抗酿酒酵母抗体？有何临床意义？

抗酿酒酵母抗体（anti-saccharomyces cerevisiae antibody，ASCA）的靶抗原为酵母细胞壁磷酸肽甘露聚糖。自身抗体，如核周型抗中性粒细胞胞质抗体和抗菌抗体，如ASCA、抗荧光假单胞菌相关序列I2抗体、抗外膜孔蛋白C抗体和抗CBir1抗体，是辅助诊断克罗恩病的重要标志物，其中又以ASCA最为常见，阳性率为60%～70%。溃疡性结肠炎患者ASCA阳性率为10%～15%，非炎症性肠病的结肠炎患者ASCA阳性率低于5%。由于核周型抗中性粒细胞胞质抗体在不同疾病中的检出率存在差异：克罗恩病为10%～15%、溃疡性结肠炎为60%～70%和非炎症性肠病结肠炎病例中不到5%。常联合ASCA和核周型抗中性粒细胞胞质抗体进行克罗恩病、溃疡性结肠炎和非炎症性肠病结肠炎的鉴别诊断。

在其他风湿免疫病中，类风湿关节炎患者ASCA-IgA的阳性率为40%，且其水平与C反应蛋白和血沉密切相关。此外，57.5%的活动期SLE患者可检出ASCA-IgG，缓解期SLE患者的ASCA-IgG水平相对较低，表明该抗体可能与SLE患者疾病活动性相关。白塞综合征的研究中也报告了ASCA水平升高的情况，其中肠受累患者的阳性率为44%，而没有胃肠道症状的患者阳性率为3%。ASCA可在包括SLE、抗磷脂综合征、乳糜泻、血管炎、1型糖尿病、自身免疫性肝炎和自身免疫性甲状腺疾病等多个风湿免疫病中检出，可能是因为疾病特异性的靶抗原与酵母甘露聚糖存在共享序列。

ASCA的常用检测方法有ELISA和IFA。一般认为IFA相比ELISA，对克罗恩病诊断的敏感性高但特异性低。

215. 什么是抗小肠杯状细胞抗体？有何临床意义？

抗小肠杯状细胞抗体的靶抗原为小肠杯状细胞产生的黏蛋白，以及这些细胞的其他胞质成分。黏蛋白是一个由核心蛋白和黏液性糖链构成的高分子量的糖蛋白。结肠黏蛋白在管腔中形成黏蛋白层，以润滑肠道并调节水电解质的吸收；此外，还参与保护黏膜免于受到物理、化学改变及病原体入侵带来的损伤。

抗小肠杯状细胞抗体主要存在于溃疡性结肠炎（ulcerative colitis，UC）中，是UC的特异性抗体，是辅助诊断UC的重要血清标志物。抗小肠杯状细胞抗体在UC患者中的检出率为28%～30%，在IBD患者一级亲属中为20%，且男性UC患者抗小肠杯状细胞抗体阳性率约为女性患者的3倍。

抗小肠杯状细胞抗体可用IFA进行筛查，多采用无菌或无外源抗原的灵长类肠组织作为筛查基质。此外，可使用定量检测方法如CLIA和ELISA对该抗体进行检测。

216. 什么是抗胰腺腺泡抗体？有何临床意义？

抗胰腺腺泡抗体是一类以胰腺分泌物，特别是以CUB带状疱疹透明区样域蛋白1（CUZD1）和胰腺酶原颗粒膜糖蛋白2（GP2）为靶抗原的自身抗体。CUZD1和GP2都是糖基化的膜蛋白，位于胰腺腺泡细胞酶原颗粒内。其中，GP2作为酶原颗粒膜蛋白的主要成分对肠道微生物平衡以及肠黏膜细菌特异性的免疫应答启动有重要作用。

抗胰腺腺泡抗体可用于辅助诊断克罗恩病（Crohn disease，CD）。血清学检测时CD阳性率平均为40%，在2年以上病史的CD患者中阳性率大约为50%，而健康人通常为阴性。目前临床检测以IFA为主。

217. 什么是抗组织转谷氨酰胺酶抗体？有何临床意义？

组织型转谷氨酰胺酶（tissue transglutaminase，tTG）广泛存在于多种细胞和组织中，参与细胞生长、分化、受体介导的胞吞作用、细胞粘连及伸展、损伤修复和凋亡，在结构和功能上属于与钙依赖性酶相关家族，是乳糜泻（celiac disease，CD）患者主要的自身抗原。

抗tTG抗体是针对破坏的上皮细胞释放的胞质蛋白，即tTG而产生的抗体，是CD重要的血清学标志物，特异性为96%，敏感性为98%。抗tTG抗体有IgA和IgG两种亚型。有研究发现CD患者中tTG抗体阳性率为100%，提示血清tTG抗体的测定可以用于辅助诊断CD，而非必须行小肠活检来确诊。此外，有研究发现tTG抗体的血清浓度和严重的肠黏膜损伤有关。检测抗tTG抗体可用于检测CD患者的饮食，完全无麸质饮食6～12个月后抗体效价可逐渐下降至消失。抗tTG抗体常用检测方法有ELISA、CLIA和LIA等。

218. 什么是抗麦胶蛋白抗体？有何临床意义？

麦胶蛋白是麸质的主要蛋白成分。抗麦胶蛋白抗体（anti-gliadin antibodies，AGA）与麦胶蛋白形成抗原抗体复合物沉积在细胞表面，活化补体造成肠黏膜损伤。AGA有IgA和IgG两种亚型。AGA对乳糜泻（CD）检测敏感性为83%（IgA）或95%（IgG），特异性均达到95%。同时，AGA效价的变化还对CD患者治疗过程的监测及去麸质饮食的监控具有一定的应用价值。采取去麸质饮食的CD患者，资料显示阳性率为15%～30%。如果因为摄入麸质引起病情复发，抗麦胶蛋白抗体IgA和IgG水平会在几天内迅速升高。

AGA的常用检测方法有ELISA、CLIA和LIA等。采用天然全长麦胶蛋白作为靶抗原检测抗麦胶蛋白抗体时，有1/4的正常人也会出现阳性反应，不利于辅助CD诊断。采用重组的“麦胶蛋白同源物的融合肽”能专一地在CD和杜氏疱疹样皮炎患者血清中产生阳性反应，而在健康人或患有其他胃肠疾病的患者中不发生反应，提高了检测的临床特异性。

219. 什么是抗BP180抗体？有何临床意义？

大疱性类天疱疮（bullous pemphigoid，BP）是一种自身免疫性皮肤病，主要的发病人群为老年人，主要的临床表现为频繁紧张性水疱和红斑，伴有不同程度的瘙痒，多数无黏膜损害。此类患者损伤的基底膜可检测到IgG和C3的沉积，其发病机制是由于BP患者血清中产生针对皮肤基底膜带的循环自身抗体，自身抗体主要针对位于基底膜带的BP180和BP230分子，靶抗原为BP180和BP320，其中BP180系跨膜蛋白是BP自身抗体识别的主要靶抗原。多数BP患者可检测到抗BP180抗体，且与疾病的严重程度有相关性。该抗体主要表位位于接近细胞膜的NC16A区域与皮肤基底膜的半桥粒蛋白BP180结合，激活补体，释放蛋白水解酶引起水疱。抗BP180抗体是BP诊断和治疗的重要检测指标，是用于体外诊断BP的一种重要的血清学标志物。常用的检测方法为ELISA。

220. 什么是抗BP230抗体？有何临床意义？

大疱性类天疱疮（BP）患者血清中的自身抗体攻击基底膜带半桥粒蛋白BP230和BPl80，从而激活补体产生多种蛋白酶造成真表皮分离、水疱形成。这些自身抗体包括抗BP230抗体，其抗体的靶抗原是分子量230kD的半桥粒结构蛋白BP230，抗体主要识别位点为BP230的C末端。抗BP230抗体是诊断BP的重要血清学指标，但其在BP患者的预后判断及疗效评估等方面的作用有待进一步研究。

221. 什么是抗Dsg 1抗体？有何临床意义？

天疱疮是一种以皮肤、黏膜松弛性水疱和糜烂为表现的自身免疫性疾病，这种严重的自身免疫性表皮内水疱病可累及全身皮肤及黏膜，严重者引起广泛皮肤黏膜糜烂，从而发生低蛋白血症、感染甚至败血症。1964年Beutner和Jordon两位学者在天疱疮患者血清中发现了能与表皮细胞表面抗原结合的循环抗体。随着对天疱疮研究的发展，进而发现了桥粒芯糖蛋白抗体作为主要致病抗体参与天疱疮发病。天疱疮主要靶抗原为抗桥粒芯糖蛋白1（抗Dsg1）和抗桥粒芯糖蛋白3（抗Dsg3），并通过免疫荧光和免疫组化发现Dsg1和Dsg3在皮肤和黏膜的分布位置不同。水疱在表皮中位置的多样性可用Dsg补偿理论解释。Dsg1是表达于落叶型天疱疮患者的复层鳞状上皮的桥粒黏附蛋白，是落叶型天疱疮患者的主要靶抗原，部分寻常型天疱疮患者中也可出现。天疱疮的诊断在过去主要根据患者的临床表现、组织病理及免疫荧光检查，随着免疫学技术及分子生物学技术的发展，ELISA和免疫印迹技术（IBT）逐渐被广泛应用于天疱疮的检测。其中ELISA方法操作简便，敏感性高，目前被广泛采用。

222. 什么是抗Dsg 3抗体？有何临床意义？

寻常型天疱疮（pemphigusvulgaris，PV）是天疱疮中最常见的类型，根据临床表现的不同分为皮肤黏膜型、皮肤型和黏膜主导型。寻常型天疱疮是一种慢性、复发性、大疱性皮肤病，病理特点是表皮内水疱及棘细胞松解，而导致该病理改变的直接原因是抗棘层细胞间质抗体，绝大多数活动性天疱疮患者血清中都存在这种抗体，寻常型天疱疮的靶抗原是桥粒芯蛋白3（Dsg 3），抗Dsg 3抗体可以作为重要的免疫诊断指标帮助疾病诊断，同时也是病情活动度的实验室评估指标。检测方法包括免疫荧光法，ELISA和IBT，以ELISA检测最为常见。

223. 什么是抗ICA抗体？有何临床意义？

糖尿病是以高血糖为主要特点的代谢性疾病。导致高血糖的主要原因包括胰岛素分泌缺陷、胰岛素生物作用受损等。糖尿病分为1型和2型。1型糖尿病是自身免疫应答引起的慢性自身免疫性疾病。多由抗原特异性T细胞介导，胰岛β细胞被攻击造成损伤引发炎症，导致胰岛素分泌减少引发代谢失控、血糖异常的一类疾病。发病人群主要在青少年和儿童，是青少年和儿童最常见的内分泌疾病。糖尿病的早期诊断，准确分型非常重要，因此，自身抗体的检测对于糖尿病的分型、预测和早期诊断具有很重要的意义。抗胰岛细胞自身抗体（anti-lslet cell autoantibody，anti-ICA）是在1974年Bottazzo等用胰腺组织的冷冻切片，采用IFA检测到的。进一步的研究发现抗ICA抗体靶抗原为胰岛细胞的细胞质和微粒体成分，该抗体是胰岛细胞中β细胞损伤的标志物，同时还是早期诊断1型糖尿病的高敏感性和高特异性的血清学指标。常用的检测方法有IFA、CLIA和ELISA等。

224. 什么是抗GAD抗体？有何临床意义？

谷氨酸脱羧酶（GAD）是催化谷氨酸脱羧生成抑制性神经递质γ-氨基丁酸的关键限速酶。抗GAD抗体是神经元胞质内重要抗体。患者体内产生抗GAD抗体能干扰GAD的活性，造成抑制性与兴奋性神经递质失衡，出现一系列神经系统异常症状。在僵人综合征和小脑性共济失调等神经系统疾病中部分患者血清或脑脊液中可检测到该抗体。GAD有两种亚型分别是GAD65和GAD67，GAD65还存在于胰岛β细胞中，因此，1型糖尿病患者血清中可检测到抗GAD抗体。目前，该抗体被认为是1型糖尿病患者标志性抗体，该抗体是胰岛β细胞免疫破坏的特异标记，并且与病情严重程度、病程进展等密切相关。

225. 什么是抗IA2抗体？有何临床意义？

1型糖尿病的患病率在全世界范围呈上升趋势，发病年龄以儿童和青少年多见，研究发现有80%～90%的儿童、青少年糖尿病患者属于1型。患者体内长期的高血糖状态会导致机体各种组织及重要器官发生慢性损害甚至功能性障碍，早期诊断、早期分型、早期治疗可减少对机体的危害。因此，自身抗体的联合检测具有非常重要的价值。抗IA2抗体是蛋白酪氨酸磷酸酶，又称胰岛细胞瘤相关蛋白2，是受体型蛋白酪氨酸磷酸酶（receptor protein tyrosine phosphatase）超家族中的一员，IA2主要在神经内分泌细胞中表达。抗IA2抗体是胰岛自身免疫活动的早期标志物，其出现通常预示着病情进展迅速。

226. 什么是抗IAA抗体？有何临床意义？

抗胰岛素自身抗体（insulin autoantibodies，IAA）是针对内源性胰岛素结合的自身抗体。1959年Besron和Yalow用^{125}I标记的胰岛素检测出胰岛素抗体，该抗体能作为1型糖尿病治疗的重要监测指标，还可以评估疾病严重程度、判断患者的预后。常用的检测方法有IFA、CLIA和ELISA等。抗GAD抗体、抗ICA抗体、抗IA2抗体、抗IAA抗体是目前临床检测1型糖尿病常用的自身免疫血清学标志物，这些抗体的联合检测可相互补充，对1型糖尿病的早期诊断、早期分型、早期治疗、疗效判断、疾病预后具有重大价值。

227. 什么是抗锌转运体8抗体？有何临床意义？

胰岛B细胞的生物学功能中锌离子发挥着重要的作用，锌转运体8（zinc transporter 8，ZnT8）负责把锌离子转运和聚集在胰岛素分泌颗粒中，其自身抗体为抗锌转运体8抗体，是糖尿病主要的自身免疫标志物之一，是糖尿病患者体内存在B细胞自身免疫性反应的重要证据。抗锌转运体8抗体是1型糖尿病诊断和鉴别诊断可靠的生物学标志物。2009年国际糖尿病自身抗体检测评估抗锌转运体8抗体能应用于临床，有研究发现ZnT8抗体蛋白诱发的自身免疫反应较为特殊，可发生于常见胰岛自身抗体阴性患者中，抗锌转运体8抗体与抗GAD抗体、抗IA2抗体等联合检测可增加1型糖尿病诊断的敏感性，对1型糖尿病诊断和预测具有应用价值。

228. 什么是涎液化糖链抗原？有何临床意义？

1985年Kohno利用人肺腺癌细胞系（VMRC-LCR）免疫小鼠制备了多株单克隆抗体，其中第6号抗体识别的涎液化糖链抗原被命名为Krebs Von den Lungen-6蛋白，即KL-6。KL-6属上皮性黏蛋白1（MUC1），主要表达于Ⅱ型肺泡上皮细胞、支气管腺上皮和支气管腺细胞。

虽然KL-6最初被视为一种肿瘤标志物，但后续研究发现它是肺固有免疫系统的重要组成部分，具有多种病理生理作用，例如，参与抑制上皮细胞的细胞黏附和诱导成纤维细胞迁移等。在支气管上皮损伤和修复性增殖的过程中，KL-6可从再生的Ⅱ型肺泡细胞释放到血液中。因而，KL-6可以敏感地发现肺泡上皮细胞的损害和再生程度，并可用于评估各种类型间质性肺病的疾病活动性。值得注意的是，KL-6参与了间质性肺病的肺纤维化进程。加之，合并肺部疾病的多发性肌炎和皮肌炎患者中，KL-6水平可以预测患者的疾病或死亡风险，因而该蛋白又是潜在的预后评价标志物。

229. 什么是痛风晶体检查？有何临床意义？

痛风晶体是人体内嘌呤代谢紊乱及/或尿酸排泄减少所引起的一种针样的尿酸结晶沉积在结缔组织和/或关节腔。痛风晶体检查是行关节穿刺或活检痛风石检查后，在偏振光显微镜下观察痛风石内容物、滑液中或白细胞内有负性双折光针状尿酸盐结晶。此项检查对痛风具有确诊意义，应视为痛风诊断的“金标准”。

230. 什么是尿酸检查？有何临床意义？

对关节炎患者进行常规的血尿酸检测，有助于识别痛风性关节炎。常用的检测方法为比色法和分光光度法，后者更为精确，它可以排除非尿酸物质的干扰。血尿酸水平与性别有关，男性略高于女性。成年男性为149～416μmol/L，女性为89～357μmol/L；年龄＞60岁的男性为250～476μmol/L，女性为190～434μmol/L。

血尿酸升高常见的情况包括以下6种。①高尿酸血症：血尿酸水平的影响因素很多，诊断高尿酸血症时，尤其在实施治疗前应在一段时间内多次检查，并排除一些外源性因素。无症状的高尿酸血症，应定期复查，以除外痛风。血尿酸水平越高，急性痛风性关节炎发作的可能性越大。②痛风患者或在25%痛风患者的家属中可见血尿酸升高。③肾衰竭。④核蛋白破坏增多：常见于白血病、多发性骨髓瘤、红细胞增多症、淋巴瘤及恶性肿瘤化疗后、溶血性贫血、镰状细胞贫血、肺炎溶解期、妊娠毒血症、银屑病等。⑤其他：如多囊肾、甲状旁腺功能异常、甲状腺功能减退、高血压、动脉硬化及某些药物（如利尿剂）等也可以引起血尿酸增高。⑥摄入过多富含核蛋白的食物，如动物肝脏、小牛内脏等。

血尿酸降低可见于服用降尿酸药物，如大剂量的水杨酸类药物、别嘌呤醇、羟苯磺胺、可的松等。应用促肾上腺皮质激素后也可引起血尿酸的降低。另外，还可见于Wilson综合征（肝豆状核变性）、范可尼综合征、肢端肥大症等患者中。

测定每日尿尿酸排泄量，对于诊断及治疗也有重要的意义。于正常人来说，24小时尿尿酸正常的参考值在2380～5900μmol/L，24小时尿尿酸排泄少于600mg（3600μmol）为尿酸排泄减少，24小时尿尿酸排泄超过800mg（4800μmol）为尿酸产生过多。临床中有些患者有痛风症状，但血尿酸水平正常或轻度升高，如果尿尿酸排出量增高，则支持痛风的诊断。对于已确诊的痛风患者，测定尿尿酸可以帮助医生选择合适的降血尿酸药物。如果尿尿酸升高，应选择抑制尿酸形成的药物（如别嘌呤醇），此时，如果应用促尿酸排泄药，可增加形成肾结石的危险。但是由于大部分痛风患者尿尿酸排泄量正常，这一指标正常时仍不能排除痛风的诊断。

231. 人类白细胞抗原系统基因，其与风湿免疫性疾病有何关系？

免疫球蛋白（Ig）、T细胞受体（TCR）和主要组织相容性复合体（MHC）是参与机体特异性免疫识别和免疫反应的3类主要分子。MHC是群体内个体间最富多态性的系统。人类的MHC又称人类白细胞抗原（HLA）系统基因，位于人的第6号染色体短臂上，处于编码胃蛋白酶原及乙二醛酶基因之间，由一群多功能的连锁基因组成，全长3500kb，约含人类全部遗传信息的1/1000。传统上将HLA系统分为3类，其中HLA Ⅰ类基因主要位于A、B、C位点，称为HLA-A、HLA-B和HLA-C。HLA Ⅱ类基因位于HLA-D区，主要包括HLA-DR、HLA-DQ和HLA-DP。HLA Ⅲ类基因包括C4、C2和Bf。根据各基因区的功能，又分别称为移植排斥调节基因、免疫应答调节基因和补体决定基因。目前已知，HLA Ⅱ类区域的异常与人体产生大量自身抗体有密切的关系，如抗dsDNA抗体、抗Sm抗体等都与此有关，并出现一系列的症状，如狼疮肾炎等。

232. 什么是人类白细胞抗原HLA-DR检测？有何临床意义？

Ⅱ类人类白细胞抗原由一个α链和一个β链组成，两个链都穿过整个细胞膜。在细胞外这个分子有4个区（α_1、α_2、β_1和β_2），其中α_1和β_1组成一个凹坑。只有吞噬性细胞（如吞噬细胞）表面有Ⅱ类人类白细胞抗原。在吞噬过程中被溶酶体分解的蛋白质的肽段结合于Ⅱ类人类白细胞抗原的凹坑里。此类分子又可以下分为HLA-DP、HLA-DQ、HLA-DR、HLA-DN

和HLA-DO。

目前主要采用聚合酶链反应（PCR）和电泳法检测HLA-DR。研究发现，HLA-DR基因与类风湿关节炎密切相关，并且男性类风湿关节炎的DR4频率高于女性，分别为70%与35%。HLA-DR4及类风湿因子均阳性的类风湿关节炎患者发病年龄较早（16～32岁）、病变累及关节多、病情较重，且预后差。因此，HLA-DR4是判断类风湿关节炎患者预后的一个有效指标。HLA-DR2和HLA-DR9同时阳性的患者中狼疮肾炎的发病率和抗dsDNA抗体阳性率明显高于其他患者。HLA-DR2基因亚型在SLE患者中的基因频率明显增高，HLA-DR3出现频率与SLE相关，因此，二者均可能是SLE的易感基因。

233. 什么是人类白细胞抗原HLA-B27检测？有何临床意义？

Ⅰ类人类白细胞抗原由一个跨越细胞膜的α链和一个连在这个链上的、细胞外的β2微球蛋白组成。整个分子由4个区组成，其中3个区位于α链上（α_1～α_3），β2微球蛋白组成第4个区，分子位于细胞外的部分（α_1和α_2）组成一个凹坑，肽段可以结合于这个凹坑里。结合于此处的肽段一般是在蛋白酶体里被拆除的蛋白质的残片。免疫细胞（如$CD8^+$T细胞）可以识别这些结合于细胞表面的肽段来区分自身和外来的细胞。所有含有细胞核的身体内的细胞都有Ⅰ类人类白细胞抗原，这些分子又可以细分为HLA-A、HLA-B和HLA-C。

HLA-B27是第一个被发现与疾病相关的HLA等位基因，也是到目前为止相关性最高的一个。1973年Brewerton和Schlosstein等提出强直性脊柱炎（AS）与HLA-B27抗原有非常密切的关联，90%的AS患者HLA-B27呈阳性反应，而在正常人中的阳性率仅为4%～7%。但并非HIA-B27阳性的人都会患AS，据统计在HLA-B27阳性的人中约20%发生AS或其他一种血清阴性脊柱关节病，如赖特综合征、反应性关节病、银屑病关节病等。因此，HLA-B27阳性并无诊断意义，阴性时也不能排除诊断。

234. 什么是人类白细胞抗原HLA-B51检测？有何临床意义？

在人类白细胞抗原（HLA）研究中，白塞综合征（BD）与HLA-B5相关的比例高达61%～88%，引起人们极大的重视。近年来的研究指出HLA-B51（B5的一个片段）可能引起中性粒细胞功能亢进。在实验中发现，BD患者及HLA-B转基因鼠所呈现的中性粒细胞功能亢进与HLA-B51存在显著相关。

235. 什么是单核苷酸多态性？有何临床意义？

“人类基因组差异”研究的是DNA的基本组成单元——单核苷酸之间的碱基差别，即所谓的单核苷酸多态性（SNP）。SNP是通过比较患者与健康者的DNA来确定哪些微小差别会带来疾病风险。SNP有3种基本类型：①引起基因功能改变。②引起更难以捉摸的基因功能修饰，与其他遗传变异和环境因素结合使个体出现易患病倾向。③就基因功能而言是沉默的。随着国际人类基因组计划测序的完成和基于序列变异的SNP的单体型图谱构建完成，SNP在定位疾病的相关基因、分析疾病的关联性、阐明疾病发生的分子遗传机制方面发挥了重要作用，尤其是最近几年越来越多的人把SNP应用到多基因疾病的研究中，从基因水平来研究疾病已经成为了一个热点（表2-11）。

在类风湿关节炎的研究中，*HLA-DR4*的SNP与RA的发病有很大关联性早已得到证实；此外，*CTLA-4*是一种与自身免疫性疾病有关的强代表物，其在T淋巴细胞活化的终末期发挥重要的作用，已证实与多种疾病，如1型糖尿病、Graves病、RA、SS、SLE、重症肌无力、白斑、多发性硬化等有关；TNF-α基因SNP与SLE、RA和SS等有关联，而且有研究表明TNF-α基因SNP还可以用来评价风湿免疫性疾病药物治疗的效果。

表2-11　近年研究报道的与自身免疫性疾病（AID）相关的SNP

AID	SNP	临床意义
SLE	①*CTLA-4*基因启动子区-1722。②Exon 1＋49（A/C）。③*TNFB*2*。④*TNFR2 196R*等位基因。⑤*Fas*启动子区-670A/G。⑥*TNF-α 308-238*。⑦*HLA-DR3*。⑧*FcγRII a-R131*。⑨*PTPN22*＋*1858T*等位基因。⑩*RUNX1*	前3种主要与亚洲人种的SLE相关性更大，而⑥和⑦是SLE发病的独立危险因素，⑧主要与狼疮肾炎的发生有关系
RA	①*CTLA-4*。②*PADI4*。③*HLA-DR4*。④*IL-1*启动子（-1087G＞A；-824C＞T；-597C＞A）。⑤*SLC22A4*。⑥*RUNX1*。⑦*3'-UTR C/T*。⑧*PARP-1*。⑨*TNF-α-308*和*-238*。⑩*I50V ILAR*。⑪*MMP-3*。⑫*FCN1*。⑬*COX-2*（*6365T*＞*C*和*-899G.*＞*C*）。⑭*MTR SLC19A1 TYMS*。⑮*AMPD1 ATIC ITPA*	据最近研究②和③与抗CCP自身抗体的分泌有关，而⑤和⑥主要与白种人的RA有相关性，⑦是RA严重度的诊断基因，主要与中国人种的发病有关系，⑧可能是RA发病的高危险因子，它还和癌症的发生有关系，⑨和⑩都是RA诊断的早期危险基因，前者同时又与尿路感染有关系，而后者在早期关节损害的评定上有较好的预测价值，⑪与关节的损害度有关，⑫可以预测RA的发展变化，⑬却是RA的保护基因，⑭和⑮都是指导RA治疗的基因，前者主要评定抗风湿药物的联合应用，尤其是在MTX和SSZ联合，后者与MTX的治疗反应有关
MS	①*IL-23R*。②*EVI5*。③*HLA-DRB1*。④*KLCl 56836CC*。⑤硫酸乙酰肝素蛋白基因	①和②都是MS的易感基因，①又是炎症性肠病的易感基因，③对于疾病发展病理都有诊断意义，④是MS的保护因子，提示了在细胞骨架结构，对于AID可能存在的遗传作用，而⑤可以对MS治疗效果进行预测及评价
其他	①*Tg E33*；*CTLA-4*；*TAP2*。②*PTPN22*；*CTLA4*。③*PTPN22*（*1858T*）。④*TNF-α 308*和*-238*	①是Graves病的易感基因，TAP2可以预测其病情发展。②是1型糖尿病、自身免疫性甲状腺疾病的危险基因。③与PBC的研究还有待进一步研究。④SS的易感基因

236. 什么是全基因组关联分析技术？其优点是什么？

一个反应可以同时检测成百上千个SNPs，是一种系统的，甚至是“未知的”、在全基因组范围筛检与疾病关联序列变异的方法，这就是全基因组关联分析（GWAs）。与传统的候选基因（或位点）策略相比，GWAs不存在功能假设，能同时验证已知的致病位点，并可发现新的疾病相关位点（或基因）。这样不仅能分析每一种疾病的候选基因，还能分析不同疾病的共同易感基因。

237. MHC等位基因与疾病的相关性包括哪些情况？

MHC等位基因与疾病的相关性大致分为以下两种情况：

一是连锁不平衡。如强直性脊柱炎，*HLA-B27*等位基因。

二是特定的MHC等位基因存在某些“缺陷”和/或与其致病因素相互作用导致自身免疫病，如1型糖尿病。

238. 数量性状位点和易感基因在复杂性疾病中的作用是什么？

数量性状位点（quautitave trait locus，QTL）是指多基因病性状控制基因的染色体座位，是通过对复杂性状的统计学分析获得的染色体上的遗传位点，若干个或很多个位点的等位基因相互作用能够影响复杂性状的表型。

易感基因是指复杂性状疾病“致病”的基因，是一些微效基因，也就是存在于QTL中的等位基因，它不决定疾病本身，而是决定对疾病的遗传易感性，是否发病取决于多遗传因素的累加效应和与环境的相互作用。

239. 多基因遗传性疾病的特点有哪些？

多基因遗传性疾病有如下特点：①多基因遗传病发病风险与遗传度密切相关，群体患病率相同时，遗传度越高，发病风险越高。而相同遗传度，群体患病率越高，发病风险越高。②由于多基因病有家族聚集倾向，所以患者亲属的患病率高于群体患病率，但亲属患病率随着与先证者的亲属关系级数递增而剧减，并向着群体患病率靠拢。③家属中多基因病患者的成员越多患病危险率越高。④多基因病患者病情越严重，亲属再病风险越高。⑤某种多基因病的患病率存在有性别差异时，表明不同性别的发病阈值是不同的。群体患病率较低即阈值较高的性别罹患，则患者亲属的发病风险较高。

240. 人类基因组计划的目的是什么？对于医学发展将会带来哪些影响？

人类基因组计划的目的在于分析出人类基因组24条染色体，约30亿对核苷酸的DNA分子的全部序列。这项工作对于认识各种基因的功能，了解基因表达的调控方式，理解生物进化的基础，进而阐明所有生命活动的分子基础无疑具有十分重要的意义。人类基因组计划的具体研究内容包括：①建立高分辨率的人类基因组遗传图。②建立人类所有染色体的物理图谱。③完成人类基因组的全部序列测定。④发展取样、收集、数据的储存及分析技术。人类基因组计划的实施将极大促进医学的发展，DNA的遗传作图和物理作图对于认识疾病相关基因具有巨大的推动作用。遗传性疾病的基因定位，尤其是多基因复杂性状的基因位点也将在全基因组定位扫描中得到充分认识。例如，高血压、糖尿病等吸引着众多的医学家和药物学家从分子水平对这些疾病的认识，从而改变传统治疗方式。

近年研究报道类风湿关节炎和系统性红斑狼疮的相关基因见表2-12。

表2-12　类风湿关节炎和系统性红斑狼疮的相关基因

疾病	相关SNP
类风湿关节炎	*HLA-B*、*HLA-DMB*、*HLA-DMA*、*HLA-DQB*1、*HLA-DRB*3、*STAT*4、*MMP*9、*CASP*10、*IL*-10、*PTPN*12、*CCR*7、*CSF*2等
系统性红斑狼疮	*DUSP*1、*CTLA*-4、*HLA-DQB*1、*HLA-DRB*1、*MMP*9、*HLA-B*、*SPP*1、*HLA-DMA*、*PTPN*22、*CCR*2、*HLA-DPB*1、*CCR*5等

241. 后基因组研究包括哪些研究内容？

后基因组的研究工作目前主要涉及以下5个方面：①功能基因组学将揭示不同细胞在不同的发育阶段、在不同的生理病理条件下的基因表达状态，从而深入认识这些基因在发育、分化、病理等状态下的功能变化，认识其表达调控方式及调控机制；②蛋白质组学是后基因组研究中的一个重要内容，是研究不同生命时期，或正常，或疾病，或给药前后细胞和组织中蛋白质的表达变化；③蛋白质的空间结构的分析与预测；④基因表达产物的功能分析；⑤细胞信号转导机制研究。后基因组研究的进展将为医药学发展提供更多的线索和机遇。

242. 什么是药物基因组学？其研究内容是什么？

药物基因组学是近几年发展起来的研究遗传因素（基因型）与药物反应相互关系的一门学科，是以提高药物的疗效及安全性为目标，研究影响药物吸收、转运、代谢、消除等个体差异的基因特性，以及基因变异所致的不同患者对药物的不同反应，并由此开发新的药物和用药方法的科学。

药物基因组计划是研究对包括药物在内的外界化学物质（有毒外源物质）反应的遗传多样性，其主要内容包括：支持对药物反应的个体多样性的重要机理研究；建立决定个体药物反应的蛋白质多样性的数据库；鉴定重要序列的多样性，重点研究对药物反应表现型相关的基因型。其中，基因多态性是药物基因组学的基础和重要研究内容，主要包括药物代谢酶、药物转运蛋白、药物作用靶点等基因多态性。

243. 药物基因组学对疾病的治疗有何意义？其应用前景如何？

一方面，医生根据遗传学试验来选择适当的药物，抛弃低效、不良反应大的药物，使药物发挥最佳疗效；另一方面，改进疗效或副作用个体差异较大的“问题”药物，促进合理用药。同时，药物基因组学还可以有效促进新药开发，降低药物的研究成本，同时也会加快药物的审批进程。

药物基因组学开辟了一个崭新的领域，它将用于发现具有潜在效应和毒性资料的化合物，对有限的低效和高毒性药物加以改善。随着对人类群体和疾病特定模型及毒性的分子水平认识，药物基因组学将优化对人类的药物作用研究。

244. 什么是个性化用药？有何益处？

个性化用药就是运用新型分子分析方法，根据患者的遗传特征以及所处环境的特点来帮助医生和患者选择最有效的疾病治疗方法，更好地控制疾病的进展甚至预防疾病的发生，从而实现最佳的医学治疗效果。

对于患者，由于遗传变异与部分疾病的易感性相关联，因此可以通过个性化用药来预防某些疾病的发生。当了解一个人对某一疾病的患病遗传倾向之后，医生就能够集中精力帮助患者预防疾病的发生以及针对该病情进行详细的排查；如果病情还没有发生，则基于患病倾向性的病情排查能够在第一时间发现病情苗头并对其加以干涉。由于个性化药物具有很强的针对性和特异性，对进行靶向性药物研发的公司来说，一旦药物推入市场势必会带来最大利益。

245. 什么是药物遗传学？什么是药物基因组学？二者有何区别和联系？

药物遗传学是一门研究药物代谢过程中相关蛋白和基因的表达与变异情况，分析遗传因素对个体化治疗影响的科学。药物基因组学是以人类基因组学为基础，在基因水平研究个体遗传差异对药物不同反应的影响。药物基因组学和药物遗传学二者均采用分子生物学方法研究药物疗效及副作用差异的遗传因素。药物遗传学建立在观察遗传表型基础上，研究与药物代谢相关的典型基因变化。药物基因组学拓宽了候选基因的研究方式，在全基因组范围内研究遗传标志物和药物反应之间的关联。

246. 药物基因组学与单核苷酸多态性有何关系？

药物基因组学是基于药物反应的遗传多态性提出来的，遗传多态性是药物基因组学的基础。人类基因组多态性最常见的形式是单核苷酸多态性（SNP），约占全部形式的90%。它是基因组DNA序列中单个核苷酸的改变，是广泛分布于人类基因组中稳定的多态性位点，与罕见的单核苷酸突变不同，其在人群中发生的概率≥1%。对SNP的检测是药物基因组学研究的重要手段。

247. 什么是代谢组学？

代谢组学的概念最早是1999年由Nicholson提出并发展起来的，是从整体上研究复杂生命现象的一门新兴学科，是系统生物学的重要组成部分。代谢组学主要研究生物整体、系统、器官或细胞的内源性代谢物质及其所受内在或外在因素的影响及代谢物质种类、数量及其变化规律。代谢组学与基因组学和蛋白组学相比有其独特的优点：由于给定的代谢物在每个组织中都一致，代谢组学研究中采用的技术更通用；由于基因和蛋白表达的微小变化会在代谢物上得到放大，代谢组学研究中检测更容易；代谢物的种类要远小于基因和蛋白的数目，因此分析更加容易。由于生命活动大多发生于代谢层面，如细胞信号释放、能量传递、细胞间通信等，故代谢组学被认为是“组学”研究的最终方向。

248. 什么是蛋白质组学？该技术在自身免疫性疾病的研究中应用如何？

蛋白质组的概念是1994年澳大利亚科学家Wilkins和Willian首次提出的，蛋白质组学主要是系统性研究一种基因组、一种生物或者一种细胞（组织）所表达的全套蛋白质。蛋白质组学在自身免疫性疾病中的应用主要包括：探讨自身免疫性疾病的发病机制；探索自身免疫性疾病中的自身抗原/自身抗体，以及寻找自身免疫性疾病的标志物。随着蛋白质组学研究技术日趋完善，必然将为自身免疫性疾病的早期诊断、新药研发以及疾病康复开辟新的思路。

249. 什么是亚细胞蛋白质组学？

亚细胞蛋白质组学是近年来随着细胞器分离技术和蛋白质组学技术发展而产生的，是蛋白质组学领域中的一支迅速发展的新生力量，已成为蛋白质组学研究的新方向。亚细胞蛋白质组学充分利用细胞器分离技术的优势，引入蛋白质组学研究中的蛋白定量技术、定位技术和差异分析技术，致力亚细胞结构的蛋白组成、功能分析以及在某些生理或病理条件下的变化。整个细胞或组织的蛋白质组学研究会由于蛋白组成非常复杂而丢失很多重要的蛋白质信息，亚细胞蛋白质组学研究能弥补这一缺陷，特别是可以通过对低丰度蛋白完成富集后对其进行定位研究、功能和含量变化的研究。

250. 什么是免疫组质谱技术？该技术有什么独特优势？

免疫组质谱技术是最近新发展起来的抗体分离技术与生物质谱技术联用的检测分析技术。结合抗体的高度特异性和质谱的高度精确性优势而形成的免疫组质谱技术除了具有传统三大经典免疫分析技术的高度特异性和高度敏感性特点以外，该技术还具备原子级的高度准确性独特优势。免疫组质谱技术是采用生物质谱技术直接分析通过抗体特异性捕获的待测分析物，由于该技术是直接分析法，而且准确度高达原子级，能非常准确的区分同一抗体捕获抗原的各种变异和修饰，其结果能准确反应待测物本身的实际情况，同时可以避免各种抗原抗体交叉反应导致的假阳性结果。

251. 什么是免疫组学？

免疫组学的概念最早是在1999年由Pederson教授在奥斯陆举行的自身免疫国际会议上首次提出。免疫组学主要研究免疫相关的整套分子、它们的作用靶分子及其功能。免疫组学包括免疫基因组学、免疫蛋白质组学和免疫信息学3方面的研究，特别强调在基因组学和蛋白质组学研究的基础上，充分利用生物信息学、生物芯片、系统生物学、结构生物学、高通量筛选等技术，大规模开展免疫系统和免疫应答分子机制研究，发现新的免疫相关分子，为全面系统了解免疫系统和免疫应答提供基础。

252. 什么是细胞免疫检测试验？

细胞免疫检测试验是检测参与免疫应答的各种细胞（即免疫细胞）的数量和功能的一种方法。

最基本的定量评估细胞免疫包括用荧光分析法进行淋巴细胞、T细胞亚类数（CD3，CD4，CD8）和NK细胞计数。功能的评估包括迟发型超敏反应皮肤试验（DTH）和以下的体外试验：①应答可溶性抗原，抗CD3抗体和自身抗原的增殖性。②NK细胞自发性和经IL-2或IFN刺激后的溶解活性。③产生细胞因子的能力，着重是产生IFN-γ、TNF-α、IL-2和IL-4的能力。④产生MHC约束的CTL的能力。根据这些试验的结果做进一步的分析。

253. 什么叫生物芯片？基因芯片及蛋白芯片目前发展状况怎样？

将生物分子固定于固相介质上形成的生物分子点阵即生物芯片。随着人类基因组计划的完成、蛋白质组计划的启动，基因序列数据及蛋白序列数据正以前所未有的速度增长，它是融微电子学、生命科学、物理学为一体的一项崭新的技术。基因芯片已在高通量基因测序、基因表达研究中发挥了重要的作用，而用于研究蛋白质功能及相互作用分析的生物芯片，即所谓蛋白芯片已经受到重视，被认为是目前最具挖掘潜力的高端生物技术之一。

254. 基因芯片在药物基因组学中有哪些应用？有何意义？

基因芯片可以自动、快速地检测影响药物效应的基因（如药物代谢酶、药物作用靶和致病因子的编码基因）和决定个人对药物毒性敏感性的基因。这种芯片上包括了所有可能影响此疾病对某种化学治疗反应的基因，借助这种芯片可以根据患者的基因型对患者分群，帮助医生为每个患者选择合适的治疗药物和药物剂量。

将基因芯片技术应用于药物基因组学，一方面，可以加速药物基因组学的发展，主要是利用基因芯片进行基因功能及其多态性的研究，以确认与药物效应及药物吸收、代谢、排泄等相关的基因，并查明这些基因的多态性；另一方面，基因芯片利用药物基因组学的研究成果，根据基因型将人分群，以实现药物基因组学研究的目的和价值。从这两个方面足以看到基因芯片技术对药物基因组学研究的影响之大。

255. 蛋白芯片技术的基本原理是什么？什么是免疫芯片？

蛋白芯片技术的基本原理是采用原位合成、机械点样或共价结合的方法将多肽、蛋白、酶、抗原或抗体有序地固定于测定板、滤膜和载玻片等各种载体上，成为检测用的芯片，将标记了荧光抗体的蛋白质或其他成分与芯片相互作用，经漂洗将未能与芯片上蛋白质互补结合的成分洗去，再利用荧光扫描仪或激光共聚焦扫描技术，测定芯片上各点的荧光强度，分析蛋白质与蛋白质之间相互作用的关系，由此达到测定各种蛋白质功能的目的。所谓免疫芯片就是将抗原或抗体固定于载体上，用标记样品进行特异性结合或识别，最后加入标记酶的二抗，加底物显色。根据显色位置不同可判断何种抗体阳性，从而有助于诊断相应的疾病。

因为疾病的发生往往是在蛋白水平而不是基因水平或RNA转录水平，而且RNA表达与最终蛋白的表达和功能可能不一致。另外，蛋白质功能还取决于翻译后修饰和多种蛋白酶的作用，所以蛋白水平的研究在自身免疫性疾病中更重要。2000年Joos制备了用于检测人类自身免疫病抗体的芯片，它们将已知的相关抗原稀释为不同浓度，呈微阵列形式固定于芯片上与少量血清进行免疫反应，该芯片包括了18种特异性抗原，用25名各种自身免疫病患者血清及10名阴性对照血清进行阵列ELISA检测，结果显示该芯片具有高度敏感性及特异性。

蛋白芯片技术的发展为进一步研究自身免疫性疾病病因、病理、诊断及治疗带来了新的前景，对于早日阐明系统性自身免疫病发病机制必将发挥重要作用。

256. 蛋白芯片比蛋白质印迹法、ELISA等蛋白检测方法有什么优越性？

蛋白质印迹法（Western blotting）、ELISA等检测方法有一定程度的敏感性、特异性，在自身免疫性疾病的诊断和科学研究中已经得到应用，但是它们都不能做到同时筛查多种不同蛋白及与其他蛋白之间的相互作用。蛋白芯片或抗原微阵列技术就是将已知大量不同抗原用点样机或其他方法固定于蛋白芯片的载体之上，形成所谓阵列结构，检测敏感性高、特异性高。具有以下优势：①用极少量血清可开展多指标并行检测，临床方面目前已经有肿瘤标志物芯片。②形成芯片集成概念，可同时进行多样本分析，即高通量性。③使反应体系微型化，大幅度减少样本量和节省试剂。④实现检测自动化，操作简便快速。

三、风湿免疫性疾病常见症状、体征及鉴别诊断

257. 关节炎的定义是什么？

关节由骨、软骨、滑膜、纤维膜、关节内韧带及关节腔组成，关节外附有韧带、皮下组织及皮肤。关节炎（arthritis）指多种病因如创伤、炎症、感染、退变、代谢或其他因素引起的关节内病变，临床表现为关节的红、肿、痛、功能障碍及关节畸形。

258. 关节炎的鉴别诊断有哪些？

当患者出现关节痛时，要首先区分疼痛是源于关节（真性关节炎），或关节周围的区域（如肌腱炎、滑囊炎、神经痛、代谢性骨病、软组织损伤、纤维肌痛等），或心理/代谢因素，如抑郁或甲状腺功能减退。如果疼痛确实源于关节，要进一步区分是炎性的或非炎性的。非炎性关节炎最常见的病因为骨关节炎，其次为创伤、肿瘤等。炎性关节炎病因包括以下5种。①感染：细菌（如莱姆关节炎、感染性心内膜炎等）、病毒（乙型肝炎病毒、丙型肝炎病毒、EB病毒、细小病毒、登革热病毒、风疹病毒）等。②结缔组织病（RA、SpA、PsA、回纹型风湿症、风湿热、SLE、血管炎、SSc、炎性肌病、白塞综合征、复发性多软骨炎等）。③晶体性关节炎（痛风、假性痛风）。④感染后或反应性关节炎。⑤家族性地中海热等（图3-1）。当怀疑炎性关节炎时，要根据起病缓急（大于2周为慢性）、受累关节的数量和类型、对称性、有无晨僵、晨僵时间以及关节外表现，初步判断关节炎的可能病因。最后，关节炎的最终诊断需通过适当的血清学和/或影像学和/或组织学去确证。

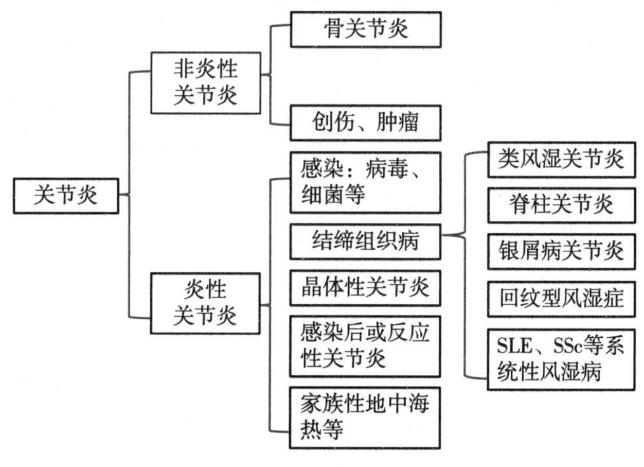

图3-1　关节炎的鉴别诊断

259. 腰痛的原因有哪些？

腰痛是常见的临床症状，可以由腰部组织病变直接引起，也可由邻近组织器官的病变引起，可以是多种疾病的临床表现，有时需要认真鉴别诊断。按性质可有机械性、代谢性、退变性、炎症性、浸润性、神经心理性、混杂性等。腰痛病因复杂，按病因可有以下情况（图3-2）。

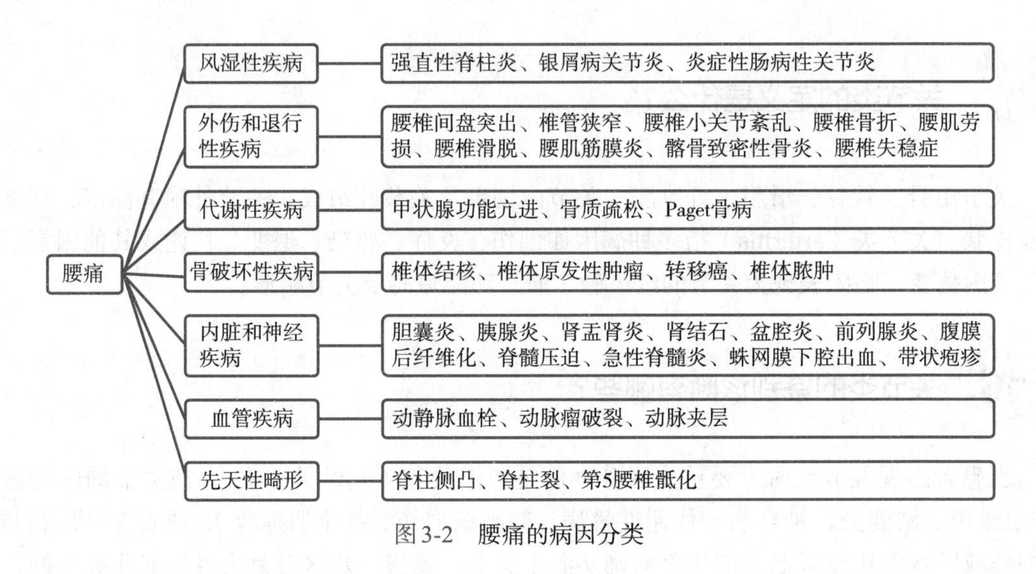

图3-2　腰痛的病因分类

260. 如何判定炎症性腰背痛？

2009年国际评估强直性脊柱炎专家工作组（ASAS）指出超过3个月的腰背痛，如满足下述5项标准中4项可判断为炎症性腰背痛：①发病年龄＜40岁。②隐匿起病。③腰背痛活动后改善。④腰背痛休息后不能改善。⑤夜间痛，起床活动后改善。代表性疾病有强直性脊柱炎，部分腰椎间盘突出症患者也可表现为炎症性腰背痛特点。

261. 什么是复发性阿弗他溃疡？

复发性阿弗他溃疡（recurrent aphthous stomatitis，RAS）也称“口腔溃疡”，是一种常见的口腔疾病，偶尔也见于生殖器黏膜，其特征是反复出现一个至多个散在的疼痛性溃疡，通常在7～14天愈合。典型的病变为3～5mm，圆形至椭圆形溃疡，周围边缘发红，中央有黏附的淡黄色渗出物。该病的严重程度各不相同，一些患者只是偶发病变，而另一些患者则频繁发作，几乎持续存在溃疡活动。

262. 复发性阿弗他溃疡的发病机制是什么？

复发性阿弗他溃疡的发病机制尚不清楚，可能是由多种因素导致。大多数研究支持的观点是：口腔黏膜免疫失调导致促炎过程过度或抗炎反应相对较弱。复发性阿弗他溃疡似乎具有遗传易感性，因为患者有复发性阿弗他溃疡的家族史的情况较常见。虽然某些食物可加重复发性阿弗他溃疡，但没有证据表明食物过敏可致病。维生素和矿物质缺乏也与复发性阿弗他溃疡的发病有关，尤其是维生素B_{12}缺乏，但是补充维生素在RAS治疗中的作用仍不明确。已有研究探讨了感染性病因，但并未发现其为直接病因。许多RAS患者会出现病态反应性，因此任何口腔黏膜损伤都可导致该部位发生溃疡。情绪压力常会导致病情加重。现已证实某些药物可诱发类似于复发性阿弗他溃疡的口腔溃疡。这些溃疡通常在停药后缓解。

263. 如何诊断复发性阿弗他溃疡？

复发性阿弗他溃疡通常是基于患者病史和体格检查做出临床诊断。患者反复出现有典型外观的自限性口腔黏膜溃疡，即散在的圆形至椭圆形溃疡、边缘发红且中央有淡黄色渗出物，一般就足以诊断为复发性阿弗他溃疡。患者通常在青春期和成年早期开始出现溃疡，每次出现一个到数个自限性病灶。RAS的特征是病变持续数日至数周后消退。溃疡可引起剧烈疼痛，有时还会影响患者进食、饮水和说话。虽然有些患者的溃疡发作频率很高，几乎一直存在至少1处溃疡，但这些溃疡均可完全愈合。大多数患者的发作间期为数周至数月。

264. 复发性阿弗他溃疡的鉴别诊断有哪些？

（1）白塞综合征：又称贝赫切特综合征，是一种罕见疾病，其特点是复发性口腔溃疡及全身性表现，其中包括生殖器阿弗他溃疡、眼部病变、皮肤病变、胃肠道疾病、神经系统疾病、血管病和关节炎。该病的诊断依据是存在复发性口腔溃疡＋至少两种其他表现，包括复发性生殖器溃疡、眼部病变、皮肤病变和病态反应性试验阳性。

（2）系统性红斑狼疮：口腔或鼻咽溃疡符合系统性红斑狼疮的一个诊断标准。活检显示苔藓样炎症。此外，SLE患者还会出现光敏感、面颊疹、关节炎和其他全身性表现。

（3）炎症性肠病：炎症性肠病与口腔溃疡相关。在克罗恩病患者中，溃疡可能呈典型的线状。对于因复发性口腔溃疡就诊的患者，应询问胃肠道病史。

（4）HIV感染：在HIV感染者中，复发性口腔溃疡可非常严重。由于这些患者可能合并有表现不典型的潜在感染，所以诊断复发性阿弗他溃疡必须更加谨慎。例如，合并HSV、梅毒或软下疳等性传播疾病可出现临床表现与复发性阿弗他溃疡类似的口腔或口腔/生殖器溃疡。

（5）单纯疱疹病毒：原发性疱疹性龈口炎患者的口腔溃疡范围较大。复发性单纯疱疹病毒（herpes simplex virus，HSV）感染常累及唇部皮肤，这些病变很少发生在口腔内。当发生在口腔内时，通常位于牙龈或硬腭的咀嚼黏膜。若患者存在复发性口腔内HSV感染，也需考虑免疫抑制的可能。

（6）周期性中性粒细胞减少：周期性中性粒细胞减少是一种罕见的常染色体显性骨髓祖细胞疾病，其特征为婴儿期或幼儿期开始出现周期性发热、不适、咽炎和复发性阿弗他溃疡。

（7）伴有复发性阿弗他溃疡、咽炎及淋巴结炎的周期性发热（PFAPA综合征）：与周期性中性粒细胞减少类似，PFAPA通常约每月复发一次，但不伴有中性粒细胞减少。

（8）高IgD综合征：是一种罕见的常染色体隐性遗传病，特征为反复发热，通常伴有淋巴结肿大、腹痛和血清多克隆IgD水平升高。约半数高IgD综合征患者会出现复发性阿弗他溃疡，有时出现生殖器溃疡。

（9）粒细胞缺乏：绝大多数病例是由药物诱发。粒细胞缺乏可伴有口腔溃疡、发热、咽炎、吞咽困难和脓毒症。

（10）自身免疫性大疱性疾病：复发性阿弗他溃疡的黏膜病变有时范围较广，因而与寻常型天疱疮、瘢痕性类天疱疮等自身免疫性大疱性皮肤病相混淆。天疱疮或类天疱疮呈慢性，但复发性阿弗他溃疡通常呈发作性，即使严重的复发性阿弗他溃疡亦如此。活检及直接免疫荧光检测可将上述疾病与复发性阿弗他溃疡区分开。

（11）口腔糜烂性扁平苔藓：复发性阿弗他溃疡的口腔病灶愈合后可能留下瘢痕，类似于口腔糜烂性扁平苔藓中的白色网状病变。但口腔扁平苔藓的病变分布往往更局限，持续时间更长，而且没有复发性阿弗他溃疡更典型的散在圆形溃疡。

（12）药物诱发的黏膜溃疡：如尼可地尔可诱发阿弗他样溃疡。非甾体类抗炎药也与复发性阿弗他溃疡的发生有关。

265. 什么是雷诺现象？

雷诺现象（Raynaud phenomenon）是一种因血管神经功能紊乱所引起的肢端细小动脉阵发性痉挛、血流暂时减少或中断，随后扩张充血的现象。在寒冷或情绪紧张等刺激下，突然发生于指（趾）小动脉的痉挛，表现为手指、足趾等部位皮肤苍白、发绀和潮红，并伴有疼痛和异样感。

266. 雷诺现象如何分类？

雷诺现象根据病因不同，可分为原发性和继发性，常由结缔组织病、周围血管病、物理、化学或情绪压力所激发。继发性雷诺现象占80%左右。

原发性雷诺现象的病因不详，是一种良性的肢端小动脉痉挛症，研究表明其主要因素是血管收缩和舒张功能的失衡，也称雷诺病，多见于女性，男女发病比例约1∶10，多在20～30岁发病。

267. 继发性雷诺现象的病因都有哪些？

继发性雷诺现象的病因常包括以下9种。①结缔组织病：进行性系统性硬化症、系统性红斑狼疮、类风湿关节炎、皮肌炎、多发性肌炎、混合性结缔组织病、肢端系统性硬化症、结节性多动脉炎、干燥综合征等。②动脉闭塞性病变：闭塞性动脉硬化、闭塞性血栓性血管炎、末梢动脉血栓栓塞等。③神经系统疾病：脊髓灰质炎、脊髓肿瘤、脊髓空洞症、多发性硬化、脑血管内膜炎、腕管综合征、胸廓出口综合征等。④肿瘤：多发性骨髓瘤、白血病、腺癌、嗜铬细胞瘤等。⑤血液疾病：冷球蛋白血症、巨球蛋白血症、冷凝集素增多症等。⑥职业病：从事冷热交替工作、振动性器械工具的操作、接触聚氯乙烯或重金属铅、砷工种者。⑦药物：麦角及其他抗痉挛剂、β-受体阻滞剂、避孕药、环孢素、重金属盐及停用硝酸甘油等。⑧内分泌疾病：甲状腺功能减退等。⑨其他：原发性肺动脉高压、二尖瓣脱垂等。

268. 什么是鞍鼻？严重程度如何分类？

鞍鼻（saddle nose）是最常见病态的鼻部畸形，表现为鼻背的骨性和软骨部分向内凹陷，形如马鞍，鼻尖上翘，鼻孔朝前，又称鞍鼻畸形，俗称塌鼻梁。

根据严重程度分为轻度、中度和重度。①轻度：鞍鼻鼻背低，而鼻尖大多还有一定的高度向上翘起。②中度：鞍鼻鼻背明显凹陷，鼻根部宽，两鼻孔朝天，鼻尖部和鼻小柱低平，鼻的长度较短。③重度：鞍鼻鼻背凹陷严重，几乎无鼻背的骨性结构，鼻腔黏膜可能有畸形。

269. 鞍鼻常见于什么原因？如何治疗？

鞍鼻可见于外伤、原发性萎缩性鼻窦炎、梅毒、复发性多软骨炎、肉芽肿性多血管炎、显微镜下多血管炎、感染性肉芽肿病变、淋巴瘤样肉芽肿病、癌或淋巴瘤等。

其中，在复发性多软骨炎中，约3/4的患者发生鼻软骨炎，表现为突然鼻背红、肿、压痛，数天后可缓解。反复发作导致鼻软骨局限性塌陷，后期形成鞍鼻畸形或在发病1～2天鼻背突然下陷，形成鞍鼻。源于机体产生针对Ⅱ型胶原的自身免疫反应，鼻软骨组织周围炎性细胞浸润，逐渐出现软骨变性、坏死、溶解及液化，最终鼻背软骨塌陷。此外，肉芽肿性多血管炎是一种坏死性肉芽肿，破坏鼻软骨和骨。患者通常表现为持续流脓鼻涕并进行性加重，伴鼻黏膜溃疡、结痂和鼻出血，重症者鼻中隔穿孔，鼻骨破坏，出现鞍鼻。

治疗的主流方式是通过外来矫正解决鞍鼻畸形。①外来注射：外来填充物升高鼻背改变外形，透明质酸钠、自体脂肪、胶原蛋白成分，在鼻背部位进行注射矫正鞍鼻畸形。②假体植入：通过手术的方法在鼻背内部植入外来假体，主要常用的假体材料有硅胶假体、四氟乙烯膨体假体。③自体组织移植：抬高鼻背高度，最常用的是自体软骨，以肋软骨、耳软骨或者鼻中隔软骨等最为常用。经过外来充填的手术方法处理，可以使鞍鼻畸形的外形发生改变。

四、常见风湿免疫性疾病各论

（一）系统性红斑狼疮

270. 什么是系统性红斑狼疮？

系统性红斑狼疮（SLE）是一种典型的系统性自身免疫性疾病，其血清学特点是具有多种自身抗体，特别是针对细胞核成分的抗核抗体，其基本的病理改变是免疫复合物介导的血管炎。它可引起皮肤、关节、浆膜、心脏、肾脏、神经系统、血液系统等多系统损害。该病在世界各地均可发病，我国的发病率约为75/10万，多见于青年女性，男女比例为1∶9，生育年龄男女发病率之比为1∶30，发病高峰在15～40岁。未经有效治疗的患者生存期短，死亡率高，感染、肾衰竭、中枢神经系统损伤是引起患者死亡的主要原因。近年经积极有效治疗后生存期延长，死亡率明显下降。

271. 系统性红斑狼疮的易感因素有哪些？它与遗传有关吗？

SLE的病因尚不明确，目前一般认为是多因素的，其发病与遗传因素、雌激素水平、紫外线照射、某些药物（如肼苯哒嗪和异烟肼）以及食物、感染等多种因素有关。其中，遗传因素在SLE的发病中有重要作用，人类组织相容性抗原HLA-DR2及HLA-DR3位点与SLE的发病相关，SLE是多基因复合性疾病。

272. 系统性红斑狼疮的发病机制是什么？

SLE的发病与多种因素有关，遗传、环境、雌激素水平等各种因素相互作用，导致T细胞和B细胞异常活化，产生大量的自身抗体，并与体内相应的自身抗原结合形成免疫复合物，沉积在皮肤、关节、小血管、肾小球等部位，在补体的参与下，引起急慢性炎症及组织坏死（如狼疮肾炎），或抗体直接与组织细胞抗原作用，引起细胞破坏（如红细胞、淋巴细胞及血小板膜的特异性抗原与相应的自身抗体结合，分别引起溶血性贫血、淋巴细胞减少症和血小板减少症），从而引起机体的多系统损害。

273. 什么是干扰素标记？与系统性红斑狼疮关系如何？

干扰素特别是Ⅰ型干扰素，在SLE发病过程中起重要作用。干扰素由树突状细胞、单核细胞、浆细胞、T细胞、NK细胞等分泌，与干扰素受体结合后活化JAK/STAT信号通路，发挥调节内皮细胞和抗原提呈细胞的作用，并促进T细胞和B细胞的分化。干扰素标记（interferon signature）是指由干扰素诱导的一系列基因表达，可见于多种自身免疫性疾病，但在SLE中干扰素标记尤为显著。干扰素表达高的SLE患者更早出现狼疮肾炎，与后续肾脏病变活动度高、疾病复发风险增高有关。针对Ⅰ型干扰素受体亚单位的单克隆抗体anifrolumab可阻断干扰素的作用，已被美国FDA批准用于中重度SLE的治疗。

274. 白介素与系统性红斑狼疮的关系如何？

随着对SLE发病机制研究的不断深入，国内外学者们对白介素与SLE的关系也有了进一步的认识。现对几个主要的细胞因子进行阐述。

（1）IL-8：主要由单核-巨噬细胞产生。有研究发现SLE患者血清IL-8水平比正常对照显著增高且与病情活动密切相关，这提示血清IL-8水平可作为判断SLE患者是否有狼疮活动的敏感指标之一，但对判断肾脏病变活动的价值有限。另有研究认为合并中枢神经系统疾病的患者脑脊液中IL-8水平高于无中枢神经系统合并症者，说明IL-8在SLE合并中枢神经系统疾病的发病中也具有重要作用。

（2）IL-15：能诱导T细胞趋化并能刺激产生IgM的B细胞的增殖和分化。有研究发现极微量的IL-15就可增加bcl-2基因表达，进而使抗dsDNA抗体持续在肾脏沉积，激活补体，引起肾损伤。因此说明IL-15可能与SLE患者肾损伤有关。

（3）IL-17：IL-17由T细胞表达，并可刺激T细胞的增殖。有研究发现SLE活动期患者外周血单个核细胞（PBMC）自发或刺激培养后IL-17m RNA的表达升高且均与SLE疾病活动性有关。还有实验表明在狼疮肾炎患者中IL-17呈剂量依赖性诱导PBMC产生IgG抗体和抗dsDNA抗体，提示IL-17可能是通过诱导IgG和抗dsDNA抗体的大量产生而参与狼疮肾炎的发病。

（4）IL-2：IL-2对Tr细胞分化和功能起关键作用。小剂量IL-2可促进诱导免疫耐受的Tr细胞分化、抑制包括Tfh和Th17在内的效应T细胞，从而抑制炎症和自身免疫。

此外还有其他的白介素也被发现可能参与了SLE的发病，多种白介素在SLE发病中起重要作用。综合分析白介素的异常表达将有助于判断疾病活动程度及指导临床免疫治疗。

275. 什么是BLyS/BAFF分子？什么是APRIL分子？其与系统性红斑狼疮的关系如何？

BLyS（B lymphocyte stimulator，B细胞刺激因子）/BAFF（B-cell activating factor，B细胞活化因子）是含有285个氨基酸的跨膜蛋白，属于TNF细胞因子家族成员，对于B细胞分化、免疫球蛋白类别转换和维持B细胞存活、抑制凋亡均具有极其重要的作用。B细胞表面含有BAFF的3种受体：①TACI（transmembrane activator and CAML interactor，跨膜活化分子和钙调蛋白相互作用分子）。②BCMA（B-cell maturation antigen，B细胞成熟抗原）。③BAFF-R（BAFF受体）。BLyS/BAFF可以由多种细胞产生，包括巨噬细胞、树突细胞（DC）、骨髓间质细胞、中性粒细胞和活化的T细胞及滑膜细胞。细胞首先合成BLyS的Ⅱ型跨膜蛋白，进而经蛋白水解切割成可溶性、具有生物学功能的活性分子，同时可表达于细胞表面。

此外，参与B细胞增殖和分化的另一种分子为APRIL（a proliferation-inducing ligand，增殖诱导配体），主要由DC产生，不存在膜结合形式，也可以与TACI和BCMA受体结合。

已经有越来越多的证据显示BLyS和APRIL在自身免疫性疾病进展中发挥重要的作用：携带BLyS的转基因鼠可发生包括狼疮样综合征的多种全身性自身免疫性疾病。研究证实：SLE患者血清中BLyS和APRIL水平异常增高，提示其在SLE发病机制中可能发挥一定的作用。进一步研究发现：BLyS/BAFF及其受体在SLE中表达明显增高，并与抗dsDNA抗体效价和疾病活动性呈正相关，可作为疾病活动性和治疗效果的评价指标。目前治疗药物已有抑制BLyS/BAFF的贝利尤单抗以及同时抑制BLyS/BAFF和APRIL的泰它西普上市。

276. 系统性红斑狼疮的特征性病理表现有什么？

SLE的病理表现多种多样，但基本病理改变为受累组织的血管炎及单核细胞浸润，滑膜的淋巴细胞浸润，肌肉组织的血管周围处有单核细胞浸润，偶有肌细胞损害和空泡样变性。显著组织学表现是类纤维蛋白变性，代表免疫复合物的沉积，它特别影响小动脉及毛细血管。

除上述一般病理改变外，其特征性病理改变包括以下5种。①苏木素小体：细胞核变性固缩后形成苏木素小体，可出现在所有病变组织。②脾脏血管洋葱皮样病变：脾中央动脉纤维化，周围呈同心状胶原纤维硬化环。③Libman-Sacks赘疣性心内膜炎：也称非感染性疣状心内膜炎，赘生物发生玻璃样变。④正常皮肤部位狼疮带试验阳性为免疫球蛋白及补体在表皮真皮联接部位沉积所致。⑤肾脏表现最具有特征性，表现为肾小球系膜细胞和系膜基底层增殖、炎症以及免疫球蛋白和补体在肾小球基底膜部位的沉积，免疫荧光检查呈“满堂亮”现象。

277. 系统性红斑狼疮的临床表现主要有哪些？发病率大约是多少？

SLE患者各种临床表现在起病时及整个病程中出现的概率见表4-1。

表4-1　系统性红斑狼疮的临床表现及发生概率

临床表现	起病时（$n=376$，%）	全病程中（$n=750$，%）
全身表现	53	77
关节炎	44	63
关节痛	77	85
皮肤病变	53	78
黏膜病变	21	52
胸膜炎	16	30
肺部受累	7	14
心包炎	13	23
心肌炎	1	3
雷诺现象	33	60
血栓性静脉炎	2	6
血管炎	23	56
肾脏受累	38	74
肾病综合征	5	11
中枢神经系统受累	24	54
胃肠受累	18	45
淋巴结病	16	32
肌炎	3	3

注：资料来源于加拿大多伦多大学。

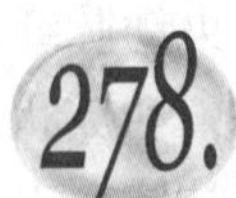

278. 系统性红斑狼疮的常见皮肤黏膜病变有哪些？

（1）皮肤病变：发生率为55%～85%，28%的SLE患者皮损早于其他系统损害，出现皮损至确诊SLE的最长间隔可达14年。皮肤病变常为该病首发表现，表现为颊部红斑、盘状红斑、亚急性皮肤型红斑、光过敏及荨麻疹等。

（2）黏膜病变：常表现为口腔黏膜溃疡，少数为阴部溃疡、鼻中隔糜烂。

（3）脱发：较常见，表现为毛发干枯、易断、广泛脱落。

（4）血管性皮肤病变：包括甲周红斑、雷诺征、血管炎性皮肤病变及网状青斑等。

279. 什么是光过敏？什么是狼疮发？其可能的机制是什么？

光过敏指经紫外线照射（如日晒）后，暴露部位的皮肤出现红色斑疹、丘疹或大疱性皮疹，伴灼热、痒痛感。有时可出现多形红斑、固定性荨麻疹和盘状红斑。皮肤病变的严重程度与光照射的强度、距离及照射时间成正比。光过敏见于约半数SLE患者，但对于诊断SLE无特异性。避免日光照射可防止光过敏的发生。光过敏可能的机制为：①对紫外线照射而释放在表皮和真皮的包括TNF-α、IL-1、IL-6等细胞因子和VCAM-1、ICAM-1等黏附分子的敏感性；②对原隐藏于表皮和真皮中经紫外线照射后暴露出来的抗原如Ro和La的易感性；③不同的特异性免疫效应和机制，如由细胞因子激活的局部T细胞活化和抗体依赖性血管损伤，以及导致表皮出现炎症和损伤的抗表皮靶组织作用。

在SLE患者中，脱发是普遍而有特征性的临床表现，不仅可见于头发，也可发生于眉毛、睫毛及体毛。脱发可分为3种类型：瘢痕型脱发、弥漫性脱发和“狼疮发”。瘢痕型脱发多见于盘状红斑损害，由于真皮内炎症反应较重且存在时间较长，盘状红斑可导致损害部位萎缩性瘢痕形成，毛囊破坏，引起瘢痕型脱发，最终可造成永久性斑片状脱发，头发脱落后，可见到角化过度、毛孔扩张等盘状红斑的征象；弥漫性脱发最常见，表现为梳理时头发大量脱落，甚至引起广泛脱发，这个时期可持续超过3个月，又称为静止性脱发；“狼疮发”常出现在SLE患者的疾病活动期，表现为广泛性脱发，头发稀疏，头发脆性增加，失去光泽、枯黄和易断，剩余的头发长几毫米至3厘米，呈不规则排列，无法与其他部分头发梳理在一起，外观混乱，以前额、顶部的头发尤为明显。

280. 什么是盘状红斑？什么是颊部红斑？其可能的机制是什么？

少数SLE患者可出现盘状红斑，表现为面、颈、耳、手臂、前胸及颈前“V”字区等暴露部位的红色圆形、环状或不规则丘疹，绿豆至黄豆大小，表面覆有鳞屑，病变愈合后留有色素沉着和瘢痕，其中心萎缩。皮疹周围稍高于中心，因此，称之为盘状红斑。其病理表现为皮疹部位角化过度、毛囊栓塞、基底细胞水肿伴空泡形成。伴有盘状红斑的SLE患者，一般病情轻，肾脏受累少，预后好。约半数SLE患者可发生颊部红斑，其中多数为首发症状。表现为面颊部的水肿性红斑，可扩展至鼻背，形成蝴蝶斑（蝶形红斑），痊愈后留有色素沉着斑，不遗留瘢痕，可反复发作。蝴蝶斑对SLE有诊断意义。

281. 什么是狼疮性脂膜炎（深部狼疮）？

狼疮性脂膜炎亦称为深部狼疮，见于少数SLE患者，表现为皮下真皮部位的结节或斑块，结节坚实，可移动，大小不一，小如蚕豆，大者可为直径约10cm的斑块，边界清楚，有压痛，数目、大小不等。表面皮肤颜色正常、淡红或暗红色，多见于头部、颈部、上肢近端、胸部、臀部和大腿，分布不均匀。愈合后形成萎缩性瘢痕。皮损的病理改变为结节状、间隔状或叶状脂膜炎，以脂肪透明性坏死伴有淋巴细胞浸润为特点，也可呈现盘状红斑、淋巴细胞性血管炎、表皮下乳头带透明样变和黏蛋白沉积。

282. 什么是亚急性皮肤型红斑狼疮？

亚急性皮肤型红斑狼疮（SCLE）是一种特殊类型的红斑狼疮，伴有典型的光过敏，多见于日光照射部位，如上背部、肩部、上肢伸侧、颈部，很少累及面部及腰部以下，表现为非固定性的鳞屑性红斑或环状红斑，可于数周或数月后消退，消退后可有毛细血管扩张和色素沉着，但无皮肤萎缩和瘢痕形成，皮疹可反复发作。鳞屑性红斑为寻常型银屑病样皮疹，环形红斑为环状水肿性皮疹，边缘水肿隆起。约半数患者伴有SLE，但肾脏受累少见。典型的SCLE治愈后不易留瘢痕，但是如果皮损持续时间较长，并有持久的白癜风样白斑和毛细血管扩张，也可能遗留瘢痕。

283. 系统性红斑狼疮的血管炎性皮肤病变有哪些？

SLE的血管炎性皮肤病变主要是血管炎症或血管痉挛所致，约半数SLE患者可出现血管炎性皮肤病变，主要分为以下4种。

（1）甲周红斑：发生率为10%～50%，是由甲基底部弯曲的血管扩张所致，同时可合并片状出血。

（2）雷诺征：较为常见。在寒冷、情绪变化和吸烟等诱因作用下，指（趾）小动脉收缩，导致组织缺氧，引起甲床、指（趾）苍白、疼痛，进而因组织缺血，导致上述部位变紫，继之逐渐变红。发作时间自数分钟至数小时不等，持续时间过长可发生肢体坏疽。

（3）血管炎性皮肤病变：见于少数SLE患者，可表现为出血点、隆起紫癜、无瘙痒的荨麻疹、结节、大疱、溃疡、手指及指端的红色压痛性坚硬斑片，指（趾）垫和掌面可见类似Osler结节和Janeway斑的皮肤血管炎。

（4）网状青斑及白斑：见于少数患者，表现为上下肢皮肤表面特征性紫红色网状斑点，压之褪色，常于寒冷环境下出现。严重者可形成溃疡，愈合后形成伴有色素减退和毛细血管扩张的萎缩性瘢痕，称之为萎缩性白斑。

284. 系统性红斑狼疮的骨关节、肌肉病变有哪些？

（1）关节病变：多数临床表现为轻度对称性大、小关节疼痛或肿胀，有压痛及晨僵，具有游走性，一般不引起关节畸形。X线表现为软组织肿胀、骨质疏松，多数无骨关节破坏，有时出现关节半脱位，称之为无骨侵袭的鹅颈畸形的雅库（Jaccoud）关节病。

（2）肌肉病变：肌肉病变发生率高，表现为轻中度肌痛、肌无力和肌压痛，肌酶谱多数正常，肌电图无明显肌源性损害，肌活检表现为血管周围及肌细胞周围单核细胞浸润，无特异性改变。长期使用大剂量糖皮质激素或抗疟药也可造成肌痛、肌无力，称之为类固醇肌病。另外，还可出现纤维肌痛综合征。

（3）骨病变、肌腱断裂及软组织钙化：常见骨病变表现为骨坏死和骨质疏松。骨坏死易发生于负重关节（股骨头坏死较为常见），临床表现为受累关节疼痛、僵硬、活动受限，进行性加重，少数为无症状的骨坏死。骨质疏松表现为骨痛，易发生骨折。骨坏死和骨质疏松也可为长期使用糖皮质激素的并发症。肌腱断裂表现为局部疼痛、活动困难。软组织钙化可表现为皮下、肌肉、关节周围、血管壁出现线状、片层状或结节样钙化，但发生率低。

285. 系统性红斑狼疮心血管系统损害有哪些？

SLE心血管受累发生率约50%，心脏各部位均可受累，主要包括以下5种。

（1）心包炎：在心脏病变中最常见，多发生在SLE病情活动期，可单独出现，也可能是全身浆膜炎的一部分。一般为少量心包积液，临床表现为胸痛、心动过速，少数可因大量心包积液出现胸闷、呼吸困难。心包积液一般为炎性渗出液，心电图、X线胸片及超声心动图提示心包积液的相应表现。

（2）心肌炎：SLE肌炎的临床表现与病毒性肌炎相似，表现为心动过速、心律不齐、心脏扩大乃至肾功能不全等。心电图可见ST-T改变及心律失常。传导系统病变可表现为阵发性室上性心动过速、室性心动过速、心房颤动以及各种传导阻滞。

（3）心内膜病变：可表现为非感染性疣状心内膜炎及瓣膜的损害，但一般无临床症状。心内膜炎一般为多发性细小赘生物。瓣膜损害发生率依次为：二尖瓣＞主动脉瓣＞肺动脉瓣及三尖瓣。

（4）冠状动脉病变：可发生冠状动脉狭窄或阻塞，表现为心绞痛、心肌梗死，但少见，其中少数无临床症状。

（5）继发性高血压：狼疮肾炎及长期应用糖皮质激素是引起高血压的主要原因。

286. 系统性红斑狼疮并发高血压的原因是什么？

高血压为SLE常见的一种临床表现，是影响SLE生存率的重要因素，发生率可达75%。导致SLE患者发生高血压的原因很多，我们结合以往参考文献进行了总结，归纳如下。

（1）在有抗心磷脂抗体（ACL）的患者中，高血压是一常见症状。ACL抗体可引起抗磷脂综合征，其很重要的表现之一为引起血管病变，血管内膜增生，血管紧张素转化酶增加，导致肾灌注减少，ACL还可使动脉硬化。ACL对血管的这些损伤可引起继发性高血压。因此在有ACL的SLE患者中应警惕高血压出现。

（2）肾脏受累是产生高血压的重要因素，而且慢性肾功能不全往往造成持续性高血压。

（3）大剂量激素冲击及长时间应用激素的患者易出现高血压，因此糖皮质激素在高血压病形成过程中有一定作用。应用环孢素治疗SLE也可能引起高血压，这可能是因环孢素影响肾灌注而导致高血压，因此使用环孢素也应慎重。

（4）SLE患者在妊娠期高血压疾病的发生率为40%，明显高于正常人，且活动期患者高于静止期。SLE疾病活动性增强，血管病变加重，妊娠期高血压疾病的发生率也随之增加。因此SLE患者在妊娠期间要密切监测血压，以免发生危险。

总之，高血压是死亡的危险因素之一，SLE合并高血压的死亡率高于无高血压者。因此，有效控制高血压将使SLE生存期得到改善。

287. 什么是狼疮肺炎？系统性红斑狼疮的呼吸系统损害有哪些？

约半数SLE患者可发生呼吸系统病变，其中肺部的非感染性浸润性病变，称为狼疮肺炎，分为急、慢性狼疮肺炎，预后差。SLE的呼吸系统损害包括以下4种。

（1）胸膜炎：在SLE中，胸膜炎是最常见的呼吸系统疾病，发病率约为50%，其病理表现主要是淋巴细胞和浆细胞胸膜浸润，胸膜肥厚，血管周围纤维性坏死及纤维蛋白性渗出等。表现为胸闷、胸痛、胸腔积液，大量胸腔积液时可伴有呼吸困难。胸腔积液多数为渗出性。

（2）狼疮肺炎：①急性狼疮肺炎，起病急、预后差，但较为少见。表现为发热、干咳、呼吸困难，双肺底湿啰音，血气分析提示低氧血症，肺功能提示严重限制性通气功能障碍和弥散功能降低，X线胸片可见双肺弥漫性斑片状阴影。②慢性狼疮肺炎，为慢性肺间质浸润性病变，见于病程较长的SLE患者，表现为劳累后呼吸困难、干咳，肺功能检查提示限制性通气功能障碍，肺容量及弥散功能降低，X线胸片可见弥漫性颗粒状、网状改变。

（3）肺出血、急性呼吸窘迫综合征（ARDS）：均可由狼疮肺炎并发，表现为突发咳嗽、咯血、呼吸困难、低氧血症、血细胞比容下降。肺出血及ARDS的发生率低，但死亡率较高。

（4）肺动脉高压：主要表现为心悸、乏力、呼吸困难、活动耐量下降，查体可闻及P2

亢进，X线胸片及心电图有肺动脉高压及右心室肥厚的表现。超声心动图有助于诊断。

288. 系统性红斑狼疮的消化系统损害有哪些？

SLE可引起多种不同程度的消化系统病变，主要包括以下5种。

（1）食管病变：少见，表现为吞咽困难、胸骨后疼痛。

（2）胃肠道病变：常见，可有胃炎、肠炎、腹膜炎、消化道溃疡及穿孔、肠系膜血管炎、肠梗阻等。

（3）狼疮性腹膜炎：可有腹部压痛、反跳痛及不同程度的腹水。

（4）肝脏损害：肝脏增大，转氨酶增高，少数可有胆红素增高。

（5）胰腺炎：恶心、呕吐，剧烈上腹疼痛，向后背部放射，血淀粉酶增高。应与糖皮质激素引起的急性胰腺炎鉴别。

289. 什么是狼疮肾炎？其发病机制是什么？

SLE合并肾脏损害较为常见，主要为肾小球病变，少数以肾间质及肾小管病变为主，这种发生于SLE的肾损害称为狼疮肾炎，可表现为不同程度的水肿、高血压、蛋白尿（＞0.5g/24h）、血尿、管型尿、肾功能损害。根据美国风湿免疫性疾病学会（ACR）1997年推荐的分类标准，狼疮肾炎是指SLE患者持续出现蛋白尿（尿蛋白＞0.5g/24h，或尿蛋白＞3＋），或尿液中出现细胞管型，包括由红细胞、血红蛋白、颗粒、肾小管上皮细胞等形成的管型或混合管型。2012年ACR对狼疮肾炎的定义做出相应修改：①单次尿蛋白肌酐比值＞500mg/g可替代24小时尿蛋白定量。②活动性尿沉渣（排除感染情况下尿红细胞＞5个/高倍视野或尿白细胞＞5个/高倍视野，或红细胞管型，或白细胞管型）。③肾组织活检显示符合狼疮肾炎病理改变的免疫复合物性肾小球肾炎，是诊断狼疮肾炎最可靠的标准。

狼疮肾炎的发病机制复杂，包括自身抗体与体内相应抗原结合形成的免疫复合物在肾脏沉积后激活补体、系膜细胞和内皮细胞活化和增殖、免疫细胞浸润以及炎症介质释放等，最终造成肾脏损害。

290. 狼疮肾炎的主要临床分型有哪些？各有何临床特点？

根据有无临床表现将狼疮肾炎分为亚临床型狼疮肾炎、隐匿型狼疮肾炎、临床型狼疮肾炎。SLE合并肾脏损害较为常见，其中部分患者无肾脏损害的临床症状（如水肿、少尿、蛋白尿、血尿、白细胞尿、管型尿及肾功能损害等），但肾脏病理学上有狼疮肾炎的特征性表现，称为亚临床型狼疮肾炎。亚临床型狼疮肾炎的病理分型一般为Ⅰ型、Ⅱ型及Ⅲ型狼疮肾炎，少数Ⅳ型狼疮肾炎病程早期也可表现为亚临床型狼疮肾炎。部分SLE在病程早期有蛋白尿等肾脏病变，而无其他系统病变，抗核抗体（ANA）、抗dsDNA抗体阴性，称为隐匿型红斑狼疮，这类患者经数月至数年才发展为典型SLE。

291. 国际肾脏病学会和肾脏病理学会2003年关于狼疮肾炎的分型标准是什么？

国际肾脏病协会和肾脏病理学会（ISN/RPS）2003年狼疮肾炎（LN）分类标准见表4-2。

表4-2　国际肾脏病协会和肾脏病理学会（ISN/RPS）2003年狼疮肾炎（LN）分类标准

分型	病理分型	病理表现
Ⅰ型	系膜轻微病变型LN	光镜下肾小球正常，免疫荧光见肾小球系膜区免疫复合物沉积
Ⅱ型	系膜增生型LN	肾小球系膜区系膜细胞增生伴免疫复合物沉积
Ⅲ型	局灶型LN	肾小球毛细血管内细胞增多，内皮下免疫复合物沉积，病变累及＜50%肾小球
		Ⅲ型活动性病变（A）：局灶增生性
		Ⅲ型活动性伴慢性病变（A/C）：局灶增生性＋硬化
		Ⅲ型慢性病变（C）伴肾小球瘢痕：局灶硬化
Ⅳ型	弥漫型LN	肾小球毛细血管内细胞增多，内皮下免疫复合物沉积，病变累及＞50%肾小球
		Ⅳ型节段性病变［累及＜50%肾小球毛细血管袢（S）］（A）：弥漫性节段性增生
		Ⅳ型球性病变［累及≥50%肾小球毛细血管袢（G）］（A）：弥漫性球性增生
		Ⅳ型S（A/C）：弥漫性节段性增生＋硬化
		Ⅳ型G（A/C）：弥漫性球性增生＋硬化
		Ⅳ型S（C）：弥漫性节段性硬化
		Ⅳ型G（C）：弥漫性球性硬化
Ⅴ型	膜型LN	肾小球基底膜增厚，上皮下免疫复合物沉积，可与Ⅲ型或Ⅳ型合并存在
Ⅵ型	硬化型LN	≥90%肾小球球性硬化，且无活动性病变

292. 狼疮肾炎临床与病理分型的关系是什么？

狼疮肾炎临床与病理分型的关系见表4-3。

表4-3　狼疮肾炎临床特点与病理分型的关系

WHO 病理分型	临床特点		
	尿沉渣	蛋白尿	肾功能
Ⅰ型	阴性	无	正常
Ⅱ型	阴性或活动性	正常或轻度（＜2g/24h）	正常～中度受损（Scr＜176.8μmol/L）
Ⅲ型	活动性	程度不一，25%为肾病性	正常～中度受损（Scr＜176.8μmol/L）
Ⅳ型	活动性	程度不一，50%为肾病性	正常～中度受损（Scr可＞442μmol/L）
Ⅴ型	阴性或活动性	程度不一，70%为肾病性	正常～中度受损（Scr＜176.8μmol/L）

293. 肾脏病理的活动性和慢性损害指数是什么？

肾脏病理的活动性和慢性损害指数见表4-4和表4-5。

表4-4　肾脏病理的活动性和慢性损害指数

活动性指数（最高分24分）	
肾小球增殖性病变	节段性或全小球性毛细血管内细胞增多，毛细血管袢循环容量减少（a）
白细胞渗出	≥3个多形核白细胞/肾小球（a）
核碎裂/纤维素样坏死（计分时×2）	核碎裂指细胞核固缩或碎裂。纤维素样坏死指伴有固缩毛细血管的无定形嗜酸性、无胞质的残骸（b）
细胞性新月体（计分时×2）	毛细血管外上皮细胞增生及巨噬细胞浸润引起大于1/4的鲍曼囊超过层细胞（b）
透明性沉积	线圈样损害：嗜酸性物质沿毛细血管袢在管腔内均匀沉积。透明栓子：更多的球状的、PAS阳性的物质阻塞整个毛细血管管腔（a）
间质炎症	单个核细胞（淋巴细胞、浆细胞、巨噬细胞）在肾小管及间质浸润（a）
慢性损害指数（最高分12分）	
肾小球硬化	肾小球毛细血管萎陷伴有系膜基质固化膨胀（b）
纤维性新月体	鲍曼囊结构为纤维性组织替代（b）
肾小管萎缩	肾小管基底膜增厚，伴有或不伴小管上皮细胞蜕变，可见分隔开的残余小管（b）
间质纤维化	肾小球及肾小管周围纤维组织沉积（a）

注：带有a标记，记分0～3分别代表无、轻、中和重度病变；带有b标记，记分0～3分别代表肾小球受累范围无、＜25%、25%～50%和＞50%。

表4-5 美国国立卫生研究院（NIH）推荐的狼疮肾炎活动性/慢性指数评分修订版

修订的NIH活动性指数	病变范围/%	评分/分
肾小球毛细血管内细胞增多	＜25	1
	25～50	2
	＞50	3
中性粒细胞浸润和/或核碎裂	＜25	1
	25～50	2
	＞50	3
肾小球纤维素样坏死	＜25	2
	25～50	4
	＞50	6
肾小球内皮下沉积物（包括透明样微栓塞）	＜25	1
	25～50	2
	＞50	3
肾小球细胞性和/或纤维细胞性新月体	＜25	2
	25～50	4
	＞50	6
肾间质炎性细胞浸润	＜25	1
	25～50	2
	＞50	3
总分		0-24
修订的NIH慢性指数	定义/%	评分/分
肾小球硬化（球性和/或节段性）	＜25	1
	25～50	2
	＞50	3
肾小球纤维性新月体	＜25	1
	25～50	2
	＞50	3
肾小管萎缩	＜25	1
	25～50	2
	＞50	3
间质纤维化	＜25	1
	25～50	2
	＞50	3
总分		0-12

294. 系统性红斑狼疮常见的血液系统损害有哪些？

约半数SLE患者可有血液系统受损，且常为首发症状，主要有以下表现。

（1）贫血：SLE患者并发的贫血根据发病机制可分为两大类。一类为非免疫性贫血，包括慢性病贫血、缺铁性贫血、铁幼粒细胞性贫血、肾性贫血和继发于其他疾病的贫血等；另一类为免疫介导的贫血，包括自身免疫性溶血性贫血、纯红细胞发育不良、再生障碍性贫血和恶性贫血等。溶血性贫血患者Coombs试验阳性，网织红细胞增多，常提示SLE病情活动，用糖皮质激素治疗效果好。

（2）白细胞减少：白细胞减少与疾病活动、药物治疗、自身抗体及骨髓功能降低有关。其机制主要与血循环中存在抑制粒细胞生成的因子有关。

（3）血小板数量减少：黏附及聚集功能异常以及抗血小板抗体是引起血小板减少的主要原因，抗磷脂综合征（APS）及药物毒性也可引起血小板减少。

（4）淋巴结及脾大主要见于SLE活动期。

295. 什么是狼疮脑病？其发病机制是什么？

SLE可合并中枢神经系统及周围神经系统的损害，引起多种神经及精神症状，其中中枢神经系统的神经、精神症状，称为狼疮脑病。狼疮脑病的发病机制尚未明确，目前有以下几种假说。

（1）免疫复合物沉积性血管炎，患者体内多种自身抗体（抗核抗体、抗脑细胞抗体等）与相应的抗原结合，在补体参与下形成免疫复合物，沉积于血管壁引起脑血管炎，可表现为小血管炎、血管闭塞，引起病变部位缺血坏死。

（2）有学者认为SLE患者血液中存在抗神经原抗体及脑组蛋白（brain integral membrane protein，BIMP）抗体，当BIMP抗体与脑细胞表面抗原结合时，血脑屏障功能受损，抗神经原抗体易于通过血脑屏障而与脑神经表面靶抗原结合，产生抗原-抗体反应，引起中枢神经系统功能异常，产生一系列自身免疫性神经精神表现。

（3）抗心磷脂抗体直接作用于血管内皮细胞和血小板的磷脂成分，使内皮细胞和血小板遭受损伤，导致小血栓形成，造成微小梗死灶、出血、水肿和脑组织软化。

（4）抗核糖体P蛋白抗体可能通过直接与神经细胞的表面受体结合而致病，还可能是通过神经细胞膜，在细胞内抑制蛋白合成。也有研究认为T细胞参与抗核糖体P蛋白抗体对神经系统的致病过程。

但也有研究认为血清自身抗体和神经精神症状之间并不一致。有研究表明B细胞和/或自身抗体缺陷并不能阻断狼疮小鼠神经精神病变。脑脊液屏障受损是自身抗体进入颅内的主要途径，这一观点也受到挑战。近年来发现颅内存在脑膜淋巴管，可能是免疫细胞进出中枢神经细胞的通路。脉络丛是主要的神经免疫界面，构成了血-脑脊液屏障，致病性自身抗体和白细胞也可由此进入中枢神经系统。此外，硬脑膜内存在来源于邻近颅骨和脊柱骨髓的单核细胞和中性粒细胞。

由此可见狼疮脑病的发生、发展，是在SLE基础上，在多种因素共同作用下导致的免疫损伤。临床表现的异质性和程度差异可能与不同的发病机制或多种致病机制共同作用有关。

296. 狼疮脑病患者的临床表现有哪些？

狼疮脑病的临床表现多种多样，主要包括神经症状和精神症状。

神经系统损害以癫痫最常见，其次是脑血管病、脑神经麻痹、颅内高压、无菌性脑膜炎及横贯性脊髓炎等。在狼疮起病的最初5年，脑血管意外的发生率很高，第一年可达6.6%，抗磷脂抗体阳性的患者更易发生，约10%狼疮脑病患者有脑神经异常。

精神异常主要表现为精神病样反应，如视听幻觉、妄想、木僵、恐惧、被控制感；器质性脑病综合征表现为意识障碍、定向力减退、注意力涣散、记忆力差、行为异常等；情感障碍及神经质反应，如轻躁狂、抑郁、焦虑、癔病、疑病等。约60%狼疮脑病的精神异常者抗P蛋白抗体阳性，表明精神异常与抗P蛋白抗体相关，检测抗P蛋白抗体有利于与其他原因精神异常相鉴别。

目前认为，在诸多的临床表现中，对该病诊断最有价值的表现为癫痫、精神症状、横贯性脊髓炎、脑卒中、短暂性脑缺血发作和无菌性脑膜炎。

297. 如何诊断狼疮脑病？

目前狼疮脑病的诊断尚无统一的分类和诊断标准，一般认为，SLE病程中突然出现癫痫、精神症状、脑局部体征等临床表现，影像学显示脑实质损害，并排除其他疾病，便可诊断。有学者按Barada诊断标准，即SLE患者如出现神经、精神异常，附加以下任何一项便可诊断：①脑电图异常。②脑脊液异常。③头颅CT或MRI结果异常。但需排除颅内感染、精神病、高血压、尿毒症性脑病、激素治疗过程出现的精神神经异常者。

298. 如何区分系统性红斑狼疮所致的精神症状和应用激素导致的精神症状？

SLE所致的精神症状起病多较急，内容复杂，表现为幻觉，以幻听多见，其次为幻视。妄想以被害妄想多见，内容泛化，常伴有焦虑、紧张、恐惧、敏感多疑、愤恨，或在幻觉、妄想的影响下找无辜者吵闹，出现冲动、伤人、毁物等紊乱性行为。在SLE早期其躯体症状出现之前，由于其起病突然、病程短，极易被误诊为精神分裂样精神病或精神分裂症。有的在精神科门诊给予抗精神病药物治疗后，精神症状有所缓解。但由于未进行SLE的有效治疗，其SLE活动仍然在继续，逐渐出现一些躯体症状。随着激素的应用，SLE所致的精神症状会好转。

激素所致的精神症状常在激素使用后出现，表现为使用激素后总的趋势在好转，各项实验室指标也在改善，之后又出现精神症状，而且反复多变。幻觉、妄想内容多为片断、不固定、不系统。激素减量后精神症状可缓解。

有些情况下，激素所致的精神症状与SLE本身所致的精神症状很难鉴别，须全面考虑。激素所致的精神症状主要表现为欣快、易激惹、自我感觉良好、呈轻躁狂或躁狂状态、类偏执观念等。而SLE本身所致的精神症状的妄想相对较系统。总体而言，SLE所致的精神症状较激素所致的精神症状严重，伴发神经损害较多。

299. 系统性红斑狼疮有哪些非器质性情感障碍？

SLE所表现出的情感障碍以抑郁多见，表现为易疲劳、兴趣丧失、性兴趣减退、绝望、易激惹、抑郁、思维迟缓、犹豫不决、睡眠障碍、焦虑不安等。SLE患者的抑郁多为慢性应激的结果，属于躯体疾病产生的心因性反应，而与SLE活动无关。主要是由于长期患病、迁延不愈，严重影响患者的社会功能和生活质量而产生抑郁情绪。长期患病使患者存在社会、亲情、婚姻、经济、治疗等多重问题。抑郁症状较轻的患者不易被发现，随着SLE病程增加，抑郁症状加重，可表现为明显的情绪低落、无用感、自责、为自己及家人担忧。这些负性情绪均不利于躯体疾病的恢复。

300. 狼疮脑病的实验室检查和组织病理学改变有哪些？

（1）狼疮脑病的实验室检查主要包括以下5种。

1）脑脊液检查：脑脊液压力升高，蛋白定量增高，糖及氯化物正常，脑脊液白蛋白/血清白蛋白比例上升，可有轻度白细胞增高，以淋巴细胞增高为主。

2）脑脊液抗体测定：抗dsDNA抗体、抗磷脂抗体、IgG及免疫复合物水平升高，抗淋巴细胞抗体、抗神经原抗体可能与器质性脑病相关。

3）脑脊液细胞因子浓度测定：有报道狼疮脑病患者脑脊液TNF-α、IFN-γ水平很高，症状缓解后水平明显下降，与中枢神经系统感染不同，后者脑脊液及血液IL-1、TNF-α升高，IFN-γ不高。

4）血清抗体测定：有报道抗核糖体P蛋白抗体在狼疮脑病合并精神症状时阳性率较高，抗核糖体P蛋白抗体的IgA、IgM水平与精神症状严重程度相关，故测定抗P蛋白抗体的IgA、IgM可作为狼疮脑病精神异常诊断及随访的辅助方法。抗磷脂抗体与血栓形成、血管闭塞有关。

5）脑电图：主要反映脑细胞功能变化，尤其是大脑皮质细胞功能，有时在狼疮脑病早期可出现非特异性的异常改变。合并癫痫发作或局灶性病变时，患者会出现异常放电的脑电波，如局灶性棘波、尖波和慢波；合并脑膜炎时，可表现弥漫性慢波。

（2）狼疮脑病的组织病理表现为弥漫性血管炎或局灶性血栓形成、血管闭塞。主要病理变化包括斑片状出血灶、坏死灶、血管壁增厚、玻璃样变、细胞样变、大单核细胞或多核细胞浸润、淀粉样变、脑内有颗粒状物质沉积。

301. 如何治疗狼疮脑病？

狼疮脑病多出现在SLE活动期，是病情危重的临床征兆，必须迅速进行有效的治疗。目前狼疮脑病的治疗有多种，概括为以下两个方面。

（1）联合冲击疗法：近年来认为激素和环磷酰胺（CTX）联合冲击疗法是治疗狼疮脑病的一种安全、有效的方法。CTX和激素联合应用可发挥协同作用，前者主要通过作用于淋巴细胞而抑制特异性抗体，使抗dsDNA抗体下降，血清补体上升，后者则通过作用于淋巴细胞活性而影响抗体生成，同时还能抑制单核-巨噬细胞系统和细胞因子，从而控制各种脏器血管炎。故两药联合冲击治疗既可迅速控制SLE活动期的血管炎，改善临床症状，又可减少激素用量，缩短用药时间，减少不良反应，改善预后。

（2）鞘内注射疗法：鉴于联合冲击疗法对部分患者的效果不佳，MTX等免疫抑制剂不能有效地通过血脑屏障，Valesini等引用中枢白血病鞘内注射疗法取得满意疗效，国内也有较多甲氨蝶呤（MTX）和地塞米松（DXM）鞘内注射治疗狼疮脑病获得较好疗效的报道。鞘内注射MTX和DXM疗法的不良反应轻微，药力集中，疗效好，是当前治疗中枢神经系统狼疮有效和安全的方法。目前认为，该疗法主要适用于全身激素治疗效果不佳，或合并有全身未控制的感染如结核或真菌感染而不易使用大剂量激素冲击的狼疮脑病患者。

302. 系统性红斑狼疮可以出现泌尿系统的症状吗？

SLE泌尿系统的常见表现为狼疮肾炎，至于膀胱和输尿管的受累虽然发生率低，但确实存在，国内外也已有了相关报道。SLE相关性膀胱及输尿管损伤，可以是SLE的首发症状，但多表现为其并发症或以疾病复发的形式出现。临床上是以尿频、尿急、尿不尽感或排尿困难为特征，最终导致双侧输尿管扩张和肾盂积水，其根本的病理基础可能是由于SLE的弥漫性小血管炎导致神经炎以及膀胱和输尿管平滑肌功能障碍。

SLE并发膀胱病变又称狼疮性膀胱炎，膀胱镜检早期表现为高顺应性膀胱以及膀胱感觉迟钝，晚期患者可以出现膀胱壁不规则增厚、膀胱容积缩小和膀胱挛缩，导致不可逆的膀胱损伤和功能异常。在尸检中发现SLE患者膀胱的损害主要为间质性膀胱炎，其次为出血、充血、血管炎和渗出；其病理特征主要表现为黏膜下炎症及血管炎。狼疮性膀胱炎与感染性间质性膀胱炎的区别在于后者有明显的下腹痛、会阴痛或尿道口痛，膀胱充盈时疼痛明显，排尿后减轻，此外，后者尿中组胺代谢物增加和病理见肥大细胞浸润现象均有助于鉴别。

总之，SLE患者出现排尿异常时应注意排除膀胱和输尿管病变，应及时做超声检查、静脉肾盂造影和膀胱活检。糖皮质激素和免疫抑制剂治疗对狼疮相关性膀胱炎有效，一经诊断即应早期积极治疗。

303. 系统性红斑狼疮可以并发假性肠梗阻吗？

假性肠梗阻（intestinal pseudo-obstruction，IPO）是指由各种因素引起的以肠道运动功能障碍为特征的临床综合征。它以肠内容物通过迟缓、肠腔扩张、腹胀、腹痛、便秘或腹泻等为主要临床表现，而无机械性梗阻的证据。IPO可以原发也可以继发于系统性疾病。伴发于SLE的IPO比较罕见。

IPO可以是SLE的首发表现，也可以表现为SLE的并发症或者以疾病复发的形式出现。其发病机制尚未完全清楚，可能是因为肠道平滑肌、支配肌肉的内脏神经和营养神经肌肉的血管产生免疫炎症性损伤。临床主要表现为腹胀、腹痛、排便习惯改变，伴或不伴呕吐、肠鸣音减弱或消失，腹部平片可见多个液平面，CT或其他检查可见节段性肠壁增厚，而影像学或剖腹探查并无器质性梗阻的证据。IPO往往与SLE一些特殊的临床表现相关联，如有报道IPO可伴发出现肾盂积水、输尿管扩张和膀胱容积缩小。

IPO的治疗：在应用禁食、胃肠减压、肠外营养支持等治疗方法的同时，足量应用糖皮质激素是主要方法，急性期多数患者均对激素治疗反应良好，硫唑嘌呤、环孢素、CTX等免疫抑制剂也是主要药物。

304. 系统性红斑狼疮的免疫学检查有哪些？哪些特异性较高？

SLE的实验室检查ANA的敏感性高达97%～100%，而特异性仅有10%～40%，因此可用ANA筛查SLE。抗dsDNA抗体（尤其在SLE活动期）及抗Sm抗体阳性率分别为75%、25%，抗SSA、SSB及RNP抗体也可阳性，补体C3、C4、CH50于疾病活动期下降，HLA-DR2阳性率高于其他结缔组织病，其中ANA效价大于1∶40为阳性，大于1∶80有临床意义。ANA荧光染色类型有斑点型（S）、核仁型（N）、均质型（H）、核膜型（M）、着丝点型（C）。SLE患者ANA多数为核膜型，效价较高，但ANA特异性差，还可见于其他类型的结缔组织病（着丝点型常见于系统性硬化症患者），即ANA阳性者并不一定是SLE。

抗dsDNA抗体为抗双链DNA抗体，对诊断SLE有较高的特异性，且与SLE的活动性，尤其是狼疮肾炎的活动性密切相关。抗dsDNA抗体应用马疫锥虫法（TE-ⅡF）大于1∶5为阳性，Farr法大于20%为阳性，常见于SLE活动期，其阳性率为75%，为SLE的特异性抗体，抗dsDNA抗体在少数其他结缔组织病也可呈阳性，但其效价较低。

抗Sm抗体为SLE的标志性抗体，仅见于SLE患者，但其阳性率低（约25%），与SLE活动性无明显关系，病情控制后仍为阳性，即抗Sm抗体阳性者一般为SLE，但抗Sm抗体阴性者，并不能排除SLE。

抗组蛋白抗体可在多种结缔组织病中出现，并无特异性。55%～64%的SLE患者抗组蛋白抗体阳性，活动期患者的阳性率可高达80%，药物诱发的SLE抗组蛋白抗体的阳性率可高达95%以上。

抗rRNP抗体在SLE中的阳性率为20%～30%，多数在SLE活动期出现，且多与SLE的精神症状有关。

抗SSA和抗SSB抗体在SLE中的阳性率为30%～40%和15%～25%。在SLE患者中抗SSA和抗SSB阳性的患者常有光过敏、血管炎、皮损、紫癜、淋巴结肿大和白细胞减少等情况。

305. 与系统性红斑狼疮病情活动相关的指标有哪些？

有许多指标的变化能提示狼疮活动，如新发皮疹、活动性精神-神经病变、蛋白尿出现或增加、ESR增快等。低白蛋白血症，高球蛋白血症，抗dsDNA抗体升高，补体C3、C4、CH50水平下降，HLA-DR2阳性，也与病情活动相关。ANA随病情变化可改变或不变，抗Sm抗体、抗SSA抗体、抗SSB抗体及抗RNP抗体一般不随疾病的缓解而改变，经治疗病情缓解后抗dsDNA抗体效价可随之下降至正常，补体可升至正常。因此，抗dsDNA抗体及补体水平是判断SLE病情活动的主要实验室指标。

306. 血清C反应蛋白的水平对鉴别狼疮活动与感染是否有意义？

在临床工作中我们发现，约80%的SLE患者在病程中有发热，其原因以狼疮活动和继发感染最多见，但两者在临床上有时难以鉴别，且狼疮活动与感染在处理原则上又截然相反，因此鉴别发热性质至关重要。在SLE中即使并发严重感染，血WBC也不一定升高，因此血WBC在SLE中对判定是否存在感染无大价值。

CRP是一种由肝脏产生的非特异性的急性时相蛋白，健康人血清中浓度极低，大多数＜8mg/L，但在感染、组织损伤、心肌梗死、恶性肿瘤等情况下均明显升高，且CRP不受常用抗生素及免疫抑制剂的直接影响，有很多实验证据表明CRP浓度可以用来鉴别SLE患者的病情活动和感染。总结以往的研究发现，SLE患者伴发热时若血清CRP＞30mg/L，倾向于感染；若CRP＞60mg/L则存在感染性发热的可能性极大，应及时予以抗生素治疗；若CRP在正常范围或＜30mg/L，多考虑疾病本身活动，可以暂缓抗生素使用，以减少抗生素滥用和耐药菌株的产生。即使在不发热的SLE患者，临床亦无明显感染征象，若CRP出现明显升高或＞30mg/L亦需考虑可能存在感染，需仔细寻找感染原，并可适当予以抗生素治疗，但还要除外组织损伤、心肌梗死、恶性肿瘤等。由此可见，CRP可帮助鉴别SLE患者活动和感染，且检测简便、快速、精确、价廉，在SLE患者中的应用有一定价值。

307. 什么是皮肤狼疮带试验？临床意义是什么？

应用直接免疫荧光技术可以检查皮肤表皮和真皮交界处（DEJ）有无免疫球蛋白和补体沉积带，这种试验称为皮肤狼疮带试验（LBT）。免疫荧光检查显示有免疫球蛋白和补体沉积带称为LBT阳性，常见于SLE患者的正常皮肤及皮疹部位，其中皮损部位阳性率为90%，正常皮肤部位阳性率为50%～70%。此外，固定性药疹、酒渣鼻、多形性日光疹、各型血管炎患者皮损部位的LBT均可呈阳性，但这些患者无SLE的其他系统性损害。

LBT的临床意义如下。

（1）LBT的阳性率及特异性高，正常皮肤部位LBT阳性者，高度提示SLE，有助于诊断早期仅有单器官或单系统损害的SLE。

（2）LBT中IgG沉积者比IgM沉积者特异性高且疾病活动性大，肾脏病变程度重，多种免疫球蛋白同时沉积，其活动性更大、病情更重，由此可估计预后。

（3）LBT与SLE的活动程度有关，疾病活动期为阳性，疾病缓解期可转为阴性，但转阴时间较抗dsDNA抗体效价降低发生的时间晚。

308. 系统性红斑狼疮的分类目前采用什么标准？

推荐使用2012年国际狼疮研究临床协作组（SLICC）或2019年EULAR/ACR制定的SLE分类标准对疑似SLE者进行诊断。

（1）2012年SLICC SLE分类标准

1）临床标准：①急性或亚急性皮肤型狼疮。②慢性皮肤型狼疮。③口鼻部溃疡。④脱发。⑤关节炎。⑥浆膜炎包括胸膜炎或心包炎。⑦肾脏病变指24小时尿蛋白＞0.5g或有红细胞管型。⑧神经病变包括癫痫、精神病、多发性单神经炎、脊髓炎、外周或脑神经病变、急性精神混乱状态。⑨溶血性贫血。⑩至少1次白细胞减少（$<4\times10^9/L$）或淋巴细胞减少（$<1\times10^9/L$）。⑪至少1次血小板减少（$<100\times10^9/L$）。

2）免疫学标准：①ANA阳性。②抗dsDNA阳性（ELISA方法需2次阳性）。③抗Sm抗体阳性。④抗磷脂抗体阳性包括狼疮抗凝物阳性，或梅毒血清学试验假阳性，或中高水平阳性的抗心磷脂抗体，或β_2糖蛋白1阳性。⑤补体（C3、C4或CH50）降低。⑥直接抗人球蛋白试验（Coombs）阳性（无溶血性贫血）。

3）确诊条件：①肾脏病理证实为狼疮肾炎并伴ANA或抗dsDNA阳性。②临床及免疫指标中有4条以上符合（至少包含1项临床指标和1项免疫学指标）。

（2）2019年EULAR/ACR SLE分类标准见表4-6。

1）准入条件：HEp-2细胞方法测定抗核抗体（ANA）效价≥1∶80或同等试验阳性。

2）附加标准：当系统性红斑狼疮以外的疾病更能解释病情时，该计分标准不计分；标准至少一次出现就足够；分类SLE要求至少包括1条临床分类标准以及总分≥10分；标准不需要同时出现；在每个计分项，只计算最高分。

表4-6 2019年EULAR/ACR SLE分类标准

	定义	权重/分
临床标准		
全身状况	发热＞38.3℃	2
血液系统	白细胞减少症＜4×10^9/ L	3
	血小板减少症＜100×10^9/ L	4
	溶血性贫血	4
神经系统	谵妄	2
	精神异常	3
	癫痫	5
皮肤黏膜	非瘢痕性脱发	2
	口腔溃疡	2
	亚急性皮肤狼疮或盘状狼疮	4
	急性皮肤狼疮	6
浆膜腔	胸腔积液或心包积液	5
	急性心包炎	6
肌肉骨骼	关节受累	6
肾脏	尿蛋白＞0.5g/24h	4
	Ⅱ型或Ⅴ型狼疮肾炎	8
	Ⅲ型或Ⅳ型狼疮肾炎	10
免疫学标准		
抗磷脂抗体	抗心磷脂抗体或抗β_2GP1或狼疮抗凝物阳性	2
补体	低C3或低C4	3
	低C3和低C4	4
SLE特异性抗体	抗dsDNA抗体或抗Sm抗体阳性	6

309. 怎样才能早期诊断系统性红斑狼疮？

根据美国风湿免疫性疾病协会SLE诊断标准，符合4条或4条以上者可确诊为SLE，但这一诊断标准的敏感性及特异性并非100%。有些病例临床及实验室检查符合诊断标准，但并不是SLE，有时造成误诊，有些早期SLE病例不符合诊断标准，容易造成漏诊。为了能够早期确诊，对于不明原因的发热、乏力、脱发、体重下降、贫血、光过敏、关节痛、关节炎、肾脏病变、胸膜炎、复发性流产、癫痫、精神症状，需要进一步做ANA、抗dsDNA抗体、抗Sm抗体、HLA-DR2、皮肤狼疮带试验等检查，以便早期诊断。

310. 什么是潜在性狼疮？

潜在性狼疮又称隐匿性狼疮，这部分患者具有提示SLE的一组症状，但不符合经典的或风湿免疫性疾病学家所认可的典型SLE，这些患者通常具有美国风湿免疫性疾病学会（ACR）中SLE分类标准的一条或两条，同时有以下疾病的特点：淋巴结病、发热、头痛、皮肤结节、干燥综合征、疲劳、神经痛、凝血酶原时间延长、免疫球蛋白增高、血沉增快、低补体或RF（＋）。许多患者伴有症状或体征多年，但不发展成典型的SLE。这些患者对SLE的治疗反应不佳，而对症治疗最好。目前认为潜在性狼疮是SLE的一种亚型，临床表现轻微，肾脏、中枢系统受累较少，预后较好。

311. 什么是药物诱导性狼疮？如何治疗？

某些药物引起的狼疮称为药物性狼疮。它可以在没有SLE病史的患者中发生，其临床和血清学表现在用药时出现，而停止用药后临床症状迅速改善。与药物性狼疮相关的药物分为3类：已经明确的药物（氯丙嗪、甲基多巴、肼苯达嗪、盐酸普鲁卡因酰胺、异烟肼、某些生物制剂）；可能有关的药物（苯妥英钠、青霉胺、奎尼丁）以及相关性还不明确的药物（金盐、许多抗生素以及灰黄霉素）。

临床特点通常较原发性SLE轻，最常见的临床特点有发热、关节炎和浆膜炎、面部皮疹、口腔溃疡、狼疮发等，肾脏、血液系统及神经系统受累少见。实验室检查有血细胞减少、ANA阳性，但抗dsDNA抗体及抗Sm抗体常为阴性，补体C3、C4、CH50一般正常，抗组蛋白抗体在90%以上病例中出现。

治疗原则：①早期诊断、早期停用诱发疾病的药物。②停药后如临床症状不缓解、病情轻者可用非甾体抗炎药缓解症状，临床症状重者可用小剂量糖皮质激素治疗。

312. 什么是药物性抗核抗体？怎样认识抗结核药物（异烟肼等）引起的抗核抗体谱反应？

抗核抗体（ANA）是指与包括DNA、RNA、组蛋白及非组蛋白各种核成分或总的核物质发生免疫反应所产生的免疫球蛋白，或称抗核抗体谱。一种或几种这类抗体的出现标志着体内存在自身免疫现象，病理情况见于许多结缔组织病，也见于药物诱发的狼疮。

Hess提出诊断药物性狼疮的依据有：①药物治疗前无狼疮病史。②在治疗期间出现ANA，并伴有至少一项SLE的临床表现。③停药后症状消失及ANA转阴。而药物性抗核抗体（ANA）就是指患者出现ANA但并无狼疮症状。

抗结核药物（异烟肼等）是已经明确的能导致药物性狼疮的药物，但一部分患者在应用抗结核药物后出现1项或1项以上抗核抗体谱反应而无狼疮症状，符合药物性ANA。

药物性ANA是否为药物性狼疮的前期阶段尚难定论，但药物性ANA的出现，至少反映药物已导致患者体内产生异常免疫反应，其远期影响如何尚待研究。

313. 什么是晚期狼疮？有哪些表现？

虽然SLE的短期预后较30年前有显著的改善，但生存期5年以上尤其是10年以上的患者其死亡率并没有显著地降低。有5年以上病程的患者病情活动时更易于死亡。死亡率受SLE长期合并症的影响，合并症既可来自于疾病本身，又可来自于治疗的后果，疗效的不佳及不良反应的威胁。

晚期狼疮患者死亡的发生经常与心肌梗死和动脉粥样硬化有关，其他远期的心血管并发症亦曾有报道，如伴有间歇性跛行的末梢血管动脉粥样硬化性疾病，甚至坏疽。动脉粥样硬化很严重者，需行血管成形术或外科分流术。

狼疮肾炎经过数月或数年的肾功能稳定期后可发展到晚期肾病。这些患者此时可能没有新的多系统活动指征，血清学通常转为正常，肾活检显示肾小球玻璃样变、血管病变、纤维素样坏死以及间质炎症，临床常出现严重的高血压和反复发生的充血性心力衰竭。

急性关节痛出现在SLE的晚期，尤其局限在很小的范围时，提示可能会有骨坏死。在多种情况下，骨坏死被认为是SLE中引起伤残的主要原因。伴有骨坏死的患者通常发生在确诊SLE后大约4年。髋关节是最易受累的关节。1/2 ～ 2/3的患者伴有多部位的骨坏死。尤其大剂量激素的应用，是骨坏死的危险因素。在骨坏死期间系统性疾病可以是活动的，也可以是不活动的。目前尚无公认的可预测骨坏死发生的指标或临床表现。

在晚期狼疮中，当患者无任何活动性疾病的证据以及患者不用或仅服用低剂量糖皮质激素时，认知功能下降常成为主诉。患者常表现出记忆力减退，难以完成简单的数学计算，说话能力低下。当进行正规的神经识别试验时，他们经常表现出有意义性损伤。CT检查可见皮质损伤，无论有无明显的中枢神经系统疾病患者都可能如此。

在晚期狼疮中，患者虽胸部检查正常，但可表现有呼吸困难。胸部X线片可显示膈抬高但肺野正常。肺功能试验通常显示肺活量减小以及限制性呼吸功能障碍，这一症状称作肺萎缩综合征，是呼吸器官病变的结果。

314. 什么是系统性红斑狼疮活动的指标及健康状态的指标？

系统性红斑狼疮疾病活动性指数（systemic lupus erythematosus disease activity index,

SLEDAI）是1985年在日本“红斑狼疮预后研讨会”上制定的，包括9个器官系统的24项临床指标，经过统计学处理，不同指标记分不同，最高可能得105分，分数越高，活动性越高。目前认为，5～9分为轻度活动，9分以上为中至重度活动。SLEDAI临床操作较为简单，敏感性和特异性均可超过90%，故应用范围较广（表4-7～表4-9）。

表4-7　系统性红斑狼疮疾病活动性指数-2000（SLEDAI-2000）

计分/分	临床表现	定义
8	癫痫样发作	近期发作（除外代谢、感染及药物因素）。精神症状严重的认知障碍，因而正常活动能力改变，包括幻觉、思维无连贯性、不合理；思维内容缺乏、无衔接；行为紧张、怪异、缺乏条理（除外尿毒症及药物引起）
8	器质性脑病综合征	大脑功能异常，定向力、记忆力及其他智能障碍，临床表现突出并有波动性，包括意识模糊、对周围环境注意力不集中，加上以下至少2项：认知障碍、语言不连贯、嗜睡或睡眠倒错、精神运动增加或减少（除外代谢性、感染性及药物因素）
8	视力受损	SLE的视网膜病变，包括絮状渗出、视网膜出血、严重的脉络膜渗出或出血及视神经炎（除外高血压、感染及药物因素）
8	脑神经异常	新发的包括脑神经在内的感觉或运动神经病变
8	狼疮性头痛	严重持续的头痛，可以为偏头痛，但必须对镇痛药治疗无效
8	脑血管意外	新发的脑血管意外（除外动脉粥样硬化）
8	血管炎	溃疡、坏疽、痛性指端结节，甲周梗死、片状出血或经活检或血管造影证实存在血管炎
4	关节炎	2个以上关节疼痛及炎症表现，如压痛、肿胀及积液
4	肌炎	近端肌肉疼痛或无力，合并磷酸肌酸激酶（CPK）或醛缩酶升高，或肌电图或肌活检显示存在肌炎
4	管型尿	出现颗粒管型或红细胞管型
4	血尿	尿红细胞＞5个/HP（除外结石、感染或其他因素）
4	蛋白尿	蛋白尿＞0.5g/24h
4	脓尿	尿白细胞＞5个/HP（除外感染）
2	皮疹	炎性皮疹
2	脱发	异常片状或弥漫性脱发
2	黏膜溃疡	口、鼻溃疡
2	胸膜炎	出现胸膜炎性疼痛，有胸膜摩擦音、胸腔积液或胸膜肥厚
2	心包炎	心包疼痛，加上以下至少一项：心包摩擦音、心包积液或心电图或超声心动图证实
2	低补体	CH50、C3、C4低于正常值低限
2	抗体增加	抗dsDNA＞25%（Farr法）或高于检测范围
1	发热	＞38℃（除外感染）
1	血小板降低	＜100×10^9/L
1	白细胞减少	＜3×10^9/L（除外药物因素）

注：上述计分为前10天的症状和检查。

表4-8　系统性红斑狼疮活动性测定（SLAM）

项目	分数			
	0	1	2	3
全身症状	无此症状或正常			
体重下降		＜10%		＞10%
乏力		乏力但不影响活动		功能受限
发热		37.5～38.5℃		＞38.5℃
皮肤黏膜				
口/鼻黏膜溃疡，或甲周红斑，或蝶形红斑，或光过敏性皮炎，或鼻皱襞状梗死		症状存在		
脱发		脱发伴有损伤	自发性脱发	
红斑样斑丘疹，或盘状红斑，或深部狼疮，或大疱性皮损		＜20%的全身体表面积受累	20%～50%的全身体表面积受累	＞50%的全身体表面积受累或存在坏死
血管炎（白细胞性血管炎，荨麻疹，明显的紫癜，网状青斑，溃疡或脂膜炎）		＜20%的全身体表面积受累	20%～50%的全身体表面积受累	＞50%的全身体表面积受累或存在坏死
眼				
细胞样体		存在		视力＜20/200
出血（视网膜或脉络膜或巩膜外层炎）		存在		视力＜20/200
视盘炎或脑内假瘤		存在		视力＜20/200或视野缺损
单核-巨噬细胞系统				
广泛的淋巴结肿大（颈部、腋窝、肱骨内上髁）		弹丸大小	＞1cm×1.5cm	
肝脾大		吸气时可触及	不吸气时可触及	
肺部				
胸膜渗出/胸膜炎		呼吸周期变短或仅在刺激时胸痛，体检正常或基本正常	呼吸周期变短或运动时胸痛，下肺呼吸音减弱、变低	呼吸周期变短或休息时胸痛，中肺及下肺呼吸音减弱、变低
肺炎		仅有胸片浸润影	运动时呼吸周期变短	休息时呼吸周期变短
心血管系统				
雷诺现象		症状存在		

续 表

项目	分数			
	0	1	2	3
高血压（舒张压）		90～105mmHg	105～115mmHg	＞115mmHg
心脏炎症		心包炎：心电图异常和/或心包摩擦音和/或超声心动图示心包积液；无临床症状	胸痛或心律失常	心肌炎，伴有血流动力学改变和/或心律失常
消化系统				
腹痛（浆膜炎、胰腺炎、缺血性肠病等引起）		轻度不适	局限性疼痛	腹膜炎体征或腹水
神经系统				
卒中综合征（包括多发性单神经炎，短暂性脑缺血发作（TIA），可逆性缺血性神经缺陷（RIND），脑血管意外（CVA），视网膜血管栓塞		单发TIA	多发TIA/RIND，或多发单神经炎或脑神经病变，或舞蹈症	CVA/脊髓炎，视网膜血管闭塞
癫痫样发作		1～2次/月	＞2次/月	癫痫持续状态
皮质功能障碍		轻度抑郁/人格障碍或认知功能缺陷	知觉改变或重度抑郁或认知功能障碍	精神病样反应或痴呆或昏迷
头痛（包括偏头痛样症状）		有症状或短暂的神经缺陷	有时影响正常活动	致残性/无菌性脑膜炎
肌痛/肌炎		轻度不适	部分活动受限	致残
关节				
滑膜炎和/或腱鞘炎所致关节疼痛		仅有关节痛	客观存在的炎症	功能受损
其他				
自定确实和特设的尺度				
实验室检查				
血细胞比容	＞35%	30%～35%	25%～29.9%	＜25%
WBC（μl）	＞3500	3500～2000	2000～1000	＜1000
淋巴细胞计数（μl）	＞1500	1499～1000	999～500	＜500
血小板计数（$\times10^9$/L）	＞150	100～150	99～50	＜50
ESR（mm/h）	＜25	25～50	51～75	＞75

续 表

项目	分数			
	0	1	2	3
血肌酐或肌酐清除率	44.2～114.92μmol/L或正常肌酐清除率的80%～100%	123.76～176.8μmol/L或正常肌酐清除率的60%～79%	185.64～353.6μmol/L或正常肌酐清除率的30%～59%	＞353.6μmol/L或＜肌酐清除率的30%
尿沉渣		RBC＞5个/HP和/或WBC＞5个/HP，和/或1～3颗粒管型和/或细胞管型/HP，和/或尿蛋白（＋）～（＋＋），和/或24h尿蛋白定量＜500mg	RBC＞10个/HP和/或WBC＞10个/HP，和/或＞3颗粒管型和/或细胞管型/HP，和/或尿蛋白（＋＋＋）～（＋＋＋＋）和/或24h尿蛋白定量0.5g～3.5g	RBC＞25个/HP和/或WBC＞25个/HP，和/或红细胞管型，和/或尿蛋白＞（＋＋＋＋），和/或24h尿蛋白定量＞3.5g

表4-9　狼疮活动性计算标准（LACC）

判断标准	定义
关节炎	非侵蚀性关节炎，常累及2个或更多的外周关节
实验室检查异常	LE细胞阳性，白细胞计数＜4×10^9/L，CH50、C3水平降低，CH50或C3低于正常值的2个标准差
皮疹、黏膜溃疡、脱发	新出现的皮疹或原有的皮疹加重，黏膜溃疡或脱发
胸膜炎-心包炎	胸膜炎：胸膜疼痛的肯定病史或医生听到胸膜摩擦音或存在胸腔积液的客观证据 心包炎：医生听到心包摩擦音、ECG或心包积液的证据
癫痫、精神症状、器质性脑病综合征、狼疮性头痛	非药物或其他代谢紊乱所致的癫痫、精神症状、器质性脑病综合征、狼疮性头痛-异乎寻常的难治性重度头痛对常规镇痛治疗无效
血管炎	皮肤或手指溃疡或活检示血管炎
血尿	尿红细胞≥5个/HP

315. 系统性红斑狼疮需要与哪些疾病鉴别？

（1）类风湿关节炎：类风湿关节炎与SLE均可有关节病变。前者多见于30岁以上女性，关节病变多为对称性小关节肿痛，晨僵时间一般＞1小时，关节有侵蚀性改变及进行性关节畸形，皮疹及肾脏损害少见，RF一般呈高效价阳性，还可有AKA、APF或抗CCP抗体阳性，抗dsDNA抗体及抗Sm抗体多为阴性。后者晨僵时间短（＜1小时），一般无关节侵蚀性改变及关节畸形，肾损害常见，抗dsDNA抗体及抗Sm抗体可呈阳性。

（2）多发性肌炎或皮肌炎：多发性肌炎、皮肌炎与SLE均可有肌痛、肌无力表现。前者肌无力明显，肌酶谱明显升高，肌电图呈肌源性损害，肌活检呈特殊病理改变，可表现为肌纤维变性及坏死，肾损害少见，抗Jo-1抗体可呈阳性，抗dsDNA抗体、抗Sm抗体阴性。后者轻度肌痛、肌无力，肌酶谱正常或轻度升高。

（3）混合性结缔组织病（MCTD）：临床表现可有关节痛或关节炎、雷诺现象、肌痛，一般伴有手指腊肠样肿胀，肾脏、心、肺、神经系统均可受累，但与SLE相比，MCTD双手肿胀、肌炎、食管运动障碍和肺受累更为多见，而严重的肾脏和中枢神经系统受累较SLE少见；实验室检查ANA呈现高效价斑点型阳性，抗U1RNP抗体呈高效价阳性，抗dsDNA抗体、抗Sm抗体通常阴性，血清补体水平一般不低。

（4）结节性多动脉炎：皮肤改变多为皮下结节，关节病变多表现为大关节肿痛，肾脏损害较常见；实验室检查外周血白细胞计数常升高，ANA与RF多阴性；其病理表现多见于中等大小的动脉，小动脉少见，而SLE引起的血管炎多以小血管为主。

（5）系统性硬化：可累及全身多个系统，尤以雷诺现象，皮肤、肺部、消化道和肾脏表现明显，而血液系统及中枢神经系统受累少见；实验室检查ANA多为阳性，抗Scl-70抗体可阳性，抗dsDNA抗体、抗Sm抗体多为阴性，可与SLE鉴别。

（6）白塞综合征：与SLE均可有口腔溃疡、关节病变，需与SLE鉴别，但前者还伴有反复发作的眼色素膜炎和生殖器溃疡，皮肤针刺反应常阳性或有皮肤结节红斑，HLA-B5（51）可呈阳性。

（7）慢性肾小球肾炎或肾病综合征：9%的SLE患者以慢性肾小球肾炎或肾病综合征起病，有时在起病1～2年才出现SLE的其他症状，免疫学检查和肾活检病理免疫荧光学检查有助于两者的鉴别诊断。

316. 系统性红斑狼疮的治疗原则是什么？为何强调早期诊断与早期治疗？

SLE患者如未经有效治疗，则其生存期短、预后差，可伴有肾衰竭、继发感染等，导致死亡。早期诊断与系统治疗可明显降低死亡率，改善预后。因此，对于SLE患者，要强调早期、个体化治疗，最大限度地延缓疾病进展，降低器官损害，改善预后。SLE的治疗原则如下。

（1）心理治疗：正确认识疾病，活动期应休息、积极治疗，缓解期可参加适当的学习和工作。

（2）仅有黏膜、皮肤、关节及浆膜病变的轻型SLE患者与合并有肾损害、神经系统损害、血液系统损害的重症SLE患者，其治疗原则不同。

（3）初发病例与复发病例治疗原则不同。

（4）用药的剂量及种类要个体化：药物的选择要根据体重、初发还是复发、药物疗效、疾病严重程度及对药物不良反应的耐受情况等多种因素而定。

（5）根据临床症状及实验室检查的变化评价药物的疗效：抗dsDNA抗体、C3、C4、CH50水平随着病情的缓解有相应的改变，可作为评价疾病活动性及疗效的指标，用于指导治疗。抗SSA、SSB、Sm抗体不随病情而改变，不是判断疾病活动性及疗效的指标。

（6）要进行长期随访治疗：根据病情活动程度及控制情况调整药物剂量和治疗方案，使病情稳定，达到长期缓解的目的。

317. 在系统性红斑狼疮患者中使用非甾体抗炎药的指征及注意事项是什么？

无论轻型或重型SLE都经常要用到非甾体抗炎药（NSAIDs），主要作用是抗炎、镇痛和退热等，但NSAIDs无免疫抑制作用，所以必须同时使用糖皮质激素及免疫抑制剂。

因为SLE是多脏器受损的系统性疾病，尤其肾受累经常可见，而NSAIDs有抑制前列腺素的作用，容易引起肾功能减退，因此，对狼疮肾炎患者使用NSAIDs尤其要慎重。同样机制，NSAIDs对消化系统也可造成不良反应，表现为恶心、呕吐、食欲减退，重者还有消化性溃疡、出血及胃肠穿孔。所以在SLE患者中使用NSAIDs仍需慎重。

318. 抗疟药（氯喹与羟氯喹）主要用于治疗哪些系统性红斑狼疮患者？

氯喹原为抗疟药物，有抗光敏和稳定溶酶体膜的作用，对于轻型SLE患者的光过敏、盘状红斑等皮肤病变、关节炎、口腔溃疡有较好疗效，对SLE伴发血栓、冠状动脉病变有一定疗效，可减少SLE患者动脉硬化的进展。磷酸氯喹用量为0.25g/d，两个月左右达疗效高峰后用小剂量维持。羟氯喹（HCQ）用量为0.2～0.4g/d，一般3～6个月起效，副作用较磷酸氯喹少。所有SLE患者，除非有禁忌，均推荐使用羟氯喹，剂量不超过5mg/kg实际体重，当GFR＜30ml/min，羟氯喹剂量减少50%。氯喹主要副作用为角膜沉积、视网膜病变，可导致视觉异常和失明，应定期做眼科检查，发现病变及时停药可恢复正常。无视网膜毒性的危险因素时，需在开始治疗时及治疗5年后行眼科筛查（视野检查和/或频域光学相干断层显像），之后每年都行眼科筛查。GFR＜30ml/min，每年行眼科筛查。

319. 与氯喹和羟氯喹毒副作用相关的危险因子是什么？羟氯喹每日用量大于多少就容易发生视网膜病变？哪些视力变化提示这些毒副作用？

抗疟药副作用主要是损伤视网膜，造成视力下降。与毒副作用相关的危险因子是累积剂量＞800g或年龄＞70岁。同样，当羟氯喹剂量每日＞6.5mg/kg，伴有肝、肾功能异常，也是造成毒副作用的危险因素。氯喹的副作用明显高于羟氯喹，尤其是眼毒性。

大量有关羟氯喹毒副作用的报道均发生在每日口服羟氯喹＞6.5mg/kg，因而控制每日服药剂量极为重要。

患者视觉变化，如对闪烁不耐受，夜间视力下降，周边视力丧失，视物有缺损提示其毒副作用。

抗疟药的毒副作用虽然严重，但美国眼科学会复习了发表的相关文献，100多万以上的患者使用小剂量抗疟药且全部用药5年以上（每日氯喹＜4mg/kg，每日羟氯喹＜6.5mg/kg，出现药物副作用不足20例，说明小剂量用药在疗程开始几年发生毒副作用是罕见的。

320. 治疗系统性红斑狼疮常用的免疫抑制剂有哪些？

免疫抑制剂用于治疗重症SLE或复发病例，常与糖皮质激素联合应用，可有效控制SLE活动及复发，减少激素的用量。

（1）环磷酰胺（CTX）：每日口服1.0～2.5mg/kg，或静脉注射200毫克/次、3次/周，或静脉注射400毫克/次、2次/周，或大剂量静脉冲击治疗每次0.5～1.0g/m^2（体表面积），3～4次/周。总量用至4～6g起效后可延长间隔期使用。口服与静脉注射治疗相比，前者服用方便，后者疗效好。其副作用有胃肠道反应、脱发、骨髓抑制、性腺抑制、致畸、出血性膀胱炎、膀胱纤维化、诱发膀胱癌、诱发感染等。

（2）吗替麦考酚酯（MMF）：可作为Ⅲ型、Ⅳ型以及Ⅲ/Ⅳ＋Ⅴ型狼疮肾炎诱导期和维持期治疗的免疫抑制剂。常用剂量诱导期2.0～3.0g/d、维持期1.0～3.0g/d，在中国患者中建议诱导期1.5～3.0g/d、维持期0.5g～1.5g/d。此外，初始CTX诱导治疗无效或不能耐受的狼疮肾炎患者，或难治性狼疮肾炎患者可考虑应用MMF治疗；MMF还可用于SLE的其他严重系统受累，如难治性血小板减少、难治性皮肤损害、肺出血、自身免疫性溶血性贫血。MMF主要副作用是增加感染机会和胃肠道反应，如腹痛或腹泻，用药期间应定期监测血常规、肝肾功能，注意药物相互作用，警惕相关不良反应。

（3）硫唑嘌呤（AZA）：每日口服1～4mg/kg，疗效较CTX差，但副作用小，主要用于帮助激素减量或用于治疗狼疮肾炎时CTX的替代治疗。主要副作用有胃肠道反应、骨髓抑制及皮疹等。AZA代谢缺陷的患者可出现严重骨髓抑制，有条件者可行药物代谢相关基因检测，如硫嘌呤甲基转移酶（TPMT）或核苷酸双磷酸链接阈X型模式15（NUDT15）酶基因检测。另外，长期使用AZA可使造血系统和单核巨噬细胞系统肿瘤的发生率增加。

（4）钙调磷酸酶抑制剂：环孢素（CsA）或他克莫司。环孢素每日口服3～5mg/kg，主要用于治疗狼疮肾炎以及血管炎等，优点为无骨髓抑制作用。不良反应有恶心、食欲减退等胃肠道反应，约1/3患者有肾毒性，还可出现多毛、血压升高、转氨酶升高等。由于其肾毒性，常用于治疗肾功能正常的SLE患者，在使用过程中应密切观察血压和肾功能情况，如血肌酐较用药前增加30%以上，应酌情减量。他克莫司起始剂量为2～4mg/d，由于其药代动力学在个体间的差异较大，应根据血药浓度调整剂量，将谷浓度维持在5～8μg/L。

（5）甲氨蝶呤（MTX）：一般用量为10～20mg/w，静脉注射或口服。可用于症状较轻、内脏损害不重而关节症状明显或皮疹较重的SLE患者，另外，还可用于治疗狼疮脑病的鞘内注射。不良反应有胃肠道反应、肝功能损害、骨髓抑制以及脱发、口腔黏膜糜烂等。

（6）雷公藤多苷：为具有免疫抑制作用的中药制剂，一般用量为10～20毫克/次，2～3次/日，可与糖皮质激素联合应用或与其他免疫抑制剂合用治疗SLE，对于关节痛、肌炎、狼疮肾炎有一定作用。不良反应主要为对生殖系统的影响，可抑制女性卵巢功能和男性精子的发育，还有胃肠道反应、骨髓抑制、肝功能损害以及皮疹等副作用。

321. 系统性红斑狼疮患者如何正确使用环磷酰胺？

环磷酰胺是治疗SLE最有效的药物之一，其用法需要根据各自的具体情况，给予不同的剂量和给药方法。

对药物敏感，治疗后肾脏病变迅速缓解，补体回升者，可以缩短环磷酰胺疗程，改用甲氨蝶呤或硫唑嘌呤，以减少药物的不良反应。严重的狼疮危象患者，常需要加大环磷酰胺剂量，或者与甲泼尼龙联合冲击治疗。对于严重的狼疮脑病、急进性狼疮肾炎、严重的血管炎等危重患者，如果体质能够耐受，没有明显的感染倾向者，环磷酰胺的首次剂量可以增加到2g，然后密切关注血象的变化，有条件者加用大剂量免疫球蛋白冲击治疗，可以提高疗效和降低感染的风险。比较重的病例可以在专科医生的密切观察下，将环磷酰胺的冲击间隔期缩短到2～3周，但需要注意血象变化和感染倾向。一般来说，门诊治疗期间，环磷酰胺冲击治疗的间隔期在3周以上，每次剂量不超过$0.75g/m^2$（体表面积）比较安全。如果重症SLE患者需要用环磷酰胺治疗，但患者体质可能难以耐受冲击治疗剂量者，如白细胞偏低、转氨酶轻度增高、体质较差，或者没有足够的把握排除感染，如狼疮性发热、狼疮性肺炎、狼疮性急腹症等，可先在密切观察下给予小剂量环磷酰胺0.2g，隔日1次，每2～4日回顾1次病情，随时调整治疗方案，小心地帮助患者渡过难关。上述治疗以后，多数患者在1～3个月开始有好转的倾向。

322. 对于应用小剂量环磷酰胺治疗系统性红斑狼疮有什么新看法？

环磷酰胺（CTX）是治疗SLE的一个非常重要的免疫抑制剂，其应用方法经历了一个漫长的、逐渐认识的过程。大剂量CTX冲击一般被认为是最主要的治疗方法之一，但由此引起的感染、闭经及骨髓抑制等不良反应又使其临床应用受到限制。近来国外不少学者探讨了小剂量CTX对SLE的治疗作用，发现小剂量冲击（400～500mg，每1～2周1次）对狼疮肾炎及狼疮脑病等患者的疗效与大剂量冲击（800～1200mg，每月1次）的疗效相当，而且常见不良反应的发生率明显较低。因此小剂量CTX冲击可能成为治疗中度及重症SLE患者的一种新的选择。值得注意的是，对于危及生命的重症SLE患者仍需首选大剂量CTX冲击治疗。关于这方面的研究还有待进一步深入。

323. 在诱导系统性红斑狼疮病情缓解方面有什么看法？

诱导疾病完全缓解是SLE治疗的一个目标。但在临床实践中，有近一半的患者始终难以达到完全缓解。其原因包括：部分患者对药物的疗效相对不敏感，各种药物均难以使疾病达到完全缓解；由于药物的不良反应限制了疗程的进行，例如卵巢功能的不耐受限制了环磷酰胺的用量；病情相对较轻，从利弊权衡方面考虑只用温和的抗风湿药；主诊医生对病情的判断和用药强度把握的程度以及患者对治疗的依从性等也会影响疗效。

诱导缓解的治疗需要遵循个体化原则。治疗SLE诱导缓解最常用的药物包括环磷酰胺和吗替麦考酚酯，但并非每个SLE患者都要使用这两种药物。即使是需要用环磷酰胺的患者，也需要根据各自的具体情况，给予不同的剂量和给药方法。轻、中型SLE患者如暂时未累及内脏，或内脏受累较轻，甲氨蝶呤或硫唑嘌呤、来氟米特等药物可能更合适。虽然糖皮质激素（激素）是治疗SLE的基础药物，但要避免过分依靠激素的治疗。

诱导缓解是治疗SLE的关键阶段。在开始治疗的数日或数周内，有部分进展期的患者，可能因为药物起效相对较慢而出现病情继续加重。也有少数患者一个系统好转，另一个系统的症状加重，因此活动期SLE的治疗常需要及时调整用药。多数患者的整个诱导缓解治疗需要半年以上，不可急于求成，并且需要时时权衡治疗的效益与风险的关系，确定药物治疗的强度。

324. 如何对系统性红斑狼疮患者进行维持治疗？

由于SLE仍属于不可治愈性疾病，因此，维持治疗将直接影响到患者的远期预后。虽然有部分患者可以达到停药和缓解的状态，但仍强调长期的随访，有症状则随时检查，无症状也需要每3～6个月复诊1次。

以狼疮肾炎为例，如初始治疗后病情有所改善，后续免疫抑制治疗建议使用MMF（1～2g/d），尤其是当它被用作初始治疗时，计划妊娠的患者首选AZA（每日2mg/kg），当需要控制疾病活动时与低剂量泼尼松（2.5～5mg/d）联合使用。至少治疗3～5年后，疾病达到临床完全缓解，才可尝试逐步停止治疗（先停用糖皮质激素，再停用免疫抑制药物）。羟氯喹应该长期持续治疗。在考虑肾毒性风险后，单纯Ⅴ型肾炎可考虑继续、改用或合用最低有效剂量钙调磷酸酶抑制剂，特别是他克莫司。

325. 系统性红斑狼疮患者是否可应用生物制剂？

目前可应用于SLE患者的生物制剂包括贝利尤单抗（抗BAFF/BLyS单抗）、泰它西普（TACI-Fc融合蛋白，针对BAFF/BlyS和APRIL的双靶向药）、利妥昔单抗（抗CD20单抗）以及Anifrolumab（针对Ⅰ型干扰素受体亚单位）。对于标准治疗后疾病持续活动而糖皮质激素难以减量和/或频繁复发的患者，可考虑加用贝利尤单抗。危及器官功能的难治性SLE患者，例如严重肾脏、血液系统、狼疮脑病，或伴有对标准免疫抑制剂不耐受或禁忌的患者，可考虑使用利妥昔单抗。泰它西普可与常规治疗联合，适用于在常规治疗基础上仍具有高疾病活动的活动性、自身抗体阳性的系统性红斑狼疮成年患者。Anifrolumab可阻断干扰素的作用，已被美国FDA批准用于中重度SLE的治疗。

326. 系统性红斑狼疮患者是否可应用造血干细胞移植的方法达到病情完全缓解？

如果病情顽固，经过积极的激素及免疫抑制剂治疗仍无改善，如活动性狼疮肾炎、肾病综合征尿蛋白持续大于3.5g/24h、急进性肾小球肾炎的血清肌酐水平不下降、有狼疮性肺动脉高压等预后不良的指征持续存在，而且患者没有感染的征象，则可考虑采用超大剂量环磷酰胺（200mg/kg）治疗后，应用造血干细胞移植疗法。多数顽固的SLE患者在干细胞移植后可减轻病情，但它并不能达到治愈SLE的目的，况且它是一种高风险、高费用的治疗方法。因此，临床上必须严格掌握适应证，不应对轻型SLE施行造血干细胞移植疗法。

327. 对于系统性红斑狼疮患者应该如何进行药物以外的指导？

对于SLE患者，正规合理的药物治疗固然重要，但进行药物以外的指导也起着不可忽视的作用。

（1）首先要对患者进行心理上的指导：SLE多见于青春期女性，她们往往对面部皮疹、脱发和糖皮质激素副作用引起的面貌改变很重视，加之精神上、躯体上、经济上都有较大的负担，使患者对疾病怀有恐惧、绝望以及轻生的心理，对治疗、生活失去信心。针对患者的这些心理需要，临床医护人员应关心体贴患者，及时消除患者的痛苦和疑虑，克服其悲观思想。帮助患者正确认识疾病，使其正确对待疾病。同时介绍治疗成功的病例，使患者相信只要坚持服药和护理得当，可以延缓疾病的进展，获得较高的生活质量。

（2）饮食方面：由于糖皮质激素可促进蛋白质的分解代谢，增加钙、磷的排泄，促进糖异生。因此，饮食原则是高热量、高维生素、易消化饮食，多进食蔬菜、水果、避免吃辛辣、煎炸、高脂、油腻、烟熏食物。对于水肿伴蛋白尿患者若肾功能正常给予低盐或无盐、高蛋白饮食。肾功能受损者，应限制蛋白质的摄入。

（3）皮肤护理方面：指导患者保持未受损皮肤的清洁、干燥。尽量少用化妆品或其他化学药品。同时告诉患者在平时应注意防晒，减少阳光照射。室内挂窗帘，减少紫外线的照射。

（4）告知患者应注意口腔卫生，预防口腔溃疡或细菌感染。

（5）用药方面：告知患者应在医生的指导下使用激素，不可突然停药或减量过快，否则易导致病情复发或加重。一旦出现激素副作用应及时告诉医生给予处理。免疫抑制剂也应在医生的指导下应用，严密观察肝功能、血尿常规及消化道反应。应用环磷酰胺时应多饮水，以免发生出血性膀胱炎。若出现癫痫发作、神经精神症状、皮损加重、尿蛋白增多等病情加重的表现时应立即到医院就诊。即使无症状，也应定期复查。

328. 系统性红斑狼疮患者能否妊娠？狼疮活动与妊娠相互有什么影响？

SLE患者的生育能力正常，但患者（尤其是伴有抗ACL抗体阳性）妊娠后容易发生流产、早产、死产、胎儿生长受限等，活动期SLE患者异常妊娠的发生率较高，且妊娠可诱发SLE、加重病情或使疾病复发。目前较一致的认识是SLE女性患者妊娠后，大约有50%病情加重，原来病情处于活动期者，病情恶化更为显著，即使处于病情稳定期的妊娠，也有10%～30%的患者在妊娠中或分娩后病情加重，更有一部分患者在妊娠中出现肾病或原有肾病加重，甚至诱发肾衰竭。妊娠对SLE病情的影响可能与妊娠时患者体内雌激素水平明显升高有关。因此，目前主张活动期SLE患者不能妊娠，经治疗病情稳定达6个月以上，口服泼尼松在10～15mg/d以下的患者，可考虑妊娠，但地塞米松、免疫抑制剂、雷公藤多苷及非甾体抗炎药对胎儿有一定的副作用，应避免使用。

329. 为什么在系统性红斑狼疮活动期不适合妊娠？此时对孕妇最大的威胁是什么？

文献报道妊娠及分娩会导致SLE病情恶化，由于SLE患者在病情活动状态下血液中存在大量的免疫复合物，而妊娠期肾血流量及肾小球滤过率增加，免疫复合物更易在肾小球沉积而引发肾炎。原有肾炎未控制者可导致病情加重，原无肾炎者可能出现新发的肾炎。严重狼疮肾炎致肾衰竭是SLE患者死亡的重要原因之一。SLE患者除重度病情活动外，一般不影响生育能力，但它可增加自然流产、早产、胎死宫内、胎儿生长受限、宫内窘迫等危险，使妊娠失败的危险性增加。

330. 为什么有肾损害的系统性红斑狼疮最易造成胎儿畸形？

SLE病情活动，尤其是肾损害的SLE患者妊娠易造成胎儿异常，这可能是SLE患者体内大量的自身抗体与胎盘滋养细胞和蜕膜细胞发生交叉反应，造成胎盘血管壁炎症和纤维素物质沉积，使胎盘内血栓形成及胎盘梗死。

331. 防治系统性红斑狼疮患者妊娠期病情活动和恶化的主要药物是什么？为什么它对胎儿是安全的？分娩时用药的原则是什么？

糖皮质激素是防治SLE患者妊娠期病情活动和恶化的主要药物。对病情长期缓解的SLE患者，预防性小剂量服用激素可在相当程度上防止妊娠期病情复发，同时也可减轻胎盘的免疫损伤，降低胎儿的风险。由于胎盘可产生11-β-脱氢酶，能将母体循环中进入胎盘的泼尼松氧化成无活性的11-酮基形式，这样就避免了药物对胎儿的影响，是较安全的药物。分娩时应增加激素用量，常用甲泼尼龙60～80mg静脉滴注，产后第2天甲泼尼龙40mg静脉滴注，第3天恢复产前剂量，至少10mg/d，维持6周，视病情发展还可以加用免疫抑制剂。若无禁忌，推荐妊娠期全程服用羟氯喹，如出现疾病活动，可考虑使用激素及硫唑嘌呤等控制病情。

332. 系统性红斑狼疮患者服用糖皮质激素期间能否妊娠？

系统性红斑狼疮患者服用小剂量糖皮质激素，病情缓解1年后可考虑妊娠，且泼尼松可被胎盘产生的11-β脱氢酶氧化成无活性的11-酮基形式，11-酮基形式对胎儿无明显副作用，因此，口服小剂量泼尼松时可以妊娠。地塞米松不能被胎盘产生的11-β-脱氢酶氧化，对胎儿有副作用，不宜使用。妊娠后应密切注意病情变化，根据病情需要增加泼尼松的用量。

333. 男性系统性红斑狼疮有什么特点？

男性SLE的发病率明显少于女性，男性患者面部皮疹、关节病变及雷诺征的发生率明显少于女性，且ANA阳性率低，但男性患者肾脏病变及中枢神经系统病变常见，肾脏病变程度较女性重、预后差。

334. 自然绝经后起病的系统性红斑狼疮的特点有哪些？

系统性红斑狼疮（SLE）好发于育龄期女性，而绝经后女性的发病率明显下降。国内报道，50岁以后SLE发病率仅占发病总数的6%～12%。雌激素水平的降低是绝经后女性SLE发病率低的一个主要原因。同时，自然绝经后女性除了在激素水平上有变化外，在生理、免疫功能、内分泌等方面均较育龄期女性有显著差异，在诸多因素作用下，自然绝经后女性SLE的临床表现具有特殊性，与绝经前发病相比，其病情侵袭性低。主要表现为：①起病隐匿。②初发症状无明显特异性。③病程长，进展相对缓慢，预后相对较好。④对激素治疗反应较好。总之，在自然绝经后发病的系统性红斑狼疮，部分SLE的特异性表现如皮疹、光过敏、口腔溃疡、脱发、补体C3下降、抗Sm抗体、抗dsDNA抗体阳性等均较育龄期女性少见，故当临床上出现原因不明的多关节疼痛、肌痛、肌无力、疲乏、体重下降，尤其是用其他原因难以解释的白细胞减少、浆膜炎，应警惕SLE可能性，重视有关SLE自身抗体的检测，以便尽早诊断，防止漏诊、误诊。

335. 老年系统性红斑狼疮患者有什么特点？

老年SLE（50岁后发病）发病隐匿，从发病到确诊的时间较长，且早期一般表现为非特异性和慢性消耗性疾病的症状，如乏力、消瘦、不典型皮肤病变等。肾脏病变、神经系统病变等重要脏器受累发生较晚，且损害程度较轻，抗核抗体的效价较低，老年SLE患者生存期长，预后好，因此，治疗上应慎用免疫抑制剂，糖皮质激素用量不宜过大。

336. 儿童系统性红斑狼疮与成人相比有哪些特点？

儿童SLE发病率较成年人低，在所有SLE患者中约占20%。儿童SLE与成人SLE有着类似的发病机制、临床特征、实验室检查结果，有着共同的分类标准，但两者仍有着一定的差异。儿童SLE发病急，临床表现多样，受累器官、系统多，较成人患者复杂。

儿童SLE的症状和体征较成人更不典型，最常见的症状为发热、关节痛、皮疹、肾脏损害，但也可仅表现为发热、紫癜或心悸而无皮疹。皮肤损害具有多形性和多变性，典型的盘状损害和蝶形红斑较少见。

肾脏是儿童SLE受损的主要靶器官，肾脏受累比成人更为常见。有报道认为几乎所有SLE患儿都有一定形式的肾脏损害，表现从轻微的受累到整个肾脏的衰竭。儿童狼疮肾炎的预后与肾组织病理损害相关，其中以弥漫性增殖性肾小球肾炎和符合慢性肾小球肾炎指标的患儿预后最差。

有报道儿童SLE心脏的并发症可高达60%，胸痛是一种较常见的症状，主要表现为心脏杂音、心电图异常及充血性心力衰竭，SLE患儿进入成年后动脉硬化性血管性疾病和心肌受累的发病率明显增高。

有报道狼疮脑病也是儿童SLE常见的一种严重并发症，发生率可达95%，主要表现有头痛、认知障碍、癫痫、焦虑等。

儿童SLE的确诊比成人更为困难。儿童SLE初期症状多不典型，早期诊断困难。血清学检查有助于作出诊断，但没有明确数据证明狼疮血清学异常与SLE患儿器官是否受累、受累的严重程度或疾病的活动性相关。

由于疾病本身及应用激素治疗的原因，SLE患儿存在着生长发育不良、身材矮小等问题，这是成人SLE所没有的，因此在生长冲刺期应该合理使用激素以改善这种情况。细胞毒性药物也应谨慎使用，因为这些药物的累积作用可能导致不育或继发恶变。SLE患儿通常由于狼疮性毁容、毛发丧失及库欣综合征等原因出现心理障碍，引起严重的身心问题。因此在治疗儿童SLE的同时，应该同时关注他们的心理健康问题。

337. 青春期起病的系统性红斑狼疮有何特点？

青春期通常指十二三岁至十七八岁的年龄段，在青春期人体内各种激素尤其是性激素分泌旺盛，这些激素的相互作用对人体免疫调控会产生重大的影响。现在已经明确性激素等的调节异常对SLE的发生起着重要的作用，因此青春期是SLE的一个好发年龄。

和成人相比，青春期起病的狼疮多累及肾脏、心脏、肺脏及中枢系统。在起病初期的临床特点主要是面部红斑、肾脏损害较多见，病情活动度高，受累器官数目多，并且难治性患者较多，其预后和转归总体来说较成人要差。还有研究发现青春期起病的SLE患者在患病后的1年内病情多变，是治疗的相对困难时期，因此对这些患者要更加严密地监测病情，激素的调整要更加谨慎。同时该年龄段的患者在发病前一般体质较好，应用环磷酰胺后出现闭经的情况相对较少，故应用免疫抑制剂的指征和疗程可适当放宽。

338. 狼疮肾炎如何治疗？

狼疮肾炎的治疗目标包括患者生存率、肾功能的长期保存、疾病复发的预防、器官损害的预防、并发症的管理和改善与疾病相关的生活质量。狼疮肾炎活动期的治疗包括初期强化免疫抑制治疗以控制疾病活动度，及后续较长时间的低强度治疗以巩固疗效和预防复发。根据2019年EULAR/ACR的SLE分类标准，治疗方案如下。

初始治疗：对于Ⅲ型或Ⅳ（±Ⅴ）型狼疮肾炎患者，MMF（2～3g/d，或等效剂量的麦考芬酸），或低剂量静脉注射环磷酰胺（500毫克/2周，共12周），推荐与糖皮质激素联合使用，因为它们具有最佳的疗效/毒性比。MMF（1～2g/d，或等效剂量的MPA）与钙调磷酸酶抑制剂（特别是他克莫司）的联合治疗是一种可供选择的治疗方案，特别是对于有蛋白尿（尿蛋白＞35g/24h）表现的肾病综合征患者。肾衰竭的高危患者（GFR下降，组织学上存在新月体或纤维素样坏死或严重的间质性炎症）可按上述方案进行治疗，但也可以考虑大剂量的环磷酰胺静脉注射治疗［每月0.5～0.75g/m^2（体表面积），持续6个月］。为了减少糖皮质激素的累积剂量，建议静脉注射甲泼尼龙冲击治疗（总剂量500～2500mg，视病情严重程度而定），随后口服泼尼松（每日0.3～0.5mg/kg）4周，3～6个月后逐渐减少至≤7.5mg/d。单纯Ⅴ型肾炎,MMF（2～3g/d，或等效剂量的MPA），联合静脉注射甲泼尼龙冲击治疗（总剂量500～2500mg，视病情严重程度而定）、继以口服泼尼松（20mg/d，3个月时逐渐减量至≤5mg/d）；鉴于其最佳疗效/毒性比，可作为初始治疗方案。Ⅴ型肾炎的其他治疗方法包括静脉注射环磷酰胺，或钙调磷酸酶抑制剂（特别是他克莫司）单药治疗，或与MMF/MPA联合使用，特别是患者存在肾病性蛋白尿时。应联用羟氯喹，剂量不超过每日5mg/kg，并根据GFR调整。

后续治疗：见第324问。

无反应性/难治性疾病：如果未能达到治疗目标，建议彻底评估可能的原因，包括评估治疗的依从性以及治疗药物的监测。对于活动性的无反应性/难治性疾病，治疗可以采用上面提到的可供选择的初始替代疗法，或可给予利妥昔单抗（1000mg，第0天和第14天）。

339. 狼疮性血小板减少性紫癜如何治疗？

（1）糖皮质激素：口服泼尼松每日1.5mg/kg，1～2个月起效后逐渐减量至最小维持量。病情严重者也可采用大剂量甲泼尼龙冲击治疗。

（2）免疫抑制剂：常用药物为CTX、长春新碱和环孢素，用于糖皮质激素疗效差或复发病例。

（3）静脉注射免疫球蛋白：对狼疮性血小板减少性紫癜有一定疗效。

（4）脾切除：内科治疗无效者可行脾切除治疗。

（5）生物制剂：难治性患者可考虑给予生物制剂，如利妥昔单抗治疗。

340. 血浆置换疗法及免疫球蛋白静脉注射对于系统性红斑狼疮的疗效如何？

血浆置换疗法是将患者血液引入血浆交换装置，将分离出的血浆弃去，补充相当量的血浆或代用液，从而清除大量体内可溶性循环免疫复合物，对于伴有高水平循环免疫复合物的重症SLE及急性活动性弥漫增殖性肾炎的患者，近期疗效好，但不能从根本上抑制免疫复合物的产生，单独应用远期疗效差。因此，应在血浆置换的同时联合激素及环磷酰胺治疗，可达到长期缓解的目的。但血浆置换可引起感染、凝血功能障碍和电解质紊乱等副作用，不适合长期应用，可作为SLE的短期辅助治疗。

大剂量静脉注射免疫球蛋白的作用机制为：阻断巨噬细胞和其他效应细胞表面的Fc受体，抑制Fc受体介导的单核-巨噬细胞系统的破坏作用；通过抗独特型抗体中和循环性自身抗体；调节B细胞和T细胞的功能以及细胞因子的产生。一般用量为每日400mg/kg，连续3～5天，每4周1次，同时联合激素及免疫抑制剂治疗，可使临床症状得到有效缓解，是治疗SLE的一种有效辅助措施。其适应证包括：①常规大剂量激素和免疫抑制剂治疗无效。②病程中出现严重全身性感染，不能耐受激素及免疫抑制剂治疗者。③合并糖尿病不能耐受激素者。④合并抗磷脂综合征并妊娠者。⑤合并严重脏器受损、危及生命的SLE。大剂量静脉注射免疫球蛋白费用较高，目前不能作为常规治疗手段。

341. 什么是免疫吸附疗法？对系统性红斑狼疮的治疗有何价值？

免疫吸附（immunoadsorption，IMAD）疗法是指通过体外循环，利用抗原-抗体免疫反应除去血浆中的致病因子或利用吸附材料除去血浆中与免疫有关的致病因子（前者在吸附原理上与免疫反应有关，后者在吸附对象上与免疫反应有关），达到治疗疾病目的的技术。近年来，免疫吸附作为一种新的治疗手段已在临床上使用，它能在短期内有效地清除循环中的自身抗体和免疫复合物，帮助SLE患者度过病情危重期和免疫风暴期，使病情缓解。其优点包括：①高特异性、临床应用安全、副作用小。②在与药物联合治疗中，增强机体对药物治疗的敏感性，使药物疗效增加、副作用减少、疗程缩短、降低复发率。③对于早期诊断、早期治疗的患者可能达到临床治愈。

作为一种辅助治疗手段，IMAD适用于以下情况的风湿免疫性疾病：①各种有高效价自身抗体的自身免疫性疾病。②难治性的狼疮肾炎。③存在感染等不宜使用大量免疫抑制剂的状态。④一些特殊情况，如妊娠合并胎儿心脏传导阻滞。

免疫吸附在SLE中的应用：通过吸附柱，可特异性吸附SLE患者血浆中的主要致病物质，如抗DNA抗体（分子量约150kD）、抗核抗体、抗Sm抗体、狼疮抗凝物、免疫复合物等，使病情缓解。临床研究证实：利用免疫吸附技术治疗病情活动指标较高、多系统受累的SLE患者，治疗后的水肿、蛋白尿减退，免疫球蛋白水平降低，症状及体征有明显好转，初步显示出对SLE的疗效。

342. 系统性红斑狼疮并发缺血性骨坏死时如何治疗？

SLE患者长期大剂量应用糖皮质激素常易并发骨质疏松、骨折及缺血性骨坏死，好发于负重关节，股骨头最常见，表现为受累关节疼痛、僵硬、活动受限。治疗原则：尽量避免长期应用大剂量激素，病情允许情况下尽量减少激素用量或不用；减少负重，早期行股骨头减压术，晚期行股骨头置换术或全髋关节置换术治疗。

343. 系统性红斑狼疮的预后如何？常见的死亡原因有哪些？

SLE患者未经有效治疗，其生存期短、死亡率高。当合并狼疮肾炎，其病理类型为Ⅰ、Ⅱ型者，预后较好，Ⅲ、Ⅴ型预后差，Ⅳ型预后更差，Ⅵ型最差。合并肾功能不全、狼疮脑病、急性狼疮肺炎者预后差，死亡率高。主要死亡原因为肾衰竭、狼疮脑病、继发感染及心血管事件等。

344. 系统性红斑狼疮容易合并结核吗？哪些因素容易导致系统性红斑狼疮出现结核？

SLE是一个以免疫功能紊乱为主要表现的疾病，本身就容易导致免疫功能低下，并且该病常需长期使用糖皮质激素，部分患者还需加用免疫抑制剂，因此患者的免疫功能可能进一步被抑制，会大大增加结核感染的机会，有文献报道SLE患者结核病的患病率为2.2%～15.7%。SLE合并结核感染通常缺乏典型症状，早期较难与活动期SLE鉴别，易造成误诊和漏诊。因此SLE合并结核的诊断和治疗对于临床医生来说是一个非常棘手的问题。

导致SLE合并结核的影响因素较多，也较复杂，主要的影响因素简述如下。

（1）SLE的病程：合并结核病时SLE病程多数偏长。

（2）糖皮质激素的应用：治疗中长期使用的糖皮质激素可抑制纤维母细胞增殖及胶原纤维合成；抑制细胞免疫功能。有文献报道患者泼尼松用量＞20mg/d时对机体防御功能有明显抑制。

（3）免疫抑制剂应用：应用免疫抑制剂会使机体免疫功能下降，使感染的发生概率增加，当然也容易合并结核。

（4）低白蛋白血症与血白细胞减少或贫血：SLE患者往往会出现白蛋白下降以及白细胞

减少或贫血等表现。在正常人群中，一般情况下受感染者能产生有效的免疫应答控制感染而不发病，结核分枝杆菌在人体内进入休眠状态，成为潜伏患者。而SLE患者存在免疫功能紊乱，如吞噬细胞功能缺陷，白细胞趋化性降低，迟发型超敏反应障碍等，对细菌及真菌的抵抗力降低，使休眠状态的结核分枝杆菌活跃，从而导致结核发生。

345. 系统性红斑狼疮合并结核有哪些特点？

（1）SLE合并结核病时常缺乏典型的感染中毒表现以及相应的症状体征。如果当患者有发热、呼吸道症状而不能用SLE病变解释，用一般抗感染治疗又不能缓解时，要警惕合并结核病。由于粟粒性肺结核病变一般在发病3周后才在X线胸片上出现粟粒结节，应该定期复查胸片。而胸部CT尤其是高分辨CT比普通胸片分辨力更高，可以早期发现粟粒结节。

（2）在SLE患者中，结核病易于扩散。与一般人群中浸润性肺结核约90%的构成不同，SLE患者结核病变中播散性病变比例明显增加。

（3）PPD皮试阳性率低，这可能与SLE本身的免疫紊乱及糖皮质激素对免疫的抑制作用有关。

（4）易漏诊或误诊。结缔组织广泛分布于血管壁及胸膜组织，肺脏血管床丰富，故弥漫性结缔组织病常同时侵犯肺及胸膜，肺部X线检查示肺部间质改变及胸膜增厚。当其合并肺结核时，易首先考虑为结缔组织病所致的肺、胸膜改变而导致误诊。既可能因SLE的临床表现而掩盖结核病存在，也可能因结核病导致的结核性超敏反应综合征而漏诊SLE。对这种病例，需要仔细的观察病情以及应用各种检查，方能对疾病作出正确的诊断。

346. 系统性红斑狼疮患者如何预防结核？

在SLE患者中预防结核病的措施主要包括以下4点。

（1）对于需要长期使用糖皮质激素（GCs）的患者，在治疗前应该常规做X线胸部检查，如有陈旧性结核病灶，可以采用异烟肼预防性治疗。有文献报道泼尼松用量＞15mg/d的患者，当PPD皮试阳性区直径＞10mm应该给予异烟肼预防性治疗。

（2）在使用GCs治疗期间，当出现发热等临床表现而不能用SLE解释时，应该及时做X线胸部检查甚至肺部CT检查，以及其他常规检查，以便尽早诊断发热病因，防止疾病恶化。

（3）要合理使用GCs，在能够控制病情的前提下，尽量使用最低剂量。

（4）为了尽量减少GCs的使用剂量，在疾病的诱导缓解及巩固治疗阶段，可联合使用其他的免疫抑制剂，如环磷酰胺、甲氨喋呤、来氟米特、环孢素等，以进一步降低激素用量。

347. 什么是抗磷脂综合征？临床表现有哪些？

抗磷脂综合征（anti-phospholipid syndrome，APS）是指由抗磷脂抗体（aPL抗体）引起的一组临床征象的总称，主要表现为反复的动、静脉血栓形成，血小板减少，习惯性流产，神经精神症状等。由于aPL抗体可在多种疾病中出现，因而APS分为继发和原发两类。如排除了其他疾病后发生的APS，亦即原因不明者称原发APS。近来有人提出aPL抗体阳性的患者，无其他原因在短期内进行性大量血栓形成，并出现中枢神经系统、肾、肺、心等多器官功能衰竭称为恶性APS。

APS是SLE患者中常见的临床表现。早期研究多集中在以SLE为主的疾病伴发APS的临床表现中，但进一步研究发现，aPL抗体在狼疮样疾病甚至在风湿免疫性疾病范畴以外的其他疾病中也可出现，如心、脑血管意外，血液病和肿瘤性疾病等。aPL抗体所引起的临床表现范围也在逐渐扩大，但仍以上述4种临床表现与aPL抗体的相关性最为突出。

30%～40%的SLE患者aPL抗体阳性，50% aPL抗体阳性的患者可不伴有SLE，但伴有其他自身免疫病。体内持续存在aPL抗体的患者中，约有30%发生过血栓；SLE患者中APS的发生率为25%；aPL抗体阳性患者中，APS的发生率为40%，而无aPL抗体时则为15%。SLE患者出现此综合征时称为继发性APS（sAPS），而在非SLE患者中出现此综合征时称为原发性APS（pAPS）。

APS主要临床表现如下。

（1）血栓形成：APS中最突出的表现是血栓。在SLE患者中，aPL抗体与血栓之间有显著的统计学相关性，血栓可以发生在动脉，也可发生在静脉。有资料表明，在aPL抗体阳性的患者中，出现血栓栓塞的比例很高。因此，在发现有aPL抗体存在时，一定要注意有发生血栓栓塞性意外的可能，应积极预防。在血栓中，反复深静脉血栓最常见，包括肾、视网膜及下腔静脉均会出现血栓，虽然血栓可发生在各个动、静脉及其分支，但对患者威胁更大的则是动脉血栓。

（2）习惯性流产：SLE患者常发生习惯性流产、早产和胎死宫内，这种现象有时是SLE疾病活动引起，也与患者一般情况差及一些治疗有关。许多研究证明aPL抗体与SLE患者的习惯性流产有很强的相关性。病理研究发现，aPL抗体阳性伴习惯性流产者的胎盘中，有胎盘血管血栓形成、胎盘内血肿、免疫球蛋白的沉积和滋养层基底膜增厚。在死胎的胎盘中，胎盘血管合胞体膜、胎盘纤维和小血管绒毛数量减少，这些病变造成合胞体结增加，纤维样坏死，终末动脉管腔闭塞，血栓形成和梗死，而在aPL抗体阴性的正常妊娠女性的死胎胎盘中则无此改变。因此，对伴有aPL抗体的SLE患者，应慎重考虑是否妊娠，即使病情稳定，一旦妊娠，也要充分警惕发生妊娠失败的可能，做好长期随访。

（3）血小板减少：在自身免疫性疾病中，血小板减少是很常见的临床表现之一，特别是SLE，在整个疾病过程中有近50%的患者可能发生过血小板减少。特发性血小板减少性紫癜也被认为是一种自身免疫性疾病。在SLE或具有SLE样表现的患者，aPL抗体的存在与血小板减少有明显相关性，aPL抗体阳性者，血小板减少的发生率3倍于aPL抗体阴性者。aPL抗体可能通过与血小板膜的磷脂结合，引起血小板破坏使单核-巨噬细胞系统对血小板的摄取增加，也可能是aPL抗体促进血小板的激活。因此，患者有血栓形成和血小板减少的倾向，这也为特发性血小板减少性紫癜的研究开辟了新的途径。

（4）神经精神系统损伤：越来越多的资料证明，aPL抗体与自身免疫性疾病的各种神经精神病变有关。在SLE和其他自身免疫性疾病中，狼疮抗凝物（LA）阳性者占38%，aCL抗体阳性者中49%的患者有神经精神病变，在aCL抗体阴性者中仅12%发生以上病变。神经精神症状的主要表现是脑血管意外，包括脑血栓、脑出血、精神行为异常、癫痫、舞蹈症和脊髓病变等。一般aPL抗体与血管源性神经疾病的相关性比精神表现异常者更强，如脑血栓、视网膜动脉栓塞等。

Hughes等将APS可能出现的临床表现总结如下。

（1）血栓

1）静脉：反复深静脉血栓（下腔静脉、视网膜静脉血栓）。

2）动脉：脑血管意外，肢体坏疽，冠状动脉血栓，视网膜动脉血栓。

3）其他：肺动脉高压，无菌性骨坏死。

（2）习惯性流产，胎死宫内，胎盘血栓和梗死。

（3）血小板减少为周期性，常是急性发作。

（4）其他：偶然出现的现象Coombs试验阳性、网状青斑、偏头痛、舞蹈症、癫痫、慢性腿部溃疡、心内膜疾病、反复脑血管血栓引起的进行性痴呆。

348. 抗磷脂抗体引起血栓的可能机制是什么？

（1）抗磷脂抗体与血管内皮细胞的磷脂结合，抑制花生四烯酸释放，使前列腺素合成减少，从而导致扩张血管的作用受阻并使血小板聚集而形成血栓。

（2）抗磷脂抗体直接损伤血管内皮细胞、抑制纤溶酶原激活物释放而促进血栓形成。

（3）抗磷脂抗体与血小板膜内侧面的磷脂酰丝氨酸磷脂结合，使血小板受损而发生聚集或被单核-巨噬细胞系统吞噬和破坏而造成血小板减少。

349. 抗磷脂综合征的诊断标准是什么？

原发性APS的诊断主要依靠临床表现和实验室检查，还必须排除其他自身免疫性疾病和感染、肿瘤等疾病引起的血栓。至今国际上无统一的诊断标准。目前诊断APS最常用的分类标准是2006年悉尼国际APS会议修订的分类标准。

诊断APS必须具备下列至少1项临床标准和1项实验室标准a。

（1）临床标准

1）血管栓塞b：任何器官或组织发生1次以上c的动脉、静脉或小血管血栓d，血栓必须被客观的影像学或组织学证实。组织学还必须证实血管壁附有血栓，但没有显著炎症反应。

2）病理妊娠：①发生1次以上的在10周或10周以上不可解释的形态学正常的死胎，正常形态学的依据必须被超声或直接检查所证实，或②在妊娠34周之前因严重的子痫或先兆子痫或严重的胎盘功能不全e所致1次以上的形态学正常的新生儿早产，或③在妊娠10周前发生3次以上的不可解释的自发性流产，必须排除母亲解剖、激素异常及双亲染色体异常。

（2）实验室标准f

1）血浆中出现狼疮抗凝物（LA），至少发现2次，每次间隔至少12周。

2）用标准ELISA在血清中检测到中至高效价的IgG/IgM类抗心磷脂（aCL）抗体（IgG型aCL＞40GPL；IgM型aCL＞40MPL；或效价＞99的百分位数）；至少2次，间隔至少12周。

3）用标准ELISA在血清中检测到IgG/IgM型抗β_2糖蛋白1（抗β_2-GP1），至少2次，间隔至少12周（效价＞99的百分位数）。

注：a APS的诊断应避免临床表现和aPL阳性之间的间隔＜12周或＞5年。b当共存遗传性或获得性引起血栓的因素时也能诊断APS，但应注明（A）存在其他引起血栓的因素，（B）不存在其他引起血栓的因素。危险因素包括：年龄（男性＞55岁，女性＞65岁）；存在已知的心血管危险因素（如高血压、糖尿病、低密度脂蛋白升高、高密度脂蛋白降低、胆固醇降低、吸烟、心血管病早发的家族史、体质指数≥30kg/m^2、微量白蛋白尿、肾小球滤过率＜60ml/min）、遗传性血栓倾向、口服避孕药、肾病、恶性肿瘤、卧床和外科手术。因此，符合APS分类标准的患者应该按照血栓发生的原因分层。c过去发生的血栓可以认为是1项临床标准，但血栓必须是经过确切的诊断方法证实的，而且没有其他导致血栓的病因。d浅表静脉血栓不包括在临床标准中。e通常可普遍接受的胎盘功能不全包括以下4个方面：①异常或不稳定的胎儿监护试验，如非应激试验阴性提示有胎儿低氧血症；②异常的多普勒流量速度波形分析提示胎儿低氧血症，如脐动脉舒张末期无血流状态；③羊水过少，如羊水指数≤5cm；④出生体质量在同胎龄儿平均体质量的第10个百分位数以下。f强烈推荐研究者对APS患者进行分型：I，1项以上（任意组合）实验室指标阳性；Ⅱa，仅LA阳性；Ⅱb，仅aCL阳性；Ⅱc，仅抗β_2-GPI抗体阳性。

350. 抗磷脂综合征什么情况下需要治疗？如何治疗？

对抗磷脂抗体综合征，目前尚无令人满意的治疗方案，有些患者虽有抗体，但无临床表现，有些患者在治疗aPL抗体阳性的原发病后，病情缓解稳定，而血中aPL抗体持续阳性。因此，对无临床症状的患者是否需要治疗及如何判断疗效均有争议。但aPL抗体的出现大大增加血栓形成、流产、死胎和血小板减少的危险性。因此，临床上出现下述3种情况时需要治疗。

（1）血小板减少：仅有轻度血小板减少可不予治疗，对于严重的血小板减少，通常采用糖皮质激素和免疫抑制剂进行治疗。

（2）血栓形成：分为急性期治疗和预防再栓塞治疗2种治疗方案。急性期积极溶栓抗凝治疗，急性期后预防再栓塞治疗的时间长短一直存有争论，但多数倾向于只要aPL抗体存在就需进行抗栓预防治疗。华法林治疗静脉血栓形成很有效，预防动脉血栓形成用抗血小板凝集药物，如阿司匹林或双嘧达莫（潘生丁）是理想的选择。并不是所有aPL抗体阳性的患者都会发生血栓形成，而目前也不能预测哪些患者会发生血栓形成，因此，不主张进行一般预防性治疗。

（3）流产：可使用阿司匹林及肝素。妊娠后口服阿司匹林80mg/d及小剂量肝素2500～5000U皮下注射，2次/日，也可4000U，1次/日，维持至分娩24～48小时。静脉注射免疫球蛋白（IVIg）可用于治疗对激素、阿司匹林、肝素无效的病例，一般每日400mg/kg，连用5日/月，效果较好。

总结抗磷脂综合征的特点为：①aPL抗体是一组值得进一步研究的抗体，随着研究的深入将对其产生的机制、致病机制及预防有更深刻的认识。②aPL抗体在临床上主要是与SLE合并的血栓、习惯性流产、血小板减少和神经精神表现有相关性，但与aPL抗体相关的临床表现和涉及的疾病范围均有扩大趋势。③aPL抗体，尤其是LA和aCL抗体在SLE中存在时提示可能出现血栓、习惯性流产、血小板减少和神经精神病变，特别是抗体效价高时更应予以重视。④对aPL抗体的治疗，现尚无肯定的方法，一般以治疗原发病为主，糖皮质激素、免疫抑制剂和抗凝治疗有一定作用。

抗磷脂综合征的治疗目的主要包括预防血栓和避免妊娠失败。治疗应做到个体化，除根据不同患者的不同治疗外，还应包括加强患者教育改善依从性以及生活方式调整。

（1）aPL阳性者血栓的初级预防：①无症状aPL阳性者（不符合任何血管或产科APS分类标准），有高危aPL特征（≥2次间隔12周，存在狼疮抗凝物（根据ISTH指南测定），或狼疮抗凝物、aCL抗体、抗β_2GP1抗体之中任意两项或三项aPL阳性，或持续高效价aPL），伴或不伴常见危险因素，推荐预防性低剂量阿司匹林（LDA，75～100mg/日）治疗。②SLE患者，无血栓史或妊娠并发症，若有高危aPL特征，推荐预防性LDA；若有低危aPL特征（仅有低-中效价aCL或抗β_2GP1抗体、特别是仅有一过性阳性），可考虑预防性LDA。③既往有且仅有产科APS的女性，当前未妊娠，伴或不伴SLE，推荐在充分权衡风险收益后给予预防性LDA。

（2）APS血栓的次级预防：①在明确的APS患者中首次静脉血栓推荐维生素K拮抗剂（VKA）治疗，INR目标2～3；利伐沙班不应用于三项aPL阳性患者，因其复发风险较高；服用VKA依从性好但INR仍未达标的患者，或VKA禁忌者（如VKA过敏或不耐受），可考虑新型口服抗凝药；无诱因首次出现静脉血栓的患者，需长期抗凝；在一定诱因下首次出现静脉血栓的患者，治疗应持续的时间可参考国际指南对无APS患者的治疗时间；在多次检测有高危aPL特征或有其他复发风险的患者中，应考虑更为长期的抗凝治疗。②在明确的APS患者中，VKA治疗、INR目标2～3仍反复静脉血栓者需确认VKA治疗的依从性，进行患者教育，定期监测INR；如已达到INR2～3的目标，应考虑增加LDA、上调INR目标为3～4，或更换为低分子量肝素（LMWH）。③在明确的APS患者中首次动脉血栓推荐VKA治疗优于仅用LDA治疗；推荐VKA治疗、INR目标2～3或3～4，需考虑个体出血和血栓复发风险；

也可考虑VKA治疗、INR目标2～3并合用LDA；利伐沙班不应用于三项aPL阳性和动脉事件的患者，根据目前证据，由于血栓复发风险高，不推荐新型口服抗凝药用于明确APS和动脉事件的患者。④VKA充分治疗却仍反复动脉血栓的患者，评估其他可能原因后，可考虑上调INR目标为3～4、合用LDA或更换为LMWH。

（3）产科APS：①有高危aPL特征、但无血栓或妊娠并发症病史的女性（伴或不伴SLE），妊娠期间应考虑LDA。②仅有有产科APS病史（无既往血栓事件）的女性，伴或不伴SLE：有≥3次妊娠＜10周的反复自发性流产病史，或有胎儿丢失（≥10周）病史，推荐在妊娠期间应用LDA和预防剂量的肝素联合治疗；有由于子痫或重症先兆子痫或胎盘功能不全导致＜34周分娩的病史，考虑个体风险后，推荐LDA或LDA和预防剂量肝素治疗；有临床“非标准”产科APS表现，例如两次反复＜10周自发性流产、或由于重症先兆子痫或子痫≥34周分娩，根据个体风险可考虑单纯LDA或联合肝素治疗；妊娠期间应用预防剂量肝素的产科APS患者，分娩后应考虑继续预防剂量肝素治疗6周以减少血栓风险。③符合产科APS“标准”的女性，在LDA和预防剂量肝素联合治疗下仍存在反复的妊娠并发症，可考虑增加肝素为治疗剂量，或在妊娠早期加用羟氯喹或甲泼尼龙。在其他治疗失败的的少数病例，可考虑静脉输注免疫球蛋白（IVIg）。④有血栓APS病史的女性，推荐妊娠期间LDA和治疗剂量肝素联合治疗。

（4）灾难性抗磷脂综合征（CAPS）：推荐在所有aPL阳性者中（感染时）早期应用抗感染药物以及时治疗感染，在血栓APS患者中尽量避免抗凝治疗中断或低水平INR以预防CAPS的发生；CAPS患者一线治疗中，推荐糖皮质激素、肝素和血浆交换或IVIg的联合治疗，优于单药治疗或其他联合治疗。此外，任何诱因（如感染、坏疽或恶性肿瘤等）应进行相应治疗；难治性CAPS可考虑B细胞清除（如利妥昔单抗）或抑制补体（如伊库珠单抗）治疗。

（二）类风湿关节炎

351. 什么是类风湿关节炎？

类风湿关节炎（rheumatoid arthritis，RA）是一种以侵蚀性关节炎为主要表现的全身性自身免疫病。临床表现为以双手、腕、膝、距小腿和足关节等小关节受累为主的对称性、持续性多关节炎。此外，患者尚可有发热、贫血、皮下结节及淋巴结肿大等关节外表现。血清中可出现类风湿因子及抗环瓜氨酸多肽抗体等多种自身抗体。病理表现为关节滑膜的慢性炎症、血管翳形成。未经正确治疗的RA可迁延不愈，出现关节的软骨和骨破坏，最后可导致关节畸形和功能丧失。

352. 类风湿关节炎的发病与哪些因素有关？

类风湿关节炎（RA）是病因不明，以侵犯四肢可动关节为主要临床表现的一种慢性炎性多系统疾病。RA的发病与多种因素有关，包括遗传、感染等，遗传因素造成了RA的易感性，感染因子可能触发疾病，多种复杂的致病因子参与了RA关节与全身的免疫紊乱过程。

家系调查和孪生子患病率的研究提示遗传因素决定了RA的易感性。但RA发病的家族聚集性相对较低。在各种遗传因素中，最重要的是人类白细胞抗原（HLA）。RA与HLA某些表型相关联，携带某种HLA抗原（如DR4或DR1）的个体具有对RA的易感性。其他可疑基因和遗传因素包括T细胞受体基因、免疫球蛋白基因、细胞因子（如TNF）基因等。感染因素在触发疾病方面可能起相当重要的作用。EB病毒、反转录病毒、结核分枝杆菌、奇异变形杆菌等微生物与RA的发病有关。其他与RA发病有关的因素还包括性激素、糖皮质激素、食物、应激反应等，这些因素对疾病的发展均可能有某些影响。

353. 怎样认识类风湿关节炎的发病机制？

RA的发病是基因和环境的共同结果。人类白细胞抗原（HLA）主要组织相容性复合体（MHC）基因是最重要的因素，但很多其他基因也可参与并促进疾病的易感性和严重程度。环境成分最可能的机制是固有免疫反复激活。RA的一种倾向性是对蛋白修饰（如瓜氨酸化）导致的新表位产生免疫反应，瓜氨酸化是由吸烟等环境应激源导致的，并可导致生成抗瓜氨酸化蛋白抗体（ACPA），ACPA可通过固定组织中的补体启动炎症反应。与自身抗体相似，在发生RA症状前很多年，多种细胞因子的水平逐渐增加。一旦建立自身免疫过程，RA的滑膜可组成降解软骨和骨的侵袭性组织。类风湿滑膜具有很多局部浸润型肿瘤的特征。固有免疫活化可能是RA最早的过程，之后是瓜氨酸化，在关节处抗原提呈细胞（APC）加载原生或经修饰的蛋白，之后APC迁移至中枢淋巴器官。一旦到达中枢淋巴器官，APC可向T细胞提呈一系列抗原，T细胞随后可激活B细胞迁移回滑膜。可能不存在单一的“类风湿抗原”，相反，众多关节特异性抗原（如Ⅱ型胶原或非特异性瓜氨酸化抗原）参与其中。

354. 类风湿关节炎的基本病理改变有哪些？

RA关节的基本病理改变是滑膜炎，表现为滑膜微血管增生，滑膜衬里细胞由1～2层增生至8～10层，滑膜间质有大量T细胞、浆细胞、巨噬细胞及中性粒细胞等炎性细胞的浸润。在以上病理基础上，这些细胞及血管侵犯软骨或骨组织，形成侵袭性血管翳，破坏软骨，使软骨细胞减少。修复期可形成纤维细胞增生及纤维性血管翳，而此时软骨破坏不明显。

关节外的基本病理改变为血管炎，主要表现为小动脉的坏死性全层动脉炎，有单核细胞浸润、内膜增生及血栓形成，还可有小静脉炎及白细胞破碎性血管炎。血管炎可造成皮肤（如慢性溃疡）、神经（如周围神经炎）及多种内脏损伤（肺、心、肾等）。

类风湿结节的中心是在血管炎基础上发生的纤维素样坏死区，中心外呈多层放射状或栅栏状排列的组织细胞及携带HLA-DR抗原的巨噬细胞，最外层为肉芽组织及慢性炎性细胞（主要是淋巴细胞和浆细胞）。

355. 什么是基质金属蛋白酶？它在类风湿关节炎破坏中起什么作用？

基质金属蛋白酶（matrix metalloproteinase，MMP）是一组参与细胞外机制降解和重塑的酶家族。MMP至今被命名的有23种。MMP基因表达增加是早期RA的特征之一，可在临床疾病活动开始的几周内出现。胶原酶-1以及明胶酶如MMP-2在疾病早期的高表达与骨侵蚀进展迅速有关。基质分解素（金属蛋白酶-3，即MMP-3）是一种重要的蛋白酶，这是由于其可降解软骨蛋白聚糖、纤连蛋白、基底膜的Ⅳ型胶原，并可活化胶原酶。MMP-3基因启动子区多态性呈纯合子的患者与无该基因型的患者相比，前者放射影像学下侵蚀性疾病的进展更迅速。MMP抑制剂在RA动物模型中有效，它可以抑制骨质破坏和滑膜炎症。在应用非选择性MMP抑制剂治疗RA的临床试验中，临床获益小且存在关节僵硬等持久的副作用，这可能与基质更新减少有关。

356. 什么是骨桥蛋白？它与类风湿关节炎的关系如何？

骨桥蛋白（osteop outin，OPN）是由激活的巨噬细胞、淋巴细胞等分泌的一种磷酸化糖蛋白。早在1979年即被发现，广泛存在于细胞外液、炎症部位和骨组织的细胞间质。近年来有研究认为OPN在免疫系统中具有重要的趋化作用，可促进巨噬细胞和树突状细胞向炎症部位聚集等，但OPN如何参与炎症的作用机制并不十分清楚。

最近的研究提示作为促炎性细胞因子，OPN可能参与了RA病变的形成，它不仅可以反映RA的活动程度，而且在RA合并ILD的发生发展中也起一定作用。国外有文献报道了OPN在RA患者关节液中含量增高。我国学者分析研究了OPN与RA的关系时发现OPN与IL-18有正相关趋势。IL-18能诱导活化T细胞产生IFN-γ，并能促进Th1亚群的分化，促进Th1细胞的增殖，抑制活化T细胞产生IL-10。OPN可能通过增加IL-18的表达，或IL-18增加了OPN的表达而导致RA关节部位的炎症反应和组织损伤，或OPN可能通过促进Th1细胞因子的分泌，抑制Th2细胞因子的分泌在RA中起作用。研究还发现RA患者关节液中$CD4^+$T细胞高表达OPN基因，而外周血中的$CD4^+$T细胞几乎不表达OPN。提示OPN可能作为病灶部位的T细胞所分泌的炎症因子，它可以加速和加重上述Th1细胞因子的作用。

357. 什么是核因子κB，它与类风湿关节炎的关系如何？

核因子κB（nuclear factor κB，NF-κB）是一种广泛分布的转录因子，在许多与RA有密切关系的基因表达中发挥关键作用，包括IL-1、TNF、IL-6和IL-8。抑制NF-κB与滑膜细胞浸润减少以及细胞凋亡增加有关。在胶原诱导的小鼠关节炎中，采用小分子NF-κB抑制剂也可以抑制关节炎和关节破坏。在RA中，NF-κB和一些其他的转导通路是潜在的治疗靶点。

358. 如何认识早期类风湿关节炎？

2012年欧洲抗风湿免疫性疾病联盟（EULAR）的RA风险预测研究组提出了临床前期RA的概念，认为RA的发生和发展涵盖6个阶段，包括遗传风险期、环境因素危险期、自身免疫紊乱期、关节痛时期、未分化关节炎期及明确RA期；并将出现临床关节炎之前的4个时期统称为临床前期RA。2012年美国风湿免疫性疾病学会（ACR）推出的RA诊治指南提出了早期RA的基本概念，即病程＜6个月的RA。有研究提示，早期RA可伴有多种自身抗体阳性及显著的滑膜炎，甚至可以发生骨侵蚀。国内一项针对病程＜1年、至少有1个持续关节肿痛患者的前瞻性多中心队列研究推出了新的早期RA分类标准（表4-10），满足5条中的3条或3条以上可分类诊断为早期RA。

表4-10　早期类风湿关节炎分类标准

标准	定义
晨僵	关节及其周围组织的僵硬时间至少持续30分钟
多关节炎	14个关节区中至少3个关节区以上受累。14个关节区包括左右的近端指间关节、掌指关节、腕关节、肘关节、膝关节、踝关节及跖趾关节
手关节炎	腕关节、近端指间关节或掌指关节至少1处受累
类风湿因子阳性	抗体水平高于实验室和测定法正常值上限
抗环瓜氨酸多肽抗体阳性	抗体水平高于实验室和测定法正常值上限

目前有关RA的管理指南和推荐意见均提出，需要医生与患者共同制订治疗目标、决策治疗方案。一方面，一经诊断应尽早使用改善病情抗风湿药（DMARDs）治疗，可选择具有不同作用方式的药物解决RA的异质性。另一方面，应充分评估RA的疾病活动性、预后不良的危险因素、系统受累情况、合并疾病、妊娠需求以及经济情况，以便制订个体化治疗方案。

359. 类风湿关节炎的关节表现有哪些？

RA发病一般呈隐袭性，发病初期可以出现单一或多个关节肿痛，大多为手指和/或足趾关节对称性肿痛，偶尔呈游走不定的多关节肿痛，以近端指间关节（PIP）、掌指关节（MCP）、腕关节及足关节（尤其是MTP）最多见，其次为肘、肩、踝、膝、颈、颞颌及髋关节等，远端指间关节（DIP）及脊柱、骶髂关节极少受累。受累关节炎症导致充血水肿或渗液，常致关节肿痛、压痛及僵硬不适。关节疼痛以夜间、晨起或关节启动时为著；酸痛、胀痛难忍或向关节周围放射。急性发作期，关节普遍肿胀，皮色微红，如有积液可见滑膜部隆起，慢性期则多呈梭形肿胀，伴或不伴有关节肌肉萎缩。疾病晚期常见关节畸形，如掌指关节脱位，手指向尺侧偏斜，近端指间关节过伸，远端指间关节屈曲形成天鹅颈样畸形，掌指关节肿大屈曲呈峰谷畸形，指间关节严重屈曲也可呈“纽扣花”样畸形，膝关节外翻，肘、膝、踝关节纤维性或骨性强直畸形等。

360. 类风湿关节炎关节外表现有哪些？

（1）皮肤表现：15%～20%的RA出现皮下结节，称为类风湿结节，单个或数个，质硬韧如橡皮样，无触压痛或轻触痛，常对称地出现于肘关节皮下尺骨鹰嘴突附近、膝关节上下及四肢肌腱部。出现于内脏，如心、肺、脑膜等处的类风湿结节，常引起系统性症状。RA皮肤病变还包括皮肤易碎擦伤、甲床皱襞及指垫部碎片状棕色梗死出血、手掌红斑、下肢或骶部溃疡，严重者可见单发或多发的指端坏疽等。

（2）肺部表现：RA肺部受累表现为胸膜炎或弥漫性间质性肺炎，一项我国RA临床特征的大样本横断面研究显示，RA合并肺间质病发生率为14.7%。有时为无临床症状的双侧肺内类风湿结节，广泛的RA胸膜病变可引起小到中量胸腔积液，多为不典型的漏出液。积液中糖浓度低，补体浓度偏低，RF浓度可高于血清中的浓度，白细胞内可见RF的包涵体。RA肺部病变使并发阻塞性肺疾病概率增加，偶尔有支气管扩张或肺炎，并发肺间质纤维化时，肺功能顺应性下降，还可发生肺内结节性肉芽肿。

（3）心脏表现：RA可以出现心包炎，渗出性心包积液。偶尔可有心包填塞，有时类风湿结节出现于心肌、心瓣膜，引致心瓣膜关闭不全。RA是发生冠状动脉疾病的独立危险因素。

（4）眼部表现：活动性RA可导致巩膜炎，可引起巩膜外层炎、巩膜软化或穿孔；少数角膜溃疡、虹膜睫状体炎等。RA继发干燥综合征最常见的表现为干燥性结膜角膜炎。眼底血管炎可引起视力障碍或失明。

（5）神经系统表现：RA神经系统损害多由血管炎引起。出现单个或多个肢体局部性感觉缺失、垂腕征、垂足征或腕管综合征。寰枢关节脱位而压迫脊髓时，则出现颈肌无力、进行性步态异常及颈部疼痛。硬脑膜类风湿结节则可引致脑膜刺激征。

（6）其他：除上述系统表现外，活动期RA还可出现浅表淋巴结肿大、贫血、体重减轻、肝脾大等关节外症状。

361. 如何对待类风湿关节炎患者的抑郁状态？

RA是一个致残性疾病。疾病本身及其引起的关节功能障碍，对患者的生活质量及心理会产生严重的负面影响。国外有学者调查了74名RA患者，发现39.2%的患者存在抑郁症状。RA患者最关心的问题之一就是能否维持正常生活，他们中许多人害怕疾病所致的残疾，对未来生活不能自理表示担忧。伴有抑郁症状的患者中大多存在关节畸形，导致与日常生活相关的活动能力明显下降，影响了患者的生活质量。

对待这部分患者临床医生应该给予耐心的解释，让患者对疾病有一个正确的认识，并增强治疗的信心。医护人员可针对患者的具体情况对其进行心理疏导：①加强对患者的卫生宣教，避免不良心理影响治疗效果。②加强与患者的交流，同情理解患者，使其主动配合康复治疗。③了解家庭情况，做好家属陪护的心理疏导工作。对于症状严重者还应在精神科医生的指导下应用抗抑郁药物。

362. 什么是类风湿结节？

类风湿结节是重要的关节外病变之一，结节为结实的圆形或椭圆形肿块，多见于经常受压或摩擦部位的皮下、肌腱或骨膜上，也可见于肺、胸膜、心包、心肌或硬脑膜等内脏深层。结节病理特点表现为中心部纤维素样坏死组织和含有IgG免疫复合物的无结构物质，周围是呈栅栏状排列的成纤维细胞，外周浸润着单核细胞、淋巴细胞及浆细胞，形成典型的纤维肉芽组织。病变早期检查显示结节是小血管阻塞形成，提示类风湿结节是小血管炎的一种。其主要发生于血清学阳性的活动期患者，除了RF阳性，吸烟史是RA皮下结节发展的高危因素，特别是男性和重度吸烟者。

363. 类风湿关节炎患者血液系统的改变有哪些？

在临床工作中我们发现，贫血是RA患者最常见的血液学改变，可为缺铁性贫血、正细胞正色素性贫血、因使用甲氨蝶呤导致的维生素B_{12}或叶酸缺乏导致的大细胞性贫血。国内外学者对RA伴贫血患者行体外骨髓细胞培养的研究表明细胞因子如IL-1、IL-6、TNF-α，IFN-γ在RA并发贫血的发病机制中起着关键作用，这些细胞因子通过直接抑制红系祖细胞增殖，抑制促红细胞生成素（EPO）的产生，钝化骨髓对EPO的反应及干扰铁代谢等各个环节而发挥作用。RA伴贫血患者骨髓细胞学检查显示骨髓中红细胞系以中晚幼红或晚幼红为主，同时骨髓中红细胞系增生活跃。有学者研究发现RA伴贫血患者贫血的严重程度还与病情活动性有一定关系。

RA患者血液系统的改变还表现为血小板增多，且与RA活动有一定相关性。白细胞减少在RA患者中则较少见。活动性RA可伴有嗜酸性粒细胞增多。RA与淋巴组织增生性恶性肿瘤风险增加相关，特别是霍奇金淋巴瘤和非霍奇金淋巴瘤。

364. 类风湿关节炎患者在什么情况下可能合并干燥综合征？

RA患者常合并干燥综合征，其患病率大约为17%，尤其是在活动期更为明显，因此我们应重视RA合并干燥综合征的发生。首先，当RA患者有口干、眼干症状时应警惕是否存在干燥综合征，此时应完善干燥综合征的相关检查，如抗SSA抗体、抗SSB抗体阳性可作为RA合并干燥综合征重要辅助诊断手段之一。当RA患者出现抗核抗体、抗SSA及SSB抗体阳性时，应常规行眼科/口腔科相关检查，以避免漏诊。我们在临床中发现干燥综合征患者往往出现高效价的类风湿因子（RF），即对于RF效价明显增高的患者，应常规行眼科/口腔科及血清免疫学方面相关检查，以避免漏诊干燥综合征，防止病情恶化及关节外损害。

365. 类风湿关节炎间质性肺疾病的临床表现有哪些？

肺是RA经常受累的脏器之一，其中对间质性肺疾病（ILD）的研究越来越受到关注。类风湿关节炎间质性肺疾病（RA-ILD）早期因无明显临床症状及体征而经常被忽略，RA的晚期出现间质性肺疾病则预后极差，可因呼吸衰竭而死亡。

RA多见于女性，但RA-ILD以男性居多，男女之比为（1.5～2）:1，多见于40～70岁。早期症状往往不明显，随着疾病的发展，出现慢性进行性呼吸困难。最常见的是静息或活动后出现呼吸困难。疾病加重时可出现发绀、水肿、肺动脉高压的征象。患者出现症状时，即使X线片异常，肺部受累的体征也可能很少或没有。体检可发现杵状指，听诊双肺底可闻及爆裂音（Velcro啰音）。RA患者在病情活动、病变程度较重、RF效价高时易出现ILD。约70%的患者在关节炎发作5年后出现肺部受累，但也有的患者在早期就可出现间质性肺疾病，应予以警惕。

366. 类风湿关节炎间质性肺疾病的病理特征有哪些？

RA-ILD肺活检标本的病理改变以非特异性间质性肺炎为常见，还可有脱屑性间质性肺炎、淋巴细胞性间质性肺炎、闭塞性细支气管炎伴机化性肺炎等多种病理形态学改变。尽管病理组织学并不特异，但某些特点可与特发性肺间质纤维化（IPF）鉴别，如类风湿结节、胸膜纤维化和粘连在IPF时并不存在，另有学者研究认为α-平滑肌肌动蛋白（α-SMA）阳性的成纤维细胞和S-100蛋白阳性的树突状细胞可以区分IPF和RA-ILD。

367. 类风湿关节炎间质性肺疾病的影像学表现有哪些？

胸部X线片对RA-ILD的病变范围和分布特征能获得总体的了解，是评估RA-ILD的一项基本诊断方法。病变早期X线检查可正常，病变进展出现肺中、下部磨玻璃样阴影，双侧肺底斑片肺泡浸润，进一步发展可出现网状、条索状、网状结节状阴影。晚期结节状阴影增粗，并出现多个透亮区，形成蜂窝肺。部分患者可见肺动脉高压征象，甚至发展为肺源性心脏病（肺心病）。RA-ILD的高分辨率CT（HRCT）可表现为：小叶内间质增厚、小叶间隔增厚、支气管血管束异常、胸膜下弧线影和蜂窝征等。其中小叶内间质增厚、胸膜下弧线影为肺间质纤维化的早期表现；网状阴影则与纤维化的程度一致，而蜂窝状改变往往提示病变已发展到晚期不可逆阶段。

368. 类风湿关节炎的发病类型有哪些？临床病程分几种？

（1）RA发病形式

1）急性起病：在数日或数周内暴发关节症状，包括关节明显肿痛及触痛等。受侵关节常是对称性多关节损害。

2）慢性起病：发病缓慢，在数月以至10余月后症状才逐渐明显。慢性起病患者，有些先有全身症状，如乏力、发热、食欲减退、体重减轻等，而后逐渐出现关节症状。

（2）临床病程

1）单次发作病程指病情持续时间在数月至1年左右，以后至少3年未再发作。

2）隐匿型病程指起病数月后转为隐匿型，仅有轻度的关节症状，无功能影响。

3）多次反复发作病程。

4）持续进展型病程指病程持续进展，在全病程中无明显缓解。

369. 类风湿关节炎的X线征象有哪些？

早期基本X线表现是受累关节周围软组织肿胀，关节间隙变窄，局限性骨质疏松和骨质侵袭，晚期为关节半脱位或脱位、畸形、强直。

（1）手和腕：几乎全部患者均有双手和腕关节的侵袭。骨皮质变薄，广泛性骨质疏松，进而出现关节端的边缘性骨质侵袭，常见于第2、3掌指关节桡侧和第3近端指间关节两侧，手腕关节可以发生特征性关节脱位畸形，手指关节可发生“钮扣花”畸形、“鹅颈”畸形、“之字”畸形。腕关节间隙普遍狭窄，出现腕骨聚拢现象及骨质侵袭或囊性变，晚期可以产生关节的纤维性或骨性强直。

（2）足：主要累及跖趾关节，趾间关节亦可受累。

（3）肘：表现为对称性关节囊增厚，关节腔积液，关节周围密度增高，有时可在软组织影内发现密度略高的类风湿结节，关节间隙狭窄，特别是在肱桡关节处，可见关节面的囊性变和骨侵袭。严重者可出现关节脱位和间隙消失。

（4）肩：肩关节受累表现为间隙狭窄，关节面不规则骨硬化，关节面肱骨头侧以及肩锁关节锁骨端肩峰和喙锁关节的骨质侵袭。

（5）膝：早期出现关节囊增厚、关节腔积液进而关节间隙狭窄，关节边缘骨侵袭，晚期可见关节屈曲或内外翻畸形。

（6）髋：早期髋关节持重面对称性狭窄，股骨头向内侧移位，股骨头、颈出现骨质侵袭及囊性变，伴有骨质硬化增生，晚期关节间隙完全消失产生纤维性强直。

（7）脊柱：颈椎受累最为常见，以颈1、2最为明显，常表现为寰枢椎半脱位和枢椎齿状突骨质侵袭。

370. 类风湿关节炎的诊断标准是什么？

（1）1958年ARA的类风湿关节炎诊断标准

1）晨僵大于1小时。

2）至少1个关节活动时有疼痛或触痛。

3）至少1个关节有肿胀、软组织增厚或积液。

4）至少另外1个关节有肿胀。

5）相同的关节两侧同时有对称性关节肿胀。

6）骨骼突起部位、伸肌表面或关节的皮下结节。

7）X线片上有典型的类风湿关节炎改变。

8）类风湿因子阳性。

9）滑液中黏蛋白沉淀不良。

10）滑膜的特征性组织学改变具有下列3种或以上者：显著的绒毛肥大；滑膜表层细胞增生，常呈栅栏状；显著的慢性炎性细胞浸润，有形成“淋巴结”的倾向；表面或间质有致密的纤维蛋白沉积坏死灶。

11）结节内特征性的组织学改变为肉芽肿，中心为坏死区，有单核细胞增生形成的栅栏围绕，外周是纤维化和慢性炎性细胞浸润。

A.典型的类风湿关节炎诊断要求具备上述标准中的7条。

B.明确的类风湿关节炎诊断要求具备上述标准中的5条。

C.可能的类风湿关节炎诊断要求具备上述标准中的3条。

（2）1987年美国风湿免疫性疾病协会修订的类风湿关节炎分类标准

1）关节及关节周围的晨僵至少1小时（≥6周）。

2）3个或3个以上关节部位的关节肿（≥6周）。

3）腕、掌指关节或近端指间关节至少有1个关节肿（≥6周）。

4）对称性关节炎（≥6周）。

5）类风湿结节伸肌表面或近关节区域的皮下结节。

6）类风湿因子阳性（效价≥1∶32）。

7）手X线改变，前后位手、腕关节X线示骨侵袭或明确骨质脱钙的典型类风湿关节炎改变。

确认RA需具备4条或4条以上标准。

（3）2009年ACR/EULAR类风湿关节炎诊断标准（表4-11）

表4-11　2009年ACR/EULAR类风湿关节炎诊断标准

标准	评分/分
受累关节（0～5分）	
1个中大关节	0
2～10个中大关节	1
1～3个小关节【包括双手近端指间关节、掌指关节、双腕、双足跖趾关节（双足第一跖趾关节除外）】	2
4～10个小关节	3
超过10个关节（至少包括一个小关节）	5
血清学（0～3分）	
类风湿因子和抗环瓜氨酸多肽（CCP）抗体均阴性	0
类风湿因子或抗CCP抗体至少一项低效价阳性（低效价定义为超过正常上限，但不高于正常值上限的3倍）	2
类风湿因子或抗CCP抗体至少一项高效价阳性（高效价定义为超过正常值上限的3倍）	3
滑膜炎持续时间（0～1分）	
＜6周	0
≥6周	1
急性期反应物（0～1分）	
C反应蛋白和血沉均正常	0
C反应蛋白或血沉增高	1

注：在每个域内，取患者符合条件的最高分。例如，患者有5个小关节和4个大关节受累，评分为3分。

患者如果按以上标准评分6分或以上，可明确诊断RA。

371. 类风湿关节炎的鉴别诊断有哪些？

（1）风湿性关节炎：风湿性关节炎一般起病急剧，有咽痛、发热和白细胞增多，以四肢大关节受累多见，为游走性关节肿痛。关节症状消失后无永久性损害，且常同时发生心脏炎症；血清抗链球菌溶血素O、抗链球菌激酶及抗透明质酸酶均为阳性，而RF阴性，应用水杨酸制剂常迅速而有效。

（2）强直性脊柱炎：主要侵犯脊柱，但周围关节也可受累。其特点是多为男性，发病年龄在15～30岁，与遗传基因有关，90%～95%的患者HLA-B27阳性，但RF阴性，主要侵犯骶髂关节及脊柱，易导致脊椎关节骨性强直。

（3）系统性红斑狼疮：此两种疾病的实验室检查中RF和抗核抗体均可阳性，但抗dsDNA、抗Sm抗体的出现有助于系统性红斑狼疮的诊断，更重要的是系统性红斑狼疮多有心、肾等多脏器累及，关节畸形较少见。

（4）原发性骨关节炎：发病年龄一般在40岁以上，无全身症状，关节局部无红、肿。受累关节以负重的膝、髋、脊柱等较常见。X线检查显示关节周围有钙质沉着，关节边缘呈唇样增生或骨赘形成。RF及免疫学指标正常。

（5）银屑病关节炎：表现为不对称性远端指间关节侵袭性改变，骨质吸收与增生同时存在，X线呈笔帽状改变，RF阴性。

（6）风湿性多肌痛：是一种常见的临床综合征，特点为颈、肩胛带、骨盆带的肌肉严重疼痛和僵硬，持续1个月或更长。肌肉僵硬在早晨或休息一段时间后更明显。

（7）关节、脊柱结核：脊柱结核常有椎旁脓肿，2个以上关节同时发病者较少见，X线检查早期不易区别，若有骨质局限性破坏或有椎旁脓肿阴影有助诊断。关节腔渗出液做结核菌培养常阳性，可以有低热、盗汗、全身不适等结核中毒症状。

（8）创伤性关节炎与化脓性关节炎：创伤性关节炎常有较重的外伤史，化脓性关节炎滑膜液内含大量的白细胞，培养可得致病菌，以做鉴别。

372. 类风湿关节炎有哪些特殊类型？

（1）老年类风湿关节炎：老年人多以多肌痛起病，主要表现为肩和臀部肌肉严重僵硬和疼痛，可伴前臂、腕和手的弥漫性肿胀以及肩关节肿胀，RF常阴性，病情较轻，对小剂量糖皮质激素反应良好。泼尼松减量后常出现持久而严重的滑膜炎，需用其他药物，如非甾体抗炎药和羟氯喹以控制炎症。

（2）缓和的血清阴性对称性滑膜炎伴凹陷性水肿综合征：也称为RS3PE，临床表现为对称性腕关节、屈肌腱鞘及手小关节的急性炎症，伴手背部可凹性水肿。双侧肘、肩、髋、膝、踝及足关节均可受累。患者RF呈持续阴性，且对多种非甾体抗炎药反应差。

（3）回纹型风湿症：以急性关节炎的反复发作为特征。常以单关节起病，数小时内迅速波及多关节。好发于手指、腕、肩及膝关节，出现红、肿现象。所有症状在数小时或数天内完全消退，发作间歇期关节完全正常，故称为复发型起病。发病期间可用非甾体抗炎药或小剂量泼尼松治疗。

（4）血清阴性类风湿关节炎：RF阴性的RA称为血清阴性RA，较血清阳性RA少有胸膜炎、心包炎、血管炎和干燥综合征等关节外表现，骨质侵袭也较少或轻，对治疗反应好，预后良好。

373. 什么是Felty综合征？

Felty综合征是一种少见的严重型RA，仅出现于不足1%的RA患者，大部分发生在慢性且非常活动的RA患者。突出表现为类风湿关节炎、血白细胞减少（特别是选择性中性粒细胞减少）、贫血、血小板减少、淋巴结肿大、脾大，常伴有发热、乏力、食欲减退、体重下降等全身表现，关节病变严重，还可合并有色素沉着及小腿溃疡，常伴有高效价的RF，HLA-DR4多数阳性。

374. 类风湿关节炎可以合并强直性脊柱炎吗？

以往风湿科医生普遍认为类风湿关节炎和强直性脊柱炎是两个完全不同的疾病，不会同时发生在同一个患者，因此强直性脊柱炎还被称为血清阴性脊柱关节病（血清阴性指RF阴性）。但随着临床经验的丰富和对风湿免疫性疾病认识的深入，学者们发现这两种疾病是可以同时存在的，临床上称为重叠综合征，但临床上两病共存是否意味着两病存在某种内在联系尚有待探讨。临床上强直性脊柱炎伴外周关节炎较多，而RA伴下腰背痛及骶髂关节炎较少。因此，凡RA患者有下腰背中轴关节受侵的可能，应及时进行骶髂关节、腰椎活动度等检查，特别要摄骶髂关节X线片或CT，预防漏诊、误诊，以便及时采取治疗措施，控制疾病活动，减少致残率。

375. 什么是复发性风湿症？

1944年，Hench和Rosenberg首次报道了34例患者临床上表现出的一系列相似的症状，包括反复发作的急性关节炎、关节周围炎或关节旁炎，可持续数小时或数天后自行缓解和消失，发作后不遗留关节功能障碍等，并提出了复发性风湿症（palindromic rheumatism，PR）的概念，亦称为回纹型风湿症。

该症的病因和发病机制不明，推测可能与免疫调控相关的易感基因变异引起免疫复合物沉积有关。发病年龄在20～80岁，平均45岁。近期研究显示其患病率是RA的1/20～1/8。早期有学者认为该症和RA关系密切，但大量研究显示其与HLA-DR1、DR4无明显关联，部分PR患者中存在HLA-DRB1 0803、HLA-DR5基因，提示其可能与该症的易感性相关。

376. 复发性风湿症的临床表现有何特点？

多数患者发作无明显诱因，部分患者症状发作可存在诱因，如受凉、劳累和食物（饮酒）等。患者发作期最主要的表现是急性关节炎，多数为单关节炎，少有4个以上的关节同时受累，但发作可以在不同关节之间游走，每次发作受累的关节亦可不同。任何关节均可累及，但主要累及手的小关节和腕关节，其次为膝、肩和踝关节，表现为突发的局部剧烈疼痛，疼痛通常在数小时到24小时内达到高峰，同时可伴皮肤发红及局部活动受限，部分患者可有关节轻度肿胀，发作期过后症状完全消失。发作期的另一个常见表现是特征性的关节周围炎或关节旁炎，伴明显发红，尤其易累及腕关节或手的小关节，表现为关节边缘或关节旁软组织炎症，严重时还可影响附近的关节活动，可以累及1/3患者。指尖炎是关节周围软组织炎症的一个特殊表现，表现为1～2个手指指尖的炎症，整个指尖发红或发紫，肿痛较为明显，常伴有近端指间关节的肿痛。偶可发生于脊柱和颞下颌关节，表现为局部疼痛、活动受限。少数患者在关节炎发作同时可出现一过性的皮下结节，持续时间多不超过1周，以手指关节周围的肌腱部位最为常见。全身症状较少出现，发作时可有低热、乏力。发作持续时间短，在多数病例中少于48小时，一般不超过1周。发作之间常有数天至数月的无症状间歇期，急性发作频率可随病情延长而增加。

377. 复发性风湿症的相关检查包括哪些？

多数患者的血、尿常规以及生化指标均正常，发作时或刚刚发作后ESR常增快，但发作间期多正常。最终发展成RA的患者ESR常增快。有研究显示RF阳性可见于30%～60%的PR患者，并且随访发现RF阳性患者发作更严重，并且进展为RA的可能性更大；新近研究在PR患者血清中发现高阳性率的AKA（36.4%）和抗CCP抗体（56.3%），后者的阳性率和效价接近RA，此研究也提示该症有进展为RA的可能性；ANA在PR中存在异常。Powell等报道35例PR中ANA阳性18例（51%）。上述结果提示在复发性风湿症中进行血清学检测的重要性。

复发性风湿症急性发作时的滑膜组织检查显示仅有轻度的滑膜增生及微血管损伤，与RA相比，有较多的中性粒细胞浸润。但总的来说，上述病理改变与其他关节炎差别不明显。

X线检查一般正常，仅在发作期可见受累关节周围软组织肿胀影，磁共振成像一般正常。

378. 复发性风湿症的诊断标准是什么？

1992年Guerin和Weisman提出的诊断标准为：①具有至少6个月的短时、突发的复发性关节炎（通常为单关节）或关节周围炎病史。②医生至少亲自观察到1次发作。③不同的发作过程中至少有3个部位累及。④X线上没有发现关节面侵蚀。⑤排除其他类型关节炎性疾病。

379. 复发性风湿症的治疗及其预后如何？

目前治疗PR最常应用的药物是非甾体抗炎药（NSAIDs），其可以暂时缓解大多数患者发作的疼痛程度并缩短持续时间，但很少能使疾病得到长期缓解。对于病情较重的患者，可加用改善病情抗风湿药物治疗以尽早控制病情进展，必要时可以联合治疗。文献报道的此类药物包括：抗疟药、金制剂、青霉胺、柳氮磺吡啶，有研究证实抗疟药可能具有阻止或延缓PR患者进展为RA的潜在作用，但均为开放、非对照的小样本临床试验结果，还需要进一步的临床试验证实。

复发性风湿症的预后具有多样性，少数病例症状完全消失，达到长期缓解或治愈，部分长期反复发作，还有1/3 ～ 1/2患者进展至RA及其他结缔组织病，如系统性红斑狼疮、银屑病关节炎、白塞综合征、系统性硬化症甚至是肉芽肿性多血管炎。一些研究显示伴手关节受累的RF阳性女性进展为RA或其他结缔组织病的可能性是不具有这些危险因素患者的8倍。发作时关节疼痛和ESR增高在进展到RA的PR患者中较常见。从PR发病至进展到RA的潜伏期长短不一，可以是数周至超过10年。

380. 复发性风湿症与类风湿关节炎有何关联？

有学者发现复发性风湿症患者随着病程的延长，有一部分会演变为比较典型的RA，所以又有学者认为它是RA的一种变异型。国内于孟学等1997年对15例复发性风湿症的临床特征、分类和预后进行了分析。回纹型风湿症以急性关节炎的反复发作为特征，常以单关节或少关节起病，数小时内迅速波及多个关节。好发于手指、腕、肩及膝关节，出现红肿征象。所有症状在数小时或数天内完全消退。发作间歇期关节完全正常，炎症发作间期实验室检查和X线检查均属正常，滑膜液及滑膜组织也无RA的急性炎症期的特征性改变。发作期由于关节明显红肿易被误诊为痛风。最终有50%的患者在初次发作的20多年之后发展为持续性滑膜炎并出现RA的其他特征性表现，这类患者的发病与典型起病的RA患者相同。

381. 什么是RS3PE?

RS3PE即缓和的血清阴性对称性滑膜炎伴凹陷性水肿综合征（syndrome of remitting seronegative symmetrical synovitis with pitting edema，RS3PE），由McCarty等1985年首次报道，临床表现为对称性腕关节、屈肌腱鞘及手指小关节的急性炎症，伴手背部凹陷性水肿。双侧肘、肩、髋、膝、踝及足关节均可受累。患者RF呈持续阴性，且对多种非甾体抗炎药反应差，氯喹及小剂量糖皮质激素（泼尼松10mg/d）治疗有效。

RS3PE目前无统一诊断标准，McCarty等提出的诊断要点是：①双手凹陷性水肿。②突发性多关节炎。③年龄＞50岁。④血清类风湿因子阴性。符合4条者即可诊断。

该病主要应与风湿性多肌痛（PMR）相鉴别，PMR伴有末稍凹陷性水肿。其次要与其他风湿免疫性疾病相鉴别，特别是易出现双手及双足对称性肿胀的疾病，如淀粉样关节病、混合性结缔组织病、赖特综合征、银屑病关节炎、老年类风湿关节炎等。患者是否伴实体性肿瘤及恶性血液病是第3个鉴别重点。RS3PE综合征伴肿瘤的发生率是很高的。

382. 老年类风湿关节炎和中青年类风湿关节炎相比有哪些不同？

RA可发生在任何年龄，老年RA和中青年RA相比有其自身的特点：①老年RA患者起病形式缓慢，以隐匿起病为主，病程较长，而中青年RA患者往往急性起病，病程较短。②手足肿胀是老年RA的显著特点，其关节症状及关节功能障碍程度均重于青中年患者。③贫血在老年RA患者更为突出，这可能与老年人骨髓再生能力差、蛋白代谢障碍及伴随其他慢性疾病有关。④老年RA患者并发症多于中青年RA患者。关节外表现以乏力、肺纹理增多和间质性肺疾病多见，并发心血管疾病亦明显增多。

383. 类风湿关节炎的X线分期标准是什么？

RA的X线分期如下。

Ⅰ期：关节或关节面下骨质疏松。

Ⅱ期：关节面下骨质疏松，偶见关节面囊性破坏或骨质侵蚀破坏。

Ⅲ期：明显关节面破坏或骨质侵蚀破坏，关节间隙狭窄。

Ⅳ期：除Ⅱ、Ⅲ期病变外，并有纤维性或骨性强直。

类风湿关节炎病情分类标准

Ⅰ期（早期）

（1）X线片无破坏性改变。

（2）X线片可有骨质疏松。

Ⅱ期（中期）

（1）X线片证实有骨质疏松，伴或不伴轻度软骨下的骨破坏，可能存在轻度软骨破坏。

（2）虽然可有关节活动受限，但无关节变形。

（3）受累关节附近肌肉萎缩。

（4）关节外软组织病变，如类风湿结节和腱鞘炎。

Ⅲ期（严重期）

（1）X线片除有骨质疏松外，还有软骨和骨破坏。

（2）关节变形，如半脱位、尺侧偏斜或关节过伸，但无骨纤维化或骨性强直。

（3）广泛肌肉萎缩。

（4）关节外软组织病变，如可有类风湿结节和腱鞘炎。

Ⅳ期（终末期）

（1）纤维性或骨性强直。

（2）具备Ⅲ期中的标准。

注：表明在分类的某一时期必须具备的。

类风湿关节炎病情活动和预后的指标是什么？

（1）RA病情活动评价目前均采用复合评分的方法进行评估，最常用的是基于28个关节疾病活动度评分（DAS28）、临床疾病活动指数（CDAI）、简化疾病活动指数（SDAI）。复合评分的计算主要基于下述指标，压痛关节数（TJC）、肿胀关节数（SJC）、患者对疾病的总体评分（PGA）、医生对疾病的总体评分（EGA）、ESR及CRP。

（2）提示预后不良的指标：关节肿胀数目多，急性期炎症反应物持续高水平，RF/抗CCP抗体阳性且呈高效价阳性，早期出现骨破坏，传统合成DMARDs治疗未达治疗目标，尤其是两种或多种传统合成DMARDs联合治疗RA仍处于持续中高疾病活动度等。

385. 类风湿关节炎患者功能状态评价是什么？

斯坦福健康评估问卷（health assessment questionnaire，HAQ），用来评估患者的功能状态。目前已把它简化为8个提问：①自己穿衣服，包括系鞋带和纽扣。②上床、下床。③端一满杯水送到嘴边。④在室外的平地上行走。⑤自己洗澡，且擦干身体。⑥蹲下，拾起地上的衣服。⑦开关水龙头或者打开瓶塞。⑧上下车。

计分方法。每个提问可选：无困难（0分）；有困难（1分）；需要别人帮助（2分）；不能做（3分）。

RA疾病活动度分级见表4-12。

表4-12 RA疾病活动度分级

疾病活动度分级	DAS28	CDAI	SDAI
临床缓解	< 2.6	≤2.8	≤3.3
低疾病活动度	≥2.6～< 3.2	> 2.8～< 10	> 3.3～< 11
中疾病活动度	≥3.2～≤5.1	≥10～≤22	≥11～≤26
高疾病活动度	> 5.1	> 22	> 26

注：DAS28为28个关节疾病活动度评分；CDAI为临床疾病活动指数；SDAI为简化疾病活动指数。

（1）DAS28（分）＝0.56压痛关节数（TJC28）（个）＋0.28肿胀关节数（SJC28）（个）＋ln[红细胞沉降率（ESR）（mm/h）]＋0.014×[患者对疾病的总体评分（PGA）（分）]。

（2）SDAI（分）＝压痛关节数（TJC）（个）＋肿胀关节数（SJC）（个）＋患者对疾病的总体评分（PGA）（分）＋医生对疾病的总体评分（EGA）（分）＋C反应蛋白（CRP）（mg/dl）。

（3）CDAI（分）＝压痛关节数（TJC）（个）＋肿胀关节数（SJC）（个）＋患者对疾病的总体评分（PGA）（分）＋医生对疾病的总体评分（EGA）（分）。

另外，2010年ACR/EULAR提出的RA Boolean缓解标准亦常用于判定患者是否达到缓解的治疗目标，当患者同时满足TJC≤1个，SJC≤1个，CRP≤1mg/dl，PGA≤1分（0～10分）时，定义为临床缓解。

386. 怎样理解类风湿关节炎的治疗战略？

（1）RA的治疗目的：①缓解疼痛与减轻炎症。②减少骨的侵蚀。③减少不必要的副作用。④保护关节和肌肉的功能。⑤尽可能恢复舒适及创造性的生活。

（2）治疗原则：减轻疼痛，控制病情进展，阻止发生不可逆的骨改变，尽可能地保护关节和肌肉的功能，改善患者的生活质量。

（3）RA的治疗策略：早期治疗和达标治疗（treat-to-target）是近年来RA最重要的治疗策略，显著改善了患者的预后。目前RA治疗的首要目标是临床缓解，对长病程患者可选择低疾病活动度为替代治疗目标。达标治疗指通过严密监控和及时调整治疗方案，尽快达到并维持治疗目标。对初治或中高疾病活动度的RA患者，应每月监测疾病活动度；治疗后达到临床缓解或低疾病活动度者，可每3～6个月监测1次；如果治疗3个月疾病活动度改善＜50%或6个月未达标，应及时调整治疗方案。

387. 初治类风湿关节炎的治疗方案？

RA一经确诊，应尽早开始DMARDs治疗。传统合成DMARDs目前仍然是RA治疗的一线用药，其中甲氨蝶呤作为基石药物，首选推荐单药治疗，存在甲氨蝶呤禁忌或不耐受的情况下，可考虑来氟米特或柳氮磺吡啶。传统合成DMARDs起效较慢，需1～3个月，因此，在中、高疾病活动度RA患者中可联合糖皮质激素作为桥接治疗，以快速控制症状。糖皮质激素的起始剂量、给药途径可视患者具体情况而定，但不建议长期使用，应在3个月内逐渐减停。

388. 类风湿关节炎患者可给予关节腔内注射糖皮质激素治疗吗？有哪些注意事项？

在RA的治疗中，可给予关节腔内注射糖皮质激素来缓解局部症状。对一般症状较轻，只有少数关节肿痛的患者或关节（腱鞘）有明显炎症的患者，关节腔内注射皮质激素有利于减轻关节炎的症状和体征，改善关节的功能。但1年内注射次数不宜超过3次，以免并发关节感染。在疾病早期，向1个或多个主要受累的关节腔内注射糖皮质激素能缓解局部乃至全身症状，有时疗效显著，但常是短期的。关节腔内注射糖皮质激素后的病情迅速改善能帮助患者逐步建立治疗有效的信心。病情复燃仅限于少数关节，急性时相蛋白水平无明显升高的患者，可以针对病变关节注射激素而无须对治疗方案做大的更改。局部注射糖皮质激素可以让患者更完全地参加各种康复计划，以恢复关节失去的功能。

RA患者关节腔内注射糖皮质激素应注意以下问题。

（1）局部注射糖皮质激素可发生类固醇晶体性关节炎。因此，在局部注射糖皮质激素前必须除外关节感染和晶体性关节炎。

（2）在创伤和关节局部感染的情况下，不能使用糖皮质激素局部注射来治疗RA。

（3）两次关节内注射的时间间隔不应太短，在负重关节至少间隔6～12周。

（4）积液较多的关节，注射药物前尽量抽尽关节液以免药物过度稀释。

（5）同一关节需重复注射或需多关节注射时，RA的全身治疗方案需要改动。

初始传统合成改善病情的抗风湿药治疗未达标后类风湿关节炎患者的用药方案是什么？

传统合成改善病情的抗湿药（DMARD）治疗3个月，疾病活动度改善＜50%或6个月未达标者，应根据有无合并预后不良因素及时调整治疗方案。对无预后不良因素者可在原有单药治疗的基础上，联合另一种或两种传统合成DMARD治疗继续观察；而对合并预后不良因素或糖皮质激素减停失败者，应及早联用一种靶向药物（生物原研DMARD或生物类似药DMARD或靶向合成DMARD）治疗，各种靶向药物的选择无优先推荐。靶向药物可抑制RA的核心致炎因子或关键免疫细胞功能，快速缓解RA病情。

目前我国常用的靶向DMARD包括以下5种。

（1）肿瘤坏死因子α（TNF-α）抑制剂：主要有两大类，可溶性TNF受体-IgG 1 Fc段融合蛋白和TNF-α单克隆抗体，均通过拮抗导致炎症的重要细胞因子TNF-α迅速阻断RA的炎症级联反应，具有快速抗炎、降低RA疾病活动度、阻止骨质破坏的作用。前者以依那西普/注射用重组人Ⅱ型TNF受体-抗体融合蛋白为代表，后者包括英夫利昔单抗、阿达木单抗、戈利木单抗及赛妥珠单抗。我国RA患者使用TNF-α抑制剂需高度警惕乙型肝炎病毒复制及结核复燃的风险。此外，充血性心力衰竭的患者避免使用。

（2）白介素（IL）-6受体拮抗剂：托珠单抗是人源化抗IL-6受体的单克隆抗体，通过与可溶性和膜结合IL-6受体的特异性结合，抑制RA发病中的核心炎性介质IL-6介导的炎症级联反应。用于传统合成DMARD或TNF-α抑制剂治疗效果不佳的活动性RA，可与传统合成DMARD联用，亦可以单用。常用剂量为8mg/kg，每4周静脉滴注1次。不良反应包括感染、血脂异常等。

（3）Janus激酶（JAK）抑制剂：属于靶向合成DMARD。JAK是一种非受体酪氨酸蛋白激酶，介导多种促炎细胞因子胞内信号传导。与生物制剂抑制单个炎性因子不同，JAK抑制剂可同时抑制依赖JAK通路的多种炎性因子，临床用于对传统合成DMARD或生物制剂疗效不佳的RA患者。目前获批用于治疗RA的JAK抑制剂有托法替布和巴瑞替尼。托法替布为JAK1和JAK3的抑制剂，常用剂量为每次5mg，每日2次；巴瑞替尼为JAK1和JAK2的抑制剂，每次2～4mg，每日1次。靶向合成DMARD为口服制剂，使用方便。JAK抑制剂所致肿瘤与感染的发生率与TNF-α抑制剂相当，托法替布治疗相关带状疱疹发生率有所增加。

（4）T细胞共刺激信号调节剂：阿巴西普是由细胞毒性T细胞相关蛋白4（CTLA-4）胞外结构域与人IgG1的Fc段组成的融合蛋白，通过阻断T细胞活化所需第二信号抑制T细胞活化，用于治疗对传统合成DMARD或TNF-α抑制剂疗效不佳的活动性RA。阿巴西普可能为抗CCP抗体阳性的RA患者带来更多临床获益。常用剂量为125mg/w，皮下注射。严重感染风险可能少于其他生物DMARD，但轻微增加肿瘤风险。

（5）抗CD20单抗：利妥昔单抗是针对CD20的人鼠嵌合单克隆抗体，通过清除B细胞，抑制自身免疫炎症。主要用于传统合成DMARD或TNF-α抑制剂疗效不佳的活动性RA，尽管在国外使用多年，我国目前尚无这一适应证。推荐剂量为每次1000mg，第1天和第15天各静脉滴注1次，使用前应予甲泼尼龙和抗组胺药预防超敏反应。此外，需注意感染的风险，不建议用于低丙种球蛋白血症的RA患者。

390. 在哪些情况下类风湿关节炎患者需要接受外科手术治疗？常见的手术有哪些？

（1）有这些情况的RA患者需要接受外科手术：①肌腱断裂或有断裂的危险。②神经压迫或有压迫的危险。③类风湿结节伴有疼痛。④颈椎不稳，半脱位，伴有神经系统体征。⑤严重畸形引起日常活动困难，如髋关节过度内收畸形。⑥牙齿咬合困难需行下颌关节髁状突切除术。⑦持续性滑膜炎、长期慢性疼痛、关节僵硬而影响日常生活及关节畸形，经内科正规药物治疗半年无效，X线检查未见关节软骨破坏或轻度破坏者。

（2）常见的手术方式包括：①滑膜切除术。②关节融合术。③关节成形术。④软组织手术。⑤关节镜手术，主要用于滑膜切除和关节清理。

391. 滑膜切除术有哪些好处？适应证有哪些？

滑膜切除术可以消除关节肿胀，减轻疼痛，降低关节腔张力，阻断进行性关节破坏的恶性循环，避免关节畸形的发生。同时，消除了增殖滑膜对关节活动的机械性阻碍，手术使关节功能得到明显改善。适应证有：①关节病变在半年以上，虽经系统地、充分地中、西药物治疗，关节肿胀和疼痛仍比较严重者。②病变局限于少数关节，或经系统治疗后已局限在少数关节者。③关节肿胀主要因滑膜肥厚者。④一般情况较好，无发热，贫血已被纠正，无心、肺、肝、肾功能障碍者。

392. 类风湿关节炎患者行人工关节置换术的好处有哪些？适应证有哪些？

对于关节严重破坏导致关节疼痛、畸形、僵硬、丧失功能的RA患者，应行人工关节置换术，可达到减轻疼痛、纠正畸形、恢复关节功能的目的，使RA患者恢复站立、行走及生活自理的能力，提高生活质量。

适应证为成年RA患者伴有严重关节畸形及功能障碍，可行人工关节置换术。对于幼年RA患者，其骨骼发育不成熟，应待骨骼闭合、骨骼变粗，且能配合术后康复时再手术。

393. 关节镜在类风湿关节炎中的治疗价值如何？

通过关节镜行部分或全部滑膜切除术，并可对关节软骨病损进行修整。关节镜下全滑膜切除是用刨刀将滑膜绞碎、吸出，工作量大且很费时，但较切开手术具有手术创伤小、术后功能恢复快等优点。对肥大或嵌夹于关节间的滑膜，如髌股关节卡压综合征、股胫关节嵌顿或滑膜皱襞综合征等，行部分滑膜切除，能使关节活动得到恢复，疼痛消失，常可获得满意的效果。对关节软骨病损进行清创、磨平、钻孔，有利于软骨愈合，往往能减少关节的酸痛不适。

394. 类风湿关节炎的常见死亡原因有哪些？

RA主要引起对称性关节病变，最终导致关节破坏、畸形及功能丧失，部分患者可引起关节外表现或其他并发症，其中重要脏器受累病变严重时，可导致死亡。主要死亡原因包括继发感染、心包炎导致心脏压塞及肾衰竭。

（三）干燥综合征

395. 什么是干燥综合征？它主要侵犯哪些器官组织？

干燥综合征又称自身免疫性外分泌腺病，是一种全身性慢性炎症性自身免疫性疾病。该病单独存在时称为原发性干燥综合征（pSS），继发于其他自身免疫病如SLE、RA、SSc时，则称为继发性干燥综合征（sSS），pSS较sSS多见，以下主要指pSS。干燥综合征主要侵犯外分泌腺，其中泪腺和唾液腺受累最为常见，形成干燥性角结膜炎和口腔干燥症，同时也可累及其他器官形成多种临床表现。干燥综合征发病多为中老年女性，病程长，预后一般较好。

396. 干燥综合征的病因可能有哪些？

SS的病因目前还不明确，多项研究表明，可能与遗传、感染和性激素水平有关。pSS被认为是复合基因异常，类似于SLE、RA的遗传易感性。免疫遗传学研究提示，SS的发病与某种HLA基因的频率有关。目前已确定的与SS相关的HLA位点包括DR3、DR2、DQA1和

DQB1。这些相关的HLA基因与SS自身抗体的产生和临床表现有相关性，说明这些HLA基因可能在SS的发病过程中起了重要作用。高效价抗Ro/SS-A抗体和抗La/SS-B抗体与DQA1和DQB1等位基因杂合有关。另外，其他的基因如编码干扰素（IFN）调控因子5（IRF5）、信号转导子和转录激活子4（STAT4）、白介素（IL）-12A、B细胞酪氨酸激酶（BLK）、C-X-C趋化因子受体5型（CXCR5）、TNFAIP3相互作用蛋白1等。表观遗传学因素可能在调节基因表达中发挥作用，如DNA甲基化、组蛋白乙酰化和基因重组等。MiRNA也参与SS基因表达的调节。

SS好发于女性，男女比例为1∶15～1∶20，提示雌激素水平可能参与发病。但与SLE不同，SS更常见于中老年女性。因此，雌激素水平的下降可能有助于SS的发生。动物研究发现，雌激素可预防泪腺和唾液腺炎症，而雌激素撤退会促进唾液腺上皮细胞凋亡。研究还发现SS患者的脱氢表雄酮和二氢睾酮血清浓度低下。因此，雄激素可能和雌激素一样，也可预防SS的发生。

很多观察性结果表明病毒参与SS的发病，但尚未确定任何具体病毒。EBV可潜伏于唾液腺，诱导T细胞产生强烈的免疫应答，并激活B细胞产生自身抗体。HIV、HCV感染后相关的临床综合征与SS有很多相同的特征。反转录病毒元件可激活固有免疫，诱导Ⅰ型IFN过量生成。

397. 干燥综合征的发病机制和病理特征是什么？

SS患者的腺体功能障碍主要源于自身免疫性炎症及其导致的泪液和唾液生成组织受损和破坏。另外，腺体功能障碍还可能有其他致病机制，包括抗毒蕈碱受体的抗体可能破坏腺体的神经支配，以及细胞因子对神经递质释放或其他分泌细胞功能的直接效应。

唾液腺上皮细胞在SS腺体炎症的启动和维持中发挥重要作用，通过充当非典型抗原呈递细胞而成为自身免疫反应的中央调节器。唾液腺上皮细胞由Ⅰ型IFN或病毒感染激活后，可表达多种免疫活性分子，如HLAⅠ类分子、TNF受体超家族成员、黏附分子、凋亡相关分子（FAS受体、FAS配体）以及参与固有和适应性免疫应答的关键分子（BAFF、IL-1、IL-6、TNF-α和IL-22等）等。唾液腺上皮细胞通过TLRs感知先天免疫信号，导致上述免疫活性分子的上调，联结固有和获得性免疫应答。此外，腺体上皮细胞中的TLR3信号转导可导致上皮细胞凋亡以及Ro/SSA和La/SSB自身抗原的上调。

SS患者唾液腺细胞因子环境主要由Th1/Th17分泌的细胞因子组成，CD4阳性T细胞产生促炎细胞因子IL-2、IL-10和IFN-γ，浸润Th17细胞产生IL-17。BAFF是SS中的关键细胞因子，由Ⅰ型和Ⅱ型IFN诱导，促进B细胞的活化、增殖和生存。SS患者血清和唾液腺BAFF水平增高，其血清水平与抗SSA、抗SSB抗体和RF水平相关。固有免疫系统与获得性免疫系统间存在相互促进的循环反复，导致持续的腺体损伤和功能障碍。

病理特征：唾液腺、泪腺及病变组织内大量淋巴细胞聚集浸润，形成淋巴细胞“灶”，有时可以形成假性淋巴瘤；少数可以因冷球蛋白血症、高球蛋白血症或免疫复合物沉积于血管壁引起血管炎的改变。当淋巴细胞浸润突出，出现原始细胞时，应注意有转变成恶性淋巴瘤的可能。

398. 干燥综合征患者发病年龄及性别特点是什么？

pSS主要发生于40～60岁的女性，男女比1∶15～1∶20。但在儿童及青少年亦可发病。因症状不特异，据国内报道，从发病到确诊的时间平均为6年。

399. 干燥综合征的外分泌腺表现有哪些？

SS的患者外分泌腺损伤后引起腺体破坏，分泌液减少，导致口、眼等部位的干燥症状。

（1）口干燥症：①口干，讲话及进食固体食物需频繁饮水。②舌面光滑、干裂或溃疡。③猖獗龋——牙齿变黑、片状脱落、仅留有残根。④腮腺和/或下颌下腺一过性或慢性、复发性肿大，一侧或双侧肿大，伴有疼痛及压痛；原发性干燥综合征接近50%的患者有唾液腺的肿大，而在sSS中则少见。⑤口干常造成口腔中菌落的组成发生变化，容易出现慢性念珠菌感染或某些微生物感染所致牙周病；慢性念珠菌感染可出现黏膜扁平苔藓样病变。

（2）眼干燥症（干燥性角结膜炎）：表现为眼干涩、异物感、泪少、畏光、眼易疲劳、视力下降等。

（3）其他部位干躁症状：如呼吸道、消化道、阴道、皮肤、鼻腔等部位。

400. 干燥综合征的系统性表现有哪些？

SS主要引起外分泌腺病变，同时也可引起多种系统性损害的临床症状。乏力突出，发热以低热为主，个别以反复高热为突出表现，抑郁较其他结缔组织病（CTD）常见。

（1）皮肤病变：pSS有皮肤干燥、雷诺现象及皮肤血管炎。皮肤血管炎以双下肢紫癜最常见。其他有荨麻疹样皮肤损害、红斑结节等。

（2）关节、肌肉病变：约50%的pSS可出现关节痛症状，呈慢性、复发性，累及手关节多见，仅10%的患者出现关节炎，而侵蚀性关节炎罕见。出现肌痛、肌无力症状时需鉴别是否合并纤维肌痛综合征、激素相关性肌病、继发肾小管性酸中毒导致的低钾血症或其他并发疾病。血清肌酸激酶、血钾和肌电图、肌肉MRI有助于pSS相关疾病的确诊及鉴别。

（3）呼吸系统：呼吸系统受累主要表现为气道干燥、间质性肺疾病、毛细支气管炎、肺大疱和支气管扩张。罕见表现为淀粉样变、假性淋巴瘤、肺动脉高压与胸膜病变。以间质性肺疾病（ILD）最多见，病理类型各异，有非特异性间质性肺炎（NSIP）、淋巴细胞性间质性肺炎（LIP）、寻常型间质性肺炎（UIP）和机化性肺炎（OP）。ILD是pSS死亡的主要原因之一。

（4）消化系统病变：pSS患者常有胃食管反流症状，部分表现喉气管刺激症状，与唾液流量减少，不能自然缓冲反流的酸性胃内容物有关。此外，非甾体抗炎药和糖皮质激素的使用可导致患者发生胃炎和消化性溃疡。25%的患者有肝功能损害、转氨酶升高，甚至黄疸，部分合并原发性胆汁性胆管炎（PBC）。pSS可出现胰腺外分泌功能障碍，其病理机制类似于唾液腺受累，主因淋巴细胞浸润导致胰腺腺泡萎缩、胰管狭窄等慢性胰腺炎改变。

（5）肾脏病变：pSS患者最常见的肾脏损害为肾小管间质性病变，临床可表现为肾小管性酸中毒、肾性尿崩、范科尼综合征、肾钙化/结石等，部分患者因低钾血症而出现周期性麻痹就诊。少数患者发生肾小球肾炎及间质性膀胱炎。有条件者建议行肾穿刺以明确病变性质及活动程度。

（6）神经系统病变：pSS累及神经系统表现多样，周围神经、自主神经和中枢神经系统均可受累。以周围神经病变最常见（10%～20%），多呈对称性周围感觉神经病变，常见于高球蛋白血症性紫癜的患者，运动神经受累亦可合并出现。自主神经综合征表现为体位性低血压、Adie瞳孔、无汗、心动过速、胃肠功能紊乱等。小纤维神经病常导致感觉异常如烧灼感。中枢神经系统病变少见，常表现为脑白质病变、视神经脊髓炎谱系疾病或横贯性脊髓炎。

（7）血液系统病变：可出现血细胞减少，其中白细胞轻度减少最常见。血小板减少往往是风湿科医生的治疗难点，部分患者病情顽固、易复发、难控制。淋巴瘤的风险较健康人群高数倍，最常见的是黏膜相关淋巴组织结外边缘区淋巴瘤（MALT淋巴瘤）。

（8）冷球蛋白血症：表现为冷球蛋白相关血管炎、膜增生性肾小球肾炎。与B细胞长期活化相关，发生淋巴瘤的风险增高，预后欠佳。其类型通常为同时存在Ⅱ型、Ⅲ型冷球蛋白的混合型冷球蛋白血症。

（9）甲状腺疾病：常伴随pSS存在，包括Graves病和桥本甲状腺炎等，部分患者可出现甲状腺功能亢进或甲状腺功能减退表现，血中可检出针对甲状腺抗原的自身抗体，包括甲状腺球蛋白抗体和甲状腺微粒体抗体或促甲状腺激素受体抗体等。

401. 干燥综合征与假性淋巴瘤、恶性淋巴瘤有何关系？

SS以外分泌腺体受累为主，同时也可有淋巴结、肝、脾、肾等腺体外组织的受累，表现为这些腺体外组织的淋巴组织增生、全身多处淋巴结长期增大，但活检呈良性增生，这种大量淋巴细胞聚集的状态，称为假性淋巴瘤。这种淋巴组织的良性增生可转化为恶性增生，导致恶性淋巴瘤的发生。SS并发恶性淋巴瘤的概率较正常人群明显增高，当淋巴结及唾液腺或下颌下腺增大明显、质地变硬，免疫球蛋白由多克隆增殖转变为单克隆增殖时，发生恶性淋巴瘤的可能性极大，应进行多次组织学检查。

402. 干燥综合征的一般辅助检查包括哪些？

常规化验包括血、尿、便常规；肝肾功能、血糖、电解质、ESR、CRP、补体等。此外，应依据患者的症状和器官受累情况进行其他相应的辅助检查，如胸部高分辨CT等。

免疫球蛋白测定及蛋白电泳。多数患者有明显的多克隆高免疫球蛋白血症。偶有出现单克隆高免疫球蛋白血症者要警惕淋巴系恶性肿瘤的发生。

403. 干燥综合征的诊断性检查包括哪些？

（1）自身抗体：SS患者血清中可检测到多种自身抗体，抗核抗体（ANA）阳性率达80%，其中抗SSA抗体阳性率最高，抗SSB抗体是诊断SS的标志性抗体。特别值得注意的是，抗Ro52抗体不等同于抗SSA抗体，抗Ro52抗体阳性并不代表抗SSA抗体阳性。两者是两种独立的抗体，均可在SS患者血清中出现，往往是同时阳性，但抗Ro52抗体的特异性较抗SSA抗体差。抗着丝点抗体、抗胞衬蛋白抗体等也常阳性。70%～90%的患者RF呈阳性。

（2）唇腺黏膜病理：灶性淋巴细胞性唾液腺炎（FLS）是诊断SS的典型病理表现。正确的唇腺黏膜病理诊断性判读为，每$4mm^2$唇腺黏膜组织面积内≥50个淋巴细胞为一个灶，浸润的淋巴细胞通常紧密聚集在唾液腺管或血管周围，而其周边的腺泡组织表现正常。唇腺病理阳性界定为每$4mm^2$唇腺黏膜组织面积内平均至少1个FLS，即灶性指数≥1灶/$4mm^2$为唇腺病理阳性，是诊断SS的标准之一。必须强调的是，在$4mm^2$组织内的灶数，国内建议用有标尺的显微镜来计算。无面积界定的报告不具备临床诊断意义。唇腺病理除有助于诊断SS外尚可用于排除非特异性慢性唾腺炎、慢性硬化性唾腺炎及米库利兹病综合征。

（3）口干燥症检查包括唾液流率、腮腺造影、唇腺活检等。

1）唾液流率：在静止状态下一定时间内唾液的分泌量。测定方法有自然/非刺激唾液流率和刺激后流率。pSS多应用自然/非刺激唾液流率，为自然状况下测得的全部唾液分泌物。检测方法为测前患者静坐10分钟，收集10～15分钟内流出的全部唾液于清洁容器内，测其量。健康人全部唾液流率＞15ml/15min，＜0.1ml/min为流率低下。

2）腮腺造影：腮腺造影是在腮腺导管内注入造影剂（碘帕醇）后摄X线片，观察各级导管的形态变化。SS患者各级导管不规则、僵硬，有不同程度的狭窄和扩张，碘液可淤积于末端导管腺体呈点球状，呈现如苹果树样改变或雪花样改变，而主导管不闭塞。由于pSS患者腮腺导管狭窄可能导致碘液排空障碍，进一步损伤腮腺功能，故2012年和2016年的pSS分类诊断标准已不再包括该项检查。国内许多医院进行唾液腺放射性核素检查，该检查对SS腮腺功能的特异性有待进一步确定。

3）唇腺活检：唇黏膜的小涎腺所示的灶性淋巴细胞性唾液腺炎（FLS）及灶性淋巴细胞数，是诊断pSS的特异性指标。

（4）干燥性角结膜炎检查包括Schirmer试验、角膜染色、泪膜破碎时间等。

1）泪液分泌试验（Schirmer试验）：在未经表面麻醉的情况下进行Schirmer试验，检测泪液分泌情况。①操作需在安静和暗光环境下进行，将标准Schirmer滤纸在刻度处弯折，轻轻置入被测者下眼睑的颞侧边缘，嘱患者轻轻闭眼，保留滤纸5分钟，5分钟后取出滤纸，测量试纸条被浸湿的长度。②结果判读的阳性标准为Schirmer≤5mm/5min。

2）角膜染色：每只眼中滴入0.5%荧光素钠，4～8分钟，使用配备有钴蓝色滤光片的裂隙灯观察角膜染色情况并评分。点状上皮损伤将被染色，计算角膜、结膜染色“点”的数量。无染色为0分，1～5个荧光素染色点为1分，6～30个荧光素染色点为2分，>30个荧光素染色点为3分。下述3种情况为附加评分，角膜出现1个或多个着染点融合，包括线性染色，加1分；角膜中央直径4mm区域出现染色点，加1分；如果角膜出现丝状染色，加1分。每个角膜最大可能得分为6分。

3）泪膜破碎时间（BUT）：不眨眼情况下泪膜发生破裂的时间，临床上通常以此来反映泪膜的不稳定性。①操作流程为在患者下睑结膜滴入5～10μl荧光素钠，2分钟后，在目镜设置为10倍放大及照明设置为“高”的裂隙灯下，应用钴蓝色滤光片进行检查；嘱患者眨眼1次后保持自然睁眼平视，观察记录自眨眼至角膜出现第一个黑斑的时间；测量3次，并记录平均值。②结果判读的阳性标准为BUT≤10秒。

404. 干燥综合征的分类标准都有哪些？

干燥综合征的分类标准见表4-13和表4-14。

表4-13 2002年美欧修订的SS国际分类标准（American and European Consensus Group，AECG标准）

表现	依据	具体判定标准
Ⅰ口腔症状 每日感到口干持续3个月以上 成人腮腺反复或持续肿大 吞咽干性食物时需用水帮助	3项中有1项或以上	原发性干燥综合征无任何潜在疾病情况下，有下述两条可诊断：①符合上述6条中4条或4条以上，但条目Ⅳ和条目Ⅵ需至少1条阳性；②条目Ⅲ、Ⅳ、Ⅴ、Ⅵ 4条中任3条阳性 继发性干燥综合征患者有潜在的疾病（如任一结缔组织病，符合Ⅰ和Ⅱ中任1条，同时符合条目Ⅲ、Ⅳ、Ⅴ中任2条） 诊断前两者必须除外：头颈面部放疗史、丙型肝炎病毒感染、艾滋病、淋巴瘤、结节病、移植物抗宿主病、抗乙酰胆碱药的应用（如阿托品、莨菪碱、溴丙胺太林、颠茄等）
Ⅱ眼部症状 每日感到不能忍受的眼干持续3个月以上 感到反复的沙子进眼或砂磨感 每日需用人工泪液3次或3次以上	3项中有1项或以上	
Ⅲ眼部体征 Schirmer试验（+）（≤5mm/5min） 角膜染色（+）（≥4van Bijsterveld记分法）	任1项或以上阳性	
Ⅳ组织学检查 小唇腺淋巴细胞灶≥1		
Ⅴ唾液腺受损 唾液流率（+）（≤1.5ml/15min） 腮腺造影（+） 唾液放射性核素检查（+）	任1项或以上阳性	
Ⅵ自身抗体 抗SSA或抗SSB（+）（双扩散法）	抗SSA或抗SSB（+）（双扩散法）	

表4-14　2016年美国风湿病学会（ACR）/欧洲抗风湿病联盟（EULAR）制定的pSS分类标准

	依据	备注
纳入标准	至少有眼干或口干症状之一者，即下述至少一项为阳性 每日感到不能忍受的眼干，持续3个月以上 眼中反复砂砾感 每日需用人工泪液3次或3次以上 每日感到口干，持续3个月以上 吞咽干性食物需频繁饮水帮助。或在EULAR的SS疾病活动度指数（ESSDAI）问卷中出现至少一个系统阳性的可疑SS者	该标准敏感性为96%，特异性为95%，在诊断标准的验证分析及临床试验的入组中均适用
排除标准	患者出现下列疾病，因可能有重叠的临床表现或干扰诊断试验结果，应予以排除 头颈部放疗史 活动性丙型肝炎病毒感染 艾滋病 结节病 淀粉样变 移植物抗宿主病 IgG4相关性疾病	
适用于任何满足上述纳入标准并除外排除标准者	且下述5项评分总和≥4者诊断为pSS 唇腺灶性淋巴细胞浸润，且灶性指数≥1个灶/4mm^2，为3分 血清抗SSA抗体阳性，为3分 至少单眼角膜染色计分（OSS）≥5或Van Bijsterveld评分≥4分，为1分 至少单眼泪液分泌试验（Schirmer试验）≤5mm/5min，为1分 未刺激的全唾液流率≤0.1ml/min（Navazesh和Kumar测定法），为1分 常规使用胆碱能药物者应充分停药后再行上述后三项评估口眼干燥的检查	

405. 干燥综合征的病情如何评估？

确诊SS后患者应进行全面评估，包括常见干燥、疲劳和疼痛症状的评估，以及各系统器官受累的评估。目前应用较广泛的病情活动性评估为ESSDAI和EULAR的SS患者自我报告指数（ESSPRI），见表4-15。

表4-15　欧洲抗风湿免疫性疾病联盟制定的干燥综合征疾病活动指数（ESSDAI）评估表

受累部位	疾病活动水平及评分	定义
全身症状（除疾病以外原因，如感染引起的发热，减肥所致体重减轻）（权重3）	不活动为0分	无下述任何症状
	轻度活动为1分	轻微发热或间断发热（体温37.5～38.5℃）/夜间盗汗/非有意的体重下降5%～10%
	中度活动为2分	高热（体温＞38.5℃）/夜间盗汗/非有意的体重下降＞10%

续 表

受累部位	疾病活动水平及评分	定义
淋巴结病（排除感染）（权重4）	不活动为0分 轻度活动为1分 中度活动为2分	无下述任何症状 全身任意部位淋巴结≥1cm或腹股沟淋巴结≥2cm 全身任意部位淋巴结≥2cm或腹股沟淋巴结≥3cm/脾大（临床可触及或影像学发现）
腺体病变（除外结石或感染）（权重2）	不活动为0分 轻度活动为1分 中度活动为2分	无腺体肿大 轻度腺体肿大 腮腺肿大（≤3cm） 或局限性下颌下腺或泪腺肿大 重度腺体肿大 腮腺肿大（>3cm） 或广泛下颌下腺或泪腺肿大
关节病变（除外骨关节炎）（权重2）	不活动为0分 轻度活动为1分 中度活动为2分 高度活动为3分	目前无活动性关节受累 手、腕、踝及足关节疼痛伴晨僵（>30分钟） 1～5个关节有滑膜炎（28个关节中） ≥6个关节有滑膜炎（28个关节中）
皮肤病变（对稳定长期存在的与损伤有关的表现定级为“不活动”）（权重3）	不活动为0分 轻度活动为1分 中度活动为2分 高度活动为3分	目前无活动性皮肤病变 多形红斑 局限性皮肤血管炎，包括荨麻疹性血管炎或局限性足踝部紫癜或亚急性皮肤狼疮 弥漫性皮肤血管炎，包括荨麻疹性血管炎或弥漫性紫癜或血管炎相关溃疡
肺部病变（对稳定长期存在的与损伤有关的表现，或与本病无关的呼吸系统受累，如吸烟等，定级为“不活动”）（权重5）	不活动为0分 轻度活动为1分 中度活动为2分 高度活动为3分	目前无活动性肺部病变 持续咳嗽或支气管病变，但X线胸片无影像异常表现或放射学或胸部高分辨率CT诊断的间质性肺疾病，无呼吸困难，且肺功能正常 中度活动性肺部病变，如胸部高分辨率CT诊断间质性肺疾病，伴活动后气短（纽约心功能分级Ⅱ级）或肺功能异常（40%≤肺一氧化碳弥散量占预计值百分比＜70%或用力肺活量占预计值百分比60%～80%） 重度活动性肺部病变，如胸部高分辨率CT诊断的间质性肺疾病，伴休息时气短（纽约心功能分级Ⅲ级，Ⅳ级）或肺功能异常（肺一氧化碳弥散量占预计值百分比＜40%或用力肺活量占预计值百分比＜60%）

续　表

受累部位	疾病活动水平及评分	定义
肾脏病变（对稳定长期存在的与损伤有关的表现，以及与本病无关的肾脏受累，定级为“不活动”。如有肾活检结果，则首先按照肾活检结果定级）（权重5）	不活动为0分	目前无活动性肾脏病变：尿蛋白＜0.5g/24h，无血尿，无白细胞尿，无酸中毒或由于损伤所致的持续稳定的蛋白尿
	轻度活动为1分	轻微肾脏活动性病变 肾小管酸中毒不伴肾功能不全（GFR≥60ml/min） 肾小球病变：尿蛋白0.5～1.0g/24h，无血尿或肾功能不全（GFR≥60ml/min）
	中度活动为2分	中度肾脏活动性病变 肾小管酸中毒伴肾功能不全（GFR＜60ml/min） 肾小球病变：尿蛋白1.0～1.5g/24h，无血尿或肾功能不全（GFR≥60ml/min），或 组织学证据：外膜性肾小球肾炎或严重的间质淋巴细胞浸润
	高度活动为3分	重度肾脏活动性病变 肾小球病变：尿蛋白＞1.5g/24h，或血尿或肾功能不全（GFR＜60ml/min） 或组织学证明的增生性肾小球肾炎或冷球蛋白相关肾病
肌肉病变（除外糖皮质激素相关性肌无力）（权重6）	不活动为0分	目前无活动性肌肉病变
	轻度活动为1分	肌电图或肌肉活检证实轻度活动性肌炎，肌力正常，肌酸激酶≤2倍正常参考值
	中度活动为2分	肌电图或肌肉活检证实中度活动性肌炎，伴肌无力（肌力≥4级），或肌酸激酶升高（肌酸激酶2～4倍正常参考值）
	高度活动为3分	肌电图或肌肉活检证实高度活动性肌炎，伴肌无力（肌力≤3级），或肌酸激酶升高（肌酸激酶＞4倍正常参考值）
周围神经病变（对稳定长期存在的与损伤有关的表现，或与本病无关的外周神经受累，定级为“不活动”）（权重5）	不活动为0分	目前无活动性周围神经病变
	轻度活动为1分	轻度活动性周围神经病变，如神经传导检查证实单纯感觉轴索多神经病变，或三叉神经痛
	中度活动为2分	神经传导检查证实的中度活动性周围神经病变，如轴索感觉-运动神经病变伴运动功能4级以上，单纯感觉神经病变伴冷球蛋白血症型血管炎，神经节病变所致的轻、中度共济失调，炎症性脱髓鞘性多神经病伴轻度运动功能障碍（运动功能4级或轻度共济失调），或脑神经外周病变（三叉神经痛除外）
	高度活动为3分	神经传导检查证实的高度活动性外周神经病变，如轴索感觉-运动神经病变伴运动功能≤3级，血管炎导致的周围神经病变（多发性单神经炎等），神经节病变导致的重度共济失调，炎症性脱髓鞘性多神经病伴重度功能障碍（运动功能≤3级或重度共济失调）

续 表

受累部位	疾病活动水平及评分	定义
中枢神经病变（对于稳定长期存在的与损伤有关的表现，或与本病无关的中枢神经受累，定级为“不活动”）（权重5）	不活动为0分	目前无活动性中枢神经系统病变
	中活动度为2分	中度活动性中枢神经系统病变，如脑神经的中枢病变，视神经炎，或多发性硬化样综合征出现单纯感觉障碍或经证实的认知障碍
	高活动度为3分	高度活动性中枢神经系统病变，如因脑血管炎出现的脑血管意外或短暂缺血发作，癫痫发作，横贯性脊髓炎，淋巴细胞性脑膜炎，多发性硬化样综合征出现运动功能障碍
血液系统病变（排除由维生素缺乏、铁缺乏或使用药物引起的血细胞减少）（权重2）	不活动为0分	无自身免疫性血细胞减少
	轻度活动为1分	自身免疫性血细胞减少，中性粒细胞减少症（中性粒细胞 $1\sim1.5\times10^9/L$），贫血（血红蛋白100～120g/L），血小板减少症（血小板 $100\sim150\times10^9/L$），或淋巴细胞减少症（淋巴细胞 $0.5\sim1\times10^9/L$）
	中度活动为2分	自身免疫性血细胞减少，中性粒细胞减少症（中性粒细胞 $0.5\sim1\times10^9/L$），贫血（血红蛋白80～100g/L），血小板减少症（血小板 $50\sim100\times10^9/L$），或淋巴细胞减少症（淋巴细胞 $\leqslant0.5\times10^9/L$）
	高度活动为3分	自身免疫性血细胞减少，中性粒细胞减少症（中性粒细胞 $<0.5\times10^9/L$），贫血（血红蛋白<80g/L），血小板减少症（血小板 $<50\times10^9/L$）
血清学变化（权重1）	不活动为0分	无下述任何血清学变化
	低活动度为1分	血清中出现单克隆成分，低补体血症（补体C3，补体C4或补体CH50低），高球蛋白血症或IgG在16～20g/L
	中活动度为2分	冷球蛋白血症，高球蛋白血症或IgG>20g/L，近期出现的低球蛋白血症或IgG减少（<5g/L）

注：GFR为肾小球滤过率；最终评分=各项积分和；各项积分=活动水平×权重。

406. 原发干燥综合征应与哪些疾病鉴别？

（1）SLE：SLE及pSS均为多系统性疾病，前者多为年轻女性，面部红斑、脱发、口腔溃疡常见，肾脏受累明显，抗dsDNA抗体及抗Sm抗体呈阳性，可与pSS鉴别。

（2）RA：RA与pSS均可有关节病变及RF阳性。前者晨僵时间长，逐渐进展可有关节畸形，X线可见虫蚀样骨破坏。pSS伴有关节病变一般无骨质破坏及关节畸形。若RA诊断明确，而患者又符合SS的诊断，则一般情况下为继发性的。

（3）伴有口眼干燥症状的其他疾病：淋巴瘤、淀粉样变、结节病、糖尿病、慢性胰腺炎、肝硬化、结核、沙眼、淋病、HIV感染、乙型肝炎、丙型肝炎等疾病均可引起泪腺及唾液腺浸润，引起口眼干燥症状，但这类患者有相应疾病的临床表现，抗SSA抗体及抗SSB抗体阴性。

407. 哪些常用药物可引起干燥的症状？

α受体阻滞剂、β受体阻滞剂、抗抑郁药、治疗肌肉痉挛的美索巴莫、治疗尿失禁的奥昔布宁、乌拉胆碱、左旋多巴、伪麻黄碱、扑尔敏、抗胆碱药（如阿托品）等药物均可引起干燥的症状。

408. 干燥综合征的治疗原则是什么？

SS患者应在风湿科、眼科、口腔科等多科医生的协商下制订治疗方案。目前pSS尚无满意的治疗措施，无论是干燥、疲乏、疼痛或内脏器官损害均缺乏经循证医学论证的有效药物，现使用的药物多为经验性治疗，或借鉴类似病变的治疗。SS的治疗原则为减轻症状，阻止组织损伤。

409. 干燥综合征的局部治疗包括哪些？

目前的治疗尚不能达到逆转腺体功能紊乱及治愈疾病的效果，对口眼干的首选治疗是通过局部治疗缓解症状。应教育患者认识疾病，保持健康生活方式及愉悦心情。

（1）口干燥症：推荐患者定期进行口腔健康检查和护理，预防牙周病。首先依据唾液流率将唾液腺受损程度分为轻、中、重度，然后根据不同损伤程度制订相应的治疗方案，轻度腺体功能受损使用非药物刺激唾液腺分泌，如无糖的酸性糖片、木糖醇，或机械刺激（无糖口香糖），可外用氟化物预防龋齿。国外推荐中至重度腺体功能受损但具有残余唾液腺功能的患者，在无禁忌证（如消化道溃疡、支气管哮喘或闭角型青光眼）的情况下，首选口服毒蕈碱激动剂如毛果芸香碱或西维美林（此类药物国内应用不广泛）。毛果芸香碱不良反应包括出汗、尿频、肠激惹。此外，环戊硫酮片、溴己新片和N乙酰半胱氨酸等药物因可促进分泌也可以考虑使用。重度腺体功能受损且无残留唾液腺分泌功能的患者建议使用人工涎液替代治疗。人工涎液有多种制剂，含羧甲基纤维素、黏液素（mucin）、聚丙烯酸（polyacrylic acid）、黄胶原（xanthan）或亚麻仁聚多糖（1inseed polysaechride）等成分。

（2）眼干燥症：眼干燥症的评估通常依赖于3个特征，泪液功能、泪液成分及眼表改变。与口干燥症相同，眼干燥症的治疗依据眼干的严重程度和对每种治疗的反应不同进行调整。预防性措施为避免减少泪液产生的全身性药物，保持良好的睑缘卫生。眼干症状明显时，每天至少使用2次人工泪液。一般建议使用含有透明质酸盐或羧甲基纤维素且不含防腐剂的人工泪液，润滑油膏通常只在睡前给药，以免长期使用损害视力。难治性或严重眼干燥症可局部使用含有免疫抑制剂（如环孢素）的滴眼液及经处理后的小牛血清或血清替代物。糖皮质激素类滴眼液，应在眼科医生指导下短期内（2～4周）使用。

410. 干燥综合征的系统治疗包括哪些？

半数以上pSS患者出现疲劳和疼痛症状。疲劳推荐通过锻炼来减轻症状，部分患者可考虑应用羟氯喹。对乙酰氨基酚可作为治疗疼痛的一线药物，神经痛时可应用加巴喷丁、普瑞巴林、度洛西丁等药物。存在系统受累，特别是活动性内脏器官受累的患者可使用糖皮质激素、免疫抑制剂和生物制剂治疗。

（1）皮肤症状：环状红斑者可短期、局部使用糖皮质激素，也可应用羟氯喹。全身使用糖皮质激素主要针对广泛或严重的皮肤病变，如血管炎样皮疹。可联合使用硫唑嘌呤、吗替麦考酚酯或甲氨蝶呤等免疫抑制剂。

（2）关节痛/关节炎：可用非甾体抗炎药、羟氯喹。出现关节炎者可用甲氨蝶呤、来氟米特、硫唑嘌呤、艾拉莫德等。少数情况下需要短程使用小剂量糖皮质激素。

（3）肌肉受累：ESSDAI根据肌无力及血清肌酸激酶水平对pSS合并肌肉受累进行分级，pSS患者低疾病活动度的肌痛，不伴肌无力及肌酸激酶升高时，应用非甾体抗炎药对症治疗。而中、高疾病活动度肌炎患者，糖皮质激素可作为一线药物，病情严重者可联合免疫抑制剂，如甲氨蝶呤（每周7.5mg ～ 15mg）等。

（4）间质性肺炎：pSS合并间质性肺病通常较其他结缔组织病相关肺间质病轻。对胸部高分辨率CT确诊的肺病变范围＜10%，且无呼吸系统症状、肺一氧化碳弥散量占预计值百分比＞65%的患者，建议密切监测，每隔6个月左右评估一次。病情严重和进展较快的患者可使用口服或静脉注射糖皮质激素治疗，免疫抑制剂可选择环磷酰胺、吗替麦考酚酯等。用于治疗特发性肺纤维化的抗纤维化药物吡非尼酮和尼达尼布等，对SS合并肺间质纤维化疗效有待进一步证实。另外，局部吸入型糖皮质激素和β_2肾上腺素受体激动剂（如沙丁胺醇）可用于支气管病变者，乙酰半胱氨酸可作为辅助治疗药物。

（5）肾脏受累：肾小管性酸中毒时需补钾并长期使用枸橼酸合剂纠正酸中毒，预防可能危及生命的并发症。肾小管间质性肾炎患者如果有条件可进行肾穿刺，根据病变活动程度予以相应治疗。对膜增生性肾小球肾炎，可参考狼疮肾炎的治疗。

（6）神经系统受累：中枢神经系统受累时可使用大剂量糖皮质激素（每日1 ～ 2mg/kg）治疗，严重者激素冲击，同时联合免疫抑制剂，如环磷酰胺、吗替麦考酚酯或硫唑嘌呤等，提高诱导缓解疗效并减少维持期的复发。亦可采用地塞米松联合甲氨蝶呤鞘内注射。此外，根据疾病严重程度可选择其他治疗方式，包括血浆置换、利妥昔单抗等。利妥昔单抗对视神经脊髓炎谱系疾病疗效较好。周围神经受累可采用激素和免疫抑制剂，同时联合维生素B_1、维生素B_{12}、金纳多等对症治疗，但部分患者疗效不佳。

（7）血液系统受累：血小板严重减低、溶血性贫血时需予糖皮质激素治疗，原则与系统性红斑狼疮合并此情况时类似。可联合免疫抑制剂，如环孢素、他克莫司等。反复治疗效果不佳可用大剂量免疫球蛋白（IVIg）每日0.4g/kg，连用3 ～ 5日。利妥昔单抗可用于难治性血小板减少。

（8）冷球蛋白血症：冷球蛋白血症的治疗取决于病情的严重程度，可使用糖皮质激素（必要时可使用冲击疗法）、免疫抑制剂（如环磷酰胺、硫唑嘌呤或吗替麦考酚酯）、血浆置换、利妥昔单抗等。后两者联合应用在冷球蛋白相关的系统性血管炎中可获得良好疗效。

411. 干燥综合征患者的预后如何？

该病预后较好，特别是病变仅局限于唾液腺、泪腺、皮肤黏膜外分泌腺体者。有内脏损害者经恰当治疗后大多可以控制病情。预后不良因素包括进行性肺纤维化、中枢神经病变、肾功能不全、合并恶性淋巴瘤者。

412. 干燥综合征与自身免疫性肝病的关系如何？

SS的患者也可出现肝脏增大、肝功能异常，肝穿刺亦可见慢性活动性肝炎或迁延性肝炎的病理改变，有些可见肝内胆管的慢性炎症，与自身免疫性肝病的表现有相似之处，但它们属于不同的疾病，在临床中应注意鉴别诊断。当然，在临床中还可以见到pSS与自身免疫性肝炎（AIH）、原发性胆汁性肝硬化（PBC）等自身免疫性肝病合并存在的情况。

（四）特发性炎性肌病

413. 什么是特发性炎性肌病？

特发性炎性肌病（idiopathic inflammatory myopathies，IIMs）是一组异质性的系统性自身炎症性肌病，其共同特征为慢性肌肉炎症、皮疹、内脏器官损伤。该组疾病不包括已明确病原体的感染性肌病，还需排除肌营养不良、代谢性肌病、已明确诊断的结缔组织病相伴随的肌肉炎症等。炎性肌病可以独立发生，也可以伴随恶性肿瘤或其他结缔组织病（重叠综合征）。

传统的分类标准将IIMs分为皮肌炎（dermatomyositis，DM）、多发性肌炎（polymyositis，PM）、DM/PM合并肿瘤、儿童DM/PM、DM伴器官结缔组织病（重叠综合征）。这种分类较为简单，未能充分体现患者的临床特点和预后。新的分类标准充分利用肌炎特异性抗体（myositis-specific autoantibodies，MSA）及相关的临床和组织学类型去分类，有助于判断治疗反应及预后。按照新的分类标准，IIMs主要包括以下5种临床亚型：DM、PM、散发性包涵体肌炎（sporadic inclusion body myositis，sIBM）、抗合成酶综合征（anti-synthetase syndrome，ASS）、免疫介导的坏死性肌病（immune-mediated necrotizing myopathy，IMNM）。

这些亚型的发病尽管均与免疫介导相关，但又具有各自独特的临床和组织病理学特点。

IIMs的实际发病率尚不清楚。由于此类疾病罕见，尚无大规模的流行病学研究数据，部分回顾性研究报道其年发病率低于10/1 000 000。IIMs可发生在任何年龄，从幼儿到中老年。PM多起病于成年人，平均起病年龄50～60岁，DM有两个发病高峰，分别是5～15岁和45～65岁，而包涵体肌炎（inclusion body myositis，IBM）多于50岁以上起病，年轻人中罕见。在DM和PM病例中，女性比男性更常见（女：男＞2：1），而在IBM中则与此相反（男：女＞2：1）。该病散发，偶有一家中多人发病的报道。

414. 特发性炎性肌病的常见病因有哪些？

IIMs的病因目前仍不明确，可能与遗传、环境等因素有关。

（1）遗传：肌炎与免疫应答基因的相关性以及个别关于肌炎家族聚集性的报道均支持遗传因素在炎性肌病中的作用。已知人类白细胞抗原Ⅰ类和Ⅱ类基因的多态性是多种自身免疫性疾病包括肌炎的遗传危险因素。目前已知在白种人中，*HLA-DRB1*0301*和*HLA-DQA1*0501*两种单倍体型是最强的遗传危险因素，但不同的临床表型尚存在其他HLA危险因素及保护因素。与其他自身免疫性疾病相似，肌炎的发病还涉及其他非HLA免疫反应基因［如细胞因子及其受体，包括肿瘤坏死因子-α（TNF-α）、白介素-1（IL-1）以及肿瘤坏死因子受体1（TNFR-1）等］、补体成分（如C4、C2）、免疫球蛋白重链同种异型以及T细胞受体等。

（2）环境：在一定的遗传背景下，特定的环境因素可能是肌炎的使动因素。通常与肌炎有关的环境因素包括感染因素如细菌和病毒感染，以及非感染因素如药物和食物因素。例如，肠道病毒（流感病毒、柯萨奇病毒、埃可病毒）和反转录病毒（人T细胞病毒）可引起肌肉炎症；寄生虫如弓形虫、螺旋体都可能启动炎性肌病的发生；紫外线辐射很可能是DM发生的危险因素之一；吸烟是抗合成酶综合征的危险因素，并可能与*HLA-DRB 1*03*基因相互作用；环境和职业因素，如粉尘、气体及烟雾的吸入也是抗合成酶综合征的危险因素。

此外，恶性肿瘤可能是另一个影响肌炎发生的危险因素，特别是DM与恶性肿瘤之间具有很强的相关性，早期临床观察已得到流行病学研究的证实。现已发现，DM患者在确诊DM时及其10年后患恶性肿瘤的风险增加。恶性肿瘤与DM之间相关性的病理生理机制尚未明确。DM的发生可能是一种副肿瘤现象，或恶性肿瘤与DM存在某种共同的发病机制。

415. 特发性炎性肌病的发病机制有哪些？

目前对IIMs发病机制的认识有了很大的进展。通常认为IIMs是源于自身免疫。半数以上的IIMs患者会出现特殊的自身抗体，其中部分是肌炎特异性，而另一部分只是肌炎相关性，这些自身抗体分别被称为肌炎特异性自身抗体（myositis-specific autotibody，MSA）和肌炎相关性自身抗体（myositis-associated autoantibody，MAA）。MAA包括抗多种细胞核和细胞质抗原成分的自身抗体，其中最常见的是ANA，它并不与某个肌炎亚型特别相关。

MSA直接针对蛋白质合成途径中相关成分（如tRNA合成酶和信号识别颗粒）和某些核成分（如解旋酶Mi-2），常与不同的临床表现和疾病亚型相关。在细胞水平上，各种淋巴细胞亚群可浸润至肌肉组织。一种是$CD4^+$T细胞、巨噬细胞和DC分布于血管周围，尤其是肌束膜区域，偶可见B细胞，这种类型多见于伴有皮疹的DM患者。另外一种是单个核细胞围绕在肌内膜区域或侵入非坏死肌纤维，其中主要是$CD8^+$T细胞和巨噬细胞，亦可见$CD4^+$T细胞和DC，通常见于无皮疹的PM和IBM患者。两种不同的途径介导了肌肉损伤和炎症：一种通过CTL释放穿孔素直接损伤肌纤维（主要见于PM和IBM）；另一种损伤血管（主要见于DM）。但炎症反应的程度并非总与肌纤维破坏或临床表现的严重性相关，提示非免疫过程同样在疾病的发病机制中起作用。在炎症因子如INF-γ、TNF-α的诱导下，骨骼肌细胞表达的MHC Ⅰ类分子可不依赖淋巴细胞参与就能介导肌细胞损伤和功能障碍。

416. 皮肌炎的发病机制有哪些？

DM的发病机制尚未明确。1型干扰素在引起毛细血管、肌纤维和角质形成细胞损伤中起核心作用。另有理论认为，DM肌纤维损伤是由抗体和补体介导的微血管病引起。

大量证据表明，1型INF诱导基因产物与DM高度相关。在DM患者肌肉组织中，IFN刺激基因上调，尤其是在筋膜周围区域。1型INF诱导蛋白，如黏病毒抗性蛋白A（myxovirus-resistance protein A，MxA）也可在束周肌纤维中密集表达。目前认为在肌肉中检测到的MxA是一种潜在的DM诊断生物标志物。体外研究表明，IFN损害成肌细胞分化，诱导肌管萎缩。此外，IFN还可诱导ROS介导的线粒体功能障碍，导致运动能力低下。在DM肌肉样本中，血管损伤与IFN水平存在相关性，IFN刺激基因或IFN相关蛋白与血管生成相关基因和蛋白存在相关性。在体外，IFN会损害内皮细胞的血管生成。这些数据强调了干扰素在血管腔中的致病作用。

抗IFIH1抗体，是一种识别1型IFN诱导的含解旋酶C结构域的蛋白1（type 1 interferon-induced helicase C domain-containing protein 1，IFIH1），也称为MDA-5，该抗体对无肌病性DM有良好的敏感性和非常高的特异性。研究显示，肌肉中的1型IFN信号与DM特异性自身抗体（即识别TIF1-γ、MDA5、Mi2、NXP2和SAE的抗体）密切相关，但与抗合成酶自身抗体（如识别抗Jo-1的抗体）无关。因此，有人指出，DM应被视为独立的疾病，应被重新定义为1型干扰素病。

因此，推测DM的发病机制可能是1型IFN诱导基因产物的作用。根据该理论，在toll样受体-9（toll-like receptor 9，TLR-9）和TLR-7的参与下，pDCs产生1型IFN。与DM肌肉中DNA或RNA结合的自身抗体可能刺激pDCs分泌1型IFN。肌纤维内异常且持续生成1型IFN诱导转录产物或蛋白质可能会导致DM中肌纤维损伤。

 散发性包涵体肌炎及多发性肌炎的发病机制有哪些？

目前sIBM的发病机制主要有两种学说：①sIBM是以炎性细胞浸润为主的一种特发性炎性肌病；②sIBM是一种以肌纤维退行性病变为主的肌病，且肌活检可见损伤的肌纤维内存在沉积蛋白、镶边空泡等典型病理学改变。

许多研究都证实自身免疫反应是sIBM主要的发病机制。在sIBM患者的肌肉活检中，可观察到肌内膜存在大量的$CD8^+$细胞毒性T细胞，而且非坏死肌纤维膜上MHC-Ⅰ的表达明显上调，它可与活化的$CD8^+$细胞毒性T细胞结合，从而使其选择性浸润非坏死的肌纤维，这些细胞毒性T细胞可释放穿孔素或经Fas/Fas配体通路途径来破坏肌纤维，可引发肌无力等一系列sIBM典型的临床表现。另外，除了$CD8^+$T细胞等细胞免疫因素在sIBM的发病机制起作用以外，某些体液免疫因素（如自身抗体）也可能与sIBM的发生发展息息相关。2011年，研究者用免疫印迹的方法在部分sIBM患者的血清中发现了一种新的自身抗体，即抗cN1A自身抗体。cN1A蛋白与肌纤维中的蛋白溶解作用有关，如该蛋白被破坏，会导致某些蛋白无法正常溶解。

另有学者认为，sIBM是一种以肌纤维退行性病变为主的肌病。sIBM患者肌纤维的超微结构显示，除了肌内膜炎性细胞浸润，还发现了镶边空泡和蛋白聚集体。具体机制可能为：某些因素如病毒感染、肌肉老化、蛋白质稳态的异常、HLA基因型、自噬作用等都可能使细胞发生应激反应以及导致某些异常蛋白，如β淀粉样前体蛋白（β-amyloid precursor protein，APP）、泛素（Ub）、磷酸化tau蛋白及载脂蛋白E等在肌纤维中的沉积，从而出现sIBM的一些典型的病理学表现。

PM的免疫机制与IBM相似，这两种疾病的病理学和分子学表现也相似，但PM的临床表型与DM更相似。PM这一患者群的异质性很高，且很难在诊断标准上达成一致意见。在过去被诊断为PM的患者中，以现在的标准有许多应归类为重叠综合征、IBM和坏死性肌炎。PM和IBM共有的发现提示两者有相似损伤机制，包括肌内膜T细胞（散布肌纤维周围并侵袭肌纤维）、巨噬细胞、pDC和浆细胞的浸润。与IBM患者不同的是，PM患者循环中可能存在自身抗体，或1型IFN诱导转录产物在血液（而非肌肉）中高表达。

 特发性炎性肌病的病理特点有哪些？

（1）肌肉活检：肌肉活检是诊断炎性肌病的金标准。肌肉活检宜选择中度受损的肢体近端肌肉，最好在有压痛处进行。IIMs的组织学特点包括所有IIMs可见的一般特征和某一亚型相关的特殊表现。一般特征包括肌纤维坏死、再生、变性，肌纤维大小不一，结缔组织增加以及炎症浸润等。DM的特殊表现包括毛细血管减少、形态改变，毛细血管坏死伴补体产物（如膜攻击复合物）在血管壁沉积，少数情况下出现肌梗死；另一晚期表现为束周萎缩。炎细胞浸润多分布在血管周围，主要是大量CD4⁺T细胞和巨噬细胞，偶见B细胞。

PM的组织学特征包括肌纤维内巨噬细胞和CD8⁺T细胞的浸润和MHC Ⅰ类分子的表达。单个核细胞侵入非坏死肌纤维的肌内膜是PM和IBM的典型特征。IBM的组织学表现与PM相似，又具有其自身特点如红色镶边空泡、包涵体（胞核或胞浆）及淀粉样物质沉积。细胞色素C氧化酶阴性肌纤维数量增加，但非IBM的特异性改变。电镜下见胞浆及核内出现15～21nm的管状细丝，而DM和PM不出现。坏死性肌纤维周围炎症浸润也出现在一些肌营养不良患者中，是肌细胞变性的继发表现。

（2）皮肤活检：暗紫红色水肿性斑的皮损活检可见表皮萎缩，基底细胞液化、变性，真皮浅层有少量淋巴细胞浸润。Gottron疹的组织病理示表皮角化过度，棘层肥厚和乳头瘤样增殖，有时可见棘层肥厚与萎缩交替，有基底细胞液化变性或空泡变性。直接免疫荧光检查在皮损处的真皮表皮交界处可见局灶性免疫球蛋白和补体沉积，但见不到连续性沉积，因而与SLE不同。皮肤的病理改变属非特异性，不能作为诊断的依据。

419. 皮肌炎的特异性皮肤病变有哪些？

皮肌炎的皮肤病变差异较大，轻度皮损只有经仔细体格检查才能发现。皮损程度与肌肉病变程度常不平行，皮损与肌肉症状出现的早晚亦不相当。皮损包括特异性和非特异性皮损。

（1）向阳疹：也称为水肿性暗紫色红斑，多位于上眼睑，常伴眶周水肿。

（2）Gottron疹：为略微隆起的紫色、粉色或暗红色丘疹，出现在掌指关节或指间关节伸面，也可见于腕、肘或膝关节的伸面，是DM特征性皮肤损害与Gottron疹分布相同的斑疹称为Gottron征。

（3）颈前“V”区和“披肩部”紫红色皮疹：主要分布在颈前、胸上部（呈“V”字形分布）和颈后、肩、上臂外侧和上背部（呈披肩样分布），前额、颧部、鼻背也可出现。

（4）甲周红斑：约46%的患者在手指甲根皱襞可见僵直的毛细血管扩张性红斑，其上常见淤点，甲皱可有不规则的增厚。

（5）皮肤异色病：约44%的患者在上胸“V”字区甚至全身多处出现多发性角化小丘疹，伴点状深褐色色素沉着，毛细血管扩张，皮肤萎缩及色素脱失。

（6）恶性红斑：也可出现鲜红、火红甚至棕红色、全身弥漫性肿胀红斑，尤以头面部为著，呈醉酒貌，伴较多深褐色、灰褐色针尖大小色素斑及大量盘曲、树枝状扩张的毛细血管，此型皮疹常提示合并恶性肿瘤。

（7）技工手：这种皮肤病变通常与抗合成酶抗体相关，PM和DM患者均可见到，表现为手指或掌部皮肤的过度角化、脱屑、粗裂，特别是在示指桡侧。

（8）钙质沉着：主要见于青少年DM，也可见于成年患者。钙质沉积多见于摩擦或创伤部位，如肘部或膝部。钙质沉着主要见于皮下组织，亦可见于皮肤、筋膜或肌肉，X线、CT或MRI有助于诊断。炎症活动可能引起钙质沉着进展。

其中向阳疹和Gottron征为DM的特异性皮疹。其他非特异性皮疹还包括环状红斑、皮下结节、指腹丘疹、坏死性血管炎、网状青斑、口腔溃疡和光过敏等。本病皮疹可伴有瘙痒，通常无疼痛、感觉异常等自觉症状，少数患者可有剧痛。皮疹多为暂时性，急性期后皮损可完全愈合或遗留面、颈、上胸部等处的皮肤萎缩、色素沉着及脱失、毛细血管扩张或皮下钙化，且皮疹可反复发作。

420. 特发性炎性肌病主要的肌肉病变有哪些临床表现？

本病累及横纹肌，对称性近端肌无力为本病特点，几乎所有患者均有肌无力的表现。起病多隐匿，进展缓慢。肢带肌、四肢近端及颈部肌肉先被累及，特别是髋关节和股及肩周的肌群，使患者下蹲、起立、行走、持物等都感到困难。25%的患者有肌痛及肌压痛，随着病情进展将出现肌萎缩。10%～20%的患者颈肌受累，卧位时无力抬头。咽部肌肉收缩力受损可出现吞咽困难和营养障碍，并可引起吸入性肺炎。偶有膈肌和胸廓肌肉受累可出现呼吸困难甚至需要辅助通气。在早期，肌无力程度与肌萎缩程度不相平行。

421. 特发性炎性肌病有哪些皮肤及肌肉外的临床表现？

（1）关节病变：常见于发病初期或活动期，表现为对称性小关节疼痛。少有红、肿、热等症状。20%～60%的患者出现关节痛或关节炎，对激素治疗敏感。

（2）呼吸系统表现：PM和DM患者的肺部受累常见，并成为影响其发病率和死亡率的主要因素。临床表现为呼吸困难和咳嗽，多由呼吸肌无力或肺组织炎症（如ILD）所引起。抗合成酶抗体和抗MDA-5抗体与ILD密切相关。肺功能提示为限制性通气障碍。X线有早期浸润的颗粒状或后期纤维化的网状阴影，多分布于下肺野，肺纹理呈细小磨玻璃样改变。

（3）肾脏损害：少见，也有报道并发可逆性急性肾衰竭的病例，临床上出现蛋白尿、管型尿、血尿。可能病因有以下4种。①肌红蛋白血症，PM/DM发生时，横纹肌溶解、坏死，肌红蛋白进入血液，沉积在肾脏中导致肾小管坏死。②血尿酸增高。③免疫性肾损害。④病毒感染。

（4）消化道病变：因食管横纹肌异常、食管平滑肌蠕动异常及胃排空时间延长导致吞咽困难和梨状窝食物潴留。儿童皮肌炎患者可发生胃肠道溃疡、出血及腹泻。

（5）心脏病变：临床上明显的心脏受累较为罕见。PM和DM患者有关心脏的亚临床表现十分常见。最多报道的是心电图提示的传导异常和心律不齐。亚临床心肌病在心脏MRI检查时很常见。引起PM和DM患者心脏表现的病理生理机制可能是心肌炎和冠状动脉病变以及心肌小血管受累。CK-MB/总CK比值升高超过3%，可作为判断心肌损伤的临界值。

（6）胃肠道病变：吞咽困难在IIMs尤其IBM中很常见。其发生的病理机制为舌肌、咽肌和食管下段肌肉的无力。胃食管反流病变见于15%～50%的患者。胃肠道血管炎罕见，但会导致肠出血。

（7）其他：发热、乏力、体重减轻并不少见，少数患者有淋巴结肿大，儿童皮肌炎有时发生视网膜出血。

422. 抗合成酶综合征有哪些表现？

ASS是IIMs的一个特殊的临床亚型，与抗氨酰tRNA合成酶抗体（抗Jo-1、抗Ej、抗PL-7、抗PL-12、抗KS、抗OJ、抗Ha和抗Zo）。最常见的抗合成酶抗体是针对组氨酰tRNA合成酶的抗Jo-1抗体，见于约20%的PM和DM患者，但较少见于IBM。ASS的特征是抗合成酶抗体阳性和包括肌炎、ILD、雷诺现象、小关节的非侵蚀性对称性多关节炎以及技工手在内的一系列临床表现。

423. 什么是无肌病性皮肌炎？

无肌病性皮肌炎（amyopathic dermatomyositis）是DM的一种亚型。这类患者有典型的DM皮疹而缺少肌肉受累的表现。无肌病性皮肌炎的定义是6个月或更长时间内无肌炎的临床和实验室表现，而皮肤活检表现与DM相同。其中部分患者在进行MRI或活检时可见有亚临床的肌炎表现，也有部分患者会发展成典型肌炎。无肌病性皮肌炎可能出现肌肉外组织或器官的受累，如间质性肺疾病，而且可能很严重。

424. 青少年型皮肌炎有哪些特点？

青少年型皮肌炎（juvenile DM，JDM）的发病率为每100万儿童1.7～3.0例。恶性肿瘤相关性肌炎在儿童中是非常罕见的。发病有两个高峰分别为6岁和11岁。抗TIF-1γ和抗MJ抗体是JDM最常见的抗体。最常见的临床表现是肌无力、易疲劳、皮疹、乏力，某些情况可出现发热。皮疹与成人DM相似。钙质沉着、皮肤溃疡和脂肪营养不良在青少年病例中更为常见。ILD在JDM中很少见。

425. 什么是包涵体肌炎？

IBM在临床表现和组织病理学特点上均与PM和DM不同。sIBM本质上不同于家族遗传性IBM，但两者有一些共同的临床和组织学特征，但后者肌肉缺乏炎症特征。IBM典型的组织病理学特点是胞浆和核内出现包涵体和镶边空泡。IBM多见于男性，特别是50岁以上的老年人。临床上表现为隐匿起病的肌无力，可持续数月或数年，多累及大腿肌群和手指屈肌。最常见的首发症状是上楼或爬山困难，膝关节伸肌无力可导致经常跌倒。吞咽困难也是早期表现之一，提示咽部肌肉受累。病程缓慢进展可导致明显的肌萎缩，特别是大腿和前臂肌肉。肌肉以外器官受累少见，部分患者出现干燥症状并可最终发展为继发性干燥综合征。IBM通常对糖皮质激素及免疫抑制剂反应不佳。

426. 什么是免疫介导的坏死性肌病？

IMNM是一种新近被认识的IIMs类型，有时会与PM混淆。IMNM是一种以严重的近端肢体无力、CK升高、肌肉活检缺乏炎性细胞浸润和少见的肌肉外累及症状的自身免疫性肌病。研究显示，抗HMGCR抗体和抗SRP抗体与IMNM发病有关。自身抗体的存在，加上肌纤维中Ⅰ类MHC的表达上调，以及毛细血管上补体的沉积，提示自身免疫病因参与坏死性肌病的发生。坏死性肌肉活检病理也可用于其他自身免疫性疾病，包括甲状腺功能减退、遗传性肌病和中毒性肌病，或与肿瘤有关的肌病。

他汀类药物是已知可引起坏死性肌病的降脂药物。大多数他汀相关性肌病患者在停止用药的情况下可痊愈。然而，他汀类药物可能与IMNM有关。研究显示，他汀类药物的应用会增加HMGCR在肌肉和其他组织中的表达。当机体抗原呈递细胞处理HMGCR时，HMGCR的某些表位可能潜在地触发机体免疫应答，这可能导致蛋白质异常加工和新抗原的产生，从而进一步诱发免疫反应。尽管如此，抗HMGCR抗体在大多数接触过他汀类药物，但没有自身免疫性肌病的患者中并未被发现。其他引起已知坏死性肌病的药物包括纤维酸衍生物（氯贝丁酯、吉非拉齐尔）、烟酸等。

427. 恶性肿瘤相关性肌炎有哪些特点？

国外报道590例多发性肌炎和皮肌炎患者肿瘤发病率为15%，超过普通人群的7倍。朔伊尔曼（Scheurman）报道344例PM/DM患者肿瘤发病率是普通人群的5倍。国内施守义教授报道135例皮肌炎中有12例（8.9%）并发肿瘤。据资料分析皮肌炎伴发肿瘤发病率为10%～30%。两种肌炎特异性自身抗体与成人DM和恶性肿瘤有关，分别为抗TIF-1γ和抗NXP2。恶性肿瘤的类型各不相同，不仅包括恶性淋巴瘤等血液病，还包括肺癌、卵巢癌、乳腺癌和结肠癌等实体肿瘤。因此，对于患有多发性肌炎和皮肌炎的患者，尤其是大于40岁有恶性皮疹、对激素治疗反应差者应该做乳房、前列腺、直肠、盆腔、鼻窦等检查。

多数恶性肿瘤与本病的诊断时间相距在1年之内，二者常同时或先后发现，在时间顺序上并不像一种因果关系，而更像是继发于一个病因的两种表现。有报道随着对恶性肿瘤的治疗，尤其是肿瘤切除以后，部分患者炎性肌病病情可有明显改善，但临床并不多见。

428. 特发性炎性肌病的肌酶谱改变有哪些？

血清肌酶测定是评估肌炎病情的一项重要的血清生化检查。血清肌肉来源的肌酶升高提示肌组织损伤的程度。这些酶主要包括肌酸激酶（CK），天门冬氨酸氨基转移酶（AST）、丙氨酸氨基转移酶（ALT）、醛缩酶（ALD）、乳酸脱氢酶（LDH）等，这些酶水平的高低常与病情平行。

肌酸激酶有3种同工酶：肌酸激酶-MM（绝大多数来自骨骼肌，部分来自心肌）、肌酸激酶-MB（主要来自心肌，有极少来自骨骼肌）和肌酸激酶-BB（主要来自脑和平滑肌），其中肌酸激酶-MM活性占肌酸激酶总活性的95%～98%。本病患者以肌酸激酶-MM变化为主。

80%～90%的成人肌炎患者起病时CK升高，但部分患者尤其晚期患者，血清CK水平可正常或仅轻度升高。CK正常更多见于DM。IBM患者的CK水平通常较PM和DM低，因此，正常的CK水平不能排除IIMs，特别是IBM和DM。

CK的升高与疾病活动相关，但与肌力强度和功能无相关性。CK的改变常出现于病情改变前的数周，可预示病情的变化，在一定程度上还能反映治疗的情况。CK持续升高表明病情无缓解，缓解后减药过快也可导致CK升高，出现病情恶化。在病变晚期肌萎缩后不再有CK的进一步释放，因而CK可以不高。激素治疗后CK可明显下降，但不一定出现肌力改善。CK升高不是肌炎的特异性表现，其他肌肉疾病也可升高，包括肌营养不良、横纹肌溶解、甲状腺功能减退和多种药物性肌病。

429. 自身抗体测定在特发性炎性肌病患者中有何意义？

（1）肌炎特异性抗体：肌炎特异性自身抗体与DM和PM等一系列IIMs的特定临床综合征相关。这些抗体在患者中的阳性率仅为20%～40%。

1）抗Mi-2抗体针对参与转录激活的解旋酶。这些抗体与DM的“经典”表现如披肩症或“V”字征有关，肌肉轻度受累，ILD及肿瘤风险低，预后较好。

2）抗MDA5抗体可以识别由MDA5编码的RNA解旋酶，MDA5蛋白参与固有免疫应答。抗MDA5抗体阳性的DM患者可出现皮肤（95%～100%）、肺（75%）、关节（40%）和肌肉受累（40%）。抗MDA5抗体与ILD密切相关，易发生快速进展性间质性肺疾病，死亡率高。此外，还有一种特征性皮肤表型，包括Gottron丘疹和Gottron征部位溃疡、疼痛的掌侧的丘疹和斑疹、口腔溃疡和非瘢痕性脱发等。

3）抗NXP-2抗体曾称为抗MJ抗体，这种抗体与青少年或青年发病的DM伴钙质沉着有关；可能与成人DM的皮下水肿、钙质沉着、远端无力、吞咽困难、肌痛及恶性肿瘤有关。

4）抗TIF-1γ抗体与特征性皮肤表型相关，包括掌侧角化过度性丘疹、银屑病样病变、色素减退斑中混有毛细血管扩张性红斑。此外，这种抗体还与癌症风险增加密切相关。

5）抗SAE抗体靶向调节基因转录的小泛素样修饰物激活酶（SAE）。在5%～10%的DM患者中检测到抗SAE抗体。这类患者在发生肌病前，吞咽困难和皮肤表现的发生率较高，且恶性肿瘤的风险可能增加。

6）抗合成酶抗体家族针对氨酰tRNA合成酶。例如，抗Jo-1抗体针对组氨酰tRNA合成酶。抗Jo-1是最常见的抗合成酶抗体和最常见的肌炎特异性抗体，见于约20%的IIMs患者。另外，还有其他抗合成酶抗体如抗PL-12、OJ、EJ、PL-7、PL-12、KS、Zo和Ha抗原的抗体，见于1%～5%的IIMs患者。这些抗体与ILD、雷诺现象、关节炎和技工手有强关联。

7）抗SRP抗体，SRP参与新合成的蛋白质向内质网的转运。在约5%的IIMs患者中发现了抗SRP抗体。肌肉活检显示坏死性肌病伴轻微炎症，肌肉外表现少见，表现为显著肌无力且CK水平非常高。

8）抗HMGCR抗体的靶抗原为HMGCR，HMGCR是胆固醇合成的关键酶。抗HMGCR抗体与使用他汀类药物有关，但具有该抗体的患者中高达50%未经他汀类药物治疗。

（2）肌炎相关自身抗体：肌炎患者可检出抗Ro/SSA、抗La/SSB、抗Sm或抗RNP抗体，常与另一种系统性风湿免疫性疾病相关或重叠。抗Ro52抗体在具有抗合成酶抗体的患者中常见，而抗Ro60和抗La/SSB抗体可能少见。在肌炎和SSc特征重叠的患者中发现了抗PM-Scl和抗Ku抗体。

430. 特发性炎性肌病的肌电图表现有哪些？

70%～90%的IIMs患者可见肌电图异常。因各组肌肉受累程度不同，故一般应同时检测上下肢3块肌肉。多数病例肌电图符合肌源性改变，表现为小力收缩时运动电位时间缩短、多相波电位增多、波幅下降，大力收缩时呈病理干扰相或运动单位减少，常可见异常的重复高频放电（肌阵挛性改变）。有学者认为，出现自发电位提示有失神经的情况。本病晚期患者可出现更明显的神经源性损害表现，呈神经源和肌源性的混合相，可有运动电位时相延长、波幅增大，大力收缩的运动干扰相减少。目前认为，可将纤颤电位消失及运动单位平均相恢复正常作为恢复期的客观指标。

431. 特发性炎性肌病的肌肉MRI有哪些表现？

MRI检查可发现肌无力和受累肌群的异常信号，应用MRI的STIR，T1WI和T2WI能够明确炎症、脂肪浸润、钙化等病变的范围和程度，对指导肌肉活检、判断疾病活动性及评估疗效有一定价值。

432. 特发性炎性肌病的分类及诊断标准有哪些？

（1）1975年B/P标准：Bohan和Peter于1975年首次提出肌病的分类和诊断标准（简称B/P标准，见表4-16），为IIMs的早期识别及诊断奠定了基础。该标准内容包括四肢近端肌无力、组织病理学特异性表现、血清肌酶升高、肌电图异常和经典皮疹5个方面，将IIMs分为以下5个亚组，分别是原发性特发性多发性肌炎、原发性特发性皮肌炎、合并恶性肿瘤的多发性肌炎/皮肌炎、与血管炎有关的儿童型多发性肌炎/皮肌炎以及合并其他结缔组织病的多发性肌炎/皮肌炎。B/P标准在临床实践中具有简便、易操作的优点。然而，随着对IIMs的不断认识，发现该标准有很多局限性。例如，该标准难以准确鉴别PM与IBM，同时还存在炎症病理特征的肌营养不良及其他非炎症性疾病。

表4-16 Bohan/Peter建议的PM/DM诊断标准

标准	具体表现
对称性近端肌无力表现	肢带肌和颈屈肌对称性无力，持续数周至数月，伴或不伴吞咽肌或呼吸肌受累
肌肉活检异常	肌纤维大小不一，变性、坏死、再生，伴炎性渗出
血清肌酶	如CK、醛缩酶及LDH等升高
肌电图示	肌源性损害
典型的皮肤损害	眶周皮疹：眼睑呈淡紫色，眶周水肿 Gottron征：掌指及近端指间关节背面的红斑性鳞屑疹

注：确诊PM应符合所有1～4条标准；拟诊PM应符合1～4条中的任何3条标准；可疑PM符合1～4条中的任何2条标准。确诊DM应符合第5条加1～4条中的任何3条；拟诊DM应符合第5条及1～4条中的任何2条；可疑DM应符合第5条及1～4条中的任何1条标准。

（2）2004年欧洲神经肌肉中心发布IIMs分类诊断标准：2004年，欧洲神经肌肉中心和美国肌肉研究协作组（ENMC）发布IIMs分类诊断标准（表4-17），该标准结合MSAs、MRI、免疫组织化学染色、主要组织相容性复合物Ⅰ（majaor histocomatibility complex Ⅰ，MHC Ⅰ）和膜攻击复合物（membrane attack complex，MAC）等诸多方面，将IIMs分为7个亚型，分别是IBM、PM、DM、无肌病皮肌炎（amyopathic dermatomyositis，ADM）、无皮损的可疑皮肌炎、非特异性肌炎和IMNM。影像学方面强调骨骼肌MRI显示弥漫性或局灶性水肿信号，则提示肌肉存在炎症性改变；免疫组织化学染色方面，除MHC Ⅰ广泛性表达上调外，将MAC沉积于毛细血管壁也作为IIMs的诊断指标之一。

（3）2017年EULAR/ACR标准：2017年10月，EULAR联合ACR合作发布了新的IIMs分类标准，此标准涵盖成人和青少年IIMs及其主要亚群（表4-18）。新的评分标准对6类16个变量进行评分，每个变量赋予不同的分值，同一变量在有无肌肉活检状态下的分值也不同，最后将所有分值相加。若总分≥7.5（无肌肉活检）或≥8.7（有肌肉活检）确诊IIMs（诊断可能性90%）；若总分≥5.5（无肌肉活检）或≥6.7（有肌肉活检）拟诊IIMs（诊断可能性55%，＜90%）；若总分≥5.3（无肌肉活检）或≥6.5（有肌肉活检）可疑IIMs（诊断可能性≥50%，＜55%）；若总分＜5.3（无肌肉活检）或＜6.5（有肌肉活检）则诊断为IIMs的可能性低于50%。国际肌炎分类标准工作组推荐将诊断可能性≥55%（即总分≥5.5（无肌肉活检）或≥6.7（有肌肉活检）定义为诊断IIMs的界值。

新的EULAR/ACR分类标准在敏感性、特异性及分类的准确性方面均优于1975年标准，敏感性和特异性分别为87%和82%；有肌肉活检证据时，新标准的敏感性和特异性分别高达93%和88%，正确分类的敏感性和特异性达到86%和91%，而B/P标准的敏感性为98%，特异性仅为55%。本标准亦存在一定局限性，如没有纳入肌电图和肌肉MRI及肌炎特异性抗体等项目，并且研究人群主要是高加索人等。

表4-17　2004年ENMC的ⅡMs分类诊断标准

诊断要求	诊断标准
临床标准	PM
包含标准	确诊PM
A.常＞18岁发作，非特异性肌炎及DM可在儿童期发作	• 所有临床标准，除外皮疹
B.亚急性或隐匿性发作	• CK升高
C.肌无力：对称性近端＞远端，颈屈＞颈伸肌	• 肌肉活检包括A，除外C,D,H，I
D.DM典型的皮疹：眶周水肿性紫色皮疹、Gottron疹、颈部“V”形疹、披肩征	拟诊PM • 所有临床标准，除外皮疹
排除标准	• CK升高
A.IBM的临床表现：非对称性肌无力，腕/手屈肌与三角肌同样无力或更差，伸膝和/或踝背屈与屈髋同样无力或更差	• 其他实验室指标的1/3条 • 肌活检标准包括B，除外C,D，H，I
B.眼肌无力，特发性发音困难，颈伸＞颈屈无力	
C.中毒性肌病（药物性），内分泌疾病（甲亢、甲旁亢、甲状腺功能减退），淀粉样变，家族性肌营养不良病或近端运动神经病	DM 确诊DM
	• 所有临床标准 • 肌活检包括C
血清CK水平升高	拟诊DM
其他实验室标准	• 所有临床标准
A.肌电图检查	• 肌活检标准包括D或E，或CK升高，或其他实验室指标的1/3条
包含标准	
纤颤电位的插入性和自发性活动增加，正相波或复合的重复放电	无肌病皮肌炎（ADM）
形态测定分析显示存在短时限，小幅多相性运动单位动作电位（MUAPs）	• DM典型的皮疹：Heliotrope，眶周水肿，Gottron征，V形征，披肩征
排除标准	
肌强直性放电提示近端肌强直性营养不良或其他传导通道性病变	
B.MRI：STIR显示肌组织内弥漫或片状信号增强（水肿）	• 皮肤活检证明毛细血管密度降低，沿真皮-表皮交界处MAC沉积，MAC周伴大量角化细胞
C.肌炎特异性抗体	
肌肉活检标准	• 没有客观的肌无力
A.炎性细胞（T细胞）包绕和浸润至非坏死肌内膜	• CK正常
B.$CD8^+$T包绕非坏死肌内膜但浸润至非坏死肌内膜不确定，或明显的MHC-1分子表达	• EMG正常
C.束周萎缩	• 如果做肌肉活检，无典型的DM表现
D.小血管MAC沉积，或毛细血管密度降低，或EM见内皮细胞中有管状包涵体，或束周纤维MHC-1表达	
E.血管周围，肌束膜有炎性细胞浸润	可疑无肌病性皮肌炎
F.肌内膜散在$CD8^+$T浸润，但是否包绕或浸润至肌纤维不肯定	• 所有临床标准，除外皮疹
G.大量的肌纤维坏死为突出表现，炎性细胞不明显或只有少量散布在血管周，肌束膜浸润不明显．MAC沉积于小血管	• CK升高

续 表

诊断要求	诊断标准
H. 可能是IBM表现：镶边空泡，碎片性红纤维	• 其他实验室指标的1/3条
I.MAC沉积于非坏死肌纤维内膜，及其他提示免疫病理有关的肌营养不良	• 肌活检包括C或D
	非特异性肌炎 • 所有临床标准，除外皮疹 • 血清CK升高 • 肌活检包括E或F，并除外所有其他表现
	IMNM • 所有临床标准，除外皮疹 • 血清CK增高

表4-18　EULAR/ACR提出的成人和儿童IIMs分类标准

变量	分值（肌肉活检）		定义
	无肌	有肌	
起病年龄			出现与本病相关的首发症状时的年龄
≥18岁，＜40岁	1.3	1.5	18岁或以上，但小于40岁
≥40岁	2.1	2.2	40岁或以上
肌无力			
客观存在对称性上肢近端肌无力，通常呈进展性	0.7	0.7	徒手肌力检查或其他客观的肌力检查，双上肢近端肌无力，通常随时间推移进展
客观存在对称性下肢近端肌无力，通常呈进展性	0.8	0.5	徒手肌力检查或其他客观的肌力检查，双下肢近端肌无力，通常随时间推移进展
颈屈肌比颈伸肌相对力弱	1.9	1.6	徒手肌力检查或其他客观的肌力检查，颈屈肌比颈伸肌相对力弱
下肢，近端比远端相对力弱	0.9	1.2	徒手肌力检查或其他客观的肌力检查，下肢近端较远端力弱
皮疹			
向阳性皮疹	3.1	3.2	上眼睑或眶周分布的紫色、紫丁香色或红色斑疹，通常与眶周水肿伴随出现
Gottron丘疹	2.1	2.7	关节伸侧红色至紫红色丘疹，有时伴脱屑，可分布于手指关节、肘、膝、踝和足趾关节
Gottron征	3.3	3.7	关节伸侧红色至紫红色斑疹，而非丘疹
其他临床表现			
吞咽困难或食管运动功能障碍	0.7	0.6	吞咽困难或食管运动异常的客观证据
实验室检查			
抗Jo-1（抗组氨酰-tRNA合成酶）阳性	3.9	3.8	标准试验和验证试验检测血清学抗体阳性

续 表

变量	分值（肌肉活检）		定义
	无肌	有肌	
血清肌酸肌酶（CK）或LDH或AST或ALT升高	1.3	1.4	病程中最异常的检测值（最高绝对值）高于正常值上限
肌肉活检显示存在以下病变			
肌内膜单核细胞浸润，单核细胞分布于肌纤维周围，但不侵入肌纤维		1.7	肌内膜单核细胞浸润，毗邻健康、无肌纤维坏死的肌纤维膜，但没有明显的肌纤维受累
肌束膜和/或血管周围单核细胞浸润		1.2	单核细胞位于肌束膜和/或位于血管周围（肌束膜或肌内膜血管）
束周萎缩		1.9	肌肉活检显示束周区域的肌纤维较靠近中央的肌纤维变少
镶边空泡		3.1	苏木精和伊红染色镶边空泡呈现蓝色，改良的Gomori三色染色呈红色

433. 特发性炎性肌病的鉴别诊断有哪些？

（1）营养障碍性肌病

1）营养不良相关蛋白（Dysferlin）肌病：Dysferlin基因缺陷引起2B型肢带型肌营养不良和Miyosh Ⅰ型远端肌营养不良，多见于青少年以及20岁左右的青年人。前者的肌无力多呈肢带型分布，股四头肌最先受累，晚期出现上臂无力。急性起病伴肌酶升高应与PM相鉴别。后者多累及腓肠肌和比目鱼肌，影响脚趾的行走能力。肌无力缓慢进展，多于三四十岁时出现行走困难。活检通常为营养不良表现，伴明显单个核细胞浸润和小肌膜缺陷以及基底膜增厚。

2）面肩肱型肌营养不良：位于4q35上接近染色体4q端粒的D4Z4重复序列部分缺失导致面肩肱型肌营养不良。该病起病隐匿，肌无力首先出现在面肌，肩胛肌受累可出现肌无力，EMG可表现为典型的肌病改变。血管周围、肌内膜和肌束膜的炎症较常见，CK水平增高。

3）肌营养不良症：这种X染色体连锁隐性遗传性疾病是由于肌营养不良蛋白（dystrophin）基因突变引起的。轻型Becker肌营养不良表现为肌痛、肌肉痛性痉挛、运动不耐受、轻微肢带肌无力以及股四头肌病。

4）近端肌强直性肌病：锌指转录因子（ZNF9）内含子1的CCTG扩增引起2型肌强直性营养不良，其强直症状一般较轻，但EMG检查能够发现。无力主要累及近端肌，面部较少受累。平滑肌、心肌和膈肌受累比较常见。Ⅰ度心脏传导阻滞最常见。肌肉活检无特异性，如核内移、胞浆块及Ⅰ型肌纤维萎缩。

（2）神经肌肉疾病

1）运动神经元病：此类疾病包括肌萎缩性脊髓侧索硬化症（ALS），均为脊髓、脑干及大脑运动皮质的进行性、退行性运动神经元病变，主要临床表现为肌萎缩和反射亢进。EMG表现为四肢或延髓肌肉纤颤及肌束震颤。肌肉活检提示长期慢性缺少神经支配部位肌肉的失神经性萎缩和继发的肌病表现。IBM最容易与ALS混淆，肌肉活检有助于鉴别。

2）脊髓性肌肉萎缩：晚发型脊髓性肌肉萎缩（SMA）以进展性肌肉无力和萎缩以及肌腱反射减弱为特征。EMG和肌肉检查显示肌肉呈现神经源性改变。肌肉活检典型表现为慢性SMA呈现少量萎缩肌纤维，而严重类型的SMA呈现大量呈簇状萎缩肌纤维。组织化学改变显示肌纤维按类型群组化，提示神经纤维再生。

3）重症肌无力：重症肌无力的临床表现包括重复或者持续的活动后肌无力加重或易疲劳性。近端肌肉受累比远端肌肉受累更为严重。这种常见疾病特点为眼外肌受累，抗胆碱酯酶药物试验阳性，EMG检查反应低下。患者经常可查出抗胆碱酯酶受体抗体。

（3）代谢性肌病：代谢性肌病是一组异源性的、因肌肉能量代谢异常而导致的骨骼肌功能障碍。原发性的代谢性肌病可能与生化缺陷有关，这种缺陷使肌纤维不能维持足够的ATP能量。继发的代谢性肌病可由内分泌疾病（如甲状腺和肾上腺疾病）或由介质异常引起。

1）糖原代谢障碍肌病：糖原合成、糖酵解的基础缺陷的疾病包括9种，也可归为糖原贮积病，因为它们均会造成糖原在骨骼肌中不正常的沉积和积蓄。这种疾病典型的临床表现是运动不耐受，表现为疼痛、乏力、僵硬、无力和剧烈的抽动。大多数患者休息时无症状，低运动量也无困难，往往短期内大运动量后或虽然运动量不大但持续了一段长时间后，由于大量碳水化合物的积聚而产生症状，此时必须停止运动，但休息后又可恢复运动。有些病例为儿童时期发作，而严重的表现如剧烈痉挛运动导致的横纹肌溶解和肌红蛋白尿伴肾功能衰竭，可能到青春期才出现。有的典型病例成年后可出现近端肌肉无力，会有CK水平升高，EMG有肌源性损害，类似多发性肌炎的表现，只有通过肌肉活检发现糖原沉积才能诊断，上肢缺血运动试验是筛查糖原贮积症的有效方法，而肌肉组织的特异性酶分析才能得出推断性的诊断，酸性麦芽糖酶缺陷可出现在婴儿、儿童及成人，此酶活性局限于溶酶体，并不影响细胞质的糖原代谢。成人麦芽糖酶缺陷患者缺血运动试验是正常的，它的拟诊应依靠特殊的肌电图改变。

2）脂代谢障碍肌病：是脂肪酸的转运及加工程序异常造成的，肉毒碱转铁酶（CPT）在转运长链脂肪酸进入线粒体过程中是必需的，CPT缺乏是一种造成肌痛及肌球蛋白血症的常染色体隐性遗传病。疾病发作与剧烈的体力活动密切相关，但也可以发生在饥饿、感染及暴露在寒冷环境中。除非出现横纹肌溶解，一般血清CK、肌电图和肌肉病理都会正常，确诊需做肌肉组织肌酶活性的测定。肉毒碱是携带长链脂肪酸进入线粒体的重要介质，在线粒体中脂肪酸将进行β氧化，肉毒碱缺乏可以造成骨骼肌内脂肪的异常沉积，此病可以是遗传的，也可以是后天获得的，原发性肉毒碱缺乏可分为系统型和肌肉型，肌肉型的肉毒碱缺乏患者在年长儿童、青春期及早年的成人期才出现慢性肌无力，这个过程主要影响近端肌，也可影响面部和咽部肌群。肌肉型肉毒碱缺乏可与多发性肌炎混淆，因此类患者半数以上可出现CK水平升高，肌电图异常。据报道，活动性肉毒碱缺乏症可出现在妊娠、需长期透析的肾衰竭、晚期肝硬化、黏液性水肿、肾上腺功能不全及用丙戊酸钠和青霉素类抗生素治疗的患者。

3）线粒体肌病：线粒体结构、大小、数目和形态异常所造成的异源性肌肉疾患统称线粒体肌病，代谢异常可影响丙酮酸盐和乙酰辅酶A的加工、β氧化、呼吸链和能量贮存，许多线粒体肌病通过母亲遗传，一般都是由于线粒体DNA的缺陷而发病。这些肌病的临床谱多种多样，包括进行性肌无力、伴或不伴近端肌病的眼外裂疼痛、进行性运动不耐受及进行性肌无力。破碎的红色纤维是这些疾病的组织学标志。

（4）内分泌疾病

1）库欣综合征：是一种内源性的糖皮质激素增多性疾病，表现为肌无力和肌肉萎缩。慢性皮质醇类激素治疗导致相似的表现并且在数周内出现明显肌力丧失。肌肉活检显示Ⅱ型肌纤维内空泡形成增多和糖原沉积。该病隐匿起病，最初为近端肌无力，腿部肌肉受累比臂部肌肉受累更为严重。一般血清肌酶水平正常。激素水平恢复正常后肌肉萎缩可好转。

2）甲亢性和甲减性肌病：甲状腺肌病特征性的主要表现为近端肌无力和肌肉萎缩。远端肌无力发生时，近端肌病常随后发生。患者常诉说不能耐受运动、疲劳、呼吸困难、呼吸肌无力导致呼吸功能不全并需要呼吸支持。在甲亢时，CK经常正常或降低，甲减时升高。EMG检查结果呈多变性，近端肌肉呈短间期运动单位动作电位和增加的多相电位，肌纤维颤动和肌束颤动不常见。

（5）药物诱导的肌病

D-青霉胺可引起类似DM的症状，停药后可恢复。治疗病毒性肝炎和某些恶性肿瘤的INF-α也可诱导类似PM的临床特征。氯喹、羟氯喹、胺碘酮等亲水和疏水性药物亦可诱导细胞质的空泡、坏死、肌纤维纵向分叉。影响微血管的药物如秋水仙碱和长春新碱也可诱导肌病的发生，出现特征性的肌纤维自噬小体。

434. 特发性炎性肌病如何治疗？

临床上常可见到本病患者经药物治疗病情明显缓解，但至今尚缺乏严格的对照研究证实药物治疗的确切疗效。由于一些治疗可能造成严重并发症，开始治疗前一般均较强调多发性肌炎/皮肌炎诊断的准确性。另外，在药物治疗中须注意监测，一方面观察肌酶谱、肌力等变化，了解疗效情况；另一方面定期复查血常规、电解质、肝功能等，可有效防止严重并发症的发生。

（1）糖皮质激素：大剂量激素作为首选。对大多数肌无力、吞咽困难、早期间质性肺炎、关节病变有效，但小剂量效果差。糖皮质激素对IBM通常无效。①泼尼松每日1～2mg/kg，以肌力、CK改善作为疗效指标，当病情控制后逐渐减量至最小维持量延续2年以上。②口服泼尼松无效可用甲泼尼龙冲击治疗，1.0g/d，连续3天，疗效较好。CK高的患者糖皮质激素治疗效果好，并强调早用药。除可改善肌力外，糖皮质激素对伴随的间质性肺炎、关节病变、咽部及食管上段病变引起的吞咽困难均有效，但对食管下端病变效果差。

糖皮质激素治疗的同时，需注意以下几点。①补充钙、维生素D、钾及服用抗酸剂等以防止并发症的发生。②为防止肾上腺皮质的萎缩，可间断用促肾上腺皮质激素予以刺激。③除常见并发症外，糖皮质激素还可引起肌病，易与肌炎复发混淆，激素性肌病同样表现为近端肌无力，肌电图与PM亦类似，但CK常不高，肌肉活检可见到Ⅱ型纤维萎缩。难以鉴别时，可减用激素，如果CK升高、病变加重表明为肌炎复发，如症状减轻则支持激素性肌病。

（2）免疫抑制剂：常与糖皮质激素并用。加用免疫抑制剂，除可改善症状，还能减少激素用量，减少并发症。最常用的免疫抑制剂是甲氨蝶呤和硫唑嘌呤。①甲氨蝶呤（MTX）10～15mg口服或加入生理盐水20ml中静脉注射，每周1次，根据病情可加量至25～50mg/w。②硫唑嘌呤常用剂量为每日2～3mg/kg，最大量150mg/d。③环磷酰胺（CTX）200～400mg静脉注射，2次/周，或口服100mg/d。④环孢素和他克莫司也有一定疗效。

（3）其他药物：①抗疟药，如羟氯喹（200～400mg/d）能在多达75%的患者中有效控制皮肤病变，但对肌肉疾病无效。②静脉用免疫球蛋白对于危及生命的重度肌无力患者或有误吸风险的严重吞咽困难患者，在糖皮质激素初始治疗的基础上加用静脉用免疫球蛋白（IVIG）可能有益。

435. 难治性肌病如何治疗？

（1）利妥昔单抗和IVIg：对于糖皮质激素联合硫唑嘌呤或甲氨蝶呤治疗无充分反应的患者，有多种方案可供选择。研究表明，利妥昔单抗和静脉用免疫球蛋白具有显著临床获益的证据最多。关于利妥昔单抗用于炎性肌病，规模最大的试验为利妥昔单抗治疗肌炎试验，结果显示利妥昔单抗对DM和PM患者可能有效。给药方案一般为750mg/m^2，最多1g，每周1次，连用2周，静脉给药。

IVIg是难治性肌病患者的合理二线治疗。一项关于IVIg的开放性研究纳入了35例PM患者，多数患者的肌病均需持续糖皮质激素治疗。尽管尝试了一种或多种疗法，包括甲氨蝶呤、硫唑嘌呤、环磷酰胺、环孢素、血浆置换等，但所有患者均未能逐渐停用糖皮质激素。每例患者都接受了IVIg治疗，每日1g/kg，1个月连用2日，持续4～6个月。结果显示，大部分患者都获得了生化改善，35例患者中25例的肌力得到改善，但部分患者在停止IVIG治疗后复发。

（2）吗替麦考酚酯：病例系列研究显示，MMF在难治性肌炎的治疗中有作用。该药可用于经甲氨蝶呤或硫唑嘌呤治疗无效的患者或ILD患者。

（3）钙调磷酸酶抑制剂：包括环孢素和他克莫司，通过干扰T细胞功能起效。有研究表明，他克莫司可能对炎性肌病合并ILD的患者特别有效。

（4）环磷酰胺：环磷酰胺对肌炎治疗可能有效，但其效用因潜在毒性而受限，尤其可能诱发恶性肿瘤。

（5）Janus激酶抑制剂：病例报告和小型病例系列研究显示，JAK抑制剂可能对DM有效。

如何评价多发性肌炎/皮肌炎的预后？

在应用激素之前，本病死亡率为38%～60%，缓解率为10%，糖皮质激素应用后大大改善了本病预后。

（1）死亡率随年龄的增加而增加，由于早期诊断和药物治疗的改善，生存率已从20世纪50年代的确诊后6～7年累积生存率50%增至目前的70%～80%。

（2）合并恶性肿瘤者死亡率高，DM合并肿瘤的概率较PM高。

（3）出现上睑暗紫红色皮疹者，肌炎程度重，累及内脏器官多，尤其MDA5阳性皮肌炎合并快速进展型ILD的患者预后差。

（4）LDH持续升高是肺脏受累的表现。

（5）肌酸激酶（CK）在严重的DM中不升高者合并恶性肿瘤和肺纤维化的机会大，预后差。

（6）治疗延迟或糖皮质激素治疗不彻底者预后差。

（7）死亡原因依次为合并恶性肿瘤、呼吸道并发症，伴发其他结缔组织病、心血管疾病和感染。

（8）有吞咽困难的患者易继发吸入性肺炎，预后差。

（9）一般儿童较成人预后佳，多数儿童病程2～4年，至少50%的儿童可完全缓解。

（五）系统性血管炎

437. 什么是系统性血管炎？它的病因及发病机制是什么？

系统性血管炎是以血管壁的炎症为主要病理改变、以组织或器官供血不足为主要临床表现的一组疾病。临床表现复杂，因受累血管部位、大小、类型及病理特点不同而导致临床表现各异，可为单个器官受累，也可全身多系统受累。

系统性血管炎的确切病因不明确，目前认为其发病主要是病原体对血管的直接损害和免疫异常介导的炎症反应。

（1）某些病原体的感染（细菌、病毒、螺旋体、真菌及立克次体等）或其代谢产物直接或间接损害血管引起血管炎。

（2）免疫异常

1）免疫复合物介导：外源性抗原刺激机体发生异常免疫反应，产生的大量抗原抗体免疫复合物激活体液免疫和细胞免疫及炎症介质系统，导致炎性细胞聚集、血管壁坏死。这种发病机制可见于过敏性血管炎、Henoch-Schonlein紫癜（HSP）、冷球蛋白血症和乙肝病毒相关性血管炎。

2）抗体直接介导：抗血管内皮细胞和毛细血管基底膜的自身抗体可与抗原直接结合，形成原位免疫复合物，激活补体，引起血管炎。

3）抗中性粒细胞胞质抗体介导：抗中性粒细胞胞质抗体可与中性粒细胞及单核细胞反应，激活炎症介质，导致血管炎。

4）T细胞介导：T细胞黏附并穿过血管内皮进入肌层，导致血管炎病变。

438. 系统性血管炎是如何分类的？

近年对系统性血管炎有不少的分类方案，但目前公认的是1994年第一届国际Chapel Hill共识会议（CHCC）提出的按受累血管大小进行的分类。在此基础上，2012年国际CHCC修订了1994年的血管炎命名及分类。

（1）大血管炎：主要包括大动脉炎和巨细胞动脉炎。

（2）中血管炎：主要包括结节性多动脉炎和川崎病。

（3）小血管炎：包括ANCA相关性血管炎、免疫复合物性小血管炎、变异性血管炎、单器官血管炎、系统性疾病相关血管炎以及其他病因相关血管炎。

439. 大血管炎都有哪些？

大血管炎是指主要累及主动脉及其主要分支大血管的系统性血管炎，主要包括大动脉炎（又称多发性大动脉炎）和巨细胞动脉炎（又称颞动脉炎）。

440. 什么是大动脉炎？

大动脉炎（Takayasu arteritis，TAK）指主要累及主动脉和/或其主要分支的慢性进行性非特异性炎症。可引起动脉狭窄、闭塞和动脉瘤，导致出现各种临床症状和体征，如肢体疼痛、间歇性跛行、头晕、系统症状（如发热、乏力、食欲减退和体重减轻）、血管杂音、脉搏缺失或减弱、血压下降以及血管性高血压等。

441. 大动脉炎都有哪些临床表现？

大动脉炎的临床表现与不同的受累动脉相关联。颈总动脉受累时可出现颈动脉痛、眩晕、头晕、视觉改变、晕厥、短暂性脑缺血发作、脑卒中等症状，查体可发现颈部血管杂音、脉搏减弱或消失。锁骨下动脉受累时可出现上肢间歇性跛行、雷诺现象、麻木等症状，查体可发现锁骨上窝血管杂音、无脉、上肢脉搏/血压减弱，肌肉容量较对侧减少。椎动脉受累时可出现头晕、视觉改变等症状，查体无特异发现。主动脉受累时可出现胸痛、背痛、呼吸困难等症状，查体可发现腹部/背部血管杂音、主动脉瓣关闭不全体征。肾动脉受累时可出现高血压，罕见出现肾衰竭表现、蛋白尿等，查体可发现肾动脉听诊区血管杂音。腹腔干和/或肠系膜动脉受累时可出现缺血性腹痛、恶心、呕吐等症状，查体可发现腹部血管杂音。髂总动脉受累时可出现下肢间歇性跛行、麻木等症状，查体可发现血管杂音、无脉、下肢脉搏/血压减弱。肺动脉受累时可出现胸痛、呼吸困难、咯血（罕见）等症状，查体可发现肺动脉高压体征。冠状动脉受累时可出现心绞痛、呼吸困难等症状，查体可发现心肌梗死、充血性心力衰竭体征。

442. 如何诊断大动脉炎？

大动脉炎的诊断主要依据1990年美国风湿免疫性疾病学会（ACR）制定的大动脉炎分类标准，前提是确诊为系统性血管炎，大血管（主动脉和/或其主要分支）受累为主，满足3项或3项以上对诊断大动脉炎的敏感性为91%，特异性为98%：①发病年龄≤40岁。②四肢间歇性跛行。③肱动脉搏动减弱。④双上肢收缩压差＞10mmHg。⑤锁骨下动脉或主动脉杂音。⑥动脉造影异常：主动脉一级分支或上下肢近端的大动脉狭窄或闭塞。

2022年ACR联合欧洲抗风湿免疫性疾病联盟（EULAR）基于“血管炎诊断和分类标准”（DCVAS）研究的病例队列及研究结果，发布了2022年ACR/EULAR大动脉炎分类标准，使用该标准时首先需考虑两个问题：①已确诊患者为大血管血管炎，使用本标准是判断患者能否分类为大动脉炎。②在使用本标准前，应除外其他模拟血管炎的疾病。另外，需符合2个绝对条件：①诊断时年龄≤60岁。②有血管炎的影像学证据。然后根据表4-19评分，≥5分时诊断大动脉炎的敏感性为94%，特异性为99%。

表4-19　2022年ACR/EULAR大动脉炎分类标准

表现	评分/分
临床表现	
女性	＋1
血管炎引起的心绞痛或缺血性心脏疼痛	＋2
上肢或下肢间歇性跛行	＋2
血管检查结果	
动脉杂音	＋2
上肢动脉搏动减弱	＋2
颈动脉搏动减弱或压痛	＋2
双上肢收缩压差≥20mmHg	＋1
血管造影和超声检查	
病变动脉数（选择其中1项）	＋1
1	＋2
2	＋3
≥3	＋1
血管炎累及双侧对称的动脉分支	＋3
腹主动脉受累，合并肾动脉或肠系膜动脉受累	

443. 大动脉炎要和哪些疾病鉴别？

大动脉炎鉴别诊断中最重要的疾病之一是同作为大血管血管炎的巨细胞动脉炎，发病年龄高峰不同是这两种疾病在临床表现上的突出差异。大动脉炎的重要特点是发病年龄较年轻、女性患者占多数，主动脉及其主要分支受累更常见，主要累及颈内动脉分支，更多见颈动脉和肠系膜动脉受累，而巨细胞动脉炎的典型表现是累及颈外动脉，更多见腋动脉受累。

大动脉炎鉴别诊断中的另一个非常重要的问题是鉴别动脉粥样硬化性血管病和血管炎，影像学检查有助于鉴别。血管炎的病变通常位于血管近端，但动脉粥样硬化病变通常也位于血管的分叉部位和开口处。血管炎性病变往往导致血管壁弥漫性和均匀性增厚，而动脉粥样硬化经常导致血管壁更为局限性的、不规则和非均匀性增厚。点状、线状钙化和斑片状受累通常提示动脉粥样硬化，而管壁的、环周形钙化往往提示血管炎的弥漫性受累。

大动脉炎还要注意与一些罕见的可以导致大动脉炎的疾病进行鉴别诊断。例如沙门菌、金黄色葡萄球菌、肺炎链球菌、结核分枝杆菌、人类免疫缺陷病毒、梅毒螺旋体（罕见）等感染造成的感染性主动脉炎症，或者白塞综合征、IgG4相关性疾病、类风湿关节炎、系统性红斑狼疮、干燥综合征、ANCA相关血管炎、HLA-B27相关脊柱关节病、银屑病关节炎、炎症性肠病、结节病、Cogan综合征和复发性多软骨炎等炎症性风湿免疫性疾病造成的非感染性大动脉炎症。年轻患者还需要考虑鉴别诊断先天性主动脉缩窄，它通常位于主动脉弓远端和降主动脉的交界处，位于左锁骨下动脉的起点之后，更常见于男性，常与其他几种心脏和血管异常有关联，如主动脉瓣二瓣化畸形、室间隔缺损、动脉导管未闭和主动脉弓发育不良等。年轻女性患者还需要考虑与纤维肌发育不良（FMD）进行鉴别，这是一种非动脉粥样硬化性非炎症性血管疾病。还有一些罕见的遗传性疾病，如马方综合征、埃勒斯-当洛（Ehlers-Danlos）综合征Ⅳ型、神经纤维瘤病1型（neurofibromatosis type 1，NF1）和埃德海姆-切斯特病（Erdheim-Chester disease，ECD）可能出现与大动脉炎相似的血管表现。

444. 如何评估大动脉炎的活动性？

目前常被用于判断大动脉炎疾病活动度的工具主要有美国国立卫生研究院（NIH）的Kerr评分、印度风湿免疫性疾病学会血管炎学组的大动脉炎疾病活动指数（Disease Extent Index-Takayasu，DEI.Tak）和ITAS2010评分，但DEI.Tak及ITAS2010均未包含急性时相反应物（ESR和CRP）和影像学评估。Kerr评分包括：①全身症状。②血管缺血症状与体征。③ESR升高（≥20mm/h）。④血管造影阳性。以上每条计1分，相加总分≥2分为疾病活动，敏感性较低，但应用较为便利。

2018年EULAR大动脉炎管理更新建议和2022年ACR/血管炎基金会（VF）血管炎管理建议中均对大动脉炎活动进行了定义，结合了提示大动脉炎活动的重要症状、体格检查、辅助检查及影像学检查结果，提高了敏感性见表4-20。

表4-20　2018年EULAR建议和2022年ACR/ VF建议中对大动脉炎活动的定义

定义	表现
提示活动的重要症状	新发或加重的肢体跛行 一般症状（消瘦/体重下降＞2kg、低热、乏力、盗汗） 肌痛、关节痛、关节炎 严重腹痛 卒中、癫痫（非高血压所致）、晕厥、眩晕 肢体瘫痪 心肌梗死、心绞痛 急性视力相关的症状（一过性黑矇或复视）
提示活动的体格检查和辅助检查	高血压（＞140/90mmHg） 新出现的脉搏消失、脉搏不对称 血管杂音 颈动脉疼痛

445. 如何治疗大动脉炎？

大动脉炎患者诱导缓解时首先需要使用糖皮质激素，通常使用大剂量（泼尼松或泼尼松龙每日1mg/kg）或脉冲使用，同时建议联合其他免疫抑制剂，辅助糖皮质激素减量、预防疾病复发。建议将甲氨蝶呤、硫唑嘌呤、吗替麦考酚酯或来氟米特等非生物制剂的改善病情抗风湿药物（DMARDs）作为一线治疗药物；复发或难治性患者，可选择生物制剂——肿瘤坏死因子抑制剂或托珠单抗（IL-6受体拮抗剂）作为二线治疗药物（2018年更新的EULAR建议）。2021年ACR指南考虑TNF抑制剂应用经验较为丰富，建议作为大动脉炎治疗的一线生物制剂。在大动脉炎的治疗和管理中，定期随访、评估病情，以及相应调整治疗方案非常重要。

除非患者发生重要脏器的急性缺血、主动脉夹层撕裂或有动脉瘤破裂出血的风险，一般应在缓解期和免疫抑制治疗下进行血管重建外科治疗，若出现以上紧急情况应转诊至血管外科。

446. 什么是巨细胞动脉炎？

巨细胞动脉炎（giant cell arteritis）是好发于50岁以上人群的特发性系统性大、中动脉肉芽肿性血管炎，主要累及主动脉及其较大的分支。虽然主要影响50岁以上人群，但是70岁之后发病更为常见。临床表现主要包括持续的系统性炎症表现、受累血管对应的组织缺血症状和风湿性多肌痛的表现，这些症状可能不同时发生，或者在病程中以某一种临床表现为主。

447. 巨细胞动脉炎都有哪些临床表现？

巨细胞动脉炎的临床表现可以分为全身性炎症表现、大中血管受累和风湿性多肌痛3类，但并不一定同时出现。①全身性炎症表现见于50%以上的患者，有15%的患者以此为首发症状，表现为发热、乏力、夜间盗汗、食欲不振、体重减轻、轻度贫血等。全面的鉴别诊断和影像学检查，特别是PET-CT检查对识别此种类型的巨细胞动脉炎是非常重要的。②大中血管受累的临床表现，依据累及的区域不同分为颅外动脉、主动脉及分支。80% ～ 90%的患者出现颅外动脉受累表现，可见新近发作头痛、头皮触压痛、下颌跛行，舌跛行少见；体格检查可见颞动脉异常，如串珠状突出、压痛。视力丧失发生率为20%，多数是缺血性视神经病变所致。腋动脉、主动脉弓、胸主动脉和腹主动脉也可受累，股动脉或肱动脉累及少见。常见并发症有心肌梗死，发生率高于同年龄正常人群4倍；脑血管事件如脑卒中等，常见于病程中后期，发生率高于非巨细胞动脉炎的老年人群2.5倍。③风湿性多肌痛的症状，表现为颈、肩、髋肢带肌群疼痛伴发僵，在早晨加重，可伴有膝、踝、肘等大中关节肿痛和滑膜炎，可见于50%的患者，是最常见的颅外表现之一。

448. 如何诊断巨细胞动脉炎？

巨细胞动脉炎的诊断主要依据1990年美国风湿免疫性疾病学会（ACR）制定的巨细胞动脉炎分类标准，前提为确诊为系统性血管炎，大血管（主动脉和/或其主要分支）受累为主，满足3项或3项以上对诊断巨细胞动脉炎的敏感性为94%，特异性为91%：①出现症状或体征时年龄≥50岁。②新出现的或与过去不同的局限性头痛。③颞动脉异常，如触痛、搏动减弱，且与颈动脉硬化无关。④血沉≥50mm/h（魏氏法）。⑤动脉活检可见单核细胞、肉芽肿性血管炎、多核巨细胞。

2022年ACR联合欧洲抗风湿免疫性疾病联盟（EULAR）基于“血管炎诊断和分类标准”（DCVAS）研究的病例队列及研究结果，发布了2022年ACR/EULAR巨细胞动脉炎分类标准，使用该标准时首先需考虑两个问题：①已确诊患者为大血管血管炎，使用本标准是判断患者能否分类为巨细胞动脉炎。②在使用本标准前，应除外其他模拟血管炎的疾病。其次，需符合1个绝对条件：诊断时年龄≥50岁。然后根据表4-21评分，≥6分时诊断巨细胞动脉炎的敏感性为87%，特异性为95%。

表4-21　2022年ACR/EULAR巨细胞动脉炎分类标准

表现	评分
临床表现	
肩或颈部晨僵	+2
视力突然丧失	+3
下颌或舌跛行	+2
新发颞部头痛	+2
头皮触痛	+2
颞动脉查体	
搏动减弱，"绳状"，或压痛	+2
实验检查、影像和活检	+2
ESR ≥ 50mm/h或CRP ≥ 10mg/L	+5
颞动脉活检阳性结果或颞动脉超声见"晕征"	+2
双侧腋动脉受累	+2
FDG-PET示全主动脉活动性病变	

449. 巨细胞动脉炎要和哪些疾病鉴别？

巨细胞动脉炎鉴别诊断中最重要的疾病之一是同作为大血管血管炎的大动脉炎，发病年龄高峰不同是这两种疾病在临床表现上的突出差异。此外，巨细胞动脉炎还需要与以下疾病进行鉴别诊断。①孤立性风湿性多肌痛：当疑似风湿性多肌痛但全身症状显著、急性时相反应蛋白过高、对低剂量糖皮质激素治疗应答不佳或复发时，应考虑巨细胞动脉炎。②浆细胞病与多发性骨髓瘤：同样常见于老年人群，可见乏力、食欲减退、体重减轻、贫血、低热、骨关节痛、ESR显著增高等表现，血液系统检查可协助鉴别诊断。③感染：如巨细胞病毒感染、人类免疫缺陷病毒感染、传染性单核细胞增多症、弓形体病、水痘、莱姆病等，可导致老年患者出现低热、头痛、乏力倦怠、体重减轻、急性时相反应蛋白升高等表现，需与巨细胞动脉炎进行鉴别。④模拟血管炎：感染、药物、粉尘等可以引起累及大、中血管的模拟血管炎。

外科治疗原则与大动脉炎相同：除非患者发生重要脏器的急性缺血、主动脉夹层撕裂或有动脉瘤破裂出血的风险，一般应在缓解期和免疫抑制治疗下进行血管重建外科治疗，若出现以上紧急情况应转诊至血管外科。

450. 如何评估巨细胞动脉炎的活动性？

巨细胞动脉炎的活动性评估方法类似大动脉炎，但是提示巨细胞动脉炎活动的症状和体征有别于大动脉炎（表4-22）。

表4-22　巨细胞动脉炎的活动性评估

定义	表现
提示活动的重要症状	新发或持续的局灶性头痛（通常在颞部） 一般症状（消瘦/体重下降＞2kg、低热、乏力、盗汗） 下颌和/或舌的跛行 急性视力相关的症状（一过性黑矇、急性视力丧失或复视） 风湿性多肌痛症状 肢体跛行
提示活动的体格检查和辅助检查	颞浅动脉的触痛和/或增厚伴或不伴搏动减弱 头皮触痛 血管杂音 上肢脉搏/血压减弱 眼科检查的异常病理改变（包括前部缺血性视神经病变，动眼神经麻痹，视网膜中央动脉阻塞，视网膜分支动脉阻塞和/或脉络膜缺血）

451. 如何治疗巨细胞动脉炎？

巨细胞动脉炎通常是急症，即使在疑似诊断的情况下也应考虑尽早开始治疗，以避免出现视力丧失。治疗原则是保护视力，防止出现其他脏器损害，降低糖皮质激素的不良反应，以及减少并发症。治疗药物包括3类，分别是糖皮质激素、细胞毒性药物、生物制剂/靶向药物。①糖皮质激素：是巨细胞动脉炎经典的一线治疗药物，如有视力下降应予甲泼尼龙250mg ～ 1000mg/日静脉冲击3天，活动期诱导缓解治疗推荐泼尼松剂量为40 ～ 60mg/d，达到缓解后2 ～ 3个月减至15 ～ 20mg/d，1年后减至每日不超过5mg。若有糖皮质激素治疗出现合并症的高危因素，可考虑尽早加用托珠单抗或甲氨蝶呤。②细胞毒性药物在巨细胞动脉炎治疗中主要推荐甲氨蝶呤，建议用量为不低于每周15mg。③生物制剂首选托珠单抗每周162mg皮下注射，也可使用静脉注射托珠单抗，疗效不佳时可考虑更换为甲氨蝶呤或阿巴西普。

452. 什么是风湿性多肌痛？

风湿性多肌痛（polymalgia rheumatica，PMR）是一种临床综合征，病理特点为远端滑膜炎。临床特点为颈、肩胛带及骨盆带肌肉疼痛和晨僵，CRP及ESR升高，ANA及RF阴性，血清CK正常。

453. 风湿性多肌痛有哪些临床表现？

风湿性多肌痛的临床表现见以下3个方面：①全身症状，低、中度发热，体重减轻。②肌肉疼痛、僵硬主要受累部位有颞部、颈部、肩胛带、骨盆带、四肢近端肌肉及肌腱附着部位，肌肉僵硬于休息后加重，活动后逐渐消失。严重者可伴有上肢抬举困难，下肢抬腿困难及翻身困难，一般不伴有肌肉压痛。③关节痛以肩、膝、腕关节疼痛为主要表现。

454. 风湿性多肌痛与巨细胞动脉炎的关系是什么？

风湿性多肌痛与巨细胞动脉炎的关系：二者均呈区域性分布，欧美国家发病率高，发病年龄一般大于50岁，女性多于男性。部分风湿性多肌痛患者可发展为巨细胞动脉炎，而部分巨细胞动脉炎患者伴有风湿性多肌痛的临床表现，但也有部分风湿性多肌痛患者最终不发展为巨细胞动脉炎，且前者病理为滑膜炎，后者病理为动脉炎，目前二者之间确切的关系不清。

455. 风湿性多肌痛的诊断标准是什么？

符合以下6项者，可确诊为风湿性多肌痛。

（1）年龄＞50岁。

（2）颈、肩胛带及骨盆带三者之一出现肌肉疼痛和晨僵，病程持续≥1周。

（3）ESR增快，CRP升高。

（4）受累肌肉无红、肿、热、肌力减退及肌萎缩。

（5）排除类似风湿性多肌痛表现的其他疾病，如类风湿关节炎、慢性感染、多发性肌炎、恶性肿瘤等。

（6）对小剂量糖皮质激素（相当于泼尼松10mg/d）反应良好。

456. 如何治疗风湿性多肌痛？

（1）风湿性多肌痛不伴有巨细胞动脉炎的治疗：①非甾体抗炎药对部分轻症风湿性多肌痛患者有效，可缓解肌肉疼痛。②小剂量糖皮质激素适用于口服非甾体抗炎药2～4周无效者。一般采用泼尼松15～30mg/d，待症状缓解、ESR及CRP恢复正常后，每月减5mg/d至每日5mg时维持1～2年，然后停药观察。

（2）风湿性多肌痛伴有巨细胞动脉炎的治疗，对于合并轻型巨细胞动脉炎者，采用小剂量糖皮质激素联合免疫抑制剂治疗效果较好。

457. 中等血管炎有哪些？

中等血管炎指中等大小血管受累为主的系统性血管炎，主要包括结节性多动脉炎和川崎病。中等大小的血管主要包括除主动脉及其主要分支外，具有解剖学名称的血管。

458. 什么是川崎病？

川崎病（Kawasaki disease）又称皮肤黏膜淋巴结综合征，是一种以全身性中、小动脉炎性病变为主要病理改变的急性发热出疹性疾病。其临床特点为发热伴皮疹，口腔黏膜和眼结膜充血，颈淋巴结肿大及指/趾红肿、脱皮。发病年龄多在5岁以内，尤其是以婴幼儿为主，男孩多见，四季均可发病。由于本病可发生严重心血管并发症，已取代风湿热成为儿科最常见的后天性心脏病。

459. 川崎病都有哪些临床表现？

川崎病的主要临床表现包括以下6类。①发热：最为常见，发生率为94% ～ 100%，常为稽留热或弛张热，可高达39℃以上，未经治疗时发热平均12天、最长可超过1个月，正规治疗后体温多在2天内恢复正常。②结膜充血：发生率为86% ～ 92%，多于起病3 ～ 4天出现，无脓性分泌物。③唇及口腔表现：可见口唇红肿、潮红及皲裂、杨梅舌，以及口腔、咽黏膜弥漫性充血。④皮疹：发病1周内躯干及四肢出现弥漫性多形性充血性皮疹，无水疱或结痂。⑤四肢末端：急性期手足呈硬性水肿，手掌和足底潮红，约发病10天后，指/趾末端沿指/趾甲与皮肤交界处出现膜样脱皮，为本病特征性表现。⑥颈部淋巴结肿大：常于发热后3天内发生，数天后缩小甚至消失。

还可见各系统脏器受累的临床表现，包括以下6个系统。①心脏系统：可出现心肌炎、心包炎、心内膜炎及心律失常；30% ～ 50%伴冠状动脉扩张，15% ～ 20%发展为冠状动脉瘤，多侵犯左冠状动脉，多发生于病程2 ～ 4周，但也可见于疾病恢复期；心肌梗死和冠状动脉瘤破裂可致心源性休克甚至猝死。②消化系统：可见呕吐、腹泻、腹痛、肝炎、胆囊炎和胰腺炎等。③呼吸系统：可见咳嗽、流涕等，胸片示支气管周围及间质渗出、少量胸腔积液等。④肌肉骨骼系统：可见关节红肿、关节疼痛，大小关节均可累及。⑤泌尿系统：可见尿道炎、尿道口炎、鞘膜积液等。⑥神经系统：可见患儿易激惹、无菌性脑膜炎、面神经麻痹、感音神经性聋等。

460. 如何诊断川崎病？

日本川崎病研究委员会于2002年对该病的诊断标准进行了第5次修订，为目前临床所通用，包括下述6条主要临床症状：①不明原因的发热，持续5天以上。②双眼结膜充血。③唇及口腔黏膜变化，口唇发红及干裂、杨梅舌、口腔及咽部黏膜弥漫充血。④四肢末梢改变，急性期手足硬肿和掌跖红斑，以及恢复期指/趾端出现膜状脱皮。⑤躯干部多形性红斑，但无水疱及结痂。⑥颈淋巴结的非化脓性肿胀，其直径达1.5cm或更大。满足至少5条即可诊断，如果只出现4条，但超声心动图或冠状动脉造影证实存在冠状动脉瘤或扩张，亦可确诊。

美国心脏病协会对上述标准进行了修改，将持续发热＞5天定义为必备条件，另外5条中具备4条即可诊断，如不足4项，但超声心动图见冠状动脉瘤或扩张，亦可确诊。两者均强调川崎病为除外性诊断，必须除外其他引起这些表现的疾病后方能诊断；还强调各项表现可以不同时出现，询问病史时需全面。

461. 川崎病要和哪些疾病鉴别？

川崎病的鉴别诊断需要考虑：①感染性疾病，包括病毒感染（如麻疹病毒、EB病毒、肠道病毒等）、细菌感染（如猩红热、化脓性淋巴结炎等）、支原体感染等；慢性活动性EB病毒感染也可引起发热、皮疹、肝大、肝损害、冠状动脉扩张等表现，但常累及全身多处大血管，而且治疗困难、预后较差，应进一步完善化验检查明确诊断。②其他免疫性疾病，如幼年特发性关节炎、系统性红斑狼疮、渗出性多形性红斑等。

462. 如何评估川崎病的活动性？

部分川崎病患儿可表现为重症形式，如川崎病休克综合征（KDSS）和巨噬细胞活化综合征（MAS），常因病情快速进展而危及生命，需早期识别并紧急处理。

KDSS是指持续存在下列任何一种情况并需要进行液体复苏或给予血管活性药物者：收缩压低于该年龄儿童正常值；或较基础血压下降≥20%；或合并组织低灌注的表现，如心动过速、毛细血管充盈时间延长、四肢末端发凉、脉搏细弱、尿量减少或意识障碍。

MAS在川崎病中罕见，目前尚无诊断标准，诊断参考2016年全身型幼年特发性关节炎合并MAS的标准。如果川崎病患儿铁蛋白进行性升高，合并以下表现时需考虑合并MAS：①血常规三系急剧下降。②谷丙转氨酶和谷草转氨酶高于基线。③甘油三酯升高。④纤维蛋白原降低。⑤骨髓或其他组织（淋巴结、肝、脾等）发现噬血细胞。川崎病合并MAS时冠状动脉病变发生率高达46%。

463. 如何治疗川崎病？

川崎病治疗包括急性期治疗和合并冠状动脉病变时的治疗。①急性期治疗：目标是减轻并终止全身炎症反应、预防冠状动脉发生和发展，并防止冠状动脉血栓形成，主要包括静脉注射免疫球蛋白（2g/kg，10～12小时静脉缓慢输入）和口服阿司匹林（每日30～50mg/kg，分2～3次服用，热退后3天逐渐减量，2周左右减至每日3～5mg/kg，维持6～8周），对免疫球蛋白无反应或重症时可联用糖皮质激素，挽救治疗时可使用英夫利昔单抗（每次3～5mg/kg，通常为单次应用）。②合并冠状动脉病变时：急性期需要更积极地抗血栓治疗，尽可能降低严重心血管事件发生，包括抗血小板（阿司匹林、氯吡格雷和双嘧达莫）、抗凝（低分子量肝素及华法林）和溶栓药物（纤溶酶原激活因子）。

另外，还应根据病情给予对症及支持治疗，如补充液体、保护肝脏、控制心力衰竭、纠正心律失常等，严重冠状动脉病变、内科治疗效果不佳可行外科手术，如冠状动脉旁路移植术等。

464. 什么是结节性多动脉炎？

结节性多动脉炎（polyarteritis nodosa，PAN）是一种累及中小动脉，以血管坏死和肉芽肿结节为特征的慢性、亚急性或急性坏死性血管炎，于1866年由Kussmaul和Maiers首次报道，并于1903年由Ferrari命名，病变主要累及中动脉，也可累及小动脉，常累及内脏及软组织的脉管系统，以ANCA阴性和肺部受累罕见为特征。

465. 结节性多动脉炎有哪些临床表现？

结节性多动脉炎的临床表现主要源自血管狭窄或闭塞及炎性内脏动脉破裂，导致后续组织器官缺血、损伤、功能障碍，伴或不伴出血，可影响几乎所有器官系统，但肺部受累少见，最常受累的为皮肤、肾脏和周围神经系统。皮肤受累的表现包括网状青斑、皮下结节、皮肤坏死及溃疡、淤斑、紫癜、雷诺现象或肢端坏疽等。肾脏受累常见，表现为肾及小叶间动脉血管炎，而非肾小球肾炎，迂曲、狭窄的小叶间动脉可引发组织坏死及微动脉瘤破裂。多发性单神经炎是神经系统受累的最常见表现，伴对称性多神经病变，典型表现为神经滋养血管（多为神经外膜动脉）闭塞导致的局灶或多灶轴突缺血性神经病变。睾丸动脉受累导致的睾丸痛和睾丸炎多为单侧，是结节性多动脉炎的典型表现，约1/4男性患者可出现。

466. 如何诊断结节性多动脉炎？

结节性多动脉炎的诊断需结合临床表现、影像学检查及病理。目前临床主要使用1990年美国风湿免疫性疾病学会（ACR）的分类标准（表4-23），满足3条以上时该标准诊断结节性多动脉炎敏感性达82.2%，特异性达86.6%。但该标准未纳入ANCA阴性，不能排除ANCA相关性血管炎，1994年及2012年的国际教堂山共识会议将教堂山国际会议共识重新分类，将显微镜下多血管炎（microscopic polyangiitis，MPA）、嗜酸性肉芽肿性多血管炎（Churg-Strauss syndrome，eosinopholic granulomatosis with poliangiitis，EGPA）及肉芽肿性多血管炎（granulomatosis with polyangiitis，GPA）与之区分开。ACR联合欧洲抗风湿免疫性疾病联盟（EULAR）基于“血管炎诊断和分类标准”（DCVAS）研究的病例队列及研究结果，制定的ACR/EULAR结节性动脉炎分类标准尚未发布。

表4-23　1990年结节性多动脉炎ACR分类标准

表现	定义
体重下降≥4kg	自起病以来，体重下降至少4kg，排除节食或其他原因导致
网状青斑	四肢或躯干部分皮肤的网格状青斑
睾丸痛/压痛	睾丸疼痛或压痛，排除感染、肿瘤及其他病因所致
疲倦、乏力、下肢压痛	弥漫性肌痛（除外肩和臀腰带肌）、肌无力或下肢肌肉压痛
单神经或多神经病变	单神经病或多发性单神经病或多神经病
舒张压＞90mmHg	舒张压超过90mmHg的高血压
血尿素氮或肌酐升高	血尿素氮水平大于3536μmol/L，血肌酐大于132.6μmol/L，排除脱水或梗阻所致
乙型肝炎病毒感染	血清HBsAg阳性
动脉造影异常	动脉造影显示动脉瘤或内脏血管闭塞病变，除外动脉硬化、肌纤维发育不良或其他非炎症原因所致
活检见小中动脉中性粒细胞浸润	组织学提示动脉壁中性粒细胞浸润或中性粒细胞及单核细胞浸润

467. 结节性多动脉炎要和哪些疾病鉴别？

结节性多动脉炎主要与ANCA相关性血管炎进行鉴别诊断，可按照2021年ACR/EULAR嗜酸性肉芽肿性多血管炎（EGPA）、显微镜下多血管炎（MPA）以及肉芽肿性多血管炎（GPA）的分类标准依次进行鉴别；还需要对不同亚型（不同原因导致）的结节性多动脉炎进行鉴别，包括药物（如米诺环素）、感染（如HBV、HIV、HCV等）、遗传因素［如腺苷脱氨酶2缺乏（DADA2）］。

468. 如何评估结节性多动脉炎的活动性？

2021年ACR/VF结节性多动脉炎管理指南中指出，出现结节性多动脉炎导致的新发、持续或加重的临床症状和/或体征时考虑病情活动，要注意与之前已出现的损伤进行区别。如果病情活动出现了可能导致危及生命或导致脏器功能不可逆损伤的表现时，考虑为病情严重活动，如肾病、多发性单神经炎、肌病、肠系膜缺血、冠脉受累、肢体/肢端缺血。如果病情活动出现的表现不会危及生命或不会导致脏器功能不可逆损伤时，考虑为病情非严重性活动，如较轻的系统症状、不复杂的皮肤病变、较轻的炎症性关节炎等。

469. 如何治疗结节性多动脉炎？

根据患者疾病严重程度及器官受累范围不同予个体化治疗。2021年ACR/VF结节性多动脉炎管理指南推荐，病情严重活动的系统性结节性多动脉炎患者，诱导缓解治疗应予以糖皮质激素联合环磷酰胺：甲泼尼龙500～1000mg/d静脉冲击（或每日30mg/kg或等效剂量）3～5天后改为大剂量激素（泼尼松每日1～2mg/kg或等效剂量），联合环磷酰胺控制病情。若患者无法耐受环磷酰胺则选择联合使用其他免疫抑制剂，不推荐激素联合使用利妥昔单抗的方案。对于非严重性活动的患者，也建议选择激素联用免疫抑制剂治疗。对于使用常规激素联合非环磷酰胺的其他免疫抑制剂治疗足疗程后，病情仍然活动的难治性患者，应更换免疫抑制剂为环磷酰胺。病情缓解的患者逐渐减量激素，并把环磷酰胺改为其他免疫抑制剂维持缓解治疗。

HBV相关的结节性多动脉炎建议短期（2周）使用激素控制器官损害及危及生命的炎症进展，同时联合抗病毒治疗及血浆置换。突然停用激素，可以增强被HBV感染的肝细胞的免疫清除能力，促进HBsAg向抗HBe抗体的血清转化，此后的血浆置换及抗病毒治疗是治疗此类结节性多动脉炎的关键。

对于DADA2的结节性多动脉炎患者推荐予以肿瘤坏死因子抑制剂联用激素治疗，短期可予新鲜冰冻血浆输注补充ADA2蛋白，严重抗体缺乏和新近感染的患者可予静脉注射免疫球蛋白。

470. 小血管炎都有哪些？

小血管炎包括ANCA相关性血管炎、免疫复合物性小血管炎、变异性血管炎、单器官血管炎、系统性疾病相关血管炎以及其他的病因相关血管炎。

471. 什么是肉芽肿性多血管炎？它有哪些临床特征？

肉芽肿性多血管炎（granulomatous with polyangiitis，GPA），曾称韦格纳肉芽肿（Wegener granulomatosis，WG），是一种主要侵犯小动、静脉及毛细血管的系统性坏死性肉芽肿和血管炎性疾病。本病男性发病高于女性，未经有效治疗的患者死亡率高。病理特点为上、下呼吸道的坏死性肉芽肿，节段性坏死性肾小球肾炎。临床特征为一组三联征，即上呼吸道、肺及肾脏病变。上呼吸道病变主要表现为鼻炎、鼻窦炎、鼻中隔穿孔、鼻骨破坏导致鼻背塌陷呈鞍鼻，少数患者表现为急性喉炎、声音嘶哑、喉部溃疡、上呼吸道肉芽肿形成导致气道狭窄。肺病变表现为咳嗽、咯血、呼吸困难、空洞形成甚至呼吸衰竭。肾脏损害发生率90%以上，表现为蛋白尿、血尿、管型尿、肾性高血压及进行性肾衰竭。除以上临床特点外，还可有其他系统损害的临床表现。

472. 肉芽肿性多血管炎的实验室检查有哪些？

（1）ANCA检测：约90%病情活动的GPA血清中可出现cANCA阳性，其靶抗原是PR3。c-ANCA联合检测PR3-ANCA（P-ANCA），敏感性为96%，特异性为98.5%，是GPA较为特异性的抗体，可用于疾病诊断和评价活动度。

（2）病理：呼吸道病变活检可见血管炎或坏死性肉芽肿，或非特异性急慢性炎症或类纤维蛋白变性的血管炎及巨细胞肉芽肿。肾活检为局灶性、节段性、坏死性肾小球肾炎，或肾小球外血管炎，或肾内肉芽肿。

（3）肺功能及X线检查：肺功能提示肺容量及弥散功能降低，气道梗阻。胸部X线示双下肺结节样、粟粒样、多发或局灶性浸润、空洞、肺不张等，常呈戏剧性改变，可迁移也可自行消失。上呼吸道X线示鼻窦黏膜增厚及周围骨质破坏。

473. 肉芽肿性多血管炎的诊断标准是什么？

根据1990年美国风湿免疫性疾病学会（ACR）诊断标准，符合下述2项或2项以上标准可确诊为肉芽肿性多血管炎，诊断的敏感性和特异性分别为88.2%和92.0%。

（1）鼻或口腔炎症：脓性或血性鼻腔分泌物，痛性或无痛性口腔溃疡。

（2）X线胸片异常：胸片示结节、固定浸润灶或空洞。

（3）尿沉渣异常：镜下血尿（每高倍视野＞5个红细胞）或出现红细胞管型。

（4）病理：活检示肉芽肿性炎症，动脉壁或动脉及小动脉外部区域有肉芽肿性炎症。

最新的2022年ACR/EULAR GPA分类标准采用积分制，见表4-24。应用此标准时需注意：当患者诊断为小、中血管炎后，此分类标准可用于GPA的分类，在应用此分类标准前，需排除其他模拟血管炎的诊断。

表4-24　2022年ACR/EULAR GPA分类标准

表现	评分/分
临床标准	
鼻部受累：血性分泌物、溃疡、结痂、充血、堵塞或鼻中隔缺损/穿孔	+3
软骨受累：耳/鼻软骨炎、声音嘶哑或喘鸣、支气管受累或鞍鼻	+2
传导性或感音性听力下降	+1
实验室、影像学和活检标准	
c-ANCA或抗PR3抗体阳性	+5
肺部影像显示为结节、肿块或空洞	+2
活检提示肉芽肿、血管外肉芽肿性炎或巨细胞	+2
影像提示鼻/鼻窦炎症、实变或渗出，或乳突炎	+1
活检为寡免疫复合物肾小球肾炎	+1
p-ANCA或抗MPO抗体阳性	-1
血嗜酸性粒细胞≥1×10^9/L	-4

以上条目相加累计得分≥5分可分类为GPA，敏感性为93%，特异性为94%。

474. 肉芽肿性多血管炎应与哪些疾病相鉴别？

（1）嗜酸性肉芽肿性多血管炎：两种疾病均有鼻炎、鼻窦炎等上呼吸道症状。嗜酸性肉芽肿性多血管炎以反复发作的哮喘为主要临床表现，无鞍鼻及肺部空洞，肾损害轻，外周血嗜酸性粒细胞增多，影像学可见肺内弥漫性斑片状或结节状侵润性病变，消失迅速，一般无空洞形成。病理以嗜酸性粒细胞浸润为主。肉芽肿性多血管炎肺部结节、浸润性病变或空洞常见，肾脏病变明显、进展快，外周血以中性粒细胞增多为主，动脉活检为中性粒细胞浸润的肉芽肿性炎症。

（2）肺出血-肾炎综合征（Good pasture综合征）：两种疾病均可表现为肺部浸润性病变及进行性肾功能不全，但肺出血-肾炎综合征无明显上呼吸道症状，病理学检查无肉芽肿性炎症，血清中检测到肾小球基底膜（GBM）抗体为重要的鉴别手段。

（3）结节性多动脉炎：该病肾脏病变明显，且进展快，但肺部病变少见，动脉造影可见内脏器官的中等大小动脉狭窄、瘤样扩张，病理无肉芽肿病变。

（4）复发性多软骨炎：该病是一种以软骨破坏为主的系统性、复发性、炎性破坏性疾病，可有鼻软骨、气管、支气管软骨破坏，导致鞍鼻、反复肺部感染，少数有肾脏损害，但病理为软骨组织的炎性破坏，无肉芽肿病变。

（5）肺部感染性疾病及恶性肿瘤鉴别：肺部感染性疾病及肿瘤均可有肺内浸润性或结节性病灶，但一般无多系统损害的临床表现，病原学及病理可与肉芽肿性多血管炎鉴别。

475. 肉芽肿性多血管炎的治疗措施有哪些？

局灶性肉芽肿性多血管炎患者经有效治疗后预后较好，典型肉芽肿性多血管炎未经有效治疗者预后差、存活时间短、死亡率高。常用药物包括糖皮质激素及免疫抑制剂。

（1）糖皮质激素：泼尼松40～60mg/d，起效后逐渐减量。病情严重者，可用甲基泼尼松龙1.0g/d加入5%葡萄糖250ml静脉滴注，连续3天，3天后改为口服泼尼松40～60mg/d。

（2）免疫抑制剂：一般与糖皮质激素联合应用。①环磷酰胺，静脉用药效果较好，常用剂量为400毫克/次，2次/周，或200毫克/次，3次/周。病情稳定后，可改为口服用药，50毫克/次，2次/日。②硫唑嘌呤，口服100毫克/次，每日1次。③甲氨蝶呤，用于本病治疗也有一定疗效。④吗替麦考酚酯，初始用量2～3g/d，维持3个月；维持剂量1g/d，维持6～9个月。

（3）利妥昔单抗：为抗CD20IgG1抗体，文献报道在多项临床研究中可诱导缓解复发及难治性GPA。2011年，美国FDA批准利妥昔单抗可替代环磷酰胺用于成人严重的ANCA阳性GPA的治疗。

（4）其他生物制剂：如奥法木单抗、阿巴西普、阿仑单抗、贝利尤单抗、利妥昔单抗，有病例报道或临床试验证实治疗GPA的有效性，但还缺乏充分的循证医学证据。

（5）局部放射治疗也可采用。

（6）口服复方新诺明用于本病的维持治疗有效。

476. 什么是嗜酸性肉芽肿性多血管炎？有哪些临床表现？

嗜酸性肉芽肿性多血管炎（eosinophilic granulomatosis with polyangiitis，EGPA），曾称Churg-Strauss综合征或变应性肉芽肿性血管炎。是一种主要累及小动脉的系统性血管炎。病理改变为肉芽肿性血管炎性改变，以嗜酸粒细胞浸润为主。发病年龄多在20～40岁，男性多于女性，未经有效治疗者预后差。临床表现有发热、体重下降等全身表现，变应性鼻炎、鼻窦炎和鼻息肉；过敏性哮喘及肺内弥漫性斑片状或结节状浸润性病变（主要由嗜酸性粒细胞浸润引起，消失迅速，一般无空洞形成），胸腔积液，约半数患者出现紫癜、红斑丘疹性皮疹、皮下结节、下肢网状青斑等皮肤病变；心脏受累主要表现为急性缩窄性心包炎、二尖瓣脱垂、心肌梗死、心力衰竭；外周神经受累为本病神经系统损害的常见表现，表现为对称性感觉、运动末梢神经病，少数还可有肾脏、消化系统、关节、肌肉及眼部病变。

477. 嗜酸性肉芽肿性多血管炎的诊断标准和治疗原则是什么？

根据1990年ACR分类标准，符合下述6项中4项或4项以上者可确诊，其敏感性和特异性分别为85.0%和99.7%。

（1）哮喘病史：有喘鸣史或呼气时可闻及弥漫性高调哮鸣音。

（2）嗜酸性粒细胞增多：白细胞分类中嗜酸性粒细胞＞10%。

（3）单发或多发神经病变：为系统性血管炎所致的单神经病变、多发单神经病变或多神经病变（即手套或袜套样分布）。

（4）非固定性肺部浸润：为系统性血管炎引起的胸片上迁移性或一过性浸润病变。

（5）鼻窦炎：急性或慢性鼻窦疼痛或压痛史，或鼻窦X线片显示模糊。

（6）血管外嗜酸性粒细胞浸润：病理示动脉、微动脉或微静脉外周有嗜酸性粒细胞浸润。

最新的2022年ACR/EULAR EGPA分类标准采用积分制，见表4-25。应用此标准时需注意：当患者诊断为小、中血管炎后，此分类标准可用于EGPA的分类，在应用此分类标准前，需排除其他模拟血管炎的诊断。

表4-25　2022年ACR/EULAR EGPA分类标准

表现	评分/分
临床标准	
阻塞性气道疾病	＋3
鼻息肉	＋3
多发性单神经炎	＋1
实验室、影像学和活检标准	
血嗜酸性粒细胞计数≥1×10^9/L	＋5
活检提示血管外嗜酸性粒细胞为主的炎症	＋2
c-ANCA或抗PR3-ANCA抗体阳性	-3
血尿	-1

以上条目相加累计得分≥6分可分类为EGPA，敏感性为85%，特异性为99%。

对于嗜酸性肉芽肿性多血管炎的治疗，常用药物为糖皮质激素联合应用免疫抑制剂，效果及预后较好。一般口服泼尼松联合环磷酰胺、硫唑嘌呤等治疗，血浆置换对本病也有一定疗效。目前用于治疗EGPA的生物制剂有利妥昔单抗、美泊利单抗及奥马珠单抗等。其中美泊利单抗是人源性抗IL-5单抗，于2017年被FDA批准用于成人EGPA的治疗；奥马珠单抗是人源化抗IgE单抗，可防止IgE介导的嗜酸性粒细胞脱颗粒，也可引起嗜酸性粒细胞凋亡，已被批准用于治疗严重的持续性哮喘和其他过敏性疾病。虽然在小规模临床研究中证实奥马珠单抗在EGPA的有效性，但需要更多循证医学的证据支持。

478. 什么是显微镜下多血管炎？如何诊断？

显微镜下多血管炎（microscopic polyangiitis，MPA）又称显微镜下多动脉炎（microscopic polyarteritis)，是以微动、静脉和毛细血管等小血管受累为主、中等大小动脉也可累及的系统性、坏死性血管炎。病理表现为血管节段性纤维素样坏死，伴中性粒细胞浸润，一般无免疫复合物沉积。表现为肾小球肾炎，肺出血或浸润病变，肌痛，消化道出血及外周神经病变，ANCA阳性，多为P-ANCA。本病平均发病年龄为50岁，男性多于女性。MPA的诊断尚无统一标准，但出现以下表现，应高度考虑MPA：①中年男性患者。②急性进行性肾功能不全。③伴有系统性血管炎的临床表现。④ANCA阳性。⑤肾脏病理显示，局灶性节段性坏死性肾小球肾炎/新月体性肾小球肾炎，无免疫复合物沉积。

最新的2022年ACR/EULAR MPA分类标准采用积分制，见表4-26。应用此标准时需注意：当患者诊断为小、中血管炎后，此分类标准可用于MPA的分类，在应用此分类标准前，需排除其他模拟血管炎的诊断。

表4-26　2022年ACR/EULAR MPA分类标准

表现	评分/分
临床标准	
鼻腔受累：血性分泌物、溃疡、结痂、充血、堵塞、鼻中隔缺损/穿孔	−3
实验室、影像学和活检标准	
p-ANCA或MPO-ANCA抗体阳性	＋6
肺部影像显示纤维化或间质性肺病	＋3
活检显示寡免疫复合物肾小球肾炎	＋3
c-ANCA或抗PR3-ANCA抗体阳性	−1
血嗜酸性粒细胞计数≥1×10^9/L	−4

以上条目相加累计得分≥5分可分类为MPA，敏感性为91%，特异性为94%。

 479. 什么是ANCA相关性血管炎？

血管炎根据受累血管的大小分为：大、中和小血管受累，其中原发性小血管炎中，如肉芽肿性多血管炎（GPA）、嗜酸性肉芽肿性多血管炎（EGPA）和显微镜下多血管炎（MPA）均与抗中性粒细胞胞质抗体（ANCA）密切相关，故又称为ANCA相关性血管炎。

 480. ANCA相关性血管炎定义的历史和现状是怎样的？

系统性血管炎的分类一直较为混乱。1994年美国Chapel Hill系统性血管炎分类意见为按受累血管的大小将系统性血管炎分为大血管炎、中血管炎和小血管炎。其中特别将显微镜下多血管炎从经典的结节性多动脉炎中分离出来，又鉴于肉芽肿性多血管炎、嗜酸性肉芽肿性多血管炎和显微镜下多血管炎与ANCA密切相关，在病理与临床表现方面有一定的相似性，故将以上3种疾病统称为ANCA相关性血管炎。2012年CHCC分类标准沿用了ANCA相关性血管炎的概念和分类并一直沿用至今。

481. ANCA相关性血管炎的发病机制是什么？

ANCA相关性血管炎的发病机制较为复杂，目前认为主要与ANCA、中性粒细胞、内皮细胞、补体和凝血系统的相互作用密切相关。此外，淋巴细胞、抗内皮细胞抗体等也发挥重要作用。

（1）ANCA：有体内及体外研究证实ANCA本身具有致病作用。

（2）中性粒细胞预激致敏和活化：ANCA的作用由中性粒细胞的活化状态决定。被TNF预激致敏的中性粒细胞和正发生细胞凋亡的细胞，膜相关PR3的表达水平增高。中性粒细胞预激活化后，ANCA可与相关膜结合抗原结合，通过MPO或PR3的交联或结合Fc受体导致异常组成性激活。ANCA与中性粒细胞结合可增强中性粒细胞-内皮细胞的相互作用，并加重随后的微血管损伤。ANCA还可加快已被致敏中性粒细胞脱颗粒、向局部组织中释放化学趋化因子及细胞毒性氧自由基的速度。此外，已致敏的中性粒细胞可黏附并损伤血管内皮细胞，并吸引更多中性粒细胞到损伤部位，从而形成一个对微环境特异的自动放大回路。包含PR3和MPO自身抗原的中性粒细胞胞外诱捕网（NET）可促进ANCA相关血管炎的发病。活化的中性粒细胞释放NETs和微颗粒，可激活凝血系统，产生凝血酶，促进血管炎高凝状态并激活血小板和补体。

（3）内皮细胞：在血管炎早期阶段，内皮细胞可募集炎性细胞，并加强它们与血管损伤部位的黏附。随后释放的PR3和其他中性粒细胞蛋白酶可诱导内皮细胞合成并分泌强效的中性粒细胞趋化因子IL-18，从而吸引更多中性粒细胞；也可以通过诱导黏附分子增强聚集中的中性粒细胞和单个核细胞对内皮细胞表面的黏附。

（4）补体替代途径的激活：体外研究表明C5a可以刺激中性粒细胞表面上调ANCA靶抗原的表达，随后在ANCA作用下，中性粒细胞发生呼吸爆发和脱颗粒反应，释放大量过氧化物和蛋白水解酶，同时还释放补体旁路途径活化所必须的因子，形成正反馈的炎症反应放大环路。

（5）B细胞对ANCA相关性血管炎有重要作用。研究表明循环中宁活化B细胞的数量与ANCA相关性血管炎患者的疾病活动度有关，清除B细胞的治疗对ANCA相关性血管炎患者有效。可能机制包括：完全清除或大幅减少ANCA生成，减弱了B细胞在抗原提呈和细胞因子生成中的作用，以及抑制了B/T细胞交互作用。

482. ANCA相关性血管炎肾脏的基本病理变化是什么？

ANCA相关性血管炎的肾脏病理变化为寡免疫型坏死性肾小球肾炎。免疫荧光和电镜检查一般无免疫复合物或电子致密物发现，或仅有微量沉积。光镜下多数患者表现为局灶节段性肾小球毛细血管袢坏死和新月体形成（≥90%患者），约有40%患者表现为新月体肾小球肾炎。肾小球内细胞增殖不明显。肾小球毛细血管袢坏死区域的肾小球基底膜断裂、肾小球壁粘连、破裂，肾小球活检可见具有多种不同病变和/或病变的不同阶段。20%～50%肾活检标本显示肾小动脉呈纤维素样坏死，甚至可以伴有中等动脉受累。肾间质常有不同程度、范围不一的炎性细胞浸润，通常为淋巴细胞、单核细胞和浆细胞，偶可见较多的嗜酸性粒细胞。病变后期肾间质常呈多灶性纤维化伴肾小管萎缩，偶见以血管为中心的、上皮样细胞及多核巨细胞形成的肉芽肿样病变。

483. ANCA相关性血管炎肾脏病理的分型体系是什么？

欧洲血管炎研究组（EUVAS）在2010年提出关于ANCA相关性血管炎肾损害的病理分型体系，包括局灶型、新月体型、硬化型和混合型4类。①局灶型：即活检组织中正常肾小球比例≥50%。②新月体型：即活检组织中细胞性新月体比例≥50%。③硬化型：即活检组织中硬化性肾小球比例≥50%。④混合型：即正常肾小球比例、新月体肾小球比例以及硬化肾小球比例均＜50%。

EUVAS肾脏病理的分类方法是根据病理形态学的差异，虽然临床简便实用，也有助于预测患者的肾脏预后，但并不能够反应不同类型之间发病机制的差异。

484. ANCA相关性血管炎的主要临床表现有哪些？

ANCA相关性血管炎好发于中老年，但也可见于各个年龄组。中老年人男女比例基本一致，但在20岁以下的年轻人中，则以女性患者为主。该病白种人多见。我国ANCA相关性血管炎患者中约80%为MPA，而欧洲和北美洲居住在北方寒冷地区的患者以GPA为多。多数患者有上感样前驱症状，好发于冬春季节，常有发热、疲乏和体重下降等非特异性症状。

该组疾病多为全身多脏器受累，主要临床表现如下。

（1）头颈部受累：该病常累及上呼吸道。①鼻受累多见，临床上可表现为分泌物增多，可为脓性或血性。鼻窦炎较多见，还可有多发鼻息肉和鼻甲肥大。鼻黏膜病理组织可见以小血管为中心的肉芽肿性血管炎，但更为常见的是急性或慢性炎症性改变。病程长者还可以形成鞍鼻，严重者甚至可以破溃。②耳受累最常见的表现为听力下降，严重者可出现聋。症状轻者多为高频区感音性听力障碍。还可表现为耳痛、耳鸣和中耳炎。长期梗阻可以继发细菌感染。③眼受累最常见的表现为葡萄膜炎，表现为畏光流泪、视物疲劳。部分患者还可以有视网膜病变和球后视神经炎，表现为视力下降，少数患者还可有眼球突出、复视和一过性失明等。④头颈部受累还可以发生在咽喉部位，如声带的慢性炎症性病变（声音嘶哑）和声门下狭窄。后者若病程较长也可以出现纤维化和瘢痕形成，往往需要外科手术才能解决气道的通气。

（2）肺受累：该病90%有肺受累，临床上表现为咳嗽、胸痛和咯血。其中50%以上有肺出血的表现。重症者因肺泡广泛出血而发生呼吸衰竭危及生命。肺脏受累既可以发生在肾脏损害之前，也可以在肾脏受累之后。MPA主要表现为肺部浸润影、肺间质纤维化和弥漫性肺泡出血；GPA则主要表现为肺部结节性病变；CSS表现为过敏，如哮喘、血嗜酸性粒细胞增多，还可以有外周神经炎和肉芽肿性血管炎。影像学检查最常见的表现是肺脏的浸润影和结节影。一般通常累及双侧中下肺野，浸润影可以形式多样，如弥漫性、双侧、低密度影。此外，MPA患者还可以肺间质纤维化为首发表现，其他异常包括肺不张、纵隔淋巴结肿大及非特异的钙化。

（3）肾脏受累：疾病活动期时多表现为镜下血尿，多伴有蛋白尿；缓解期患者血尿可消失，可呈单纯性蛋白尿。肾功能受累常见，半数以上表现为急进性肾小球肾炎（rapidly progressive glomerulo nephritis，RPGN）。

（4）其他系统受累：约70%的患者可以出现神经系统受累。最常见的为周围神经病变，如多发性单神经炎。约2/3患者可有关节和肌肉受累，肌肉活检10%～30%可以见到典型的小血管炎或血管周围炎。近70%的患者可有皮肤受累。病变多种多样，表现为网状青斑、皮疹、紫癜、片状出血及荨麻疹。皮肤活检常可见到典型的皮肤白细胞碎裂性血管炎。

消化道血管炎往往不被重视，实际上1/3～2/3患者有胃肠道受累。多数患者表现为不易愈合的胃或十二指肠溃疡，临床表现为胃肠道出血、黑便和腹痛，少数表现为难治性腹泻。胃肠道血管炎最为严重的并发症是肠穿孔导致腹膜炎和败血症。还可见食管炎、胰腺炎和胆囊炎等引起上腹痛。对胃肠道病变的活检常可见多发的黏膜炎症和出血，而深层的活检则可以见到小血管炎性病变。

如何诊断ANCA相关性血管炎？

临床遇见中老年患者呈多系统受累表现时应高度怀疑该病的可能。组织活检如见到典型的寡免疫沉积性小血管炎病变，如局灶、节段性纤维素样坏死性的小血管病变则更提示诊断。肾活检更常见的是肾小球毛细血管袢纤维素样坏死和/或新月体形成。

ANCA已经成为国际上通用的原发性小血管炎的特异性血清学诊断工具。近来欧洲14个小血管炎研究中心联合开展了对ANCA检测方法的评估，结果发现如c-ANCA合并抗蛋白酶3（PR3）抗体阳性，p-ANCA合并抗髓过氧化物酶（MPO）抗体阳性，则二者分别用于诊断GPA与MPA的特异性可以达到99%。

486. 目前临床上国际公认的用来判断血管炎病情活动的评分是什么？主要内容有什么？

为了减少血管炎患者的病死率，除了提高诊断水平与改进治疗外，对疾病活动性的评价也很重要。伯明翰大学肾脏与风湿免疫性疾病学研究所的Luqmani等提出了一项评分表，并对多种坏死性血管炎作了评估。BVAS（伯明翰血管炎活动性积分）主要基于9个易被血管炎侵犯的系统（包括全身一般情况、皮肤、黏膜/眼、耳鼻喉、呼吸系统、心血管系统、消化系统、肾脏系统和神经系统）的临床症状和体征来评分，受累越严重，分值越高。经过与另外两个血管炎评分方法（the vasculitis activity index和Kallenberg index）及医生整体评估（physician global assessment PGA）、临床血清学指标等的比较，BVAS可信度高，敏感性强，结果可靠，能为疾病的活动度作出比较准确的判断，为治疗提供了很好的参考标准。BVAS评分表分为1994年（表4-27）和2003年两个版本，如下所示：

BVAS评分表分1994年版（左边是4周内新出现或加重的症状，右边是分值，总分不超过63分）

表4-27 BVAS评分表1994年版

受侵犯的系统	症状或体征	分值/分
全身一般情况	无	0
（最多3分）	乏力	1
	肌痛	1
	发热（<38.5℃）	2
	发热（>38.5℃）	2
	在一个月内体重减少（1～2kg）	2
	在一个月内体重减少（>2kg）	3
皮肤表现	无	0
（最多6分）	梗塞	2
	紫癜	2
	其他皮肤血管炎	2
	溃疡	4
	坏疽	6
	多指坏疽	6
黏膜/眼	无	0
（最多6分）	口腔溃疡	1
	生殖器溃疡	1
	结膜炎	1
	巩膜/外层炎	2
	葡萄膜炎	6
	视网膜渗出	6
	视网膜出血	6
耳鼻喉	无	0
（最多6分）	鼻腔渗出/破坏	2
	鼻窦炎	2
	声嘶/喉炎	2
	鼻出血	4
	结痂	4
	中耳炎	4
	新近的听力下降	6
	声门下受累	6

续　表

受侵犯的系统	症状或体征	分值/分
呼吸系统	无	0
（最多6分）	憋气/哮鸣	2
	结节/纤维化	2
	胸膜渗出/胸膜炎	4
	肺浸润	4
	咯血/出血	4
	大咯血	6
心血管系统	无	0
（最多6分）	杂音	2
	新近的心律失常	4
	主动脉瓣关闭不全	4
	心包炎	4
	新近的心梗	6
	心肌病	6
消化系统	无	0
（最多9分）	腹痛	3
	腹泻（血便）	6
	胆囊穿孔	9
	胃肠道梗塞	9
	胰腺炎	9
泌尿系统	无	0
（最多12分）	高血压（舒张压＞90mmHg）	4
	蛋白尿＞+（0.2g/24h）	4
	血尿＞+（10/ml）	8
	Scr125～249μmol	8
	Scr 250～499μmol	10
	Scr＞500μmol	12
	Scr上升率＞10%	12
神经系统	无	0
（最多9分）	功能性混乱/痴呆	3
	晕厥（非高血压性）	9
	脑卒中	9
	脊髓受累	9
	外周神经病变	9
	多发单运动神经炎	9

2003年版的BVAS评分在1994年版的基础上，进一步细化条目，增加了第10个项目“其他”以囊括其他血管炎活动的临床特点。同时每个条目均需区别是“疾病持续”还是“疾病新发/恶化”，前者累计总分最高33分，后者累计总分最高63分。

487. 用来判断小血管炎所致全身多系统脏器损伤或慢性化程度的指标是什么？

ANCA相关性血管炎受累脏器的硬化或纤维化是判断器官功能慢性损伤、疾病的严重程度和预后最为重要的指标。目前临床上已提出了血管炎损伤指数（vasculitis damage index，VDI），用来判断全身多系统脏器损伤或慢性化程度。VDI包括10个脏器及“其他”项共64项指标，同时还有长期用药造成副作用的指标。

488. 如何治疗ANCA相关性血管炎？该病预后如何？

该病的治疗分为诱导缓解和维持治疗两个阶段。

（1）诱导缓解治疗：最经典的方案为激素联合环磷酰胺（CTX）。激素初始治疗为每日1mg/kg，4～6周，逐步减量。对于病情危重者，可考虑激素冲击治疗，甲泼尼龙每日7～15mg/kg（最大量1g/d）静脉滴注，连续3次，之后改为口服泼尼松每日1mg/kg共计1个月，在随后的6～12个月内逐渐减量至10mg/d维持。CTX可静脉或口服应用，静脉方案一般为CTX 每次15mg/kg，每2～3周1次；CTX口服一般为每日2mg/kg。在治疗ANCA相关性血管炎时，首选CTX静脉疗法。值得注意的是不应片面强调CTX的总量而过早停用CTX，以免病情反复，但应用CTX时应注意监测血白细胞计数及肝功能等，以便早期发现副作用并及时处理。对于合并血清抗GBM抗体阳性患者或肺出血患者，血浆置换为首选，其疗效较为肯定。

其他系统受累的症状经免疫抑制治疗后常可缓解。值得注意的是，ANCA阳性小血管炎引起肺损害（特别是合并肺部感染）和消化道出血时，若不治疗原发病，症状往往得不到控制。因此，应在使用有效抗生素及保护消化道黏膜的条件下，适时开始应用免疫抑制疗法。有条件者可以应用大剂量丙种球蛋白。

（2）维持治疗：ANCA阳性小血管炎患者在活动期病情达到控制后，可将CTX换成其他免疫抑制剂或细胞毒性药物，如硫唑嘌呤或吗替麦考酚酯（MMF）继续维持治疗1～2年。

近年来应用于ANCA相关性血管炎的生物制剂主要包括利妥昔单抗及C5a拮抗剂。前者的循证医学证据主要来自欧洲血管炎研究组进行的两项随机对照研究RITUXIVAS和RAVE研究，此外，MAINRITSAN研究则证实了利妥昔单抗对ANCA相关血管炎维持缓解的有效性。C5a在ANCA介导的中性粒细胞活化中发挥重要作用，关于C5a拮抗剂avacopan治疗ANCA相关性血管炎的CLEAR研究证实了该药物的有效性和安全性，前景可期。ANCA相关小血管炎的预后取决于是否得到早期诊断和及时治疗。如及时诊断和治疗，急性期约90%的肺出血患者可以得到控制，60%～80%需要透析的患者可以脱离透析，甚至肾功能得到完全恢复，真正进入不可逆终末期肾衰竭的患者为10%～15%。

489. 什么是Cogan综合征？它有哪些临床表现？如何治疗？

本病为发生于青年人的罕见病，特征为非梅毒性间质性角膜炎和前庭听力功能障碍，并常有全身症状，病因不明。平均发病年龄25岁，男女发病率相等。早期眼病症状有充血、畏光，视力可受影响。眼科检查可见间质性角膜炎，偶有结膜炎和葡萄膜炎。常有眩晕和耳鸣，多有听力丧失，可为双侧性。可有共济失调和眼球震颤。半数患者有非特异性全身性表现，包括发热、体重减轻和乏力。1/3患者有关节痛和肌痛。约10%患者有血管炎，累及皮肤、周围神经、内脏或肾脏。另有10%患者发生主动脉瓣关闭不全伴心脏异常。其余表现有头痛和胸膜炎。一半以上患者有耳聋，10%患者可以失明。10%患者死于本病。

最常见的实验室异常是ESR加快。患者也可以有白细胞增多、贫血和血小板增多的表现。听力图和眼震电流图多属异常，对病情随访有帮助。血管造影可以显示异常，常可显示大动脉受累。

眼部受累应局部使用激素。严重的眼部受累、声光感觉异常和有全身症状时需口服大剂量激素。经过充分的激素治疗而炎症持续的患者，可考虑细胞毒性药物。当炎症控制后有的患者需做主动脉瓣置换术和血管旁路移植术。

490. 什么是过敏性血管炎？病理特点是什么？

过敏性血管炎（hypersensitivity vasculitis）是一个比较陈旧且混乱的概念，曾称超敏反应血管炎、白细胞破碎性血管炎、坏死性结节性皮炎、超敏性血管炎、结节性真皮过敏疹、变应性小动脉炎和变应性血管炎等。根据2012年CHCC的血管炎分类，将其列入“皮肤IgM或IgG免疫复合物血管炎”这一临时类别。过敏性血管炎是外源性抗原刺激机体产生抗体，进而形成抗原抗体免疫复合物，引起机体血管炎性损伤的一种血管炎性疾病。常见的外源性抗原有青霉素、磺胺类、阿司匹林等药物，杀虫剂、石油制剂、除草剂等化学物质及蛇毒血清等体外蛋白。常见临床表现为皮肤可触性紫癜、荨麻疹、丘疹、淤斑、结节、溃疡等，少数可伴有胃肠道、肾脏等内脏受累。病理特点为皮肤微动、静脉和毛细血管的非特异性白细胞破碎性血管炎。

491. 什么是IgA血管炎？治疗原则有哪些？

IgA血管炎（immunoglobulin A vasculitis）原名过敏性紫癜（Henoch-Schönlein purpura，HSP），是一种以IgA为主的免疫复合物沉积为特征的小血管炎。儿童多见，部分成人受累。主要临床表现为皮肤紫癜、关节痛和关节炎、急性肠炎、肾炎。本病多预后良好，治疗上以对症治疗为主。急性期宜适当休息，尽可能寻找病因并予去除。如果出现严重的胃肠道和肾脏受累多提示病情较重，需积极药物干预，可能需要激素及免疫抑制剂的治疗。

492. 如何鉴别免疫复合物血管炎与IgA血管炎的紫癜？

皮肤IgM或IgG免疫复合物血管炎与IgA血管炎的紫癜，在临床上几乎无法区别，均表现为可触性紫癜，多发于腿部，可以没有系统受累。免疫荧光显微镜检查可发现沉积的免疫复合物类型不同。前者为IgM和/或IgG，尤其在早期或组胺诱导的皮肤病变中更明显。而IgA血管炎的病理改变为IgA沉积。

493. 什么是抗肾小球基底膜病？

抗肾小球基底膜（glomerular basement membrane，GBM）病是以循环中抗GBM抗体阳性和/或抗GBM抗体在肺和/或肾脏中沉积为特征的一组自身免疫性疾病。通常可分为急进性肾小球肾炎Ⅰ型和Goodpasture综合征，以及少见的单纯肺出血。典型的病理表现为新月体性肾小球肾炎，免疫荧光特点为IgG伴/或不伴C3沿肾小球毛细血管基底膜线样沉积。该病属于内科的危重症，多数患者病情凶险，需积极干预，改善患者预后。有文献报道称，5%～9% ANCA阳性的ANCA相关性血管炎患者可在外周血中检测到抗GBM抗体。

494. 什么是低补体血症荨麻疹性血管炎？与普通荨麻疹有何区别？

低补体血症荨麻疹性血管炎（hypocomplementemic urticarial vasculitis）是一种非典型过敏性血管炎。女性发病多于男性，发病年龄一般在30～40岁。病理特点为白细胞破碎性血管炎。临床表现为反复发作荨麻疹、可触性紫癜、出血性水疱、慢性溃疡等多种皮肤病变，荨麻疹持续时间在24小时以上，并可伴有全身多系统病变。

低补体血症荨麻疹性血管炎与普通荨麻疹均可出现荨麻疹及关节病变，但前者荨麻疹持续时间长，一般2～3天，消退后可留有色素沉着斑，可伴有多系统损害，急性期ESR增快、补体下降及免疫复合物升高，而普通荨麻疹消退较快，且不遗留任何痕迹，不伴有多系统损害，急性期ESR、补体及免疫复合物水平正常。

495. 什么是冷球蛋白？什么是冷球蛋白血症？

冷球蛋白（cryoglobulin）又称冷免疫球蛋白（cryoimmunoglobulin），是一组免疫球蛋白分子，具有在低温下沉淀、加热后再溶解的特点，分为单克隆冷球蛋白及多克隆冷球蛋白两种类型。血液中含有冷球蛋白时称为冷球蛋白血症。冷球蛋白主要分3类：Ⅰ型冷球蛋白常为单克隆球蛋白（通常为IgG或IgM），不具有类风湿因子RF活性，主要与巨球蛋白血症有关，少数与多发性骨髓瘤有关；Ⅱ型冷球蛋白是由多克隆IgG与单克隆IgM构成，具有RF活性，多数由丙肝病毒感染引起；Ⅲ型冷球蛋白由多克隆IgG和多克隆IgM组成，且与多种慢性炎症有关，包括感染和自身免疫性疾病。其中与丙型肝炎感染无关、病因不明的Ⅱ型冷球蛋白血症被称为原发性冷球蛋白血症。伴随有其他结缔组织病或感染者，称继发性冷球蛋白血症。Ⅱ型和Ⅲ型又统称为混合型冷球蛋白。

496. 原发性冷球蛋白血症临床表现有哪些？

原发性冷球蛋白血症是由于冷球蛋白作用于机体产生血管炎病变，血清冷球蛋白检测阳性。主要临床表现有皮肤可触性紫癜、溃疡、雷诺征、对称性多关节痛、肝肾损害、神经系统病变、心脏及呼吸系统等多脏器病变。肝脏受损一般无临床症状，以碱性磷酸酶增高为主，肾脏受损可表现为肾小球肾炎、肾病综合征或肾功能不全。

继发性冷球蛋白血症与哪些疾病有关？

（1）感染性疾病包括以下4种。①病毒性：传染性单核细胞增多症、巨细胞病毒感染综合征、乙型/丙型病毒性肝炎、腺病毒感染和Lyme关节炎等。②细菌性：亚急性细菌性心内膜炎、结节型麻风、急性链球菌感染后肾炎、性病性淋巴肉芽肿和梅毒等。③真菌性：球孢子病。④寄生虫性：黑热病、弓形虫病、热带脾大综合征、棘球蚴病、疟疾和血吸虫病等。

（2）自身免疫病：系统性红斑狼疮、肾病综合征、低补体血症、类风湿关节炎、血管炎、Felty综合征、滑囊炎、结节性多动脉炎、干燥综合征、系统性硬化症、类癌、甲状腺炎、过敏性紫癜、白塞综合征、多发性肌炎、脂肪痢、心内膜心肌纤维化和寻常天疱疮。

（3）淋巴增生性疾病：巨球蛋白血症、不典型淋巴瘤、慢性淋巴细胞白血病和免疫母细胞性淋巴结病。

（4）肾脏疾病：增生性肾小球肾炎。

（5）肝硬化：门脉性肝硬化、坏死性肝硬化、胆汁性肝硬化和慢性肝炎。

白塞综合征是一种什么样的疾病？

白塞综合征（Behçet syndrome，BS），是一种以血管炎为主要病理基础的慢性多系统疾病，主要表现为反复发作的口腔溃疡、生殖器溃疡、葡萄膜炎和皮肤损害，亦可累及心脏大血管、神经系统、胃肠道、关节等器官。BS可引起任何大小和类型血管的血管炎，临床表现存在高度异质性，故将BS归类于可变的多血管炎。BS多见于中东、远东、地中海区域，故被称为“丝绸之路病”。中国BS的发病率约为14例/10万，男女患病率相近，发病年龄多为

15～50岁，多为散在发病，但也有家族聚集现象。目前BS病因不明，且缺乏特异性实验室检查，误诊率较高。BS病情通常反复发作、缓解交替，其中眼病、血管、神经和胃肠道受累被认为与预后不良相关。目前尚无公认的有效根治BS的药物，无具体达标治疗策略，但多学科联合诊疗、个体化治疗、早期治疗有助于控制病情，改善预后。

499. 白塞综合征的致病因素有哪些？

BS的病因尚不明确，目前认为是遗传因素、环境因素、免疫功能失调等多因素造成的机体多系统的炎性损伤。

（1）遗传因素：BS的地域和种族差异以及家族聚集倾向提示遗传因素在BS发病中的重要作用。一级亲属患有BS的个体患病风险增加。人类白细胞抗原B5/B51（human leukocyte antigen-B5/B51，HLA-B5/B51）是发现最早也是目前已知相关性最强的易感基因。内质网氨基肽酶1（endoplasmic reticulum aminopeptidase 1，ERAP1）的核苷酸多态性与BS患病风险增加有关。

（2）环境因素：细菌和病毒等微生物感染是触发BS的重要环境因素。对血链球菌和1型单纯疱疹病毒抗原的高敏感性、与人类和细菌多种热休克蛋白的序列同源性，以及潜在的交叉反应性T细胞可能是BS的致病因素。口腔、唾液和肠道菌群组成成分的异常也参与BS发病。

（3）免疫功能失调：机体免疫功能的过度激活和免疫耐受的丧失是BS重要的致病因素。先天免疫细胞的过度激活、细胞因子网络紊乱、T细胞比例失衡、内皮功能障碍等自身免疫因素均参与BS发病。

500. 白塞综合征的基本病理表现有哪些？

BS的基本病理改变是血管炎，表现为坏死性、白细胞破碎性、闭塞性血管周炎和静脉血栓。病变累及不同大小的毛细血管、静脉与动脉，在环滋养血管和血管周围区域可见中性粒细胞和淋巴细胞浸润，其中以中性粒细胞为主。当出现明显的白细胞破碎性血管炎时，可见血管内皮肿胀、红细胞外渗和血管壁的纤维素样坏死。

肠道受累的BS病理可见肠管及系膜内小血管纤维素样坏死、炎性细胞浸润等血管炎表现，以及肠黏膜急慢性炎症、坏死、肠壁增厚、溃疡形成等非特异性表现。

神经系统受累的BS病理为颅内弥漫性中、小血管炎性改变，早期以小血管周围炎性细胞浸润为主，晚期则出现灶性坏死、神经胶质细胞增生、局部脱髓鞘及脑膜不同程度的增生和纤维化。脑实质（大脑脚、脑干、基底核、丘脑或小脑等）可有中、大、小不等的梗死性病灶。大体可见脑组织水肿和脑干萎缩等。

501. 白塞综合征的发病机制是什么？

BS的具体发病机制尚不明确，目前认为其是在遗传易感性的基础上，在感染等多种环境因素作用下，机体免疫功能的过度激活和免疫耐受的丧失，导致机体多系统炎性损伤的一类临床症状群。先天免疫细胞，尤其是中性粒细胞的过度活化与浸润被认为是BS急性炎症反应反复发作的主要原因。BS患者外周血中过度激活的中性粒细胞趋化、吞噬和产生超氧化物的能力增强，浸润在血管周围，损伤血管内皮细胞。中性粒细胞还可以高水平释放中性粒细胞胞外捕获网，介导炎症反应和血栓形成。此外，NK细胞数量的减少，使机体炎性细胞清除功能下降；γδT细胞和单核-巨噬细胞活化，释放炎性细胞因子的能力增强，可直接造成组织损伤并进一步激活获得性免疫细胞，破坏T细胞稳态，引起体内复杂的细胞因子网络紊乱，导致组织损伤。炎症作用下，受累血管的内皮损伤及功能障碍，转化成促凝/抗纤溶表型，介导BS的血管炎症反应和血栓形成。

502. 白塞综合征的临床表现主要有哪些？发病率是多少？

BS起病隐匿，临床表现多样，病情呈反复发作与缓解交替。全身多系统、多脏器均可受累，皮肤黏膜损害是最常见的临床表现，眼、血管、胃肠道、神经系统受累者预后不佳。部分患者伴有发热、体重减轻等非特异性临床表现。BS患者各种临床表现在整个病程中出现的概率见表4-28。

表4-28　白塞综合征常见的临床表现及其发生概率

临床表现	发生概率/%
口腔溃疡	＞95
生殖器溃疡	51.7～93
皮肤损害	39.4～87.1
眼部受累	约50
血管受累	2.2～50
心脏受累	1～7
消化道受累	4～38
神经系统受累	2.3～44
其他	5.3～93（关节受累）；10（附睾炎）

503. 白塞综合征的常见皮肤黏膜损伤有哪些？有何特点？

（1）口腔阿弗他溃疡：复发性口腔溃疡（＞3次/年）为BS最早及最常出现的临床表现，可见于舌缘、颊、唇、软腭、咽、扁桃体等处。典型溃疡呈边界清晰的圆形，基地呈黄白色，周围可伴有红斑，大小从几毫米到2厘米不等。

（2）生殖器溃疡：是BS的特征性病变。男性多见于阴囊（90%），也可在阴茎和环肛门周围；女性最常见于大阴唇（70%），也可出现在小阴唇、阴道、宫颈处。呈痛性，形态与口腔溃疡相似，但较口腔溃疡复发少。

（3）皮肤损伤：表现多种多样，包括假性毛囊炎、结节红斑、坏疽性脓皮病、Sweet综合征样病变等。痛性结节性红斑为最常见的皮肤损害，多见于女性，好发于下肢，愈合后留有色素沉着。假性毛囊炎和痤疮样皮疹在男性患者更常见，可发生于非青春期人群（＞40岁），是一种圆形无菌性脓疱，基底部有红斑和水肿病变，分布于背部、面部和和颈部，有时沿发际线分布。

504. 什么是针刺反应？有何临床意义？

针刺反应是皮肤对创伤的一种高反应性超敏反应。用20～21号无菌针头在前臂屈面中部斜行刺入约0.5cm沿纵向稍作捻转后退出，24～48小时后局部出现直径＞2mm的毛囊炎样小红点或脓疱疹样改变为阳性。针刺反应试验阳性是诊断BS的特异性体征，特异性较高且与BS疾病活动性相关。

505. 白塞综合征的眼部受累表现有哪些？有何特点？

约50%的BS患者有眼部受累，平均在首发症状后1年出现，可表现为葡萄膜炎、巩膜炎、角膜溶解等。

（1）白塞葡萄膜炎（Behçet uveitis，BU）：最为常见，常为双侧、复发性、全葡萄膜炎。BU是BS患者致残的最主要原因，临床预后较差、致盲率较高。BU好发于20～30岁人群，男性更多见且症状更重，预后差。BU通常表现为反复发作的后/全葡萄膜炎，也可表现为孤立性前葡萄膜炎或中间葡萄膜炎，但较为少见。后/全葡萄膜炎常表现为突然出现的视力下降和眼前漂浮物，一般进展很快，可在数小时内引起视力急剧下降。如合并前葡萄膜炎可有眼红、眼痛、畏光、流泪等刺激症状，前房积脓可见于约20%的眼BS，但孤立性前葡萄膜炎少见。前葡萄膜炎一般在2～3周自行消退，但不及时治疗可能会引起虹膜后粘连。

（2）视网膜血管炎：包括视网膜静脉迂曲扩张、血管鞘、视网膜出血等改变，较严重的患者可见相对特征性的黄白色视网膜浸润灶，还可出现视盘水肿、黄斑水肿等表现；常伴不同程度的玻璃体炎。荧光素眼底血管造影可见视网膜静脉荧光素渗漏、着染，可存在无灌注区。

眼炎反复发作可引起瞳孔膜闭、黄斑萎缩、并发性白内障、视神经萎缩和青光眼等严重并发症，可能导致可逆或不可逆的视力丧失。

506. 白塞综合征常见的血管受累表现有哪些？有何特点？

2.2%～50%的BS患者可有血管受累，又称血管型白塞，且以男性居多。血管受累是

BS死亡的主要原因之一。各种不同直径的动脉和静脉均可受累，静脉受累更常见。

（1）血栓性浅静脉炎和深静脉血栓形成（deep venous thrombosis，DVT）：DVT是最常见的静脉血栓类型，特别是下肢DVT，常多发，双侧受累多见，治疗反应差，易复发，再通困难。临床可引起间歇性跛行，超过半数患者会导致严重的血栓后综合征，表现为慢性肢体疼痛、水肿和皮肤色素沉着并可继发下肢溃疡。

（2）腔静脉（上、下腔静脉）血栓：引起慢性梗阻可导致显著的胸壁和腹壁静脉曲张。肝静脉和下腔静脉同时或相继受累可引起布加综合征，临床表现为腹痛、腹水、肝大和黄疸、阴囊水肿和下肢水肿，严重者可导致肝衰竭。

（3）肺血管受累：可引起的肺血管炎，导致肺动静脉内多发血栓形成。

（4）动脉受累：主要表现为动脉瘤、动脉狭窄、闭塞或扩张，以动脉瘤多见，可合并附壁血栓，常发生在主动脉、肺动脉、股动脉等位置，严重者出现瘤体破裂、病死率极高。多数动脉瘤患者临床表现为受累动脉相应部位的搏动包块、疼痛，巨大包块，30%为多发，可合并静脉受累。肺动脉瘤是BS患者的主要死因，临床表现为咳嗽、胸痛、胸闷、呼吸困难等，严重病变者可出现大咯血，危及生命。

507. 白塞综合征的心脏受累表现有哪些？有何特点？

心脏受累为主的白塞综合征称为心脏白塞（cardiovascular Behçet disease，CBD），发病率仅占BS的1.0%～7.0%，病死率却高达15.4%，是无心脏受累BS的3倍。CBD患者临床表现多样，可出现心包炎、瓣膜病变、冠状动脉病变、附壁血栓、心肌炎、心内膜炎、传导异常、心肌梗死等，多提示不良预后。

（1）BS患者的心脏瓣膜病变通常起病隐匿，可以在BS典型症状前出现，常导致漏诊或误诊，临床上不乏看到心脏病变多次瓣膜置换术后发生瓣周漏、瓣膜脱落等严重并发症，之后才确诊BS的病例。其主要表现为急性或慢性中/重度主动脉瓣关闭不全，病理为主动脉瓣及瓣周组织广泛炎症，常合并升主动脉扩张或升主动脉瘤，少数可累及二尖瓣和三尖瓣。

（2）BS冠状动脉受累相对少见，以男性多见，临床表现为心绞痛、心律失常、心肌梗死，影像学表现为冠状动脉狭窄、动脉瘤和闭塞病变，常伴发心脏外血管病变，而心血管疾病危险因素少见。

508. 什么是肠白塞？白塞综合征常见的消化系统受累表现有哪些？

有消化系统受累的BS称肠白塞，发生率为4%～38%。从食管至肛门全消化道均可受累，可单一部位或多部位受累，以回肠末段、回盲部、升结肠受累最多见。临床表现为腹痛、腹部包块、腹泻、腹胀、吞咽困难、嗳气、呕吐、便血、便秘等。溃疡累及食管时可出现顽固性胸骨后疼痛，严重者出现消化道溃疡、出血、肠穿孔、肠梗阻和瘘管形成等。典型的BS消化道溃疡内镜下表现为好发部位单发或局灶性多发（≤5个）的圆形或椭圆形、边界分明的溃疡，直径多大于1cm，创面较深，底部相对宽阔平坦，呈烧瓶状，有穿孔和出血的倾向；亦可表现为卵圆形穿凿样、地图样、环形溃疡。肠道CT表现为肠壁增厚、息肉形成、肠周浸润影，部分表现肠系膜血管充血、瘘管形成及周围脂肪组织混浊。肠白塞需与炎症性肠病（如克罗恩病、溃疡性结肠炎）、肠结核及其他感染性肠炎、药物相关性结肠炎等鉴别。

509. 什么是神经白塞？白塞综合征常见的神经系统受累的表现有哪些？

神经系统受累的BS又称神经白塞（neuro-Behçet disease, NBD）。发生率为2.3%～44%，多发生于30～40岁，平均出现在皮肤黏膜及眼受累之后5年，男性患者多见。分为脑实质受累、非实质受累和周围神经系统受累。

（1）脑实质性受累：最常见（约80%），累及端脑-间脑交界处、脑干和脊髓，表现为亚急性发作的头痛、脑神经麻痹、构音障碍、共济失调和偏瘫，是BS的主要致残、致死原因。70%～80%患者脑脊液检查异常，急性发作者明显，可表现为细胞数增多，以中性粒细胞和/或淋巴细胞为主，蛋白轻、中度升高，葡萄糖正常，无寡克隆带。脑脊液中白介素-6水平升高被认为是脑实质受累病情活动指标。MRI示病灶常位于中线结构附近，自脑干延伸至丘脑和基底节，部分患者亦可累及尾部。脑干萎缩，尤其是无皮质萎缩的情况下，对诊断具有很高的特异性。

（2）非实质受累：主要指颅内静脉窦血栓形成（cerebral venous sinus thrombosis，CVST），又称血管性NBD。多呈亚急性或慢性病程，主要临床表现为剧烈头痛、视盘水肿、恶心、呕吐，腰椎穿刺提示颅内压明显升高，脑脊液中细胞数、蛋白、糖和氯化物往往正常。血栓多见于横窦和上矢状窦，以双窦或多窦受累多见。部分CVST患者伴发外周血管受累。磁共振静脉成像（magnetic resonance venography，MRV）对CVST具有诊断意义。

（3）周围神经系统受累：较少见，仅占白塞综合征神经系统受累的0.8%，可表现为感觉运动性多发性神经病、吉兰-巴雷综合征、多发性单神经炎和自主神经病。

510. 白塞综合征常见的关节损害的表现有哪些？有何特点？

5.3%～93%的BS患者出现关节症状，通常为非对称性、间歇性、非侵蚀性外周单关节炎或寡关节炎，最常累及膝、踝等大、中关节。临床表现为关节红、肿、热、痛，大多预后良好，少有关节畸形。部分患者可出现骶髂关节受累。

511. 白塞综合征呼吸系统受累的表现有哪些？

（1）肺血管受累：最常见，可表现为肺动脉瘤、肺血栓形成，临床表现包括咳嗽、胸痛、胸闷、呼吸困难等，严重病变者可出现大咯血，危及生命。

（2）肺动脉高压：多继发于心瓣膜病变和肺血管病变。

（3）肺实质受累：少见，CT表现为肺内结节、胸膜下薄壁空洞、磨玻璃影、胸腔积液等。

512. 白塞综合征泌尿/生殖系统受累的表现有哪些？有何特点？

仅有散发BS患者患肾小球肾炎的病例报道。局灶或弥漫增生性肾小球肾炎、局灶节段性肾小球硬化症、系膜增生性肾小球肾炎、IgA肾病、膜增生性肾小球肾炎、膜性肾病、肾小球轻微病变、新月体性肾小球肾炎均可出现，可伴有肾淀粉样变AA型，引起肾病综合征，间质性肾炎少见。此外，可因肾血管炎（肾动脉瘤、肾静脉血栓、肾脏微血管病等）出现相应的缺血、肾功能损伤的表现。

生殖系统方面，10%的患者可出现附睾炎，临床表现为单侧或双侧附睾肿大、疼痛，易复发，较具特异性。

513. 白塞综合征常见的血液系统损害有哪些表现？

少数BS患者合并血液系统疾病，多见于女性，以骨髓增生异常综合征最为常见（多数患者具有8号染色体三体异常），亦可合并白血病、再生障碍性贫血、淋巴瘤等。血液病可发生于BS诊断之前或之后，亦可同时发生。临床中出现乏力、发热、贫血、出血、淋巴结肿大、肝脾大等症状时应注意鉴别血液病。

514. 白塞综合征患者有伴发肿瘤的风险吗？伴发恶性肿瘤的危险因素有哪些？

少数BS患者可伴发实体肿瘤，如甲状腺癌、消化道肿瘤等。高龄、消化道受累是伴发恶性肿瘤的危险因素。

515. 1989年国际白塞综合征研究组制定的白塞综合征诊断（分类）标准是什么？

由于缺乏特异性实验室检查，BS的诊断常基于临床表现。1989年国际BS研究组（International Study Group of Behçet disease，ISGBD）制定的诊断标准（表4-29），敏感性为85%，特异性为96%，曾被广泛使用。

表4-29　1989年国际白塞综合征研究组（ISGBD）诊断（分类）标准

标准	临床表现
复发性口腔溃疡	由医生观察到或患者诉说有阿弗他溃疡或疱疹样溃疡，1年内反复发作至少3次
加上以下4项中的2项即可诊断白塞综合征	
复发性生殖器溃疡	阿弗他溃疡或瘢痕，由医生观察到或由患者诉说
眼损伤	前或后葡萄膜炎，或裂隙灯下见到玻璃体内有细胞，或由眼科医生观察到的视网膜血管炎
皮肤损伤	结节性红斑、假性毛囊炎、丘疹性脓疱或由医生观察到的青春期后出现的痤疮样结节（患者未用过糖皮质激素）
针刺反应阳性	以无菌20号或更小针头，斜行刺入皮内，由医生在24～48小时观察到局部有红肿或脓点

注：其他与本病密切相关并有利于诊断的症状，关节痛（关节炎）、皮下栓塞性静脉炎、深部静脉栓塞、动脉栓塞和/或动脉瘤、中枢神经系统病变、消化道溃疡、附睾炎。

516. 2014年白塞综合征国际研究组专家提出的修订后的新标准是什么？

ISGBD标准将口腔溃疡作为诊断的必要条件，对具有典型口腔、外阴溃疡和眼炎的患者相对容易诊断，对不典型表现，尤其是以预后不良的系统病变发病的患者却难以确诊。

2014年白塞综合征国际研究小组对ISGBD进行修订后形成的新标准（ICBD）未强调口腔溃疡作为必备条件，在ISGBD 5个条件基础上，补充血管病变、神经系统损害为诊断条件，将针刺反应检查作为可选项，总评分≥4分可诊断BS（表4-30）。敏感性为94.8%，特异性为90.5%，目前已广泛用于临床。

表4-30　2014年国际白塞综合征标准评分系统（ICBD）

症状/体征	得分
眼部损害	2
生殖器溃疡	2
口腔溃疡	2
皮肤损害	1
神经系统表现	1
血管表现	1
针刺反应阳性	1*

注：针刺反应是非必须的，最初的评分系统未包括其在内。但如果进行了针刺反应，且结果为阳性，则加上额外的1分。得分≥4提示诊断白塞综合征。

517. 白塞综合征的实验室检查改变有哪些？

目前BS无特异性生物标志物或组织病理学特征。常规化验包括血、尿、便常规，肝肾功能、电解质、ESR、CRP等。部分患者可见到慢性病中度贫血和白细胞增多。ESR和CRP可轻度升高。自身抗体如抗核抗体、抗中性粒细胞胞质抗体等常为阴性，部分患者可检测到抗心磷脂抗体和抗β_2-GP1抗体阳性。BS患者HLA-B5/51阳性率较高。

518. 哪些辅助检查有利于白塞综合征病情判断？

由于BS无特异性生物标志物或组织病理学特征，其诊断不仅需要常规化验（血、尿、便常规，肝肾功能、电解质、ESR、CRP等），还需进行胃肠镜、荧光素眼底血管造影（fundus fluorescein angiography，FFA）、胸部高分辨CT、血管超声/造影、超声心动图、颅脑CT/MRI、计算机体层血管成像（CTA）、腰椎穿刺等辅助检查，以早期发现系统性病变。其中，颅脑MRI和CT、电生理、脑脊液检查有助于神经白塞综合征的诊断，并有助于排除感染；MRI是诊断神经白塞综合征的金标准；头颅MRV或CT静脉成像用于诊断CVST。

519. 白塞综合征眼部受累可采用的辅助检查手段有哪些？

（1）FFA：是评估视网膜血管炎的重要方法，BU急性发作时常可见视网膜静脉荧光素渗漏、着染，可出现无灌注区和出血遮挡引起的低荧光区域。弥漫毛细血管荧光素渗漏是BU的特征性表现之一，与着染的视网膜静脉形成特征性的蕨树叶样强荧光。

（2）光学相干断层扫描：可用于黄斑前膜、黄斑水肿、黄斑萎缩等黄斑病变的诊断和评估。

（3）眼部B超：可检测玻璃体混浊等后节炎症表现，这在不能直接观察后节情况时具有重要价值。BU急性发作时通常有显著的玻璃体混浊，在眼部B超中表现为玻璃体腔细密的点状中强回声。眼部B超还可检测到渗出性视网膜脱离、脉络膜增厚、视盘水肿、重度黄斑水肿、玻璃体出血等，以上表现可能出现于BU急性发作期。

520. 与白塞综合征病情活动相关的实验室/辅助检查有哪些？

ESR、CRP与BS病情活动度相关。粪便钙卫蛋白（FC）与患者DAIBD评分呈负相关关系，相当程度上可以推测肠BS患者的临床活动度。中性粒细胞/淋巴细胞比例升高亦提示病情活动。针刺反应阳性也与疾病活动性相关。

521. 白塞综合征需要与哪些疾病相鉴别？

（1）复发性口腔溃疡：与其他疾病引起的口腔溃疡鉴别，包括感染性疾病（口腔结核、梅毒、深部真菌感染、口腔单纯疱疹、带状疱疹引发的口炎）、恶性溃疡（原发性口腔肿瘤、恶性淋巴瘤、白血病）、免疫/血管性溃疡（重型口疮、天疱疮）等。主要通过原发病的临床表现和辅助检查鉴别。

（2）赖特综合征（Reiter syndrome，RS）：RS以无菌性尿道炎、结膜炎和关节炎为基本特征，可有皮疹和外阴部溃疡。但RS的会阴部皮疹表现为漩涡状龟头炎，属表浅性溃疡，一般无疼痛，愈后不留瘢痕。皮肤损害为脓溢性皮肤角化病，常见于足底和手掌，是RS的特征性表现。RS系统损害较轻，较少累及肠道和神经系统。

（3）强直性脊柱炎（ankylosing spondylitis，AS）：AS是以中轴关节慢性炎症为主的全身性疾病，病变主要累及骶髂关节和脊柱，髋、肩、膝和踝等外周关节也可以受累。肌腱、韧带、骨附着点炎是其特征性病理变化，HLA-B27常为阳性。炎性病变亦可发生在眼、主动脉瓣、肠道，需要与BS鉴别。

（4）克罗恩病（Crohn disease，CD）：CD和BS类似，也可出现口腔溃疡、眼炎、关节炎等肠外表现。两者均可见于年轻患者，可累及消化道的任何部位，病程常反复。但巩膜外层炎和虹膜炎更多见于CD，口腔溃疡、葡萄膜炎和视网膜血管炎在BS则更常见。CD较少发生生殖器溃疡。两者均可并发深静脉血栓，但CD一般不出现静脉曲张、布-加综合征或动脉血管炎等其他血管表现。CD也较少出现神经系统症状。肠道表现如狭窄、瘘管和脓肿在CD较BS更多见。结肠镜检查有助于二者鉴别，CD常表现为不规则、纵行溃疡，鹅卵石外观，呈节段性或弥漫性。

522. 白塞综合征心脏瓣膜受累与其他瓣膜疾病如何鉴别？

白塞综合征心脏瓣膜病变的鉴别诊断要点，见表4-31。

表4-31 白塞综合征心脏瓣膜病变的鉴别诊断要点

疾病名称	发病年龄	累及瓣膜部位	有无经典BS表现	病原学表现	影像学表现
感染性心内膜炎	任何年龄	二尖瓣	无	发热，病原学阳性	瓣膜赘生物
退行性瓣膜病变	老年人	主动脉瓣和二尖瓣	无	无	钙化性主动脉瓣狭窄，二尖瓣脱垂
BS大血管病变	年轻人	常见主动脉瓣	有	无	主动脉瓣脱垂或穿孔合并反流，升主动脉瘤样扩张

523. 如何判断白塞综合征患者的疾病活动程度？

BS疾病活动度多采用2006年白塞综合征国际研究协会制定的白塞综合征近期活动量表（BD current activity form，BDCAF）。评价内容包括头痛、口腔溃疡、生殖器溃疡、皮肤损害、关节痛、关节炎、恶心/呕吐/腹痛、腹泻伴血便、眼受累、神经系统受累及大血管受累。根据患者过去4周是否存在上述症状进行评分，不存在为0分，存在为1分，满分为12分；转化为区间指数后计分最高20分。2006年白塞综合征国际研究协会制定的BDCAF见图4-1。

1. 所有评分依赖于评价前4周出现的症状，只有医生认为与白塞综合征相关才能被记入评分。
2. 患者对疾病活动的总体评价（既往4周）（在笑脸打钩）：想一想既往4周，哪个表情最能表达你的感受。

	无	有（a～i每项1分）		无	有	新发
1. 皮肤/关节/胃肠道			3. 神经系统受累（包括颅内血管疾病）			□（1分）
a. 头痛	□	□	a. 黑矇	□	□	□
b. 口腔溃疡	□	□	b. 说话困难	□	□	□
c. 生殖器溃疡	□	□	c. 听力困难	□	□	□
d. 红斑	□	□	d. 颜面无力/感觉丧失	□	□	□
e. 皮肤脓疱	□	□	e. 上肢无力/感觉丧失	□	□	□
f. 关节痛	□	□	f. 下肢无力/感觉丧失	□	□	□
g. 关节炎	□	□	g. 失忆	□	□	□
h. 恶心/呕吐/腹痛	□	□	h. 失去平衡	□	□	□
i. 腹泻＋暗红/鲜红血便	□	□		□	□	□
2. 眼受累	□新发（1分）		4. 大血管受累（除外颅内血管性疾病）			□（1分）
左眼受累			a. 胸痛	□	□	□
a. 眼红	□	□	b. 呼吸困难	□	□	□
b. 眼痛	□	□	c. 咯血	□	□	□
c. 视物模糊或视力下降	□	□	d. 颜面痛/肿胀/变色	□	□	□
右眼受累			e. 上肢痛/肿胀/变色	□	□	□
a. 眼红	□	□	f. 下肢痛/肿胀/变色	□	□	□
b. 眼痛	□	□				
c. 视物模糊或视力下降	□	□				

3．医生对疾病活动的总体评价：既往4周，在笑脸打钩。

4．总分（不超过12分）：　　　　换算后分数：　　　　记录阳性项目数□□
注：第一项中a～i每小项各1分；第2～4大项，每大项最多计1分。

患者评分	0	1	2	3	4	5	6	7	8	9	10	11	12
换算后分数	0	3	5	7	8	9	10	11	12	13	15	17	20

图4-1　白塞综合征近期活动评分量表（2006年）

524. 白塞综合征的治疗目标是什么？

BS的主要治疗目标是迅速抑制炎症，防止复发，防止不可逆的器官损伤，延缓疾病进展。多学科联合诊疗、个体化治疗、早期治疗有助于控制病情，改善预后。

525. 为何白塞综合征的治疗强调早期治疗、个体化治疗？

BS病程具有反复发作-缓解的特点，不同类型器官和系统受累具有较大的差异，且男性和女性之间疾病进程也存在差异。因此，需要根据患者的年龄、性别、器官受累的类型及严重程度进行早期、个体化的治疗。当只有皮肤、黏膜和关节受累时，可以根据患者的需要和症状对他们的生活质量的影响（与所用任何药物的不良反应相关的风险）进行定制治疗。当慢性口腔和生殖器溃疡引起瘢痕形成时，需要加强治疗以防止口咽部狭窄、闭塞和生殖器瘢痕形成。当患者有眼、血管、神经系统和胃肠道系统等器官系统受累时，应迅速抑制炎症，早期治疗，预防复发，以防止功能丧失。

526. 白塞综合征的治疗措施包括哪些方面？

（1）一般治疗：建议患者保持口腔卫生，平时不宜进食过硬或温度过高的食物，以免损伤口腔黏膜，避免进食刺激性食物。发生口腔或生殖器溃疡时，建议伤口护理，避免继发细菌感染。

（2）局部治疗：口腔、外阴溃疡者局部糖皮质激素治疗有助于改善皮肤黏膜病变的严重程度和持续时间，适用于复发不频繁、症状较轻、无须持续性系统治疗患者。玻璃体内注射曲安奈德、糖皮质激素缓释剂有助于注射眼的炎症控制。

（3）全身药物治疗：目前BS尚无法根治，全身药物治疗目的是及时抑制炎症，减少复发，防止不可逆器官损伤。脏器损伤的类型及其严重程度、预后决定了个体治疗策略，必要时需进行多科协作，以制定最佳治疗方案。

（4）外科手术干预：在一般药物治疗的基础上，对有器官受累且药物治疗反应差，出现并发症或危及生命的患者建议外科干预治疗。外科手术尽可能选在病情稳定期，在术前及术后均应使用激素、免疫抑制剂和/或生物制剂以减少术后并发症。

527. 白塞综合征治疗过程中应如何应用糖皮质激素？

糖皮质激素主要用于中重度活动BS患者的治疗，根据是否危及生命或重要脏器功能，决定糖皮质激素剂量。大剂量冲击治疗（静脉应用甲泼尼龙0.5～1.0g，连续3～5天，通常为3天）常用于进展的、严重的危及器官功能或生命的患者，如出现初发或反复发作的急性威胁视力的葡萄膜炎、急性发作的脑实质受累者等。

528. 治疗白塞综合征常用的抗风湿药的适应证和不良反应有哪些？

（1）秋水仙碱：对结节性红斑和生殖器溃疡（尤其是女性）有效，对口腔溃疡的有效性尚存在争议。急性关节炎患者首选秋水仙碱治疗，且可以预防关节炎发生。秋水仙碱的总剂量如超过1.5mg/d，患者可出现明显的胃肠道不耐受的表现。秋水仙碱的治疗窗较窄，若出现不良反应，如血细胞减少、肝功能损伤或其他并发症，应及时调整剂量。

（2）沙利度胺：用于治疗严重口腔、生殖器溃疡、皮肤病变和胃肠道受累者。50～100mg/次，每日1次。因其致畸，妊娠妇女禁用，生育期妇女停药3个月，才可以解除避孕措施。还可引起周围神经炎，主要为感觉改变，一旦出现应立即停药，部分完全恢复或好转，少数患者停药数年仍不恢复。

（3）硫唑嘌呤：是BS最常用的免疫抑制剂之一，通常给予每日2.5mg/kg（不超过200mg/d）。硫唑嘌呤可以有效保护视力并减少葡萄膜炎复发，主要用于BS后/全葡萄膜炎者，亦可用于有预后不良因素（青年、男性及发病年龄早）的孤立性前葡萄膜炎。硫唑嘌呤还可用于顽固性皮肤黏膜受累、急性深静脉血栓形成、胃肠道受累、中枢神经系统受累和慢性复发性关节炎。BS的严重并发症如肺动脉瘤在应用环磷酰胺诱导缓解后，可应用硫唑嘌呤进行维持治疗。应注意硫唑嘌呤避免与α干扰素联用以防发生骨髓抑制。

（4）环磷酰胺：主要应用于BS血管受累，如急性深静脉血栓和动脉瘤，推荐环磷酰胺和大剂量糖皮质激素合用。环磷酰胺也用于中枢神经系统实质受累，以及难治的消化道受累。每月1g环磷酰胺静脉冲击，较持续口服环磷酰胺的治疗方案更好，前者毒性更低。环磷酰胺的累积可能导致骨髓抑制、肝功能损伤以及生殖腺毒性。

（5）环孢素：用于急性深静脉血栓形成、胃肠道受累和眼炎的治疗。环孢素对降低眼炎发作频率和严重程度、改善视力迅速有效，但停药后葡萄膜炎易复发。环孢素的剂量通常低于每日4mg/kg～5mg/kg，以防肾毒性作用。神经毒性是环孢素的另一个副作用。应用环孢素会增加中枢神经系统受累的风险。伴中枢神经系统受累的患者避免使用环孢素，即使中枢神经系统受累不再活动。环孢素A还可致多毛、齿龈增生。

529. 白塞综合征治疗中常用的生物制剂有哪些？

（1）肿瘤坏死因子抑制剂（tumor necrosis factor-alpha inhibitors，TNF i）：TNF i已被广泛用于治疗传统免疫抑制剂无效的难治或重症BS患者。2018年EULAR指南推荐用于顽固性皮肤、黏膜病变，慢性复发性关节炎和难治或重症器官受累者（包括眼炎、深静脉血栓形成、动脉瘤、胃肠道受累及实质中枢神经系统受累），其中TNF-α单抗可有效控制疾病活动，预防复发，同时有较好的激素和/或免疫抑制剂节约效应。

（2）α干扰素（IFN-α）：IFN-α主要用于治疗难治性复发性BU，既可用于急性炎症的诱导缓解，也可用于维持眼部病情的长期稳定，且停药后维持缓解时间长。2018年EULAR指南推荐IFN-α用于眼后节受累或初发或威胁视力的严重BS眼炎患者。和TNF-α抑制剂相比，IFN-α无潜在结核再激活的风险。由于它本身可以用于治疗乙型肝炎，故可用于合并乙型肝炎病毒感染的患者。此外，IFN-α对难治性顽固性黏膜溃疡有效，个案报道也显示其对NBD有效。近期一项研究显示，INF-α可减少下肢深静脉血栓的复发，增加再通。IFN-α耐受性好，其不良反应通常与剂量相关，以流感样症状最常见，其次为轻度白细胞/血小板减低、肝酶升高、脱发等，还有诱发自身抗体阳性及甲状腺疾病的报道。此外，需要注意其增加抑郁及自杀的风险。

530. 白塞综合征治疗中新型生物制剂及靶向药的应用有哪些新进展？

（1）Janus激酶抑制剂（JAKi）：托法替布是最早进入临床的JAK抑制剂，广泛应用于类风湿关节炎等自身免疫病。小样本量回顾性研究提示托法替布5mg，每日2次，可有效治疗BS葡萄膜炎、心脏大血管受累、关节炎。

（2）IL-6拮抗剂：IL-6是BS的关键致炎因子之一。托珠单抗（Tocilizumab，TCZ）是人源化的IL-6受体单克隆抗体，可阻断IL-6与其受体的结合。小样本量研究显示，TCZ可用于BS眼葡萄膜炎合并顽固性黄斑水肿、神经系统受累、血管白塞合并淀粉样变等，在常规治疗失败或TNF i疗效不佳时，TCZ可作为潜在的替代疗法。但TCZ对黏膜溃疡、皮损、关节炎和胃肠道受累无效，甚至有病情加重的报道。

（3）IL-1抑制剂：阿纳白滞素（Anakinra，ANA）是重组的IL-1受体拮抗剂，可以阻断IL-1α和IL-1β与IL-1受体结合；卡纳单抗（Canakinumab，CAN）是重组的人IL-1β单克隆抗体；Gevokizumab（GEV）是IL-1β的变构调节抗体，通过与IL-1β紧密结合抑制IL-1受体的激活。ANA可以降低BS相关葡萄膜炎的复发率，减少激素用量；同时有小规模研究报道ANA对口腔溃疡、外阴溃疡、皮肤黏膜和关节受累者有效。CAN对眼部受累的BS患者有效，具有减少眼炎复发、保护视力的作用；有案例报道CAN对口腔溃疡和皮肤黏膜受累有效。GEV目前仅用于眼部受累的BS患者，其有效性尚存争议。

（4）IL-12/IL-23抑制剂：乌司奴单抗（ustekinumab）是人源化的抗IL-12和IL-23共有的P40亚基的单克隆抗体，通过阻断IL-12和IL-23与细胞表面的IL-12β1结合而发挥抗炎作用。乌司奴单抗对秋水仙碱治疗无效的口腔溃疡有效，可以减少口腔溃疡的数量，降低BS疾病活动度，安全且无严重不良反应。

（5）IL-17抑制剂：司库奇尤单抗（secukinumab）是抗IL-17的单克隆抗体，可以阻断IL-17与受体结合。其对BS的疗效尚存在争议，有BS症状加重或在治疗脊柱关节炎患者中出现新发类BS表现，或加重克罗恩病的报道。小样本量临床研究提示司库奇尤单抗对经过秋水仙碱、改善病情抗风湿药及TNF-α i治疗无效的难治性皮肤黏膜和关节受累者有效，可提高完全缓解率。

531. 2018年EULAR提出的白塞综合征治疗建议是什么？

（1）皮肤黏膜损伤：秋水仙碱对结节性红斑或生殖器溃疡（尤其是女性）有效，对口腔溃疡的疗效尚存在争议。沙利度胺可用于严重口腔、生殖器溃疡及皮肤病变的治疗。Apremilast是一种新型的口服PED4抑制剂，可有效改善口腔和外阴溃疡，且不良反应少。此外，皮肤黏膜受累者还可以选择性使用硫唑嘌呤、干扰素α和单抗类TNF-α抑制剂等。

（2）关节受累：急性关节炎首选秋水仙碱。急性单关节炎可关节内糖皮质激素治疗，复发或慢性关节炎可选用硫唑嘌呤、IFN-α或单抗类TNF-α抑制剂。

（3）眼部受累：眼部受累者应同眼科医生密切合作。累及眼后段者应给予糖皮质激素联合硫唑嘌呤、环孢素、IFN-α或单抗类TNF-α抑制剂治疗。硫唑嘌呤可保护视力并减少葡萄膜炎复发，但应警惕骨髓抑制。环孢素可降低眼炎发作频率和严重程度、改善视力，可致多毛、齿龈增生，应注意高血压和肾毒性。IFN-α和单抗类TNF-α抑制剂对难治性BS相关葡萄膜炎有效，可用于初发或反复发作的急性威胁视力的葡萄膜炎。孤立性前葡萄膜炎，可采用局部糖皮质激素和散瞳滴眼液，但有预后不良因素（青年、男性及早期发病）者应考虑全身免疫抑制剂的使用。

（4）血管受累：发生急性DVT者可采用糖皮质激素联合免疫抑制剂如硫唑嘌呤、环磷酰胺或环孢素。难治性静脉血栓患者若出血风险较低，且排除肺动脉瘤存在，可同时加入抗凝治疗。存在动脉瘤者应使用高剂量糖皮质激素和环磷酰胺治疗。难治性静脉血栓和肺动脉瘤者可使用单抗类TNF-α抑制剂。

（5）消化系统受累：急性发作期者，应使用糖皮质激素联合免疫抑制剂，如柳氮磺吡啶、5-氨基水杨酸（5-ASA）、硫唑嘌呤或环孢素。对于严重和/或难治性患者可使用单抗类TNF-α抑制剂和/或沙利度胺治疗。出现胃肠道穿孔、大出血和肠梗阻时应紧急手术治疗。

（6）神经系统受累：急性发作的神经系统实质受累者，应给予高剂量糖皮质激素（开始治疗后需缓慢减量）联合免疫抑制剂治疗（如硫唑嘌呤），应避免使用环孢素。病情严重或难治性脑实质受累患者，单抗类TNF-α抑制剂应作为一线药物。首次发作的颅内静脉窦血栓形成者应给予高剂量糖皮质激素（开始治疗后需减量）治疗，可短期使用抗凝药物，但需对颅外血管病变进行筛查。

532. 白塞综合征患者如何选择外科干预治疗？围手术期管理需要注意哪些？

（1）在原发病治疗的基础上，对动脉瘤破裂或即将破裂及严重动脉闭塞的患者，可行手术干预，包括血管内移植、搭桥术、结扎和植入物。血管内介入治疗侵袭性低，可减少围手术期并发症的风险，优于开放性手术。对存在严重主动脉瓣关闭不全的BS患者，主动脉瓣置换术是常用的外科治疗手段，目前主要应用主动脉瓣人工血管升主动脉替换术（Bentall）或改良的Bentall术（带瓣同种异体或人造血管），可减轻瓣膜对瓣环的直接牵拉，减少瓣周漏的发生。手术尽可能选在病情稳定期，否则易出现移植物闭塞、吻合口假性血管瘤形成、吻合口/瓣周漏等术后并发症。外科手术尽可能选在病情稳定期，在术前及术后均应使用激素、免疫抑制剂和/或生物制剂以减少术后并发症。

（2）肠穿孔、严重狭窄致肠梗阻、大脓肿和大量胃肠道出血者需要进行外科治疗。药物治疗反应差，且因肠瘘等肠道并发症导致生活质量低下者建议外科治疗。肠白塞患者术后复发风险高，通常发生在吻合口附近，围手术期控制疾病活动有助于减少复发。

533. 白塞综合征患者的随访要注意什么？怎样判断疾病缓解情况与是否停药？

BS患者的随访频率取决于个体的疾病受累范围及严重程度。建议患者每1～6个月随访1次，每次随访要详细记录临床特征及实验室检查指标。目前对BS患者疾病缓解尚无共识，亦无标准的停药方案。对有重要脏器受累者，建议根据患者的年龄、性别、疾病严重程度，在疾病缓解2～5年后逐渐减少免疫抑制剂剂量。

534. 白塞综合征患者的预后如何？

BS预后取决于脏器受累情况，单纯皮肤黏膜关节受累者预后良好，眼病、胃肠道、心血管、神经系统受累者预后不佳，病程中可发生失明、消化道大出血、穿孔、肠瘘、动脉瘤破裂、瘫痪等严重并发症，致残率和病死率高。早发的男性BS患者通常病情较严重，脏器受累多发生于病程早期（特别是前5年），随后可相对缓解。多学科联合诊疗、个体化治疗、早期治疗有助于控制病情，改善预后。

（六）脊柱关节炎

535. 脊柱关节炎有哪些共同特点？

目前认为脊柱关节炎（SPA）包括的疾病有：强直性脊柱炎、反应性关节炎与赖特综合征、银屑病关节炎、炎性肠病性关节炎、幼年型的脊柱关节病和未分化脊柱关节病。以强直性脊柱炎为这组疾病的原型，它们具有以下共同的特点。

（1）有家族聚集倾向。

（2）与HLA-B27有不同程度关联，其中以强直性脊柱炎最为密切。

（3）各种脊柱关节炎在临床上常伴有以下表现，可单独或重叠出现：前葡萄膜炎，口腔、肠道和生殖器溃疡，尿道炎，前列腺炎，结节性红斑，银屑病样皮疹或指甲病变，坏死性脓皮病以及血栓性静脉炎。

（4）非对称性外周关节炎，下肢关节受累多于上肢。

（5）类风湿因子阴性。

（6）有X线片证实的骶髂关节炎，往往伴有脊柱的受累。

（7）特征性的病理变化主要集中在肌腱端周围和韧带附着于骨的部位，即肌腱端炎。

536. 如何初步判断脊柱关节炎？

根据这一大类疾病的共同特点，一些学者先后制定了多种脊柱关节炎的分类标准，其中常用的有以下3种。

（1）诊断脊柱关节炎的Amor标准（表4-32）

表4-32　Amor标准

表现	评分/分
腰背夜间疼痛或晨僵	1
非对称性少关节炎	2
臀部疼痛	单侧1分、双侧2分
腊肠样指或趾	2
足跟痛或肯定的肌腱端炎	2
虹膜炎	2
关节炎伴发或1个月前有急性腹泻	1
关节炎伴发或1个月前有非淋菌性尿道炎	1
有银屑病/龟头炎/炎症性肠病	2
X线骶髂关节炎双侧≥Ⅱ级，单侧≥Ⅲ级	3
HLA-B27阳性或家中有强直性脊柱炎、赖特综合征、银屑病或虹膜炎患者	2
服NSAIDs症状改善，停药后加重	2

注：满6分者可诊断为脊柱关节炎。

（2）欧洲脊柱关节炎研究组（ESSG）分类诊断标准，见表4-33。

表4-33 ESSG分类诊断标准

主要标准	次要标准
炎性下腰痛或非对称性、下肢为主的滑膜炎	阳性家族史，银屑病，炎性肠病，尿道炎、宫颈炎或急性腹泻，交替性臀部疼痛，肌腱端病，骶髂关节炎

注：①主要标准加任1项次要标准的敏感性为78.4%，特异性为89.6%；②如有X线证实的骶髂关节炎，敏感性为87%，特异性为86.7%。

（3）2009年国际脊柱关节炎评估工作组（ASAS）中轴脊柱关节炎分类标准（患者背痛≥3个月，发病年龄＜45岁），见表4-34。

表4-34 ASAS中轴脊柱关节炎分类标准

表现		标准
SPA的特点	影像学骶髂关节炎	
炎症性腰背痛 关节炎 附着点炎（足跟） 葡萄膜炎 指/趾炎 银屑病 克罗恩病/溃疡性结肠炎 对NSAIDs反应好① SPA家族史② HLA-B27阳性 CRP升高	骶髂关节MRI提示活动性（急性）炎症高度提示与SPA相关的骶髂关节炎或符合1984年修订的纽约标准的肯定的放射学骶髂关节炎	影像学骶髂关节炎加≥1项SPA的特点或HLA-B27阳性加≥2项SPA其他特点

注：①代表用药后24～48小时疼痛完全消失或明显改善。②代表一代或二代亲属患有AS、银屑病、急性葡萄膜炎、反应性关节炎、炎性肠病中的任一种疾病。

537. 脊柱关节炎病理改变有哪些？

脊柱关节炎的病理改变主要有肌腱端炎、骶髂关节炎、外周关节滑膜炎、葡萄膜炎、皮肤和黏膜病变、主动脉瓣纤维化、肺上叶纤维化等。

肌腱端炎为本病最具特征性的病理改变。炎症起始于肌腱或韧带附着于骨的部位，如脊柱骨突、椎间盘、耻骨联合、大转子、跟腱等。局部炎性渗出，炎性细胞浸润，肉芽组织增生，逐渐出现纤维组织增多。慢性及反复炎症的结果最终致局部纤维化、骨化和骨赘形成。椎间盘纤维环前外侧形成的纤维骨赘纵向延伸，在X线片上呈现出连接相邻两个椎体的“骨桥”，成为这组疾病独特的改变。

538. 什么是HLA-B27？

HLA-B即人类白细胞抗原（human leukocyte antigen，HLA）的B位点，是人类主要组织相容性复合体（MHC）Ⅰ类基因表达于白细胞表面的产物，通过血清学方法可对其进行检测。目前已知它有多个亚型，依次命名为HLA-B2701、HLA-B2702……正常人群HLA-B27的阳性检出率为6%～8%，并与种族有关，但在强直性脊柱炎患者中，阳性率高达90%以上。临床流行病学及动物实验发现它与脊柱关节炎的发病有密切关系。

539. 脊柱关节炎与HLA-B27的流行病学关系是什么？

了解脊柱关节炎中HLA-B27的检出频率分布情况（表4-35），有助于我们认识这组疾病与HLA-B27流行病学的关系。

表4-35　脊柱关节炎中HLA-B27的检出频率

疾　病	HLA-B27检出频率
强直性脊柱炎	＞90%，伴葡萄膜炎或主动脉炎者近100%
反应性关节炎	伴骶髂关节炎或葡萄膜炎者60%～80%（包括赖特综合征）
幼年脊柱关节病	80%
炎症性肠病	伴外周关节炎者不增加，伴脊柱炎者 50%
银屑病关节炎	伴外周关节炎者不增加，伴脊柱炎者 50%
正常人	6%～8%

由表4-36可见HLA-B27在脊柱关节炎中，尤其是有脊柱受累的患者，其频率远远高于正常人群。这种相关性在不同种族间有很大差异。白种人和北美一些印第安部落人群中HLA-B27的阳性率可高达13%，其强直性脊柱炎患者几乎100% HLA-B27阳性；而黑种人强直性脊柱炎患者中仅50%阳性。HLA-B27的阳性率似乎和强直性脊柱炎的患病率相关，非洲黑种人和日本黄种人中HLA-B27频率低，强直性脊柱炎患病率低；而我国及欧洲、美洲的HLA-B27频率高，强直性脊柱炎患病率高。流行病学调查还发现，HLA-B27阳性的白种人中20%发生强直性脊柱炎。强直性脊柱炎患者的亲属中，HLA-B27阳性者发生强直性脊柱炎的危险性高达20%，而阴性者中发生强直性脊柱炎的危险性几乎为0。因此，脊柱关节炎与HLA-B27有密切关系，但并非绝对相关，因为HLA-B27阴性者也可患脊柱关节炎，而阳性者也可不发病，所以还有其他的因素影响疾病的发生。

540. 与强直性脊柱炎发病相关的HLA-B27亚型是哪些？有无种族差异？

目前发现的HLA-B27基因亚型有26种，编码蛋白有24种。与强直性脊柱炎相关的HLA-B27亚型的分布有种族差异性，欧洲和美洲白种人、墨西哥美洲人、美洲土著人主要的亚型是HLA-B2705，其次是HLA-B2702。HLA-B2702主要见于中东和北非；HLA-B2703频率很低，见于少数西非和非裔美国人。中国、泰国、亚裔印度人主要的亚型是HLA-B2704，其次是HLA-B2707。不同的HLA-B27亚型和强直性脊柱炎相关性不同。目前认为HLA-B2702、HLA-B2704、HLA-B2705和疾病呈正相关关系，HLA-B2706、HLA-B2709与疾病呈负相关关系。

541. HLA-B27在脊柱关节炎发病机制中起什么作用？

HLA-B27在脊柱关节炎发病机制中的作用可从HLA-B27在这组疾病中的分布有所了解。已知强直性脊柱炎患者HLA-B27阳性率达90%以上，赖特综合征为60%～80%，银屑病关节炎累及中轴时为50%左右，远远高出正常人群的6%～8%。目前已肯定，HLA-B27参与了这组疾病的发生，与环境中的其他因子共同致病，但具体作用机制尚不清楚，目前关于HLA-B27致病的模型可分为两类。

（1）Ⅰ类基因通过抗原提呈发挥作用的经典模型，人类白细胞抗原Ⅰ类分子如HLA-B27的主要功能是向$CD8^{+}$T细胞呈递抗原，在细胞受到感染或发生转化时，外源性或肿瘤抗原向$CD8^{+}$T细胞呈递危险信号，在本模型中，HLA-B27分子对自身肽的异常呈递导致自身抗原被识别为有害，诱导$CD8^{+}$T细胞产生自身应答反应而致病。

（2）与HLA-B27相关的非经典模型，包括B27分子折叠速度减慢和细胞表面同源二聚体形成。在抗原加工和呈递过程中，HLA-B27具有高度多态性的重链与β_2微球蛋白非共价连接，该复合物与抗原肽结合被转运到细胞表面。HLA-抗原肽复合物的组装过程发生在内质网中，HLA-B27的呈递速度比其他HLA分子缓慢，HLA-B27复合物的缓慢组装启动了内质网应激通路，使巨噬细胞分泌IL-23。HLA-B27除了以含有肽和β_2微球蛋白的三分子复合物形式存在外，还倾向于以无β_2微球蛋白的重链形式存在于细胞表面，可以以二硫键连接的同源二聚体形式存在，HLA-B27同源二聚体可触发杀伤性免疫球蛋白受体（KIR）和白细胞免疫球蛋白样受体（LILR）家族中的白细胞受体，表达有KIR和LILR的$CD4^{+}$T细胞和NK细胞在脊柱关节炎患者的血液和滑液中扩增，在遇到细胞表面表达大量HLA-B27同源二聚体的细胞后可被触发产生IL-17。

542. HLA-B27与脊柱关节炎相关性的分子模拟学说是什么？

分子模拟学说在阐明脊柱关节炎发病机制的理论中备受瞩目。该学说认为，HLA-B27的抗原结构与病原微生物的抗原结构相似，当机体针对病原菌产生免疫应答时，由于二者抗原类似而致交叉反应；或因结构相似而使机体对病原菌耐受，感染持续存在而致病。已发现克雷伯菌属固氮酶第188～193位核苷酸编码的6肽与HLA-B27抗原的第72～77位氨基酸序列完全相同。福氏志贺菌质粒DNA中第513～517位核苷酸编码的5肽也与HLA-B27抗原的第71～75位氨基酸序列一致。这些实验室发现为分子模拟学说提供了依据，但其具体的发生过程还有待研究。

543. HLA-B27阳性和阴性的强直性脊柱炎患者临床表现有什么不同？

虽然HLA-B27阴性和HLA-B27阳性的强直性脊柱炎有共同的临床特点，但也存在不少差异：①HLA-B27阴性者发病年龄相对较晚，确诊年龄相对较迟。②HLA-B27阳性者急性虹膜炎更多见。③HLA-B27阳性者家族聚集性更明显。④HLA-B27阳性者中轴关节受累更多见。⑤HLA-B27阳性者更容易出现臀部疼痛及髋关节病变。⑥HLA-B27阳性者炎性改变更重，如ESR、CRP等炎性指标水平更高。

544. 为什么说细菌感染与脊柱关节炎发病有关？

细菌感染在脊柱关节炎发病机制中的作用越来越受到重视。1916年Reiter描述了细菌性痢疾后出现的关节炎，以后人们逐渐观察到伴随福氏志贺痢疾杆菌、耶尔森菌属、沙门菌属、沙眼衣原体等感染而出现的关节炎。虽然未能从关节液或滑膜中培养出致病菌，但通过电子显微镜、分子杂交技术等在关节内找到了这些病菌的抗原成分。目前这种关系比较明确的是上述病原菌引起的脊柱关节炎中的反应性关节炎，尤其是赖特综合征，其关节炎出现在肠道和泌尿生殖道感染后的1～4周。此外，还发现肺炎克雷伯菌感染与强直性脊柱炎的发病有一定关系，这些病菌可能是诸多综合性致病因素中的一个，而非唯一因素。它们通过何种机制激发关节炎及关节外的病变，仍在进一步的探索中。

545. 为什么说肺炎克雷伯菌感染与强直性脊柱炎的发生可能有关？

肺炎克雷伯菌感染与强直性脊柱炎的发生可能有关。1987年，PL schwimm-beck证实克雷伯菌属固氮酶第188～193位氨基酸序列与HLA-B27抗原的第72～77位氨基酸序列完全相同，这种概率在自然界中是1/100万；在29% HLA-B27阳性的强直性脊柱炎患者中测到针对该6肽的抗体，正常人中却无此抗体。此外，另有学者发现强直性脊柱炎患者粪便培养中，肺炎克雷伯菌的检出率达79%，而正常人仅为30%。活动期强直性脊柱炎患者血清中针对该菌的IgA抗体效价高于对照组，并与病情呈正相关关系。有学者认为强直性脊柱炎患者肠道肺炎克雷伯菌检出率增高且与病情活动相关的结果提示肠道非特异性炎症可能源于持续性或复发性肠道感染，肠道细菌过量生长，有可能促进细菌抗原或代谢产物进入循环，推测当肠道肺炎克雷伯菌入侵并经抗原提呈细胞后，通过分子模拟HLA-B27抗原被作为自身抗原或靶细胞，出现强烈而持续的免疫反应。强直性脊柱炎的病变部位主要由骶髂关节开始，进而累及腰椎或以上脊柱，而骶髂关节正好位于下胃肠系膜淋巴结的引流区，在下胃肠系膜淋巴结内产生的抗体，首先到达邻近的骶髂关节和腰椎部位与HLA-B27有关结构发生抗原抗体反应，激活补体级联，诱发关节炎症。因此，肺炎克雷伯菌感染可能参与了强直性脊柱炎的发生，但对于HLA-B27阴性的强直性脊柱炎的发生仍是个谜。

546. 哪些症状应高度怀疑强直性脊柱炎？

对于年龄小于40岁的患者，尤其男性，出现下列症状时应高度怀疑强直性脊柱炎。

（1）腰背部不适隐匿出现，持续数周或数月，可伴晨僵，休息后加重，活动后改善。

（2）不对称的下肢大关节炎。

（3）出现足跟痛、足底痛、臀部疼痛等。

（4）伴或不伴关节炎的葡萄膜炎。

（5）脊柱前屈、侧弯和后仰受限。

（6）胸廓扩展度受限。

547. 强直性脊柱炎有哪些早期临床表现？

本病发病的早期症状比较隐匿，可有食欲不振、低热、乏力、消瘦和贫血等全身症状，少数病例可有长期低热和关节痛。有时酷似风湿热表现，有高热、外周关节炎等急性炎症表现者也不罕见。此类病例多为年龄较轻者，且常伴有消瘦、盗汗等症状。局部症状常表现为腰骶疼痛，常为隐痛，有时也发生在劳累或损伤之后；有时患者自觉晨起时腰部僵硬感，活动后可以缓解；有时则表现为足跟痛等肌腱、韧带骨附着点炎症，约半数以上患者还可表现有不对称的周围关节炎症以及肌肉的酸痛。其后的缓解期常可无任何临床症状，有时可持续数年，尤其女性患者。对于比较年轻的男性患者，有上述主要症状之一者，即应做进一步的检查；对患有顽固性虹膜炎，同时伴有上述症状之一者，更应怀疑本病，应及时到医院就诊，以便早期诊断、早期治疗。

548. 强直性脊柱炎患者颈椎累及的特点是什么？

中轴关节的累及是强直性脊柱炎的显著特征，其中包括颈椎受累，将近50%的强直性脊柱炎患者出现颈椎受累。其X线异常表现，按照发生频率排列，依次是椎间关节、骨突关节、寰枢椎关节异常（包括寰枢椎关节脱位）、第7颈椎异常、后纵韧带异常。颈椎的X线异常与年龄、病程、炎性后背痛、颈椎关节症状相关。

强直性脊柱炎的腰背痛有何特点？

强直性脊柱炎所致的炎性腰背痛（inflammatory back pain，IBP）有别于机械性腰背痛，2009年ASAS炎性腰背痛标准：①发病年龄＜40岁。②隐匿起病。③活动后改善。④休息不能缓解。⑤夜间痛。满足≥4项可判断其存在IBP。

550. 什么是肌腱端病？其临床表现是什么？

肌腱端病又称肌腱端炎，指肌腱或韧带附着于骨的部分及其附近的炎症，是脊柱关节炎特征性的病理改变。肌腱端病主要发生在跟腱、胸肋关节、脊椎骨突、椎间盘、髂嵴、大转子、耻骨联合、坐骨结节、胫骨结节等部位。临床表现由上述部位的炎症过程及最终的纤维化和骨化所致。患者早期主诉有足底或足跟痛、胸痛、腰背痛以及向股内侧放射的臀部疼痛等。局部常有压痛，跟腱炎有时还可见局部红、肿、热现象。后期因肌腱、韧带及周围筋膜骨化，可引起关节强直，活动受限。脊椎骨突、椎间盘和胸肋关节的病变可致患者脊柱前屈、侧弯和后仰受限，胸廓扩展度减小。跟骨骨刺形成可致足跟痛。

551. 强直性脊柱炎的关节表现有哪些？

AS受累关节包括骶髂关节、脊柱和外周关节。

（1）骶髂关节：90%的AS患者病变首先累及骶髂关节，双侧对称，出现持续或间歇的腰骶部或臀部疼痛，常伴有晨僵感。症状轻重程度差异很大，有的患者仅感腰部隐隐不适。体格检查直接按压或伸展骶髂关节时患者常感到疼痛。

（2）脊柱：大多数患者症状隐匿，呈慢性、波动性，部分患者则进行性发展累及脊柱。一般从腰椎向上至胸椎和颈椎，约3%的AS患者先累及颈椎，再向下发展。腰椎受累时患者常主诉下背部疼痛及腰部活动受限。体格检查可发现患者腰部前屈、后仰、侧弯、转身等动作均受限。腰椎棘突压痛，椎旁肌肉痉挛，晚期可萎缩。脊柱活动度可用改良Schober试验测量，即患者直立，以两髂后上棘连线的中点为起点向上10cm（也可再向下5cm）做一标记，测量此两点之间的距离。令患者弯腰（双膝直立），再测此两点间的距离，若增加＜4cm为异常，提示脊柱活动度减小。胸椎受累表现为背痛、前胸痛，胸廓扩展度受限。此时用软尺测量第4肋间隙水平（妇女乳房下缘）深呼气和深吸气之间胸围差，AS患者常＜2.5cm。颈椎受累出现颈部疼痛，头部固定于前屈位，抬头、侧弯和转动受限。患者直立靠墙，枕骨结节与墙之间的水平距离即枕墙距，正常人为0，患者常大于0。晚期整个脊柱完全强直，僵硬如弓，给患者生活和工作带来极大不便。

（3）外周关节：30%以上的患者有周围关节症状，尤以青少年及女性患者更为常见。髋关节最常受累，患者主诉髋部或股内侧疼痛，以致下肢活动受限。患者可因髋关节严重的侵袭性病变引起关节强直、功能丧失而致残。膝、踝、足、腕、肩等关节也可受累，出现急性关节炎症状。临床上以下肢关节病变多见，且多不对称。极少累及手部小关节，遗留畸形更为少见。

552. 强直性脊柱炎会累及涎腺吗？

许多风湿免疫性疾病在病程中会发生涎腺炎，包括原发性干燥综合征、类风湿关节炎，当然也包括AS。通过小唾液腺活检病理上典型的局灶性炎性细胞浸润确定涎腺炎，AS患者涎腺炎的发生频率虽然没有类风湿关节炎那么高（接近80%），但是也有50%左右患者有明确的涎腺炎。在RA和pSS中，涎腺炎与唾液流率、泪液流率下降有关，与类风湿因子阳性、抗核抗体阳性、抗SSA抗体阳性、抗SSB抗体阳性等有关。而在强直性脊柱炎中，局部涎腺炎与血清标志及临床症状均无相关性。

553. 强直性脊柱炎心脏累及的表现有哪些？

AS主要累及脊柱及外周关节，也可以累及心脏，主要表现有：主动脉根部扩张、主动脉瓣关闭不全、心肌纤维化、心脏传导障碍。AS患者主动脉根部直径与病程呈正相关关系。此外，国外的临床资料表明，AS还可以累及二尖瓣，出现二尖瓣肥厚、反流；还有反映舒张早期左心室快速充盈速度的E波峰值降低，反映舒张晚期心房收缩引起的加速充盈速度的A波峰值增加，A波斜率加大，E波减速斜率加大，左心室等容舒张期延长，E/A比值降低，提示心脏舒张功能障碍，但是往往没有症状。

554. 强直性脊柱炎肺脏累及的特点是什么？

AS是一种以脊柱及外周关节累及为主的系统性自身免疫性疾病，其关节外表现的重要部分是肺及胸膜累及。少数AS患者在长期患病后，因肌肉骨骼疾病引起的限制性改变及肺部自身改变，包括间质性、结节性和实质性异常。限制性肺部疾病很大程度上与胸壁及脊柱活动度减弱相关，34.5%的AS患者出现肺功能异常，主要表现为限制性通气功能异常，患者肺活量和肺总量可能轻度降低，残气量和功能残气量增加。肺尖纤维化、支气管扩张与病程显著相关，以慢性进行性肺上叶纤维化为特点，常见于病程20年以上的患者。高分辨率CT比X线胸部平片更能发现AS肺部异常，如果用X线胸部平片来检查，仅有不到5%异常，如果使用高分辨率CT来进行肺部扫描，欧洲73%的AS患者有肺部异常。具体影像学表现包括：斑片影、肺实质小结节、支气管壁增厚、毛玻璃影、叶间隔增厚。这些异常在早期AS中比晚期多见，而且与临床气促症状相关，与肺功能检测中反映用力呼气中期流速的FEF（25%～75%）相关。而中东地区AS患者如果用高分辨率CT来检测，约50%出现肺部异常，包括间质性肺病、肺尖纤维化、肺气肿、支气管扩张、磨玻璃影、非特异性间质性改变。

555. 强直性脊柱炎是否会累及肾脏？

AS关节外表现除了心脏、肺部、神经系统外，还可以累及肾脏，5%～13%的AS患者出现肾脏损害。出现的异常包括显微镜下血尿、微量蛋白尿、血肌酐水平升高，肌酐清除率下降。一项纳入681例AS患者的研究发现，8%的患者出现尿液分析异常，其中肾脏活检发现非特异性肾小球肾炎、IgA肾病和淀粉样变。肾淀粉样变罕见。非甾体抗炎药、改善病情抗风湿药引起的相关肾病也常见。

556. 强直性脊柱炎的关节外表现有哪些？

AS的关节外表现包括全身症状和其他脏器损害的症状，尤以眼损害常见。

（1）全身症状：部分患者有发热、消瘦、乏力、食欲下降等。

（2）眼部症状：结膜炎、虹膜炎、葡萄膜炎可发生在25%的患者。与脊柱炎严重程度无关，见于疾病的任何时期，有自限性。极少数患者病情严重且未经恰当治疗可出现失明。

（3）心脏表现：见于晚期病情较重的患者，出现主动脉瓣关闭不全、房室或束支传导阻滞、心包炎及心肌炎。

（4）肺部表现：少数患者发生肺尖纤维化，出现咳痰、咯血和气促，并发感染或胸膜炎时症状较重。此外，胸廓僵硬可导致吸气时肺部不能充分扩张，由膈肌代偿呼吸。

（5）神经系统表现：晚期较严重的患者因脊柱强直和骨质疏松，引起椎体骨折、椎间盘突出，出现脊髓压迫症状。发生于颈椎的骨折后果严重，可能会引起四肢瘫痪。马尾综合征发生的原因不明，表现为臀部或小腿疼痛，骶神经分布区感觉丧失，膀胱和直肠运动功能障碍。

（6）淀粉样变：多发生在肾脏，需经活检证实，较少见。在伴蛋白尿、伴或不伴氮质血症的强直性脊柱炎患者中应注意鉴别。

（7）肾脏损害：相对少见，少数患者出现血尿，可随着AS的全身治疗而改善。有报道AS患者可以合并IgA肾病。

557. 儿童强直性脊柱炎有何临床特点？

儿童AS与成人AS有许多相同的地方，如都有家族聚集倾向、肌腱端病、外周和中轴关节受累、关节外表现、大多数患者HLA-B27阳性以及类风湿因子阴性等，但也有其自身的临床特点，如下。

（1）起病年龄通常在8～16岁。

（2）男性为主，男女之比为7∶1（成人约为3∶1）。

（3）外周关节炎较成人常见，且髋关节病变严重，可致畸形和功能障碍，是影响预后的重要因素之一。

（4）肌腱端炎是儿童AS特征性的病变，80%的儿童在病程中有此表现。

（5）全身症状较明显，如发热、消瘦、乏力、食欲下降、肌肉萎缩、贫血等。

（6）腰骶痛或X线证实的骶髂关节炎相对少于成人。

558. 男性和女性强直性脊柱炎有何不同？

一般说来，男性疾病更重，发病更早，以前认为男女发病比例接近10∶1，但是随着流行病学研究的进展，人们发现女性强直性脊柱炎并不少见，男女之比约为3∶1。二者区别如下。

（1）发病形式与病情不同：男性AS患者起病急、发病早、症状重、病情进展快，预后差，而且伴有发热、乏力、消瘦等全身症状较多。女性则反之，有研究表明，发病年龄女性比男性大6岁，所以说女性发病较晚。

（2）受累关节不同：男性以腰骶、颈椎、髋关节疼痛及整段脊柱受累多见，女性以腕、肘、膝等外周关节肿痛多见，尤以膝关节及耻骨联合受累高于男性。

559. 哪些检查可证实有骶髂关节炎？

骶髂关节炎是AS的主要临床表现之一，可通过以下检查证实。

（1）体格检查可初步判断有无骶髂关节炎，但部分患者可无阳性体征。①直接按压骶髂关节：患者俯卧，检查者双手直接按压骶部（骶髂关节处），有炎症时患者往往感到局部疼痛。②“4”字试验：患者仰卧，一腿伸直，另一腿屈膝并将足置于对侧股上。检查者一手压住直腿侧髂嵴，另一手握住屈腿膝部并下压，此时患者臀部出现疼痛，提示屈腿侧骶髂关节炎。③骨盆倾压试验：患者仰卧，检查者双手按压其髂嵴，若患者感臀部疼痛，也提示骶髂关节病变。④髂嵴推压试验：患者仰卧，检查者双手放在患者髂嵴部，拇指放在髂前上棘处，然后用力推压骨盆，骶髂关节局部出现疼痛提示骶髂关节炎。

（2）影像学检查是确诊骶髂关节炎的主要方法。普通X线摄片是最实用的手段，对于关节面骨质结构的变化以及间隙变化反映较清晰，但对微小病变和软组织的显示效果不佳，一般后前位片即可作出诊断，但是由于骶髂关节是耳状面，后前位时不容易看清楚，应该摄斜位片。典型的骶髂关节炎症表现为关节面模糊，可有小囊状改变，关节缘呈锯齿状。后期表现为关节间隙变窄，甚至消失、融合。CT、MRI检查对发现很早期的病变有帮助。CT可通过多层面扫描从各角度观察骶髂关节病变，清晰地显示病变的细节特点，并可以通过骨窗和软组织窗分析病变，除了能观察骨质的病变及结构变化，还能观察到软组织的改变情况。MRI采用多种成像序列，能发现强直性脊柱炎患者骶髂关节的骨髓水肿、滑膜炎、韧带附着点炎症等急性期改变。对没有症状的单纯CT影像上的骶髂关节炎应警惕强直性脊柱炎，放射性核素扫描的结果仅供参考。

560. 强直性脊柱炎的X线表现有哪些？

AS的X线表现主要体现在骶髂关节、脊柱和外周关节。

（1）骶髂关节炎：98%～100%的病例早期即有骶髂关节的X线改变。清洁肠道后普通的X线片便可诊断不同病期的骶髂关节炎。病变一般为对称性，往往由骶髂关节的中下部开始，髂骨侧先受侵犯。根据纽约标准将病变分为5级，0级为正常骶髂关节；Ⅰ级表现为骨质疏松，关节间隙增宽，可疑的骨质侵袭和关节面模糊；Ⅱ级表现为微小的关节面破坏，关节边缘模糊，略有硬化，可见囊性变；Ⅲ级为关节破坏与重建的表现，关节间隙明显变窄，边缘模糊，明确的囊性变，关节两侧硬化，密度增高；Ⅳ级以硬化为主，关节间隙消失，关节融合或强直。

（2）脊柱病变：多由下开始，向上发展。早期表现为普遍的骨质疏松，腰椎因正常前凸弧度消失而变直，可出现椎体压缩性骨折。随着病情发展出现椎体变方，骨桥形成，脊柱呈特征性的竹节样改变。

（3）周围关节：多无破坏性改变，青少年患者可有髋关节侵袭性病变，后期出现关节强直。足跟、坐骨结节和耻骨联合附着点炎，表现为跟骨骨刺及肌腱端炎。

561. 磁共振成像对早期强直性脊柱炎诊断有何意义？

AS早期常累及骶髂关节，晚期可累及中轴骨，同时亦可出现外周关节的受累，疾病晚期脊柱形成竹节样变的韧带骨赘极大影响患者的生活质量。随着生物制剂的发现及应用，早期诊断及治疗将极大改善强直性脊柱炎患者的预后。X线可显示骶髂关节及脊柱结构的改变，但AS患者从出现症状到出现X线异常表现通常需要5～10年，以骶髂关节X线改变作为诊断标准之一，极大地延迟了AS的诊断。2009年ASAS提出了SPA分类标准，将磁共振成像（MRI）纳入其中。MRI可以检测到骶髂关节与脊柱的炎症和结构破坏的早期证据，其特异性可达88%～98.5%，但对于轻微炎症的敏感性较低，仅32%～50%。

562. 急性期骶髂关节炎磁共振成像表现有哪些？

常用的MRI有4个序列：评估慢性结构损伤的T1序列，评估急性炎症的STIR序列、T2压脂序列与T1增强序列。骨髓水肿在STIR序列、T2压脂序列表现为高信号，在T1序列表现为低信号。2019年ASAS对活动性骶髂关节炎提出新的定义：骶髂关节MRI急性活动性病变包括骨髓水肿、关节间隙强化、滑囊炎、侵蚀部位炎症、肌腱附着点炎和关节间隙液。①骨髓水肿的定义为在短T1反转恢复序列/T2加权脂肪抑制序列可见，如果一个层面仅有一个异常信号病变，该信号至少在连续2个层面上或者一个层面多个部位出现异常信号病变。②关节间隙强化，需在T1加权增强扫描后脂肪抑制序列扫描中才能明确，显示为骶髂关节间隙高信号影像。③滑囊炎是骶髂关节周围（轴位扫描为前侧或后侧，斜冠状位扫描为头侧或尾侧）炎症。④新增的侵蚀部位炎症是MRI的一个特征性表现。在T1加权自旋回波无脂肪抑制序列可见骶髂关节面骨侵蚀改变，同时在短T1反转恢复序列/T2加权脂肪抑制序列见侵蚀病变旁高信号的炎症改变。⑤肌腱附着点炎指短T1反转恢复序列/T2加权脂肪抑制序列见韧带和肌腱与骨相连的部位高信号影像，主要观察骶髂关节前韧带与骶髂关节后韧带附着点炎，排除骶髂关节骨间韧带部分，因为这个部位的肌腱附着点炎很难与血管信号区分。⑥新增的关节间隙液，短T1反转恢复序列/T2加权脂肪抑制序列见关节间隙高信号，相当于脑脊液信号，但仅有关节间隙液对协助脊柱关节炎诊断意义有限。

563. 强直性脊柱炎的诊断标准是什么？

目前采用较多的是1984年修订的纽约诊断标准，具体如下。

（1）临床标准：①下腰痛至少3个月以上，活动改善，休息无改善。②腰椎额状面（≤4cm）和矢状面（≤10cm）活动受限。③胸廓活动度低于相应年龄、性别的正常值（≤2.5cm）。

（2）放射学标准：双侧骶髂关节炎达到或超过Ⅱ级或单侧骶髂关节炎达Ⅲ～Ⅳ级。

（3）诊断：①肯定的强直性脊柱炎符合放射学标准和至少1项以上临床标准。②可能的强直性脊柱炎符合3项临床标准而无放射学标准，或符合放射学标准而不具备任何临床标准。

564. 强直性脊柱炎与其他脊柱关节炎有何区别？

强直性脊柱炎与其他脊柱关节炎的鉴别，见表4-36。

表4-36　强直性脊柱炎与其他脊柱关节炎的鉴别

鉴别要点	强直性脊柱炎	反应性关节炎与赖特综合征	银屑病关节炎	肠病性关节炎	青少年脊柱关节病
性别分布	男＞女	男＞女	女≈男	女≈男	男＞女
发病年龄	中青年，＜40岁	中青年	中青年	中青年	8～18岁
发病方式	缓	急骤	不定	缓	不定
色素膜炎	＋	＋＋	＋	＋	＋
外周关节	下肢＞上肢	下肢＞上肢	上肢＞下肢	下肢＞上肢	下肢＞上肢
骶髂关节炎或脊柱炎	几乎100%	＜50%	＝20%	＜20%	＜50%
骶髂关节炎对称性	＋	－	－	＋	±
皮肤受累	－	＋	＋＋＋	－	－

565. 强直性脊柱炎与类风湿关节炎如何鉴别？

强直性脊柱炎与类风湿关节炎是完全不同的两种疾病，鉴别要点见表4-37。

表4-37　强直性脊柱炎与类风湿关节炎鉴别要点

鉴别要点	强直性脊柱炎	类风湿关节炎
地区分布	有种族差异，世界各地家族倾向很明显	较明显
性别分布	男＞女	女＞男
年龄分布	20～30岁为高峰	30～50岁为高峰
外周关节	寡关节炎	多关节炎
	大关节＞小关节	小关节＞大关节
	下肢＞上肢，非对称性	上肢＞下肢，对称性
骶髂关节炎	阳性	阴性
脊柱侵犯	整个脊柱，多为上行性	第1、2颈椎
类风湿结节	阴性	阳性
眼部表现	虹膜炎、色素膜炎	干燥性角结膜炎、巩膜炎、穿透性巩膜软化
肺部表现	肺上叶纤维化	肺间质纤维化、胸膜炎
类风湿因子	＜5%阳性	75%阳性
HLA-B27	90%阴性	6%阳性（正常分布）
HLA-DR4/1	阴性	阳性
病理特征	附着点炎	滑膜炎
X线表现	骶髂关节炎为主	侵蚀性小关节病变为主

566. 强直性脊柱炎如何与致密性骨炎鉴别？

强直性脊柱炎多见于青壮年男性，慢性炎性下腰痛是其最常见的临床表现，常伴外周关节症状，表现为附着点炎，影像学改变为骶髂关节炎，可累及骶骨和/或髂骨面，关节间隙可变窄，关节面硬化毛糙，可有囊性变。而致密性骨炎多见于20～35岁育龄期女性，影像学表现局限于髂骨的骨硬化，在X线上呈特征性扇形分布区。

567. 晚发强直性脊柱炎与弥漫性特发性骨肥厚如何鉴别？

两者发病年龄均较大，都可表现为背部疼痛和僵硬感，但晚发型强直性脊柱炎除累及腰椎外，主要以骶髂关节炎为主，实验室检查可有ESR和CRP升高，HLA-B27常阳性。而弥漫性特发性骨肥厚一般归属于骨关节炎范畴，以60岁以上男性多见，实验室检查ESR和CRP为正常，HLA-B27为阴性，无骶髂关节炎改变，X线片显示椎体前外侧有大而不规则骨赘形成，椎前侧面韧带"流注状"骨化，与椎体之间有透亮区存在，此种改变以下胸段最为明显，可有4个以上相邻椎体韧带钙化后形成骨桥。

568. 强直性脊柱炎如何与腰椎间盘突出症鉴别？

两者都可表现为慢性腰痛，但强直性脊柱炎表现为慢性炎性腰痛，以静息痛为主，活动后减轻，影像学改变以骶髂关节炎为主。而腰椎间盘突出症为机械性腰痛，活动后常加重，伴下肢沿坐骨神经放射痛，查体直腿抬高试验和加强试验阳性，腰椎影像学检查提示椎间盘突出改变。

569. 国际脊柱关节炎评估协会制定了哪些强直性脊柱炎评价指标？

国际脊柱关节炎评估协会（Assessment of Spondyloarthritis International Society，ASAS）成立于1995年，由各国著名专家组成。目前已制定了一套实用的强直性脊柱炎评价方法，包括主观症状的评价，客观体征的测量方法，反映急性炎症及其变化的疾病活动度，反映疾病影响患者日常活动的功能指数，反映结构破坏的影像学评价等。这些评价指标不仅广泛应用于临床医疗实践，而且也适用于药物的临床试验。

570. 强直性脊柱炎的疾病活动性如何评价？

AS的病情活动性可用Bath强直性脊柱炎疾病活动指数（Bath ankylosing spondylitis

disease activity index, BASDAI）来评价（图4-2）。评价内容包括疲乏、脊柱痛、外周关节炎、肌腱端炎、晨僵强度和晨僵时间，共由6个问题组成，让患者回答过去1周的症状。前5个问题用10cmVAS法完成，最高得10分，最后1个问题根据晨僵时间长短而得分，晨僵时间为0分钟、30分钟、60分钟、90分钟和120分钟以上，分别得0分、2.5分、5分、7.5分和10分。总评分为各项之和的平均得分，但第5和第6个问题均为晨僵，故先把这2项的得分相加除2得出平均分，再作为1项与前4项相加。计算公式为0.2×［A＋B＋C＋D＋（E＋F）/2］。总得分为0～10分，得分越高，病情越活动，一般＞4分提示病情活动。

A．疲乏：疲劳/困倦的总体程度。

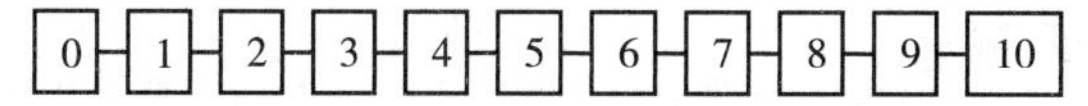

完全没有　　　　　　　　　　　　　　　非常严重

B．脊柱痛：感到颈痛、背痛和髋痛的总体程度。

0 1 2 3 4 5 6 7 8 9 10

完全没有　　　　　　　　　　　　　　　非常严重

C．外周关节炎：除颈部、背部或髋关节外，其他关节疼痛或肿胀的总体程度。

0 1 2 3 4 5 6 7 8 9 10

完全没有　　　　　　　　　　　　　　　非常严重

D．肌腱端炎：感到因触痛或压痛导致不适的总体程度。

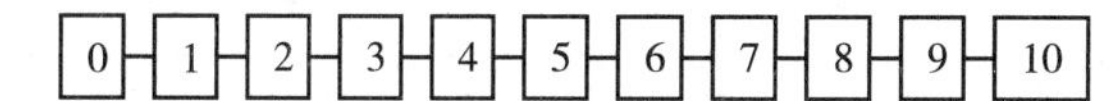

完全没有　　　　　　　　　　　　　　　非常严重

E．晨僵强度：清醒后感到晨僵的总体程度。

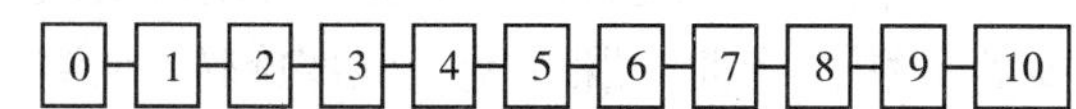

完全没有　　　　　　　　　　　　　　　非常严重

F．晨僵时间：清醒后晨僵持续多长时间？请在下列标尺上标出。

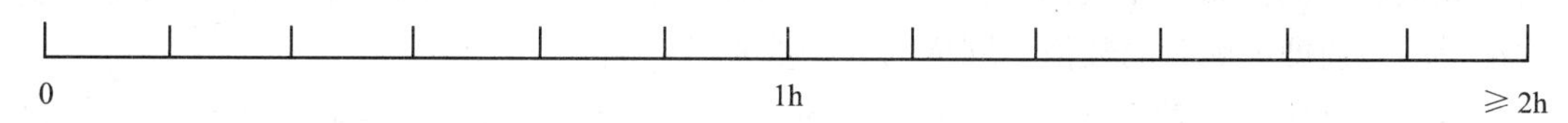

0　　　　　　　　　　　　1h　　　　　　　　　　　　≥2h

图4-2　BASDAI

571. 强直性脊柱炎的功能状况如何评价？

AS的功能状况可用Bath强直性脊柱炎功能指数（Bath ankylosing spondylitis fuctional index，BASFI）来评价。采用10cmVAS法进行记录，每个问题得0～10分，共以下10个问题，最高得100分，总得分越高，功能越差。在临床试验中，BASFI可在短期内发生明显的变化，是用来评价药物治疗对患者功能改善程度的敏感指标。

（1）无须别人帮助或辅助器材，穿袜子或贴身衣服。

（2）无须辅助器材，向前弯腰从地上拾取钢笔。

（3）无须别人帮助或辅助器材，从较高的储物架上取物。

（4）无须用手或别人帮助，从坐着的没有扶手的餐桌椅上站起来。

（5）无须别人帮助，从仰躺着的地板上站立起来。

（6）不改变姿态，无任何辅助支撑的站立10分钟。

（7）不用扶手或其他辅助器材，走12～15级台阶（每步一个台阶）。

（8）不转身，从肩膀处向后看。

（9）完成一些体力活动（如理疗、锻炼、园艺或体育运动）。

（10）完成一整天的家务和工作，见图4-3。

0	1	2	3	4	5	6	7	8	9	10

轻易完成　　　　不能完成

图4-3　完成一整天的家务和工作评价表

572. 强直性脊柱炎的脊柱和髋关节功能如何测量？

Bath强直性脊柱炎测量指数（Bath ankylosing spondylitis metrology index，BASMI）是一个随脊柱和髋关节的活动性和运动范围的严重程度增加积分值的评价系统。可用来反映脊柱活动度和髋关节的功能。包括腰椎侧弯、耳壁距、腰部弯曲、踝间距、颈部旋转5个测定指标，每一个指标根据测定数值评分为0分、1分、2分，总分0～10分，得分越高病情越重（表4-38）。具体测量方法及评价如下。

（1）腰椎侧弯：患者直立，背、臀部靠墙，膝伸直，使双臂、腕、手指伸直，测量中指尖至地板的距离。患者手掌沿着大腿外侧方屈伸向地板，再次测量中指尖至地板的距离。两次测量的差值即为侧弯的数值。同样的方法重复另一侧。

（2）耳壁距：患者直立，背、臀部靠墙，目光平视，头部尽量与墙壁贴紧，测量耳屏与墙壁之间的距离。

（3）腰部弯曲：选用Schober试验，患者直立，以两侧髂后上棘连线的中点为起点向上10cm做一标记，令患者弯腰（双膝直立），测量两点之间的距离，若增加＜4cm为异常。

（4）踝间距：患者平卧位，两腿尽量分开，保持膝关节伸直和脚尖朝上，测量两侧内踝之间的距离。或患者直立，两腿尽量分开，测量两侧内踝之间的距离。

（5）颈部旋转：患者坐位，目光平视，双手置于膝上。将测角器置于患者头顶，嘱患者尽量向左旋转，测角器随之旋转，测量两者之间的角度。同样的方法重复右侧。

表4-38 BASMI

	0分/轻度	1分/中度	2分/重度
腰椎侧弯/cm	＞10	5～10	＜5
耳壁距/cm	＜15	15～30	＞30
腰部弯曲/cm	＞4	2～4	＜2
踝间距/cm	＞100	70～100	＜70
颈部旋转/°	＞70	20～70	＜20

573. 强直性脊柱炎的肌腱端病如何评价？

Mander肌腱端炎指数（MEI）是第一个设计用于评价AS患者肌腱端炎的工具（评价66个肌腱端，按疼痛分级：0＝无疼痛，1＝轻度疼痛，2＝中度疼痛，3＝拒按或退缩）。但MEI完成非常费时。

Maastricht强直性脊柱炎肌腱端评分（Maastricht ankylosing spondylitis enthesitis score，MASES），仅包括13个肌腱端，每处分为痛或不痛（0或1分），总积分为0～13分，因此较MEI更方便，但在分数较低时不敏感。13个肌腱端分别是：第1肋软骨（左、右），第7肋软骨（左、右），髂前上棘（左、右），髂嵴（左、右），髂后上棘（左、右），L5棘突（一个），跟腱附着处（左、右）。

574. 用于评价强直性脊柱炎病情的其他指标有哪些？

（1）患者的总体评价（patient global assessment，PGA）：ASAIS工作组推荐使用“最近1周总体健康的平均情况”的视觉模拟评分法（VAS）作为临床评价重要的一部分。其在临床工作中也经常用到。评价方法为：采用10cm目视模拟标尺，由患者对最近1周所患强直性脊柱炎的状况做出综合评估，用mm记录。

（2）夜间脊柱痛：脊柱痛的测量方法不能确切区分炎性疼痛和机械性疼痛。ASAS将“最近1周的与AS有关的夜间脊柱痛”作为评价的一个项目，在很大程度上反映了炎性疼痛。疼痛的严重程度可以用定性的方法（如轻、中、重）来表示，但用量化的方法VAS可能更为合适。

（3）疲乏：是反应AS病情的一个重要方面，与病情活动、功能异常和总体健康有关。没有特异的测量方法来评价AS的疲乏程度。ASAS推荐使用BASDAI中第一项：询问患者过去1周疲乏的总体程度（VAS，0～100mm）。

575. 强直性脊柱炎对治疗的反应如何评价？

（1）ASAS20改善标准：患者在下列4个指标中至少有3项获得20%以上的改善，并且VAS评分分值绝对数至少有1分的进步（由0～10分），没能达到20%改善的一项与基线相比无恶化。①患者的总体VAS评分。②夜间背痛和总体背痛VAS评分。③BASFI。④炎症反应，指BASDAI中最后2项与晨僵有关的VAS平均得分。

（2）ASAS40改善标准：采用相同的标准分别定义至少有3项获得40%以上的改善，并且VAS评分分值绝对数至少有2分的进步（由0～10分），另一项与基线相比无恶化。

（3）ASAS 5/6改善标准：以下6项至少有5项达到20%或以上的改善。①患者的总体VAS评分。②夜间背痛和总体背痛VAS评分。③BASFI。④炎症反应，指BASDAI中最后2项与晨僵有关的VAS平均得分。⑤CRP。⑥脊柱活动（椎体侧弯）。

576. 影响强直性脊柱炎的预后因素有哪些？

一般认为，强直性脊柱炎有一定的疾病自限性，部分患者到一定阶段可以自行缓解，但是也有很多患者出现关节强直、畸形和功能障碍，甚至生活不能自理。因此，明确患者的预后影响因素，及早发现可能提示患者预后不佳的因素，从而给予早期积极治疗，将可能改善患者预后。一般认为，AS早期出现脊柱受累及活动受限、早期出现髋关节受累、幼年发病、阳性家族史、指/趾炎、对非甾体抗炎药反应不佳、炎症指标（如ESR、CRP）水平居高不下等提示AS预后不佳。肾脏、心脏及肺的病变是否提示预后不佳尚不明确。出现足跟痛、颈椎及胸椎活动受限、阳性家族史、携带HLA-B27基因预示患者将来会呈慢性病程。

577. 强直性脊柱炎的治疗原则是什么？

强直性脊柱炎（AS）是一种潜在严重的、临床表现多样的疾病，通常需要在风湿科医生协调下进行多学科治疗。AS治疗的主要目标是通过控制症状和炎症，防止进展性结构破坏，保护或改善患者功能和参与社会活动的能力，最大限度提高患者生活质量。AS的治疗应立足于对患者的最大关怀，由患者和风湿科医生共同制定治疗方案。AS最理想的治疗是非药物治疗和药物治疗相结合。

强直性脊柱炎的非药物治疗包括哪些？

强直性脊柱炎非药物治疗的基石是患者教育和有规律的锻炼。非药物治疗包括给予患者单人或者集体有关病情防治的知识宣教、物理治疗、功能抗毒锻炼治疗。通过患者协会、论坛和自发成立的各种患者群，能促进这些宣传知识的普及，使得患者及家属掌握正确的防治和康复锻炼方法。根据患者自身的具体发病情况及所在病程阶段，制订个体化的康复治疗手段，包括以下6种。①肌肉骨骼及关节的拉伸、强化和姿势训练。②深呼吸。③脊柱伸展。④腰椎、胸椎、颈椎活动度的练习。⑤有氧运动。⑥饮食控制：忌生、冷食物，忌酒。有研究对水中运动和地上运动进行比较，结果发现在疾病活动、疼痛或僵硬的改善上短期无明显差异，水中运动结局可能稍优于地上运动，但考虑到地上运动的便利性，专家组认为水中运动不应优于地上运动。故指南建议主动物理治疗干预（运动）优于被动物理治疗（如按摩、超声、热敷），且优先选择地上运动。

579. 目前治疗强直性脊柱炎的药物有哪些？

常用于治疗强直性脊柱炎的药物包括非甾体抗炎药、糖皮质激素类药物和改善病情的抗风湿药物（DMARDs）、生物制剂等。

（1）非甾体抗炎药（NSAIDs），有消炎镇痛、减轻晨僵及肌肉痉挛的作用，是治疗强直性脊柱炎的一线用药。常用布洛芬、洛索洛芬钠、双氯芬酸钠、塞来昔布等。副作用有胃肠道反应、皮疹、肾脏损害、出血时间延长等。2019年我国专家共识推荐：①患者如果出现疼痛或僵硬的症状，可以使用NSAIDs药物治疗。首先给予最低有效剂量的NSAIDs药物，随后定期做临床评估。对曾有或者高危消化道病史的患者，为预防消化道并发症，应同时使用胃黏膜保护剂，降低NSAIDs药物可能引起的副作用。若NSAIDs药物治疗效果不明显，且无不良反应，可在允许范围内适当加大剂量。②如果服用一种NSAIDs药物最大耐受剂量2～4周后，不能获得明显的疼痛缓解，可换用另外一种NSAIDs药物。③对于NSAIDs药物的选择，应基于患者以往NSAIDs药物的使用史、不良反应的危险因素和合并症，不建议指定特定的NSAIDs药物作为首选治疗选择。④对于NSAIDs药物禁忌和/或耐受性差的患者，可考虑使用其他镇痛药物，如阿片类药物来控制疼痛。⑤对于处于活动期患者，应指导患者坚持每日服用NSAIDs药物。⑥关于NSAIDs药物长期应用后，是否能减轻或延缓关节软骨结构的破坏，尚存在争议。近期研究发现，NSAIDs药物可以缓解患者症状，但对于疾病的活动度、炎症水平及放射学改善效果不佳。在使用NSAIDs药物时，还应考虑患者的依从性和安全性问题。⑦若NSAIDs药物减量或停药后症状复发，建议继续使用原剂量NSAIDs药物来控制病情。

（2）糖皮质激素类药物，不作常规使用，主要用于：①急性虹膜炎、葡萄膜炎，包括滴眼、球后注射和口服，口服剂量要大些。②对非甾体抗炎药过敏，或严重的关节炎用非甾体抗炎药无效时，可小剂量口服或局部注射，但不主张长期应用。

（3）改善病情的抗风湿药物（DMARDs），常用于治疗AS的传统DMARDs药物包括：柳氮磺吡啶（sulfasalazine，SSZ）、甲氨蝶呤（methotrexate，MTX）、来氟米特、沙利度胺等。DMARDs药物对于合并外周关节炎的中轴型脊柱关节炎患者有一定的益处，但对于大多数中轴型脊柱关节炎患者疗效存在争议。患合并外周关节炎、银屑病、虹膜睫状体炎、炎症性肠病的患者，可考虑使用DMARDs药物。DMARDs药物可以和NSAIDs药物共同使用来控制症状，如果使用3个月效果不明显，可考虑更换另一种DMARDs药物，必要时使用生物型DMARDs药物来控制病情。除传统DMARDs药物外，还有如JAK抑制剂托法替布、巴瑞替尼等新型小分子DMARDs药物。

（4）生物制剂，包括：①肿瘤坏死因子-α抑制剂（TNFi），如英夫利昔单抗（infliximab）、阿达木单抗（adalimumab）、依那西普（etanercept）、戈利木单抗（golimumab）等。②IL-6抑制剂，如托珠单抗（tocilizumab）等。③IL-17单克隆抗体，如苏金单抗（secukinumab，SEC）、依奇珠单抗（IXE）等。这一类药物最大的副作用是继发感染，包括结核分枝杆菌的感染。

580. 生物制剂治疗强直性脊柱炎的使用时机是什么？

对NSAIDs治疗后病情仍然活动的患者，生物制剂治疗优于小分子药物，DMARDs首选肿瘤坏死因子-α抑制剂（TNFi）。适应证包括：①疾病处于活动期≥4周，强直性脊柱炎疾病活动评分（ankylosing spondylitis disease activity score，ASDAS）≥2.1分或Bath强直性脊柱炎疾病活动指数（BASDAI）评分≥4分。②已使用至少2种NSAIDs治疗，并超过4周，症状仍未缓解或药物不耐受，ASDAS≥2.1分或BASDAI≥4分。③已确诊中轴型脊柱关节炎的患者，症状重，期望尽快消除症状，有条件者可推荐作为一线用药选择。以上3条适应证符合其一即可考虑使用TNFi。中轴型脊柱关节炎的早期有效治疗是抑制其进展的关键。TNFi可有效改善患者症状、降低炎症水平及抑制疾病进展。因此，在综合评估患者的疼痛、僵硬及炎症病情，结合患者意愿及经济情况的基础上，可有条件地推荐TNFi作为中轴型脊柱关节炎治疗的一线用药。对于NSAIDs和TNFi治疗效果不佳的患者，可以使用其他生物型DMARDs药物，例如SEC，其通过抑制IL-17来治疗SPA。使用苏金单抗16周后需评估患者的反应，只有明确有效才能继续使用。

581. 应选择何种生物制剂治疗强直性脊柱炎？

（1）NSAIDs药物治疗效果不佳或失败时，推荐使用阿达木单抗、赛妥珠单抗、依那西普、戈利木单抗和英夫利昔单抗。对于放射学阴性的SPA患者，推荐使用阿达木单抗、瑟他珠单抗、依那西普。依那西普治疗活动性中轴型脊柱关节炎，可获得ASAS标准40%的病情改善，且骶髂关节炎和脊柱炎的放射学评分更显著降低。

（2）在使用TNFi前，临床医生应充分评估病情，与患者充分沟通，了解所使用药物的优缺点。重组人Ⅱ型肿瘤坏死因子受体抗体融合蛋白（益赛普®）是首批进入国家医保目录的国产肿瘤坏死因子拮抗剂，具有一定的药物经济学优势。

（3）使用TNFi 12周后，应对患者进行病情评估。只有明确TNFi对患者病情治疗有效，才考虑继续使用。其有效标准为：ASDAS下降值≥1.1分或BASDAI降幅＞50%或低至2分。

（4）如果患者使用一种TNFi治疗12周后，ASDAS≥2.1分或BASDAI≥4分，则考虑更换为其他TNFi或使用IL-17拮抗剂。

582. 强直性脊柱炎疾病活动期患者治疗策略是什么？

2019年ACR/SSA/SPARTAN更新指南对疾病活动期患者的治疗作出以下推荐：对于疾病活动的患者，一线治疗强调全程、规律、足量NSAIDs使用，可配合适当主动物理治疗干预。推荐中仅在外周关节突出受累或无中轴受累时考虑联用柳氮磺吡啶或甲氨蝶呤治疗，糖皮质激素有条件的推荐进行局部注射治疗。生物制剂应先于小分子口服药、DMARDs使用，一线药物首选TNFi，其疗效已在24项随机对照研究中得到证实，关节炎症指标和影像学表现均得到明显改善，大多数研究结果显示，TNFi部分达到AS疗效评价20%改善程度（ASAS20）和AS疗效评价40%改善程度（ASAS40），且于ASDAS、BASDAI、BASFI、VAS改善方面具有统计学意义。因此，指南推荐对于NSAIDs治疗疾病仍然活动的患者，强烈推荐使用TNFi。通过比较原发失效后使用第二种TNFi与安慰剂组及其他生物制剂与安慰剂组的疗效，指南推荐TNFi原发失效或反应不佳时，不建议更换为另一种TNFi，推荐替换为非TNFi，尤其是苏金单抗（SEC）或依奇珠单抗（IXE），抑或托法替布。对于TNFi继发失效的活动期患者，专家组认为使用不同TNFi能有更多获益，即可优先更换为另一种TNFi治疗。更新指南指出对于不同合并症可选用不同种类生物制剂药物治疗。对于合并葡萄膜炎的中轴型脊柱关节炎患者，建议选择单抗类TNFi治疗。对于合并炎症性肠病的中轴型脊柱关节炎患者，建议选择单抗类TNFi治疗，若存在TNFi禁忌证，应考虑托法替布与SEC或IXE联合治疗。对合并银屑病的中轴型脊柱关节炎患者则更适合使用IL-17抑制剂，IL-17抑制剂对中轴关节受累的银屑病关节炎患者，无论在皮肤、起止点炎、趾（指）炎、中轴关节受累的改善方面均优于其他生物制剂。若存在充血性心力衰竭或脱髓鞘疾病不能使用TNFi，则首选SEC或IXE。若TNFi使用禁忌证是活动性结核病，柳氮磺吡啶优于其他DMARDs。

583. 强直性脊柱炎稳定期患者治疗策略是什么？

对处于相对稳定期的患者，2019年ACR/SSA/SPARTAN更新指南推荐按需使用NSAIDs治疗。TNFi联合NSAIDs或DMARDs治疗的患者，考虑到长期口服药物可能出现的不良反应，除非患者对NSAIDs治疗反应良好，否则建议保留TNFi单药治疗。研究表明，

60% ～ 74%疾病相对稳定的患者停用TNFi后复发，部分于数周或数月内出现。虽然仅为TNFi高质量证据，但指南认为该建议应同样适用于其他生物制剂，除非存在禁忌证，可长期使用生物制剂，在持续缓解数年的患者中酌情考虑停用，因为仅约1/3患者不会复发。

584. 强直性脊柱炎在何种情况下需应用糖皮质激素治疗？

糖皮质激素类药物一般不作为常规药物应用于强直性脊柱炎，仅在下列情况时应用。

（1）关节外症状较重，如有急性虹膜炎或葡萄膜炎，或者出现心脏、肺部损害时，应全身使用激素，眼部还可局部给药，并加用免疫抑制剂，如甲氨蝶呤、硫唑嘌呤、环孢素等。

（2）对非甾体类抗炎药过敏，或严重的外周关节炎用非甾体类抗炎药无效时，可小剂量口服或局部注射糖皮质激素。

585. 强直性脊柱炎在何种情况下需外科手术治疗？

对于严重的强直性脊柱炎患者，通过手术治疗可以有效改善患者的生活质量。由于其疾病的特殊性，为获得良好的手术效果，临床医生应正确把握手术适应证和禁忌证。只有功能受限或畸形显著影响患者生活质量，且充分的非手术治疗不能有效缓解病情及发展的情况下，才考虑进行手术治疗。如明显的脊柱侧弯、驼背畸形、髋关节畸形、固定和坏死，以及影响活动的跟骨骨刺；影响视野、影响胸部或者腹部、腭部功能的颈椎病变是手术指征，颈椎骨折是急诊手术指征；神经压迫或者椎间盘病变也是手术指征。通常情况下，稳定期是手术的最佳时期，有利于避免植入物的松动、感染等并发症。而在活动期的患者，病情发展迅速，患者症状、体征、外周关节都会有明显的变化，对手术会有影响或手术效果不佳。至于脊柱与关节手术的顺序，原则上应选择畸形最重和对患者功能影响最大的部位进行手术。

586. 什么是反应性关节炎？

反应性关节炎（reactive arthritis，ReA）是一种发生于某些特定部位（如肠道和泌尿生殖道）感染之后而出现的关节炎。因为与HLA-B27的相关性、关节受累的模式（非对称性，以下肢关节为主）以及可能累及脊柱，被归于脊柱关节病的范畴。它曾称赖特综合征、Fiessinger-Leroy综合征等，1969年Ahvonen首先将其命名为ReA。本病症状不一定与原发病平行，因为关节病变并非病原体直接侵犯所致。反应性关节炎曾称赖特综合征（具有典型尿道炎、结膜炎和感染后关节炎三联征），但此类患者仅代表一部分反应性关节炎患者。风湿热和结核分枝杆菌感染后关节炎（结核性超敏反应性关节炎，即Poncet综合征），也属于广义ReA的范畴。此组关节病有共同的特点，具体如下。

（1）前驱感染与续发关节炎的间隔时间为数日至数周。

（2）自限性经过，急性关节炎通常在3～5个月消退，个别持续1年，转为慢性者少见，有复发倾向。

（3）典型症状多为非对称性、大的负重关节肿痛，可伴有肌腱及其附着点的肌腱端炎。

（4）可有关节外表现，包括心脏炎、眼炎及各种皮肤黏膜病变。

（5）关节液细菌学检查阴性及血清类风湿因子阴性。

587. 哪些细菌感染可能导致反应性关节炎？

主要为胃肠道和泌尿生殖道病菌。常见的病原体有以下3种。①消化道病原体：沙门氏菌、空肠弯曲菌、大肠埃希菌、耶尔森菌、艰难梭菌、福氏志贺菌、较少见的宋氏志贺菌或志贺痢疾杆菌。②泌尿生殖道病原体：沙眼衣原体、支原体。③呼吸道病原体：肺炎衣原体。性传播感染引发的反应性关节炎又称性交后反应性关节炎（sexually acquired reactive arthritis，SARA）。

588. 反应性关节炎的临床表现有哪些？

反应性关节炎通常为急性发病。患者一般表现为非对称性寡关节炎，常发生在诱发性感染后1～4周。从感染到发生反应性关节炎的时间为数日至数周。至少一半患者中，所有症状都在6个月内缓解，大多数患者的症状在1年内缓解。反应性关节炎的各种临床表现包括前驱性肠道或泌尿生殖道感染症状、中轴和/或外周的肌肉骨骼症状和体征，以及关节外症状和体征。

（1）前驱感染：可导致反应性关节炎的肠道或泌尿生殖道感染的特征性症状是腹泻或尿道炎。肠道细菌导致关节炎的患者也可出现无菌性尿道炎。许多患者的前驱感染无临床症状，仅靠实验室检查检出。不少患者并不会主动叙述其感染史，除非专门询问，因为大部分患者并不知道关节炎可能与感染相关。

（2）肌肉骨骼系统的症状和体征：反应性关节炎的肌肉骨骼特征包括四大表现，分别是关节炎、附着点炎、指/趾炎和背痛。①外周型关节炎的典型表现为急性起病的非对称性寡关节炎，常累及下肢，尤其是膝关节。但是约50%的患者具有上肢关节炎，部分患者表现出小关节的多关节炎。少数在6个月内未缓解的关节炎患者被视为存在慢性反应性关节炎。②附着点是指韧带、肌腱、关节囊或筋膜与骨相连的部位。附着点炎指附着点周围的炎症，可见于反应性关节炎或其他SPA。附着点炎最典型的症状之一是足跟肿胀，常见的足跟受累部位是跟腱和跖腱膜在跟骨上的止点。疼痛、肿胀和局部压痛等临床表现提示该病。附着点炎在反应性关节炎患者中的发病率为20%～90%。③部分患者还会发生指/趾炎，常表现为腊肠指/趾。在衣原体诱导的反应性关节炎患者中，指/趾炎的发病率可能高达40%。④炎性腰背痛常为伴发症状，很少是唯一的主诉，提示脊柱或骶髂关节可能存在炎症。

（3）关节外症状和体征：反应性关节炎的关节外表现多种多样，它们可发生于疾病的急性期或慢性期。①眼部症状，如结膜炎，少数病例会出现前葡萄膜炎、表层巩膜炎和角膜炎。一项报告显示，1/3伴有结膜炎的患者中，刮取结膜的标本中可检出衣原体。②泌尿生殖道症状，如尿痛、盆腔痛、尿道炎、子宫颈炎、前列腺炎、子宫附件炎或膀胱炎。即便关节炎是由肠杆菌所致，也可发生尿道炎。③胃肠道症状，如腹泻。④口腔病损，包括无痛性黏膜溃疡。⑤皮疹和其他皮肤改变，如脓溢性皮肤角化病（类似脓疱型银屑病的掌跖皮肤角化过度病变），少数病例还有结节性红斑。⑥类似银屑病的指/趾甲改变。⑦生殖器病变，如环形龟头炎（无痛性红斑样病变伴龟头和尿道口的浅表小溃疡）。⑧心脏表现不常见，但包括病程缓慢的瓣膜病，尤其是主动脉瓣关闭不全。心包炎非常罕见。

589. 如何诊断反应性关节炎？

ReA是一种与特定部位感染相关的脊柱关节炎，因此诊断时需注意寻找泌尿生殖道或肠道前驱感染的证据，同时具备脊柱关节病常见的临床表现，如典型的外周关节炎为以下肢为主的非对称性关节炎，常有肌腱端炎、眼炎、炎性下腰痛、阳性家族史以及HLA-B27阳性等，有以上表现者诊断并不困难，但由于各种表现可在不同时期出现，所以诊断有时需要数月时间。发展为慢性ReA患者，其关节炎和/或皮损的表现类似银屑病关节炎、强直性脊柱炎和白塞综合征。

目前多沿用1996年Kingsley与Sieper提出的ReA的分类标准。

（1）外周关节炎：下肢为主的非对称性寡关节炎。

（2）前驱感染的证据：①如果4周前有临床典型的腹泻或尿道炎，则实验室证据可有可无。②如果缺乏感染的临床证据，必须有感染的实验室证据。

（3）排除引起单或寡关节炎的其他原因，如其他脊柱关节炎、感染性关节炎、莱姆病及链球菌ReA。

（4）HLA-B27阳性，ReA的关节外表现（如结膜炎、皮肤、心脏与神经系统病变等），或典型脊柱关节病的临床表现（如炎性下腰痛、交替性臀区疼痛、肌腱端炎或虹膜炎）不是ReA确诊必须具备的条件。

590. 如何治疗反应性关节炎？

目前尚无特异性或根治性治疗反应性关节炎的方法。和其他炎性关节病一样，治疗目的在于控制和缓解疼痛，防止关节破坏，保护关节功能。

（1）一般治疗：口腔与生殖器黏膜溃疡多能自发缓解无须治疗。急性关节炎可卧床休息，但应避免固定关节夹板以免引起纤维强直和肌肉萎缩。当急性炎症症状缓解后，应尽早开始关节功能锻炼。

（2）抗生素：抗生素的治疗仍有争议。关节炎的治疗中不会专门使用抗生素，但如果有证据表明患者存在持续的泌尿生殖道感染或携带可能致病的微生物，则可能需要使用抗生素来治疗基础感染。尚未确定抗生素治疗慢性关节炎的效果。一般来说，单纯的肠道感染不需要抗生素治疗，但一些活动性肠道感染患者可能需要治疗，具体取决于患者的共存疾病和具体的病原体。例如，严重胃肠道感染患者、较年长患者或免疫功能受损宿主可能需要治疗。对于肠道细菌诱发的慢性反应性关节炎，现有证据并不支持长期使用抗生素。和大多数肠炎患者不同，存在泌尿生殖道急性沙眼衣原体感染的患者及其性伴侣应接受针对生殖道衣原体感染的标准抗衣原体治疗。对于仅有复发性泌尿生殖道症状的患者，采用抗生素治疗感染或可防止关节炎的复发。

（3）非甾体抗炎药（NSAIDs）：本类药物种类繁多，但疗效大致相当。具体选用因人而异，减轻关节肿胀和疼痛及增加活动范围。是早期或晚期患者症状治疗的首选。具体用法与不良反应可参考强直性脊柱炎用药。

（4）糖皮质激素：外用糖皮质激素和角质溶解剂对溢脓性皮肤角化症有效。关节内注射糖皮质激素可有效缓解膝关节和其他关节的肿胀。对足底筋膜或跟腱滑囊引起的疼痛和压痛可局部注射糖皮质激素治疗，使踝关节早日活动以免跟腱变短和纤维强直。必须注意避免直接跟腱内注射，因为直接跟腱内注射可能会引起跟腱断裂。对口服NSAIDs及关节内糖皮质激素注射不能缓解症状或存在大量关节受累的个别患者可短期口服低至中等剂量的糖皮质激素治疗（如起始剂量为20mg/d的泼尼松），并逐渐减少到控制症状所需的最低剂量。

（5）DMARDs：当NSAIDs不能控制关节炎，关节症状持续3个月以上或存在关节破坏的证据时，可加用DMARDs，应用最广泛的是柳氮磺吡啶（SSZ），对难治性反应性关节炎患者或抵抗急性关节炎初始治疗的反应性关节炎患者使用SSZ治疗，初始剂量为500mg，一日1～2次，每日剂量逐步增加（每周增加500mg）至1000mg后一日2次，最大剂量可酌情增至3000mg/d（分2～3次给药）。对于可能对SSZ过敏或不耐受或SSZ治疗无效的患者，可选择甲氨蝶呤（MTX）。DMARDs需以最大耐受治疗剂量（SSZ为3g/d，MTX为每周25mg）持续使用至少4个月（SSZ）或3个月（MTX）来确定是否有效，并在患者缓解（无疾病活动的临床症状和体征）3～6个月后停药。

（6）生物制剂：对于NSAIDs和糖皮质激素治疗无效且SSZ和MTX无效或有SSZ和MTX禁忌证的反应性关节炎患者，可使用抗TNFi治疗。采用一种生物制剂行尝试性初始治疗3个月仍无效果的患者，可尝试另一种TNFi。TNFi治疗诱导的缓解以至少持续3个月时可尝试停药，但疾病复发时应重新开始用药。

591. 什么是银屑病关节炎？

银屑病关节炎（psoriatic arthritis，PsA）是一种与银屑病相关的慢性炎症性肌肉骨骼疾病，主要表现为外周关节炎、附着点炎、指/趾炎和脊柱关节炎。与强直性脊柱炎、肠病性关节炎同属脊柱关节炎，但是它具有类风湿关节炎和脊柱关节炎二者的特点。目前认为，本病是一种独立的疾病。一般人群中的发病率约为每年6/100 000，患病率为1/1000～1/500

例/1000人。银屑病患者中PsA的患病率为4% ～ 30%，在中国银屑病患者中发生率为6% ～ 13%。大多数PsA患者在关节炎出现前就已诊断出银屑病，从诊断出皮肤病变到诊断出关节病变的中位时间为7 ～ 8年。30 ～ 50岁为发病高峰（银屑病发病年龄高峰为5 ～ 15岁），男女性别发病差异不大。在伴对称性多关节炎的患者中以女性为主，而在伴脊柱病变的患者中以男性为主，并与HLA-B27有关联。

592. 银屑病关节炎的关节表现有哪些特点？

该病的关节炎临床表现多样，包括单关节炎、不对称的少关节炎或多关节炎，以及与RA相似的对称性多关节炎，也可单独发生脊柱和骶髂关节病变或与周围关节炎合并发生。根据不同的临床特点将关节炎分为5型。

（1）不对称少关节炎或单关节炎型　此型较为常见，首发表现是单关节炎或少关节炎，多发生在银屑病之后。指/趾间、掌指、跖趾、腕、膝、踝等大小关节都可发病，通常不对称。尤以远端指/趾间关节受累为主，具有特征性。受累关节出现肿胀、疼痛和晨僵，手指可呈腊肠样改变。

（2）对称性多关节炎型：以近端指间关节和掌指关节为主，其他大小关节也可受累。关节分布和临床经过均与类风湿关节炎难以区别。这类患者偶有类风湿因子阳性，有人认为是类风湿关节炎和银屑病的重叠。此型可发生在银屑病之前。

（3）远端指/趾间关节炎型：远端指/趾间关节红肿、畸形，但无尺侧偏斜，疼痛较轻，常伴指甲病变。

（4）脊柱关节炎型：临床表现类似强直性脊柱炎，但脊柱和骶髂关节病变常不对称。患者常无症状，背部和胸廓的症状也可很轻。

（5）残毁性关节炎型：因手指骨和掌骨（偶有足趾骨和跖骨）的骨质溶解而造成此型。受累手指变为望远镜式的套叠状，见于5%的银屑病关节炎患者。

593. 银屑病关节炎的皮损有何特点？指甲有何改变？

银屑病皮损通常分为寻常型、脓疱型和红皮病型。

寻常型皮损表现为全身各个部位均可受累的红色丘疹、斑块，上覆银白色鳞屑，其中头皮、肘、胫前等四肢伸侧更为明显和顽固，去除鳞屑可见发亮的薄膜，刮去薄膜见点状出血（Auspitz征），上述特征具有诊断意义。但经过外用药或其他方法治疗后银屑病皮损特征将不典型。

脓疱型皮损表现为局部或泛发的粟粒大小无菌性脓疱，常反复发作，有专家认为SAPHO综合征即是一种伴有明显脓疱损害的PsA类型。

红皮病型皮损表现为全身大面积潮红、脱屑，常由寻常型或脓疱型演变而来。80%的银屑病关节炎患者有指甲病变，特别是远端指/趾间关节受累者。表现为甲板失去光泽、变浊、增厚、粗糙、甲下过度角化、甲剥离等。有指炎或远端指间关节炎的指甲出现小坑（顶针样改变）是银屑病关节炎特征性的改变。

594. 什么是银屑病关节炎指/趾的“笔帽样”改变？

银屑病关节炎指/趾的“笔帽样”改变是本病在X线片上特征性的表现。受累的指/趾末节骨近端骨质溶解后变细、变尖，状如笔头，同时末节骨远端骨质增生、膨大，形如笔帽。这种改变是骨质破坏和增生结合的结果，仅见于病情严重的患者。多数银屑病关节炎的X线表现类似类风湿关节炎。

595. 银屑病关节炎的诊断/分类标准有哪些？

自1973年Moll和Wight最早提出PsA的分类标准以来，出现了Bennett诊断标准、Vasey-Espinoza标准、Gladnan标准、欧洲脊柱关节病研究组（ESSG）标准、McGonagle标准、Fournie标准和2006年的CASPAR（classification critetia for psoriatic arthritis）分类标准，不同标准在临床工作中敏感性、特异性不一。

Moll和Wright分类标准简单，在过去应用较广泛，该标准需满足以下3条：①至少有1处关节炎并持续3个月以上。②有银屑病皮损和/或1个指/趾甲上有20个以上顶针样凹陷的小坑或甲剥离。③血清IgM型类风湿因子阴性（效价＜1∶80）。

2006年的CASPAR分类标准敏感性为91.4%，特异性为98.7%，目前应用比较广范。该标准对存在关节、脊柱或肌腱满炎症性关节病的患者进行评估，以下5项中得分≥3分者可诊断PsA。

（1）有银屑病证据：①皮肤科、风湿科医生发现银屑病皮肤损害的现病史（2分）。②患者本人皮肤科、风湿科医生或其他有资质的医护人员证实曾患有银屑病的个人史（1分），患者诉一级或二级亲属中有银屑病的家族史（1分）。

（2）体检发现典型的银屑病甲改变（1分）。

（3）类风湿因子阴性（1分）：检测可用凝胶法之外的其他任何方法，最好采用酶联免疫吸附试验或比浊法。

（4）指/趾炎：①整个指/趾肿胀的现病史（1分）。②风湿科、皮肤科医生记录的指/趾炎既往史（1分）。

（5）近关节端新骨形成放射学证据（1分）：手足X线片可见关节边缘边界不清的骨化（需排除骨赘）。

596. 银屑病关节炎的治疗措施有哪些？

目前还没有十分理想的治疗手段，大多数药物仅能减轻或缓解症状，不能防止复发。

（1）一般治疗：适当的休息和体育锻炼有利于保持关节功能。

（2）非甾体抗炎药：能有效地减轻多数患者的关节症状。在PsA的治疗中，NSAIDs是中轴受累患者的一线治疗药物，外周关节受累的患者也可以选择使用。但NSAIDs常可导致消化道并发症及心血管疾病风险，使用前应充分评估患者可能的获益及风险，必要时给予胃黏膜保护剂或质子泵抑制剂，应避免多种NSAIDs联用。

（3）糖皮质激素：在急性少关节炎时可局部注射，但不宜反复使用。病情严重者可全身用药。

（4）改变病情抗风湿药：甲氨蝶呤、柳氮磺吡啶、来氟米特、环孢素等是传统的DMARDs药物，对外周PsA有效，对中轴型无明显效果。常见的副作用为消化道反应、肝肾毒性、血象改变等。①甲氨蝶呤：疗效较肯定。一般每周7.5～15.0mg，口服、肌内或静脉注射1次给药。②柳氮磺吡啶：第一周每日0.5～1.0g，分2次服用，每隔周可增加剂量，每次增加0.5g每日，至2.0～3.0g每日。③来氟米特：剂量为10～20mg，每日1次。④雷公藤多苷：每日30～60mg，分3次口服。近期疗效为抗炎镇痛，远期为免疫抑制作用。此外，环孢素、硫唑嘌呤、环磷酰胺等也可供选择。

（5）生物制剂：是治疗PsA的有效手段，能够改善关节炎的预后，极大提高患者生活质量。目前可用于银屑病关节炎治疗的生物制剂包括TNF-α抑制剂如依那西普、英夫利昔单抗、阿达木单抗，IL-12/23抑制剂如乌司奴单抗，IL-17A抑制剂如司库奇尤单抗、依奇珠单抗等。

1）TNF-α抑制剂的使用方法分别如下。①依那西普成人用量为25mg每周2次，或50mg每周1次，皮下注射，4岁以上儿童用量为每周0.8mg/kg。②英夫利西单抗5mg/kg，第0周、2周、6周及以后每隔8周各1次，静脉滴注，每次静脉输注时间不得低于2小时，输注结束后应继续观察1～2小时。③阿达木单抗首次80mg，第二周40mg，此后每2周40mg皮下注射，可用于4岁以上儿童。PsA的目标是在用药3～6个月内实现达标疗效，然后进行巩固治疗。巩固治疗的疗程尚无统一的标准，一般认为，对于PsA患者应尽量长期巩固，维持其关节症状持续改善的状态。如果患者因经济、安全性等因素希望停用TNF-α抑制剂，也应在至少维持无明显关节肿痛症状半年以上方可停药，停药后应继续密切观察病情，一旦出现关节炎症状加重应尽早重启治疗。应用1种TNF-α抑制剂3～6个月疗效未达标者应考虑换用另一种TNF-α抑制剂或换用IL-17A抑制剂、IL-12/23抑制剂，或联合小分子口服药物。

2）IL-12/23抑制剂：乌司奴单抗体重≤100kg的患者单次皮下注射45mg，体重＞100kg的患者单次皮下注射90mg，分别在第0、4周各给药1次，之后每隔12周给药1次。除了局部注射反应，鼻咽炎及上呼吸道感染是乌司奴单抗常见的不良反应，部分患者可发生疱疹病毒感染、蜂窝织炎。

3）IL-17抑制剂：目前国内司库奇尤单抗和依奇珠单抗可用于PsA的治疗，其中司库奇尤单抗用药方案为第0周、1周、2周、3周、4周每次300mg，分2个部位皮下注射，随后维持该剂量，每4周给药1次。依奇珠单抗用药方案为第0周时160mg，在第2周、4周、6周、8周、10周和12周时为80mg，然后每4周80mg，皮下注射。IL-17抑制剂常见不良反应包括上呼吸道感染，鼻咽炎和单纯疱疹病毒感染，部分患者出现念珠菌感染和其他浅表真菌感染，其他系统不良反应较少见。但在临床研究中发现克罗恩病、溃疡性结肠炎患者肠道病情加重的报告。

（6）JAK抑制剂：枸橼酸托法替布（tofacitinib citrate）适用于PsA的不同损害类型。包括外周关节炎、附着点炎、指/趾炎和银屑病皮损。目前推荐剂量为5mg或10mg每日2次；与MTX或其他非生物DMARD药物联合使用时推荐剂量为5mg每日2次。托法替布常见不良反应主要包括上呼吸道感染、鼻咽炎，另外带状疱疹发生风险增加。

597. 什么是肠病性关节炎？它包括哪几种疾病？

肠病性关节炎指伴发于炎症性肠病或某些肠道感染后出现的关节炎，包括肠道感染后反应性关节炎、炎性肠病性关节炎（克罗恩病和溃疡性结肠炎所致的关节炎）、小肠旁路关节炎和Whipple病。该组疾病也属脊柱关节炎范畴。

598. 肠病性关节炎各类型有何临床特点？如何治疗？

肠病性关节炎具有脊柱关节炎的特点，但不同的疾病类型有其各自的特殊表现和治疗措施。

（1）伴发于溃疡性结肠炎（ulcerative colitis，UC）和克罗恩病（Crohn disease，CD）的关节炎，见于10%～20%的UC和CD患者。偶有关节炎出现在肠道病变之前。

UC与CD患者关节炎症状相似。典型病例表现为游走性外周寡关节炎，好发于下肢的膝、踝和足部等关节，膝关节积液常见，偶有多关节炎。关节炎症状与肠道病变严重程度有关，常提示肠病处于活动期。UC病变肠段切除后关节症状可消失，发生关节畸形者罕见。CD所伴发的周围关节炎有可能导致关节破坏。脊柱炎和/或骶髂关节炎患者通常存在以炎症性背痛为特征的症状，约10%的患者出现与肠病活动性无关的骶髂关节和脊柱受累，男性患者较女性多见。此类患者50%～75% HLA-B27阳性，X线改变与强直性脊柱炎相似，但常无临床症状。

有效治疗基础的炎症性肠病（IBD）通常有助于控制IBD的外周关节炎，后者通常没有破坏性，治疗目标主要是缓解症状。高度活动性肠道炎症所需治疗通常也对肌肉骨骼疾病有效。对于外周关节炎或中轴病变患者，建议初始治疗采用非甾体抗炎药（NSAIDs），应在医生指导后开始NSAIDs治疗，因为它们可能引起消化道副作用，包括加重肠道炎症。非选择性NSAIDs应与质子泵抑制剂联用。如果外周关节炎患者对NSAIDs抵抗或不耐受，建议使用柳氮磺吡啶（SSZ），而不是其他非生物性或生物性DMARDs。SSZ的初始剂量为500mg、一日2次，每2周日剂量增加1000mg，直到关节炎症状改善或达到最大剂量（1000mg、一日3次）。SSZ的替代药物包括甲氨蝶呤（MTX）、硫唑嘌呤（AZA）等。对这些药物抵抗的患者可用TNF抑制剂。如果外周关节病患者抵抗NSAIDs和常规非生物性DMARDs（如尝试3个月的SSZ或MTX），建议使用一种单抗类TNF抑制剂，英夫利昔单抗、阿达木单抗、戈利木单抗或培塞利珠单抗都可使用，用药方案与治疗其他类型SpA和IBD相同。如果NSAIDs未能充分控制中轴症状（炎症性背痛和僵硬未见明显缓解），建议使用单抗类TNF抑制剂。用法用量与外周关节炎患者相同。

（2）小肠旁路关节炎指发生在空肠-结肠吻合术或空肠-回肠吻合术后的关节炎。手术造成的肠盲袢内细菌过度繁殖，细菌抗原被吸收可能与发病有关。

关节症状通常出现在术后2周至6个月，表现为对称性周围多关节炎，大小关节都可累及，骶髂关节和脊柱受累少见。症状为游走性或添加性，有自限性，持续数日至数月缓解，不留畸形。X线检查正常或有轻度侵袭性改变。部分患者有消化道症状，如腹痛、腹胀、腹泻等。2/3的患者出现其他关节外症状，包括皮肤血管炎、口腔溃疡、视网膜血管炎、心包炎、肾小球肾炎等。治疗使用抗生素抑制细菌生长。非甾体抗炎药对缓解关节症状有效。手术矫正可能有部分效果。

（3）Whipple病较罕见，是惠普尔养障体（Tropheryma Whipplei）感染所致。诊断主要依靠空肠黏膜活检，在患者肠道黏膜和肠系膜淋巴结组织切片中发现巨噬细胞内有过碘酸希夫（PAS）染色阳性的包涵体，或胞外有游离的棒状杆菌。临床以脂肪泻、发热、消瘦、贫血、皮肤色素沉着、淋巴结肿大、多浆膜炎和关节炎为主要表现。65%～90%的患者有关节症状，并可先于肠道症状出现。以膝和踝关节多见，指、腕、肘等关节也可受累，中轴关节症状少见。尽管关节炎可反复发作，但很少呈慢性，一般不留关节畸形。治疗给予头孢曲松或青霉素初始治疗2周后予磺胺类药物维持治疗1年。

599. 什么是未分化脊柱关节病？

具有脊柱关节炎的某些共同特点，但又不能满足已分类的脊柱关节病（如强直性脊柱炎、反应性关节炎、银屑病关节炎、炎性肠病关节炎等）各自的诊断标准，称为未分化脊柱关节病（undifferentiated Spondyloarthropathy，uSpA）。临床表现包括炎性背痛、外周关节炎、附着点炎、指/趾炎、眼炎、肠炎等。未分化脊柱关节病可能是：①某种脊柱关节病的早期，以后将发展为某种典型的脊柱关节病。②某种典型脊柱关节病的“顿挫型”或“流产型”。③某种重叠综合征。④将来可以明确分类，但目前尚未能定义的某种脊柱关节病。

（七）系统性硬化症、混合性结缔组织病、未分化结缔组织病、重叠综合征

600. 什么是系统性硬化症？为什么说它是一组病谱？它是如何分类的？

系统性硬化症（scleroderma）是一种以皮肤和/或内脏组织胶原纤维进行性硬化为特征的自身免疫性结缔组织病。由于疾病的异质性，不同研究报道的发病率及好发年龄差异较大，局灶性系统性硬化症患者以儿童及中年发病较多，系统性硬化症患者以30～50岁好发，后者女性为男性的3～4倍，育龄妇女为高发人群。

本病为临床上的一组疾病谱系，根据病变是否局限在皮肤以及皮肤受累的范围进行分类。局灶性系统性硬化症以局限的皮肤病变为主，一般不累及内脏器官，可认为是病谱的一端，而系统性硬化症中的弥漫性皮肤型系统性硬化症，除有广泛的皮肤病变外，还伴有多系统受累，此为病谱的另一端。在两极之间可见一些中间类型，如局灶性系统性硬化症中的泛发性硬斑病，系统性硬化症中的局限性皮肤型系统性硬化症。

系统性硬化症的分类包括以下4种。

（1）局灶性系统性硬化症（localized scleroderma）：①硬斑病，包括泛发性硬斑病、深部硬斑病。②带状系统性硬化症，伴颜面偏侧萎缩。③点滴状系统性硬化症。

（2）系统性硬化症（systemic sclerosis，SSc）：按皮肤硬化范围分类如下。

1）弥漫性皮肤型系统性硬化症（diffuse cutaneous SSc）：皮肤病变由远端进展至肘/膝关节近端肢体，面部及躯干的对称性、广泛性皮肤增厚。皮肤病变通常进展迅速，早期出现内脏损害。

2）局限性皮肤型系统性硬化症（limited scutaneous SSc）：皮肤病变局限于肘/膝关节远端肢体，面部和颈部可有小面积对称性皮肤损害，而躯干和四肢近端不受累。较迟出现内脏损害，以皮肤毛细血管扩张和皮下钙质沉着为突出表现。

（3）弥漫性筋膜炎伴嗜酸性粒细胞增多。

（4）系统性硬化症样疾病与环境相关的系统性硬化症、流行性系统性硬化症样疾病及其他系统性硬化症样疾病等。

601. 系统性硬化症是如何分型的？它的临床表现有何不同？

系统性硬化症（SSc）是一种异质性很强的结缔组织病，主要特点是广泛的微血管功能障碍，以及皮肤和内脏器官的进行性纤维化。传统上根据皮肤受累的程度分为弥漫性皮肤型SSc和局限性皮肤型SSc。此外，对于没有皮肤受累的患者又称无皮肤硬化的SSc，与其他风湿免疫性疾病重叠存在的称为重叠综合征。

（1）弥漫性皮肤型SSc：大多为中年发病，女性略多于男性。患者通常存在雷诺现象，手、面、足部肿胀伴皮肤增厚，逐渐向近端扩展至上臂、大腿和/或躯干。抗Scl-70抗体常为阳性。此型患者更易出现快速进展性皮肤增厚变硬，早期即可发生间质性肺病改变、少尿性肾衰竭、弥漫性胃肠道病变和心肌受累，其总体预后较局限性皮肤型SSc更差。

（2）局限性皮肤型SSc：雷诺现象可持续数年，通常可表现为掌指关节远端的手指肿胀，最终可进展成肘/膝关节远端的皮肤硬化，面部和颈部可有小范围的皮肤硬化，但躯干和四肢近端不受累。60%的局限性皮肤型SSc患者可检测出抗着丝点抗体阳性。此型患者通常有明显的微血管表现，如严重的雷诺现象、皮肤黏膜毛细血管扩张和迟发的肺动脉高压。部分患者表现为CREST综合征，即软组织钙化（calcinosis cutis）、雷诺现象（Raynaud phenomenon）、食管功能障碍（esophageal dysmotility）、指端硬化（sclerodactyly）及毛细血管扩张（Telangiectasia）。

（3）无皮肤硬化的SSc：约5%的患者无可识别的皮肤受累，但可存在SSc的特异性自身抗体以及SSc特征性表现，如食管运动功能障碍、雷诺现象、甲皱毛细血管扩张、肺动脉高压和/或间质性肺病改变。

（4）重叠综合征：上述任何一类SSc与其他系统性风湿免疫性疾病重叠，如系统性红斑狼疮、多发性肌炎、类风湿关节炎或干燥综合征。

602. 目前认为系统性硬化症的病因和发病机制是什么？

目前病因和发病机制不完全明确，可能存在遗传和环境因素（病毒感染、化学物质、药物及饮食等）的共同作用。在遗传因素的背景上，诱因或事件可导致自身抗原免疫耐受的破坏，细胞及体液免疫的共同参与导致持续性免疫介导的炎症。炎症发生的首要部位就是微血管壁，引起内皮细胞甚至全层的病变，继而导致肌成纤维细胞活化、细胞基质的过度沉积和皮肤、内脏器官的纤维化。

免疫系统失调的标志是自身抗体的产生。激活的B细胞一方面产生多种自身抗体（抗核抗体（ANA）、抗核仁抗体、抗PM-Scl抗体、抗Scl-70抗体、抗着丝点抗体、抗Ⅰ型与Ⅳ型胶原抗体、抗RNP抗体、抗板层素抗体、抗SSA抗体、抗SSB抗体、抗Ku抗体、抗Th抗体等），活化下游信号通路，激活肌成纤维细胞，另一方面可直接浸润组织，导致纤维化。T细胞活化在SSc发病过程中起关键作用，是病变处血管周围的主要浸润细胞。T细胞激活后，通过产生细胞因子与炎性细胞互相促进（表现为炎性细胞的浸润），在疾病的不同阶段和不同器官中有不同的T细胞亚群起作用。T细胞的激活与成纤维细胞、内皮细胞三者之间互为因果，促使损伤。

内皮损伤发生在SSc疾病早期，随后发生的微血管收缩和内皮下纤维化，促使管腔内微血栓形成和肌层增生，导致SSc的血管症状。纤维化是SSc发病机制中的另一个关键改变，内皮细胞等多种细胞先后产生α-SMA、纤维波形蛋白和Ⅰ型胶原，转化为肌成纤维细胞，导致胶原过度形成和细胞外基质沉积、组织器官纤维化和功能衰竭。

603. 什么是雷诺征？

雷诺征，又称雷诺现象，是对情绪和低温的一种血管反应，1862年由Maurice Raynaud首次提出。雷诺征可单独存在，称为原发性雷诺病，也可继发于某些弥漫性结缔组织病，如系统性硬化症、系统性红斑狼疮、干燥综合征、多发性肌炎、皮肌炎等，称为继发性雷诺病。原发性雷诺病往往因指/趾血管和皮肤血管中α_2肾上腺素能反应增加引起的血管舒缩障碍所致，而继发性雷诺病多因疾病破坏了调控血管反应性的正常机制所致。继发性雷诺病远较原发性为多，部分原诊断为原发性雷诺病患者在间隔一段时间后出现了弥漫性结缔组织病。除血管痉挛外，雷诺征的发病机制还包括血管内壁纤维化引起的血管闭塞、血小板活化和纤维蛋白沉积。

雷诺征更易发生于女性（3% ～ 10%），表现为发作性的一个或多个指/趾端边界清楚地颜色白、紫、红色顺序性的变化，局部有麻木、疼痛或烧灼感，频繁发作者或发作严重者可导致指/趾端软组织缺血性溃疡甚至坏死。除最易受累的手指和足趾外，雷诺征也可见于其他部位，包括耳、鼻、面部和膝部等处。寒冷和情绪紧张都可诱发或加重此现象。

下列情况和疾病表现与雷诺征相似，需充分鉴别。

（1）对寒冷过度敏感。

（2）动脉机械性受阻，血管受到外部压迫引起血流暂时或持续减少，如胸廓出口综合征。

（3）周围神经病变，可引起寒冷耐受不良，可伴有感觉异常。

（4）闭塞性血管疾病，如血栓形成、动脉粥样硬化和血栓性闭塞性脉管炎等，多为非对称性。

（5）血流成分异常，如冷球蛋白血症、高球蛋白血症、真性红细胞增多症造成血黏滞度增加，血液循环障碍。

（6）血管因药物、肿瘤（嗜铬细胞瘤、类癌综合征）而出现舒缩障碍。

604. 什么是CREST综合征？

1964年Winterbauer等报道了几例以皮下钙化、雷诺现象、硬指和毛细血管扩张为表现的系统性硬化症患者，提出CRST综合征这一概念。此后Velayos等发现此类患者中食管功能障碍常见，进一步引入CREST综合征这一名称。

CREST综合征是系统性硬化症的一种亚型，主要表现为皮肤钙质沉积（calcinosis cutis）、雷诺现象（raynaud phenomenon）、食管功能障碍（esophageal dysmotility）、指端硬化（sclerodactyly）和毛细血管扩张（telangiectasia），CREST是5个英文首字母的缩称。患者须符合以上5项表现中的至少3项方可诊断CREST综合征。抗着丝点抗体（ACA）在CREST综合征患者中最为常见。本病虽进展速度缓慢，但在数年之后，甚至10～20年后仍可能出现肺动脉高压、心肌受累等重要内脏受累。

605. 什么是局灶性系统性硬化症？临床特点有哪些？

局灶性系统性硬化症是一种特发性炎症性疾病，成人和儿童均可发病，女性较男性更易患病。局灶性系统性硬化症的发病机制尚不明确，可能涉及自身免疫、遗传、血管功能障碍以及辐射、感染等环境因素。局灶性系统性硬化症可引起皮肤硬化性改变，容易与系统性硬化症相混淆。

与系统性硬化症不同，局灶性系统性硬化症只表现为单发或多发的炎症性或硬化性斑块，而无典型的血清学和内脏表现。局灶性系统性硬化症分为以下几种亚型。

（1）局限性硬斑病：又称为斑块状硬斑病，此型占局灶性系统性硬化症的60%，以躯干部多见，初起为圆形、椭圆形或不规则形，淡红或紫红水肿性硬斑，数周或数月后扩大，绕以紫红色晕。表皮干燥平滑，皮革样硬变，无汗，无毛发。

（2）泛发性硬斑病：定义为至少出现4个硬斑型斑块，且至少2处不同解剖部位受累。病变通常始于躯干部位，逐渐向肢端扩散，但不累及手指和足趾。泛发性硬斑病常合并关节痛、神经痛、偏头痛等，是局灶性系统性硬化症与系统性硬化症的中间型。

（3）线状或带状硬斑病：常表现为线状分布的硬斑型斑块，常沿肋间或某侧肢体呈带状分布。皮下脂肪、肌肉和筋膜等深部组织受累时可导致严重畸形，包括肌无力、关节挛缩、骨髓炎症等。硬斑在肘、腕等关节时，可使关节活动受限，肢体呈弓状挛缩畸形。剑伤性硬斑病是线状硬斑病的一种，累及头部，病变表现为色素沉着过度的萎缩性斑块，类似于剑割伤。

（4）混合性硬斑病：同时存在超过1种亚型的硬斑病。

606. 系统性硬化症的皮肤损害有哪些？

系统性硬化症患者的皮肤损害几乎是普遍特征，可有如下表现。

（1）皮肤硬化：皮肤硬化常呈对称性，从手指开始向手背发展，继而累及前臂、上臂、面颈、躯干、下肢等，可发生皮肤钙盐沉着，以指尖较为常见。系统性硬化症的皮肤硬化表现为3个阶段。①水肿期，皮肤紧张变厚，皱纹消失，呈非凹陷性水肿。②硬化期，皮肤变硬，表面蜡样光泽，不能用手捏起；面部硬化呈面具样，鼻硬化，鼻尖似鹰嘴，口唇变薄收缩呈放射状沟纹，口裂小；胸部皮肤紧缩，影响胸廓运动。③萎缩期，皮肤变薄如羊皮纸样，皮下组织、肌肉萎缩硬化紧贴于骨骼，形成木板状坚硬感。少数硬化的指端及关节处发生顽固性溃疡。

（2）血管表现：雷诺现象几乎可见于所有的系统性硬化症患者，可早于其他症状数年，甚至数十年出现。患者指/趾呈血管痉挛性缺血，分苍白、青紫和发红3个时相。初期为可逆性血管痉挛，但部分患者小血管可出现进行性结构改变，伴永久性血流受损。部分患者会发生缺血性指/趾溃疡甚至指坏疽。反复发作后使指垫轮廓变平或凹陷，严重者出现远端指骨吸收。

（3）其他表现：早期皮肤瘙痒、水肿，皮肤色素沉着/脱失，皮肤干燥，皮肤附属器脱失，脂肪萎缩，舌、牙龈、软腭、咽喉、阴道黏膜硬化萎缩等。

607. 系统性硬化症的内脏损害有哪些？

系统性硬化症患者可出现多脏器受累，常见以下4类。

（1）消化道受累：见于50%以上的系统性硬化症患者，是最易受累的内脏系统之一，消化道的任何部分均可受累。食管检查75%以上存在食管运动减弱，组织学改变为固有层和黏膜下胶原沉积，肌层萎缩或纤维化，可表现为吞咽困难，反流性食管炎或食管裂孔疝等。胃肠道其他部位受累的表现包括早饱、腹胀感、腹泻与便秘交替、假性肠梗阻、大便失禁等。

（2）肺部受累：超过80%的系统性硬化症患者会出现一定程度的肺部受累。主要的表现为间质性肺炎和肺血管疾病。最常见的症状是活动后气短和干咳。胸部高分辨率CT可见间质性肺疾病。肺功能测定中肺容量及弥散功能均可降低。心脏超声可见肺动脉压升高。

（3）心脏受累：系统性硬化症患者心脏的各个解剖结构均可受累，包括心肌层、心包层和传导系统，常出现于疾病晚期。心脏表现也可继发于肺动脉高压、肺纤维化和肾危象。心血管受累可引起心绞痛发作，严重者导致心力衰竭，是系统性硬化症患者死亡的重要原因之一。

（4）肾脏受累：尸检研究表明60%～80%的弥漫性皮肤型系统性硬化症患者有肾脏损伤的病理学证据，超过50%的患者表现为微量蛋白尿、血浆肌酐轻微升高和/或血压升高。在没有临床肾脏病的情况下，患者也可能存在肾储备受损。10%～15%可累及肾叶间动脉、弓形动脉及小叶间动脉，导致肾皮质血流显著减少，大量肾素分泌出现恶性高血压，进行性肾衰竭，即系统性硬化症肾危象，是系统性硬化症患者的重要死亡原因之一。

608. 系统性硬化症的自身抗体检测有哪些？

系统性硬化症患者血清抗核抗体（ANA）阳性率达90%以上，荧光核型为斑点型和核仁型常见，其靶抗原包括拓扑异构酶-1（TOPO-1）、着丝点蛋白（CENP）、多聚酶（RNA多聚酶Ⅲ）、核糖体蛋白（U3 RNP、U1 RNP、U11/U12 RNP）和一些少见的抗原（Th/To、SSA、SSB、NOR 90、Ku、RuvBL1/2和PM-Scl）。

血清抗Scl-70抗体（70kD）在系统性硬化症患者中阳性率为8%～40%，靶抗原TOPO-1大小为70kD的DNA解旋酶。抗Scl-70抗体被认为是系统性硬化症的标志性抗体，通常与疾病严重程度、更广泛的皮肤硬化和肺间质纤维化有关，也提示预后较差。

SSc患者中ACA阳性率为20%～40%，其靶抗原为着丝粒染色质（CENP-A、CENP-B）或着丝粒动原体（CENP-C），通常与局限性皮肤型SSc、肺动脉高压和微血管表现有关。但ACA在其他结缔组织病中也可阳性，如原发性胆汁性胆管炎及原发性干燥综合征等。

12%的SSc患者中可检测到抗RNA多聚酶Ⅲ抗体，与弥漫性皮肤型SSc、快速进展的皮肤硬化、肾危象和并发肿瘤相关。

约30%的患者类风湿因子阳性。SSc患者也可出现其他抗体，通常与特定的临床表现和结局相关。抗Th/To抗体和抗PM-Scl抗体与局限性皮肤型SSc相关，而抗U3-RNP抗体与弥漫性皮肤型SSc相关。抗Th/To抗体患者发生严重间质性肺病和肺动脉高压的风险增加。抗U3-RNP抗体阳性患者发生间质性肺病、肺动脉高压和肾危象等重要脏器受累风险较高，提示预后较差。抗PM-Scl、抗Ku和抗U1-RNP抗体主要见于重叠综合征患者。抗PM-Scl抗体与炎性肌病导致的肌无力以及间质性肺病相关。抗Ku抗体与肌肉、关节受累密切相关。

 609. 系统性硬化症的诊断标准是什么？

目前应用较多的标准为1988年美国风湿免疫性疾病学会（ACR）制定的系统性硬化症分类标准（表4-39）以及2013年ACR/欧洲抗风湿免疫性疾病联盟（EULAR）制定的系统性硬化症的分类标准（表4-40）。

表4-39　1988年ACR/EULAR系统性硬化症分类标准

主要条件	次要条件	诊断
近端皮肤硬化：手指及掌指或跖趾关节近端皮肤对称性增厚、变紧和硬化，皮肤改变可累及全部肢体、面部、颈部和躯干（胸部和腹部）	硬指：皮肤改变局限于手指 指尖凹陷性瘢痕或指垫消失：缺血所致指端凹陷区或指垫组织的萎缩 双肺基底部纤维化：胸部X线示双肺呈线性网状纹理或线性结节密度增高影，以双肺底为著，也可呈弥漫性斑点样表现，称为“蜂窝肺”。肺部改变应除外其他肺部疾病所致	具备主要条件或≥2条以上次要条件者，即可诊断SSc

表4-40　2013年ACR/EULAR系统性硬化症分类标准

主要条目	亚条目	权重/评分（/分）
双手指皮肤增厚并超过掌指关节		9
手指皮肤增厚（仅计最高评分）	手指肿胀	2
	指硬化（近端指间关节远端，未过掌指关节）	4
指端损害	指端溃疡	2
	指端凹陷性瘢痕	3
毛细血管扩张		2
甲襞毛细血管异常		2
肺动脉高压和/或间质性肺病	肺动脉高压	2
	间质性肺病	2

续 表

主要条目	亚条目	权重/评分（/分）
雷诺现象		3
SSc相关自身抗体	抗着丝点抗体（ACA）	3
	抗拓扑异构酶1抗体（抗Scl-70）	3
	抗RNA聚合酶Ⅲ抗体	3

注：总得分为各项最高评分的总和。总得分≥9分即可诊断为SSc。

610. 如何早期诊断系统性硬化症？

欧洲抗风湿免疫性疾病联盟系统性硬化症试验研究组（EUSTAR）已提出针对系统性硬化症极早期诊断（very early diagnosis of systemic sclerosis，VEDOSS）的初步标准，旨在识别未出现特征性皮肤增厚和内脏器官受累的早期系统性硬化症患者。早期系统性硬化症的关键特征包括：皮肤表现（手指肿胀/手指肿胀后进展为硬指）、血管表现（雷诺现象、甲襞毛细血管镜检查示系统性硬化症表现）、实验室检查表现（抗核抗体、抗着丝点抗体和/或抗Scl-70抗体阳性）。

611. 系统性硬化症如何治疗？

系统性硬化症的治疗应根据患者具体情况，并考虑疾病亚型和内部器官受累情况进行。目前尚没有特效的药物，一般为针对受累器官的对症治疗，弥漫性皮肤受累和/或重度炎症性器官受累患者出现并发症和器官衰竭的风险升高，因此，通常采用更积极的全身性免疫抑制治疗。

（1）一般治疗：避免紧张、减少精神刺激、禁烟、注意保暖、避免损伤。

（2）基于器官的治疗

1）皮肤硬化：对于进展性和弥漫性皮肤受累的患者，可选用甲氨蝶呤（MTX）或吗替麦考酚酯（MMF）、环磷酰胺等，严重者也可使用小剂量激素。需定期评估患者皮肤情况以确定是否有效。

2）雷诺现象及微血管病变：禁烟，手足以棉手套、厚袜保护，戴帽和多穿衣预防因躯干部位受寒冷刺激而引起的反射性效应。药物治疗首选长效二氢吡啶类钙离子通道阻滞剂（CCB），可使血管平滑肌松弛，发挥抗血管收缩作用。对于禁忌使用或难以耐受CCB的患者，可选择血管紧张素转换酶抑制剂、5-磷酸二酯酶抑制剂、内皮素受体拮抗剂或前列腺素类似物等。雷诺现象的治疗要求达到控制或减少因寒冷和情绪引起的血管痉挛发作的频率和严重度，并预防指/趾端缺血性溃疡发生。指/趾端缺血性溃疡需预防继发感染，观察有无白妥样物排出和皮下软组织有无钙质沉积，除给予周围血管扩张药外，阿司匹林和双嘧达莫理论上是有效的。

3）消化道病变：调节生活方式和饮食，质子泵抑制剂（proton pump inhibitor，PPI）是治疗SSc患者胃食管反流病（GERD）最有效的药物。食道功能障碍可表现为吞咽困难或哽噎感，应用PPI治疗后仍有持续症状者，可使用促动力药缓解症状，如甲氧氯普胺、西沙必利、多潘立酮和普芦卡必利。有症状的食管狭窄需要内镜下扩张。有持续症状的胃轻瘫患者进行药物治疗（促动力药和止吐药）。胃窦毛细血管扩张所致上消化道出血应内镜下对各病变部位进行止血。SSc患者小肠病变的治疗主要包括治疗吸收不良和脂肪泻、动力障碍和复发性假性梗阻，包括营养支持、促动力治疗和交替使用抗生素等。

4）肺部病变：间质性肺炎患者可选用免疫抑制剂，包括环磷酰胺、吗替麦考酚酯、硫唑嘌呤，还可考虑托珠单抗、自体造血干细胞移植等。一般不主张单用糖皮质激素。同时可应用抗纤维化治疗，如尼达尼布等。肺动脉高压常为患者死亡原因之一，其治疗见第14问非肺动脉高压的治疗。

5）心脏病变：对于症状性心包炎和少量心包积液，非甾体抗炎药和糖皮质激素治疗有效。心肌纤维化和心肌炎导致的收缩期射血分数减少相关心力衰竭应采用标准心力衰竭治疗方案，例如血管紧张素转换酶抑制剂、埋藏式心脏转复除颤器（implantable-cardioverter defibrillator，ICD）和心脏再同步化治疗（cardiac resynchronization therapy，CRT），可考虑使用舒张血管的β受体阻滞剂，但可能会加重雷诺现象。使用舒张血管的钙通道阻滞剂可能改善心肌灌注和功能指标。

6）肾危象：对系统性硬化症肾病患者的早期诊断及处理甚为重要，应积极治疗患者肾脏病变伴发的加速进展的高血压。血管紧张素转换酶抑制剂对系统性硬化症肾危象的高肾素血症性的高血压有效，首选卡托普利。

7）关节痛/关节炎和肌痛：非甾体抗炎药治疗关节痛和肌痛有一定的疗效。合并关节肿胀、肌酸激酶升高时可考虑加用小剂量糖皮质激素和免疫抑制剂如甲氨蝶呤等。

612. 系统性硬化症的预后如何？

系统性硬化症虽为慢性进行性疾病，但死亡风险明显增加。一项Meta分析提示系统性硬化症患者的标化死亡率比是一般人群年龄性别匹配对照者的4倍。系统性硬化症患者最常见的死因为心脏受累、肺受累、恶性肿瘤和肾脏受累。多种危险因素与死亡率增加有关，包括发病年龄小、男性、广泛皮肤受累、心脏受累、肺受累（包括肺动脉高压和间质性肺病）、肾病、抗Scl-70抗体阳性。

613. 系统性硬化症与肺动脉高压有何相关性？系统性硬化症合并肺动脉高压的机制是什么？治疗方面有何新进展？

系统性硬化症患者可发生不同形式的肺动脉高压（PH），最常见为1型PH（动脉型肺动脉高压，PAH）和3型PH（慢性肺疾病和/或长期低氧血症所致），而较少见2型PH（继发于左心疾病和肺静脉高压），发生率为10%～15%，是系统性硬化症患者死亡的主要原因。PAH发生的危险因素包括长期局限性皮肤型系统性硬化症、肺功能检查中一氧化碳弥散量（DLCO）＜80%预计值或进行性下降和/或用力肺活量（FVC）/DLCO＞1.6、血清NT-proBNP升高、抗着丝点抗体阳性、抗U1RNP抗体阳性阳性，以及广泛的皮肤毛细血管扩张。

系统性硬化症合并肺动脉高压的机制包括以下4点。①肺血管阻力增加与血管内皮损伤导致的血管收缩、动脉壁重塑、原位血栓形成。②自身免疫反应对肺动脉高压的影响：在合并肺动脉高压的系统性硬化症患者体内可检测到多种自身抗体，抗内皮抗体在合并肺动脉高压的人群中也有较高的发生率。③肺纤维化的影响：肺纤维化一方面影响气体交换，导致低氧血症；另一方面使肺血管床数量明显减少，特别是肺内小动脉的数量减少，这两方面的原因导致肺动脉压力升高。④其他：由于系统性硬化症合并的孤立性肺动脉高压在病理上与原发性肺动脉高压有相似之处，二者在发病机制上可能存在共性。

治疗的主要目的是增加患者的活动耐量，改善生活质量，延长生存期。治疗策略包括以下3方面。

（1）支持治疗和对症治疗：氧疗、强心、利尿、心肺康复治疗，数据显示系统性硬化症PAH人群接受抗凝治疗无获益，因此不推荐常规行抗凝治疗。

（2）靶向治疗：可选择的药物包括一氧化氮-环磷酸鸟苷（No-cGMP）增强剂（磷酸二酯酶抑制剂和鸟苷酸环化酶刺激剂）、内皮素受体拮抗剂（endothelin receptor antagonist，ERA），以及前列环素通路激动剂，必要时联合应用。

（3）难治性疾病：对于联合治疗无效的有严重症状的系统性硬化症PAH患者，可考虑分流术（如房间隔造口术）或肺移植。

614. 什么是嗜酸性筋膜炎？有哪些临床特点？

嗜酸性筋膜炎（eosinophilic fasciitis，EF）又称嗜酸性粒细胞增多性弥漫性筋膜炎或Shulman综合征，是一种以筋膜发生弥漫性肿胀、硬化为特点的疾病。由Schulman于1974年首次报道，Rodnan于1975年首先命名，其病因和发病机制尚未明确，是系统性硬化症谱系中的一个亚型。

本病男性多见，通常急性起病，也可表现为亚急性病程。病变首发部位以下肢，尤其是小腿下端为多，其次为前臂。早期特征为肢体或躯干红斑和水肿，伴外周血嗜酸性粒细胞增多，后期会出现皮下筋膜的胶原性增厚。损害特征为皮下深部组织硬化肿胀，边缘局限或弥漫不清，病变主要在筋膜，亦可累及腱鞘，发生胶原增生和纤维化，使肌腱有时呈明显的坚硬条索状，如前臂屈肌肌腱受累，使腕屈伸困难和手指活动障碍，有牵拉痛，并可导致腕管综合征。可有关节痛、肌肉酸痛和压痛，尤以腓肠肌累及常见，病损处发生关节挛缩和功能障碍。

615. 嗜酸性筋膜炎如何确诊？它如何与系统性硬化症鉴别？

当患者出现肢体发红、肿胀及硬化，并伴有外周血嗜酸性粒细胞增多时，应疑诊嗜酸性筋膜炎，并通过临床表现与系统性硬化症等疾病鉴别。嗜酸性筋膜炎的确诊主要通过全层肌肉活检病理证实，如无法活检或病理结果无法诊断时，可行MRI检查受累区域有无筋膜增厚，MRI也可为非典型病例（如无临床明显皮肤改变的患者）指导活检定位。嗜酸性筋膜炎可通过以下3个方面进行确诊。

（1）临床表现：约30%的嗜酸性筋膜炎患者在临床症状出现前曾有重体力活动史。最初的表现包括受累肢体肿胀与疼痛，并迅速进展为皮下组织纤维化，牵扯皮肤使其表现呈橘皮样外观，仍可有皱纹，表面皮肤没有或轻度受累，色泽及质地正常，可移动或捏起，触之有凹凸不平感。病变多侵犯上、下远端肢体（前臂、小腿）。部分患者可扩展至四肢近端及躯干，罕见累及手足。少数患者可累及关节和肌肉，引起多关节炎及肌痛，但内脏受累极少见。

（2）病理：嗜酸性筋膜炎的皮肤活检需取一块椭圆形全层样本，应包括皮肤和深达肌肉表面的皮下组织。组织学表现为深筋膜增厚，可达正常厚度的10～50倍。在筋膜和筋膜下的肌肉，淋巴细胞和浆细胞呈斑片状浸润，可见嗜酸性粒细胞和肥大细胞，真皮纤维化也是其特点。

（3）MRI：有助于发现筋膜炎症，表现为皮下及深筋膜T2信号增强，脂肪抑制T1成像中可见增强。如果无法进行MRI检查，可采用其他影像学检查方法，包括超声和FDG-PET/CT，考虑检查方便性和经济性优选超声检查。

嗜酸性筋膜炎与系统性硬化症的鉴别主要在于本病无雷诺现象，甲襞微循环多为正常，面、手、手指、足、足趾常不受累，不会发生指端凹陷，不累及内脏。血清中缺乏自身抗体，外周血嗜酸性粒细胞显著增多，以上特征均有别于系统性硬化症。

616. 嗜酸性筋膜炎如何治疗？

（1）初始治疗：主要治疗药物为糖皮质激素，剂量为泼尼松每日1mg/kg，治疗数周内可观察到治疗反应，可在6～24个月内逐渐减量。

（2）后续治疗：部分患者会出现复发或糖皮质激素治疗无效，此时需要考虑其他免疫抑制剂或免疫调节剂，以控制病情，辅助糖皮质激素减量，可考虑甲氨蝶呤、吗替麦考酚酯或环磷酰胺等。

617. 什么是混合性结缔组织病？

混合性结缔组织病（mixed connective tissue disease，MCTD）是Sharp等于1972年提出的一种以类似系统性红斑狼疮、系统性硬化症和皮肌炎/多发性肌炎相混合的临床表现为特征，但不满足任何一个疾病分类标准的结缔组织病。该病是首个被认定为与特定抗体（高滴度抗U1-RNP抗体）相关的结缔组织病，特定的抗体表现对诊断具有重要作用。但MCTD究竟是一种独立疾病，还是系统性红斑狼疮、系统性硬化症和皮肌炎/多发性肌炎的亚型，或者是重叠综合征的一类，目前仍颇有争论。

MCTD的发病机制尚未完全阐明，既往研究提示体液免疫和细胞免疫均参与其中。其免疫学和病理学特征包括：①持续存在的高滴度抗U1RNP抗体及高球蛋白血症提示B细胞活性亢进。②疾病活动期存在循环免疫复合物效价升高及低补体血症。③表皮与真皮连接部位、肾小球基底膜及血管壁内存在IgG、IgM及补体沉积。④T细胞抑制。⑤许多组织出现广泛的淋巴细胞及浆细胞浸润。

MCTD的典型临床表现包括多关节炎、雷诺现象、手部肿胀、指端硬化、肺部病变、炎性肌病和食管运动减弱等，此外亦可有发热、乏力、肌痛、关节痛等非特异症状。抗核抗体斑点型阳性，效价通常大于1∶10 000，且伴有血清学上高效价的抗U1RNP抗体高度提示MTCD。病程早期出现的手部肿胀、关节痛、雷诺现象、炎性肌病和指端硬化与抗U1RNP抗体高度相关。MCTD的临床表现很少同时出现，多数患者会在数年间先后出现不同的重叠症状，使得疾病初期的诊断存在困难。

618. 混合性结缔组织病的诊断标准是什么？

混合性结缔组织病（MCTD）目前国际上尚无统一的诊断标准，临床上常用的是由Sharp（美国）、Kasukawa（日本）、Alarcon-Segovia（墨西哥）和Marcel-Francis Kahn（法国）4位学者分别提出的诊断标准。一项评价了4套诊断标准的研究认为Alarcon-Segovia标准和Kahn标准最佳，敏感性和特异性可分别达62.5%和86.2%，具体见表4-41，但这一结论目前仍存在争议。

表4-41　Alarcon-Segovia标准和kahn标准

Alarcon-Segovia标准	Kahn标准
A. 血清学标准	A. 血清学标准
抗RNP抗体效价＞1∶1600	ANA斑点型，效价＞1∶1200，高效价抗U1-RNP抗体
B. 临床标准	B. 临床标准
手部肿胀	手指肿胀
滑膜炎	滑膜炎
肌炎（生化指标证实）	肌炎
雷诺现象	雷诺现象
指端硬化	
满足以下条件，可诊断MCTD	
A标准＋B标准中至少3条（必须包括滑膜炎或肌炎）	A标准＋雷诺现象＋B标准中其他3项中的至少2项

619. 混合性结缔组织病如何治疗？

关于混合性结缔组织病治疗和预后的研究相对较少，通常认为糖皮质激素治疗效果好，但具体治疗需依据不同患者的临床特征进行选择。

通常来说，皮疹、关节炎、浆膜炎、无菌性脑膜炎、肌炎、贫血和白细胞减少等表现对糖皮质激素反应良好，而雷诺现象、肺高压、指端硬化等硬皮样表现以及周围神经病对糖皮质激素治疗反应通常较差。轻度关节炎可用非甾体抗炎药，皮肤损害可用氯喹治疗，快速进展性肾炎可考虑环磷酰胺治疗，有侵袭性关节炎宜早期应用甲氨蝶呤或来氟米特治疗。

混合性结缔组织病患者中严重肾脏疾病和危及生命的神经系统受累患病率低，这两个系统受累多表现为相对良性的膜性肾病和三叉神经病变，因此整体预后相对较好。在不同研究中混合性结缔组织病患者10～12年的死亡率为16%～28%，主要的死亡原因包括进行性肺动脉高压、间质性肺病、广泛性血管炎、心肌炎等。

620. 什么是未分化结缔组织病？

未分化结缔组织病（undifferentiated connective tissue disease，UCTD），又称分类未定结缔组织病，指患者具有结缔组织病的常见症状，如多关节炎、雷诺现象、肌炎、血管炎、浆膜炎、间质性肺疾病等，以及血清免疫学检查异常，如抗核抗体和类风湿因子阳性，免疫球蛋白增高等，但按当今已知的结缔组织病诊断（分类）标准和检查手段，难以归属于某一特定的结缔组织疾病，是结缔组织病尚未进展到特定疾病前的状态。UCTD发展为一特定的结缔组织病往往需要许多年，但也可能一直不发展为特定的结缔组织病。

621. 什么是重叠综合征？

由于诊断技术的进步和对结缔组织病认识的增加，近年来逐渐发现一些结缔组织病之间相互移行、合并和重叠的病例。重叠综合征（overlap syndrome，OS）是指患有两种或两种以上结缔组织病。结缔组织病的重叠发生，通常以系统性红斑狼疮、系统性硬化症、皮肌炎/多发性肌炎和类风湿关节炎等传统弥漫性结缔组织病较为多见。重叠综合征占结缔组织病的5%～10%，国内报道为7.2%，以育龄妇女发病最多。重叠综合征的病因尚不清楚，其治疗方式取决于疾病的类型，预后也决定于其类型。

（八）痛　　风

622. 什么是晶体性关节炎？

晶体性关节炎又称晶体诱导性关节炎，是一种或一种以上的晶体沉积于关节或关节旁组织而导致局部炎症的一大类关节病。所谓的晶体大部分属于无机盐晶体，但也可包括大分子蛋白质在内的其他晶体。导致这些晶体沉积的病因各不相同，有的是机体代谢性疾病如高尿酸血症及痛风，有的则与关节外伤、退行性变有关，如焦磷酸钙沉积病、碱性磷酸钙沉积病，但更多的晶体性关节炎尚未发现明确的病因。

623. 什么是痛风？

痛风（gout）属代谢性风湿免疫性疾病，是一种最为常见的晶体性关节炎。临床表现为高尿酸血症和尿酸盐结晶沉积所致的特征性急性关节炎、痛风石形成、痛风石性慢性关节炎，并可发生尿酸盐肾病、尿酸性尿路结石等，严重者可出现关节致残、肾功能不全。上述表现可呈不同组合，即患者可表现为其中一种，也可同时存在或先后出现其中几种，体现了本病的异质性。

624. 什么是高尿酸血症？

高尿酸血症是指正常饮食状态下，不同时间2次检测空腹血尿酸水平男性＞420μmol/L（7mg/dl），女性＞360μmol/L（6mg/dl）。有相当一部分高尿酸血症患者可终身不出现关节炎等明显症状，称为无症状高尿酸血症。

625. 高尿酸血症是如何形成的？

尿酸是体内嘌呤代谢的终末产物。正常血尿酸水平的维持取决于嘌呤的吸收、合成和分解、排泄的动态平衡。85%～90%原发性或继发性高尿酸血症是由肾尿酸排泄效能下降所致。肾尿酸处理复杂，并且肾脏对内源性代谢产物、容量状态改变和药物敏感，例如利尿剂导致的容量不足是高尿酸血症的一种常见病因。其余10%～15%的高尿酸血症患者是尿酸产生过多。这些疾病的常见原因包括嘌呤核苷酸合成调节存在遗传性缺陷、ATP代谢紊乱或疾病导致细胞更新率加快。然而，即便是在每日尿酸排泄高于正常的患者中，肾脏尿酸排泄效能下降也可能起一定作用。

626. 高尿酸血症与痛风的相关性如何？

可溶性尿酸盐不会诱发痛风发作，只有晶体化尿酸盐可促进急性炎症发作。因此，尿酸盐结晶是高尿酸血症发展成为痛风的一个关键步骤。当血尿酸持续高浓度或急剧波动时，呈过饱和状态的尿酸盐形成微结晶沉积在关节内、关节周围、皮下组织及肾脏等器官，引发相应的症状和体征。此外，影响尿酸溶解度因素，如雌激素水平下降、尿酸盐与血浆蛋白的结合减少、局部温度和pH降低等也可促使尿酸盐析出。因此，高尿酸血症为痛风发生的最重要的生化基础。然而，在血尿酸水平持续增高者中仅有5%～12%罹患痛风，大多为无症状性高尿酸血症，而少部分患者在急性关节炎发作期血尿酸在正常范围，这些既说明痛风发生的原因较为复杂，也说明高尿酸血症与痛风是应该加以区别的两个概念，二者不是同义词。

627. 原发性高尿酸血症及痛风的病因是什么？

高尿酸血症及痛风均可分为原发性和继发性两类。

在排除其他疾病的基础上，由于先天性嘌呤代谢紊乱或尿酸排泄减少所致的高尿酸血症称为原发性高尿酸血症。原发性高尿酸血症及痛风有一定的家族遗传性，10%～25%的患者有阳性家族史；痛风患者的近亲中发现15%～25%有高尿酸血症。一般认为原发性痛风是多基因的常染色体显性遗传，但外显性不完全，仅有1%左右的原发性痛风已明确是由先天性酶分子缺陷引起（X伴性遗传），如次黄嘌呤鸟嘌呤磷酸核糖转移酶（HPRT）部分缺乏症、1-焦磷酸-5-磷酸核糖合成酶亢进症引起尿酸生成增多，SLC22A12基因突变及编码人尿酸盐转运子（hUAT）的基因表达减弱或hUAT功能降低均与尿酸排泄减少有关，其余绝大部分发病原因未明。

628. 继发性高尿酸血症及痛风的病因是什么？

继发性高尿酸血症及痛风可发生于其他疾病的过程之中，也可为药物等多种原因所致。其中导致尿酸生成过多的原因有Ⅰ型糖原贮积症、Lesch-Nyhan综合征等先天性疾病；骨髓增生性疾病、淋巴增殖性疾病等；ATP降解加速如剧烈运动、外伤、放化疗等；过量摄入高嘌呤食物等。导致尿酸排泄减少的原因有多种肾脏疾病引起的肾功能减退，服用影响肾清除尿酸的药物，脱水、饥饿等。大量饮酒对尿酸生成增加和尿酸排泄减少均有不利影响。

629. 高尿酸血症及痛风患病现状如何？

痛风见于世界各地区、各民族。痛风患者中95%为男性，发病高峰年龄在40～55岁，但近年来有年轻化趋势；5%为女性，且大多出现在绝经期后。高尿酸血症及痛风常与中心性肥胖、高脂血症、高血压、糖尿病以及心脑血管病伴发。国内最新的调查显示高尿酸血症和痛风的总患病率分别为14.8%和0.5%。男性患病率高于女性（17.6% vs. 12.0%，0.8% vs. 0.1%，$P<0.001$）。

630. 高尿酸血症和痛风的疾病状态是什么？

根据疾病进展和表现分为3个阶段、8个状态（不同疾病状态可同时出现），具体见表4-42。

表4-42　高尿酸血症和痛风的疾病状态

阶段	状态	内容
临床前		
	无症状高尿酸血症	高尿酸血症，不伴有关节炎等症状
	无症状单钠尿酸盐（monosodium urate，MSU）沉积	有MSU沉积证据，但不存在痛风
	无症状高尿酸血症伴MSU沉积	高尿酸血症并MSU沉积，但不存在痛风
临床		
	痛风	由MSU沉积引起的临床症状的疾病（包括痛风发作、慢性痛风性关节炎或皮下痛风石）
	痛风石性痛风	痛风伴至少一处皮下痛风石
	侵蚀性痛风	痛风伴至少一处痛风性骨破坏
病程		
	初次痛风发作	痛风首次发作
	复发型痛风发作	一次以上的痛风发作

631. 痛风性关节炎有何特征？

（1）男性占78.1%～95%，45～50岁多发。

（2）关节炎下肢多于上肢，首发关节炎以跖趾关节多见，占50%～70%。

（3）急性关节炎常在夜间骤然发病，疼痛剧烈。

（4）再次发作多为单关节或多关节交替发作。

（5）不经治疗，1周左右炎症可自行缓解，之后可反复发作，间歇期关节可完全恢复正常。

（6）急性关节炎发作时，血尿酸水平增高（少数患者血尿酸水平可在正常范围）。

（7）足量秋水仙碱可在24小时内控制痛风发作。

632. 什么是痛风石？

反复发作痛风的患者，在耳郭、关节周围可出现灰白色硬结，称为痛风石。痛风石是痛风特征性病变。痛风石主要成分是尿酸盐结晶，在显微镜下这种灰白色物质为针状的结晶。痛风石易在耳轮处出现，可能与耳轮处血液的酸碱度偏酸有关。血液中持续高浓度的尿酸是形成尿酸石的基础，所以，痛风石形成的速度、大小、多少与血尿酸浓度高低及持续的时间成正比。痛风石除在典型部位耳轮处外，还可在关节炎反复发作的部位，如足趾、手指、腕、膝、肘等关节周围，少数患者可有眼睑、角膜、舌、声带、鼻软骨、心肌和主动脉瓣上的痛风石，痛风石作为一种异物沉淀在脏器，必然会引起炎症反应，导致相应器官、组织的功能障碍。通常关节腔内的痛风石比皮肤上的痛风石出现早，痛风石可大如鸡蛋，小如芝麻，可以无明显疼痛，也可破溃脱落，色如石灰。沉积在关节腔或关节附近的痛风石可破坏关节，造成关节畸形。足趾处巨大的痛风石不能穿鞋，行走困难。肾脏中的痛风石导致肾绞痛发作，出现血尿，少数患者因大量的痛风石阻塞肾小管，或阻塞输尿管而引起肾盂积水，继发感染，导致肾衰竭。心肌等重要器官上的痛风石可使心脏受损，出现传导阻滞从而给患者带来致命的危害。

633. 痛风患者关节液检查有什么特点？

痛风患者抽取滑膜液，在光镜及偏振光显微镜下可见尿酸钠盐结晶被吞噬到白细胞内或呈游离状，呈针状并有负性弱双折光现象。滑膜液白细胞主要为中性粒细胞，有时每微升可高达10万以上，可通过细菌培养与感染化脓性关节炎相鉴别。痛风急性发作时从关节抽取液中查到被中性粒细胞吞噬的针状尿酸钠盐结晶是痛风最确切的诊断方法，视为“金标准”。

634. 痛风如何诊断？应与哪些疾病相鉴别？

痛风的诊断主要依据1977年美国风湿病协会分类标准（表4-43）和2015年美国风湿病学会和欧洲抗风湿病联盟痛风分类标准（表4-44），具体如下。

表4-43　1977年美国风湿病协会分类标准

标准	诊断
1．滑囊液中查到特异性尿酸结晶 2．痛风石经化学方法或偏振光显微镜检查证实有尿酸钠结晶 3．具备下列临床、实验室和X线征象等12项中的6项者： （1）1次以上的急性关节炎发作 （2）炎症反应在1天内达高峰 （3）单关节炎发作 （4）患病关节皮肤呈暗红色 （5）第一跖趾关节疼痛或肿胀 （6）单侧发作累及第一跖趾关节 （7）单侧发作累及跗骨关节 （8）有可疑的痛风石 （9）高尿酸血症 （10）X线显示关节非对称性肿胀 （11）X线显示骨皮质下囊肿不伴骨侵蚀 （12）关节炎症发作期间关节液微生物培养阴性	满足1、2或3中任何一个条件即可诊断痛风

表4-44　2015年美国风湿病学会和欧洲抗风湿病联盟痛风分类标准

第一步：纳入标准（只在符合本条件情况下方采用下列评分体系）：至少1次外周关节或滑囊发作性肿胀、疼痛或压痛

第二步：充分标准（如果具备，可直接分类为痛风而无须下列其他“要素”），有症状关节或滑囊（在滑液中）或痛风石中存在单钠尿酸盐晶体

第三步：标准（不符合充分标准的情况下使用，≥8分可诊断痛风）

项目	分类	评分/分
临床		
症状发作曾累及的关节/滑囊①	踝关节或中足（作为单关节或寡关节的一部分发作而未累及第一跖趾关节）	1
	累及第一跖趾关节（作为单关节或寡关节发作的一部分）	2
关节炎发作特点（包括以往的发作）		
受累关节发红（患者自诉或医生观察到）	符合左栏1个特点	1
受累关节不能忍受触摸、按压	符合左栏2个特点	2
受累关节严重影响行走或无法活动	符合左栏3个特点	3
发作或曾经发作的时序特征（无论是否抗炎治疗，符合下列2项或2项以上为1次典型发作）		
疼痛达峰＜24小时	1次典型的发作	1
症状缓解≤14天		
发作间期完全缓解（恢复至基线水平）	反复典型症状发作	2
痛风石的临床证据		

续 表

项目	分类	评分/分
皮下粉笔灰样结节，表面皮肤薄，常伴有表面血管覆盖，位于典型的部位：关节，耳郭，鹰嘴滑囊，指腹，肌腱（如跟腱）	存在	4
实验室检查		
血尿酸水平：通过尿酸酶方法测定		
理想情况下，应在患者未接受降尿酸治疗和症状发作4周后（即在发作间期）进行测定；如果可行，在上述情况下进行复测。以最高的数值为准	＜240μmol/L（＜4mg/dl）	-4
	240～＜360μmol/L（4～＜6mg/dl）	0
	360～＜480μmol/L（6～＜8mg/dl）	2
	480～＜600μmol/L（8～＜10mg/dl）	3
	≥600μmol/L（≥10mg/dl）	4
有（曾有）症状的关节或滑囊进行滑液分析（应由有经验的检查者进行检测）	未做检测	0
	单钠尿酸盐阴性	-2
影像学特征		
（曾）有症状的关节或滑囊处尿酸盐晶体的影像学证据：超声显示双轨征[2]，或双能CT证实尿酸盐沉积[3]	无影像学证据或未做检查	0
	存在（任一方式）	4
痛风相关关节破坏的影像学证据：手和/或足在传统影像学表现有至少一处骨侵蚀[4]	无影像学证据或未做检查	0
	存在	4

注：①症状发作是指包括外周关节（或滑囊）的肿胀，疼痛和/或压痛在内的有症状的时期。②超声探头角度无关（注意事项：假阳性的双轨征可能出现在软骨表面，但改变超声探头角度时该征象会消失）。③双轨征：透明软骨表面的不规则回声增强，且与在关节或关节周围的位置存在颜色标记的尿酸盐。使用双能CT扫描获取影像，在80kV和140kV扫描能量下获取数据，使用痛风特异性软件应用双物质分解算法分析颜色标记的尿酸盐。阳性结果定义为在关节或关节周围的位置存在颜色标记的尿酸盐。需排除甲床、亚毫米波、皮肤、运动、射束硬化和血管伪影造成的假阳性。④侵蚀定义为骨皮质的破坏伴边界硬化和边缘悬挂突出，不包括远端指间关节侵蚀性改变和鸥翼样表现。

由于本病表现多样化，有时症状不够典型，尚需做如下鉴别诊断。

（1）丹毒与蜂窝织炎：需与急性痛风鉴别，但本病有畏寒、发热等全身中毒症状，血白细胞增多更明显，局部主要是软组织肿胀，关节痛不明显，亦无血尿酸增高。

（2）急性风湿性关节炎：有A族溶血性链球菌感染史，起病有咽炎或扁桃体炎，青少年多见。病变主要侵犯大关节，表现为多发性、游走性关节炎，常伴心内膜炎、心肌炎、环形红斑、皮下结节等表现。ASO升高，咽部培养出溶血性链球菌，而血尿酸正常，水杨酸治疗有效。

（3）感染性关节炎：好发于大关节，如膝、髋等负重关节。关节液为脓性，涂片及培养可发现致病菌，无尿酸盐结晶。血尿酸正常，抗感染治疗有效。

（4）假性痛风：急性发作时临床表现与痛风十分相似，但主要见于老年人，以膝、髋、肩等大关节为主。血尿酸通常正常，滑液中可检出焦磷酸钙结晶。关节摄片可见软骨线状或点状的钙化影。

（5）类风湿关节炎：主要与慢性期的痛风鉴别。本病患者多为老年女性，以手关节病变为主，对称分布。血尿酸通常不高，多数患者RF或抗CCP抗体阳性。关节液中无尿酸盐结晶。X线片示骨质普遍疏松，关节间隙变窄，有骨侵蚀表现，与痛风的穿凿样缺损有区别。

（6）银屑病关节炎：本病中20%有高尿酸血症，关节分布不对称，需与痛风鉴别。但银屑病关节炎同时有皮肤和甲床的病变。远端指/趾关节受累为主，关节液中一般无尿酸盐结晶。X线片可见末节指骨吸收如笔帽状。

635. 控制饮食对痛风患者有何作用？

痛风与高尿酸血症为常见的中老年人嘌呤代谢异常性疾病。治疗方面除药物外，亦常利用低嘌呤饮食以求控制。但欧美国家正逐步放弃严格的饮食控制，因为研究指出，严格的饮食控制只能使血尿酸值下降6～12μmol/L（1～2mg/dl）而已。

饮食的控制应该到什么程度才算恰当？研究指出，即使严格地限用极低嘌呤食物，血尿酸的浓度下降也有限。然而，无节制的饮食可使血尿酸浓度迅速达到随时发作的状态。从另一角度来讲，痛风患者常同时伴有高脂血症、血糖偏高或高血压等疾病，这些疾病本来就需要食物的控制，因此食物控制是必要的。饮食控制的一般原则是避免进高嘌呤饮食，如动物内脏、沙丁鱼、蛤、蟹等嘌呤丰富的食物。含中等量嘌呤的有鱼虾类、肉类、豌豆、菠菜等。至于水果、蔬菜、牛奶、鸡蛋等则含嘌呤很少。需严格戒酒，此外，含有高果糖浆（high-fructose corn syrup，HFCS）的饮料也会导致血尿酸水平升高，应限制饮用，以防急性发作。为促进尿酸排泄宜多饮水，使尿量每天在2000ml以上。对合并有尿路尿酸结石的患者建议服用碱性药物调节尿pH在6.2～6.8，以利于结石的溶解与排出。

636. 痛风性关节炎急性发作期如何治疗？

急性痛风性关节炎患者应卧床休息，抬高患肢，至疼痛缓解后方可恢复活动，尽早治疗以使症状迅速缓解，否则易迁延不愈。最好在发作24小时内开始应用控制急性炎症的药物。急性期治疗的目的是迅速控制急性关节炎症状，暂缓使用降尿酸药物。

（1）秋水仙碱：建议应用低剂量秋水仙碱，首剂1mg，此后0.5mg、2次/日。最宜在痛风急性发作12小时内开始用药，超过36小时疗效明显下降。估算的肾小球滤过率（eGFR）30～60ml/min时，秋水仙碱最大剂量0.5mg/d；eGFR 15～30ml/min时，秋水仙碱最大剂量0.5mg/2d；eGFR＜15ml/min或透析患者禁用。该药可能造成胃肠道不良反应，如腹泻、腹痛、恶心、呕吐，同时可能出现肝肾损害及骨髓抑制，应定期监测肝肾功能及血常规。使用强效P-糖蛋白和/或CYP3A4抑制剂（如环孢素或克拉霉素）的患者禁用秋水仙碱。

（2）非甾体抗炎药：痛风急性发作应尽早应用足量非甾体抗炎药的速效剂型，主要包括非特异性环氧化酶（COX）抑制剂和特异性COX-2抑制剂。非特异性COX抑制剂需注意消化道溃疡、出血、穿孔等胃肠道风险；特异性COX-2抑制剂的胃肠道风险较非特异性COX抑制剂降低50%左右，但活动性消化道出血、穿孔仍是用药禁忌。此外，非甾体抗炎药也可出现肾损害，应注意监测肾功能；肾功能异常的患者应充分水化，并监测肾功能，eGFR＜30ml/min且未行透析的患者不宜使用。特异性COX-2抑制剂还可能增加心血管事件发生的风险，高风险人群应用须谨慎。

（3）糖皮质激素：主要用于急性痛风发作伴有全身症状，或秋水仙碱和非甾体抗炎药无效或使用禁忌，或肾功能不全的患者。一般推荐泼尼松每日0.5mg/kg连续用药5～10日停药，或用药2～5日后逐渐减量，总疗程7～10日，不宜长期使用。若痛风急性发作累及大关节时，或口服治疗效果差，可给予关节腔内或肌内注射糖皮质激素，如复方倍他米松和曲安奈德，但需排除关节感染，并避免短期内反复注射。应用糖皮质激素需注意高血压、高血糖、高血脂、水钠潴留、感染、胃肠道风险、骨质疏松等不良反应。

637. 痛风性关节炎间歇期及慢性期如何治疗？

在间歇期及慢性期的治疗主要是维持血清尿酸值在正常范围和预防急性发作。在初始降尿酸治疗的3～6个月，口服小剂量秋水仙碱0.5mg，1～2次/日。当秋水仙碱无效或存在用药禁忌时，考虑低剂量非甾体抗炎药作为预防性治疗。对于经常发作痛风的患者，在每次急性发作之前，可感觉到刺痛的预兆，此时若能立即口服0.5～1.5mg的秋水仙碱常可有效预防急性痛风发作。维持正常血清尿酸值则需用促进尿酸排泄药和抑制尿酸生成药。

（1）使用降尿酸药物的时机：痛风性关节炎发作≥2次；或痛风性关节炎发作1次且同时合并以下任何一项：年龄＜40岁、血尿酸＞480μmol/L、有痛风石、尿酸性肾石症或肾功能损害（eGFR＜90ml/min）、高血压、糖耐量异常或糖尿病、血脂紊乱、肥胖、冠心病、卒中、心功能不全，则立即开始药物降尿酸治疗。

（2）降尿酸药物的选择

1）在肾功能正常或有轻度损害、无肾结石或24小时尿酸排出量在600mg以下时，可用促尿酸排泄药。

2）在中度以上肾功能障碍、有肾结石或24小时尿液尿酸明显升高时应用别嘌醇。

3）在血尿酸明显升高及痛风石大量沉积的患者，可合用以上2种药物，以防止渐进性痛风性并发症。

（3）降尿酸的药物

1）促尿酸排泄药：苯溴马隆通过抑制肾小管尿酸转运蛋白-1，抑制肾小管尿酸重吸收而促进尿酸排泄，降低血尿酸水平。成人起始剂量25～50mg/d，每4周左右监测血尿酸水平，若不达标，则缓慢递增剂量至75～100mg/d。可用于轻中度肾功能异常或肾移植患者，eGFR 20～60ml/min者推荐剂量不超过50mg/d；eGFR＜20ml/min或尿酸性肾石症患者禁用。使用促尿酸排泄药物期间，应多饮水以增加尿量，以免尿酸盐浓度过高在尿液中生成尿酸结晶。

2）抑制尿酸生成药：别嘌醇和非布司他均是通过抑制黄嘌呤氧化酶活性，减少尿酸合成，从而降低血尿酸水平。别嘌醇作为一线治疗选择，成人初始剂量50～100mg/d，每4周左右监测血尿酸水平1次，未达标患者每次可递增50～100mg，最大剂量600mg/d，分3次服用。肾功能不全患者需谨慎，起始剂量每日不超过1.5mg/eGFR，缓慢增加剂量，严密监测皮肤改变及肾功能。eGFR 15～45ml/min者推荐剂量为50～100mg/d；eGFR＜15ml/min者禁用。由于HLA-B*5801基因阳性是应用别嘌醇发生不良反应的危险因素，建议如条件允许治疗前进行HLA-B*5801基因检测。非布司他初始剂量为20～40mg/d，每4周左右评估血尿酸，不达标者可逐渐递增加量，最大剂量80mg/d。轻中度肾功能不全（eGFR≥30ml/min）者无须调整剂量，重度肾功能不全（eGFR＜30ml/min）者慎用。非布司他可能造成合并心血管疾病的痛风患者的死亡风险增加，虽然目前尚无定论，但对有心血管疾病病史或新发心血管疾病者，需谨慎使用并随访监测，警惕心血管血栓事件的发生。

3）其他降尿酸药物：对难治性痛风，其他药物疗效不佳或存在禁忌证，血液系统恶性肿瘤或放化疗所致的急性血尿酸显著升高，可考虑使用尿酸酶，包括拉布立酶（rasburicase）和普瑞凯希（pegloticase），目前国内均未上市，不建议将其作为一线用药。

638. 无症状高尿酸血症是否需要治疗？

无症状高尿酸血症患者首选非药物治疗，如调整饮食、控制体重等。临床研究显示，即使无症状高尿酸血症不发作痛风，亦会合并糖尿病、高血压、肾损伤和心血管疾病等，尤其当血尿酸≥540μmol/L时。为了预防出现上述并发症，建议降尿酸药物治疗。

（九）骨质疏松症

639. 什么是骨质疏松症？它可以分为哪两类？

骨质疏松症是以骨强度下降、骨折风险性增加为特征的骨骼系统的疾病。骨强度反应了骨骼的两个主要方面：骨矿密度和骨质量。骨矿密度用单位面积或体积内的矿物质的含量——“克”来表示，任何个体的骨矿密度是峰值骨量和骨丢失量二者的综合。骨质量则是包括骨骼构筑、骨代谢转换、骨骼的积累性破坏（显微骨折）和骨的矿化程度在内的总称。一旦疏松性骨骼承受导致骨折断的力时便会发生骨折，骨质疏松症是诱发骨折的重要风险因素。目前没有精确测定整体骨强度的检测仪器。通常用骨矿物质密度（BMD）指标来代替，它大约反映70%的骨强度。世界卫生组织（WHO）确定使用低于年轻白种人女性平均骨量的2.5SD（标准差）作为骨质疏松症的诊断标准。但是这一诊断标准是否适用于男性、儿童及其他种族人群还有待研究。

骨质疏松症可分为原发性和继发性两类。原发性骨质疏松症是指没有潜在疾病及药物使用基础的骨质疏松症，可发生在不同性别和任何年龄段，但多发生在绝经后妇女，亦见于老年人群和男性，包括绝经后骨质疏松症（Ⅰ型）、老年性骨质疏松症（Ⅱ型）和特发性骨质疏松症（包括青少年型）。绝经后骨质疏松症一般发生在女性绝经后5～10年；老年性骨质疏松症一般指70岁以后发生的骨质疏松；特发性骨质疏松症主要发生在青少年，病因未明。与原发性骨质疏松症不同，继发性骨质疏松症是继发于某种药物治疗及其他情况或疾病的骨质疏松症，如糖皮质激素性骨质疏松症以及因性腺功能不足和腹腔疾病等导致的骨质疏松症。

640. 骨质疏松症的后果是什么？

骨质疏松症造成的后果涉及经济、生理和社会心理等多方面，从而严重影响患者本人、家庭以及社会。骨质疏松性骨折是骨强度下降并遭受创伤或其他各种风险因素影响而导致的严重后果。高冲击性摔倒或日常生活中的提重物和弯腰均有可能导致骨质疏松性骨折。骨质疏松性骨折的常见部位是椎体、髋部、前臂远端、肱骨近端和骨盆等，其中最常见的是椎体骨折。国内基于影像学的流行病学调查显示，50岁以上女性椎体骨折患病率约为15%，50岁以后椎体骨折的患病率随增龄而渐增，80岁以上女性椎体骨折患病率可高达36.6%。髋部骨折是最严重的骨质疏松性骨折，据推测，50岁以上白种人女性一生中患髋部骨折的概率为14%，白种人男性为5%～6%。而美国黑种人女性和男性的概率则低得多，分别为6%和3%。近年来我国髋部骨折的发生率呈显著上升趋势。研究表明：1990—1992年，5岁以上髋部骨折发生率男性为83/10万，女性为80/10万；2002—2006年，此发生率增长为男性129/10万和女性229/10万，分别增加了1.61倍和2.76倍。预计在未来几十年中国人髋部骨折发生率仍将处于增长期。据估计，2015年我国主要骨质疏松性骨折（腕部、椎体和髓部）约为269万例次，2035年约为483万例次，到2050年约达599万例次。女性一生发生骨质疏松性骨折的危险性（40%）高于乳腺癌、子宫内膜癌和卵巢癌的总和，男性一生发生骨质疏松性骨折的危险性（13%）高于前列腺癌。骨质疏松性骨折的危害巨大，是老年患者致残和致死的主要原因之一。几乎1/3的股骨骨折的患者离院后需接受多年家庭护理。发生髋部骨折后1年之内，20%的患者会死于各种并发症，约50%的患者致残，生活质量明显下降。70～80岁的女性易患股骨和腰椎骨折，50岁末至70岁初易患腕部骨折。其他部位的骨折（如骨盆和肋骨骨折）则可发生在整个绝经期。股骨骨折严重影响生活质量。其他有关生活质量的内容主要涉及骨质疏松症对身体健康、骨骼变形和医疗费用的负面影响。骨质疏松性骨折造成了日常生活的困难，这是因为仅1/3的骨折患者能够恢复到骨折前的生活功能，而有1/3的人仍需家庭护理。据资料报道，恐惧、焦虑、情绪低落是患骨质疏松症女性最为常见的心理表现。而且，骨质疏松症及骨折的医疗和护理，需要投入大量的人力、物力和财力，造成沉重的家庭和社会负担。

641. 骨质疏松症发病的危险因素是什么？

骨质疏松症发病的危险因素包括不可控因素与可控因素。

（1）不可控因素

1）性别：女性较男性更容易发生骨质疏松。当然，性腺功能的减退对男性也同样是一个危险因素。

2）种族：不同种族人群患骨质疏松症的风险不同。白种人更容易发生骨质疏松。绝经后的白种女性很易因骨质疏松而发生股骨骨折。

3）年龄：随着年龄增加，发生骨质疏松的风险增加。

4）雌激素缺乏：尤其是绝经后妇女。

5）有骨质疏松症家族史者。

6）有骨折史者。

7）初潮的推迟。

8）绝经的提前。

9）低内源性雌激素水平。

（2）可控因素

1）不健康生活方式：体力活动少、吸烟、过量饮酒、过多饮用含咖啡因的饮料、营养失衡、蛋白质摄入过多或不足、钙和/或维生素D缺乏、高钠饮食、体质量过低等。

2）影响骨代谢的疾病：性腺功能减退症等多种内分泌系统疾病、风湿免疫性疾病、胃肠道疾病、血液系统疾病、神经肌肉疾病、慢性肾脏及心肺疾病等。

3）影响骨代谢的药物：糖皮质激素、抗癫痫药物、芳香化酶抑制剂、促性腺激素释放激素类似物、抗病毒药物、噻唑烷二酮类药物、质子泵抑制剂和过量甲状腺激素等。

642. 如何对骨质疏松症的患病风险进行评估？

骨质疏松症是受多因素影响的复杂疾病，对个体进行骨质疏松症风险评估，能为疾病早期防治提供有益帮助。临床上评估骨质疏松风险的方法较多，推荐国际骨质疏松基金会（International Osteoporosis Foundation，IOF）骨质疏松风险1分钟测试题和亚洲人骨质疏松自我筛查工具（osteoporosis self-assessment tool for Asians，OSTA），作为疾病风险的初筛工具。

（1）IOF骨质疏松风险一分钟测试题是根据患者简单病史，从中选择与骨质疏松相关的问题，由患者判断是与否，从而初步筛选出可能具有骨质疏松风险的患者。该测试题简单快速，易于操作，但仅能作为初步筛查疾病风险的工具，不能用于骨质疏松症的诊断（表4-45）。

表4-45 国际骨质疏松基金会（IOF）骨质疏松症风险1分钟测试题

	编号	问题	回答
不可控因素	1	父母曾被诊断有骨质疏松或曾在轻摔后骨折？	是□否□
	2	父母中一人有驼背？	是□否□
	3	实际年龄超过60岁？	是□否□
	4	是否成年后因为轻摔后发生骨折？	是□否□
	5	是否经常摔倒（去年超过1次），或因为身体较虚弱而担心摔倒？	是□否□
	6	40岁后的身高是否减少超过3cm以上？	是□否□
	7	是否体质量过轻？（BMI＜19kg/m²）	是□否□
	8	是否曾服用类固醇激素（如可的松、泼尼松）连续超过3个月？（可的松通常用于治疗哮喘、类风湿关节炎和某些炎性疾病）	是□否□
	9	是否患有类风湿关节炎？	是□否□
	10	是否被诊断出有甲状腺功能亢进或是甲状旁腺功能亢进、1型糖尿病、克罗恩病或乳糜泻等胃肠疾病或营养不良？	是□否□
	11	女士回答：是否在45岁或以前就停经？	是□否□
	12	女士回答：除了妊娠、绝经或子宫切除外，是否曾停经超过12个月？	是□否□
	13	女士回答：是否在50岁前切除卵巢又没有服用雌/孕激素补充剂？	是□否□
	14	男性回答：是否出现过阳萎、性欲减退或其他雄激素过低的相关症状？	是□否□
可控因素（生活方式）	15	是否经常大量饮酒（每天饮用超过两单位的乙醇，相当于啤酒1斤、葡萄酒3两或烈性酒1两）？	是□否□
	16	目前习惯吸烟，或曾经吸烟？	是□否□
	17	每天运动量少于30分钟？（包括做家务、走路和跑步等）	是□否□
	18	是否不能食用乳制品，又没有服用钙片？	是□否□
	19	每天从事户外活动时间是否少于10分钟，又没有服用维生素D？	是□否□

注：BMI.体重指数；FRAX.骨折风险评估工具。

上述问题，只要其中有一题回答结果为“是”，即为阳性，提示存在骨质疏松症的风险，并建议进行骨密度检查或FRAX®风险评估。

（2）亚洲人骨质疏松自我筛查工具（OSTA），是基于亚洲8个国家和地区绝经后妇女的研究，收集多项骨质疏松危险因素，并进行骨密度测定，从中筛选出11项与骨密度显著相关的危险因素，再经多变量回归模型分析，得出能较好体现敏感性和特异性的两项简易筛查指标，即年龄和体重。计算方法是：OSTA指数＝［体重（kg）-年龄（岁）］×0.2，结果评定见表4-46。也可以通过图4-3根据年龄和体重进行快速查对评估。OSTA主要是根据年龄和体重筛查骨质疏松症的风险，但OSTA所选用的指标过少，其特异性不高，需结合其他危险因素进行判断，且仅适用于绝经后妇女。

表4-46　OSTA指数评价骨质疏松风险级别

风险级别	OSTA指数
低	＞-1
中	-1～-4
高	＜-4

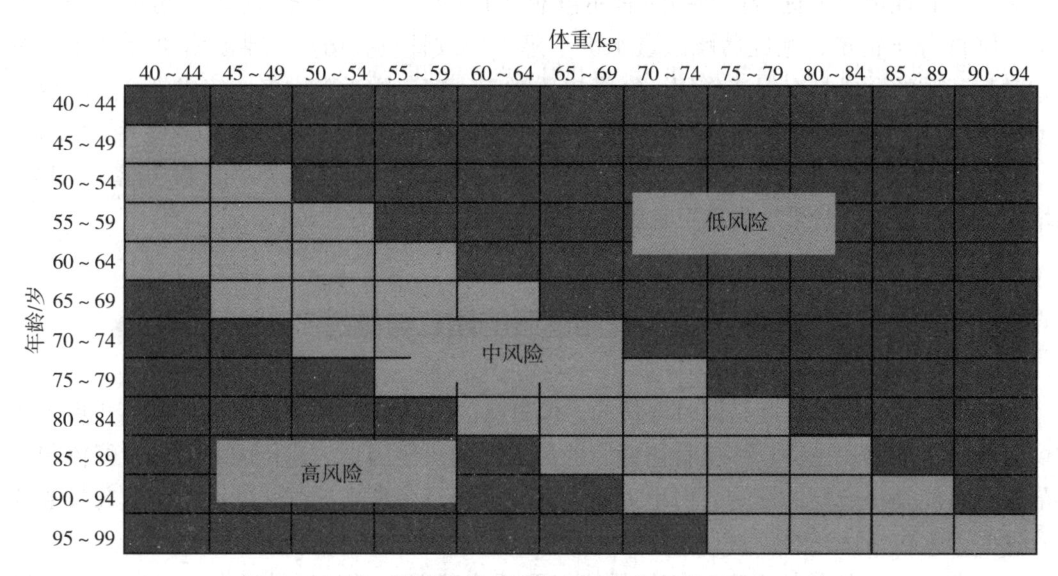

图4-3　年龄、体重与骨质疏松风险级别的关系（OSTA）

643. 调节钙磷代谢的激素有哪些？

调节钙磷代谢的激素，主要有3种：甲状旁腺激素、维生素D和降钙素，这3种激素对钙磷代谢的影响见表4-47。

表4-47　3种激素对钙磷代谢的影响

激素	肠钙吸收	溶骨作用	成骨作用	肾排钙	肾排磷	血钙	血磷
PTH（甲状旁腺激素）	↑	↑↑	↓	↓	↑	↑	↓
CT（降钙素）	↓（生理剂量）	↓	↑	↑	↑	↓	↓
$1\alpha,25\text{-}(OH)_2\text{-}D_3$	↑↑	↑	↑	↓	↓	↑	↑

（1）甲状旁腺激素（PTH）是由甲状旁腺分泌的一种蛋白质，对钙磷代谢起重要作用。PTH对骨的吸收、再建具有双重调节作用。生理剂量有益于骨再建，病理剂量促进骨吸收，

血钙升高，骨矿含量下降。

（2）维生素D的主要作用是帮助肠道吸收钙和磷。维生素D的来源有两个，一是通过进食，从食物中吸收维生素D；二是由体内的胆固醇转变而来。人体在日光照射时，皮肤中的胆固醇会变成维生素D，这是体内维生素D的主要来源。

（3）降钙素（CT）是由甲状腺组织中的甲状腺腺泡旁细胞（又称C细胞）分泌的，与甲状旁腺激素和维生素D一起协调钙和磷的代谢。

此外，其他可调节钙磷代谢的激素还包括以下3种。①性激素：雌激素可增加降钙素的合成，降低肾排钙量，绝经后雌激素水平下降，导致骨吸收增加。雄激素可促进蛋白质合成，对骨基质的合成具有促进作用。②糖皮质激素：糖皮质激素增多，使成骨细胞减少，蛋白质异化亢进，胶原形成抑制，骨基质氧化，肠钙吸收下降，尿钙增加。③甲状腺激素：T3、T4与骨代谢密切相关，生理剂量促进骨的胶原蛋白合成。当罹患甲状腺功能亢进时，血钙增加，尿钙增加，骨量丢失；甲状腺功能减退时也可发生骨质疏松。

644. 什么因素影响人一生中骨骼健康的建立与维持？

幼年期，骨体积与强度是同时增长的，但骨量的积累直到30岁（线性增长终止后）才完成。骨量的早期累积也许是终生骨骼健康的最重要的决定因素。遗传因素对骨量峰值起到重要的并且可能是决定性的影响，但生理的、环境的以及各种生活方式的因素也起着重要的作用。这些因素包括适当的营养、青春期性激素水平以及体育锻炼。

（1）营养：均衡的饮食、足够的热能以及适当营养都是包括骨组织在内所有组织发育的基础。补充钙和维生素D也是必需的。钙是维持骨量峰值以及预防和治疗骨质疏松的一个重要而且特殊的营养元素。维生素D有利于钙的有效吸收，从而亦具有维持骨骼健康的重要性。其他营养素亦同骨骼健康有关，如蛋白质、咖啡因、磷和钠都会影响钙的平衡，但它们对正常钙摄取的人群影响并不明显。

（2）性腺类固醇：青春期性腺类固醇水平高有助于显著提高骨矿密度和骨量峰值。性腺类固醇终生影响骨骼的健康。对于青少年尤其是青年女性，维持雌激素的正常分泌是保持骨量所必需的。初潮年龄、经期规律以及绝经年龄对达到骨量峰值和维持骨矿密度都有影响。青春期男孩和成年男性的睾酮分泌对达到和维持骨量峰值也同样重要。雌激素在男性骨骼生长和成熟中同样起作用。青春期的延迟是男性（低）骨量峰值的一个风险因素。成年男性性腺功能减退所导致的功能紊乱最终会导致骨质疏松症。老年妇女的骨矿密度下降的主要原因是绝经后雌激素分泌减少。

（3）生长激素等：生长激素和类胰岛素生长因子在进入成长期的过程中起着形成和维持骨量的重要作用。生长激素的缺乏与骨矿密度的下降密切相关。

（4）体育锻炼：青少年的体育锻炼非常有助于提高骨量峰值，抗阻性和高冲击性的运动效果最好。老年人在足够的钙和维生素D摄入前提下进行锻炼可能会在一定程度上减缓骨矿密度的下降。

645. 原发性骨质疏松症可分为几类？

原发性骨质疏松症可分为绝经后骨质疏松症（Ⅰ型）、老年性骨质疏松症（Ⅱ型）和特发性骨质疏松症（包括青少年型）三类。

（1）绝经后骨质疏松症（Ⅰ型）：又称高转换型骨质疏松症，与妇女绝经有关，是妇女更年期综合征在骨组织方面的表现，好发于50～65岁年龄段的妇女。妇女更年期由于卵巢功能的衰退，骨骼缺乏雌激素的保护，而不能拮抗甲状旁腺激素的骨吸收作用，致使骨矿物质迅速流失。雌激素一方面抑制破骨细胞的溶骨作用，以减少骨的吸收；另一方面又能刺激成骨细胞活性，以促进骨的形成与修复。绝经后雌激素水平降低，雌激素对破骨细胞的抑制作用减弱，破骨细胞的数量增加、凋亡减少、寿命延长，导致其骨吸收功能增强。尽管成骨细胞介导的骨形成亦有增加，但不足以代偿过度骨吸收，骨重建活跃和失衡致使小梁骨变细或断裂，皮质骨孔隙度增加，导致骨强度下降。雌激素减少降低骨髓对力学刺激的敏感性，使骨髓呈现类似于失用性骨丢失的病理变化。绝经后肠钙吸收减少，尿钙排泄增加，骨吸收速度明显高于骨形成速度。绝经后骨质疏松症的骨量流失的主要部位在骨松质。骨松质骨质吸收迅速，出现骨代谢转换率高于正常，故又称高转换型骨质疏松症。骨折多发生于椎体与桡骨远端。

（2）老年性骨质疏松症（Ⅱ型）：又称低转换型骨质疏松症，好发于70岁以上的老年人，其特征是骨皮质与骨松质按比例流失，主要的病理变化是老年人维生素D活性代谢产物水平低于正常，继发甲状旁腺功能亢进，一方面，甲状旁腺激素分泌增加，肠钙吸收明显减少，骨钙丢失加速，但丢失率较Ⅰ型缓慢，故又称低转换型骨质疏松症。另一方面，增龄和雌激素缺乏使免疫系统持续低度活化，处于促炎性反应状态。炎性介质肿瘤坏死因子α（TNF-α）、白介素（1L）-1、IL-6、1L-7、1L-17及前列腺素E2（PGE2）均诱导M-CSF和RANKL的表达，刺激破骨细胞，并抑制成骨细胞，造成骨量减少。雌激素和雄激素在体内均具有对抗氧化应激的作用，老年人性激素结合球蛋白持续增加，使睾酮和雌二醇的生物利用度下降，体内的活性氧类（reactive oxidative species，ROS）堆积，促使间充质干细胞、成骨细胞和骨细胞凋亡，使骨形成减少。此外，随增龄和生活方式相关疾病引起的氧化应激及糖基化增加，使骨基质中的胶原分子发生非酶促交联，也会导致骨强度降低。Ⅱ型骨折多发生于椎骨与髋部诸骨。

（3）特发性骨质疏松症：主要见于8～14岁青少年，无明确的原因，与遗传关系密切。此外，妇女在妊娠期和哺乳期钙常摄取不足，骨钙可流失8%～10%，因而易发生骨质疏松，有人也将此类骨质疏松列入特发性骨质疏松。

原发性骨质疏松症的发病机制如图4-4。

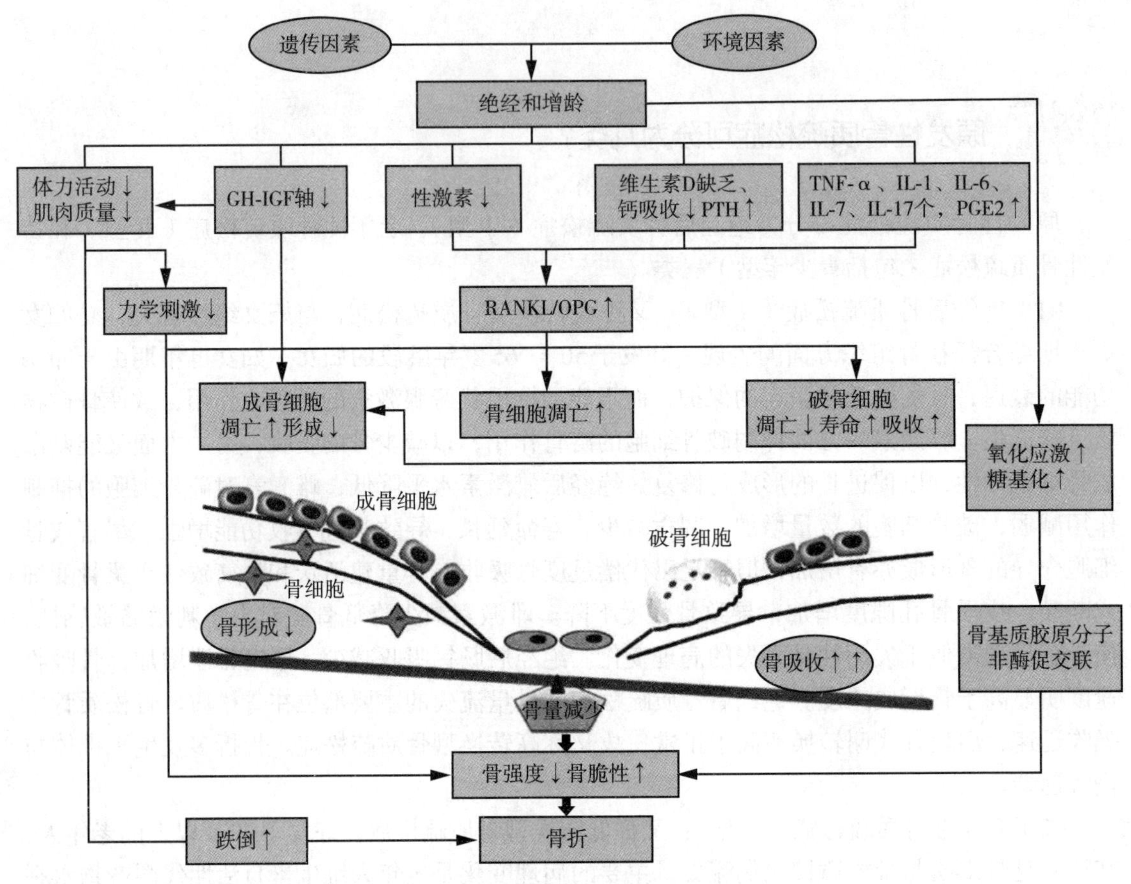

图4-4 原发性骨质疏松症发病机制

 646. 如何鉴别原发性Ⅰ型和Ⅱ型骨质疏松症？

原发Ⅰ型和Ⅱ型骨质疏松症的鉴别，见表4-48。

表4-48 原发性Ⅰ型和Ⅱ型骨质疏松症的鉴别

鉴别点	Ⅰ型	Ⅱ型
年龄/岁	50～70	＞70
性别女：男	6:1	2:1
骨丢失	松质骨（腰椎）	骨皮质（四肢）和骨松质
骨丢失率	加速丢失	缓慢丢失
骨折部位	椎体、桡骨远端	椎体、髋部
甲状旁腺功能	降低或正常	继发性亢进
钙吸收	减少	减少
1,25（OH）$_2$D$_3$	继发性降低	原发性降低
主要病因	雌激素降低	增龄衰老

647. 继发性骨质疏松症的原因有哪些？

继发性骨质疏松症是由某些疾病或药物病理性损害骨代谢所诱发的骨质疏松，如内分泌代谢性疾病、结缔组织疾病、肾脏疾病、消化道疾病和影响骨代谢的药物等引起的骨质疏松，可由一种致病因素或多种致病因素引起。继发性骨质疏松的常见原因如下。

（1）内分泌代谢疾病：甲状旁腺功能亢进症、甲状腺功能亢进症、甲状腺功能减退、库欣综合征、肾上腺皮质功能减退、性腺功能减退、非正常绝经、垂体功能减退、肢端肥大症、糖尿病、慢性肾病所致的肾性骨营养不良、慢性肝病等。

1）甲状旁腺功能亢进（甲旁亢）性骨质疏松症：当患者患有甲旁亢时，体内甲状旁腺激素大量分泌，作用于骨骼使破骨细胞的活性增强，骨吸收加快，释放钙、磷入血。伴随破骨细胞的活性加强，成骨细胞活性也相应增加，此时骨吸收明显大于骨形成，导致骨质疏松。

2）甲状腺功能亢进（甲亢）性骨质疏松症：较常见，有近半数甲亢患者发生骨矿代谢紊乱和骨质疏松症，由于T3和高代谢症候群导致骨吸收超过骨形成，引起骨量丢失（图4-5）。

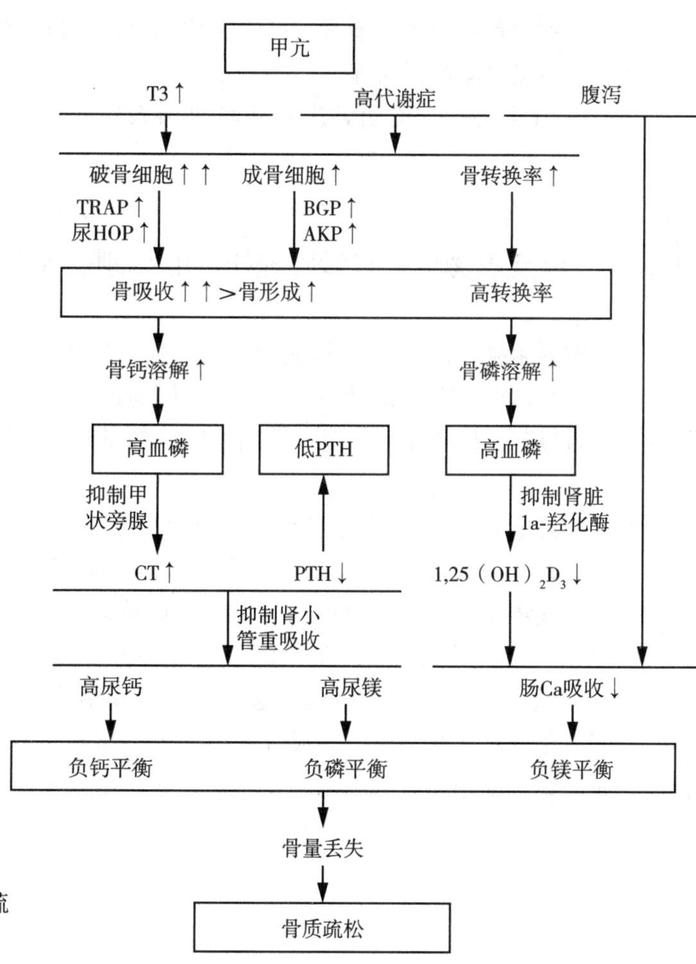

图4-5　甲状腺功能亢进性骨质疏松症的病因和发病机制

3）甲状腺功能减退性骨质疏松症：是指甲状腺功能减退患者由于甲状腺激素水平低下所并发的骨质疏松症。甲状腺功能减退时，骨的更新率减慢，骨矿化减慢，骨质稀少。其机制尚不完全清楚。

4）糖尿病性骨质疏松症：患糖尿病时，由于胰岛素缺乏导致维生素D合成减少，生长因子、慢性炎症的影响，以及低体重、继发轻度高皮质类固醇、继发性性功能低下、钙磷代谢异常和其他一些糖尿病慢性病变的作用，使成骨细胞活性减低，骨基质的形成矿化不良，同时破骨细胞的活性相对增高，骨吸收过程大于骨形成过程，造成以低骨转换率为特征的骨质疏松症，这种代谢性骨病称为糖尿病性骨质疏松症。

5）慢性肾病所致的肾性骨营养不良：肾脏是生成1，25（OH）$_2D_3$的主要器官，尤其肾小管病变时，1α羟化酶活性降低，1，25（OH）$_2D_3$合成减少，钙吸收下降，引起PTH增加，骨量丢失上升。

（2）骨髓疾病：多发性骨髓瘤、白血病、转移瘤、淋巴瘤、贫血等。

（3）结缔组织疾病：系统性红斑狼疮、类风湿关节炎、干燥综合征等。

（4）营养因素：由于各种胃肠疾病和营养性疾病所致的维生素C缺乏、维生素D缺乏、胃肠吸收功能障碍致钙、蛋白质缺乏、微量元素缺乏等。

（5）药物因素：糖皮质激素、肝素、抗惊厥药、抗肿瘤药、抗癫痫药、甲状腺激素、免疫抑制剂、性腺功能抑制剂等。

（6）失用性因素：长期卧床、神经肌肉系统疾病所致的瘫痪、骨折后制动、航天失重等。

 648. 糖皮质激素导致骨质疏松症的机制是什么？

糖皮质激素被广泛应用于多种疾病，骨质疏松为其严重的副作用之一，即使给予生理剂量的糖皮质激素也可引起骨量丢失，通常于用药6～12个月骨量下降最明显。骨小梁受累较骨皮质更为显著，糖皮质激素对骨骼的作用呈剂量和时间依赖性。绝经后妇女及50岁以上的男性为高危人群。

糖皮质激素通过促进破骨细胞介导的骨吸收及抑制成骨细胞介导的骨形成引起骨质疏松，其作用机制包括以下4点。①影响钙稳态：糖皮质激素抑制小肠对钙磷的吸收，增加尿钙排泄，引起继发性甲旁亢，持续的甲状旁腺激素（PTH）水平增高可促进骨吸收。②对性激素的作用：糖皮质激素可降低内源性垂体促性腺激素的水平，并抑制肾上腺雄激素的合成，促黄体激素（LH）水平降低引起雌激素及睾酮合成减少，引起骨质疏松。③抑制骨形成：长期应用糖皮质激素可抑制成骨细胞增殖、与基质结合及其Ⅰ型胶原和非胶原蛋白质的合成，促进成骨细胞和骨细胞的调亡。④其他作用：糖皮质激素引起的肌病及肌力下降也可导致骨丢失。

649. 骨质疏松症的临床表现有哪些？

（1）疼痛：是最常见的症状，以腰背痛多见，占疼痛患者中的70%～80%。一般骨量丢失12%以上时即可出现骨痛。骨痛表现为弥漫性、无固定部位，常在劳累或活动后加重、但无明确的压痛区或压痛点。原因在于骨小梁破坏和消失，骨皮质变薄甚至破坏引起的骨痛以及腰背肌超常负荷处于紧张状态而产生肌肉疲劳、痉挛，并引发与肌肉相关的筋膜、腱膜或神经痛。

（2）脊柱变形：常见身长缩短、驼背，多在疼痛后出现。脊椎椎体前部几乎多为骨松质组成，而且此部位是身体的支柱，负重量大，尤其第11、12胸椎及第3腰椎，负荷量更大，容易压缩变形，使脊椎前倾，背曲加剧，形成驼背，随着年龄增长，骨质疏松加重，驼背曲度加大，致使膝关节挛拘显著。每人颈、胸、腰共有24节椎体，正常人每一椎体高度约2cm，老年人骨质疏松时椎体压缩，每椎体缩短2mm左右，身长一般缩短3～6cm。严重的腰椎压缩性骨折可能会导致腹部脏器功能异常，引起便秘、腹痛、腹胀、食欲减低等不适。

（3）骨折：骨质疏松性骨折属于脆性骨折，骨质疏松症患者即使遭受较轻微的外力作用，如滑倒，也易发生骨折。这是退行性骨质疏松症最常见和最严重的并发症。一般骨量丢失20%以上时即易发生骨折；在老年前期以桡骨远端骨折多见，老年期后以腰椎和股骨上端骨折多见；脊椎压缩性骨折有20%～50%的患者无明显症状。骨折后长期卧床，加重了骨质丢失。

（4）呼吸功能下降：胸、腰椎压缩性骨折，脊椎后弯，胸廓畸形，可使肺活量和最大通气量显著减少，患者往往可出现胸闷、气短、呼吸困难等症状。

（5）对心理状态及生活质量的影响：骨质疏松症及其相关骨折对患者心理状态的危害常被忽略，主要的心理异常包括恐惧、焦虑、抑郁、自信心丧失等。老年患者自主生活能力下降，以及骨折后缺少与外界接触和交流，均会给患者造成巨大的心理负担。应重视和关注骨质疏松症患者的心理异常，并给予必要的治疗。

650. 骨质疏松症发生的骨骼改变有哪些？

（1）骨量减少：这是最基本的病变，骨量减少仅导致单位骨体积内的骨组织含量的减少，即骨密度降低，留下的骨组织的化学组成并没有改变。

（2）骨的微结构异常：骨量逐渐减少，先使骨变薄变轻，骨小梁变细；骨的继续减少使一些骨小梁之间的连接消失，甚至骨小梁也消失。这种情况在人的中轴骨表现较为清楚，即当骨小梁消失，可使脊柱椎体内部孔隙变大，原来有规则的海绵样网状结构变成不规则的孔状结构，这就破坏了骨的微结构。

（3）骨脆性增加：由于上述两种改变，导致骨皮质变薄，骨松质、骨小梁变细、断裂、数量减少，孔隙变大。这样的骨支撑人体及抵抗外力的功能减弱，脆性增加，变得容易骨折。当骨密度严重降低时，连咳嗽、开窗、弯腰端水这样的小动作也可能导致骨折。

651. 骨质疏松症的诊断标准是什么？

骨质疏松症的诊断基于全面的病史采集、体格检查、骨密度测定、影像学检查及必要的生化测定。骨密度是指单位体积（体积密度）或者是单位面积（面积密度）所含的骨量。骨密度及骨测量方法较多，不同方法在骨质疏松症的诊断、疗效监测以及骨折危险性评估中的作用有所不同。目前常用的骨密度测量方法有双能X线吸收检测法（dual energy X-ray absorptiometry，DXA）、定量计算机断层扫描（quantitative computed tomography，QCT）、外周QCT（peripheral quantitative computed tomography，pQCT）和定量超声（quantitative ultrasound，QUS）等。目前公认的骨质疏松症诊断标准是基于DXA测量的结果。DXA骨密度测量是临床和科研最常用的骨密度测量方法，可用于骨质疏松症的诊断、骨折风险性预测和药物疗效评估，也是流行病学研究常用的骨骼评估方法。其主要测量部位是中轴骨，包括腰椎和股骨近端，如腰椎和股骨近端测量受限，可选择非优势侧桡骨远端1/3。临床上为诊治骨质疏松症的骨密度测定指征见表4-49。

表4-49　骨密度测量的临床指征

临床指征	建议
女性65岁以上和男性70岁以上者	符合任何一条，建议行骨密度测定
女性65岁以下和男性70岁以下，有一个或多个骨质疏松危险因素者	
有脆性骨折史的成年人	
各种原因引起的性激素水平低下的成年人	
X线影像已有骨质疏松改变者	
接受骨质疏松治疗、进行疗效监测者	
患有影响骨代谢疾病或使用影响骨代谢药物史者	
IOF骨质疏松1分钟测试题回答结果阳性者	
OSTA结果≤−1者	

注：IOF.国际骨质疏松基金会；OSTA.亚洲人骨质疏松自我筛查工具。

骨质疏松症的诊断主要基于DXA骨密度测量结果和/或脆性骨折。DXA测量的骨密度是目前通用的骨质疏松症诊断指标。对于绝经后女性、50岁及以上男性，建议参照WHO推荐的诊断标准，基于DXA测量结果（表4-50）：骨密度值低于同性别、同种族健康成人的骨峰值1个标准差及以内属正常；降低1～2.5个标准差为骨量低下（或低骨量）；降低等于和超过2.5个标准差为骨质疏松；骨密度降低程度符合骨质疏松诊断标准，同时伴有一处或多处脆性骨折为严重骨质疏松。骨密度通常用T-值（T-score）表示，T-值=（实测值－同种族同性别正常青年人峰值骨密度）/同种族同性别正常青年人峰值骨密度的标准差。基于DXA测量的中轴骨（第1～第4腰椎、股骨颈或全髋）骨密度或桡骨远端1/3骨密度对骨质疏松症的诊断标准是T-值≤−2.5。对于儿童、绝经前女性和50岁以下男性，其骨密度水平的判断建议用同种族的Z值表示，Z-值=（骨密度测定值－同种族同性别同龄人骨密度均值）/同种族同性别同龄人骨密度标准差。将Z-值≤-2.0视为“低于同年龄段预期范围”或低骨量。

脆性骨折是指受到轻微创伤或日常活动中即发生的骨折。如髋部或椎体发生脆性骨折，不依赖于骨密度测定，临床上即可诊断骨质疏松症。而在肱骨近端、骨盆或前臂远端发生的脆性骨折，即使骨密度测定显示低骨量（-2.5＜T-值＜-1.0），也可诊断骨质疏松症。骨质疏松症的诊断标准见表4-51。

表4-50　基于DXA测定骨密度分类标准

分类	T-值
正常	T-值≥-1.0
低骨量	-2.5＜T-值＜-1.0
骨质疏松	T-值≤-2.5
严重骨质疏松	T-值≤-2.5＋脆性骨折

注：T-值=（实测值－同种族同性别正常青年人峰值骨密度）/同种族同性别正常青年人峰值骨密度的标准差；DXA.双能X线吸收检测法。

表4-51　骨质疏松症诊断标准

条件	诊断
髋部或椎体脆性骨折	骨质疏松症的诊断标准（符合三条中之一者）
DXA测量的中轴骨骨密度或桡骨远端1/3骨密度的T-值≤-2.5	
骨密度测量符合低骨量（-2.5＜T-值＜-1.0）＋肱骨近端、骨盆或前臂远端脆性骨折	

注：DXA.双能X线吸收检测法。

652. 诊断骨质疏松症的实验室检查有哪些？

测定血、尿的矿物质及某些生化指标有助于判断骨代谢状态及骨更新率的快慢，对骨质疏松症的鉴别诊断有重要意义。骨代谢的生化指标检查具有快速、灵敏及在短期内观察骨代谢动态变化的特点。因此，生化检查对观察药物治疗在短期内对骨代谢的影响是必不可少的指标，并可指导及时修正治疗方案。

（1）骨形成指标

1）碱性碱酸酶（ALP）：单纯测ALP意义不大，不敏感。测骨源性ALP同工酶较敏感，是反映骨代谢的指标，在破骨或成骨占优势时均升高。骨更新率增加的代谢性骨病如畸形性骨炎、先天性佝偻病、甲状旁腺功能亢进、骨转移癌及氟骨症等也可显著升高。绝经后妇女骨质疏松症约60%骨ALP升高，血清ALP升高者仅占22%，老年性骨质疏松症形成缓慢，ALP变化不显著。

2）骨钙素（OC）：是骨骼中含量最高的非胶原蛋白，由成骨细胞分泌，受1,25（OH）$_2D_3$调节。通过OC的测定可以了解成骨细胞的动态，是骨更新的敏感指标。骨更新率上升的疾病如甲状旁腺功能亢进、畸形性骨炎等，血清OC上升。老年性骨质疏松症可有轻度升高。绝经后骨质疏松OC升高明显，雌激素治疗2～8周后OC下降50%以上。

3）血清Ⅰ型前胶原羧基端前肽（PICP）：是成骨细胞合成胶原时的中间产物，也是反映成骨细胞活动状态的敏感指标。PICP与骨形成呈正相关。畸形性骨炎、骨肿瘤、儿童发育期、妊娠后期PICP升高，老年性骨质疏松症PICP变化不显著。

（2）骨吸收指标

1）尿羟脯氨酸（HOP）：是反映骨更新的指标，受饮食影响较大，收集24小时尿之前，应进素食2～3日。HOP显著升高的有甲亢、甲旁亢、畸形性骨炎、骨转移癌等。甲状腺功能减退、侏儒症HOP显著降低。老年性骨质疏松症HOP变化不显著，绝经后骨质疏松症HOP升高。

2）尿羟赖氨酸糖苷（HOLG）：是反映骨吸收的指标，较HOP更灵敏，老年性骨质疏松症可能升高。

3）血浆抗酒石酸酸性磷酸酶（TRAP）：主要由破骨细胞释放，是反映破骨细胞活性和骨吸收状态的敏感指标，TRAP增高见于甲状旁腺功能亢进、畸形性骨炎、骨转移癌、慢性肾功能不全及绝经后骨质疏松症。老年性骨质疏松症TRAP增高不显著。

4）尿吡啶啉（PYr）或Ⅰ型胶原交联N末端肽（NTX）：是反映骨吸收和骨转移的指标，较HOP更为特异和灵敏，方法简便、快速。甲状旁腺功能亢进、畸形性骨炎、骨转移癌及绝经后骨质疏松症显著升高。老年性骨质疏松症增高不显著。

（3）血、尿骨矿成分的检测

1）血清总钙：正常值2.1～2.75mmol/L（8.5～11mg/dl）。甲旁亢、维生素D过量血钙增高，佝偻病、软骨病及甲状旁腺功能减退者血钙下降。老年性骨质疏松症血钙一般在正常范围。

2）血清无机磷：钙、磷代谢在骨矿代谢中占重要位置，生长激素分泌增加的疾病如巨人症、肢端肥大症血磷上升，甲状旁腺功能减退、维生素D中毒、肾功能不全、多发性骨髓瘤及骨折愈合期血磷增高。甲旁亢、佝偻病及软骨病血磷降低。绝经后妇女骨质疏松症血磷上升，可能与雌激素下降、生长激素上升有关。老年性骨质疏松症血磷一般正常。

3）血清镁：镁是体内重要矿物质，人体50%的镁存在于骨组织，低镁可影响维生素D活性。肠道对镁的吸收随着年龄增长而减少。甲状旁腺功能亢进、慢性肾病、原发性醛固酮增多症、绝经后及老年性骨质疏松症血清镁均下降。

尿钙、磷、镁的测定是研究骨代谢的重要参数，通常测定包括24小时尿钙、磷、镁，空腹24小时尿钙、磷、镁及每克肌酐排出的尿钙、磷比值。该项检查受饮食、季节、日照、药物、疾病等影响因素较多，需严格限定条件再进行测定。老年性骨质疏松症尿钙、磷在正常范围，尿镁略低于正常范围。

653. 骨质疏松症的X线片表现如何？

骨质疏松症早期骨量减少时X线片显示正常，至骨量减少30%以上时才有较明确的改变，因此X线检查对骨质疏松的早期诊断帮助不大，但对于发现有无骨折与骨肿瘤和关节病变相鉴别，有较大价值。X线片常在临床症状出现以后数周或数月方显示骨质疏松。弥漫性骨质疏松表现为全身骨骼的X线透光度普遍而均匀地增加，通常胸、腰椎和四肢骨摄片即可诊断。特征性的变化有骨皮质变薄，骨小梁减少、变细，骨密度减低，尤以胸椎、腰椎及骨盆较明显。严重时骨皮质出现纵行带状或分层状透光区，骨小梁大片缺损，椎体内部结构不清，易发生压缩性骨折，椎体前缘塌陷呈楔形或呈双凹状。

654. 骨质疏松症患者骨折风险预测工具有哪些？

骨折风险预测工具（fracture risk assessment tool，FRAX）是根据患者的临床危险因素及股骨颈骨密度建立的模型，用于评估患者未来10年发生髋部骨折及主要骨质疏松性骨折（椎体、前臂、髋部或肩部）的概率。针对中国人群的FRAX可通过登录以下网址获得：http://www.sheffield.ac.uk/FRAX/，通过对相关信息的简单勾选，就可直接得出10年骨折绝对风险。

应用：①需要FRAX评估风险者，具有1个或多个骨质疏松性骨折临床危险困素，未发生骨折且低骨量者（-2.5＜T-值≤-1.0），可通过FRAX计算患者未来10年发生主要骨质疏松性骨折及髋部骨折的概率。对于FRAX评估阈值为骨折高风险者，建议进行骨密度测量，并考虑给予治疗。②不需FRAX评估者，临床上已诊断骨质疏松症（即T-值≤-2.5）或已发生脆性骨折者，不必再用FRAX评估骨折风险，应及时开始治疗。FRAX工具不适于已接受有效抗骨质疏松药物治疗的人群。

结果判读：FRAX预测的髋部骨折概率≥3%或任何主要骨质疏松性骨折概率≥20%时，为骨质疏松性骨折高风险；FRAX预测的任何主要骨质疏松性骨折概率为10%～20%时，为骨质疏松性骨折中风险；FRAX预测的任何主要骨质疏松性骨折概率＜10%时，为骨质疏松性骨折低风险。

655. 原发性骨质疏松症的治疗方法有哪些？

预防或减少进一步骨丢失、升高骨量和降低骨折的危险是临床治疗原发性骨质疏松症的主要目的。治疗方法主要包括调整生活方式和药物治疗。

（1）调整生活方式

1）加强营养，均衡膳食：建议摄入富含钙、低盐和适量蛋白质的食物，推荐每日蛋白质摄入量为0.8～1.0g/kg，并每天摄入牛奶300ml或相当量的奶制品。

2）充足日照：建议11：00～15：00间暴露皮肤阳光下晒15～30分钟，每周2次，以促进体内维生素D的合成，但需注意避免强烈阳光照射，以防灼伤皮肤。

3）规律运动：建议进行有助于骨健康的体育锻炼和康复治疗。适合骨质疏松症患者的运动包括负重运动及抗阻运动，推荐规律的负重及肌肉力量练习，以减少跌倒和骨折风险。

4）戒烟。

5）限酒。

6）避免过量饮用咖啡及碳酸饮料。

7）尽量避免或少用影响骨代谢的药物。

（2）药物治疗：常用的药物治疗方法见表4-52。

表4-52　防治骨质疏松的药物

基础补充剂	抑制骨吸收	促进骨形成	其他药物
钙剂	双膦酸盐	PTH	活性维生素D_3
维生素D	降钙素	氟制剂	维生素K
	选择性雌激素受体调节剂	锶盐	
	雌激素	中草药	

1）钙和维生素D：钙的补充（成人每日元素钙的摄入量为800mg，50岁以上人群每日摄入量为1000～1200mg）可降低老年妇女和低钙饮食人群骨折的发生率；同样补充生理剂量的维生素D（400～800IU/d）亦可明显降低骨折的发生率；钙和维生素D结合治疗可进一步降低骨折的发生率。另外，钙尚可与HRT、双膦酸盐和降钙素等联合治疗，以增加疗效。用药期间，应定期监测血钙、尿钙，酌情调整剂量。老年人或有肝肾功能不全时，需使用活性维生素D_3，包括1α、（OH）D_3（α-骨化醇）和1,25（OH）$_2D_3$（骨化三醇）。前者在肝功能正常时才有效，后者不受肝肾功能的影响。应在医生指导下使用，并监测血钙和尿钙水平。

2）雌激素替代治疗（HRT）：HRT通过降低骨小梁的骨丢失，明显降低骨折的总发生率，HRT的同时补充钙和维生素D可能提高疗效。但须注意其副作用，如乳腺癌和子宫内膜癌危险性可能增加（有人认为配合孕激素周期性用药，子宫内膜癌的发生率不但不增加可能还会降低）、偏头痛、深静脉血栓形成和肺栓塞的危险性增加等。有乳腺癌、子宫内膜癌家族史和近期血栓栓塞性疾病史者，合并严重肝病、SLE和血卟啉症者当禁用；有心绞痛、未控制的高血压和充血性心力衰竭者慎用。多建议雌、孕激素连续治疗，常用药物有诺更宁、利维爱和倍美盈、倍美安，对已行子宫切除的患者可单用雌激素，如倍美力和诺更宁等治疗。

3）双膦酸盐：双膦酸盐的确切作用机制不清，其总的作用是针对破骨细胞或其前体，骨吸收速度降低，是目前临床上应用最广泛的抗骨质疏松药物。双膦酸盐治疗可升高BMD和降低骨折率。目前临床应用的该类药物有阿仑膦酸钠、利塞膦酸钠、唑来膦酸钠、伊班膦酸钠等。该类药物的口服使用与食管炎发生有关，餐前服药，饮水一杯，保持直立位至少30分钟，有助于减少食管炎的发生和增加药物的吸收。与钙剂联合应用，不应同时服用。以下患者慎用或禁用，①症状性胃肠道疾病，如食管狭窄、贲门失弛缓症和反流性食管炎。②服药后不能保持直立位至少30分钟。③低血钙。④肾功能不全等。对低中度骨折风险者首选口服治疗。对口服不耐受、禁忌、依从性欠佳及高骨折风险者（如多发椎体骨折或髋部骨折的老年患者、骨密度极低的患者）可考虑注射制剂。

4）降钙素（CT）：破骨细胞有CT受体，故CT可快速抑制破骨细胞活性，并可减少其寿命和数量，从而明显降低骨吸收和骨丢失，对禁忌或不愿使用HRT或双膦酸盐的患者可考虑应用CT，对骨折危险性很高的妇女，如BMD很低伴有骨折史和其他危险因素者可以使用。临床实验结果表明鲑鱼CT和人CT皮下或肌内注射（最大剂量可达100IU/d）可升高BMD和降低骨折发生率。CT可致恶心、呕吐、腹泻和潮热等，部分患者长期应用可致CT抵抗（可能由于体内产生CT抗体）。鼻内给予鲑鱼CT易为患者接受，且无明显副作用。CT另一潜在的优点是其良好的镇痛作用，可明显缓解骨折患者急性期的疼痛，确切的机制不明。

5）选择性雌激素受体调节剂：雷诺昔芬（Raloxifene）具有雌激素受体激动或拮抗双重活性，为选择性雌激素受体调节剂。其对骨骼具有组织特异性雌激素样作用，可降低骨吸收速度，升高BMD，降低骨折的发生率，同时可降低低密度脂蛋白胆固醇，升高高密度脂蛋白（HDL），不刺激乳房和子宫内膜生长（故无子宫内膜癌和乳腺癌发生率增高的危险，甚至可能对乳腺癌提供保护作用），但其对绝经期综合征的症状和泌尿生殖系统的萎缩无治疗作用，因此，不是治疗早期绝经症状的理想药物。

6）其他：甲状旁腺素（PTH）或刺激内源性PTH分泌或类似其作用的药物，如特立帕肽。间断小剂量使用能刺激成骨细胞活性，促进骨形成，增加骨密度，降低椎体和非椎体骨折发生风险。常见的不良反应为恶心、肢体疼痛、头痛和眩晕。其他正在研究的药物尚有生长激素、前列腺素E2、降钙素基因相关肽类药物、孕激素协同剂等。

656. 对于特殊类型的继发性骨质疏松症在治疗上有何建议？

（1）性激素缺乏性骨质疏松症：积极治疗原发病。对年轻的女性患者需补充适量的雌激素或雌、孕激素，男性患者应补充雄激素。必要时并用其他类抗骨质疏松药物。

（2）糖皮质激素性骨质疏松症（GIOP）：生理剂量的糖皮质激素也可引起骨丢失，于用药6～12个月骨量下降最明显。GIOP的管理原则是早期、规范防治、定期评估，病情可控的前提下尽可能减少激素暴露。激素对骨重建的影响在使用初期最为显著，因此早期、规范地给予钙剂和维生素D的补充及抗骨质疏松治疗，可有效阻止或减少骨质丢失，预防骨质疏松性骨折的发生。在治疗前和治疗过程中均应定期检测骨密度，以了解骨密度基线值及骨量丢失速率。激素是GIOP发生发展最根本的原因，因此，在风湿免疫病中应尽快加用改善病情的抗风湿药（DMARDs），尽可能减少激素剂量及缩短疗程。

（3）制动性（废用性）骨质疏松症：一般治疗和药物治疗与原发性骨质疏松症治疗相同，但要特别注意制动部位的功能锻炼和康复治疗。

（4）长期肠外营养支持导致的骨质疏松症：一般治疗和药物治疗同原发性骨质疏松症治疗相同。由于本症易合并佝偻症（或骨软化症），除使用无铝营养支持液外，要积极补充维生素D制剂。

（5）糖尿病性骨质疏松症：主要是严格控制高血糖，同时应用抗骨质疏松药物治疗。

（6）器官移植后骨质疏松症：同原发性骨质疏松症治疗。

（7）血液透析性骨质疏松症：防治方法同原发性骨质疏松症，同时避免使用含铝透析液和低磷透析液。

（十）骨关节炎、弥漫性特发性骨肥厚

657. 什么是骨关节炎？可能的致病因素有哪些？

骨关节炎（osteoarthritis，OA）是一种常见于老年人的关节退行性疾病，其特征包括关节软骨的侵蚀、边缘骨增生（如骨赘形成）、软骨下硬化，以及滑膜和关节腔的一系列生化和形态学改变。OA晚期的病理改变包括软化、溃疡及局灶性关节软骨退化，伴有滑膜炎症。典型的临床表现包括疼痛和僵硬，长时间活动后尤其明显。

OA根据有无明确的局部或全身性致病因素分为原发性和继发性。原发性OA指目前尚无法查出病因者，衰老、性别、内分泌因素、遗传、种族、肥胖、免疫学异常等可能与疾病的发生有关。继发性OA则有病因存在，包括创伤，潜在关节疾病（如类风湿关节炎、感染性关节炎），系统性代谢或内分泌疾病（如尿黑酸症、血友病、肢端肥大症、甲旁亢等），晶体沉积疾病（如痛风、焦磷酸钙沉积病、碱性磷酸钙沉积病等），神经病变性关节疾病（如Charcot关节）等。

658. 骨关节炎的发病机制是什么？

骨关节炎是一种异质性很强的关节病，发病机制是多源性的，是由几种生物机械和/或生物化学因素引起的一组临床表现相同或相近的关节内紊乱综合征。关节劳损是发病的基础。初期通常是机械应力造成软骨细胞代谢改变，产生大量的细胞因子（如IL-1、TNF-α等），同时基质金属蛋白酶（MMP）（包括胶原酶、明胶酶、基质溶解素和组织蛋白酶等）促使胶原和蛋白多糖降解，并抑制软骨基质蛋白的合成。在病程进展中，碱性磷酸钙（主要为羟基磷灰石）被滑膜衬里细胞所摄取造成前列腺素E（PGE）及MMP的释放，加重了软骨的变性。

早期为软骨变性易碎，表面粗糙不平，有凹陷、裂纹及小溃疡。在重力的作用下磨损、变薄，最终软骨全层消失，露出骨质，关节间隙变窄。与此同时，关节边缘及软骨下骨出现增生，边缘部骨赘形成，软骨下骨密度增加、变厚。关节附近的骨质中可有囊性变。

软骨细胞代谢改变一旦开始，其病程就不受抑制地继续下去，软骨结构的破坏造成关节机械使用的进一步改变，形成更多的应力，继续释放基质降解酶并损害关节，这个过程是自我延续的。

659. 什么是Heberden结节、Bouchard结节？

Heberden结节为手部骨关节炎的典型表现，即在远端指间关节背面或内侧出现的骨性肥大，近似圆形，质地较硬，往往伴有远端指间关节屈曲和偏斜畸形，主要发生在45岁以上女性，男女比例接近1∶10，多与遗传因素有关，女性显著。若出现在近端指间关节相应部位称为Bouchard结节。

660. 原发性骨关节炎的临床亚型有哪些表现？

（1）原发性骨关节炎（primary osteoarthritis，POA）：一般无家族史，主要发生于40岁以上人群，男女比例接近1∶2，常累及负重关节或过度使用的关节，症状因受凉或过度劳累而加重，适当休息可缓解。少出现全身疼痛等症状。血清自身免疫学检测多阴性；炎性指标（ESR、CRP）也较少阳性；较少出现滑膜积液、关节肿胀、压痛等；X线阳性表现为关节间隙非对称性狭窄、关节面硬化或变形，严重者可出现关节面下囊性变、边缘性骨赘，关节内游离体等；一般无明显滑膜炎征象。

（2）退行性脊柱强直畸形（degenerative spondylosis deformans，DSD）：多见于长期体力劳动者，约半数与全身性骨关节炎合并存在。主要病理特征为以下3点。①椎体间隙变窄。②脊椎关节突退行性变，椎体纤维环断裂和椎体前缘纤维韧带附着区骨赘形成，有时可见相邻骨赘之间的桥形连接。③脊椎周围及脊柱外侧韧带肌腱退变，可并发脊柱前和后纵韧带或弓形韧带钙化等。主要临床表现为颈椎或腰背隐痛和僵硬，活动或负重后加重；当脊椎骨赘刺激脊髓神经时，可引起剧烈神经根性疼痛等；有时会并发椎管窄或颈椎刺激等症状。

（3）全身性骨关节炎（generalized osteoarthritis，GOA）：主要发生在绝经后妇女或老年男性，无明显家族聚集发病情况；一般常涉及远端及近端指间关节，第一腕掌关节，其次为膝关节、髋关节及脊柱关节等；常呈现急性发作和多关节同时受累。受累关节表现为局部肿痛、积液、压痛、活动痛等炎症表现，有时呈结节状，如出现Heberden结节等；发作期可有血沉和CRP阳性；初期X线表现以关节软骨下骨及基底层增生常见，后期可见边缘骨赘向外突出等。但全身症状较轻，一般无严重关节功能紊乱。

（4）侵袭性炎症性骨关节炎（erosive inflammatory osteoarthritis，EIO）：多对称性累及远端及近端指间关节、第一腕掌关节，偶有掌指关节累及。突出的表现是关节疼痛、肿胀、发红、晨僵、关节活动功能受限等炎性表现，可引起关节畸形。本型最多见于绝经后妇女及老年男性。ESR可轻度升高，类风湿因子和抗核抗体可阳性，有的患者合并干燥综合征。不少学者认为此种类型可能有机体免疫异常存在。X线检查除有骨关节炎的共同特征外，往往有骨侵袭征象。滑膜检查显示明显的炎症，也可有血管翳形成，与类风湿滑膜炎很难区分。这一类患者与老年发病的类风湿关节炎患者鉴别有一定困难，也有部分学者认为侵袭性炎症性骨关节炎就是老年性类风湿关节炎。

661. 如何诊断骨关节炎？

根据临床症状及特征性的放射学依据通常可做出诊断。美国风湿免疫性疾病学会提出的诊断条件可供参考，具体如下。

（1）1986年膝关节OA分类标准

1）临床表现：膝关节疼痛加以下3条之一。①年龄＞50岁。②晨僵＜30分钟。③摩擦感。

2）放射学改变：骨赘形成。

（2）1990年手OA分类标准：①前1个月大多数时间手疼痛、发酸或僵硬。②10个指定关节中≥2个关节硬性组织肥大。③掌指关节肿胀≤2个。④＞1个远端指间关节硬性组织肥大。⑤10个指定关节中≥1个关节畸形。满足①＋②＋③＋④或①＋②＋③＋⑤即可诊断。（注：10个指定关节为双侧第2、3远端指间关节，近端指间关节和第一腕掌关节。）

（3）1991年髋OA分类标准：髋部疼痛及下列3条特征中至少2条。①ESR≤20mm/h。②股骨、髋骨的X线显示骨赘形成。③X线显示髋关节间隙狭窄（上缘、中轴和/或内侧）。

662. 什么是骨关节炎的X线分级标准？

1957年Kellgren和Lawrence提出OA的X线分级标准，至今仍被采用：0级，无异常；1级，轻微骨赘；2级，明显骨赘，关节间隙仍正常；3级，关节间隙中度狭窄；4级，关节间隙明显狭窄，软骨下骨硬化等。其中最具诊断价值的X线征象为：手关节软骨下骨硬化。膝关节骨赘形成、胫骨的髁间嵴硬化或变尖、髋关节关节间隙变窄和椎体退行性骨赘形成等，均具有诊断价值。

663. 什么是骨关节炎软骨病变MRI标准？

MRI检查对OA的早期诊断具有一定价值，OA软骨病变MRI标准（Recht）如下。

Ⅰ级：软骨损伤，厚度正常，出现不均信号。

Ⅱa级：软骨损伤，小于正常厚度1/2。

Ⅱb级：软骨损伤，超过正常厚度1/2。

Ⅲ级：软骨损伤，软骨下骨质裸露，信号带节段性或全部消失。

664. 骨关节炎的药物治疗包括哪些？

骨关节炎的药物治疗包括缓解症状药和结构/病程改善药两类。

（1）缓解症状药：①镇痛剂，包括对乙酰氨基酚、曲马多、阿片衍生物如丙氧氨酚、阿片类。②非甾体抗炎药。

（2）结构/病程改善药：关节腔内使用的透明质酸钠、S-腺苷甲硫氨酸、硫酸软骨素、硫酸葡糖胺、胶原酶抑制剂、多聚硫磺酸氨基葡聚糖、氨基葡聚糖多肽复合物、戊聚糖多硫酸盐、转化生长因子-β、IL-1抑制剂等。

治疗方法还有骨软骨移植、间充质干细胞移植等。

665. 骨关节炎的药物治疗有哪些新进展？

软骨保护剂的开发和利用是目前骨关节炎药物治疗的一个新的发展方向。现已发现氯喹可稳定溶酶体，有抑制软骨蛋白酶的作用；硫酸葡糖胺能刺激人软骨细胞合成蛋白聚糖，并影响炎症过程；透明质酸有抗炎和免疫调节作用等，这类药物正逐步应用于临床，但肯定的疗效尚需大量临床验证。

（1）类肝素多糖类：主要作用为促进软骨基质合成，抑制金属蛋白酶的活性，有利于软骨的修复，延缓骨关节炎的进展。这类药物有戊聚糖多硫酸盐、多聚硫磺酸氨基葡聚糖、氨基葡聚糖多肽复合物等。

（2）Tenidap：是一种新的羟吲哚类药物。可抑制人外周血单核细胞分泌IL-1和IL-6，抑制金属蛋白酶活性并阻止前列腺素E2（PGE2）引起的骨吸收，对氨基聚糖有保护作用，能较好地促进软骨的修复。

（3）抗生素类：动物实验证明，四环素可以通过络合金属钙锌离子抑制金属蛋白酶的活性，减少软骨破坏，还可以下调环氧化酶-2和PGE2的合成。尽管体外实验表明多西环素可以抑制关节软骨胶原酶和明胶酶活性，阻断蛋白聚糖的损失，但是在人体的情况有待更多的观察。

（4）透明质酸盐：关节腔内注射透明质酸钠具有增加滑液黏性、维持软骨细胞周围环境和保护软骨的作用，目前已用于临床。

（5）超氧化物歧化酶：能清除损伤组织中的过氧化物和氢氧根，因这些残基是强有力的炎性介质。可用于关节腔内注射。

（6）细胞因子调节剂：转化生长因子β（TGF-β）可促进软骨基质的合成与修复；IL-1抑制剂（如双醋瑞因）可以抑制关节软骨破坏。

（7）骨软骨移植和间充质干细胞移植：软骨移植可以直接修复软骨缺失，而间充质干细胞移植可以使软骨细胞再生。如果这些方法成功使用在人体，将会显著改善骨关节炎的预后。

666. 骨关节炎在什么情况下需手术治疗？

骨关节炎的手术治疗适应证主要有：①关节镜清除关节腔内游离体。②有中到重度疼痛，内科治疗不足以控制症状，关节不稳、严重变形和功能障碍以及出现严重并发症时均应考虑手术治疗。手术方法包括截骨术、关节成形术、关节置换术、关节融合术等，但应权衡手术利弊及其远期效果，特别要注意术后关节松动。

667. 什么是弥漫性特发性骨肥厚？

弥漫性特发性骨肥厚（diffuse idiopathic skeletal hyperostosis，DISH），又称强直性骨质增生症、Forestier病或Forestier-Rotes-Querol病，它是一种非炎性疾病，其主要特征为脊柱韧带以及附着点（即肌腱和韧带附着于骨的部位）钙化和骨化。DISH的发病率报道不尽相同，但均颇高。有研究发现在老年人中DISH的发病率可达15%～20%。患者一般相对肥胖，男性多于女性，无职业上的差异。

668. 弥漫性特发性骨肥厚的发病机制是什么？

尽管DISH的病因仍然未知，但机械因素、环境因素和饮食、药物和代谢疾病均被认为很重要。人们认为DISH的独特骨形成是由肌腱端的异常成骨细胞分化和活性引起。①机械因素：DISH患者胸椎右侧的骨桥通常更明显，但主动脉位置相关机械因素可影响外生骨赘的发生。②环境因素和饮食：长期暴露于过量的维生素A和骨肥厚之间的关系已经明确。③药物：阿维A和其他合成维A酸与骨肥厚有关，特别是在脊柱以外的部位。④代谢因素：数种生长因子可能参与DISH的发病机制，包括胰岛素、胰岛素样生长因子和生长激素。胰岛素样生长因子1可刺激成骨细胞，而生长激素可诱导成骨细胞内胰岛素样生长因子1的局部生成。这些因素被认为参与了DISH中成骨细胞活性增加的发病机制。

669. 弥漫性特发性骨肥厚有哪些临床表现？

DISH的病情发展缓慢，患者可无症状或仅有轻微症状。常见的主诉为下背部疼痛和强直，颈部的进展性疼痛，以及骨赘压迫食管所致的吞咽困难，亦有骨赘压迫呼吸道产生呼吸道阻塞的报道。尚有少数病例椎体后缘有骨肥厚、骨赘或伴有后纵韧带骨化压迫脊髓和神经根，可产生肢体麻木、感觉减退、无力、行走不便、尿失禁、性功能减退及较严重的疼痛等，并可查到神经系统异常体征。部分患者有外周关节的疼痛和活动障碍，查体也可发现关节活动减弱和触痛，少数患者需行外科治疗。

670. 弥漫性特发性骨肥厚的病理学改变有哪些？

DISH的病理学改变主要表现为钙化，最初见于椎体前的邻近部位，镜下观察前纵韧带内可见灶性钙化或骨化，偶见韧带内化生软骨岛经软骨内骨化形成新骨。早期，骨化邻近的椎间盘表现正常，随着病情的发展，椎间盘纤维环纤维退变，外周撕裂，伴有纤维组织的前侧方膨胀，骨化发生在纤维环和前纵韧带的混合纤维内，可见血管过度增生和轻度慢性炎性细胞围绕邻近退变的纤维环和前纵韧带，骨膜新骨形成。最终局部骨化累及前纵韧带、椎体周围结缔组织和纤维环。前纵韧带在椎体的附着处有不规则的骨赘形成。

671. 弥漫性特发性骨肥厚脊柱的X线表现有哪些？

DISH脊柱的X线表现主要见于胸椎、颈椎和腰椎。

（1）胸椎：胸椎为DISH的典型受累区，异常钙化和骨化以下胸椎多见，最常见于T7～T11。上胸椎少见，但也可见到从T1～T12连续的钙化、骨化者。胸椎异常有以下特点。

1）椎体前侧方连续的钙化和骨化。钙化和骨化呈薄片状，连续越过椎间隙，范围较广泛，但存在略局限的类型，仅累及第3、第4节脊椎。沉积骨的厚度1～20mm，当其广泛时在脊柱前侧方形成致密的盾牌状改变。晚期骨化多凹凸不平，特别在椎间盘水平。但假性脊柱炎型（椎体前侧方骨化厚度仅为1～3mm，椎间盘膨出和尖角状骨赘没有很快出现者）可平滑。

2）椎体上下缘骨赘形成，但椎间盘维持其相对高度。骨赘多为爪形，并常与椎体前方骨沉积融合，往往在椎间盘保待完整的水平，骨形成最严重。

3）椎间盘水平骨沉积位置更靠前。骨化肿块内可见形态不一的低密度影，为椎间盘实体的膨出所致。

4）韧带沉积骨与椎体前缘之间出现线状或半环状透亮带。虽然透亮带不出现在每一个椎体，但却为DISH的特征性X线表现。此带经常突然终止于椎体的上缘和下缘。晚期这一透亮带可随骨化的进展被湮没。

5）脊椎双侧骨化不对称。虽然双侧常受累，但胸椎（包括上腰椎）的右侧为好发部位，左侧骨沉积与骨赘少见，有人认为是受主动脉搏动影响的结果。

（2）颈椎：异常最常见于C5和C6椎体前，C1和C2相对少见。皮质肥厚最初沿椎体前表面发生，前缘特别是前下缘出现骨赘，向下延伸并越过椎间盘。随着病情的发展，可见连续数个椎体受累，但较胸椎少见。骨化表现为平滑、盔甲状、凹凸不平及不规则状，最厚可达11～12mm。椎间隙水平、骨块内常有椎间盘膨出形成的低密度缺损，但沉积骨与椎体之间的透亮带较少见。

（3）腰椎：椎体前骨肥厚为最初表现，随着病情进展，椎体边缘出现云雾状密度增高影和尖角状骨赘，特别在椎体前上方。骨赘延伸越过椎间隙，椎间盘前方骨块内可见低密度影。偶尔可见新骨与椎体间透亮带，但连续数个椎体的骨沉积罕见，而以椎体上下缘角状骨赘多见。

672. 弥漫性特发性骨肥厚脊柱外的X线表现有哪些？

弥漫性特发性骨肥厚患者脊柱外凡是肌腱韧带在骨骼的附着处均可发生新骨沉积而产生骨赘。肌腱韧带骨化常见，具特征性，特别在以下部位明显。

（1）骨盆：髂嵴、坐骨结节、股骨转子等韧带附着部位出现胡须样骨沉积。骶髂关节下方关节周围可见骨赘。髋臼旁、耻骨上缘骨桥形成。另外，骨盆常见韧带骨化，特别好发于髂腰韧带和骶结节韧带。但也有学者持不同看法，认为骶结节韧带骨化为退行性变所共有，并非DISH的特征性表现。

（2）足：跟骨下后表面骨刺，跟腱和跖腱膜增生。距骨背侧、跗骨、舟骨的背内侧，骰骨底后侧和第5跖骨基底发生特异性的骨增生，后者可表现为跖腱膜钙化或相似于Peroneal种子骨的变异，而呈大的“距骨钩”。

（3）其他部位：胫腓骨骨肥厚常累及骨间膜的附着部位。髌骨上下缘骨质增生，特别好发于股四头肌腱的附着部位，肘部以鹰嘴骨刺最常见，境界清楚，偶尔相当突出。另外，肩、膝、指骨、掌骨的外生骨赘和颅骨的骨肥厚可被注意，还发现术后的异位骨化。

673. 弥漫性特发性骨肥厚还有哪些相关的骨质改变？

（1）骨质疏松：中轴骨轻度骨质疏松，但疏松程度与年龄不一致。

（2）骨强直：常见于胸区，较少见于颈区，腰区少见。突间关节可以变窄、硬化，但不出现强直。骶髂关节周围可有骨赘甚至骨桥，但并不发生骨融合。因突间关节不发生强直，脊柱活动虽受限、减弱，但仍保持一定活动度。

（3）椎间盘退变：椎间隙狭窄在骨肥厚区内不常见，一般为轻度和局部的，仅偶伴有椎体缘硬化、椎间盘真空现象和钙化。但退行性改变可并发DISH。

（4）椎体后方骨沉积及骨赘：并非DISH的特征性表现，且远不如椎体前侧明显，但部分患者后方骨沉积及骨赘可对脊髓产生压迹。

（5）DISH与后纵韧带骨化（OPLL）相关：20世纪70年代后期Resnick和其他一些学者注意到很多患者DISH与OPLL并存，有几组报告在DISH患者中OPLL可达40%～50%，因而提出DISH与OPLL相关的可能，并指出一旦患者伴有后纵韧带明显的钙化，就有可能出现因OPLL引起的脊髓神经病学的表现。

674. 弥漫性特发性骨肥厚的诊断标准是什么？

1976年Resnick为了将DISH与其他表现相似的疾病区别开来，选择了严格的脊柱X线特征作为DISH的诊断标准：①至少连续4个椎体前侧缘的钙化和骨化，伴或不伴有椎体之间的局限性角状骨赘。②受累区椎间盘高度保持相对完整，且缺少退行性椎间盘改变的X线表现，包括真空现象和椎体缘硬化。③无突间关节的骨性强直和骶髂关节侵蚀、硬化或融合。尽管Resnick本人也曾指出脊柱外的X线改变典型时，在缺少脊柱表现的情况下亦可提示DISH的诊断，但迄今描述和报道DISH的学者，在诊断和筛选患者时仍严格沿袭Resnick提出的标准，结合脊柱外X线表现以判定，而避免与表现相似的疾病相混淆。

675. 弥漫性特发性骨肥厚应与哪些疾病相鉴别？

（1）强直性脊柱炎（AS）：AS的临床表现、X线、病理均与DISH不同。AS的韧带联合骨赘为菲薄性的，连接相邻椎体的纵行平滑骨桥，为纤维环外周部分内的骨化，软骨化生最终可累及纤维环和髓核的大部分，但前纵韧带和相邻的结缔组织不发生骨化，易与DISH的骨肥厚和骨赘相鉴别，而AS的突间关节，骶髂关节强直则不出现DISH。另外，血清阴性关节炎中的银屑病关节炎和赖特综合征也可出现脊柱融合骨赘，但其广泛程度均不及DISH。

（2）椎间（骨）软骨病：此病与生理性和病理性椎间盘脱水有关，髓核变脆、褪色、裂隙形成并延及纤维环。X线可见椎间盘真空征和椎间盘狭窄。严重者出现软骨终板下的骨硬化，椎间盘突出所致的Schmorl结节和骨边缘的小骨赘形成，这些均与DISH的韧带骨化，广泛骨赘及椎间隙相对完整的特征明显不同。

（3）畸形性脊柱炎：其病因可能为椎间盘对椎体的附着减弱，但髓核并无脱水退变。由于椎间盘松动、纤维环部分脱出、前纵韧带被拉长，骨赘发生在韧带椎体前表面的附着处，其病理和X线改变与DISH有相似处。但DISH的骨赘更广泛，前纵韧带骨化，骨膜新骨形成于椎体表面均为畸形性脊柱炎所不及或没有的。

（4）肢端肥大症：可产生椎体前方的骨沉积并保待椎间盘的高度，但不见新骨“连续”的形式，椎体后缘呈扇形改变，颅骨和周围骨明显肥大。DISH末端指骨的丛状膨大也较肢端肥大症轻。

（5）氟中毒：可产生脊柱骨赘、韧带骨化、骨盆胡须状骨沉积和周围骨膜炎，但是出现DISH所不具有的骨密度增加。另外，地方病史和牙齿异常有助于和DISH鉴别。

（6）橡皮性骨膜病：可产生骨膜新骨，累及长骨远端可相似于DISH脊柱外表现。橡皮性骨膜病具有脸部指捧状粗糙特征，皮肤多皱纹和油腻，缺少脊柱X线异常，可以此鉴别。

（7）肥大性骨关节病：产生骨干和骺端骨膜炎，以此和DISH鉴别。另外，杵状指、缺少脊柱受累和常有肺部病变均与DISH不同。

676. 弥漫性特发性骨肥厚如何治疗？

建议对症处理僵硬（主要症状）和疼痛（通常轻微），其重点是物理措施，包括正式的理疗和定期锻炼，酌情给予非甾体抗炎药对症镇痛治疗。针对由于韧带钙化及骨肥大增生引起神经功能障碍时，需行减压术。DISH伴有椎体前缘巨大骨赘，压迫食管，出现吞咽困难时要行手术治疗。术前X线、CT检查，尤其是X线对确定病变部位及范围是必不可少的检查。DISH患者防止重劳动、外伤，严禁推拿、按摩，对已存在的糖尿病、肥胖及内分泌失调应给予治疗。

（十一）自身免疫性肝病

677. 什么是自身免疫性肝病？它的范畴有哪些？

自身免疫性肝病（autoimmune liver diseases，AILDs）是指由于机体免疫功能失调而导致的一组肝细胞或肝内外胆管损伤的疾病，主要包括自身免疫性肝炎（autoimmune hepatitis，AIH）、原发性胆汁性胆管炎（primary biliary cholangitis，PBC）、原发性硬化性胆管炎（primary sclerotic cholangitis，PSC）及两者兼有的重叠综合征。

678. 什么是自身免疫性肝炎？

自身免疫性肝炎（AIH）是一种累及肝脏实质的慢性进展性炎症性疾病，病因未明，易发生在有遗传易感性的个体中，通常由环境等因素等触发引起T细胞介导的针对肝细胞的自身免疫反应，临床上以血清氨基转移酶增高、高IgG血症、血清中可检测到非器官特异和肝特异性的自身抗体为特征，其典型病理组织学特征为界板性肝炎，即汇管区大量单核细胞、淋巴细胞、浆细胞浸润并向周围肝实质侵入，最终可导致肝纤维化和肝硬化。此病女性多见（男女比例为1∶4），任何年龄均可发病。

679. 自身免疫性肝炎如何分型？

AIH依据自身抗体的不同分为以下2型。

（1）1型AIH（AIH-1）抗核抗体（ANA）和/或抗平滑肌抗体（SMA）为阳性，是最常见的疾病类型，约占全部AIH患者的90%以上，其中70%为女性患者，年龄一般小于40岁。较高的anti-SMA效价与组织学和生化水平呈正相关，其中抗肌动蛋白（F-actin）对诊断Ⅰ型

AIH具有高度特异性。20%患者同时伴有其他自身免疫性疾病。

（2）2型AIH（AIH-2）血清学特点为存在抗肝/肾微粒体抗体1型（抗LKM-1）和/或抗肝细胞溶质抗原1型（抗LC-1）抗体阳性。AIH-2占AIH患者总数的5～10%，主要影响儿童（2～14岁），也可影响婴儿（＜1岁）及年轻人（＜25岁）。抗LKM-1存在发病率上的地域差别，美国仅有2%，而英国高达38%。抗LKM-1靶抗原为细胞色素P450 Ⅱ D6。24%～32%的抗LC-1抗体与抗LKM-1同时存在。部分AIH-2型可能与丙型肝炎病毒感染有关，AIH-2更易合并其他自身免疫性疾病。此外，肝脏特异性抗可溶性肝抗原（SLA）抗体对AIH具有高度特异性和诊断意义，与更严重的病程及更差的预后相关，但我国仅有2.5%呈抗SLA阳性，其中在30%～50%的AIH-1或AIH-2儿童中发现，也是少数AIH儿童中唯一存在的自身抗体。

680. 自身免疫性肝炎有哪些临床特点？

（1）临床表现：成人临床表现差异很大，大多数患者无症状或体征，或表现为乏力等非特异性症状；20%～50%的患者表现为肝外自身免疫性疾病，可能是诊断的主要依据；大约1/3患者急性重度AIH，表现为急性黄疸、严重疲劳、恶心、腹痛；极少数情况下，暴发性肝衰竭是AIH初始表现。约1/3诊断时即存在肝硬化。在儿童AIH中，约40%的AIH-1儿童和25%的AIH-2儿童表现出轻微的非特异性症状，与成人相似；急性发作更常见，尤其是AIH-2型，多达1/4；部分在诊断时即已发生肝硬化。

（2）实验室检查：高免疫球蛋白血症以IgG升高为主；血清生物化学改变以血清丙氨酸氨基转移酶（ALT）和天冬氨酸氨基转移酶（AST）升高为主，ALP、GGT不高或轻度升高；自身抗体的检测提示抗核抗体（ANA）、抗平滑肌抗体（SMA）、抗肝-肾微粒体抗体（LKM）、抗可溶性肝抗原（soluble liver antigen，SLA）抗体等阳性。

（3）组织病理学检查：界面性肝炎，门静脉周围和界板区的碎屑样坏死，门静脉和小叶中度慢性炎症浸润，以淋巴细胞、浆细胞浸润为主，严重者伴有门静脉-门静脉或门静脉-小叶中央区的桥样坏死，小叶性肝炎等。如有明显的胆管损伤或缺失则不支持AIH的诊断。

（4）排除其他原因导致的肝病：如各种病毒性肝炎、酒精性肝炎、药物性肝炎、α_1-抗胰蛋白酶缺乏、肝窦状核变性等。

（5）免疫抑制治疗有效。表4-53分别列出了支持和不支持AIH诊断的临床特点。

表4-53　支持和不支持AIH诊断的临床特点

支持AIH诊断的特点	不支持AIH诊断的特点
女性	高血清碱性磷酸酶
血清转氨酶升高	血清AMA阳性
低血清碱性磷酸酶	嗜肝病毒血清学检测阳性
高γ球蛋白血症伴血清IgG升高	有用药史和饮酒史

续 表

支持AIH诊断的特点	不支持AIH诊断的特点
ANA、SMA、抗LKM-1、pANCA或抗SLA/LP抗体阳性	肝形态学改变
AMA阴性	活检提示其他病因
无同时发生的嗜肝病毒感染	
无用药史和饮酒史	
肝活检显示界板性肝炎	
患者同时有其他免疫紊乱或家族史	
存在HLA的遗传标志	
激素治疗有效	

681. 自身免疫性肝炎的诊断标准是什么？

对于不典型AIH病例的诊断需要依据国际自身免疫性肝炎协作组（IAIHG）1999年更新的诊断评分系统进行评价，根据是否已接受糖皮质激素治疗分为治疗前评分和治疗后评分（表4-54）。

表4-54　自身免疫性肝炎（AIH）的诊断评分系统

项　目	因　素	评分/分
性别	女性	＋2
ALP/AST（或ALT）比值	＞3	−2
	＜1.5	＋2
γ球蛋白或IgG（大于正常值上限的倍数）	＞2.0	＋3
	1.5～2.0	＋2
	1.0～1.5	＋1
	＜1.0	0
ANA、SMA或抗LKM1效价	＞1∶80	＋3
	1∶80	＋2
	1∶40	＋1
	＜1∶40	0
AMA	阳性	−4
病毒感染活动性标志物	阳性	−3
	阴性	＋3

续 表

项 目	因 素	评分/分
肝毒性药物服用史	有	−4
	无	＋1
酒精摄入量	＜25g/d	＋2
	＞60g/d	−2
伴随的免疫疾病	任何其他非肝免疫疾病	＋2
其他自身抗体	抗SLA/LP、LC1、pANCA	＋2
组织学特征	界板性肝炎	＋3
	浆细胞浸润	＋1
	玫瑰花结	＋1
	无以上情况	−5
	胆管改变	−3
	非典型特征	−3
HLA	DR3或DR4	＋1
对治疗的反应	完全缓解	＋2
	缓解后复发	＋3

注：评分标准为治疗前确定AIH需＞15分，可疑AIH需10～15分；治疗后确定AIH需＞17分，可疑AIH需12～17分。

AIH存在疾病异质性，缺乏AIH诊断金标准，而1999年修订的评分系统是为AIH临床研究和试验而制定的，用于日常临床工作较复杂，2008年国际自身免疫性肝炎协作组（IAIHG）提出AIH简化诊断评分系统，便于临床应用，其由4部分组成（表4-55）。

表4-55　自身免疫性肝炎（AIH）的简化评分系统

变量	标准	分值/分
自身抗体	ANA或SMA 1∶40	1
	ANA或SMA≥1∶80	2
	LKM（≥1∶40）或SLA阳性	2
IgG	＞正常值上限	1
	＞1.1倍正常值上限	2
肝脏组织学	符合AIH	1
	典型AIH	2
病毒性肝炎除外	是	2

注：评分标准为＝6分，AIH可疑；≥7分，AIH确诊。

682. 自身免疫性肝炎如何治疗？预后怎样？

AIH治疗目标是缓解症状，诱导并维持对炎症活动的完全抑制，并防止发展为肝脏失代偿和肝硬化。当临床症状消失、转氨酶和IgG降至正常，病情缓解。对于儿童，低自身抗体效价是另一个缓解标准。

（1）AIH的药物治疗：免疫抑制治疗包括糖皮质激素的单一疗法或者糖皮质激素和免疫抑制剂联合治疗，对80%～90%的患者有效，已被证明可以改善AIH患者的长期预后，并被推荐作为一线治疗。糖皮质激素用于诱导缓解，免疫抑制剂维持缓解。目前AIH初始推荐治疗方案为泼尼松和硫唑嘌呤联合治疗，泼尼松诱导缓解的初始剂量为每日0.5～1.0mg/kg，遵循个体化原则以5～10mg每周逐渐减量至维持剂量10mg/d，激素开始治疗2～4周后引入硫唑嘌呤（AZA），初始剂量50mg/d，根据个体治疗反应确定泼尼松维持量。AZA可减少泼尼松用量，减少其相关的不良反应，甚至可停用泼尼松，仅靠AZA 50mg/d单药维持治疗。布地奈德具有肝脏首次高清除率90%，全身不良反应少，9mg/d被作为推荐治疗，适用于长期需用糖皮质激素治疗患者，但禁用于肝硬化患者。

对于标准治疗无效或不能耐受的AIH患者进行替代疗法，二线治疗给予吗替麦考酚酯（MMF）、6-MP、他克莫司、环孢素等，其中MMF是应用最广泛的二线治疗药物，三线治疗包括英夫利昔单抗、利妥昔单抗等，已用于治疗难治性AIH患者。

（2）AIH的手术治疗：患有急性肝衰竭或终末期肝病的患者需要肝移植。肝移植后5年和10年患者生存率分别为79.4%和73.25%，移植物5年和10年生存率分别为70.8%和63.4%。影响患者生存的主要因素包括AIH复发和移植排斥，AIH肝移植后复发率较高，但极少进展为肝硬化或移植物功能衰竭。移植前AIH严重程度和糖皮质激素停用均与AIH复发有关，近来研究表明，HLA位点不匹配被认为是复发的危险因素。2019年AASLD建议肝移植术后应考虑逐渐停用糖皮质激素。

683. 什么是APECED？自身免疫性肝炎与该病的关系如何？

APECED（autoimmune polyendocrinopathy-candidiasis-ectodermal dystrophy）：即自身免疫性多发性内分泌病-念珠菌感染-外胚层营养不良综合征，是一种罕见的常染色体隐性遗传性疾病，临床以免疫介导的内分泌组织破坏、慢性念珠菌病和外胚层营养不良为特征，儿童期即发病，可累及全身多个腺体，如甲状旁腺、甲状腺、性腺、肾上腺及胰岛等，多引起甲状旁腺和肾上腺功能不全。其他表现包括全部脱发、角膜炎或角结膜炎、牙釉质发育不良、儿童起病的念珠菌病（真菌感染）、青少年起病的恶性贫血、胃肠功能障碍（消化不良、腹泻）和慢性活动性肝炎表现。APECED由单基因突变引起，即自身免疫调控基因（autoimmune regulator gene，AIRE）异常，是迄今已知的唯一一种由于单基因突变而引起的系统性自身免疫性疾病。AIH作为一种疾病的表现可出现在10%～18%的APECED患者中，这些患者血清中可出现以下抗体：ANA、抗LKM抗体（其靶抗原为CYP2A6、CYP1A1、CYP2B6）及抗肝微粒体（LM）抗体（其靶抗原为CYP1A2）。ANA在APECED中的阳性率可达到22%，但与是否存在AIH表现无关。抗LKM/LM抗体阳性提示APECED患者更易合并AIH的表现，特别是抗LM抗体是AIH出现于APECED患者中的特异性指标。新近研究发现：抗色氨酸羟化酶抗体是APECED患者出现肝炎最好的预测因子。APECED患者血清中不出现抗SLA、抗LKM-1和抗LC1等AIH标记性抗体。该疾病无法根治，仅能给予对症治疗，如激素替代疗法，控制真菌感染等。此病预后取决于相关激素的补充及感染的控制。

684. 什么是原发性胆汁性胆管炎？

原发性胆汁性胆管炎（primary biliary cholangitis，PBC）在2016年之前曾被称为原发性胆汁性肝硬化（primary biliary cirrhosis，PBC）。PBC是以肝内中小胆管的损伤为特征的自身免疫性肝病，其病因不明，是一种慢性非化脓性破坏性胆管炎、胆汁淤积性疾病，若治疗不当则逐步进展为肝纤维化、肝硬化及相关并发症。PBC主要发生于中年女性，比例约为10∶1，其发病率为2～40/10万，并随着时间的推移而增加。PBC发病机制与自身免疫失调密切相关，可引起胆管上皮细胞的靶向损伤。

瘙痒和乏力是PBC患者最常见的症状，长期并发症包括骨量减少和骨质疏松、高脂血症和脂溶性维生素缺乏等，晚期可能出现肝硬化和门静脉高压的典型体征如蜘蛛痣、肝掌、腹水、脾大等，且肝癌发病风险增加。实验室检查显示胆汁淤积的特点，即血清胆红素升高，ALP及GGT等胆管酶明显升高，以及IgM增高，而AST、ALT正常或仅有轻中度增高。

685. 原发性胆汁性胆管炎的组织学变化如何？

Ludwig分期标准被广泛应用于PBC相关的临床和科研，Ⅰ期为胆管炎期，损伤的胆管周围可见淋巴细胞浸润为主，如形成非干酪性肉芽肿，即PBC特征性的进行性非化脓性破坏性胆管病变；Ⅱ期为汇管区周围炎期，即界面性肝炎；Ⅲ期为进行性纤维化期，汇管区间出现桥接坏死、纤维化；Ⅳ期为肝硬化伴再生结节。

近年来，Nakanuma等提出新的评分系统，通过评估两个或三个标准：纤维化、胆管消失、肝脏组织地衣红染色阳性颗粒沉积进行分期（表4-56）。

表4-56 Nakanuma评分系统

标准	定义	评分/分
纤维化	无纤维化或汇管区间质纤维化	0
	汇管区纤维化伴汇管区周围纤维化或连有不全纤维细隔	1
	桥接纤维化伴小叶结构紊乱	2
	多数桥接纤维化，或肝硬化伴再生结节	3
胆管消失	无消失	0
	胆管消失＜1/3汇管区	1
	胆管消失1/3～2/3汇管区	2
	胆管消失＞2/3汇管区	3
肝脏组织地衣红染色阳性颗粒沉积	无沉积	0
	沉积范围＜1/3汇管区	1
	沉积范围1/3～2/3汇管区	2
	沉积范围＞2/3汇管区	3

PBC分期	疾病严重程度	评分/分	
		1＋2＋3	1＋2
S0期	无进展	0	0
S1期	轻度	1～3	1～2
S2期	中度	4～6	3～4
S3期	重度	7～9	5～6

686. 原发性胆汁性胆管炎的实验室诊断主要依靠哪些抗体？

抗线粒体抗体（AMA）是PBC特征性抗体，在90%～95%的患者中存在，效价＞1∶40有诊断意义，然而AMA效价与PBC疾病严重程度无关，有助于PBC患者在疾病前期或无症状期得到明确诊断。近年与PBC相关的AMA亚型抗体检测已应用于临床诊断（M2、M4、M8、M9），尤其是AMA-M2亚型，诊断本病的敏感度和特异度高达90%～95%。此外，还可出现其他自身抗体，包括抗板层素抗体、抗核点抗体、抗着丝点抗体、抗gp210抗体、抗胃壁细胞抗体等。近年来研究发现，AMA对PBC的诊断仍存在局限性。约有10%的PBC患者AMA/AMA-M2阴性，AMA/AMA-M2也可出现于某些结缔组织病（尤其是原发性干燥综合征肝脏损伤患者）、感染性疾病及某些无肝损伤患者中。AMA-M2可能是诊断PBC高敏感性指标而非标志性指标。血清抗核抗体（ANA）阳性的PBC患者大约占50%，ANA免疫荧光被描述为以gp210、P62为主要靶点形成的核膜型，以Sp100为主要靶点形成的多核点型。其是PBC的高度特异性抗体，其特异性高达95%以上，极少出现于自身免疫性肝炎、类风湿关节炎、干燥综合征和多发性肌炎患者中。此外，抗核抗体是PBC预后不良的标志物，检测ANA对于AMA阴性或者缺乏一般临床特征的PBC患者以及实验室、病理结果异常的PBC患者的确诊均具有重要的意义。

687. 原发性胆汁性胆管炎的诊断标准是什么？

PBC的诊断基于3条标准：①存在胆汁淤积的生化证据，以ALP、GGT升高为主。②AMA、AMA-M2阳性，或其他PBC特异性自身抗体阳性，如抗gp120抗体、抗Sp100抗体。③肝组织学检查显示小叶间胆管破坏和非化脓性破坏性胆管炎。符合以上3项诊断标准中的两项即可确诊PBC。

688. 原发性胆汁性胆管炎常与其他结缔组织病或自身免疫性疾病合并吗？

PBC常与其他结缔组织病（CTD）伴发，如干燥综合征（SS）、系统性硬化症（SSc）、系统性红斑狼疮（SLE）、特发性炎性肌病（IIM）、类风湿关节炎（RA）等，中国以合并SS最常见，国外报道合并SSc更多。此外，常见合并的自身免疫性疾病还包括自身免疫性甲状腺疾病、自身免疫性血小板减少症、溶血性贫血和克罗恩病、溃疡性结肠炎等炎症性肠病以及自身免疫性肝炎（AIH）等。

689. 原发性胆汁性胆管炎的临床怎样分期？如何治疗？它的预后怎样？

PBC起病隐匿、缓慢，自然病程大致分为4期：临床前期，肝功能异常无症状期，肝功能异常症状期及肝硬化期。在健康筛查时，大约60%的患者没有症状。而大多数无症状的患者在诊断后2～4年出现症状。

PBC治疗的理想目标是治愈，但至今尚无根治的方法，其治疗应改善患者症状、延缓疾病进展、预防肝硬化及并发症。

熊去氧胆酸（UDCA）是经美国FDA批准用于PBC治疗的一线治疗药物，也是目前治疗PBC的首选药物。多项研究表明UDCA治疗PBC有效。该药不仅对控制血清胆红素、碱性磷酸酶及γ-谷氨酰转肽酶升高有效，而且可以显著改善患者预后，与安慰剂治疗患者相比，接受UDCA治疗患者PBC进展率显著降低，死亡或肝移植概率降低，且无肝移植的生存率显著升高，尤其是对于总胆红素＜34.2μmol/L且轻度纤维化的患者更为明显。其可能的作用机制如下：促进内生性胆酸分泌；改变胆汁酸池、减少胆汁淤积；稳定胆管上皮细胞膜；减少促炎症因子分泌；减少肝细胞表面异常HLA-Ⅰ型分子表达及调控细胞因子的表达及细胞凋亡。

推荐剂量为每日13～15mg/kg。

然而大约40%的患者对UDCA治疗反应不完全，强烈建议开展二线治疗。二线治疗药物为附加而非替代。2016年美国FDA批准奥贝胆酸（OCA）用于UDCA应答不良的PBC治疗。OCA是FXR选择性配体，抑制胆汁酸合成，进而减轻胆汁淤积对肝细胞和胆管的损伤，还具有抗纤维化和抗炎的特性。FDA批准5～10mg/d用于UDCA应答不良的联合治疗或者UDCA不能耐受的单一疗法。与UDCA联合治疗可降低UDCA应答不良患者的胆汁淤积生化水平，延缓生存期，然而OCA与严重的瘙痒率有关。

近几年研究表明，贝特类药物可让PBC患者获益。2018年《新英格兰医学杂志》发表了苯扎贝特Ⅲ期临床研究，研究显示，苯扎贝特与UDCA联合治疗24个月可降低ALP等生化指标，并且与瘙痒发生率减少有关。但苯扎贝特对生存期等长期疗效的影响仍有待观察。

传统的免疫抑制剂和糖皮质激素对UDCA应答不良的PBC治疗效果不理想，但也有研究显示，布地奈德对UDCA应答不良的PBC患者有一定疗效。其他药物如抗纤维化药物、生物制剂、间充质干细胞等循证医学证据不足，尚无法大规模使用，目前还有一些新药尚在临床试验进行中。

多数PBC预后较好，尤其发现较早、UDCA治疗反应良好、未合并门静脉高压和其他自身免疫性疾病的患者，生存期与健康人几乎无差异。部分患者发现较晚、早期出现门静脉高压、UDCA治疗反应不佳且二线治疗仍无法达到生化指标缓解，或合并有重要脏器严重受累的自身免疫性疾病、肝脏恶性肿瘤，则预后较差。

690. 自身免疫性肝炎与原发性胆汁性胆管炎如何鉴别？

AIH可出现与PBC相似的临床表现，也可伴肝外其他自身免疫性疾病，最常见的甲状腺炎，但其组织病理与PBC不同，以肝细胞损害为主，而胆管损害较轻。血清AMA阴性而抗核抗体（ANA）、抗平滑肌抗体（SMA）、抗肝-肾微粒体抗体（抗LKM）、抗可溶性肝抗原（soluble liver antigen，SLA）抗体等阳性。AIH对糖皮质激素反应较好。

691. 什么是原发性硬化性胆管炎？

原发性硬化性胆管炎（PSC）是一种少见且病因未明的慢性胆汁淤积性肝病，主要特点为肝内外胆管炎性破坏和纤维化，引起胆管狭窄、梗阻，进而发生胆汁性肝硬化。病变主要位于肝外胆管，大胆管型约占PSC患者的90%，特别是胆总管，也可同时侵犯左右肝管或肝内胆管。

本病可能和遗传、免疫、感染、肠毒素吸收、胆管缺血等致病因素有关。PSC患病率存在地区差异，在北欧和美国最高，高达16.2/10万，亚洲明显较低。60%～75%为男性，常在30～40岁诊断。典型症状有黄疸和瘙痒，以及非特异性症状，如疲乏、食欲差、恶心、体重下降等，晚期有肝硬化、肝衰竭、门静脉高压等表现。多数患者常伴有炎症性肠病

（IBD），一般报道在70%左右，其中以溃疡性结肠炎（UC）最多见，且患胆管癌和结直肠癌风险增加。

692. 原发性硬化性胆管炎如何诊断和治疗？

原发性硬化性胆管炎（PSC）关键诊断条件包括胆汁淤积型生化指标及胆管造影。肝功能检验显示有胆汁淤积，ALP、GGT升高，血清转氨酶升高不明显，大多数诊断时血清胆红素水平正常。磁共振胰胆管成像已成为PSC诊断的首选非侵入性检查方法，其特异性为94%，敏感性为85%。PSC特征性的放射学表现为胆管不规则、多发局部狭窄和扩张，胆管弥漫性狭窄伴正常扩张段形成典型的串珠状改变。内镜逆行胰胆管造影术由于存在并发症的风险，仅用于治疗干预或胆管狭窄评估。肝组织活检显示向心性导管周围纤维化，即洋葱皮纤维化，然而PSC患者的肝组织活检检测率不到15%且无特异性，不是诊断PSC的必要条件。

PSC的治疗主要包括以下3种方式。

（1）内科治疗：尚未发现有效的药物可以延缓疾病进展或改善无肝移植的生存率。①熊去氧胆酸（UDCA）是研究最广泛和最常用的药物，然而其长期益处尚不清楚，UDCA使用仍存在争议。近年来，多项研究显示不同剂量UDCA发挥不同的治疗作用。低至中等剂量UDCA（每日10～23mg/kg）可以降低胆汁淤积生化水平，但是在控制症状、生存率、肝移植等方面无显著改善；高剂量UDCA反而增加肝硬化、肝移植及死亡等风险。②糖皮质激素和免疫抑制剂：泼尼松、布地奈德、硫唑嘌呤、甲氨蝶呤等多为小样本研究且缺乏新的研究，故不推荐此类药物治疗。免疫抑制剂治疗并没有改善PSC的结局。③其他：小型研究报道万古霉素可降低ALP和胆红素，进一步的随机试验仍在进行；奥贝胆酸（OCA）、贝特类等药物可显著改善胆汁淤积水平，仍需要临床试验评估。④症状管理：最容易控制的症状是瘙痒，一线治疗药物是考来烯胺，二线治疗药物包括利福平和纳曲酮。疾病晚期的瘙痒难以通过药物控制。目前还没有针对疲劳的有效疗法。

（2）内镜治疗：显性狭窄指胆总管狭窄＜1.5mm或左右肝管＞1mm。球囊扩张和支架置入是主要方式，支架置入会增加相关不良事件，如胰腺炎、胆管炎等发生的风险，推荐球囊扩张作为PSC胆管狭窄的初始治疗选择。

（3）外科治疗：PSC是一种进展性疾病，大约40%的患者最终需要肝移植，肝移植是失代偿期肝硬化、复发性细菌性胆管炎、顽固性瘙痒的良好适应方法，其长期预后良好，1年和5年生存率分别为91%和82%，但是在25%的病例中复发。

693. 什么是自身免疫性肝病重叠综合征？有何特点？

自身免疫性肝病是一组具有自身免疫基础的炎症性肝病，主要包括自身免疫性肝炎（AIH）、原发性胆汁性胆管炎（PBC）、原发性硬化性胆管炎（PSC）等，目前临床上有少数患者同时具有上述两种或两种以上肝病的临床及病理改变，称其为自身免疫性肝病重叠综合征（overlap syndrome），临床常见PBC/AIH、PBC/PSC、AIH/PSC 3种类型，其中以PBC/AIH重叠综合征最为常见。据近年国外文献报道，重叠综合征占PBC患者的4.8%～19%，占AIH患者的5%～8.3%。

PBC/AIH重叠综合征同时具有PBC及AIH的生化特点，表现为既有GGT、ALP、IgM明显增高，又同时有ALT、AST、IgG的显著增高，其组织学病变既有小叶间胆管改变，亦同时伴有肝细胞变性、坏死、中重度界板性炎症及汇管区浆细胞浸润，同时包含单纯PBC和AIH的病理特点，血清中多同时出现抗线粒体抗体和抗平滑肌抗体，因此可从血生化及自身抗体检出特点等发现PBC/AIH重叠综合征，必要时行肝组织病理检查确诊。PBC/AIH重叠综合征的治疗尚无统一方案，糖皮质激素单一治疗或联合硫唑嘌呤或其他免疫抑制剂可改善患者生化指标及预后。

五、少见风湿免疫性疾病各论

（一）遗传性结缔组织病

694. 什么是遗传性结缔组织病？包括哪几类？

遗传性结缔组织病（hereditary connective tissue disease，HCTD）是由基因异常导致胶原蛋白、弹性蛋白及其他间质蛋白的性质或结构改变而引起的临床疾病。

人类已知的遗传性结缔组织病已超200种，其中较常见疾病的患病率为1/50 000～1/10 000，多数HCTD都极为罕见。HCTD主要包括四大类：①纤维蛋白疾病，如马方（Marfan）综合征、Ehlers-Danlos综合征、成骨不全、弹性纤维假黄瘤症等。②溶酶体贮积症，如黏多糖贮积症。③累及结缔组织的遗传性代谢病，如同型胱氨酸尿症。④以皮肤受累为主要特征的疾病，如基底细胞痣综合征（basal cell nevus syndrome，BCNS），又称Corlin Goltz综合征等。

695. 临床上常见的遗传性结缔组织病有哪些？

（1）马方综合征：又称蜘蛛状指/趾综合征，是以骨骼、眼与心血管系统异常为主要特征的HCTD。国内报道患病率为2～8/10万。典型表现是体格细长、全身皮下脂肪减少，骨骼异常表现占96%，眼部表现约占66%，心血管损害占38%。临床诊断一般根据骨骼（蜘蛛指/趾）、眼（晶体脱位）、心血管异常（主动脉根部扩张/夹层）、阳性家族史诊断。具有前3项者为完全型，仅有心血管异常者而无骨骼及眼改变者称不完全型。国际上也普遍采用2010年修订版的Ghent标准诊断。基因检测的阳性结果也支持马方综合征的诊断。

本病应注意劳逸结合，避免过度劳累或剧烈运动。有阳性家族史者子代患病风险明显升高。患者婚育前应至医学遗传科咨询。内科治疗可用β受体阻滞剂、肾素-血管紧张素系统拮抗剂等。主动脉夹层分离、破裂和瓣膜关闭不全应考虑升主动脉修补术。

（2）溶酶体贮积症（lysosomal storage diseases，LSDs）：溶酶体是一种细胞质内的单层膜细胞器，是细胞的处理和回收系统。含有60多种酸性水解酶，可降解各种生物大分子，如核酸、蛋白质、脂质、黏多糖及糖原等。基因突变造成酶的缺陷，导致有关生物大分子不能正常地降解而在溶酶体中进行性蓄积，导致细胞膨胀，细胞功能破坏，而引起相应的临床表现，称溶酶体贮积症。溶酶体贮积症的特点括包以下5点。①多种组织或器官受累。②临床病情呈进行性加重。③贮积物成分多样化，为单层溶酶体膜所包裹。④可通过酶活性测定及基因分析作出诊断及产前诊断。⑤治疗包括对症治疗及支持治疗。包括黏多糖病、神经鞘脂贮积症、糖蛋白贮积症、溶酶体酶转运障碍、溶酶体膜转运障碍等。有的病可用酶替代治疗，如戈谢病等。无中枢神经系统受累疾病可考虑做骨髓移植。

（3）同型胱氨酸尿症：同型胱氨酸尿症是由胱硫醚合成酶缺乏造成甲硫氨酸代谢障碍的疾病。临床以智力障碍、晶状体脱位、骨骼异常和血栓形成为主要表现，本病属常染色体隐性遗传。

人体从饮食中获得甲硫氨酸后，经甲硫氨酸活化酶转变为活化甲硫氨酸，再通过甲基转移作用，形成同型半胱氨酸。后者在胱硫醚合成酶与辅酶磷酸吡哆醛（维生素B_6）作用下，与丝氨酸合成胱硫醚。胱硫醚在其酶的作用下代谢成同型丝氨酸和半硫氨酸，最终形成硫酸盐。因此，正常人血液中不易检出同型半胱氨酸。本病患者外貌极像马方综合征患者。此外，由于胱硫醚合成障碍和同型半胱氨酸对脑发育的毒性作用，患儿常发育迟缓、智力障碍、癫痫及精神异常。动静脉血栓形成是本症特征之一，其发生原因是同型半胱氨酸能增强血小板聚集，并干扰弹性纤维交联，从而使血管内皮改变，导致血栓形成。

约半数患者用大剂量维生素B_6治疗有效。对维生素B_6无效者，可采用饮食疗法，限制甲硫氨酸摄入。必须指出，早期诊断与早期治疗能预防疾病的发展，改善病情。

696. 什么是埃勒斯-当洛综合征？

埃勒斯-当洛综合征（Ehlers-Danlos syndrome）是一组遗传学及临床特征均具异质性的结缔组织病。主要表现为皮肤脆性增加，皮肤弹力过度及关节松弛等。2017年新的EDS国际分类法取代了旧的Villefranche分类命名法，将Ehlers-Danlos综合征分为13个亚类，其中过度活动型Ehlers-Danlos综合征是最常见的类型。该病诊断主要依靠临床症状。偶尔在皮肤切片做病理学检查时见到胶原纤维不形成束状结构，皮肤变薄，弹性纤维少量增加。治疗原则是支持疗法以及遗传咨询。无症状患者不需要任何特殊治疗。所有患者应尽量避免进行具有造成软组织损伤和骨损伤风险的运动。

697. 什么是法布里病？

法布里（Fabry）病又称弥漫性体血管角质瘤（angiokeratoma corporis diffusum universale）或糖鞘脂类沉积症（glycosphingolipidosis），属于溶酶体贮积症的范畴。本病属于X伴性遗传，致病基因定位在*Xq22*，该基因的缺陷导致α-半乳糖苷酶A缺乏，致使神经酰胺三己糖苷在组织内聚集而出现一组临床症状。多数为男性发病，发病年龄在儿童晚期或青少年早期，特征性的首发症状为发作性烧灼样疼痛，可伴有感觉异常、少汗等表现。常有多系统受累，皮肤血管角质瘤是本病皮肤损害的特点，也是早期表现之一。肾脏损害主要为不同程度蛋白尿。部分患者可伴有轻度镜下血尿，无明显肉眼血尿。早期可有夜尿、多尿症状。肾脏受累表现为进展性损害趋势，随病情进展肾功能逐渐下降，肾小管间质损害常较突出。心血管受损包括肥厚型心肌病、房室传导异常、瓣膜病等。眼部可出现角膜混浊、白内障和晶状体后移。中枢神经系统损害包括脑卒中、感音神经性聋及血管性痴呆。本病典型的病理改变是组织细胞内广泛存在的糖原染色强阳性的糖鞘脂沉积。目前诊断本病主要依靠组织病理学和酶学方法，即测定体液和皮肤成纤维细胞中的α-半乳糖苷酶活性。在治疗方面，对发作性疼痛可试用卡马西平等药物，针对高血压、脑卒中等可对症治疗，特异性的治疗为α-半乳糖苷酶的替代治疗。

698. 什么是Farber脂肪肉芽肿病？

Farber病是由于酸性神经酰胺酶缺乏所致的一种溶酶体贮积症，属常染色体隐性遗传。伴有明显神经系统受累者多于婴儿期死亡。缺乏或只有轻度神经系统受累者表现为进展性的关节畸形和挛缩、皮下结节、关节周围炎症性肉芽肿，由于呼吸道肉芽肿形成可致声音嘶哑，最终呼吸功能不全，多于20～30岁死于间质性肺炎。既往本病无特殊治疗方法，糖皮质激素治疗可缓解症状。近年发现本病发病机制与白细胞调节功能失调而致炎症反应有关，通过异基因造血干细胞移植重建免疫系统有望治疗本病，并已有成功治疗无神经系统受累的Farber病患者的报道。

699. 什么是黏脂质贮积症？

黏脂质贮积症是由于粗面内质网形成的溶酶体酶磷酸化及定位缺陷不能转运入溶酶体，而分泌到细胞外所引起的疾病。表现为血清中多种溶酶体酶大量增加，是少见的常染色体隐性遗传病。

黏脂贮积症Ⅱ型也称Ⅰ-细胞病（Ⅰ-cell disease，ML-Ⅱ），患者皮肤成纤维细胞中有特殊包涵体（inclusion），是N-乙酰葡糖胺酰-1-磷酸转移酶缺陷所致。出生不久即出现症状，患者有先天性髋脱位、腹股沟疝、面容粗陋、牙龈增生、肩关节活动受限、全身肌张力低下、皮肤厚而紧、肝大等表现。面容粗陋随年龄增大日趋明显，智力落后进行性加重。长骨、椎骨、骨盆、手、肋骨、颈骨均有多发性骨发育不良表现。患者一般于2～8岁死于肺炎或充血性心力衰竭，该病患者尿中无异常黏多糖排出，临床表现类似黏多糖贮积症IH型，但病情较其重。

700. 什么是马方综合征？主要特点是什么？

马方综合征（Marfan syndrome）系以眼、骨骼、心血管三联征为主要表现的常染色体显性遗传的结缔组织病。马方综合征临床表现多样，病情差别较大，其主要表现见于以下3个方面。①眼部表现：具有诊断价值的是晶状体脱位，多为双侧性半脱位。②骨骼表现：本病的骨骼表现为蜘蛛指/趾及四肢细长，拇指征和腕征阳性。③心血管系统表现：主要有升主动脉扩张、主动脉瓣关闭不全、主动脉夹层动脉瘤、二尖瓣关闭不全与二尖瓣脱垂等。

701. 马方综合征常见的症状和体征有哪些？

马方综合征心血管系统早期最常见的症状是胸闷、心悸、气短，以左心功能不全症状为主。体征以主动脉瓣膜区舒张期杂音和脉压增大为主，此外，某些患者主动脉瓣膜区可闻及收缩期杂音，心尖部可闻及收缩期和/或舒张期杂音。部分患者可出现胸痛，马方综合征患者出现胸痛的原因主要与脉压增大、舒张压降低所致的冠状动脉供血不足及主动脉夹层形成内膜撕裂等有关。马方综合征有心血管系统损害者病死率极高，部分患者可发生猝死。死亡的主要原因为主动脉瘤破裂、左心衰竭、冠状动脉供血不足和心肌梗死。典型的马方综合征患者可出现马方拇指征阳性（握拳于大拇指时，拇指超过手掌尺侧），马方腕征阳性（用大拇指与小指环绕对侧手腕时，小指叠盖拇指1cm以上），蜘蛛样指/趾，还可出现上腭高拱、晶体脱位等。

702. 马方综合征的病理及病理生理基础是什么？

马方综合征最基本的分子缺陷是由于编码糖蛋白Fibrillin-1的基因*FBN1*突变，Fibrillin-1是微纤维的主要成分，能帮助细胞固定到细胞外基质，主动脉中层异常是主要的结构缺陷。心血管系统的病理特征为主动脉根部中层弹力组织明显消失、中层囊性坏死、平滑肌破坏、胶原纤维增生、主动脉壁变薄。除易形成胸主动脉瘤的趋向外，患有马方综合征的患者在较年轻时产生主动脉夹层的风险极大。因主动脉瓣环扩大和/或升主动脉瘤及夹层，故主动脉根部高度扩张，导致瓣环扩大引起或加重主动脉瓣关闭不全，使左心室容量负荷增加，导致难治性心力衰竭。

703. 马方综合征怎么治疗？

（1）晶状体脱位需眼科治疗。

（2）对身材高大的女孩，可考虑在10岁时用雌激素和孕激素诱导性早熟以减低最终身高。

（3）心血管损害的内科治疗：β受体阻滞剂（如普萘洛尔）降低心肌收缩力，从而降低主动脉所承受的压力延缓主动脉扩张的进展，减少主动脉破裂与夹层动脉瘤的形成，但宜在早期使用。对于有主动脉瘤的马方综合征患者，若患者可耐受β受体阻滞剂，可根据耐受情况同时加用ARB类药物治疗。本病预后差，多在32～45岁死亡，92%死于心血管并发症。

704. 马方综合征外科手术指征是什么？

（1）2010年ACC/AHA/AATS指南推荐：马方综合征升主动脉瘤外径≥50mm，应行择期手术，以免发生急性夹层或破裂。

（2）外径＜50mm时的修复指征：快速增宽（＞5mm/年），直径＜50mm时发生主动脉夹层的家族史，进行性主动脉关闭不全，因其他原因计划进行心脏手术，以及正在考虑妊娠。

（3）当下患有胸主动脉瘤扩张时，无论是急性或慢性夹层动脉瘤，均应进行手术治疗。如为急性夹层动脉瘤应急诊手术，否则病死率极高。

705. 马方综合征心血管病变可选用何种诊断方法？

超声心动图可对马方综合征心血管病变作出正确诊断，其特征性改变是：主动脉瓣环和升主动脉扩张，动脉壁变薄和主动脉瓣关闭不全，左心室、左心房内径增大，二尖瓣前叶运动幅度降低和关闭不全，左心房与升主动脉内径比值小于1，升主动脉夹层动脉瘤等。此外，超声心动图还可对主动脉瓣、二尖瓣和三尖瓣关闭不全的严重程度做出正确评估，了解是否合并先天性心脏畸形，明确心脏功能状态等。

MRI检查可明确主动脉扩张的程度和范围，对伴有主动脉夹层者，也有重要的对性质和定位的判断作用。此外，还可对马方综合征患者主动脉的生物机械特性进行评估，明确异常主动脉的弹性和扩张性，能为是否行预防性手术提供重要信息，同时在观察心脏各房室形态、测量心腔大小、心肌厚度及判断心功能方面具有很大的优越性。

数字减影血管造影（DSA）检查可见主动脉扩张，在伴有主动脉瓣关闭不全时，可见造影剂反流入左心室，可对主动脉夹层的性质和开口位置做出正确判断。

706. 什么是同型胱氨酸尿症（胱硫醚-β-合成酶缺陷）？

同型胱氨酸尿症（homocystinuria）是一种常染色体隐性遗传病，主要由胱硫醚-β-合成酶缺陷（cystathionine-β-synthase deficiency，CBSD）所致。主要表现为晶状体脱位，肢体细长，智力低下及动静脉栓塞等。根据患者对维生素B_6治疗是否有效分为两型：维生素B_6

反应型及维生素B_6无反应型，前者有残余的胱硫醚-β-合成酶的残余活性，后者完全缺如。CBS基因位于21q22.3，基因已克隆分离，并在一些患者中发现基因突变。

707. 同型胱氨酸尿症的临床表现有哪些？

CBSD主要临床表现体现在眼、骨骼、血管及中枢神经系统。其发生率随年龄增长而增加，维生素B_6反应型患者较无反应者症状轻。

（1）眼：晶状体脱位是CBSD最常见症状，与马方综合征患者的晶体脱位不同，CBSD为向下脱位，马方综合征为向上脱位。一般发生在2岁以后，维生素B_6无反应性患者发生率较高，无论是维生素B_6反应型或无反应型，6～10岁50%有晶状体脱位，38岁时仅3%没有脱位，故绝大部分患者有晶体脱位，但没有脱位也不能排除本病。晶状体脱位可致近视，虹膜飘动；晶状体向前脱位可致青光眼。

（2）骨骼系统：最常见为骨质疏松，主要为脊柱，次之为长骨，一般在10岁以后发现。对维生素B_6无反应者发病较早。另一种骨骼变化为长骨细长，致使患儿长大后身材高而瘦，或伴鸡胸、弓形足和膝内翻等。

（3）血管：血栓栓塞为CBSD患者的主要死因，可发生于任何年龄，任何脏器，包括末梢静脉栓塞、肺栓塞、脑血管意外和心肌梗死等。血栓及栓塞后果可引起严重合并症如视动脉栓塞引起视神经萎缩，肺动脉栓塞引起肺心病，肾梗死引起严重高血压，脑血栓可致局限性癫痫等。

（4）中枢神经系统：患者多数有智力低下，维生素B_6反应型患者智商略高。

708. 如何诊断同型胱氨酸尿症？

临床怀疑为CBSD时可先做尿氰化物硝普钠试验，但由于尿中其他含双硫键化合物也可出现阳性反应，因此还应进一步作尿纸层析或高压电泳确定。由于CBS缺乏维生素B_6反应型对低剂量的维生素B_6也奏效，故尿氰化物硝普钠试验可出现假阴性。

CBSD患者应做血氨基酸分析（取样后应在10分钟内除去蛋白，否则与血清蛋白结合而被除去）。CBS缺乏患者可见血同型胱氨酸增高，胱氨酸明显减少，多数患者血甲硫氨酸增高。

直接的酶活性测定可确诊CBS缺乏。酶活性测定样品可以用肝活检细胞、培养的皮肤成纤维细胞、PHA刺激的淋巴细胞及以上所述细胞的永久细胞株等。

709. 同型胱氨酸尿症与马方综合征如何鉴别？

同型胱氨酸尿症与马方综合征：二者均有瘦长体型，指趾细长，晶体脱位，容易混淆，其区别见表5-1。

表5-1　同型胱氨酸尿症与马方综合征鉴别要点

鉴别要点	同型胱氨酸尿症	马方综合征
晶状体脱位	向下脱位	向上脱位
心血管病变	血管栓塞	夹层动脉瘤，二尖瓣脱垂
智力	低下	正常
尿硝普钠试验	阳性	阴性
遗传方式	常染色体隐性	常染色体显性

710. 如何治疗和预防同型胱氨酸尿症？

有CBSD残余活性者，服大量维生素B_6 250～500mg/d可见效，对维生素B_6反应不佳者可采用低甲硫氨酸饮食，并补充胱氨酸，并应尽量避免手术以防止术后血栓形成。

新生儿筛查：CBSD可用细菌抑制法测血甲硫氨酸进行新生儿筛查。其发生率为1∶335 000～1∶200 000。

产前诊断：本症可测绒毛或羊水细胞CBSD活性做产前诊断。

711. 奥尔波特综合征的主要临床表现是什么？

奥尔波特综合征（Alport syndrome，AS）又称遗传性肾炎、眼-耳-肾综合征，具有进行性进展、预后差的特点。

血尿是Alport综合征的突出表现，常为首发症状，多在10岁之前出现，可为发作性肉眼血尿，也可表现为持续性或间断性镜下血尿，蛋白尿在疾病早期常无或仅少量，随疾病进展而增多。肾功能呈慢性进行性损害，几乎所有的男性都会进入终末期肾病，而女性常无肾功能受累或出现较晚。

25%～75%的患者有听力下降，一般在幼年或青少年期出现，多累及高频区（4000～8000Hz），早期难以察觉，需做纯音测听才能发现。多为双侧性，少数严重者可累及2000Hz以下范围。

Alport综合征眼部发病率为15%～30%。典型表现为前圆锥形晶状体，其他有球形晶状体等。眼底检查示黄斑周围区黄色或白色斑点或颗粒，亦为Alport综合征特征性改变。

Alport综合征可以出现其他系统异常，如巨血小板减少症、弥漫性平滑肌瘤，个别还可见到神经系统改变，如多神经病、大脑功能障碍等。

712. 奥尔波特综合征的肾脏病理改变特点是什么？

Alport综合征的光镜改变无特异性，可出现弥漫性系膜增生、节段性肾小球硬化、肾小管萎缩、间质纤维化等。间质泡沫细胞不具特征性，但对临床无肾病综合征而间质有大量泡沫细胞者应考虑Alport综合征的可能。免疫荧光常阴性，少数标本有免疫球蛋白、补体等节段沉积，无致病意义。电镜下Alport综合征肾小球基底膜超微结构呈多形性、弥漫性厚薄不均，分层、纵向劈裂，呈网状结构，网眼中含有微小的致密颗粒，对提示Alport综合征有重要意义。早期或部分女性患者肾小球基底膜可弥漫变薄，需和薄基底膜病鉴别。

713. 奥尔波特综合征的遗传方式是怎样的？

Alport综合征的遗传方式存在异质性，包括性连锁显性遗传、常染色体显性遗传、常染色体隐性遗传。性连锁显性遗传为本病最主要的遗传方式，致病基因在X染色体上，男性患者病情明显较女性重，部分男性患者症状出现早，而后代缺乏父传子现象，女性患者其子代获得疾病基因的概率为50%。1/7～1/3的Alport综合征按常染色体显性遗传方式遗传，致病基因在常染色体上，男女病情轻重相似，有父传子现象。常染色体隐性遗传很少见，致病基因在常染色体上纯合子显示疾病，隔代遗传，近亲结婚发病风险明显提高。

714. 奥尔波特综合征的发病机制是什么？

目前已经证明，Alport综合征为基底膜Ⅳ型胶原成分异常，编码Ⅳ型胶原链的编码基因突变导致Alport综合征。Alport综合征是基底膜病变，Ⅳ型胶原是组成基底膜框结构的主要成分，是由3条α链组成的螺旋状分子。到目前为止，已发现6种不同α链，分别称为α1～α6链。检测肾脏和皮肤基底膜Ⅳ型胶原链表达是否正常，有助于Alport综合征的诊断和遗传型的判断。

75%性连锁遗传男性患者和50%性连锁遗传女性患者及部分常染色体隐性遗传患者可发现以上改变。类似改变在常染色体显性遗传和其他遗传性肾脏疾病未发现。同时，研究表明在眼、耳部分组织基底膜中有α3～α5沉积，可用同一机制解释眼耳肾病变。Ⅳ型胶原α3～α6链编码基因COL4 α3～α6突变与Alport综合征有关。目前认为，受累的基因与分型关系为：COL4 α5基因突变者呈现性连锁遗传。同时累及COL4 α5和COL4 α6者呈现性连锁遗传伴弥漫性平滑肌瘤；COL4 α3或COL4 α6基因突变者呈现常染色体隐性遗传；突变基因尚不明确的Alport综合征的遗传方式可能为常染色体显性遗传。

715. 奥尔波特综合征如何诊断？如何治疗？

Alport综合征的诊断需结合临床表现、家系调查、电镜和Ⅳ型胶原检测综合分析，基因诊断是最可靠的方法，也是检测携带者的唯一方法。年轻不明原因肾功能衰竭者应常规进行电测听、眼科检查并调查家族史，必要时行皮肤和/或肾活检。

Alport综合征诊断至少应满足以下条件中的3条：①血尿阳性家族史，伴或不伴进行性慢性肾衰竭。②进行性感音神经性听力丧失。③特征性眼部变化（前圆锥形晶状体/黄斑病变）。④肾小球基底膜典型的超微结构改变。利用皮肤和/或肾活检标本，免疫组化分析基底膜上Ⅳ型胶原的表达情况对于Alport综合征的诊断具有重要意义。

Alport综合征目前没有满意的治疗方法，有报道应用血管紧张素转换酶抑制剂可延缓肾功能进展，对于终末期肾病患者需透析或肾移植治疗，移植异体肾中2%～6%发生移植后抗移植肾基底膜肾炎。

716. 什么是黏多糖贮积症？它的临床表现有哪些？

黏多糖贮积症（mucopolysacharidosis）是酸性黏多糖降解酶缺陷，使之不能完全降解，导致不同的酸性黏多糖在体内堆积所产生的各种病理改变。

黏多糖在成纤维细胞内沉积，染色成为气球样细胞，称为Hurler细胞，这种细胞沉积在肝、脾、淋巴组织的网状细胞中，也可以沉积在软骨细胞和成骨细胞、中枢神经系统和周围神经节、视网膜细胞和角膜细胞中，心脑血管系统也均有类似的物质堆积。常见临床表现包括面貌粗糙、神经发育延迟和退化、关节挛缩、器官巨大症、头发僵硬、进行性呼吸功能不全（源自气道阻塞和睡眠性呼吸暂停）、心瓣膜病变、骨骼改变和颈椎半脱位。

717. 黏多糖贮积症分为哪些类型？病因各是什么？各有什么临床特点？

黏多糖贮积症分为7个类型，每个类型又含有若干个亚型。

（1）黏多糖贮积症Ⅰ型：黏多糖贮积症Ⅰ型有2个亚型，均为α-L-艾杜糖苷酸酶（α-L-Iduronidase）缺乏症，系因该酶的某种等位基因的突变所致。黏多糖病I-H型（MPS-IH型），又称Hurler综合征，致病基因位于1号染色体上。在黏多糖中硫酸皮肤素和硫酸类肝素中有L-艾杜糖醛酸的成分，其降解需要α-L-艾杜糖醛酸苷酶。由于此酶缺乏，其前体物的降解受阻而在体内堆积。硫酸皮肤素和硫酸类肝素为角膜、软骨、骨骼、皮肤、筋膜、心瓣膜和血管结缔组织的结构成分，多为细胞膜外层的结构成分，细胞死亡后可释放出堆积的黏多糖。根据临床表现和X线骨片的改变，结合以下实验室检查可以诊断。①末梢血白细胞、淋巴细胞和骨髓血细胞中可见到异染的大小不等、形状不同的深染颗粒，有时呈空泡状，颗粒称

Reilly颗粒，经证实为黏多糖。②患者尿中排出大量酸性黏多糖，可超过100mg/24h（正常为3～25mg/24h），确诊指标为证实尿中排出的为硫酸皮肤素和硫酸类肝素。患者白细胞、成纤维细胞中缺乏α-L-艾杜糖苷酸酶。诊断时需与骨骼发育落后所致的矮小症相鉴别，如黏脂质贮积症、呆小症（先天性甲状腺功能减退症）、多发性硫酸酶缺乏症（尿中硫化物和硫化胆固醇增多）等。

（2）黏多糖贮积症Ⅱ型：为X连锁隐性遗传，病因是艾杜糖硫酸酯酶缺乏。临床上有重型（A）和轻型（B）。由于酶缺乏使硫酸皮肤素和硫酸类肝素降解障碍，在体内潴留并由尿排出，二者的排出量比为1∶1。临床上重型表现与黏多糖I-H型相似，多在青春期前死亡。起病在2～6岁，有特殊面容和骨骼畸形，但脊椎无鸟嘴样畸形，无角膜云翳。皮肤呈结节性增厚，以上臂和胸部为著。幼儿期始有听力损伤，呈进行性聋，视网膜变性，心脏增大可闻及收缩期与舒张期杂音。最后可发生充血性心力衰竭或心肌梗死，常是死亡的原因。智力障碍程度变异较大。可有肝大和关节强直。轻型无智力障碍，临床症状亦较轻。诊断时直接测血浆酶活性便可确诊。此型可在孕早期测绒毛的酶活性，进行产前诊断。

（3）黏多糖贮积症Ⅲ型：黏多糖贮积症Ⅲ型按照酶的缺乏情况不同，可以分为4种亚型，各型之间差异很大。①ⅢA型为硫酸类肝素硫酸酯酶缺乏。②ⅢB型为α-N-乙酰氨基葡糖苷酶缺乏。③ⅢC型为乙酰辅酶A-α-氨基葡糖苷乙酰转移酶缺乏。④ⅢD型为N-乙酰氨基葡糖-6-硫酸酯酶缺乏。这些酶都是硫酸类肝素降解所需要的酶，因此，以上酶的缺乏均可引起硫酸类肝素在体内的蓄积，由尿中排出的硫酸类肝素增多。此类酶缺乏主要引起神经系统不同程度的破坏，神经元呈气球样变，脑室扩大，脑组织内硫酸类肝素、糖酯和GM_1-神经节苷脂含量增加，基底神经节损伤等。临床表现在出生后1岁内精神运动发育正常，2～3岁时逐渐出现行为、语言等障碍，智力障碍，面容粗糙，关节强直和毛发过多，肝脾大。神经系统症状表现为进行性手指徐动、四肢痉挛性瘫痪等。4种亚型的临床表现无区别，仅ⅢA型临床进展较快。本型无角膜混浊，无心脏异常。诊断依据为尿中排出硫酸类肝素增多，甲苯胺蓝试验常为阳性。分析成纤维细胞、白细胞和血清酶活性，可以确诊。临床上用4甲基伞形酮底物测定白细胞或血清的α-N-乙酰氨基葡糖苷酶，方法可靠。

（4）黏多糖贮积症Ⅳ型：黏多糖病Ⅳ型（Morquio病）有两个亚型，A亚型病因为半乳糖-6-硫酸酯酶缺乏，B亚型病因为β半乳糖苷酶缺乏，造成硫酸软骨素和硫酸角质素的降解障碍，而在细胞内沉积，硫酸角质素与软骨素-4/6-硫酸由尿中排出增多，但黏多糖总量不增多。随着年龄的增长硫酸角质素的浓度下降，至成年时排出量可正常。由于黏多糖在骨和软骨细胞沉积，骨发育障碍最为明显。Ⅳ型为常染色体隐性遗传。Ⅳ型的临床特点为明显的生长迟缓、步态异常和骨骼畸形，呈短躯干侏儒，且逐渐显著。骨骼的畸形表现有脊椎的鸟嘴突，椎骨扁平，飘带肋骨，还可有鸡胸、骨质疏松、髂骨外翻、股骨头变平、腕和膝关节肿大，但无关节强直。颜面呈颌骨突出、鼻矮、口大、齿间隙宽及牙釉质发育不良。学龄期出现角膜混浊，皮肤增厚且松弛。智力发育基本正常为Ⅳ型的特点。青春期发育可正常，逐渐出现脊髓压迫症状，晚期出现痉挛性截瘫和呼吸麻痹，患者寿命多为20～30岁。诊断需测尿中黏多糖和白细胞等组织细胞酶活性。需与先天性脊柱骨骺发育不良鉴别。

（5）黏多糖贮积症Ⅵ型：黏多糖贮积症Ⅵ型又称Maroteaux-Lamy综合征。为芳基硫酸酯酶B缺乏，临床上分重型和轻型。本型为常染色体隐性遗传，致病基因定位在5q13.3。酸性黏多糖以硫酸皮肤素沉积为主，占尿排出酸性黏多糖的70%～95%。临床重型表现多从2～3岁开始生长迟缓，关节活动严重受限，颈短，角膜混浊发生较早，颅骨蝶鞍呈鞋形，颅骨缝早闭合可引起神经系统症状，出现脑积水和痉挛性截瘫。骨骼畸形的程度个人间差异较大，逐渐发生骨骼畸形，可有肝脾大。智力正常，但可有眼失明和聋。心脏亦可有异常而引起死亡，寿命多不超过10岁。依尿中排出酸性黏多糖以硫酸皮肤素为主并分析白细胞的酶活性可以确诊。

（6）黏多糖贮积症Ⅶ型　黏多糖病Ⅶ型是β-D-葡糖醛酸酶缺乏，为常染色体隐性遗传，该酶基因位于7q21.2-q22。Ⅶ型临床上少见。临床表现在出生后不久即出现特殊面容，眼距宽，鼻背低平，上颌骨突出，眼内眦赘皮小。骨骼畸形可有鸡胸和鸟嘴形脊椎后凸，椎体扁平。上肢短，骨骼发育增速，皮肤粗糙而松弛，肝脾大逐渐加重。神经系统损伤不明显。主动脉可有缩窄。诊断多依据临床表现和尿中排出酸性黏多糖增多。确诊需依据组织细胞中缺乏β-D-葡糖苷酸酶活性。羊水细胞培养后测酶活性可以产前诊断。

以上各类黏多糖病目前尚无根治方法，除对症治疗外，仅期望今后能采用基因治疗。国外Ⅰ、Ⅱ及Ⅳ型有酶替代疗法。

（7）黏多糖贮积症边缘性疾病：近年来由于生物化学以及酶的代谢方面的不断深入研究，又发现了一些异于上述几个类型的黏多糖贮积症边缘性疾病，其症状与黏多糖贮积症类似，但尿中排出黏多糖不增加，简述如下。

1）黏脂质贮积症Ⅱ型（mucolipidosis Ⅱ）：又称包涵体细胞病，Leroy于1969年报道2例，他们的临床表现和X线所见除与黏多糖病Ⅰ-H型相似外，还好发髋关节脱位，而尿中黏多糖的排出量正常。皮肤组织培养发现成纤维细胞胞质内有黑色的包涵体，因此称为包涵体细胞病。此病为常染色体隐性遗传。

2）黏脂质贮积症Ⅲ型（mucolipidosis Ⅲ）：又称Pseudo-Hurler polydystrophy，临床表现和骨骼变化与黏多糖贮积症Ⅰ-H型或Ⅱ型相似，有些患者可见髋关节脱位，头颅表现正常。内脏和间质组织中有糖脂和黏多糖累积，尿中黏多糖的排出量正常。此病为常染色体隐性遗传。

3）类风湿型黏多糖贮积症：Winchester等于1969年发现2例同胞患儿，他们的临床表现与黏多糖病Ⅰ-H型相似，而骨骼变化似类风湿关节炎，X线表现为进行性溶骨性破坏，尿中排出的黏多糖量正常。通过皮肤成纤维细胞组织培养证实为黏脂质代谢障碍。

4）甘露糖贮积症：Kjellman等于1969年发现1例临床表现很似黏多糖病Ⅰ-H型而X线骨骼病变很轻微的患儿，生化检查发现患儿肝内缺乏α-甘露糖苷酶，造成甘露糖代谢障碍以致大量沉积于中枢神经系统。男性较多。均有骨骼变化和智力发育延迟。

5）岩藻糖苷贮积症（fucosidosis）：Durand等于1966年报道2例同胞兄妹（年龄为3岁和4岁）表现为进行性智力发育障碍、脊柱变形、肌力减低、进行性痉挛和去大脑皮质性强直、消瘦、皮肤变厚、大量出汗、心脏增大以及经常发生呼吸道及中耳感染。其生化的基本变化是α-岩藻糖苷酶缺陷，造成皮肤、淋巴细胞以及其他组织积累糖脂，为常染色体隐性遗传。

718. 什么是胶原沉积症？

近端指间关节周围胶原沉积症于1973年首次报道，2005年在国内首次报道，尚远不为风湿免疫性疾病专科医师所熟悉。本病发病机制尚不清楚，有与Ehlers-Danlos综合征和结节性硬化相伴发的报道。它的临床特征之一为青春期发病，以男性多见，男女构成比约为5∶1。

该病临床表现为无症状性近端指间关节周围膨大、肿胀，通常无远端指间关节和其他关节部位的累及，其关节的膨大或肿胀主要是在关节的侧面，较少影响关节的伸面，不会累及关节的掌侧面，故呈现一种关节被踩扁了的外观。有的患者有反复挤压关节发出弹响的习惯。有与结节性硬化、萎缩性黏膜痘疮样皮病、腕管综合征等相伴发的报道。

X线仅显示软组织肿胀而无关节和骨质的破坏。MRI常表现为关节囊外软组织肿胀，一般无明显滑膜增厚和软骨破坏。

实验室检查均正常，无ESR、CRP等炎症指标的异常，无包括类风湿因子在内的免疫学指标的阳性发现。

本病的组织病理学特征以真皮层大量胶原纤维沉积为突出表现，可伴有角化过度，汗腺包绕，偶见血管和成纤维细胞轻度增生，无炎性细胞浸润或仅有少量的血管周围淋巴细胞浸润。文献报道分离到的胶原主要为与正常皮肤构成所不同的Ⅲ、Ⅳ型胶原。有报道本病的胶原纤维稍细于正常者。

由于本病具有特征性的临床表现，经识别并排除有关疾病后常无需组织病理学就可作出诊断。鉴别诊断应与幼年型慢性关节炎或幼年型类风湿关节炎相鉴别，以避免误诊和误治。因本病呈良性经过，常无须特殊处理，外用激素治疗无效，局部激素注射效果不肯定。外科手术可以恢复关节正常外观，但是否存在术后复发问题尚缺乏随访资料。

719. 什么是先天性髋关节发育不良和脱位？如何诊断和治疗？

为儿童髋关节疾病和后来继发的骨关节炎的最常见的原因。病因不明，可能与遗传有关，更常见于具有某些危险因素的婴儿，如女性、妊娠晚期臀先露胎位、阳性家族史和婴儿下肢被包裹太紧。患者髋关节解剖异常，髋臼很浅，位置过度倾斜，股骨头小而前倾。

女性发病比男性多6倍，左侧受累者为右侧的1.5倍，双侧受累者约占30%，左侧往往更严重。患儿出生时，如果髋关节外展和内收时触诊听到“咔哒”声，需考虑此病，以后需依靠外展受限、股骨缩短、髋关节不稳定、股皱褶位置异常及会阴部增宽等联合影像学检查进行诊断。X线发现股骨骨化部分与骨盆的位置关系不正常，即可确诊。

如果能在婴儿室或出生后头几周开始治疗，一般预后好。此时在外展位置以夹板固定数月，足以使儿童的髋臼和股骨上端得到正常发育。如果病变发现较晚，可能需要做一次闭合式或开放式复位（通常先初步牵引），髋骨和股骨内部行去旋转截骨术或其他一些手术，使髋关节复位并纠正其解剖异常。

720. 什么是股骨头骨骺滑脱？如何诊断和治疗？

人在16～19岁，近端股骨骨骺与股骨头融合，10～17岁股骨头可能滑脱，向股骨干的内侧和后方脱位，造成内收、外旋和伸展畸形（女性11～13岁、男性13～16岁为高峰），病因不明，在易感人群中有自身免疫过程。也有人曾将这种异常归咎于内分泌失调、遗传误差以及解剖结构的改变。矮胖并有第二性征发育不良的男性和极瘦长体形的儿童易患本病，这两种体形的股骨头与股骨颈构成的斜角提示容易受到切应力的损伤。

病理改变中软骨显示蛋白多糖严重缺乏、结构紊乱，无修复或者骨赘形成的迹象，偶尔有血管翳形成。本病发生率男孩高于女孩（2∶1），30%～50%的患者双侧发病，过程一般隐匿，偶尔因急性创伤而发病。患儿自诉髋关节疼痛，常牵扯到膝关节内侧，检查可见患肢微有缩短，步态异常以及髋关节内收、内旋、屈曲受限。髋关节屈曲时的强制性外旋是关键的检查发现。X线显示关节腔进行性狭窄以及股骨头和附近的髋臼骨质减少，根据髋关节X线检查一般可确诊。如果长期行免负重治疗，大约40%的患者至少部分恢复，其余则需要手术治疗。轻度滑脱可用穿针原位固定，比较严重的滑脱可能需要股骨颈截骨或股骨成形手术。如经早期发现和有效治疗，预后一般良好，滑脱程度是决定治疗和预后的重要因素。

721. 什么是脊椎骨骺发育不良？它如何分类？各有何特点？

迟发型脊椎骨骺发育不良（SEDT）是一类脊椎及长骨骨骺发育不良造成的遗传性疾病，可以有身材矮小、短躯干（指距>身高）、椎体特征性影像学改变、青春期退行性骨关节病、股骨头发育不良等表现。根据发病时间不同，可以分为早发型和迟发型。

先天性脊椎骨骺发育不良（SEDC）出生后高度正常且有正常的身材比例，6～8岁开始出现身高增长迟缓，可由于身材矮小、面部扁平、眶间距增宽、短颈、腭裂和桶状胸等表现而被发现，遗传方式为常染色体显性遗传。主要表现为短躯干侏儒，伴有脊柱侧凸、髋关节内翻、足畸形、面部扁平等，还可以有视网膜剥离、聋等关节外表现。X线的异常包括椎体变扁以及耻骨、股骨头、肱骨、腕骨、距骨、跟骨骨骺的骨化延迟等，患者可以由于齿状突发育不良出现寰枢椎不稳及齿状突低位而引发神经系统症状。

迟发型脊椎骨骺发育不良在英国的患病率据估计为1.7/100万。我国尚无SEDT的流行病学资料。迟发型脊椎骨骺发育不良很少在10岁前出现明显症状，通常在12～13岁的时候开始因为身材矮小引起注意，背部隐痛通常是最早的症状，随着疾病的进展，可以出现脊柱活动受限、驼背。迟发型脊椎骨骺发育不良可以出现大的肢体近端关节的骨关节炎，尤其是髋关节，迟发型脊椎骨骺发育不良继发性骨关节炎在50岁时开始严重影响患者生活，70岁时使患者残疾，股骨头的变形可能造成患者40岁时就不得不进行髋关节置换。迟发型脊椎骨骺发育不良X线检查多见有腰椎变扁、中央驼峰样突起、股骨头变扁、股骨颈变短等异常。男性患者中退行性骨关节病很常见，常使患者在40～50岁进行髋关节置换。造成X染色体连锁遗传的迟发型脊椎骨骺发育不良的基因被定位在X染色体短臂Xp22，分子遗传学检测在临床诊断为X连锁SEDT男性患者中揭示了超过80% *TRAPPC2*的突变。

722. 迟发型脊椎骨骺发育不良的X线改变有哪些？

迟发型脊椎骨骺发育不良主要的改变在腰椎，椎体终板上缘和下缘后前位和中部突出的骨丘，使椎体不规则，看上去像驼峰；椎体前缘上边和下边骨化缺失是放射学上的显著特征；在常染色体显性和隐性病例中有时缺少椎体后缘的骨丘。迟发型脊椎骨骺发育不良患者出现椎体中间突起驼峰样骨丘，造成椎间隙狭窄，骨化的骨丘间隙中存在真空现象，提示椎间盘变性。常见椎间隙后缘显著狭窄伴前缘的Schmorl结节，形成鱼嘴样外形。此外，可以有其他的椎体异常，胸腔的横径和后前径增加；由于髂翼耳状面缺失，骨性骨盆很小，这使得SEDT中的骨盆大小相对于肋架来说显著不对称。在髋关节，可有髋臼加深，股骨头可以出现广泛的囊性变，股骨颈短，髋关节常出现轻度退行性改变。在膝关节，股骨内侧髁变平，髁间窝变浅。

723. 迟发型脊椎骨骺发育不良的诊断标准是什么？

曾经有学者提出迟发型脊椎骨骺发育不良的诊断标准：①X染色体连锁隐性遗传。②14～25岁出现身材矮小。③脊柱生长发育异常造成身材矮小。④放射学上出现特征性的椎体变扁及中央驼峰样骨丘。⑤股骨头和股骨颈的发育不良表现。⑥其他骨的改变很轻微，要求符合以上条件的可以诊断SEDT。但是由于有学者认为SEDT不仅有X染色体连锁遗传模式，还有常染色体隐性及显性遗传；而且由于SEDT的临床谱的异质性，目前临床诊断多数是根据患者的典型的放射学异常（椎体的变扁及中央突起的驼峰样骨丘及股骨头和股骨颈的发育不良）及身材矮小等特征进行诊断。

（二）骨与软骨疾病

724. 什么是局限性骨炎？如何治疗？

局限性骨炎（regional osteitis）常见有致密性髂骨炎及耻骨骨炎。

（1）致密性髂骨炎（sacroiliitis condensans）：本病多发于20～25岁女性，病因可能与妊娠、外伤、慢性劳损、血供障碍及感染有关。肥胖女性多见。临床症状表现为不同程度的下背部骶部痛、骶髂关节压痛、直腿抬高略受限、骨盆分离试验及“4”字试验阳性。X线表现可见骶髂关节间隙整齐、清晰，骶骨与骶髂关节正常。关节边缘锐利，无骨质破坏。在患侧靠近该关节的局限于髂骨面的扇形或三角形均匀性硬化。治疗方法包括卧床休息，局部封闭，理疗，个别患者可做骶髂关节融合术。

（2）耻骨骨炎（osteitis pubis）：耻骨骨炎是一种累及耻骨联合及其周围附件（包括软骨、韧带、肌肉和耻骨支）的炎性疾病。耻骨骨炎在一般运动员人群中的发病率为0.5%～6.2%。骨盆内的重复动作（如与体育活动有关的动作）易导致耻骨骨炎。其他与耻骨骨炎有关的情况如下，骨关节炎、妊娠、骨盆创伤和骨盆手术，泌尿外科手术（耻骨后前列腺摘除术）或妇科手术（膀胱膨出修补术）。临床特点是耻骨联合附近的耻骨支疼痛和压痛，走动和站立时加重，休息时缓解。牵拉大腿的内收肌群疼痛加重，扪诊时内收肌群有痉挛，其起点处有压痛。症状可以很轻微，数周内自行消退，间或也有难以忍受的疼痛。通常仅根据病史和体格检查即可诊断耻骨骨炎。逐渐起病的骨盆疼痛，伴耻骨联合压痛或抗阻力内收试验阳性是耻骨骨炎的典型特征。可通过X线表现做出诊断，异常表现可能包括耻骨联合增宽，耻骨联合出现骨质吸收或重塑，耻骨支骨质减少（骨密度广泛丢失）。治疗方面，严重疼痛者，需卧床休息，将双下肢并拢，腘部用枕垫高，保持屈髋位。内服非甾体抗炎药，可减轻或消除疼痛，症状改善不明显的患者可局部注射糖皮质激素或口服泼尼松治疗。个别疼痛严重者，可做耻骨联合融合术，但必须保留耻骨前侧的一层骨皮质和韧带，并植入骨松质。

725. 什么是成骨不全？主要临床表现是什么？

成骨不全也称脆骨病，是全身性结缔组织病。其特点是多发性骨折、蓝巩膜、身材矮小、脊柱侧凸、颅底畸形、缝间骨（沿颅缝出现的不规则小骨）、易发瘀斑、进行性耳聋、牙齿改变、关节松弛和皮肤异常。遗传学上多属于常染色体显性遗传。该病巩膜蓝色最为常见，偶有正常巩膜。由于巩膜薄而透明，使眼内葡萄膜色素可透见，巩膜呈深蓝色到浅蓝色。在角巩膜处，有宽白色巩膜，形成所谓“土星环”征。绝大多数患者因骨折首诊。

726. 成骨不全的发病机制是什么？

成骨不全于1713年由Armand报道第1例，发病率新生儿21.8/10万，成人0.6/10万。本病为常染色体显性遗传、全身结缔组织发育异常性疾病。胶原纤维是维持骨韧性的重要成分，Vetter等以蛋白质生物化学和分子生物学方法证实该病有Ⅰ型胶原合成障碍。Ⅰ型胶原之所以不能正常合成，是由于成骨细胞减少或功能低下，与其相应的骨胶原基因功能缺陷，致使骨基质内胶原不成熟，很像胎儿骨中的网状纤维，软骨只能进行到骨钙化阶段，之后无真正的类骨形成，致骨质脆弱。在家族遗传方面，该病约15%有家族史。散发者为基因突变所致，一旦形成就固定下来，并可向下一代遗传。近亲结婚发病率明显增高。临床上主要有骨折、畸形、蓝巩膜、耳聋等症状。骨折主要是由于软骨只能进行到软骨钙化阶段，而后无真正类骨形成，致使，骨质脆弱易骨折。多次骨折，错位、重叠、成角及骨赘形成，可致肢体畸形。蓝色巩膜为巩膜中网状组织不能分化成熟为胶原纤维，使巩膜透亮度增加，脉络膜色素外显所致。耳聋是鼓膜菲薄，附着于听骨的韧带松弛所致。

727. 成骨不全的主要病理改变是什么？

成骨不全的病理变化主要表现在构成全身皮肤、肌腱、骨骼、软骨以及其他结缔组织的主要成分胶原蛋白发育不良，在骨骼方面主要导致成骨细胞生成减少或活力低下，不能产生碱性磷酸酶，使骨膜下成骨和软骨内成骨发生障碍，不能正常成骨，组织学改变是松质骨和皮质骨内的骨小梁变得细小，并钙化不全。蓝巩膜的病理检查发现角膜和巩膜明显变薄，都有胶原纤维减少，并存在胶原前网蛋白。角膜上皮、内皮和两层弹性膜用异染法染色显示黏多糖基质增多，说明存在不成熟的纤维组织。

728. 成骨不全的类型有哪些？其遗传特点及临床表现如何？

成骨不全的类型及遗传特点、临床表现见表5-2。

表5-2　成骨不全的类型及遗传特点、临床表现

分型	遗传特点	临床主要表现
ⅠA	显性遗传	骨质脆弱，蓝巩膜，听力减退（±），牙齿正常
ⅠB	显性遗传	骨质脆弱，蓝巩膜，成牙不全，听力减退
Ⅱ	隐性遗传	骨质脆弱严重，骨骼变形，于围产期间死亡
Ⅲ	隐性遗传	骨质脆弱严重，巩膜正常，生长发育障碍，骨骼变形，成牙不全（±）
ⅣA	显性遗传	骨质脆弱，巩膜正常，牙齿正常，发育不全，骨骼畸形
ⅣB	显性遗传	骨质脆弱，巩膜正常，骨骼畸形（±），成牙不全

729. 什么是SAPHO综合征？主要临床表现是什么？

SAPHO综合征即滑膜炎、痤疮、脓疱疮、骨肥厚、骨炎综合征，是一种少见的疾病。本病好发于成人，始发年龄多在40～60岁。临床表现包括骨关节病变和皮肤病变，二者不一定平行。病程慢性，间断性发作和缓解，可迁延多年，大多数预后良好。患者可出现下列一项或多项骨和关节表现：①滑膜炎，往往表现为非侵蚀性炎症性关节炎，但也可能出现与滑膜炎和/或骨炎相关的关节周围骨质减少、关节间隙狭窄及骨侵蚀性改变。②骨炎，表现为疼痛、压痛、偶有皮质和/或髓腔的局灶性炎症所致骨肿胀。③骨肥厚，因骨内膜和/或骨膜增生而表现为骨过度生长，通常在病程后期明显。骨小梁和皮质增厚伴髓管变窄可引起骨

硬化性改变；骨炎与骨肥厚共存时，可能伴发溶骨性病变。④符合中轴型脊柱关节炎的病变（累及骶髂关节和脊柱），以及附着点炎（肌腱和韧带附着于骨处的炎症及由此引起的病变）。可能出现弥漫性特发性骨肥厚（diffuse idiopathic skeletal hyperostosis，DISH）样非边缘型骨赘。最多见的表现是对称性前上胸壁肿痛，有时出现局部血管、神经压迫症状，如压迫锁骨下静脉导致闭塞可出现上肢充血、水肿。皮肤病变包括脓疱疮和重度痤疮，特征性病变有手足脓疱疮、脓疱性牛皮癣、聚合性痤疮等。有些患者的皮肤病变与骨病变同时出现，但有些患者的皮肤病变早于骨病变或晚于骨病变2～3年，甚至二者相差10年。多数文献报道皮肤病变的发生率约为60%，胸、肋、锁骨受累者约2/3有皮肤病变。

730. SAPHO综合征诊断标准是什么？

符合下述条件之一者，并且排除化脓性骨髓炎、感染性皮肤角化病、感染性掌趾脓疱病、感染性胸壁关节炎、弥漫性特发性骨肥厚症、维A酸治疗相关的骨病，即可诊断SAPHO综合征：①特征性脓疱疮或痤疮，无菌性滑膜炎、骨肥厚或骨炎。②无菌性滑膜炎、骨肥厚或骨炎，累及中轴骨或外周骨（特别是前胸壁、椎体、骶髂关节），有或无特征性皮肤病变。③无菌性滑膜炎、骨肥厚或骨炎，累及中轴骨或外周骨（特别是儿童多个长骨的干骺端），有或无皮肤病变。

731. SAPHO综合征影像学特点是什么？各部位表现特点分别是什么？

SAPHO综合征影像学表现是骨关节病变，可累及中轴骨和外周骨。成人最常累及胸、肋、锁骨，其次是脊柱、骨盆、长骨。儿童最易累及下肢长骨干骺端，其次是前上胸壁、脊柱。影像学表现为受累骨增粗、硬化，髓腔变窄，有些出现骨质破坏；肌腱韧带附着处新骨形成；受累关节侵袭破坏，间隙变窄甚至消失。

（1）前上胸壁：65%～90%的成年患者累及前上胸壁，特别是胸锁关节、上部胸肋关节、肋骨肋软骨联合、胸骨体柄联合。前上胸壁的表现最有特征性。早期表现为肋锁韧带的骨化，软组织肿胀。随病情的发展，出现双侧锁骨内侧端、双侧上部前肋、胸骨上部增粗、硬化，各关节间隙变窄甚至骨性融合，上部肋软骨明显骨化，病变的范围逐渐扩大。CT检查可发现早期的胸肋锁骨肥厚和软组织增厚，可提示潜在的血管神经压迫。放射性核素检查最敏感，示胸肋锁骨区牛头状核素聚集。

（2）脊柱：约33%的成年患者累及脊柱，胸椎最多，其次是腰椎、颈椎。脊柱病变表现为椎体终板侵袭、硬化，椎间隙变窄，椎旁骨化，椎体楔形变。MRI检查可发现局限性或弥漫性骨髓长T1、长T2异常信号，椎旁软组织肿胀，椎间盘短T2异常信号，提示椎体骨炎和椎间盘炎。

（3）骶髂关节：骶髂关节受累的报道率差别很大，为13%～52%。多为单侧受累，表现为关节破坏，关节间隙变窄、消失，邻近的髂骨有硬化。

（4）其他骨和关节：长骨受累多在下肢长骨干骺端，以股骨远端、胫骨近端多见。扁骨受累以髂骨、下颌骨较多。二者均表现为骨硬化、增粗。外周关节受累以膝、髋、踝关节较多，表现为关节破坏，关节间隙变窄、消失。

732. SAPHO综合征的治疗方法有哪些？

鉴于SAPHO综合征有脊柱受累、附着点炎和对NSAID治疗的反应，目前的治疗倾向于遵循脊柱关节炎的药物治疗，旨在控制疼痛和改善炎症过程。非甾体抗炎药为一线药物，但通常不能完全改善症状，多数患者慢性疼痛控制显著不足，且长期使用不良作用明显。糖皮质激素和抗风湿药物为二线药物（如甲氨蝶呤、柳氮磺吡啶、硫唑嘌呤等），但在剂量减少或停药时常会出现疾病复发。对于上述药物疗效不满意时，考虑为难治性SAPHO综合征，目前多主张使用TNF-α拮抗剂。

733. 什么是复发性多软骨炎？复发性多软骨炎的临床表现是什么？

复发性多软骨炎（relapsing polychondritis，RP）是一种软骨组织的多发性、进展性炎性疾病，病变部位包括耳鼻的弹性软骨、外周关节的透明软骨、轴向部位的纤维软骨和气管支气管软骨，也包括富含黏蛋白的组织，如眼、内耳、血管、心脏和肾脏。

RP是一种累及多系统的疾病，其主要的临床表现涉及以下方面。

（1）耳郭软骨炎和前庭功能紊乱。

（2）鼻软骨炎，可出现鼻软骨局限性塌陷发展为鞍鼻畸形。

（3）喉与气管炎症，可有气管炎，并可出现气管突然塌陷。

（4）眼部病变，最常见的临床表现是突眼、巩膜外层炎、角膜炎、巩膜炎或葡萄膜炎。

（5）非侵袭性、非畸形性多关节炎。

（6）心血管系统血管炎改变。

（7）肾脏血管炎改变。

（8）皮肤白细胞破碎性血管炎。

（9）中枢神经系统病变和周围神经系统病变。

734. 复发性多软骨炎的发病机制及病理特点是什么？

目前认为，RP是在特定的遗传背景基础上由某些环境因素诱发的疾病。与RP发病相关的遗传因素是HLA-DR4，分子流行病学研究表明，RP患者中HLA-DR4检出率增加，但无特定亚型相关性；而HLA-DR6与本病呈负相关。本病患者中有相当比例出现结核感染，提示结核感染可能是本病发病的诱因。本病患者中不少出现抗Ⅱ型胶原抗体，但该抗体也可出现在其他很多疾病中，没有疾病特异性。

RP受累软骨标本的组织病理学揭示了苏木素-伊红染色中正常软骨嗜碱性的丧失，及伴中性粒细胞、嗜酸性粒细胞、淋巴细胞和浆细胞浸润的软骨膜炎；以后软骨被肉芽肿组织和纤维所取代。在软骨、纤维交界处和软骨膜血管壁免疫荧光染色可显示免疫球蛋白和C3的沉积。

735. 复发性多软骨炎的诊断标准是什么？

RP的诊断主要基于临床表现，可按1975年McAdam的诊断标准：①双耳复发性多软骨炎。②非侵袭性多关节炎。③鼻软骨炎。④眼部炎症。⑤喉和/或气管软骨炎。⑥耳蜗和/或前庭受损。具有上述标准3条或3条以上者可以确诊，无须组织学证实；不足3条者需软骨活检证实诊断。

Damiani认为，要达到早期诊断，应扩大McAdam的诊断标准，只要有下述中的1条即可诊断，即McAdam诊断标准1条以上的McAdam征加上病理证实，如做耳鼻呼吸道软骨活检；病变累及2个或2个以上的解剖部位，对糖皮质激素或氨苯砜有效。

Michet则认为，只要证实耳、鼻、喉3处软骨中的2处有软骨炎伴或不伴下述任何2个症状：眼部炎症、前庭功能紊乱、血清阴性关节炎和听力损失则即可诊断。

736. 复发性多软骨炎的治疗方法有哪些？

（1）非甾体抗炎药：若患者有耳或鼻软骨炎，或者有外周或中轴性关节炎，但无危及重要器官的病变（即无严重的气道炎症、狭窄或塌陷，无心脏疾病，无血管炎，无本病引起的眼、肾或神经系统疾病），建议在初始治疗时给予全抗炎剂量的非甾体抗炎药物。

（2）糖皮质激素：若NSAID类药物疗效不佳，及时使用足量的糖皮质激素控制病情，是防止出现器官软骨塌陷的重要方法。

（3）免疫抑制剂：旨在抑制软骨基质内的硫酸软骨素的释放，可以选择的药物包括环磷酰胺、甲氨蝶呤、硫唑嘌呤、氨苯砜、来氟米特、骁悉等。免疫抑制剂的使用，可以改善患者的预后。

（4）生物制剂：有关生物制剂有益的信息仅限于病例报告和小型病例系列研究，并且还受到阳性结果发表偏倚的影响；据报道，英夫利西单抗、依那西普、阿达木单抗、托珠单抗、阿巴西普、阿那白滞素、利妥昔单抗和托法替布的疗效较好。

此外，患者出现气管狭窄，有气管塌陷危险时，可考虑气管内支架。

737. 什么是畸形性骨炎？其流行病学特点是什么？

畸形性骨炎是由英国外科医师James Paget首先描述并命名，又称Paget病。其特点是不明原因的慢性局灶性骨重塑异常，病变部位骨吸收增加，随后代偿性新骨形成增加，导致病变部位骨结构紊乱、骨变脆弱且骨内血管增多。临床表现为骨痛、骨骼畸形、骨折。

本病发生有明显的区域性，以西欧及大洋洲澳大利亚和新西兰地区多见，特别是盎格鲁撒克逊民族尤为多见。中国、日本、印度、中东和非洲等国家及地区少见。本病多发生在40岁以上，男女比例为3∶2，高发区患病率为3%～4%，且随年龄增长，发病率也增加，80～90岁发病者可多达5%～11%，有家族遗传倾向的占14%。

738. 畸形性骨炎的病因是什么？

James Paget于1877年描述畸形性骨炎时，认为它是一种病因不明的疾病，曾设想为炎症、遗传性、肿瘤性、血管性、内分泌性、免疫性疾病，但一直未有病因证据。1986年有学者使用电子显微镜发现，畸形性骨炎患者病变部位破骨细胞的胞质和胞核中有副黏病毒的病毒核壳体存在，因此普遍认为慢性病毒感染是病因之一，甚至有人把本病列为慢性病毒感染性疾病，但是没有更多的实验依据。在家族调查中又提示本病是常染色体显性遗传性疾病，20世纪90年代研究发现，畸形性骨炎发病与HLA-DR抗原强弱有关，表明与遗传关系密切。

739. 畸形性骨炎的病理过程分为几期？各有什么特点？

畸形性骨炎骨吸收和骨生成均增加。病变发展分为三个阶段。

（1）溶骨阶段：破骨细胞增多，功能活跃，有大量骨吸收。

（2）溶骨和成骨混合阶段：破骨细胞减少，成骨细胞逐渐增多。上述两个阶段为活动期和进展期，皮质的板层骨被编织骨所代替，哈氏系统被结构混乱的组织所替代，皮质骨、松质骨、髓腔间的界限不清。

（3）成骨硬化阶段：细胞活动相对减少，骨髓主要被纤维组织所替代。此阶段为静止期，骨破坏停止，成骨过程继续进行，有致密不规则骨形成，骨由松软变为脆硬。

病变的三个阶段由于成骨活动增强和骨中Ⅰ型胶原裂解，血清中的碱性磷酸酶和尿中的羟脯氨酸的水平都上升，这二者与病变的程度和疾病的活动密切相关。

740. 畸形性骨炎的临床特点是什么？X线表现和病理特点是什么？

畸形性骨炎患者一般情况良好，单发多见，多发少见，非对称性发病。20%～80%的患者累及髂骨和股骨上段，其他常见部位为脊柱、胫骨和颅骨等。虽然X线片及血碱性磷酸酶显示不正常，但10%～20%的患者可完全无症状。患者就诊的主要原因为畸形，下肢负重骨成弓形，头颅增大，脑神经或脊神经压迫，或出现病理性骨折。

畸形性骨炎的X线表现为病变骨的皮质和松质界限消失，骨小梁粗大稀疏，密度不均，排列紊乱，条索状高密度影交织呈网格状改变。

本病的基本病理改变是破骨性及异常增生性骨病变。显微镜下表现为破骨细胞及成骨细胞增生活跃，骨小梁不规则增厚，骨髓腔被纤维结缔组织及血管所替代。具有特征性改变的是在增宽的骨小梁内有大量界限清楚的蓝染的骨黏合线，这是疾病发展过程中骨的重吸收与退变造成板层骨和编织骨方向突然中断及改变所致。

741. 畸形性骨炎的治疗方法是什么？

目前认为，对畸形性骨炎，有症状、有并发症倾向、碱性磷酸酶水平明显升高者应该给予治疗。20世纪70年代初，开始应用鲑鱼降钙素和第一代双膦酸盐制剂——羟乙膦酸钠；20世纪90年代初，应用第二代双膦酸盐制剂——阿仑膦酸钠、帕米膦酸钠等。

双膦酸盐制剂抑制破骨细胞功能及减少其数量，抑制骨吸收。通过不断改善药物使得药物副作用明显降低，临床症状明显改善，血碱性磷酸酶和尿中的羟脯氨酸水平减低。新一代双膦酸盐制剂具有高效、较短的治疗周期（2～3个月），可以使大多数患者碱性磷酸酶降低至正常。患者应该空腹服药，避免与其他药物同服，并多饮水，保持站立或者坐位，以避免其消化道刺激作用。

如患者疼痛严重、负重骨畸形、活动困难、出现病理性骨折、继发肉瘤样变或出现严重合并症而影响患者功能时，可考虑进行骨骼矫形、人工关节置换或病理性骨折复位固定等。

742. 什么是反射性交感神经营养不良？其特征性症状和诱因各是什么？

反射性交感神经营养不良（reflex sympathetic dystrophy，RSD）是一组以局部疼痛、肿胀、血管舒缩功能障碍、关节活动受限，且症状、体征在运动后加重为特征的临床综合征，又称复合性区域疼痛综合征。几乎任何损伤都能诱发本病，如骨折、软组织损伤、神经损伤、脑血管意外或心肌梗死，甚至注射也能诱发发病。

特征性症状可由轻度到重度，极为多变。

（1）疼痛：疼痛性质由搏动性到烧灼性痛多样化，但大部分呈持续性疼痛，时而反复恶化。其特征是疼痛与神经支配区不相符，起初疼痛仅限于损伤局部，随着时间推移向末梢侧及中枢侧扩展，范围广泛时也可扩展至同侧或对侧整个肢体。

（2）感觉异常：感觉经常有误差，多呈异常疼痛（alodynia），指疼痛、非疼痛刺激都引起疼痛，疼痛程度超过实际疼痛刺激的程度，或感觉过敏。

（3）血管运动障碍：初期表现血管扩张、皮肤潮红及局部热感，但随病情进展表现为血管收缩、发绀、局部湿冷等。

（4）水肿：多数病例都有水肿，皮肤皱纹明显减少，呈现明显肥胖貌。

（5）出汗异常：发病初期，损害部位多汗，皮肤常处于潮湿光亮状态，也有的由于病状经过时期的不同，其外观改变不明显易被忽略。但随着病情进展出汗减少，皮肤变为干燥。

（6）营养障碍：发病初期并不明显，但随着时间推移可发生肌肉萎缩、骨质脱钙、指甲变形、关节挛缩、肌力降低等器质性、功能性变化。

本病大部分因外伤所致，但多为轻微外伤。多数病例因轻微挫伤、摔伤、切割伤、医疗处置等诱发，常于受伤之后数日逐渐地出现。其发生机制中有明确的神经损伤病因参与时，可与灼性神经痛相区别。此外，还有各种神经疾病、感染、血管系统疾病等其他疾病可诱发本病。

743. 反射性交感神经营养不良综合征的临床分几期？

（1）1期：表现为一侧肢体疼痛，包括烧灼感、跳痛、弥漫性疼痛，对触觉、寒冷敏感，并有局部水肿。可有多汗、肌痛、血管收缩紊乱，肢体颜色和温度改变。X线片可正常或显示为斑状骨密度减低。

（2）2期：疼痛程度进一步加重，范围更弥漫，并有组织水肿，皮肤、关节软组增厚，肌肉萎缩、皮肤僵硬。

（3）3期：以活动受限、肩手综合征、手指内屈畸形、蜡样皮肤改变和指甲易碎为特征。X线片可见严重的骨质疏松。

744. 反射性交感神经营养不良诊断标准是什么？

对于反射性交感神经营养不良的诊断，因无客观指标可循，只能依据患者的病史、症状、体征及详实的临床检查做出诊断。目前临床上较为常用的诊断标准主要有以下几种：Veldman标准、Harden&Bmehl标准、国际疼痛学会（IASP）标准和Budapest标准，但这些标准均缺乏客观的生物学标志及验证金标准。目前Budapest标准是国际上比较公认的诊断的标准，具体如下。

（1）与原发伤害性事件不相称的持续性疼痛。

（2）包含以下4类临床表现中至少1项体征和至少1项症状。①感觉：感觉减退和/或异常性疼痛。②血管舒缩功能：皮肤温度不对称和/或皮肤颜色变化和/或皮肤颜色不对称。③水肿/出汗：水肿和/或出汗变化和/或出汗不对称。④运动/营养：活动度减小和/或运动功能障碍（减弱、震颤、张力障碍）和/或营养改变（毛发、指甲、皮肤）。

745. 初期反射性交感神经营养不良怎么治疗？

此时期以局部疗法治疗为主，特别是积极推荐神经阻滞疗法，是能显著奏效的时期。最常用的是星状神经节阻滞、硬膜外阻滞。根据需要应用胸、腰交感神经阻滞、神经根阻滞或扳机点阻滞等。还有值得推荐的是用胍乙啶及局部麻醉药、糖皮质激素，束缚上、下肢近端后行区域静脉内交感神经阻滞，方法简便有效、副作用少。也可采用经皮电刺激法及局部涂抹软膏、针灸、光线照射治疗等作为辅助疗法。

746. 反射性交感神经营养不良中晚期怎样治疗？

反射性交感神经营养不良中晚期的治疗主要依靠综合措施。方法包括以下几方面。

（1）神经阻滞疗法：硬膜外阻滞，星状神经节阻滞，胸、腰交感神经阻滞，神经根阻滞，扳机点阻滞，区域静脉内交感神经阻滞。

（2）刺激镇痛法：经皮电刺激疗法、脊位电刺激疗法、脑深部电刺激疗法、针灸镇痛法。

（3）手术疗法：足交感神经烧灼法、脊椎后根进入破坏术、高频热凝疗法。

（4）药物疗法：抗抑郁剂、抗痉挛剂、抗焦虑剂、其他精神促进药、钙拮抗剂、其他血管激动药、类固醇性抗炎药、非甾体抗炎药、麻醉性镇痛药及拮抗性镇痛药、NMDA受体拮抗药（氯胺酮、美沙芬）、巴比妥酸盐、中药、外用药疗法（利多卡因霜剂、辣椒辣素软膏等）。

（5）物理疗法：运动疗法（被动运动、被动辅助运动、主动运动、主动辅助运动）、温热疗法（热敷、蜡疗、水疗等）、按摩、指压、高频疗法、低频疗法、光疗等。

（6）精神心理疗法、支持疗法、辅助疗法、生物反馈疗法、暗示疗法。

747. 什么是神经病变性关节炎？

神经病变性关节炎（neuropathic arthropathy）也称Charcot关节，因Charcot于1868年首先描述了脊髓痨患者出现的这种特殊关节病变，介绍了神经病变与关节炎相关的概念。它主要指由神经损伤所致的相应关节或肢体的严重退行性关节炎，亦可称为神经营养性关节病和神经性关节病。后来人们逐渐认识到许多神经系统疾病都可发生本病，如脊髓空洞症、糖尿病神经病变、麻风病、先天性痛觉缺失症、先天性脊柱裂以及可造成偏瘫或截瘫的各种疾病。目前糖尿病是神经性关节病最常见的诱因。

感觉神经病变是导致神经性关节病的唯一危险因素。由于关节对疼痛、负荷、损伤等丧失感觉，不能自动调节保护，容易造成机械损伤，加之营养障碍，修复不良，常同时有退行性改变。多数患者关节骨质碎裂破坏的同时，有边缘较大的骨赘形成。少数患者则表现为明显的骨吸收。上述病变均可造成关节结构改变甚至完全丧失，关节囊及韧带肥厚、松弛，出现关节变形、不稳定、活动度过大及异常运动，容易脱位。

748. 神经病变性关节炎与一般关节病有哪些不同？

本病典型的临床表现是关节肿胀、畸形和关节不稳定。典型起病为急性或亚急性单关节炎伴红、肿和不同程度的疼痛。与一般关节病的不同特点是关节畸形和病理改变非常明显，但关节功能障碍相对较轻。关节病早期，关节周围常有肿胀、发热、皮肤充血潮红，多无疼痛；关节病后期，由于关节囊和韧带松弛，最后关节瓦解，易发生关节半脱位或完全脱位，关节周围肌肉萎缩、变性。Charcot关节可发生于任何关节，包括脊柱，但以四肢关节受累较多。该病有两种基本性质的X线表现，即萎缩性（急性型）与增生性（慢性型）骨关节病改变。

749. 神经病变性关节炎有哪两个临床亚型？

（1）糖尿病足：13%的糖尿病患者出现有症状的糖尿病性神经病，但神经性关节病在糖尿病中的发生率为1.16%。以足部受累常见，跗跖关节占60%，跖趾关节占30%，胫跗关节占10%。患者表现为足中部或踝肿胀，不同程度的红、热。足中部受累最终导致跖骨弓曲度的逆转和畸形，亦可发生骨髓炎或足部软组织感染。

（2）急性神经性关节病：常见于糖尿病足的患者小创伤或踝扭伤后。典型症状为受累区的急性肿胀、红、热及疼痛，数周后X线片可出现明显改变，甚至畸形。此外，5%～10%的脊髓痨及25%以上的脊髓空洞症患者可并发急性神经性关节病。

（三）IgG4相关性疾病

750. 什么是IgG4相关性疾病？

IgG4相关性疾病（immunoglobulin-G4 related disease，IgG4-RD）是一种较罕见的由免疫介导的慢性系统性炎症伴纤维化的疾病。大部分确诊年龄为50～70岁，最常见于中老年男性，头颈部受累的男女比例为1.6∶1，其他器官受累的男女比例为4∶1。该病表现为受累器官肿大，血清IgG4水平明显升高，特征性的病理改变为以$IgG4^+$浆细胞为主的淋巴细胞和浆细胞的浸润，伴席纹状纤维化、闭塞性静脉炎和嗜酸性粒细胞的浸润。

751. IgG4-RD有哪些临床表现？

IgG4-RD临床表现复杂多样，主要表现为受累脏器弥漫或局灶性肿胀增大、硬化。本病可累及全身各器官及组织，少数患者仅累及单一器官，多数患者为多个器官受累，不同受累器官可先后或同时出现。患者起病表现和临床症状因受累器官不同而复杂多样，临床表现差异性较大。IgG4-RD的全身症状不突出，40%的患者可出现哮喘或过敏，通常无发热。常见累及的器官或组织的临床表现如下。

（1）泪腺和唾液腺：泪腺和大唾液腺（腮腺、颌下腺和舌下腺等）在IgG4-RD经常受累，被称为米库利兹病（Mikulicz disease），表现为无痛性、对称性上述腺体的肿胀，可伴眼干、口干症状或因鼻泪管堵塞和眼球运动障碍导致的泪眼，部分泪腺肿大的患者合并眼肌增粗。IgG4-RD累及颌下腺的硬性肿大，又称为慢性硬化性颌下腺炎（kuttner瘤）。

（2）胰腺：胰腺是IgG4-RD最常累及的器官之一，表现为IgG4相关自身免疫性胰腺炎（IgG4 relatedautoimmune pancreatitis，IgG4-AIP）。IgG4-AIP的主要表现有体重下降、黄疸、瘙痒、腹痛、食欲减退、糖尿病和脂肪泻。影像学特征是胰腺弥漫性或局灶性肿大，伴正常小叶缺失（正常胰腺“羽毛征”消失，呈“腊肠样改变”）和胰管狭窄。长期可出现胰腺萎缩和无痛性导管内钙化等慢性胰腺炎表现。

（3）肝胆系统：胆道及胆囊受累分别称为IgG4相关硬化性胆管炎和硬化性胆囊炎，常伴随胰腺病变而发生，表现为梗阻性黄疸、肝功能指标升高、肝内外胆管扩张和胆囊壁增厚等。而IgG4相关自身免疫性肝炎（IgG4 relatedautoimmunehepatitis，IgG4-AIH），表现为乏力、食欲减退、恶心、呕吐、皮肤巩膜黄染、瘙痒等。

（4）腹膜后组织：IgG4-RD累及腹膜后组织多导致腹膜后纤维化（retroperitoneal fibrosis，RPF），以腹膜后纤维组织增生、高密度淋巴、浆细胞浸润为特征，导致周围组织器官被包绕、受压，可出现腹盆包块，压迫肾、输尿管，出现腰痛、少尿、无尿、血尿、肾盂积水、肾衰竭等；压迫肠管，少数患者出现肠梗阻、食欲减退、大便习惯改变（便秘、腹泻）等；肿块压迫下腔静脉时可导致下肢水肿、跛行，也有少见的阴囊及会阴部水肿。

（5）神经系统：IgG4-RD侵犯神经系统的常见表现是肥厚性脑膜炎和垂体炎，也可压迫脑神经和周围神经引起相应症状。肥厚性脑膜炎表现为脑膜增厚，可出现头痛、脑脊液阻塞、脑积水、脑神经麻痹等。IgG4相关性垂体炎表现有乏力、尿崩症、视力下降、视野缺损、垂体功能减退导致的甲状腺、肾上腺和性腺等的功能减退，影像学显示垂体和垂体柄增大。

（6）肺部：IgG4相关性肺疾病可表现为4种主要的临床综合征，包括炎性假瘤、中央气道疾病、间质性肺炎和胸膜炎。临床症状有咳嗽、咳痰、咯血、气短、呼吸困难、胸痛等。影像学表现包括肺结节或肿块、磨玻璃样阴影、肺泡间质病变、支气管血管束增厚、胸膜增厚结节和胸腔积液等。

（7）肾脏：IgG4-RD肾脏受累最常见的表现是肾小管间质性肾炎，影像学检查可见双肾弥漫性增大、肾实质结节、肿块或肾盂内软组织影，累及肾小球的病变中，膜性肾病最常见，报道还有IgA肾病、毛细血管内增生性肾小球肾炎和膜性增生性肾小球肾炎。继发于腹膜后纤维化的梗阻性肾病，可出现腰腹痛、排尿障碍、肾积水、肾功能不全等。

（8）心血管系统：IgG4-RD可侵犯心血管系统，累及心包、心肌、心脏瓣膜、主动脉及其分支、冠状动脉、肺动脉、髂动脉、血管周围等。血管病变主要发生于动脉外膜。影像学表现为心包增厚、心包积液、心脏肿块、动脉壁密度均匀增厚、炎性动脉瘤等，增强扫描呈延迟强化，反映了病变边缘部位的纤维化。

IgG4相关的其他病变还包括皮肤（好发于头部和脸颊的红斑性丘疹）、淋巴结肿大、鼻窦炎、利德尔（Riedel）甲状腺炎、纤维化纵隔炎、前列腺炎等。

752. 如何诊断IgG4-RD？

诊断IgG4-RD需结合临床症状体征、血清学、影像学和组织病理学特征综合考虑，目前应用最广泛的诊断标准为2011年日本制定的IgG4-RD综合诊断标准（本标准在2020年进行更新修订，表5-3）。2019年美国风湿免疫性疾病学会（ACR）/欧洲抗风湿免疫性疾病联盟（EULAR）制定的IgG4-RD分类标准纳入典型受累器官，该标准特异性高，可推荐用于临床试验。此外，特定器官受累可参考不同专科制定的特异性器官受累的诊断标准。

表5-3 2020年修订的日本IgG4-RD综合诊断标准

表现	诊断
临床表现单个或多个脏器弥漫/局部肿胀（如为单一器官受累，仅淋巴结肿大不算在内） 血清学IgG4升高（＞1350mg/L） 组织病理学（以下3项中符合2项） 大量淋巴细胞和浆细胞浸润 $IgG4^+/IgG^+$浆细胞＞40%，且$IgG4^+$浆细胞＞10个/高倍视野 典型的组织纤维化，特别是席纹状纤维化和闭塞性静脉炎	确诊（definite）：符合上述3条标准 拟诊（probable）：符合临床表现＋组织病理学为可能诊断 疑诊（possible）：符合临床表现＋血清学为可疑诊断

753. IgG4-RD需要与哪些疾病鉴别？

IgG4-RD的鉴别诊断取决于受累部位和临床表现，很多疾病可模拟IgG4-RD，出现血清IgG4水平升高和受累脏器IgG4阳性浆细胞浸润，以下列举IgG4-RD需要重点鉴别诊断的疾病。

（1）感染：感染性疾病，特别是慢性感染可能模拟IgG4-RD，包括细菌、病毒、真菌、寄生虫等的感染，出现以下提示感染的表现时应注意进行鉴别，包括反复发热（＞38℃），CRP升高5倍以上，糖皮质激素治疗［每日≥0.6mg/kg］无改善，影像学检查有坏死、空洞、分隔性腹部或盆腔积液等；组织病理学显示坏死、中性粒细胞浸润、找到病原菌；其他病原体感染的证据，如梅毒、细菌、真菌等。抗感染治疗有效。

（2）肿瘤：IgG4-RD患者发生肿瘤的风险高于一般人群，有肿瘤病史的患者发生IgG4-RD的风险也增加，多种肿瘤与IgG4-RD可相互模拟，如炎性肌纤维母细胞瘤（infammatory myofibroblastic tumor，IMT）、淋巴瘤、多中心卡斯尔曼（Castleman）病等，组织病理可见细胞异型性、免疫组化单一表型、轻链沉积及其他肿瘤特征，ALK1或ROS1阳性提示IMT。

（3）高嗜酸性粒细胞血症：IgG4-RD易合并过敏性疾病，出现血嗜酸性粒细胞轻度增多，受累组织嗜酸性粒细胞浸润。需与导致嗜酸性粒细胞增多的疾病相鉴别，如Kimura病、嗜酸性粒细胞增多症等。

（4）ANCA相关性血管炎（AAV）：AAV常模拟IgG4-RD，两种疾病的受累器官有许多重叠之处，病理中也可表现为大量淋巴、浆细胞浸润。但AAV主要表现为侵蚀性鼻窦病变、肺部结节空洞病变、新月体性肾小球肾炎、中性粒细胞浸润、血管炎、纤维素样坏死、肉芽肿性炎、MPO或PR3-ANCA阳性，上述病变在IgG4-RD少见。虽两种疾病均可发生泪腺、唾液腺及腹膜后纤维化，但AAV少见。

（5）埃德海姆-切斯特病（Erdheim-Chester disease，ECD）：ECD是一种非朗格汉斯细胞组织细胞增生症，也可累及皮肤、垂体、鼻窦、肺、腹膜后等多个器官、系统，出现血清IgG4升高，但大多数ECD患者有长骨多灶性骨硬化性病变，通常双侧骨干受累，病理见大量CD1a和S-100蛋白阳性泡沫样组织细胞浸润，伴炎性细胞和多核巨细胞浸润，基因检测发现BRAF V600E突变。

（6）罗道病（Rosai-Dorfman disease，RDD）：是一种良性淋巴组织增生性疾病，以淋巴结受累为主，也可有结外多器官肿胀、硬化，典型病理学表现为巨噬细胞（$CD14^+$、$CD1a^-$、S100＋/－、$CD68^+$）胞质内存在正常外观的淋巴细胞（伸入运动），组织病理IgG4数目及IgG4/IgG比值为临界值。

754. 如何治疗IgG4-RD?

IgG4-RD是一种可治疗的疾病，早期发现并规范治疗，可避免重大的器官损伤。治疗IgG4-RD强调个体化，治疗目标为减轻病灶炎症，维持疾病缓解状态，保护脏器功能，同时尽量减少治疗相关的不良反应。

若无症状且为发展缓慢的浅表器官受累，可暂不治疗，采取“观察等待”的策略，但需定期监测，病情进展时启动治疗。

治疗指征：有症状且病情活动的IgG4-RD患者均需治疗，无症状但重要脏器（如胰腺、胆道、肾脏、肺部、中枢神经系统等）受累并进展的患者也需及时治疗。

IgG4-RD的治疗分为诱导缓解和维持治疗两个阶段，具体的药物选择及手术选择如下。

（1）药物选择

1）糖皮质激素：IgG4-RD首选的治疗药物是糖皮质激素，为公认的一线治疗药物，可用于疾病的诱导缓解和维持治疗阶段。糖皮质激素的起始推荐方案是中等剂量，相当于泼尼松30～40mg/d或每日0.6mg/kg作为诱导治疗，持续2～4周，病情有效控制后规律减量，每1～2周减5mg，用3～6个月时间逐渐减量至5mg/d，至维持剂量2.5～5.0mg/d，小剂量维持治疗，根据病情逐渐减停或长期维持。依据患者年龄、病情轻重等可调整起始剂量和减量速度。激素治疗过程中应密切关注不良反应。

2）免疫抑制剂：也称传统合成的缓解病情抗风湿免疫性疾病药（cDMARD），多与激素联合应用，用于激素治疗效果不佳或作为激素助减剂。目前尚无具有该病适应证的药物，可选择以下药物，包括吗替麦考酚酯、硫唑嘌呤、环磷酰胺、来氟米特、甲氨蝶呤、环孢素、他克莫司、6-巯基嘌呤、艾拉莫德等。

3）生物制剂：用于难治性或重症患者的治疗。目前主要应用的有：利妥昔单抗（RTX）。利妥昔单抗用于传统治疗失败、激素减量过程中复发、存在激素抵抗或不耐受的IgG4-RD患者，是靶向作用于CD20的单克隆抗体，与表达在B淋巴细胞表面的CD20分子结合，通过抗体依赖的细胞毒作用和补体依赖的细胞毒作用杀伤靶细胞，清除B细胞。目前推荐利妥昔单抗的使用方法有两种，静脉滴注每周375mg/m^2×4次，或静脉滴注1000mg/次×2次，隔2周1次，两种方式疗效类似，用药前可予甲泼尼龙100mg预防输注反应。

此外，可能有前景的生物制剂包括CD19单抗Inebilizumab、硼替佐米、B细胞活化因子抑制剂（BAFFi）贝利尤单抗、细胞毒性T淋巴细胞相关蛋白4（CTLA-4）阿巴西普、IL-4受体α单克隆抗体Dupilumab、SLAMF7单克隆抗体埃罗妥珠单抗、拮抗滤泡辅助性T细胞（Tfh）药物、BTK抑制剂等。上述药物的临床疗效尚需进一步明确。

（2）手术选择：手术主要用于解除肿块导致的梗阻和压迫，有胆道扩张或支架置入术、输尿管支架置入术或输尿管松解术、经尿道前列腺电切术或前列腺切除术、手术切除眼部或颌下肿块等。手术后复发的风险较高，所以仅靠手术不是治疗IgG4-RD的可行方法。

755. IgG4-RD预后如何？

IgG4-RD是一种良性炎症及纤维化性疾病，少数患者有自愈倾向，但多数患者病程呈逐渐进展趋势或“复发-缓解”病程模式，可能导致重要脏器功能障碍，甚至危及生命。IgG4-RD患者经早期治疗后，与未治疗者相比，可在更短时间内获得更完全的缓解，更少出现远期并发症或复发。IgG4-RD容易复发，无论是在停药后还是小剂量激素维持阶段，复发率高达24%～63%，特别是高IgG4水平、多器官受累、有复发病史或上段胆管梗阻的患者，推荐小剂量激素维持治疗，并规律随访预防疾病复发。

（四）淀粉样变

756. 什么是淀粉样变？它怎样造成组织与器官损害？

淀粉样变是一种比较少见的代谢性疾病，以组织及器官中有淀粉样物质沉积为其病理特点，临床上可出现包括关节在内的多系统损害。结缔组织病中淀粉样变的发生率较高，占5%～6%。

对淀粉样物质的性质的认识源于一个多世纪前，它是浸润在器官内的一种均质的嗜酸性物质，Virchow将这种沉淀物称为“淀粉”，后来发现是一种原纤维蛋白。他们经刚果红染色后，在偏振光显微镜下呈绿色双折光物质。这些物质局限或弥散地沉积在组织和器官中，造成组织增生、肥大、损伤、结构破坏和功能障碍。多种细胞因子和炎性介质在此过程中也起一定作用。其中弥漫性淀粉样变预后较差。

757. 淀粉样变怎样分类？

淀粉样变有多种分类方法，主要分为原发性、继发性和遗传性3种。原发性即原因不明的淀粉样变；继发性即继发于自身免疫性疾病、慢性感染、代谢异常、肿瘤等疾病，其中与类风湿关节炎的关系最为肯定；随后又发现了遗传性淀粉样变。临床上又可分为系统性与局灶性。以淀粉样变前体蛋白种类为准可分为以下4种。①AL：其前体蛋白为免疫球蛋白轻链（κ.λ），临床表现为与骨髓瘤及巨球蛋白血症相关的淀粉样变（原发性淀粉样变）。②AA：其前体蛋白为血清淀粉样A蛋白，临床表现为炎症相关性继发或反应性淀粉样变。③Aβ2M：其前体蛋白为β2微球蛋白，临床表现为长期血透或慢性腹透造成的透析相关性淀粉样变。④ATTR：其前体蛋白为甲状腺转运蛋白，临床表现主要为遗传性淀粉样变。此4种淀粉样变均为系统性。

758. 什么是AL淀粉样变？

由于AL淀粉样变的淀粉样纤维蛋白是从免疫球蛋白轻链衍生而来，故称AL，可为原发性或伴有多发性骨髓瘤及巨球蛋白血症，两者浆细胞增生都很明显，淀粉样蛋白的沉积可发生于舌、心、脾、淋巴结、腕韧带、关节、周围神经和皮肤，临床表现以心脏累及为主，常有心脏扩大、心律失常、传导阻滞，可呈缩窄性心肌病表现，晚期常因心力衰竭死亡，对洋地黄敏感可致骤死，因而一般不用。冠状动脉壁中AL沉积可导致心绞痛与心肌梗死。患者舌常巨大，以致语言不清，甚而影响进食和吞咽，仰卧时因舌后垂引发鼾声。肠运动迟缓可发生梗阻，也可有吸收不良导致腹泻，出血较多见。侵及神经时有疼痛、感觉异常或消失，也可累及运动神经而麻痹，并可有腕管综合征。由于淀粉样蛋白在血管壁的沉积，血管脆而僵硬，不但易于损伤，且对体位调节反应差，因而直立性低血压可成为主要问题。皮肤皱褶处常有各种浸润病变，并易出现紫癜及色素沉着。此外，肝、脾、肾上腺、甲状腺等均可累及，有时影响凝血因子X易致出血。此组淀粉样变病最常见。

759. 什么是AA淀粉样变？

AA淀粉样变最常见于慢性感染性疾病及自身免疫病，以往多见于肺结核脓胸、骨髓炎、肺脓肿、支气管扩张、化脓性支气管炎等，近年来多见于类风湿关节炎、慢性溃疡性结肠炎、慢性肾盂肾炎等，也可见于恶性淋巴瘤、淋巴网状细胞肉瘤等。本病主要累及肾、肝、脾。肾病变的早期表现为肾脏增大、蛋白尿、管型尿，偶有血尿，久之可呈肾病综合征，最后肾缩小可出现肾衰竭，有时可发生肾小管性酸中毒、肾性尿崩症、糖尿及高钾血症。肝脾累及时可有肝脾大和肝功能异常。尚有少数可累及心脏及肾上腺。

760. 什么是β2微球蛋白相关淀粉样变？

β2微球蛋白（β2M）相关淀粉样变的前体蛋白为β2微球蛋白，临床表现为长期血透或慢性腹透造成的透析相关性淀粉样变。有人认为在透析龄超过20年以上的患者几乎都可并发β2微球蛋白相关淀粉样变，其发生率与透析龄成正相关。

β2M的沉积主要在骨关节，临床上常表现为腕管综合征（手痛、麻木、肌肉萎缩、功能障碍）、大关节的病变、骨囊肿、组织囊肿以及病理性骨折。少数患者会有β2M的骨外沉积，可沉积在胃肠道、心、肺、肝、脾、前列腺、肾上腺、睾丸等组织，随沉积部位及程度不同引起不同临床表现，如消化道出血、心肌功能障碍、心律失常、心力衰竭等。

761. 什么是遗传性淀粉样变？

遗传性淀粉样变是由于某些分子基因突变导致相应蛋白变性，从而具备了淀粉样蛋白的特性在组织器官中沉积所致。目前已知因基因突变能造成遗传性淀粉样变性的物质有：甲状腺激素结合蛋白（transthyretin，TTR），胱抑素c（cystatin c），凝溶胶蛋白（gelsolin），载脂蛋白AⅠ（apolipoprotein AⅠ，Apo AⅠ），载脂蛋白AⅡ（apolipoprotein AⅡ，Apo AⅡ），溶菌酶（1ysozyme），纤维蛋白原A-α链（fibrinogen A α-chain）。其遗传方式均为常染色体显性遗传，但外显率各有不同。发病年龄从10余岁至老年不等，以中年起病多见。最常见的遗传性淀粉样变当属TTR基因突变所致，临床淀粉样神经病变突出，表现为外周和自主神经病变，常同时伴明显的心脏受累。胱抑素c淀粉样变主要表现为大脑淀粉样血管病，常出现反复发作的脑出血。凝溶胶蛋白淀粉样变也非常少见，仅出现于角膜神经营养不良和脑神经病变，凝溶胶蛋白样淀粉样物质在肾脏也有大量沉积，但临床往往无症状。Apo AⅠ、Apo AⅡ、溶菌酶、纤维蛋白原A-α链淀粉样物质很少累及神经，以内脏受累为主，肾脏受累最常见，在临床上有时被误诊为AL淀粉样变。

762. 淀粉样变主要临床表现是什么？如何诊断？

淀粉样变临床表现复杂多样，不同类型有各自的特点，AL淀粉样变包括原发性及骨髓瘤相关的淀粉样变，可有多系统损伤，以心、肾、神经、肝脏、关节、皮肤和黏膜受累较多见，但以巨舌最具特征性，心脏和肾脏受累是最重要的死亡原因，原发性淀粉样变有与浆细胞增生相关的异常蛋白血症或副蛋白血症。AA淀粉样变（又称继发性淀粉样变），以肾脏病变为主，肝脾次之，心脏受累少见。它多数由慢性风湿免疫性疾病引起，其中以类风湿关节炎、幼年型特发性关节炎（JIA）、强直性脊柱炎等较多见，其他风湿免疫性疾病也可伴发继发性淀粉样变。ATTR淀粉样变包括大多数家族性淀粉样变和老年性系统性淀粉样变，可累及周围及自主神经系统、心脏和胃肠道，它的主要特点是肾脏损害罕见。Aβ2M淀粉样变主要见于长期接受血液透析的肾衰竭患者，主要累及滑膜，临床上以骨和关节症状为特点。其实，各种类型的淀粉样变均可累及关节。确诊依靠组织病理学检查，切片经刚果红染色后在偏振光显微镜下观察到苹果绿双折光为阳性。标本取腹部皮下脂肪、直肠黏膜、肾脏、皮肤、牙龈、骨髓或肝脏，前三者检出率可达80%以上。为进一步明确淀粉样变类型，需应用主要淀粉样蛋白前体（AA、AL、β2M、TTR等）的特异性抗血清，对组织活检切片进行免疫组织化学检测。有以下表现者应警惕本病：①不明原因的蛋白尿。②周围神经病变。③舌肿大。④限制性心肌病。⑤小肠吸收不良。⑥双侧或家族性腕管综合征。

763. 淀粉样变的治疗措施有哪些？

尚无有效的根治手段。治疗淀粉样变的主要目标是抑制淀粉样变前体蛋白的产生，并增加其清除。①对AL（原发性）淀粉样变目前治疗多采用多发性骨髓瘤的化疗方法，靶点是骨髓中的单克隆浆细胞，如来那度胺、硼替佐米。口服美法伦和泼尼松是治疗AL淀粉样变的第一个尝试方案，但仅对少数患者有效，大剂量地塞米松代替泼尼松能显著提高治疗有效率。②对AA（继发性）淀粉样变主要是治疗基础的炎症性或感染性疾病，降低SAA水平，如积极治疗类风湿关节炎、强直性脊柱炎、炎性肠病等。瘤可宁、环磷酰胺或硫唑嘌呤对治疗类风湿关节炎继发的淀粉样变有效，依罗沙特能够显著减轻AA淀粉样变患者肾功能减退程度。③肝移植是有效的治疗ATTR淀粉样变的主要方法，它可以去除变异TTR生成的根源，代之以正常TTR，逐渐减少淀粉样蛋白负荷，改善自主神经和周围神经系统。④肾移植可以促进β-2微球蛋白由尿中排出，降低其血清水平，改善患者的关节症状。

（五）自身炎症性疾病

764. 什么是自身炎症性疾病？

自身炎症性疾病（Autoinflammatory diseases，AIDs）是一组由于基因突变致其编码蛋白改变，固有免疫失调，最终导致机体出现全身或器官炎症反应的疾病。最初，AIDs被定义为反复发作的发热和全身炎症，而无高效价自身抗体或高数量抗原特异性T细胞。近来，AIDs被定义为固有免疫系统缺陷或失调引起的临床疾病，其特征是反复或持续的炎症（急性期反应物升高），并缺乏适应性免疫系统的主要致病作用（自身反应性T细胞或自身抗体产生）。

除临床表现外，基因检测对于诊断AIDs，尤其是单基因AIDs尤为重要。

765. 基因检测在自身炎症性疾病诊断中的作用？

遗传病基因检测是分子诊断的重要手段。对基因检测需特别注意3点：①不能只重临床而轻基因检测，对临床高度怀疑AIDs者，基因检测是协助最终确诊并制定适宜的治疗方案的关键与基础。亦不能重基因检测而轻临床，只是撒大网开展基因检测，而忽视了临床诊断和临床资料采集。②由于AIDs临床表型常有重叠，对周期性发热病例更推荐周期性发热相关基因组套检测，而非单个候选基因检测；对复杂病例或为研究需要，则更推荐全外显子组基因检测。临床医生应该通过候选基因、基因组套、全外显子组测序或全基因组测序等不同方案的选择，结合患者的临床表型和基因测序结果分析更加高效精准地诊断AIDs。③基因检测结果的分析判读必须由临床医生、遗传病学家和检测方三方共同讨论。一般来说，与AIDs相关的基因突变具有高外显性，但有时低外显性变异也可能有致病作用，这是AIDs疾病诊断的一个重大临床挑战。当检测到多个基因的多个变异时，基因检测结果的判读十分棘手而困难。多个变异可能并非都具有致病作用，而只是在病例的个体差异上发挥了协同作用。

766. 自身炎症性疾病的分类有哪些？

按炎症信号通路激活介导将部分AIDs进行分组，见表5-4。

表5-4　自身炎症性疾病按炎症信号通路分类

自身炎症性疾病	遗传方式	基因或危险因素
白介素-1β介导疾病		
家族性地中海热	常隐	*MEFV*
肿瘤坏死因子受体相关周期性综合征	常显	*TNFRSF1A*
甲羟戊酸激酶缺乏症	常隐	*MVK*
*NLRP3*相关自身炎症性疾病	常显/新发突变	*NLRP3*
Schnitzler综合征	散发	*NLRP3*嵌合型突变（部分）
白介素-1受体拮抗剂缺乏症	常隐	*IL1RN*
白介素-36受体拮抗剂缺乏症	常隐	*IL36RN*
干扰素介导自身炎症综合征		
Aicardi-Goutieres综合征	常隐或常显	*TREX1*，*RNASEH2A*，*RNASEH2B*，*RNASEH2C*，*SAMHD1ADAR*（*DRADA*），*IFIH1*（*MDA5*）
婴幼儿起病的STING相关血管病	常隐	*TMEM173*
蛋白酶体病	常隐	*PSMB8*，编码其他蛋白酶体亚单位的基因

续 表

自身炎症性疾病	遗传方式	基因或危险因素
核因子-κB介导自身炎症综合征		
A20单倍体剂量不足综合征	常显	*TNFAIP3*
OTULIN缺乏症	常隐	*FAM105B*（OTULIN）
儿童起病炎性多关节炎	常显（新发突变）	*Myd88*
肉芽肿性疾病		
Blau综合征	常显	*NOD2*
克罗恩病	复杂遗传性	*NOD2*
补体疾病		
遗传性血管性水肿	常显	*C1NH*
早发蛋白丢失性肠病、血栓形成、小肠淋巴管扩张和肠炎	常隐	*CD55*
溶血尿毒综合征	常显，散发	补体因子H
其他自身炎症综合征		
腺苷脱氨酶2缺乏症	常隐	*ADA2*
周期性发热-阿弗他口炎-咽炎-淋巴结炎综合征	特发性	-
*NLRC4*突变相关AIDs	常显	*NLRC4*
幼年特发性关节炎全身型/成人Still病	复杂遗传性	*HLA-DRB1*11*，*LACC1*，*IL6*，*MIF*基因多态性
白塞综合征	复杂遗传性	*HLA-B*51*，及*IL10*，*IL23R*、*CCR1*、*STAT4*、*KLRC4*、*ERAP1*、*MEFV*、*TLR4*、*ILIA*、*IL1B*、*IRF8*、*CEPB-PTPN1*、*ADO-EGR2*、*RIPK2*、*LACC1*、*FUT2*基因多态性
化脓性关节炎、坏疽性脓皮病和痤疮综合征	常显	*PSTPIP1*
慢性无菌性骨髓炎	散发，常隐	*LPIN2*，当与先天性红细胞生成性贫血相关时（Majeed综合征）
晶体性关节病	复杂遗传性	*SLC2A9/GLUT9*，*ABCG2*

注：常隐为常染色体隐性遗传；常显为常染色体显性遗传；NLRP3相关自身炎症性疾病包括新生儿起病多系统炎症性疾病、Muckle-Wells综合征、家族性寒冷性自身炎症综合征；蛋白酶体病包括慢性非典型中性粒细胞性皮炎伴脂营养不良和发热、Nakajo-Nishimura综合征、JMP综合征；NLRP3为核苷酸结合寡聚化结构域样受体蛋白3；STING为干扰素基因刺激蛋白；JMP为关节挛缩-肌肉萎缩-小细胞贫血-脂膜炎相关脂营养不良；A20为肿瘤坏死因子γ诱导蛋白3；OTULIN为具有线性连接特异性的去泛素化酶；NLRC4为核苷酸结合寡聚化结构域样受体家族包含半胱氨酸蛋白酶募集结构域4。

AlmeidadeJesus和Goldbach-Mansky提出了以发热和皮疹特点为依据的疾病分类方法，该分类方法主要将AIDs分为6大类，见表5-5。

表5-5　自身炎症性疾病按临床表型的分类

临床表型	疾病
非特异性斑丘疹伴复发性周期性发热和腹痛	FMF，HIDS
短时间内反复发热（典型＜7天）	
持续时间较长的反复发热（典型＞7天）	TRAPS
嗜中性粒细胞荨麻疹	
发热反复发作但持续时间短（通常＜24小时）	CAPS（FCAS，MWS）
持续发热	CAPS（CINCA）
肉芽肿样皮肤病变伴低热	Blau综合征
脓疱性皮疹和间歇性发热	
伴炎性骨病	DIRA，Majeed综合征
伴化脓性关节炎	PAPA谱系疾病
伴炎症性肠病	早发IBD
伴其他脏器受累	DITRA，CAMPS
非典型中性粒细胞性皮肤病，有组织样细胞浸润	PRAAS
具有自身炎症和免疫缺陷的综合征	PLAID，APLAID，HOIL-1缺陷

注：FMF为家族性地中海热；HIDS为高IgD综合征；TRAPS为肿瘤坏死因子受体相关周期性综合征；CAPS为冷炎素相关周期性综合征；FCAS为家族性寒冷性自身炎症综合征；MWS为穆克勒-韦尔斯综合征；CINCA为慢性婴儿神经皮肤关节综合征；DIRA为白介素-1受体拮抗剂缺乏症；PAPA为化脓性无菌性关节炎-坏疽性脓皮病-痤疮综合征；IBD为炎症性肠病；DITRA为白介素-36受体拮抗剂缺乏症；CAMPS为CARD14介导的银屑病；PRAAS为蛋白酶体相关的自身炎症综合征；PLAID为PLCγ-2相关的抗体缺陷和免疫紊乱；APLAID为PLCγ-2相关的自身炎症、抗体缺陷和免疫紊乱；HOIL-1为氧化血红素IRP2泛素连接酶-1。

767. 自身炎症性疾病的皮肤表现是什么？

皮疹是AIDs常见的伴随症状，最有提示性意义的皮肤损害包括荨麻疹、口腔/外阴溃疡、红斑、眶周水肿、脓疱疹、坏疽性脓皮病、网状青斑、面部或四肢脂肪营养不良（脂肪萎缩）、冻疮样皮疹、紫癜、鱼鳞病样丘疹等。任何可疑病变均建议活检，以寻找特殊的组织学病变（如中性粒细胞浸润、血管炎、肉芽肿等）。

768. 什么时候需要考虑到自身炎症性疾病？

对于幼年起病（≤5岁）的不明原因反复发热，并伴有以下2项以上者：①反复皮疹。②关节痛/炎。③口腔溃疡。④反复胸痛或腹痛。⑤间质性肺疾病。⑥反复头痛、呕吐、智力减退。⑦结膜炎、虹膜睫状体炎等眼部病变。⑧不明原因耳聋。⑨不明原因肝脾和淋巴结大。⑩炎症指标，如血常规中白细胞、中性粒细胞、CRP和ESR反复升高，在充分排除其他风湿免疫性疾病、感染和肿瘤等后，应考虑AIDs的可能。需注意部分AIDs也可以成年后起病。

769. 自身炎症性疾病的病史采集要点有哪些？

对于怀疑AIDs的患者进行病史采集时需注意以下要点。

（1）家族史：仔细询问家族史，包括种族、地区、三代以内有血缘关系的家属所患疾病，尤其需要关注与患者有类似临床表现者、患其他炎症性疾病者，并绘制家系图。

（2）发病年龄：起病年龄越早越应警惕AIDs。如果患者临床表现不典型或起病晚（成年后起病），则需考虑是否存在低外显性基因突变或体细胞嵌合突变。

（3）发热：询问热峰、发热持续时间和间隔时间非常重要。例如，家族性地中海热多数情况下每次发作时间不超过72小时。

（4）皮疹：AIDs的常见皮疹包括荨麻疹、口腔及外阴溃疡、冻疮样皮疹、鱼鳞病样丘疹、红斑、眶周水肿、脓疱疹、坏疽性脓皮病、网状青斑等。

（5）关节症状：问诊和查体时应明确关节肿痛的部位，并通过影像学检查明确骨关节病变的范围、性质和严重程度。

（6）脏器受累情况：浆膜炎可导致患者出现腹痛（腹膜炎）、胸痛（胸膜炎），也可出现心包炎。中枢神经系统受累常见于NLRP3相关自身炎症性疾病的中型（MWS）和重型（NOMID/CINCA），可出现头痛、智力发育迟滞、听力下降等表现，通过腰椎穿刺、影像学检查等可发现无菌性脑膜炎、脑积水、脑萎缩、感音神经性耳聋等。在Ⅰ型干扰素病中，中枢神经系统受累主要表现为颅内钙化、癫痫、脑梗死。脑梗死则是腺苷脱氨酶2缺乏症最常见的表现。AIDs的眼部受累常表现为葡萄膜炎、结膜炎、巩膜炎、青光眼、视盘水肿等。

（7）询问并检查有无淋巴结肿大、肝脾大、反复细菌感染或提示免疫缺陷的机会性感染、血细胞减少（贫血、白细胞计数减少）、免疫球蛋白降低等。

（8）寻找发作期外周血急性期反应物升高的客观证据，包括CRP、白细胞计数（中性粒细胞计数）和ESR，及6个月以上3次CRP升高的客观证据。

770. 什么是家族性地中海热？

家族性地中海热（familial mMediterranean fever，FMF）是一种以反复发作性发热和浆膜炎为特征的遗传性自身炎症性疾病。易发于环地中海地区的人群，比如犹太人、亚美尼亚人、土耳其和阿拉伯后裔。FMF的典型表现为反复发作持续12～72小时的发热和局限性浆膜、滑膜或皮肤炎症。部分患者最终发展为系统性淀粉样变。通常认为，FMF属于常染色体隐性遗传性疾病，约30%的患者为常染色体显性遗传，致病基因是位于16号染色体的*MEFV*基因。

771. 家族性地中海热的发病机制是什么？

FMF的致病基因*MEFV*编码炎素，后者主要表达于髓系细胞以及滑膜成纤维细胞和树突细胞。炎素通过PYRIN结构域，以接头蛋白凋亡斑点蛋白（apoptotic associated speck-like protein，ASC）为桥梁，与各种炎性调节因子形成复杂的联系网络。*MEFV*突变导致炎素功能改变，致使 NLRP3炎性小体过度活化，产生自发性炎症反应，使IL-1β产生和释放过多，从而引起机体炎症表现。

772. 家族性地中海热的临床表现是什么？

（1）起病年龄：FMF通常儿童期起病，大约10%的患者可以成年后才发病，偶有40岁以上发病的报道。

（2）发热：发作前通常无明确诱因。每次发作一般持续＜3日即可自行消失，无症状间隔期可从几周至几年不等。几乎每次发作均有发热，可能伴寒战，典型的发热持续时间只有12～72小时。

（3）胸痛、腹痛：90%以上的患者伴腹痛，主要是由于无菌性腹膜炎所致。疼痛可从轻度不适到明显的腹膜炎，表现为板状腹、压痛和反跳痛，X线立位腹部平片显示气液平，便秘较腹泻更常见，鲜有腹水。胸膜炎或心包炎会导致胸痛，胸部X线片可能表现为少量积液或肺不张。

（4）关节炎：常见单关节或寡关节痛/炎，影响大关节（膝、踝、髋或腕），未经治疗者约5%可能会发展为慢性关节炎。

（5））皮肤受累：特征性皮肤损害是丹毒样红斑，表现为痛性、分界清晰的红斑，最常见于小腿、踝关节或足背，皮肤病理组织学可见血管周围混合性细胞浸润。

（6）其他：包括单侧阴囊炎、肌痛和无菌性脑膜炎、多种形式的血管炎，如过敏性紫癜、结节性多动脉炎等。

773. 如何诊断家族性地中海热？

目前应用最广泛的临床诊断标准是1997年以色列Tel Hashomer医疗中心提出的标准，其特异性和敏感性均达95%以上。临床标准强调下述几个要素：发作持续时间（12～72小时），症状反复出现（3次或3次以上发作），有记录的发热（直肠温度＞38℃），腹部、胸部、关节或皮肤的疼痛表现，以及无其他致病因素。

774. 如何治疗家族性地中海热以及预后如何？

经典治疗方案是长期口服秋水仙碱。但秋水仙碱也带来腹泻等不良反应，如不能耐受秋水仙碱的不良反应或对秋水仙碱抵抗（即治疗后反应不佳），则可以用白介素-1拮抗剂，如卡纳单抗、阿那白滞素、雷那西普。在秋水仙碱预防治疗广泛应用前，AA淀粉样变是FMF患者死亡的主要原因。肾淀粉样变可表现为肾病综合征，并逐渐导致终末期肾病。淀粉样变亦可累及肝、脾、胃肠道和心脏等其他器官。秋水仙碱治疗明显降低了淀粉样变的发病率。其他长期并发症还包括腹膜粘连导致小肠梗阻、不孕或生育能力低下。

775. 什么是肿瘤坏死因子受体相关周期性综合征？

肿瘤坏死因子受体相关周期性综合征（tumor necrosisfactor-receptor associated periodic syndrome，TRAPS）是继FMF后第二种最常见的遗传性周期性发热综合征。TRAPS是由染色体12p13中的*TNFRSF1A*基因突变所致。突变的TNFR1蛋白错误折叠和内质网滞留，导致细胞表面的TNFR1不能中和TNF，并可能导致线粒体活性氧产生、丝裂原活化蛋白（MAP）激酶持续激活、促炎细胞因子增多，从而引起炎症表现。TRAPS多以周期性发热为主要临床表现，可伴有肌痛、关节痛、皮疹、腹痛、结膜炎、眶周水肿、淋巴结肿大、肝脾大、胸痛和头痛等症状。其确诊主要依赖临床表现和*TNFRSF1A*基因突变。

肿瘤坏死因子受体相关周期性综合征的临床表现是什么？

TRAPS往往在儿童期（3岁）起病。主要表现为反复发热，一般每次发作持续1～3周。皮疹通常表现为游走性红斑和丘疹，皮肤活检显示真皮血管周围淋巴细胞和单核细胞浸润。其他皮肤损害包括丹毒样红斑和荨麻疹。常伴肌痛，因为肌痛常在大片红斑皮肤损害的下方，故称为假性蜂窝织炎。眼部受累包括特征性眶周水肿、结膜炎和/或葡萄膜炎。约2/3的患者发作时伴关节痛/炎。浆膜炎亦很常见。并发症主要是继发淀粉样变。

如何治疗肿瘤坏死因子受体相关周期性综合征？

发作期给予糖皮质激素治疗有效，但通常会形成依赖。TNF-α拮抗剂可以显著减轻症状，减少非甾体抗炎药和糖皮质激素的使用，减少发作频率和持续时间，但呈剂量依赖关系。依那西普治疗可能有效预防部分患者的AA淀粉样变。IL-1拮抗剂可用于依那西普无效者。阿那白滞素在控制临床症状、降低炎症指标及预防疾病复发和并发症均有效。卡纳单抗可有效缓解临床症状及降低血清学指标，并延长发作周期。IL-6抑制剂托珠单抗用于治疗对TNF或IL-1拮抗剂无效的患者，但尚无延长发作周期及改善预后的报道。

778. 什么是冷炎素相关周期性综合征？

冷炎素相关周期性综合征（cryopyrin-associatedperiodicsyndrome，CAPS）也称核苷酸结合寡聚化结构域样受体蛋白3（NLRP3）相关自身炎症性疾病，是一组罕见的常染色体显性遗传AIDs，包括家族性寒冷性自身炎症综合征（familial coldautoinflammatory syndrome，FCAS）、Muckle-Wells综合征（Muckle-Wells syndrome，MWS）及新生儿起病的多系统炎性疾病（neonatal-onsetmultisysteminflammatorydisease，NOMID）/慢性婴儿神经皮肤关节综合征（chronic infantile neurological cutaneous and articular syndrome，CINCA）3种表型。

779. 冷炎素相关周期性综合征的发病机制是什么？

该病与*NLRP3*基因突变相关，*NLRP3*基因定位于1q44，编码NLRP3，后者是NLRP3炎性小体的关键组分，可激活半胱氨酸蛋白酶1，形成活化的NLRP3炎症小体，切割IL-1β前体生成有活性的IL-1β，介导炎症反应。*NLRP3*基因突变可导致NLRP3炎症小体过度活化，IL-1β异常产生。IL-1β是体内主要的内源性致热源，亦可诱导滑膜细胞和软骨细胞产生胶原酶及金属蛋白酶，导致全身及骨关节症状。

780. 冷炎素相关周期性综合征的临床表现是什么？

FCAS曾称为家族性寒冷性荨麻疹，当患者遇到全身寒冷的情况（如空调房间），会出现惯有的全身炎症反应，包括发热、荨麻疹性皮疹、结膜充血及严重关节痛。症状通常在1岁前出现。白细胞计数增多始于遇冷后10小时左右，有时升至＞30×10^9/L，12～14小时后开始消退。发作通常在24小时内消退，不过个体差异相当大，且还取决于所处环境的寒冷程度及其持续时间。有结膜炎和由寒冷诱发这两点有助于鉴别FCAS与其他周期性发热疾病。FCAS偶可导致继发性淀粉样变。

MWS是一种罕见疾病，特点为具有以下三联征：间歇性发作的发热、头痛、荨麻疹性皮疹和关节疼痛（关节痛或关节炎）、进行性感音神经性聋、AA型淀粉样变伴肾病。发作的间隔不规律，每几周1次，持续12～36小时之后自行缓解。发病年龄不一，诱发因素因人而异，部分患者可发生淀粉样变。

NOMID/CINCA综合征，是最严重的类型。其临床表现包括与荨麻疹相似的游走性红斑样皮疹、发热、生长障碍、额部隆起的面部异常、突眼和鞍鼻，一般发生在出生时或出生后不久。其他表现有慢性脑膜炎、感音神经性聋、脑萎缩、葡萄膜炎、淋巴结肿大和肝脾大。

肢体和关节疼痛常见，生长板和骨骺部位的局灶性软骨过度增生类似于肿瘤。NOMID可能引起过早死亡，慢性炎症可能导致继发性淀粉样变性。

781. 如何诊断及治疗冷炎素相关周期性综合征？

CAPS的临床诊断标准是炎性标志物CRP和血清淀粉样蛋白A水平升高，并且出现以下6种典型表现中的2种及以上：①荨麻疹样皮疹。②寒冷诱发疾病发作。③感音神经性聋。④肌肉骨骼症状。⑤慢性无菌性脑膜炎。⑥骨骼异常。基因检测证实存在*NLRP3*基因突变有助于确诊。

治疗上，IL-1拮抗剂能够有效地预防和减轻症状，并大幅降低炎症指标的水平。

782. 什么是施尼茨勒综合征？

施尼茨勒综合征（Schnitzler syndrome）是以慢性非瘙痒性荨麻疹，伴反复发热、关节和/或骨痛、肝脾/淋巴结肿大、疲劳为表现；实验室检查以单克隆免疫球蛋白（90% IgMκ）、白细胞增多和炎症指标升高为特征的一种综合征。1972年法国皮肤科医生Liliane Schnitzler首次描述了这种成人发病的获得性自身炎症性综合征，迄今全世界报道仅有300多例。抗组胺药、抗炎药（糖皮质激素）和免疫抑制剂治疗通常不能使患者长期缓解。阿那白滞素可迅速缓解炎症，是目前最常使用的有效药物。15% ～ 20%的患者在起病后平均7.6年内出现淋巴细胞增殖性疾病。

783. 施尼茨勒综合征的发病机制如何？

施尼茨勒综合征的发病机制至今未明，有研究表明细胞因子平衡受到干扰，曾有报道在该综合征中抗IL-1抗体阳性率增加。部分患者血清IL-6和/或IL-2受体水平升高，而TNFa和IL-8水平正常。目前尚不清楚克隆性IgM增殖是原发还是连续抗原刺激的结果。因此，尚未明确施尼茨勒综合征是一种与POEMS综合征相似的全身性淋巴增生性疾病，还是伴有单克隆IgM的全身性疾病。IL-1拮抗剂疗效极佳，提示IL-1具有直接的致病作用。因此，施尼茨勒综合征可能是一种获得性自身炎症综合征。单克隆IgM成分可能是特定细胞因子激活途径的结果，也可能通过特定的生物活性直接参与发病机制。

784. 施尼茨勒综合征的临床表现有哪些？

施尼茨勒综合征平均发病年龄51岁，男女比约1.67 : 1。主要临床表现如下。

（1）皮疹：见于所有患者。皮疹通常是首发临床症状，外形似荨麻疹/风团。皮疹通常不伴有或只有轻中度瘙痒，病变可发生在身体的各个部位，较少涉及面部和四肢。冷热暴露、饮酒、某些食物、压力可能加重。皮疹发生没有特定的时间规律，可能融合成片，常在数小时内完全消退不留瘢痕，患者可以在数月或数年内每天发作或缓解数天至数周。组织病理学可见真皮中性粒细胞浸润，无血管炎和明显的皮肤水肿，借助病理可与荨麻疹血管炎和Sweet综合征相鉴别。约30%的患者可在真皮浅层血管周围发现免疫反应物沉积，主要是IgM。有研究发现真皮表皮交界处有IgM沉积物，它们的确切意义仍不清楚，有学者推测它们会引发局部炎症反应，从而诱发皮肤损伤。这种皮疹被归为中性粒细胞性荨麻疹性皮肤病（NUD）。NUD也可发生在成人斯蒂尔病、系统性红斑狼疮和CAPS患者中。

（2）发热：几乎所有患者都会发生发热，通常是间歇性的，体温可升高至40℃以上，发热期间常伴有疲劳，很少出现寒战。部分患者对非甾体抗炎药和/或类固醇激素有反应。

（3）骨骼受累：是该病的另一个主要特征，影响约80%的患者。骨痛是最典型的表现，可能会出现关节痛甚至关节炎，无关节破坏和/或畸形的报道。骨痛主要累及髂骨和胫骨，股骨、脊柱、前臂和锁骨较少受累。30%～40%的患者在影像学检查中显示骨骼病，常见于股骨远端和胫骨近端皮质骨质增生、硬化。溶解性病变、骨膜病变见于个案报道。骨扫描显示受累部位放射性凝聚。磁共振成像可发现骨皮质增厚，并且可以显示受累区域的髓质骨受累和骨髓浸润。

（4）器官肿大：约45%的患者可触及肿大淋巴结，淋巴结活检提示非特异性炎症。约1/3的患者出现肝或脾大。

（5）实验室检查：血清中单克隆免疫球蛋白是该病的主要特征。超过90%的患者为单克隆IgM（kappa）型。少部分患者（＜10%）具有IgG单克隆成分。80%的患者骨髓检查正常，其余20%有非特异性、多克隆淋巴细胞或浆细胞浸润。

（6）其他实验室检查：炎症指标如ESR、CRP水平升高。补体水平正常或升高，当补体水平降低时，则须考虑低补体性荨麻疹性血管炎和冷球蛋白血症。50%的患者存在慢性病性贫血，在没有任何治疗的情况下，超过2/3的患者会出现中性粒细胞、白细胞持续性增多（$>10\times10^9$/L）。

785. 施尼茨勒综合征的诊断标准是什么？

2012年修订Strasbourg标准如下。

（1）必要标准。①慢性荨麻疹。②单克隆IgM或IgG。

（2）次要标准：①复发性发热＞38℃。②伴有或不伴有骨痛的骨重塑异常。③皮肤活检中性粒细胞真皮浸润。④白细胞增多和/或CRP升高。

确定诊断需满足2条必要标准，以及至少2条次要标准（单克隆IgM），或至少3条次要标准（单克隆IgG）。

786. 施尼茨勒综合征应与哪些疾病相鉴别？

（1）成人斯蒂尔病（AOSD）：好发于30～40岁，女性多于男性，常表现为发热、淋巴结肿大、咽炎、脾大、皮疹及白细胞增多。几乎所有患者都有发热，大部分呈弛张热、回归热或周期性的顽固高热，多为每日的单峰热，少数为双峰热，低热少见，晚间可出现脓血症样体温高峰。疾病早期90%患者出现斑丘疹或红斑，主要位于躯干、上臂及下肢以及机械刺激的部位，极少数皮疹出现在面部、手掌及足趾，颜色为棕红色或橙色，有时仅仅出现在热峰时几个小时，也可以持续到晚间或夜里，成为残留皮疹，逐渐消失，时隐时现是本病皮疹的特点。患者多出现轻微的正细胞、正色素性贫血，血白细胞、中性粒细胞增多是本病突出的临床表现，个别患者血小板可高至400×10^{9}/L，铁蛋白明显升高。M蛋白阴性。

（2）单基因AIDs：是一组由于基因突变致其编码蛋白改变，固有免疫失调，最终导致机体出现全身或器官炎症反应的疾病。家族性地中海热（FMF）、冷炎素相关周期性综合征（CAPS）、肿瘤坏死因子受体相关周期性发热综合征（TRAPS）、PAPA综合征/CRMO等，该类疾病通常发病早，通过特征性临床表现和遗传学检查可明确。

（3）POEMS综合征：为浆细胞瘤或浆细胞增生而导致多系统损害的一种综合征。表现为进行性多发性周围神经病、肝脾大、内分泌紊乱、M蛋白和皮肤色素沉着，并可出现全身凹陷性水肿、胸腔积液、腹水、杵状指和心力衰竭等症状。虽均有M蛋白阳性，但临床表现不同。

（4）结缔组织病：可出现多系统损害、发热、皮疹等，一般无M蛋白，血中可测出自身抗体。

（5）淋巴细胞增殖性疾病：病理活检可证实。需要注意的是，部分施尼茨勒综合征患者可能进展为淋巴增殖性疾病。

787. 怎样治疗施尼茨勒综合征？

抗组胺药、抗炎药（糖皮质激素）、免疫抑制剂等均无法使患者达到病情长期缓解。甲氟哌酸是一种喹诺酮类抗生素，可在某些患者中诱导几乎完全缓解，但其作用机制仍然未知。IL-1拮抗剂阿那白滞素是唯一证实有效的药物。阿那白滞素的主要副作用是注射部位反应。

788. 施尼茨勒综合征的病程及预后如何？

病情和预后取决于是否演变为淋巴细胞增生性疾病，包括淋巴浆细胞淋巴瘤、Richter型淋巴瘤、边缘区淋巴瘤、IgM骨髓瘤或华氏巨球蛋白血症等。研究发现约19%的患者发生了淋巴组织增生性疾病，接近于一般IgM型意义未名的单克隆丙种球蛋白血症者10年发生淋巴组织细胞性疾病的患病率。然而，最终发展为淋巴组织增生性疾病的患者数量可能更多，因为大多数患者是在诊断后不久发病的，因此随访时间太短，无法得出任何关于长期结果的结论。因此，施尼茨勒综合征患者的初始检查应包括骨髓检查、血清和尿蛋白的免疫电泳以及免疫球蛋白亚型的剂量，后两项检查可在每两年对这些患者进行随访时进行，淋巴结肿大时应进行活检。

789. 什么是Ⅰ型干扰素病？

Ⅰ型干扰素病（TypeIinterferonopathies）是一组遗传性自身炎症性疾病，其特征是Ⅰ型干扰素（IFN）通路失调，包括其激活系统的持续上调或负反馈系统的异常下调，导致Ⅰ型IFN的异常过度、持续的产生和激活，进而导致一系列疾病。Ⅰ型干扰素病包括Aicardi-Goutières综合征（AGS）和干扰素基因刺激蛋白相关婴儿期起病的血管炎（STING-associated vasculitis with onset in infancy，SAVI）等。Ⅰ型干扰素病临床表现多样，多数表现为皮肤和中枢神经系统受累。特征性皮肤损害表现为寒冷暴露部位（手指、鼻和外耳）的皮肤血管炎，中枢神经系统受累主要表现为基底节钙化。部分患者还可以出现肺间质病、关节炎等。不同特征性临床表现对疾病诊断有一定指向性，如网状青斑和反复脑卒中常提示腺苷脱氨酶2缺乏症，冻疮样皮疹和间质性肺疾病则指向SAVI，脂膜炎、脂肪营养不良提示蛋白酶体病，而基底核钙化、发育落后、癫痫等则更加提示AGS。由于JAK-STAT是传递IFN信号的重要介质，因此JAK抑制剂是治疗Ⅰ型干扰素病的主要药物。

790. Ⅰ型干扰素病的发病机制是什么？

Ⅰ型干扰素病最基本也最突出的特点为Ⅰ型IFN的异常过度、持续的产生和激活。这些异常增多的Ⅰ型IFN主要来源于：①内源核酸配体的异常积累从而刺激Ⅰ型IFN的产生（如核酸外切酶缺陷—*TREX1*基因突变）。②核酸配体结构的改变从而刺激Ⅰ型IFN的产生（如核糖核苷酸杂合物RNA-DNA杂交物的持续存在—*RNASEH2A/B/C*基因突变）。③核酸受体的敏感性增加或持续激活（如双链RNA的受体—*IFIH1*基因突变）。④Ⅰ型IFN信号通路中衔接子分子的敏感性增加（如IFN刺激蛋白STING—*TMEM173*基因突变）。⑤Ⅰ型IFN通路的负调控失效（如*ISG15*和*USP18*基因突变）。⑥与IFN信号通路的刺激或调节有关的其他机制，但仍不十分明确（如蛋白酶体相关基因、*ACP5*基因、*COPA*基因突变等）。从上述机制可以看出，绝大多数的干扰素病的发病机制与体内的核酸代谢相关，如果由于某种基因缺陷导致机体细胞核内、反转录原件或线粒体内出现异常积累而又不能被精准消除的核酸或核酸代谢产物，那么极有可能造成干扰素病的发生。

791. 什么情况需要考虑Ⅰ型干扰素病？

当出现下述临床表现中的3条及以上时，则要高度怀疑Ⅰ型干扰素病的存在：①皮肤改变（结节红斑、网状青斑等）。②血管病表现（冻疮样皮疹、微血管病、肢端坏疽等）。③脂肪营养不良。④关节病变（挛缩、非侵袭性关节炎等）。⑤肌炎。⑥中枢神经系统表现（基底核钙化、脑白质病变、脑脊液淋巴细胞炎症等）。⑦肺部受累（间质性肺疾病、纤维化、肺动脉高压等）。⑧反复白细胞或淋巴细胞减少。

792. Ⅰ型干扰素病需要与哪些疾病鉴别？

（1）其他AIDs，如主要为IL-1介导的炎症小体病、主要为NF-κB介导的非炎症小体相关的疾病等。这三类病均为单基因AIDs，故均具有发病早、全身炎症突出等特点。但干扰素病中IFN水平明显升高，而另两类疾病中几乎无升高。此外，另两类AIDs中常以反复发热（周期热）、荨麻疹样皮疹、关节炎、浆膜炎、口腔溃疡等为主要表现，而干扰素病最常累及皮肤（坏死性血管炎等）和中枢神经系统，发热并不是干扰素病的最突出表现。

（2）其他自身免疫性疾病，如SLE、混合结缔组织病、原发干燥综合征等。干扰素病的发病往往较早，除皮疹等与SLE相似的表现之外，还常合并基底核钙化、肢端坏疽等其他表现。而SLE多发病较晚，存在多种特异性自身抗体，激素和免疫抑制剂治疗有效。对于发病年龄过早，或发病年龄正常但持续炎症指标升高、临床表现不典型、治疗后存在持续低补体血症、存在家族史的SLE，应高度怀疑干扰素病。

（3）伴免疫调节异常的代谢性疾病，如赖氨酸尿性蛋白耐受不良等。由于此类疾病发病早，由代谢缺陷所引起的免疫失衡也可导致SLE等疾病的出现和全身炎症指标的升高甚至是免疫缺陷，但该类疾病可存在血氨升高、血尿代谢病筛查明显异常等情况，故临床疑诊干扰素病但基因检测结果又为阴性时，还需考虑此类疾病。

793. 什么是成人斯蒂尔病？

成人斯蒂尔病（adult-onset Still’s disease，AOSD）是一种炎症性疾病，特征为持续发热、关节炎和一过性皮疹。1896年George Still在儿童中首次描述了“Still病”，这已成为全身型幼年型特发性关节炎的同名术语。1971年，研究者用“成人Still病”一词描述表现类似于全身型幼年型特发性关节炎儿童、但不满足经典类风湿关节炎标准的一系列成人患者。

794. 成人斯蒂尔病有哪些临床特点？

（1）发热：几乎所有患者都有发热，大部分呈弛张热、回归热或周期性的顽固高热，多为每日的单峰热，少数为双峰热，低热少见，晚间可出现脓血症样体温高峰。

（2）皮疹：疾病早期90%的患者出现斑丘疹或红斑，主要位于躯干、上臂、下肢以及机械刺激的部位，极少数皮疹出现在面部、手掌及足趾，颜色为棕红色或橙色，有时仅出现在热峰时几个小时，也可以持续到晚间或夜里，成为残留皮疹，逐渐消失，时隐时现是本病皮疹的特点。

（3）关节肌肉症状：关节痛及关节炎也是本病主要表现之一，发生率80%以上，可表现为多关节炎或寡关节炎，常在发热时加剧，热退后减轻或缓解。滑膜炎时可有渗出性关节积液，但一般轻微而短暂，很少引起关节残疾或破坏。关节肿痛可呈游走性，以膝关节最早和最易受累，近端指间关节、掌指关节及腕、肘、肩、踝关节也常受侵犯。关节症状既可首发，又可在发热数周及至数年之后才出现。半数以上有不同程度的肌肉酸痛，可为全身性，或以腓肠肌痛为著。

（4）咽喉肿：50%～90%可有咽喉肿痛，检查可见轻微的充血、红肿，无渗出物，细菌培养阴性。

（5）淋巴结病及脾大：颈及颌下淋巴结常受累，触诊时可活动，并有轻压痛，淋巴结病理显示浆细胞和中性粒细胞的浸润，为反应性增生。脾大轻至中度。随着系统表现的缓解，淋巴结和脾大也消失。

（6）肝大和肝功能异常：半数患者有轻度肝大，肝功能异常，少数可有黄疸。肝活检多为汇管区非特异性炎性细胞浸润或库普弗细胞增生、间质性炎症及脂肪变性。

（7）腹痛：少见，大部分表现为暂时、轻微的腹痛，小部分为持续性，并有X线片下液平，激素治疗后可以缓解。

（8）胸膜炎及心包炎：约1/3患者出现胸膜炎或心包炎。X线检查可见胸膜增厚、胸腔积液和心影增大等，但一般症状轻微，不影响心脏功能，也不产生心包缩窄。心肌可受累，但罕见心内膜炎。少数患者可出现间质性肺炎。

（9）肾脏表现：一般无肾脏受累，发热期间可出现少量蛋白尿。

（10）眼受累：可出现结膜炎、虹膜炎、角结膜炎、干燥症、后下囊白内障、视网膜渗出、一过性复视等。

（11）血液学表现：80%～90%的患者出现轻微的正细胞正色素性贫血，血白细胞、中性粒细胞增多是本病突出的临床表现，个别患者血小板可高至$400×10^9/L$，常出现在疾病活动期的患者中。

795. 成人斯蒂尔病的诊断标准是什么？

本病诊断比较困难，目前尚无统一的诊断标准，比较一致的认识是在出现长期反复发热（弛张热或间歇热具特征性）、一过性斑丘疹、关节炎或/和关节痛和白细胞及中性粒细胞升高时应高度怀疑AOSD。目前应用较多的诊断标准是1992年日本AOSD研究委员会诊断标准（Yamaguchi标准）及1987年Cush标准。

（1）Yamaguchi标准

1）主要指标：①发热≥39℃，并持续1周以上。②关节痛持续2周以上。③典型皮疹。④白细胞增高≥10×10^9/L，包括中性粒细胞≥80%。

2）次要指标：①咽痛。②淋巴结和/或脾大。③肝功能异常。④RF（-）。

3）排除：①感染性疾病（尤其是败血症和传染性单核细胞增多症）。②恶性肿瘤（尤其是恶性淋巴瘤、白血病）。③其他风湿免疫性疾病。

具有以上主要和次要条件的5项或5项以上标准，且其中应有至少2项主要标准，并排除上述所列疾病者，可确立诊断。

（2）Cush标准

1）必备条件：①发热≥39℃。②关节痛/炎。③RF＜1∶80。④ANA＜1∶100。

2）其他条件：①白细胞计数≥15×10^9/L。②Still皮疹。③胸膜炎或心包炎。④肝大或脾大或全身淋巴结肿大。

诊断必须具备必备条件①～④和其他条件中的两项。

796. 成人斯蒂尔病的治疗与类风湿关节炎有何异同？

20%的患者应用大剂量水杨酸盐或其他非甾体抗炎药物可以有效控制全身表现及关节炎症。但大部分（80%）患者无效或伴有胃肠道副作用、肝脏损害等，因此，需要1～2mg/（kg·d）的糖皮质激素治疗。对于必须长期大剂量糖皮质激素以控制全身症状或有进行性关节病变的患者，可以加用甲氨蝶呤（MTX）、来氟米特、硫唑嘌呤或环磷酰胺（CTX）等免疫抑制剂。慢性病程最常见的表现是多关节炎，同样需要慢作用抗风湿药，MTX可用于控制慢性关节炎及慢性系统性疾病，剂量与治疗类风湿关节炎相似。AOSD可并发巨噬细胞活化综合征（macrophage activation syndrome，MAS），这是治疗的难点。

797. 什么是布加综合征？其临床特点是什么？

Blau综合征是一种罕见的常染色体显性遗传性疾病，又称儿童肉芽肿性关节炎，由16号染色体上*NOD2*基因的功能获得性突变引起。NOD2功能改变导致NF-κB炎症通路活化，最终引起自身炎症反应。Blau综合征的发病年龄一般在4岁之前，临床表现为关节炎、皮炎和葡萄膜炎三联征。超过90%的患者有关节受累，表现为多关节慢性肉芽肿性关节炎。手的近端指间关节炎可导致手指进行性屈曲挛缩。对称性肥大性腱鞘炎的发生率高达40%，导致典型的关节周围“泥泞”样外观。葡萄膜炎见于80%的患者，为肉芽肿性前葡萄膜炎或后葡萄膜炎，有时可导致视网膜脱离、青光眼、白内障和失明。皮疹典型特征是鱼鳞病样红斑丘疹。其他表现包括淋巴结病、血管炎、脑神经病变和内脏器官肉芽肿，很少出现发热和腹痛。

798. 如何诊断及治疗布加综合征？

诊断Blau综合征的主要依据是典型的临床三联征，家族遗传史、皮肤或关节滑膜病理活检及基因检测有助于明确诊断。组织病理学改变可见到滑膜增生，非干酪性改变的巨细胞肉芽肿。治疗目前主要基于医生的个人经验，大剂量的糖皮质激素和免疫抑制剂对部分患者有效，但长期使用可能会导致患者出现严重的副作用。生物制剂如TNF-α抑制剂、IL-1拮抗剂和IL-6拮抗剂均有报道有效。

799. 什么是慢性无菌性骨髓炎？

慢性无菌性骨髓炎（chronic non-bacterial osteomyelitis，CNO），曾称为慢性复发性多灶性骨髓炎（chronic recurrent multifocal osteomyelitis，CRMO），是一种罕见的多基因多因素AIDs。常见临床表现为反复发作的全身多处骨痛，多以下肢骨最常见，皮肤、肠道等在内的多种器官及组织亦可受累，出现炎性肠病、暴发性痤疮、银屑病、坏疽性脓皮病等，可伴全身症状如发热、乏力等。

800. 如何诊断慢性无菌性骨髓炎？

CNO的诊断需符合：①全身反复多处骨痛或影像学提示全身多处骨破坏伴骨硬化改变。②病程＞6周。③除外肿瘤、感染、免疫缺陷病、单基因AIDs等其他疾病。

801. 如何鉴别慢性无菌性骨髓炎及朗格汉斯细胞组织细胞增生症？

朗格汉斯细胞组织细胞增生症（Langerhans cell histiocytosis，LCH）以骨骼、皮肤及中枢神经系统受累为主要表现。LCH的骨骼受累与CNO不同，常以中轴骨、颅骨受累多见，单灶病变常见，以溶骨性骨破坏为主，病理可见异常朗格汉斯细胞组织细胞浸润，免疫组化CD1a和/或CD207阳性。此外，LCH的皮肤受累表现为丘疹鳞状肉芽肿性病变、口腔及生殖器黏膜病变，而非CNO的掌跖脓疱病、银屑病样等表现。LCH还可以出现中枢神经系统受累，如共济失调、构音障碍和行为异常等，可出现垂体激素分泌紊乱，MRI表现为脑干、基底节和小脑特征性信号改变，由此可与CNO鉴别。

802. 慢性无菌性骨髓炎如何治疗？

CNO的治疗多数为经验性治疗。非甾体抗炎药多作为一线用药来缓解骨痛。当非甾体抗炎药不能控制病情时，可考虑联合二线用药，如糖皮质激素及慢作用抗风湿药。使用糖皮质激素需注意剂量和疗程。患者应用一线和二线药物不能控制病情时，可考虑应用双膦酸盐和TNF-α抑制剂。但双膦酸盐在CNO的治疗中应用最佳剂量和疗程尚不确定。

（六）原发性肥大性骨关节病、大骨节病

803. 什么是原发性肥大性骨关节病？

肥大性骨关节病分原发性和继发性两类。后者多继发于心肺疾病，如肺癌、慢性肺脓肿和先天性心脏病（青紫型）。原发性肥大性骨关节病（primary hypertrophic osteoarthropathy，PHOA），又称厚皮性骨膜病、Touraine-Solente-Gole综合征，是以杵状指/趾、脑回样头皮、对称性骨膜增厚为三大特点的综合征。其遗传方式通常为常染色体隐性遗传，部分为不显性的常染色体显性遗传。与之相关的基因包括编码NAD依赖的15-羟基前列腺素脱氢酶（*15-PGDH*，*HPGD*）基因突变，该基因位于染色体4q33-q34，此突变的基因为PHAO致病基因。以及阴离子转运蛋白家族2A1（solute carrier organic anion transporter family，member 2A1，*SLCO2A1*）基因突变，该基因位于染色体3q21上，*SLCO2A1*其编码前列腺素转运蛋白，负责将细胞外前列腺素主动转运入细胞内。*SLCO2A1*突变使PGE2转运失活。前列素降解障碍造成PGE2升高，PGE2具有增加成骨和破骨细胞的活性，成骨细胞活性增加引起骨膜增生，形成骨膜新生骨，破骨细胞活性的增加引起骨质增生及肢端骨质的溶解。PGE2使外周血管舒张，致使成纤维细胞致增生，胶原和基质堆积形成杵状指。

804. 原发性肥大性骨关节病有什么临床特点？

PHOA的临床特点如下：①四肢长骨对称性骨膜增生，关节粗大。②小腿及前臂远端增粗，严重者可呈柱状腿、柱状臂。③关节可发生积液，出现疼痛和强直。④杵状指/趾，严重者指/趾端呈球形，指甲呈鹦鹉嘴状。⑤皮肤增厚，以面部为主，常形成粗大皱褶，眼距宽，鼻梁低，鼻端大，鼻唇沟加深，呈狮貌，头皮呈脑回状。⑥手足皮肤增粗变厚，而长度不增加，成铲状或兽掌状。此外尚有多汗、乏力，部分患者男性乳房女性化。⑦实验室检查无特异性发现。

805. 原发性肥大性骨关节病有什么影像学特点？

PHOA的影像学特点表现为早期只显示杵状指，无明显的骨质改变，以后出现长管状骨及短管状骨骨干部的骨膜新骨形成，病变最易累及胫骨、腓骨、桡骨、尺骨及近中节指/趾骨，肱骨及股骨较少累及。肥大性骨关节病X线改变分为四期：早期X线表现不明显，易被忽视；进展期长骨端可见骨膜增生；后期关节周边软组织肿胀，对称性骨膜新骨形成，由于病变程度的差异及所处不同阶段，骨膜新骨的表现形式是多样的；晚期可出现骨间膜、韧带广泛骨化，导致关节边缘增生及脊柱强直。

806. 原发性肥大性骨关节病的诊断标准是什么？

PHOA的诊断主要根据临床及X线表现，诊断要点为缓慢进展的骨膜成骨亢进、杵状指/趾，颜面部和肢端的皮肤肥厚，可能有家族史，且需排除继发因素。Matucci-Cerinic等提出下述诊断标准：3条主要标准（杵状指/趾、皮肤增厚和骨膜增生）和9条次要标准（皮脂溢出，毛囊炎，多汗，关节炎/关节痛，指/趾端骨质溶解，胃溃疡和/或胃炎，自主神经综合征如脸红、苍白，肥厚性胃病以及回状颅皮头皮回状改变）。满足3条主要标准和数条次要标准者可诊为完全型，满足两条主要标准和数条次要标准者可诊为不完全型；满足一条主要标准和数条次要标准者可诊为轻型。

807. 原发性肥大性骨关节病应与什么疾病进行鉴别诊断？

（1）肢端肥大症：肢端肥大症有手足粗大、皮肤肥厚等表现，与PHOA相似，但其为短管状骨长度增加，长管状骨的骨端肥大，骨干相对变细，关节增宽。另外还可见颅骨、蝶鞍、额窦、面骨及下颌骨的增大。不存在长骨的骨膜增生，脊柱生理曲度改变伴椎体骨沉着及吸收两种变化，活动期血清无机磷和生长激素多升高等特点不同于PHOA，可资鉴别。蝶鞍CT及MRI检查可进一步帮助明确诊断。

（2）甲状腺性肢端肥厚：发生于甲亢患者，除有杵状指外，还存在突眼，黏液性水肿。T3、T4升高可资鉴别。X线检查可见掌指骨骨膜下新骨形成。而肥大性骨关节病的骨膜反应更致密，可为波浪状，常不限于手足骨，很少伴有软组织肿胀。

（3）类风湿关节炎：无皮肤肥厚性表现，手足小关节梭形肿胀不同于杵状指，手指向尺侧倾斜为特征性临床表现。关节病变显著，多数关节可受累，特别是手足小关节，晚期常合并关节半脱位、关节强直和软组织萎缩。关节受累的同时可出现局限性羽毛状或层状骨膜反应。血清学检查可发现RF、抗CCP等自身抗体。

（4）继发性肥大性骨关节病：本病可继发于广泛的肺、胸膜和纵隔疾病。腹内疾病，如肝硬化、炎症性肠病（溃疡性结肠炎和克罗恩病），肠道息肉病和消化道肿瘤；肺外肿瘤，如鼻咽癌、甲状腺癌、肾细胞癌等。在儿童，下列疾病常可伴发继发性肥大性骨关节病：慢性肺部感染、肺囊性纤维化、免疫缺陷综合征、肺纤毛固定综合征、炎症性肠病和发绀性先天性心脏病。

808. 原发性肥大性骨关节病如何治疗？

目前，对皮肤骨膜增厚症尚无特殊治疗，多采用对症支持治疗。最常用的药物为非甾体抗炎药。COX-2选择性抑制剂可以选择性地降低COX-2产生的PGE2，更有针对性地对其病因进行治疗，对于改善皮肤增厚、关节肿痛、掌趾多汗均有疗效。如面部改变，可以使用维A酸、类雌性激素、糖皮质激素，面部皮肤增生影响容貌及功能时，可行整形治疗。Guyot-Drouot等尝试用双膦酸盐1mg/kg静脉用药，亦取得了一定疗效。但所有治疗手段均不能改变病程。

809. 什么是大骨节病？临床上有哪些表现？

大骨节病（Kashin-Beck disease，KBD）是一种以软骨坏死为主要改变的地方性变形性骨关节病。本病为多发性、对称性侵犯软骨内成骨型骨骼，导致软骨内成骨障碍、管状骨变短和继发的骨关节炎。主要发生于儿童和少年，临床表现为关节疼痛、增粗变形，肌肉萎缩，运动障碍。KBD病因尚未完全明确，众多学者认为其发病是居住环境、遗传因素等多因素相互作用的结果。环境因素如营养元素（如硒或碘）缺乏，水或土壤中的毒物（如腐殖酸），谷物中的真菌毒素等均与KBD的发生密切相关。本病发病有地方性，主要流行于我国东北、西北、华北地区。多见于儿童和青少年，以6～18岁最多。

临床表现分为早期表现和病情发展后的表现，具体如下。

（1）早期表现。①关节疼痛：往往为多发性、对称性，常出现于活动量大的指关节和负重的膝、踝关节。②指末节弯曲：即第2、3、4指的末节向掌心方向弯曲，常＞15°。这是本病出现最早的体征，对早期诊断具有一定意义。③弓状指：手指向掌侧呈弓状屈曲。

（2）病情发展后的表现。①关节增粗：最常见的是多发性、对称性指间关节增粗。②关节活动障碍：在手表现为晨起感觉握拳僵硬，握拳不紧，指尖不能接触掌横纹，握住的拳不能迅速伸展。肘、膝、髋关节均有不同程度的屈曲挛缩。③关节摩擦音：由关节面不光滑、关节滑膜绒毛的增生、脱落等因素引起。④关节游离体：来源于关节软骨碎片或增生的滑膜绒毛脱落，游离体在关节内活动可能被卡住，形成关节绞锁而引起剧痛，随关节活动使游离体松动而缓解。⑤短指/趾畸形：指节发育比常人短，手小形方。⑥短肢畸形，身体矮小。

根据病情轻重，本病可分为早期、Ⅰ度、Ⅱ度、Ⅲ度。

早期：关节疼痛，指末节弯曲。

Ⅰ度：手指关节对称性增粗，肘关节不能伸展。

Ⅱ度：指关节显著增粗，出现短指/趾畸形，肘关节屈曲达150°。

Ⅲ度：身材矮小，严重短指、短肢，肘关节屈曲小于150°，四肢肌肉萎缩，鸭行步态，劳动力严重受损，但无智力低下。

810. 大骨节病的组织病理改变是什么？

本病组织学改变主要是软骨的营养不良造成软骨内成骨的骨骼发生变性、坏死和萎缩。全身各部位软骨均可发病，但主要累及四肢长骨的关节软骨、骺软骨和骺板软骨。在坏死灶周围，软骨细胞增生形成软骨细胞团。关节边缘的纤维软骨、滑膜软骨与结缔组织先增生而后骨化形成骨赘。坏死灶内的坏死物质被增生的、富含血管的肉芽组织所吸收、移除，然后机化、钙化、骨化。

811. 大骨节病的影像学是怎么分期的？

（1）Ⅰ期：表现为骺软骨和干骺端失去正常形态，凹凸不平呈波浪状或锯齿状，指骨端不整的边缘可出现碎裂现象。

（2）Ⅱ期：以骨骺和干骺端开始愈合为特征，骺中心部软骨先行消失，骺核自其中心开始愈合，骺核亦可有碎裂不整齐，甚至吸收消失，或干骺端成杯状凹入，而骨骺核嵌入并愈合。

（3）Ⅲ期：骺软骨消失，干骺端完全愈合，骨长径发育停止，故掌指骨较短，且因干骺端愈合早晚不同，而各骨长短不齐，失去正常比例，骨端变大变形，关节肿大。

812. 大骨节病主要和什么疾病进行鉴别诊断？

（1）退行性骨关节病：退行性骨关节病发病年龄相对较大，主要以关节面的硬化和边缘骨赘形成为主要表现，无骨端的缺损及膨大。结合流行病学病史、发病年龄与特征性影像学改变不难鉴别。

（2）类风湿关节炎：多为女性，以累及关节滑膜为主。实验室检查类风湿因子、抗角蛋白抗体、抗核周因子、抗CCP抗体阳性。类风湿关节炎早期可见局限性骨质疏松，骨膜下骨吸收及关节面侵蚀。晚期关节半脱位、关节强直，与本病不同。

（3）脊椎骨骺发育不良伴退行性骨关节病：本病表现为身材矮小、四肢关节对称性增大、活动障碍及关节疼痛。X线特点为脊柱椎体普遍变扁，横径和前后径增大，四肢管状骨对称性骨骺增大。

813. 如何防治大骨节病？

随着社会和经济的发展，KBD防病知识的普及和防治措施的落实，KBD的发病率及患者病情已得到有效控制。但个别地区仍有新发病例出现，KBD仍是我国重点防治的地方病之一。

KBD的治疗方法目前尚无特效，国内的治疗原则主要参照骨关节炎的治疗方案。

（1）药物治疗：和骨关节炎一样，NSAIDs也广泛用于轻症KBD患者。NSAIDs可以有效缓解KBD患者疼痛，但药物的胃肠道不良反应及心血管风险限制了其在老年患者中的应用。硫酸软骨素和硫酸氨基葡萄糖能减缓KBD患者膝关节间隙继续变窄的进程、对关节软骨起到保护作用。维生素C也可以有效改善儿童、青少年KBD患者影像学表现，可能与其抗氧化作用有关。在成人KBD患者中，硫酸软骨素加硫酸氨基葡萄糖是最有效的缓解关节疼痛的药物，其后依次是单用硫酸软骨素、双氯芬酸、萘普生、美洛昔康和硫酸氨基葡萄糖。

（2）补硒：硒是人体必需的微量元素之一，是KBD的主要致病因子。补硒可有效预防儿童KBD，也可改善KBD患者的干骺端X线表现以及临床症状。

（3）关节腔注射透明质酸：透明质酸是关节液及软骨基质的主要组成部分，可改善KBD患者的疼痛症状。

（4）关节镜手术：关节镜具有创伤小、关节功能恢复快、并发症少、感染率低等优点。可以有效清除增生的骨赘、破碎的软骨以及继发的滑膜增生，从而缓解关节疼痛、改善关节功能，进而延缓疾病进展、推迟关节融合及关节置换的时间。

（5）对于晚期KBD患者，关节置换术是最有效的治疗方法。

（七）原发性免疫缺陷病

814. 什么是原发性免疫缺陷病？

原发性免疫缺陷病（primary immunodeficiency disordeuA，PID），自2017年起亦被命名为免疫出生错误（inborn errors of immunity，IEI），是一大类主要由单基因突变造成免疫细胞数量和/或功能异常的疾病。目前已明确定义的有400余种。2019年国际免疫学会联合会（International Union of Immunological Societies，IUIS）将PID分为10大类，包括影响细胞和体液免疫的免疫缺陷、有多种特征或综合征特征的联合免疫缺陷、以抗体为主的缺陷、免疫失调性疾病、先天性吞噬细胞数量和/或功能缺陷、固有免疫缺陷、自身炎症性疾病、补体缺陷、骨髓衰竭疾病，以及原发性免疫缺陷疾病拟表型。

815. 什么是联合免疫缺陷综合征？

联合免疫缺陷综合征是由T细胞和B细胞（细胞免疫和体液免疫）发育和功能障碍引起的一组异质性疾病，也可能涉及NK细胞。若联合免疫缺陷病导致患者因凶险性感染早期死亡（通常于出生后1年内），则被称为严重联合免疫缺陷病。严重联合免疫缺陷病（severe combined immunodeficiency，SCID）可根据T细胞功能和数量缺陷的严重程度分为典型SCID或相对较轻的渗漏型SCID。

816. 常见的原发性体液免疫缺陷病有哪些？

原发性体液免疫缺陷属于以抗体为主的缺陷。其特征为存在B细胞固有异常，通常导致B细胞数量减少和/或抗体生成受损。IUIS将该类缺陷分为4类：①无丙种球蛋白血症（所有血清免疫球蛋白同种型都严重减少，且B细胞显著减少或缺失），其特征为血清IgG、IgA和IgM水平非常低，且循环中没有B细胞。②CVID表型（至少2种血清免疫球蛋白同种型严重减少，B细胞数量正常或减少），患者的血清IgG水平较低，IgA和/或IgM降低，接种疫苗后的特异性抗体应答较差，且缺乏同族血凝素。体内有B细胞，但完成转换的记忆B细胞数量和百分比可能较低。③高IgM（血清IgG和IgA严重减少，IgM正常/升高，B细胞数量正常），通常为血清IgM升高（高IgM），而血清IgG和IgA水平较低。④其他（同种型、轻链或功能缺陷，B细胞数量通常正常），如婴儿期短暂性低丙种球蛋白血症、选择性IgA缺陷、单纯性IgG亚类缺陷等。

817. 什么是X-连锁无丙种球蛋白血症？

X-连锁无丙种球蛋白血症（X-linked agammaglobuline, XLA）由Bruton1952年首先报道，故又称Bruton病。男性多见，发病率约为十万分之一。本病是以反复感染为特征的B细胞系免疫缺陷病。X-连锁隐性遗传病，缺陷基因位于X染色体的长臂上（Xq21.3-22），所以伴有性遗传特征。

（1）免疫异常：淋巴组织缺乏B细胞或浆细胞，外周血缺乏B细胞，淋巴结、脾脏、扁桃体和肠道相关淋巴组织生发中心发育不良。血清与组织各类Ig显著减低，总Ig＜2.0g/L、IgG＜1.0g/L、IgM和IgA降低，一般方法测不出。T细胞数量和功能正常。

（2）临床表现：出生后半年开始出现症状，主要为反复化脓性感染，多表现为支气管炎、肺炎、中耳炎、脑膜炎等，有时发生关节炎，有些患者在接种脊髓灰质炎疫苗后发生瘫痪。

（3）治疗：原则是替代疗法，补充患者不能产生的抗体。方法是定期给患者肌内或静脉补充免疫球蛋白，可以明显地减轻感染。

818. 什么是普通变异型免疫缺陷病？

普通变异型免疫缺陷病（common variable immunodeficiency disease，CVID）又称获得性低丙种球蛋白血症（acquired hypogammaglobulinemia），这是一种较为常见的丙种球蛋白减少综合征，它包括血清免疫球蛋白减少，抗体反应低下，部分患者细胞免疫功能减低。患者常伴发其他自身免疫系统疾病，如类风湿关节炎、皮肌炎、系统性硬化症和系统性红斑狼疮。

（1）免疫异常：总Ig低于3.0/L、IgG低于2.5g/L，外周血B细胞计数正常或减少，血清抗体效价降低，特异抗体反应缺乏，T细胞免疫功能减低。其病因可能是B细胞内在缺陷或T细胞信号传入缺陷，导致B细胞应答无能。

（2）临床表现：男女均可发病。通常6岁以后开始有症状，20～30岁明显加重。肺炎（80%）最为常见，50%以上的未治疗者发展为支气管扩张，继发呼吸衰竭是常见死因，其次是鼻窦炎（60%）。消化道症状亦常出现，表现为腹泻、吸收不良、乳糖耐受不良，体重下降。本病常伴发自身免疫病，如RA、SLE、ITP、GRAVE病、恶性贫血等。

（3）治疗：本病治疗与X-连锁无丙种球蛋白血症相似。原则上以丙种球蛋白替代为主，静脉注射0.15～0.25g/kg，每2周一次。用抗生素控制感染。主要并发症为慢性肺疾病，此外恶性肿瘤发生率高。

819. 什么是选择性IgA缺陷病？

选择性IgA缺陷病（selective IgA deficiency，sIgAD）是一种最为常见的原发性免疫缺陷病，文献报道占60%以上。血清IgA水平显著低下，IgG和IgM正常。发病率白种人为1/600～1/500，日本为1/18 000，我国约为1/4000。本病多为散发，部分有家族史。其病因是IgA克隆的B细胞分化为浆细胞过程受到抑制。sIgAD患者可伴发自身免疫病。

（1）免疫异常：外周血B细胞计数正常，血清IgA低于0.05g/L，其余IgG、IgM正常。有些病例可测出抗IgA、IgG、IgM的自身抗体。T细胞免疫功能正常。

（2）临床表现：分泌性IgA是机体重要的黏膜屏障，IgA缺乏可导致反复发生的呼吸道感染或消化道症状。很多患者合并自身免疫病、过敏症、神经性疾病、肠胃病及恶性肿瘤等。

（3）治疗：本病无特殊治疗，丙种球蛋白制剂仅含微量IgA，而且IgA不能到达分泌物中，由于本病患者血清内有抗IgA抗体，有激发超敏反应的危险，故不能选择性替代IgA。应避免注射含IgA的血制品，必须输血时，只能输注多次洗涤的红细胞。伴发感染者，可使用抗生素。少数病例未经治疗可自愈，IgA可恢复至正常水平。

820. 常见的细胞免疫缺陷病有哪些？

细胞免疫缺陷病的特点是细胞免疫功能缺陷，而血清免疫球蛋白水平正常。但单纯的细胞免疫功能缺陷比较少见，大多伴有B细胞免疫异常。本组患者容易有病毒、真菌及原虫感染，常缺乏有效治疗，预后较差。常见的主要是先天性胸腺发育不良和慢性皮肤黏膜念珠菌病。

821. 什么是先天性胸腺发育不良？

先天性胸腺发育不良（congenital thymic dysplasia）又称DiGeorge综合征或第Ⅲ、Ⅳ对咽囊综合征或伴甲状旁腺功能低下的免疫缺陷病，男女均受累，它是由于在胚胎时期咽囊的发育障碍引起的先天性免疫缺陷。本病的发生不仅涉及第Ⅲ、Ⅳ对咽囊，而且也关系第Ⅰ、Ⅱ、Ⅵ对咽囊的发育。在胚胎发育上，甲状旁腺来自第Ⅲ对咽囊的内胚层，唇和外耳由第Ⅰ、Ⅱ对咽囊发育而来，肺动脉的发育则始于第Ⅵ对咽囊。本病为散发，因心脏畸形（C）、异常面容（A）、胸腺发育不良（T）、腭裂（C）和低钙血症（H）都有染色体22q11-pter丢失，称为“CATCH22”。另外，部分病例可能是胚胎环境异常造成，如母体酗酒。病理检查可见胸腺和甲状旁腺缺如或发育不全。

（1）临床表现：患者大多呈现鱼形嘴、小下颌、宽眼距、低耳位、耳郭切迹等特殊面容。也常出现先天性心血管畸形、低血钙、手足搐搦、生长发育迟滞和反复感染等。

（2）免疫异常：外周血T细胞数量显著减少，淋巴结及脾脏结构中，胸腺依赖性淋巴细胞减少。迟发型过敏性皮肤反应阴性，对T细胞致有丝分裂原反应降低。B细胞免疫功能正常或基本正常，血清免疫球蛋白水平一般正常，但形成特异性抗体能力降低。

（3）治疗：应尽早行胚胎胸腺移植，大多数可重建细胞免疫功能。对有残余T细胞功能者，可试用免疫调节药物，如胸腺素、转移因子等进行治疗。低血钙所致手足抽搐者，可用钙剂治疗，并给足量维生素D。

822. 什么是慢性皮肤黏膜念珠菌病？

慢性皮肤黏膜念珠菌病（chronic mucocutaneous candidiasis）是持续存在黏膜、头皮、皮肤、和指/趾甲念珠菌感染的细胞免疫缺陷病。常伴有内分泌系统异常。

（1）临床表现：男女均可发病，年龄各异，临床表现差异较大。婴儿发病，常有持续性鹅口疮，轻者仅累及指甲，重者全身皮肤、黏膜和毛发受累。皮肤有鳞屑、湿疹，黏膜有念珠菌黏着性白斑，指甲营养不良或角化过度。本病易伴发内分泌异常，一些临床表现与内分泌病变密切相关。一般在念珠菌发病后数年出现甲减、甲旁减、Addison病。通常可查到受累器官的自身抗体。

（2）免疫异常：免疫缺陷表现不尽相同，最突出的异常是皮肤对念珠菌无反应性，体外对抗念珠菌抗原增生反应缺如和淋巴激活素移动抑制因子合成反应减弱，而抗体反应正常。免疫球蛋白含量正常或增高，T、B细胞计数正常。

（3）治疗：念珠菌感染可予以抗真菌治疗，常用两性霉素B，但应注意肾毒性，也可用克霉唑、酮康唑等治疗。伴发的内分泌病无特殊的治疗。

823. 什么是维斯科特-奥尔德里奇综合征？

维斯科特-奥尔德里奇综合征（Wiskott-Aldrich syndrom，WAS）又称伴湿疹和血小板减少的免疫缺陷病。已明确为X-连锁遗传性疾病。免疫学特点为T细胞功能缺陷，对多糖抗原的反应低下，IgM水平下降。临床特点为血小板减少、湿疹和反复感染。

（1）临床表现：男性多发，表现不一。

1）出血：因血小板减少而致出血是本病常见的首发病状。可有鼻出血、牙龈出血、血尿、呕血、血便、脑出血等。易被误诊为血小板减少性紫癜。

2）湿疹：婴儿期可出现典型的特征性湿疹样皮疹，随年龄增长而逐渐加重。

3）感染：易发生各种感染，鼻窦炎、中耳炎、肺炎、脑膜炎、皮肤感染、肠道感染和败血症，反复呼吸道感染易发生支气管扩张。

4）其他：伴随着上呼吸道感染可发生关节炎，也易合并自身免疫性溶血性贫血、慢性肾病。年长患者易发生恶性病。

（2）免疫异常：免疫功能异常涉及细胞免疫和体液免疫。迟发型超敏反应皮肤试验显示减弱或阴性。淋巴细胞对PHA及抗原刺激的反应性减弱。移动抑制因子和淋巴毒素的产生减少。但是干扰素的产生正常。IgM水平降低。随年龄的增长，IgG含量日益下降，细胞免疫功能逐渐减退。

（3）治疗：主要是控制出血和感染。当急性出血发作时最好输注射线照射处理的新鲜血小板，也可行脾切除。感染者给予抗生素治疗。免疫制剂，如转移因子、左旋咪唑治疗疗效尚不肯定。骨髓移植可改善临床症状。

824. 什么是共济失调-毛细血管扩张症？

共济失调-毛细血管扩张症（ataxia-telangiectasia）是一种常染色体隐性遗传病。本病特点是进行性小脑共济失调、毛细血管扩张、内分泌疾病、呼吸道感染和联合免疫缺陷，恶性肿瘤发生率高。发病机制可能是染色体14所含免疫球蛋白重链基因缺乏基因重组和DNA修复因子。

（1）临床表现：本病多在婴儿期起病，少数于4～5岁起病，具体表现如下。

1）神经肌肉系统表现：患者早期表现姿势和步态的异常，以后可出现手足徐动、舞蹈样动作、肌阵挛和眼球运动异常。此外，还可出现流涎、斜视等。

2）皮肤黏膜表现：毛细血管扩张常见于球结膜，随年龄增长，可累及其他部位，如鼻翼、耳郭、肘前和手足背等。

3）反复呼吸道感染最为常见，可为本病的首发症状。

4）其他：第二性征发育迟缓或缺如。

（2）免疫异常：血清Ig减少，包括IgA、IgE、IgG2和IgG4。低分子量（7S）IgM减低。B细胞计数大多正常。常可测出各种自身抗体，60%患者细胞免疫异常，皮肤迟发型超敏反应试验阴性，少数患者同种异体移植物的排斥反应发生缓慢。体外T细胞有丝分裂原和抗原反应减弱，辅助T细胞活性降低。

（3）治疗：目前尚无有效治疗方法。主要应用对症和支持疗法，胸腺和骨髓移植重建免疫功能均未成功。

825. 吞噬系统缺陷病有哪些临床表现？如何治疗？

吞噬系统主要包括中性粒细胞和巨噬细胞。吞噬系统缺陷病是因这类细胞的数量减少或趋化、杀灭微生物功能的低下所引起的一组免疫缺陷病。在此主要讨论慢性肉芽肿病。

慢性肉芽肿病（Chronic granulomatous disease）是一种粒细胞杀菌功能缺陷的遗传性疾病。多数患者为男性，X-连锁隐性遗传。本病特点是反复感染，皮肤、肺脏及淋巴结广泛肉芽肿性损害，高丙种球蛋白血症、贫血和白细胞增多。主要缺陷是宿主吞噬细胞系统产生的过氧化氢不足，不能杀灭过氧化氢酶阳性菌，致感染广泛播散。肉芽肿是对化脓性感染的一种反应，常有色素性类脂组织细胞浸润和包绕。

（1）临床表现：常为幼年发病，特点是皮肤、肺和淋巴结反复发生感染。致病菌往往为过氧化氢酶产气菌，如金黄色葡萄球菌、沙雷菌、大肠埃希菌和假单胞菌，引起化脓性淋巴结炎、鼻炎、肺炎、肝脓肿、骨髓炎等。消化系统表现为多种消化道病变，如口腔溃疡、肛瘘、维生素B_{12}吸收障碍和脂肪泻。胃壁局限性肉芽肿性增厚可引起胃窦狭窄。患儿发育迟缓。

（2）实验室检查：白细胞增多，主要是中性粒细胞增加，外周血可出现幼稚细胞。红细胞和血红蛋白减少，呈小细胞低色素贫血，偶见正色素性贫血。ESR加快。吞噬系统检查趋化试验和胞吞试验一般未见异常。四唑氮蓝（NBT）试验、杀菌试验、化学发光试验异常有助于诊断。

（3）治疗：主要为抗感染及对症治疗，骨髓移植有成功报道。本病预后差，但也有存活至青壮年的病例报道。

826. 补体系统缺陷病容易继发哪些疾病？

当补体系统的成分有缺陷时，会导致反复感染，或某些自身免疫病以及其他病理损害。

由于大部分血清补体成分含量极微，难于测定，故给补体系统缺陷病的诊断带来一定困难，在各种免疫缺陷病中，本类疾病最为少见。目前已证实的原发性补体缺陷有C1酯酶抑制物缺乏、C3抑制因子缺乏及C1q、C1r、C1s、C4、C2、C3、C5、C6、C8等多种补体成分缺乏。

补体系统缺陷病容易继发各种自身免疫性疾病，如系统性红斑狼疮、类风湿关节炎、皮肌炎、肾小球肾炎、慢性血管炎和慢性荨麻疹等。

827. 什么是原发性免疫缺陷病的精准治疗？

近年来随着分子生物学的发展，很多PID的发病机制得以明确，在此基础上靶向特异免疫受损点的精准治疗逐渐在临床开展。在PID的精准治疗方面，从传统的丙种球蛋白、酶替代治疗到基于信号通路的小分子抑制剂或生物大分子阻断，从造血干细胞移植根治到基因治疗和基因编辑，该领域的发展日新月异，已成为精准医学的典范，正为精准医学带来突破性进展。

（八）淋巴管道病变

828. 淋巴管道的结构和功能是什么，若出现病变的主要临床表现是什么？

淋巴管道是淋巴系统重要的组成，包括毛细淋巴管、淋巴管、淋巴干和淋巴导管，是与血管系统并行的体内运输系统，有血管的地方都有淋巴管伴行。

虽然淋巴管与血管并行存在，但二者在结构和功能上有很大的区别。与血管连续且循环不同，淋巴管是开放且单向的运输体系。血管负责将营养和氧气运输到组织，而淋巴管主要将组织间隙的废物回收并输送回血液循环。淋巴管回流与运输的功能由各级淋巴管协作完成。

淋巴系统出现病变临床可表现为淋巴水肿和乳糜性疾病。

829. 什么是淋巴水肿？

当各种原因导致淋巴液回流受阻，淋巴管的负荷超过了淋巴系统的输送能力，就会引起淋巴液在局部组织中积聚，形成淋巴水肿。淋巴水肿是一种进展缓慢的淋巴系统疾病。目前，国内外对淋巴水肿这类淋巴回流障碍性疾病的相关报道并不多见，对于淋巴水肿的病因、发病机制及病理学方面的研究尚缺少充分的认识。

淋巴水肿按照病因不同分为原发性淋巴水肿和继发性淋巴水肿，原发性淋巴水肿又可分为先天性原发性淋巴水肿及后天性原发性淋巴水肿。原发性淋巴水肿病因不明，在淋巴管造影结果上可见淋巴管生成不全、淋巴管发育不良及淋巴管增生等。而继发性淋巴水肿是由各种疾病所致，较常见的病因有感染（丝虫病、链球菌等），肿瘤手术及术后放疗、化疗及自身免疫性疾病等。

研究发现血管内皮细胞生长因子受体3（vascular endothelial growth factor recapetor，VEGFR-3）信号途径在胚胎淋巴系统发育和成人淋巴管再生方面具有重要作用。VEGF家族中的VEGF-C和VEGF-D通过作用于VEGFR-3在淋巴管形成过程中起重要作用，VEGF-C和VEGF-D具有促进体外培养的淋巴管内皮细胞增殖和迁移的作用，同时，体内研究也证实两者有诱导淋巴管生长的作用。

淋巴水肿的最典型症状是局部皮肤肿胀，早期肿胀部位受压可以发生凹陷，随着病程的迁延，水肿将不能被按压凹陷，且局部伴有疼痛，皮肤变厚、硬、粗糙，此时被称为象皮肿。

830. 什么是乳糜性疾病？

乳糜性疾病包括乳糜性胸腹水、乳糜尿、乳糜痰、小肠淋巴管扩张症及乳糜反流性淋巴水肿等，以乳糜性胸腹腔积液多见，系指胸腹腔内的乳白色、富含甘油三酯的积液。可能的致病机制为淋巴管内压力增高（胸导管出口梗阻）导致乳糜性淋巴液于腹膜后淋巴管漏出，进而经膈肌裂孔进入胸腔。可根据以下检查确诊：胸腹腔积液乳糜试验阳性，胸腹腔积液TG水平＞1.24mmol/L，淋巴管核素显像显示显影剂进入胸腹腔，淋巴造影显示造影剂进入胸腹腔。

根据病因还可分为先天性和继发性。先天性多发生在3个月内的婴儿中，通常与先天性淋巴管发育异常有关。继发性又可分为创伤性（如外伤、医源性损伤等）和非创伤性（如肝硬化、感染、恶性肿瘤、炎症、自身免疫性疾病、药物性等）。

831. 什么是蛋白丢失性肠病？

蛋白丢失性肠病（protein-losing enteropathy，PLE）是血清蛋白质过量丢失入胃肠道，引发低蛋白血症、水肿等。PLE临床表现随基础疾病不同而有很大差异，常见的有慢性腹泻、水肿、营养不良等。实验室检查以血清白蛋白、球蛋白均减低为主要特征。24小时α1抗胰蛋白酶清除率升高或淋巴核素肠蛋白示踪显像可作为肠道蛋白丢失的依据。治疗包括膳食疗法及针对基础疾病的治疗。膳食治疗主要是采用低脂、高蛋白、中链甘油三酯（medium-chain triglyceride，MCT）膳食，对低白蛋白血症、消化道症状和生长均有良好作用。

PLE发病机制主要包括黏膜糜烂渗出、通透性增加及肠淋巴管阻塞，其中小肠淋巴管扩张是重要的病因之一。小肠淋巴管扩张症（intestinal lymphangiectasia，IL）属于PLE的一种，儿童多见。该病是由各种因素导致位于小肠黏膜层、黏膜下层或浆膜层的淋巴管扩张，压力升高，引起富含蛋白质的淋巴液漏入肠腔，导致血白蛋白、球蛋白、淋巴细胞绝对值等减少而引起一系列症状。根据病因可分为原发性和继发性两类。

原发性小肠淋巴管扩张症（primary intestinal lymphangiectasia，PIL）的发病机制尚不明确，常认为是由先天性淋巴管发育不良所致，可能和基因及免疫异常相关，如VEGFR3、PROX1、FOXC2、SOX18 等基因。已证明CD55发生功能丢失性基因突变与PIL有关，可导致补体超活化、血管性血栓形成和PLE（CHAPLE综合征）。PLE也可发生于黄甲综合征（肺病、淋巴水肿，以及无甲小皮或甲半月且生长缓慢的黄甲三联征）、Turner综合征等。

继发性小肠淋巴管扩张症（secondaryintesti-nal lymphangiectasia，SIL）可继发于各种导致淋巴管阻塞的疾病。最常见的是心脏疾病，此外肿瘤、门静脉高压、自身免疫性疾病、感染（结核、丝虫）等也可能引起继发性肠淋巴管扩张。

832. 淋巴管道病变常用哪些检查方法？

影像学的快速发展推动淋巴管疾病诊疗的快速发展。例如直接淋巴管造影，可动态全程进行淋巴管系造影，诊断颈胸腹区域以乳糜回流障碍为主的疾病；直接淋巴管造影后CT 影像，能够清晰显示淋巴管与脏器的关系；核素显像，具有操作方便且全身成像的特点；超声胸导管影像等可在局部探寻病灶；此外，荧光显像、胶囊内镜等都为临床医生提供了帮助。

833. 淋巴系统在免疫反应中的作用有哪些？

淋巴管对于从炎症组织中清除液体和炎性细胞至关重要，并且在免疫耐受中也具有作用。淋巴管内皮细胞（LEC）以许多不同的方式直接影响免疫细胞活性，包括分泌转化生长因子-β (TGF-β)导致抑制树突细胞(DC)成熟；产生IL-7以增加调节性T细胞中的IL-2敏感性，从而增加它们的免疫调节功能并维持疾病中炎症诱导的淋巴滤泡；分泌集落刺激因子-1 (CSF-1)，促进有助于肿瘤生长的巨噬细胞的分化、增殖和存活。LEC还呈递外周组织抗原和程序性死亡配体-1 (PD-L1)，导致CD8+ T细胞反应抑制，并通过炎症期间MHC-II的低水平抗原呈递来调节CD4+ T细胞反应。淋巴功能障碍加剧了自身免疫性疾病，这得到了缺乏真皮淋巴管的小鼠自身抗体发展的支持。

834. 哪些风湿免疫性疾病可以出现淋巴管道病变？

目前关于风湿免疫性疾病合并淋巴管道病变的相关研究较少，临床论文多以个案形式报道，几乎所有弥漫性结缔组织病均有出现淋巴管道病变，其中以系统性红斑狼疮合并乳糜性胸腹水、蛋白质丢失性肠病的报道居多，其次是类风湿关节炎，则以肢体淋巴水肿多见。

鉴于淋巴管与免疫系统的功能性联系，淋巴功能障碍可能有助于风湿性自身免疫性疾病的病理生理学。因此，近年已经开始有越来越多的对淋巴管在类风湿关节炎、系统性硬皮病、狼疮和皮肌炎等自身免疫性疾病中的作用的研究。例如干燥综合征中外周血LEPC增多促进淋巴管新生细胞因子如IL-17、VEGF-C增多；唇腺组织中淋巴管生成增多；皮肌炎Gottron疹病理切片膜黏蛋白（podoplanin，PDPN）标记发现了扩张的淋巴管。通过荧光显微照相术发现了SSc皮肤淋巴管数量减少及功能受损。尽管SLE是临床报道最多的合并淋巴系统病变的风湿免疫性疾病，但目前主要基础研究最多的还是在RA中。

835. 系统性红斑狼疮出现乳糜性疾病的可能原因？

SLE合并淋巴管受累的发病机制目前还不清楚。针对乳糜性胸腹水有研究提出以下推测：在SLE炎症环境中，促进淋巴管新生的炎症因子增多；另外血管炎导致血管通透性增加，淋巴液生产过多，淋巴管回流压力增高，从而造成胸导管出口相对狭窄。SLE产生多种自身抗体和免疫复合物沉积，当存在抗平滑肌抗体时可导致假性肠梗阻或输尿管扩张，而淋巴液回流的动力主要来源于淋巴管平滑肌收缩，SLE可能会产生抗淋巴管平滑肌细胞抗体，进而导致动力障碍。淋巴管局部反复炎症刺激，与周围组织慢性炎症机化导致淋巴液回流障碍。淋巴管一般与静脉伴行，当发生颈静脉血栓时也可以影响淋巴液回流入血，此外，静脉血栓导致周围软组织肿胀淋巴管受到外压也可能是病因之一。目前，以上都处于假说及推测阶段，需进一步验证。

836. 类风湿关节炎合并淋巴管受累的临床特征有哪些？

RA合并淋巴管道病变临床以肢体淋巴水肿多见，部分也可出现乳糜性胸腹水，其发病机制目前还不清楚。过去几年，研究者在动物实验中发现，在急性炎症期，淋巴管数量增多和淋巴结体积增大，有利于淋巴液回流和炎症及代谢物质的输送；在慢性炎症迁延期，成熟的淋巴管数量明显减少，构成淋巴管壁的淋巴内皮细胞和淋巴平滑肌细胞功能发生改变，淋巴收缩功能下降，淋巴回流功能下降甚至丧失。同时，引流区淋巴结破坏，导致关节周围组织淋巴回流障碍，进一步加剧炎症反应，如此形成恶性循环，最终导致关节肿胀畸形。因更多研究表明，淋巴管的新生和淋巴回流在关节炎中发挥重要作用。有学者提出，监测淋巴管数量形态及淋巴结大小也许可以在未来预测疾病活动和治疗反应，靶向淋巴管功能也许能成为治疗RA 的新靶点。

837. 淋巴系统病变在类风湿关节炎发病机制中的研究现状如何？

1896年，局部淋巴结肿大首次在RA中被描述，但直到发现了淋巴系统的更多特异性标志物，才开始具体研究淋巴系统病变在RA中的作用。研究认为，在RA发生关节炎症的同时，局部淋巴管经历了两个阶段的改变。

最初的关节炎前滑膜炎症的反应，淋巴管经历了“扩张期”，由此它们增加了从炎症部位清除过量细胞碎片和炎性细胞的能力，无论是通过淋巴管生成，还是通过增加淋巴管收缩频率。如果扩张过程受阻，例如通过抑制淋巴管生成，关节炎症会变得更严重，并出现临床滑膜炎。除了淋巴管的变化，引流淋巴结本身在扩张期也会增大，这可能是由于传入血管内液体的体积和压力增加，淋巴结内淋巴管生成，以及炎症淋巴结Bin细胞的浸润。尽管清除过量的碎片对于急性环境中的炎症消退是重要的，但被清除的炎性细胞和分解代谢因子会直接损伤传入淋巴管和引流淋巴结中的LEC和淋巴肌细胞。由于对淋巴系统的这种持续压力，淋巴管进展到“萎陷期”，其中局部淋巴导管系统崩溃，淋巴结不再能有效地从发炎的滑膜中排出流体。淋巴管受损，渗漏增加，收缩减少，导致淋巴清除不良，以及炎性流体在关节和传入淋巴管内停滞。由此导致的淋巴引流障碍会加剧关节炎症和滑膜增生，最终导致关节破坏。目前已知和有效的RA治疗药物如TNF-α抑制剂，被证实可以恢复淋巴管的收缩性，而抗CD20单抗可从淋巴窦中耗尽Bin细胞，从而促进淋巴流的恢复。

使用吲哚菁绿近红外(ICG-NIR)荧光成像等技术支持双相淋巴反应模型，即在炎症性关节炎的鼠模型中观察到“扩张期”和“萎陷期”。

838. 风湿免疫性疾病合并淋巴系统病变的治疗有哪些？

对于原发病的积极治疗是治疗淋巴系统病变的的基础，常规激素及传统免疫抑制剂治疗无效时，TNF-a抑制剂和IL-6抑制剂等生物制剂也可以作为治疗的选择。药物治疗的同时，合理的淋巴外科干预也有助于改善疾病预后。

六、模拟风湿免疫性疾病

（一）布鲁氏菌病

839. 什么是布鲁氏菌病？

布鲁氏菌病是一种动物源性感染疾病，人类通过摄入感染动物（牛、羊、骆驼、猪或其他动物）制品或是接触其组织或体液而发生感染，以长期发热、关节疼痛、肝脾大和慢性化为特征的传染病。

840. 布鲁氏菌的传播途径有哪些？

布鲁氏菌的传染源为病畜，可通过皮肤黏膜接触、消化道及呼吸道等多种途径进行传播。摄入未经巴氏消毒的乳制品（尤其生乳、软奶酪、黄油和冰激凌）是最常见的传播途径。布鲁氏菌是以下人群的一种职业病：牧羊人、屠宰场工人、兽医、乳品加工业专业人员和实验室人员。

841. 布鲁氏菌有哪些菌种？如何进行实验室鉴定？

布鲁氏菌有多个菌种，其中有4种布鲁氏菌可引起人类疾病：羊布鲁氏菌、流产布鲁氏菌（从牛中分离出）、猪布鲁氏菌和犬布鲁氏菌。全世界的大多数人类病例是由羊布鲁氏菌引起。

布鲁氏菌是一种较小、不运动的兼性细胞内需氧革兰阴性杆菌，直径为0.5～0.7μm，长度为0.6～1.5μm。大多数菌株的生长需要复杂的培养基，添加血清或血液可促进生长。最适宜生长温度为35～37℃。双相（固相和液相）血培养技术需要6周的培养时间，大多数血培养在7～21日之间呈阳性。半自动血培养系统（Bactec和BacTAlert）大大缩短了检测时间，在培养的第3日即可检出布鲁氏菌。使用自动血培养系统，大多数菌株都能在1周内分离，培养时间无须超过2周。布鲁氏菌在8℃的奶中可存活2日，在冻肉中可存活3周，在山羊奶酪中可存活3个月。动物排泄物中的布鲁氏菌可在潮湿土壤中存活＞40日。该菌对热、电离辐射、大多数常用消毒剂和巴氏消毒均敏感。

842. 布鲁氏菌感染后有哪些常见表现？

布鲁氏菌由局部组织淋巴细胞摄取，经区域淋巴结进入循环，并在全身播散，对单核-巨噬细胞系统有趋向性。潜伏期通常为2～4周，偶尔也可能长达数月。布鲁氏菌病通常表现为隐匿起病的发热、不适、盗汗和关节痛。发热模式不一，可能为峰形热伴寒战，或为反复、轻微或长时间发热。其他症状包括体重减轻、关节痛、腰痛、头痛、头晕、食欲减退、消化不良、腹痛、咳嗽和抑郁。体征无特异性，可有肝大、脾大和/或淋巴结肿大。

843. 布鲁氏菌病有哪些并发症？

布鲁氏菌病的并发症包括累及1个或多个局灶部位的感染。骨关节病是局灶性布鲁氏菌病最常见的形式，在布鲁氏菌病患者中占比高达70%。最常受累的部位是骶髂关节和脊柱关节炎，也可累及外周关节如膝、髋和踝等部位。泌尿生殖系统是第二常见的局灶性布鲁氏菌病，占比可达10%。睾丸炎和/或附睾炎是男性中最常见的表现，前列腺炎和睾丸脓肿较少出现。其他表现包括膀胱炎、间质性肾炎、肾小球肾炎和肾脓肿。10%的患者出现神经系统受累，其表现包括脑膜炎（急性或慢性）、脑炎、脑脓肿、脊髓炎、神经根炎和/或累及脑神经或外周神经的神经炎。3%的患者出现心血管受累，可能包括心内膜炎、心肌炎、心包炎、动脉内膜炎、血栓性静脉炎和/或主动脉或心室的感染性动脉瘤。心内膜炎是最常见的心血管并发症（发生于1%～2%的患者），并且是布鲁氏菌病导致死亡的主要原因。2%的患者会发生肺部受累，临床上可能观察到支气管炎、间质性肺炎、大叶性肺炎、肺部结节、胸腔积液、肺门淋巴结肿大、脓胸或脓肿。腹腔内表现很少见，可能包括肝或脾脓肿、胆囊炎、胰腺炎、回肠炎、结肠炎和腹膜炎。眼部受累也很少见，葡萄膜炎是最常见的形式。10%的患者可出现皮肤表现，包括斑疹、斑丘疹、猩红热样皮疹、丘疹结节性皮疹和结节性红斑疹，以及皮肤溃疡、瘀点、紫癜、肉芽肿性血管炎和脓肿。

844. 布鲁氏菌病的波状热型如何形成？

布鲁氏菌自皮肤黏膜侵入人体，随淋巴液进入局部淋巴结后被吞噬细胞吞噬，如吞噬细胞未将细菌杀死，则再次大量繁殖成为原发病灶。当细菌在吞噬细胞内大量繁殖而导致细胞破裂，释放出内毒素等物质，导致毒血症，临床上出现发热、全身重度症状。血流中的细菌又可到达肝、脾、骨髓、淋巴结等脏器形成新的感染灶，再次进入血液循环，如此反复形成临床典型的波状热型。

845. 布鲁氏菌病的实验室检查有哪些特点？

布鲁氏菌实验室检查结果包括转氨酶升高和血液学异常，如贫血、白细胞减少或白细胞增多伴淋巴细胞相对增多，以及血小板减少。在发生布鲁氏菌性关节炎时，滑液的白细胞计数通常≤15 000/μl（淋巴细胞为主），滑液样本培养中可见布鲁氏菌生长。在布鲁氏菌伴有神经系统受累的情况下，脑脊液检查结果包括细胞增多（10～200个白细胞，单个核细胞为主）、蛋白水平轻至中度升高以及脑脊液糖含量低。泌尿生殖系统受累时可见脓尿，尿培养中可见布鲁氏菌生长。

846. 如何判读布鲁氏菌凝集试验结果？

布鲁氏菌凝集试验是布鲁氏菌病的特异性血清学检查，常用平板凝集试验（plate agglutination test，PAT）、琥红平板凝集（rose-bengal plate agglutination test，RBPT）和试管法（serum agglutination test，SAT）。平板凝集试验方法简便，反应迅速，特异性较强，可用于大规模筛查；试管凝集试验用于临床诊断，急性期阳性率高达85%，慢性期阳性率约30%。其效价1∶160以上可以诊断布鲁氏菌病，效价随病程升高更有诊断价值。

847. 布鲁氏菌病临床分期如何？

根据2012年《中国布氏杆菌病诊疗指南》，将布鲁氏菌病分为两期。①急性期：病程在6个月以内，具有发热、多汗、肌肉和关节疼痛、乏力、肝脾及淋巴结肿大，男性病例可伴有睾丸炎，女性病例可见卵巢炎；少数病例可有心、肾及神经系统受累表现。②慢性期：病程超过6个月仍未痊愈。可有脊柱（腰椎为主）受累，表现为疼痛、畸形和功能障碍。

848. 布鲁氏菌病如何诊断？

应结合流行病学史、临床表现和实验室检查进行诊断。

（1）疑似病例：①流行病学史，发病前与家畜或畜产品、布鲁氏菌培养物等有密切接触史，或生活在布鲁氏菌病流行区的居民等。②临床表现，发热、乏力、多汗、肌肉和关节疼痛，或伴有肝、脾、淋巴结和睾丸肿大等表现。

（2）临床诊断病例：疑似病例＋免疫学检查中平板凝集试验阳性者。

（3）确诊病例：疑似或临床诊断病例＋免疫学检查（试管凝集试验SAT、补体结合试验CFT、布鲁菌病抗-人免疫球蛋白试验Coomb）三项中的一项及以上阳性和/或分离到布鲁氏菌者。

（4）隐性感染病例：有流行病学史，符合确诊病例免疫学和病原学检查标准，但无临床表现。

849. 什么是布鲁氏菌病关节炎的致病机制？

布鲁氏菌病关节炎发病时关节腔周围组织有大量中性粒细胞、单核细胞和破骨细胞的浸润并伴有明显的骨破坏。除布鲁氏菌对骨关节细胞的直接作用外，布鲁氏菌和骨组织细胞、免疫细胞还通过细胞因子产生级联效应，吸引炎性细胞迁移并促进破骨细胞生成，导致骨组织破坏。布鲁氏菌病患者还会出现自身免疫反应，但布鲁氏菌究竟是作为免疫刺激剂还是作为交叉反应性抗原引起自身免疫症状从而累及骨关节系统尚待研究。

850. 布鲁氏菌病骨关节受累有哪些特点？

布鲁氏菌性脊柱炎以腰椎受累最常见，病变范围较局限，常见的是相邻椎体边缘骨质破坏，并逐渐被不规则的新骨代替，椎体边缘产生大量的骨赘。MRI是诊断布鲁氏菌性脊柱炎的有效手段，可判断有无椎间盘、脊髓或神经根受压。骶髂关节是布鲁氏菌较常侵及的骨关节部位，男性多见，多较年轻，以单侧发病为主。布鲁氏菌病累及四肢骨关节相对脊柱少见，膝、髋和踝是最常见累及的外周关节，临床表现为关节痛、肌腱端病、骨髓炎、滑囊炎、肌腱炎以及腱鞘炎。布鲁氏菌性关节炎需注意与其他类型关节炎如脊柱结核、化脓性关节炎、强直性脊柱炎以及类风湿关节炎等疾病鉴别。

851. 什么是布鲁氏菌病的治疗原则及方案？

布鲁氏菌病的治疗原则为早期、联合、足量、足疗程（6周）用药，必要时延长疗程，防治复发及慢性化。具体治疗方案包括：口服多西环素6周＋前14～21日肠外给药链霉素；口服多西环素6周＋前7～10日肠外给药庆大霉素；口服多西环素和利福平，均持续6周。不能使用一线药物或效果不佳的病例可选用以下方案：在含多西环素或利福平的组合方案中，氟喹诺酮类和复方磺胺甲噁唑可以作为二线或三线药物。

对于存在脊柱炎的成人和≥8岁儿童患者，一般前14～21日给予链霉素或7～14日给予庆大霉素＋多西环素和利福平治疗至少12周。＜8岁的患儿可用复方磺胺甲噁唑代替多西环素。对于伴有脊柱炎的孕妇，多采用头孢曲松治疗4～6周＋利福平和复方磺胺甲噁唑治疗12周。

神经布鲁氏菌病的最佳治疗尚不确定，现有数据仅限于回顾性和观察性研究。多于伴有神经布鲁氏菌的成人和≥8岁儿童患者，一般是前4～6周给予头孢曲松＋至少12周的利福平和多西环素治疗，疗程常会延长至4～6个月。

852. 如何预防布鲁氏菌感染？

不食用生乳、对有职业暴露风险的个体采取预防措施、预防人传人的措施及动物疾病控制。皮肤黏膜不应该接触感染动物的组织（如胎盘或流产物）或体液。应告知患者完成治疗后再进行无保护的性接触，还应告知哺乳期患者停止母乳喂养直到治疗完成。

（二）结核性风湿症

853. 什么是结核性风湿症？

结核性风湿症又称风湿样结核病（Poncet syndrome）、结核超敏反应性关节炎等，是15种结核超敏反应性疾病中的一种，是由结核分枝杆菌引起的细胞免疫介导的超敏反应性疾病。

在临床上结核性风湿症不是结核分枝杆菌直接感染关节所导致的，而是结核原发感染超敏反应引起的多发性关节炎，是对结核分枝杆菌的某一成分的免疫反应，常伴有全身其他部位结核，如结节性红斑、疱疹性结膜炎或渗出性胸膜炎等，有时经过多种检查，未能发现结核原发病灶，但结核菌素试验可为强阳性。

结核性风湿症以青年女性多见，具有慢性反复发作倾向，春季好发，病程长短不一，临床表现为膝关节、踝关节、肩关节或腕关节等处的红、肿、热、痛，可有关节囊的炎性渗出，诊断需要有结核感染的证据，抗结核治疗有效，可加用非甾体抗炎药对症治疗。

854. 结核性风湿症的病因是什么？

结核性风湿症的病因主要是结核分枝杆菌毒素引起的细胞免疫介导的过敏性免疫反应。

855. 结核性风湿症的发病机制和病理生理是什么？

结核性风湿症的发病机制目前尚不明确。

结核性风湿症是由结核超敏反应引起的过敏症状的一种，在结核病发病早期可出现全身超敏反应症状，如患者出现低热、关节疼痛，甚至是游走性的大关节疼痛，血常规可有白细胞及中性粒细胞轻度增高，ESR增快等。还可出现结核性风湿症（Poncet病）口、眼、生殖器三联症（Behcet's），眼疱疹性结角膜炎、皮肤的结节性红斑、硬性红斑等。

856. 结核性风湿症的临床表现是什么？

结核性风湿症的典型症状为发热，关节红、肿、热、痛，皮损等，具体如下。

（1）患者可有不同程度的发热，热型为弛张热和不规则热。大多数患者缺少结核中毒症状。

（2）关节症状：为多发性、游走性关节疼痛，急性期常有关节红、肿、热、痛，亦可有关节活动受限及关节腔积液。非急性期多为关节发凉和酸胀感。病情变化与天气改变有明显关系，每遇寒冷或阴雨天加重。主要受累关节有指/趾、腕、踝、膝、肩、胸椎及髋关节等，关节疼痛以踝及足部小关节最常见，其次为膝关节。其发作形式有3种，风湿样关节炎表现；类风湿样关节炎表现；全身大小关节交替性疼痛，由小关节起病逐渐波及大关节。关节症状可反复发作，有自愈和再发再愈倾向，但不遗留任何关节强直和肌肉萎缩。

（3）皮肤损害：大多数患者伴有皮肤损害，皮损有两种表现，分别为结节性红斑（NE）和皮下结节。NE较常见，尤其见于伴颈部淋巴结结核及肺结核者，好发于四肢，尤其小腿伸侧面及踝关节附近，特点是此起彼伏或间歇性分批出现，复发倾向重。皮下结节较少见，多与NE并存，分布部位同NE。

（4）其他少见表现：有口腔生殖器溃疡、眼疱疹性结膜炎、肌炎、滑膜炎、虹膜炎、脂膜炎及大动脉炎等风湿样表现，少数还会出现心脏损害，可有心悸、脉速和心电图改变（P-R期间延长，ST段下降，T波倒置）。

（5）原发性结核灶表现：以肺结核居多，颈部淋巴结核次之。此外，肠结核、肾结核、结核性胸膜炎，支气管内膜结核，附睾结核等亦可引起本病。结核灶活动与否同关节症状轻重并非平行，特别指出的是陈旧性肺结核并发本病并不少见。

857. 结核性风湿症的鉴别诊断有哪些？

（1）关节结核：结核性风湿症和关节结核都好发于持重关节，与之不同的是结核性风湿症一般呈对称性多关节受累，而关节结核一般单发，多发极少。其原因可能与结核的毒素以及由它而使机体致敏所产生超敏反应的物质较结核分枝杆菌易随血流达到这些关节，且呈广泛分布等因素有关。本病的诊断除了注重其X线表现外，还应注重患者体内有无结核病灶，在发热的同时是否伴有多个关节疼痛、关节附近有无结节状红斑，病变关节间间隙是否增宽，关节面骨质有无破坏，有无畸形。同时强调患者的OT试验阳性或强阳性，而且临床抗风湿热治疗无效而抗结核治疗有效。

（2）风湿热：结核性风湿症需要与风湿热引起的关节炎相鉴别。风湿热引起的关节炎常有发热、游走性关节疼痛，X线不一定有阳性表现，少数病例受累关节肿胀，有关节积液和骨质疏松，但关节面边缘毛糙，骨质破坏，可遗留少见的关节畸形。

（3）类风湿关节炎：表现为多关节受累，易发病于手足小关节，X线片上除可见关节周围软组织肿胀、骨质疏松外，小关节边缘有局限性骨质破坏、关节间隙变窄等。

（4）此外，其他反应性关节炎、白塞综合征等疾病出现多关节炎合并发热时也需要与结核性风湿症相鉴别。

858. 怎样诊断结核性风湿症？

（1）有原发性结核病变，除发热、全身不适、乏力外，有多关节痛、活动时加重等表现。

（2）慢性期全身症状不明显，仅表现为多关节酸痛。急性期关节红、肿、压痛，有皮肤结节性红斑，部分病例有关节积液、功能障碍，但无关节强直和畸形。

（3）X线检查无关节骨质破坏；对称性的多个关节及关节周围的软组织肿胀，关节附近的骨质疏松，早期关节间隙增宽，少见的骨膜反应，病理性骨折及其他伴随的X线改变是结核性风湿症的主要X线表现，而普通X线检查是影像学诊断此症的首选方法。

（4）ESR增快，PPD试验阳性。抗风湿治疗无效而抗结核治疗有效。

总之，根据流行病学特点、临床表现、实验室检查和其他辅助检查，进行充分的鉴别诊断即可确诊。该病在临床上很多见，但确诊的较少，应引起关注。

859. 如何治疗结核性风湿症？

本病一经确诊，即给予系统抗结核治疗，疗程为6个月至1年。发热需2周左右、结节性红斑和ESR需2～3周即得到控制。关节症状对治疗反应较慢，需3周以上方可见效。本病复发后再经抗结核治疗仍有效，复发多与用药时间短有关。本病不主张用水杨酸制剂和肾上腺皮质激素治疗，因其只能使症状暂时缓解但不能治愈，并且激素有可能加重结核病。此外，可给予补充维生素B族等辅助治疗，还可搭配物理治疗，如红外线、按摩、超声离子导入治疗等一体化治疗。

860. 结核性风湿症的预后如何？

早期诊断、早期治疗一般预后尚可。约10%的病例症状自行消退；多数患者可反复发作，但不会发生持续性滑膜炎或关节损害；30%～40%的病例，发展为典型的类风湿关节炎。这些患者在复发期常表现为类风湿因子阳性，原本阴性者在进展期亦可转为阳性。在发生慢性滑膜炎前的复发期常可见典型的类风湿结节持续存在。一旦发作性风湿症进展为结核性风湿症后，发作次数更频繁，但严重程度反而减轻，同时受累的关节增多，晨僵更明显。由发作性风湿症进展为结核性风湿症的时间以5～20年不等。本病一般不会演变为系统性红斑狼疮或其他结缔组织病。

（三）感染性心内膜炎

861. 什么是感染性心内膜炎？

感染性心内膜炎（(infective endocarditis，IE）指病原微生物（细菌、真菌及其他病原微生物如病毒、立克次体、衣原体、支原体、螺旋体等）直接感染而产生的心脏瓣膜和/或心内膜、大血管内膜，由于赘生物脱落导致远处栓塞、感染转移和脓毒症的一类感染性疾病，有别于风湿热、类风湿、系统性红斑狼疮等所致的非感染性心内膜炎。

862. 感染性心内膜炎的病因是什么？

发生感染性心内膜炎通常需要2个因素，包括心内膜原来就有异常作为诱因、血液中含有微生物（菌血症）。

（1）心内膜因素：主要的易感因素是先天性心脏病、风湿性瓣膜病、二叶式或钙化主动脉瓣、二尖瓣脱垂、肥厚性心肌病和既往有心内膜炎史。人工瓣膜是一个特殊的风险因素。偶尔，附壁血栓、室间隔缺损和动脉导管未闭等部位被感染。感染病灶实际是受损的内皮细胞释放的组织因子形成的无菌纤维素-血小板赘生物。

（2）微生物：感染心内膜的微生物可能源自远处感染的部位（如皮肤脓肿、牙龈炎、泌尿道感染）或有明显细菌侵入的门户，如中心静脉导管或药物注射部位。几乎任何植入的异物（如心室或腹膜分流、人造装置）都存在细菌移居的风险，从而成为菌血症的来源并因此患心内膜炎。心内膜炎也可能由无症状的菌血症引起，如通常发生于侵入性齿科、内科或外科操作时。在牙龈炎的患者中，甚至在刷牙和咀嚼时也可引起菌血症（通常由于草绿色链球菌所致）。致病微生物因感染部位、菌血症的来源和宿主的危险因子（如静脉药瘾者）而异，但总体而言，80%～90%的病例是由链球菌和金黄色葡萄球菌引起。其余大多数由肠球菌、革兰阴性杆菌、HACEK组微生物（嗜血杆菌、放线共生放线杆菌、人心杆菌、啮蚀埃肯菌、金氏杆菌等）和真菌所引起。

863. 感染性心内膜炎的病理生理基础是什么？

感染性心内膜炎可造成局部和全身的影响。

（1）感染性心内膜炎的局部影响：形成心肌脓肿并伴有组织破坏，有时有传导系统异常（通常伴有下间隔脓肿）、可能突然发生严重瓣膜反流，导致心力衰竭和死亡（通常因二尖瓣或主动脉瓣病变所致）、主动脉炎因感染向邻近部位传播所致。人工瓣膜感染尤其可能出现瓣环脓肿，阻塞性赘生物、心肌脓肿以及以瓣膜阻塞、裂开和传导障碍为表现的细菌性动脉瘤。

（2）心内膜炎的全身影响：主要是源自心脏瓣膜的感染物质所致的栓塞以及免疫介导的现象（主要是慢性感染）。右侧感染性心内膜炎通常会产生脓毒性肺栓塞，这可能导致肺梗死、肺炎或脓胸。左侧感染性心内膜炎可使任何器官栓塞，尤其是双肾、脾脏和中枢神经系统。在任何重要的动脉中都可形成细菌性动脉瘤。皮肤和视网膜栓塞常见。弥散性肾小球性肾炎由免疫复合物沉积所致。

864. 感染性心内膜炎的临床表现如何？

90%的IE患者可出现发热，常伴有全身寒战、食欲减退和体重降低；85%的患者可出现心脏杂音，确诊时栓塞发生率可达25%。因此，出现发热和栓塞表现的任何患者必须怀疑IE。目前IE的传统体征在发展中国家亚急性病例中仍可能见到，由于发达国家的患者通常于疾病早期就诊，故外周皮疹已不常见，但血管和免疫表现（如线状出血、Roth斑、肾小球肾炎）仍较常见。30%的IE患者会发生脑、肺、脾栓塞，并常为就诊的特征表现。老年和免疫功能低下IE患者的表现常不典型，与年轻患者相比，发热症状更为少见。

865. 如何诊断感染性心内膜炎？

诊断主要依据2015年修订后的Duke诊断标准。

（1）主要诊断标准。

1）血培养阳性IE：①不同时间2次取血培养结果显示，符合IE的典型微生物，如草绿色链球菌、解没食子酸链球菌（牛链球菌）、HACEK组微生物、金黄色葡萄球菌，或无原发病灶时社区获得性肠球菌。②持续血培养阳性显示符合IE的病原微生物，取样间隔＞12小时的≥2次血培养阳性，或所有3次或4次不同时间大部分血培养为阳性（首次和最后1次抽血取样间隔≥1小时）。③单次血培养伯纳特立克次体阳性或逆相Ⅰ IgG抗体效价＞1∶800。

2）影像学阳性IE：①超声心动图结果阳性IE，包括赘生物、脓肿、假性动脉瘤、心内瘘管、心脏瓣膜穿孔或动脉瘤、新出现的人工瓣膜开裂。②^{18}F-FDG PET/CT（仅适用于人工瓣膜植入3个月以上）或放射标记白细胞SPECT/CT检查显示人工瓣膜周围炎症异常活跃（修订部分）。③心脏CT显示明确的瓣周病变（修订部分）。

（2）次要诊断标准。

1）易患因素，如易患心脏病或注射吸毒。

2）体温＞38℃的发热。

3）血管表现（包括仅通过影像检查出的血管病变），如重要动脉栓塞、脓毒性肺梗死、感染（真菌）性动脉瘤、颅内出血，结膜出血、Janeway损害。

4）免疫表现，如肾小球肾炎、Osler结节、Roth斑和类风湿因子。

5）微生物学证据，如血培养阳性但不符合上述主要标准，或血清学证据提示符合IE病原体的活动性感染。

修订后的Duke诊断标准如下。

（1）明确的IE：①病理诊断标准，赘生物、栓塞后赘生物或心内脓肿标本的培养或组织学检查发现微生物；组织学检查明确的病变、赘生物或心内脓肿显示活动性心内膜炎。②临床诊断标准2项主要标准，或1项主要标准合并3项次要标准，或5项次要标准。

（2）可能IE：1项主要标准合并1项次要标准，或3项次要标准。

（3）排除IE：其他疾病诊断明确，或抗菌药物治疗≤4日则疑似IE的症状消退，或抗菌药物治疗≤4日时手术或尸检无IE的病理学证据，或不符合上述可能IE诊断标准。

866. 感染性心内膜炎的治疗原则是什么？

（1）静脉抗生素（基于机体及其敏感性）。

（2）有时可采取心脏瓣膜清创术，瓣膜修复或瓣膜置换。

（3）牙科评估和治疗（尽量减少口腔菌血症的来源）。

（4）消除潜在的菌血症来源（如内部导管、设备器械）。

867. 感染性心内膜炎患者预后不良因素有哪些？

（1）患者特征：高龄、人工瓣膜IE、糖尿病、伴发疾病（如虚弱、免疫抑制、肾脏或肺疾病）。

（2）IE的临床并发症：心力衰竭、肾衰竭、中等面积以上的缺血性卒中、脑出血、感染性休克。

（3）病原微生物：金黄色葡萄球菌、真菌、非HACEK革兰阴性杆菌。

（4）超声心动图表现原瓣周并发症、严重左心瓣膜反流、左心室射血分数降低、肺动脉高压、大的赘生物、严重人工瓣膜功能不全、二尖瓣提前关闭和舒张压升高的其他征象。

868. 如何鉴别感染性心内膜炎的瓣膜赘生物和系统性红斑狼疮赘生物？

20世纪20年代，Libman和Sacks首次提出了系统性红斑狼疮瓣膜性心脏病的概念并具体描述了其心脏受累特点。以二者姓名命名的Libman-Sacks疣状赘生物指生长于心脏瓣膜组织、伴有血栓形成和自身免疫性炎症反应的无菌性赘生物，即SLE非细菌性疣状赘生物，具有易碎性、非均匀性和血栓形成特性。Libman-Sacks疣状赘生物心脏彩超表现为：常位于二尖瓣左室面，累及瓣膜近端及中部较多，瓣下腱索亦可受累，形态多呈桑葚样、疣状、乳头状或颗粒状，体积较小，基底宽，较固定，牢固附着瓣叶，一般不破坏瓣膜及瓣周结构。

感染性心内膜炎赘生物有其特异性，好发于心腔内高速湍流与射流血流的下游，即病变瓣口的低压腔面，如二尖瓣关闭不全患者的二尖瓣心房面、主动脉瓣关闭不全患者的主动脉瓣心室面。感染性心内膜炎赘生物心脏彩超表现为：常沿瓣膜关闭线分布，回声不均，表面粗糙，体积较大，可随心腔内血流运动而转动或振动，活动度较大，由于赘生物内存在微生物，细菌扩散可导致瓣周脓肿甚至瓣膜穿孔。

（四）淋巴瘤-骨髓增生异常综合征模拟风湿免疫性疾病

869. 自身免疫性疾病会发生淋巴瘤吗？

自身免疫性疾病（AD）的慢性炎症和/或抗原刺激可能导致B细胞或T细胞增殖和克隆扩增，这反过来增加了遗传学事件积累的风险，最终导致淋巴瘤的发生。同时，淋巴瘤经常出现细胞免疫和体液免疫异常，可能促进自身免疫异常的发生。2.9%的非霍奇金淋巴瘤（NHL）发生AD。最常见的自身免疫性疾病是干燥综合征，其次是自身免疫性血细胞减少症、银屑病、类风湿关节炎、系统性红斑狼疮、桥本甲状腺炎、皮肌炎/多发性肌炎。从确诊AD到发展为NHL的中位时间为8.5年，跟不同亚型AD有关。从确诊淋巴瘤到诊断AD的中位时间为2.6年。

870. 自身免疫性疾病相关淋巴瘤的特点有哪些？

61%的患者为女性，中位年龄54岁。与其他淋巴瘤的临床特征相似，只是AD相关NHL出现B症状的频率更高。值得注意的是，在一部分患者中，淋巴瘤的受累部位与AD影响的主要器官是一致的。如干燥综合征与唾液腺淋巴瘤，桥本甲状腺炎与甲状腺淋巴瘤，免疫介导的间质性肺疾病（如间质性肺疾病继发于类风湿关节炎、干燥综合征、皮肌炎等）与肺淋巴瘤，肠道淋巴瘤与炎症性肠病。类风湿关节炎和银屑病几乎总是发生在NHL之前，而大多数自身免疫性细胞减少则发生在NHL同时或之后。相比之下，干燥综合征和系统性红斑狼疮，在NHL之前和之后发生是相似的。这表明AD可能是NHL的诱发因素，也可能是NHL的继发效应。

871. 如何治疗淋巴瘤伴有自身免疫性疾病？

NHL伴有AD的一线治疗与NHL不伴有AD患者的一线治疗相似。研究显示83.1%的患者接受了系统化疗，5%接受了放疗，2.6%接受了手术，11%（主要是惰性NHL）采用了观察和等待。伴AD的NHL与不伴AD的NHL患者的5年生存期相似。AD亚型对NHL生存的影响无显著性差异。AD发生在NHL之前，同时和之后也没有显著的生存差异。

872. 骨髓增生异常综合征会发生自身免疫性疾病吗？

骨髓增生异常综合征（MDS）是一组起源于骨髓的肿瘤，其特征是造血细胞发育不良，血细胞生成无效，导致外周血细胞减少。10%～20%的MDS会发生AD。MDS相关AD可分为五种类型：系统性血管炎、结缔组织疾病、孤立的自身免疫现象、免疫介导的血液学异常和无症状的血清学免疫异常。AD可先于MDS或与MDS同时发生，也可在MDS病程中发生。

873. 什么是骨髓增生异常综合征相关自身免疫性疾病的发病机制？

MDS发生AD的机制尚不清楚。有研究发现在MDS中，B细胞的分化和祖细胞受损，产生了自身抗体，主要是针对幼红细胞，导致凋亡增加、骨髓衰竭。MDS中的NK细胞，$CD4^{+}T$细胞、$CD8^{+}T$细胞、Tr细胞、B细胞的变化共同导致了恶性克隆细胞免疫调控的异常和疾病进展。MDS中抗肿瘤效应的减少也可能与耐受缺陷有关，从而导致了自体反应细胞和自身免疫性疾病的出现。

874. 骨髓增生异常综合征相关自身免疫性疾病的特点是什么？

研究显示血管炎占MDS相关AD的32%，主要是HBV阴性的结节性多动脉炎和巨细胞动脉炎。MDS相关血管炎似乎更容易出现肾功能受损、类固醇依赖和不易缓解。结缔组织病占MDS相关AD的25%～30%，以复发性多软骨炎（60%）和系统性红斑狼疮（30%）多见。炎症性关节炎是MDS相关AD的另一个亚型，其中风湿性多肌痛占10%，有时伴巨细胞动脉炎。自身免疫性血细胞减少在MDS中相当少见，自身免疫性溶血性贫血（AIHA）发生于约3%的MDS患者中。53%的MDS相关AD只有自身抗体，无任何AD的临床体征，其中ANA（20%），抗磷脂抗体（22%），ANCA（9%），类风湿因子（12%），抗组织抗体（13%）。

875. 如何治疗骨髓增生异常综合征相关自身免疫性疾病？

MDS相关AD的治疗具有挑战性，主要在于治疗潜在的血细胞减少，感染的风险并发症和继发性MDS。治疗方案必须考虑AD的亚型、疾病的严重程度、复发率，以及对潜在MDS进行特定血液学治疗的必要性。糖皮质激素是一线使用最多的药物，80%～90%的病例可缓解。然而，尽管糖皮质激素最初有效，50%～70%的病例仍会发生类固醇依赖或复发，需要二线治疗，特别是血管炎。其他的免疫抑制剂包括甲氨蝶呤、硫唑嘌呤、霉酚酸酯、环磷酰胺等，生物靶向药物包括利妥昔单抗、抗TNF-α、托珠单抗和阿那白滞素等。

（五）埃德海姆-切斯特病

876. 什么是埃德海姆-切斯特病，临床表现有哪些？

埃德海姆-切斯特病（Erdheim-Chester disease，ECD）是一种罕见、多系统受累的非朗格汉斯细胞组织细胞疾病。1930年Erdheim和Chester首次报道ECD以来，目前病例数量不足1000例。男性多于女性，诊断年龄50～60岁。该病是一种髓系祖细胞恶性肿瘤，在多种细胞中可检测出*BRAF V600*基因突变，进而激活信号通路，表达促炎细胞因子和趋化因子。

该病临床表现多样，最常见表现为骨痛，心血管系统、神经系统、肺脏、肾脏等均可累及。几乎所有ECD患者都会出现下肢对称性骨干和干骺端骨质硬化，半数患者存在骨痛，表现为轻度、持续性关节旁疼痛。心血管受累可包括瓣膜病变、心脏传导障碍、主动脉周围纤维化、心肌梗死、心肌病、症状性瓣膜病、心包增厚、心包积液、右房后假瘤等。心脏受累是该病的重要死亡原因。半数以上患者存在神经系统受累，表现为单侧或双侧眼眶浸润、过度口渴、多尿、性欲丧失、头痛、无力、共济失调、癫痫发作、认知损害、脑神经麻痹或脊髓压迫。神经退行性小脑疾病是最常见的神经系统并发症。垂体受累表现为中枢性尿崩症和内分泌激素紊乱。肾周组织浸润常见痂皮样或肿块样病变导致“毛肾”，可引起肾积水、输尿管狭窄和慢性进行性肾功能不全。肺脏受累表现为呼吸困难、咳嗽甚至呼吸衰竭，影像学可见纵隔浸润、胸膜增厚、胸腔积液、小叶中央结节影、磨玻璃影或肺囊肿。皮肤表现为皮下黄色斑块，多发性红棕色丘疹结节样外观。乳腺、甲状腺、睾丸、牙龈、肾脏、脾脏、肝脏等均可受累。

877. 诊断埃德海姆-切斯特病需要进行哪些辅助检查？

辅助检查用于评估病变范围和功能状态，实验室检查包括：血常规、肝肾功能、电解质、C反应蛋白、ESR、内分泌激素等。心电图可提示心肌缺血、心脏传导阻滞。胸腹盆CT可提示脏器病变情况。心肌MRI、头颅MRI可发现心肌、颅内病变。全身骨扫描可显示骨骼的标志性特征，即累及四肢长骨的放射性物质浓聚。组织活检病理学检查是诊断的“金标准”，特征性表现为正常细胞和纤维化环境中具有独特免疫表型且富含脂质的“泡沫状”组织细胞。基因检查可见*BRAF V600E*、*NRAS*、*KRAS*、*ARAF*、*PIK3CA*、*MAP2K1*和*ALK*等基因突变。

878. 埃德海姆-切斯特病如何诊断和治疗？

ECD临床表现多样，且发病率极低，常导致该病诊断较困难。患者有不明原因骨痛并伴有皮肤、心脏或神经系统表现，可怀疑ECD，结合影像学改变以及特征性的组织病理学表现可诊断该病。

无症状及器官受累患者无须治疗，但需定期复查评估病情。对于有症状患者，或伴有器官受累者，建议先采用靶向治疗，根据基因突变类型选择药物，对于有*BRAF V600E*突变的患者，采用维莫非尼治疗；对于存在*NRAS*、*KRAS*、*ARAF*、*PIK3CA*、*MAP2K1*和*ALK*等突变患者，建议使用MEK抑制剂（克吡替尼）。对于未检测到突变的患者，建议从另一个部位取样重复活检，或使用另一种基因型分型方法。如果仍未发现突变，建议使用干扰素α治疗。靶向药物或干扰素α治疗无效或无法耐受副作用的患者，可采用IL-1受体拮抗剂、英夫利昔单抗等，其他可用于ECD治疗的药物有克拉屈滨、环磷酰胺、甲氨蝶呤、西罗莫司、伊马替尼等。糖皮质激素通常仅用于无法耐受更积极的全身性治疗或症状非常轻微的患者。

七、免疫检查点抑制剂相关的不良反应及处理

879. 什么是肿瘤免疫反应？

20世纪90年代，研究发现肿瘤相关免疫反应是由T细胞介导的细胞免疫反应，肿瘤抗原被抗原呈递细胞识别、加工成的多肽分子与主要组织相容性复合体分子结合后呈递至细胞表面，与T细胞表面的T细胞受体结合形成抗原识别的第一信号，在共刺激分子形成的第二活化信号作用下，T细胞被激活并增殖分化，发挥针对肿瘤的免疫反应。

肿瘤免疫循环分为以下7个环节：①肿瘤抗原释放。②肿瘤抗原呈递。③效应T细胞的启动和激活。④T细胞向肿瘤组织迁移。⑤T细胞浸润肿瘤组织。⑥T细胞识别肿瘤细胞。⑦通过细胞免疫，清除肿瘤细胞。此过程包含非常重要的环节即T细胞活化，活化过程需要的两个信号如下。第一信号：抗原呈递细胞上的抗原肽-MHC分子复合物与T细胞受体TCR特异性识别结合。第二信号：T细胞与抗原呈递细胞表面存在的许多配对协同刺激分子之间相互作用产生协同刺激信号，其中比较重要的是CD28与CD80/CD86/B7的结合。

880. 什么是免疫检查点？

参与抗肿瘤免疫反应的T细胞活化后，其表面多种抑制性调节受体表达上调，与肿瘤细胞表面高表达的相应配体结合，对免疫反应产生抑制作用，下调肿瘤相关免疫反应的强度。这些在免疫反应过程中具有抑制性免疫调节作用的位点，被称为免疫检查点（immune checkpoint）。免疫检查点在维持自身耐受、防止自身免疫反应以及通过控制免疫应答的时间和强度而使组织损伤最小化等过程中发挥重要作用，但这些“检查点”在肿瘤组织中可能被肿瘤利用形成免疫逃逸，使机体无法产生有效的抗肿瘤免疫应答。

目前研究较多的是程序性死亡受体1（programmed cell death 1，PD-1）、程序性死亡受体-配体1（programmed cell death-Ligand 1，PD-L1）、细胞毒性T细胞相关抗原4（cytotoxic T lymphocyte associated antigen-4，CTLA-4）等。

881. 什么是肿瘤免疫逃逸？

通常情况，在肿瘤组织中肿瘤会利用免疫检查点形成免疫逃逸。当然免疫检查点并不是抑制T细胞的唯一途径，在肿瘤微环境里，肿瘤细胞可以产生一系列免疫抑制性因子，如TGF-β、IL-10、IL-4等，抑制T细胞活性以及NK细胞对肿瘤的杀伤能力，并介导巨噬细胞向免疫抑制方向极化。肿瘤细胞还可以减少自身表面的MHC-I，释放更少的抗原，减少T细胞的激活，进而形成肿瘤免疫逃逸。

882. 什么是免疫检查点抑制剂？

免疫检查点抑制剂（Immune checkpoint inhibitors，ICIs），又称免疫系统反制点抑制剂，就是针对这些免疫检查点的特点，设计相关抗体作用于免疫检查点，去“肿瘤免疫逃逸”用于增强免疫应答，或者是解除免疫抑制，起到抗肿瘤的作用。

883. 免疫检查点抑制剂的作用机制是什么？

传统意义上的免疫治疗主要通过诱导产生或强化抗肿瘤免疫反应进行治疗，但由于免疫检查点等抑制性免疫调节作用的存在，往往不能产生持久有效的抗肿瘤免疫效应，相当于“边踩油门边踩刹车”。

如能有效阻断PD-1/PD-L1、CTLA-4等免疫检查点的抑制性免疫调节作用，相当于“松开刹车再踩油门”，从而间接强化抗肿瘤免疫反应，提高免疫治疗效果。

PD-1（CD279）是一种重要的免疫抑制分子，为CD28超家族成员。正常情形下，免疫系统会对聚集在淋巴结或脾脏的外来抗原产生反应，促进具有抗原特异性的T细胞增生。而PD-1与PD-L1结合，可以传导抑制性的信号，减低T细胞的增生，T细胞就不能发现肿瘤细胞和向肿瘤细胞发出攻击信号。

PD-1免疫疗法的作用机制是针对PD-1或PD-L1设计特定的蛋白质抗体，阻止PD-1和PD-L1的识别过程，部分恢复T细胞功能，在抗肿瘤、抗感染、抗自身免疫性疾病及器官移植存活等方面均有重要的意义。

884. 免疫检查点抑制剂目前的使用现状如何？

自2011年以来，国内外已经有10余款免疫检查点抑制剂陆续获批上市，接近一半的实体瘤患者有ICIs治疗的适应证，然而ICIs相关的毒性，或称为免疫相关不良反应（Immune-

Related Adverse Events，irAEs）随之而来，不仅极大地影响了临床治疗决策，而且在一定程度上也限制了ICIs的临床应用和患者持续获益。

885. 免疫检查点抑制剂的免疫不良反应有哪些？

免疫检查点抑制剂（ICIs）阻断T细胞负性调控信号，解除免疫抑制，增强T细胞抗肿瘤效应的同时，也可能异常增强自身正常的免疫反应，导致免疫耐受失衡累及正常组织时发生的不良反应，称为免疫相关不良反应（irAEs）。免疫相关不良反应几乎可以影响全身各个器官，常见的irAEs累及皮肤、胃肠道、肝、肺、内分泌器官。相对少见的irAEs累及心脏、肾脏、神经、眼器官，危及生命的irAEs为心肌炎、肺炎、脑炎和肝炎。

886. 免疫检查点抑制剂免疫不良反应的特点是什么？

（1）免疫相关副作用在不同癌症、不同组织中的表现不同：由于ICIs药物被批准用于不同癌症的治疗，irAEs在不同癌症组织上也呈现不同的模式。早期的抗PD-1应用中，在黑色素瘤患者中容易观察到出现白癜风不良反应。类似的，黑色素瘤患者相对于肾细胞癌患者更容易观察到瘙痒和结肠炎。在一项Meta分析中，非小细胞肺癌患者接受anti-PD1治疗更容易出现肺炎。在接受perbrolizumab治疗的胸腺上皮性癌患者更容易观察到重症肌无力，淋巴瘤患者的血细胞减少。尽管irAEs可能会累及全身器官，但根据现有数据，皮肤、胃肠道、内分泌、肝、肺、肾等器官尤其容易受到损伤。常出现的严重的irAEs为心肌炎、肺炎和神经毒性。

（2）免疫相关副作用出现在不同时间的机制不同：用药初期和后期出现的irAEs通常被认为具有不同的机制。早期的irAEs常具有共性（与皮肤和黏膜相关）。这可能是由于激活了效应T细胞而破坏了免疫平衡，在黏膜处大量招募促炎细胞如中性粒细胞等。后期的irAEs通常出现在给药8～12周，影响特定的组织（下垂体炎、白癜风、肝炎）。这可能的机制是由于破坏了组织特异性耐受，导致肿瘤特异性T细胞识别在正常组织上同样表达的抗原。

（3）联合疗法的免疫相关副作用：美国FDA批准了CTLA4和PD-L1抑制剂联合疗法治疗转移性黑色素瘤和advanced RCC，同时现在也在开展更多的癌症种类临床研究。通常来说，联合疗法的irAEs会影响更多的患者，毒性也更强，不良反应的发生也会更快。接受nivolumab/ipilimumab联合治疗的59%的黑色素瘤患者出现了3～4级治疗相关副作用，而只有21%的接受nivolumab治疗或28%的接受ipilimumab治疗的患者出现类似反应。联合治疗的毒性增加是限制该策略临床应用的因素，一些临床医生选择用序贯单药治疗患者。目前，近40%的患者在接受联合治疗后会停止治疗。在临床前小鼠模型中，研究者发现对于同时注射Anti-OX40和anti-PD1的小鼠，其因子释放增加并出现严重的免疫相关毒性。但若按照顺序给药，先用anti-OX40，后用anti-PD1，可有效降低因子释放量，增强抗肿瘤活性并降低免疫相关毒性。这反映了对不同免疫调节剂需要考虑不同的给药时间以在irAEs和疗效之间取得平衡。

（4）免疫相关副作用在接受前期相关免疫治疗患者中的影响：在接受anti-CTLA4或anti-PD-1/L1治疗后出现免疫相关毒性的患者，在接受后续免疫治疗时，有发展成irAEs的风险。但尽管风险增加，后续治疗已被证明仍旧是安全的。在一项针对以前接受过anti-CTLA4治疗的患者的大型研究中，接受anti-PD-1治疗是安全耐受的，即使有可能发生3级毒性。另一项对原先接受过ipilimumab治疗，随后用高剂量IL-2治疗的黑色素瘤患者的回顾性分析表明，先前的ipilimumab并不影响反应率，也不会增加ipilimumab相关毒性的风险。另一个临床考虑是在限制剂量的毒性作用后重新给患者用药。在一项评估非小细胞肺癌患者在3～4级毒性作用后停用anti-PD1的研究中，50%的再次接受治疗的患者没有后续的irAEs，25%的患者复发了最初的irAEs，另外25%的患者出现了新的irAEs。这些数据表明，再治疗可能是一种选择，特别是在临床反应明确而没有其他安全治疗方案的情况下。

（5）免疫相关副作用与微生物菌群：微生物群落非常复杂，对宿主的健康起着重要作用，如肠道微生物群落可调节结肠的免疫环境。拟杆菌、梭状芽胞杆菌和粪杆菌，已被证明可诱导Tregs的增殖，从而创造一个抗炎环境。而anti-CTLA-4通过抑制Treg破坏了黏膜免疫调节，从而导致结肠炎。最近的研究评估了微生物群对ICI治疗的疗效和毒性的作用，提出了抗生素治疗对此类治疗的影响的问题。研究人员在一组接受anti-PD-1/L1治疗的患者中研究了抗生素对人类的影响，与不使用抗生素组相比，联合使用抗生素治疗的患者的无进展生存期和总体生存期明显较低。这些初步数据表明，某些细菌种类可能与免疫反应或毒性有关，并可能受到抗生素干扰，因在使用anti-PD1治疗的患者中应避免使用抗生素。现在对更多的微生物菌群，如口腔、肺部、泌尿系统、阴道和皮肤等处微生物菌群的研究正在进行，在未来对ICI的治疗可能也很重要。

（6）免疫相关副作用与疗效：一般而言，免疫治疗的疗效常和副作用成正比，如在非小细胞肺癌治疗中，出现甲状腺功能紊乱的患者具有更长的生存期。但为了最大限度地保证临床疗效和安全性，我们有必要研究清楚irAEs的机制并在早期就进行介入。虽然目前还没有前瞻性的研究来验证对irAEs的管理，但专家的共识建议已由SITC，ASCO，ESMO等组织编制并发表。这些指南根据器官系统、体外诊断、irAEs分级来定义毒性综合征并给出相关的治疗建议。

887. 免疫检查点抑制剂免疫不良反应的机制是什么？

（1）不同免疫检查点抗体相关毒性：由于anti-CTLA和anti-PD-L1抗体药物有不同的药效机制，因而也有不同的免疫相关毒性。在CTLA-4敲除的小鼠中，可以观察到致命的淋巴组织增生，而在PD-1敲除的小鼠模型中，我们观察到的是与自身免疫性疾病相关的副作用，如关节炎、狼疮样肾小球肾炎。在临床试验中，可以观察到anti-CTLA疗法相对于anti-PD-L1而言，具有更强的毒性和治疗相关死亡率。而且，anti-CTLA4疗法毒副作用明显与剂量成正比，而anti-PD-L1则相对较为稳定。尽管对其的机制仍在研究中，但越来越多的临床前和临床数据表明，此类毒性是由于打破了原先的免疫平衡。在正常的生理环境中，免疫检查点信号通过T细胞耐受来防止自身免疫性疾病。而这类药物在激活T细胞攻击肿瘤抗原的同时，不可避免地也破坏了T细胞耐受，因而攻击自身抗原。

（2）效应T细胞介导毒性：ICIs药物可能激活自免疫T细胞或激活识别肿瘤和正常组织共有抗原的T细胞。在Nivolumab和Ipilimumab的一项联合用药临床中，2位患者出现了致命的心肌炎，后在患者的心肌中发现了大量$CD8^+$ T细胞浸润。进一步的定量DNA测序表明，两位患者的心肌、条纹肌、肿瘤细胞表面均表达有相同的T细胞识别抗原。另一项关于黑色素瘤的临床中，由于黑色素瘤细胞和生黑色素细胞具有同样的抗原，患者出现了白癜风症状。

（3）Tr细胞介导毒性：Tr细胞表面大量表达CTLA-4，因而anti-CTLA4疗法的很多副作用是由于Tr细胞介导引起。临床数据表明，Ipilimumab在治疗过程中可以增加肿瘤微环境中CD8/Treg的比例，这可能是由于ADCC和ADCP介导作用去除了一部分Tr细胞。另一种解释是可能由于anti-CTLA药物结合Treg后可以抑制了Treg的作用，因而引起了CD8的增殖。在小鼠模型中，我们可以看到去除Treg表面的CTLA可以引起多器官的致命自免疫疾病，尤其是心肌组织。在另一些临床前小鼠模型中可以发现，先注射anti-CTLA4药物抑制Treg活性，随后注射甲状腺球蛋白，小鼠患上了甲状腺炎。这个现象可以部分解释为什么患者接受了anti-CTLA4药物后容易导致甲状腺功能紊乱。

（4）B细胞介导和抗体介导毒性：PD-1表达于B细胞表面并且在体液免疫中起重要作用。PD-1尤其在IgM分泌记忆B细胞中高表达，因而anti-PD-L1药物可以引起无须T细胞参与的分泌机制，从而间接调节B细胞抗体分泌。这个机制可以用来解释此类药物引发的抗体介导的甲状腺功能紊乱。在NSCLC中，21%接受perbrolizumab治疗的患者出现了甲状腺功能紊乱，在这些患者中，有80%检测到抗甲状腺激素抗体。在患者接受首次治疗后，很快就可以检查到这类自身抗体的存在，这说明，anti-PD1可以快速激活记忆B细胞并且导致自身免疫的发生。

（5）因子和补体介导毒性：irAEs也常通过非细胞免疫组分，如因子和抗体介导引起。其中在ipilimumab引起的结肠炎中，我们在临床前小鼠模型和临床患者体内均观察到Helper CD4 T分泌的促炎因子IL17的升高。当临床结肠炎消退时，患者IL-17水平下降到与无结肠炎症状的患者相当的水平。在另一个研究中用IL-17的水平来预测肿瘤免疫检查点相关结肠炎副作用情况，而用血清中IL-10和TGF-β1水平的升高来预测患者无进展生存的改善。由于现在有很多anti-IL17药物用来治疗风湿性条件下的银屑病和强直性脊柱炎，因而对ICIs导致的结肠炎和严重的牛皮癣的患者，可以使用IL-17抑制剂——Secukinumab来治疗。研究人员现在也正在验证是否可以通过IL-6来预测免疫相关毒性。补体介导的2型超敏反应被认为导致anti-CTLA4相关的小垂体炎。对这类患者血清进行检测可观察到接受治疗前不存在的垂体抗体。在抗CTLA-4的临床前模型中，CTLA-4/抗CTLA-4免疫复合物存在于垂体中，并且发现了与补体的结合和经典补体级联的激活。

（6）组胺介导毒性：急性输液反应常见于单克隆抗体，此机制包括药物结合IgE，激活组胺的释放。尽管ICIs输液反应很少有正式的研究成果发表，但相信其与单克隆抗体有类似的机制。在接受anti-PD-L1治疗的患者中，出现1～3级输液反应的占3%～10%。在出现3级反应后，患者可接受抗组胺和糖皮质激素的治疗，没有必要减少或中断anti-PD-L1治疗。

888. 免疫检查点抑制剂免疫不良反应的处置原则是什么？

随着免疫检查点抑制剂的使用和免疫不良反应的出现，肿瘤学和免疫学专家们制定了很多的指南，评估ICIs的使用及可能的毒性，指导irAEs的处置。目前有多个版本，包括NCCN指南、ASCO指南、ESMO指南、SITC指南、CSCO指南，总结以下对于irAEs的治疗的一般原则：①坚持以“预防、评估、检查、治疗、监测”作为免疫检查点抑制剂安全管理的重要原则，做到早期发现、准确诊断、精准治疗。②鼓励与特定疾病的专科医生密切协商；复杂病例或多系统irAEs可能需要转诊至三级医疗机构进行诊治，对于危重症irAEs需争分夺秒，避免延误最佳治疗时机。③出现≥2级irAEs应暂停ICIs治疗，若症状或/和实验室检验降至1级及以下可恢复治疗；若症状持续＞1周，应开始糖皮质激素治疗，局部使用糖皮质激素或全身使用糖皮质激素，口服泼尼松或甲泼尼龙0.5～1mg/（kg·d），④出现3级～4级irAEs患者，停用ICIs，基于患者的风险/获益比讨论是否恢复ICIs治疗。应给予糖皮质激素治疗，全身使用糖皮质激素治疗，口服泼尼松或静脉使用甲强龙1～2mg/(kg·d)，症状逐步恢复至1级及以下后开始减量，激素总体疗程一般维持在4～6周。⑤对于出现4级irAEs（非替代治疗可控制的内分泌irAEs）患者，需永久停用ICIs治疗；全身糖皮质激素治疗静脉使用1～2mg/（kg·d）甲强龙，连续3天，若症状缓解逐渐减量至1mg/（kg·d）维持，后逐步减量，6周左右减至停药。对于≥2级irAEs持续6周以上、GC无法在12周内减量至泼尼松10mg以下的患者也许考虑永久停用ICIs治疗。⑥若静脉GC≥3～5日症状无改善患者，应考虑免疫调节剂或其他方案治疗。⑦在ICIs治疗过程中，允许使用灭活或灭活制剂的疫苗，但不建议在ICIs治疗期间接种活疫苗。以上内容概括见表7-1。

表7-1　毒性分级管理原则

分级	住院级别	糖皮质激素	其他免疫抑制剂	ICIs治疗
G1	无须住院	不推荐	不推荐	继续使用
G2	无须住院	局部使用糖皮质激素或全身使用糖皮质激素，口服泼尼松或甲泼尼龙0.5～1mg/（kg·d）	不推荐	暂停使用
G3	住院治疗	全身使用糖皮质激素治疗，口服泼尼松或静脉使用甲强龙1～2mg/(kg·d)	对糖皮质激素治疗3～5日症状无改善患者，应考虑专科医师指导下使用	停用ICIs，基于患者的风险/获益比讨论是否恢复ICIs治疗。
G4	住院治疗，考虑收入重症监护病房（ICU）	全身糖皮质激素治疗静脉使用1～2mg/（kg·d）甲强龙，连续3日，若症状缓解逐渐减量至每日1mg/（kg·d）维持，后逐步减量，6周左右减至停药	对糖皮质激素治疗3～5日症状无改善患者，应考虑专科医师指导下使用	永久停用

此外，我们需要了解irAEs的分级，这些内容非常多，且针对各个系统的毒性分级非常精细，2021年CSCO指南将毒性分为5个等级：G1轻度毒性、G2中度毒性、G3重度毒性、G4危及生命的毒性、G5与毒性相关的死亡。

889. 免疫检查点抑制剂导致的皮肤毒性如何处理？

皮肤毒性的处理见表7-2。

表7-2 皮肤毒性的处理

分级	描述	Ⅰ级推荐	Ⅱ级推荐	Ⅲ级推荐
斑丘疹/皮疹				
G1	斑疹/丘疹区域＜10%全身体表面（BSA），伴或不伴症状（如瘙痒、灼痛或紧绷）	继续ICIs治疗 局部使用润肤剂 口服抗组胺药 使用中等强度的糖皮质激素（局部外用）		必要时进行血常规、肝肾功能检查
G2	斑疹/丘疹区域占10%～30%全身体表面，伴或不伴症状（如瘙痒、灼痛或紧绷），日常使用工具受限	局部使用润肤剂 口服抗组胺药 使用强效的糖皮质激素外用和/或泼尼松，0.5～1mg/（kg·d）	考虑暂停ICIs治疗	必要时进行血常规、肝肾功能检查，考虑转诊治皮肤科并行皮肤活检
G3	斑疹/丘疹区域占30%全身体表面，伴或不伴症状（如红斑、紫癜或表皮脱屑），日常生活自理受限	暂停ICIs治疗 使用强效的糖皮质激素外用，泼尼松，0.5～1mg/（kg·d）（如无改善，剂量加至2mg/kg）	考虑住院治疗，请皮肤科急会诊，皮肤组织活检	必要时进行血常规，肝肾功能检查
瘙痒				
G1	轻微或局限	继续ICIs治疗 口服抗组胺药 使用中等强度的糖皮质激素外用		必要时进行血常规、肝肾功能检查
G2	强烈或广泛，间歇性，抓挠致皮肤受损（如水肿、丘疹、脱屑、苔藓化、渗出/结痂），日常使用工具受限	在加强止痒治疗下可继续ICIs治疗，使用强效的糖皮质激素外用，口服抗组胺药，某些严重患者可以考虑停用ICIs治疗	请皮肤科会诊，考虑转诊至皮肤科	必要时进行血常规、肝肾功能检查
G3	强烈或广泛，持续性，日常生活自理明显受限或影响睡眠	暂停ICIs治疗，泼尼松/甲强龙0.5～1mg/（kg·d），口服抗组胺药，γ-氨基丁酸（GABA）激动剂（加巴喷丁、普瑞巴林）难治性瘙痒可考虑给予阿瑞吡坦或奥马珠单抗（如IgE水平升高）	皮肤科急会诊，查血清IgE和组胺	必要时进行血常规、肝肾功能检查，必要时取活检

续 表

分级	描述	I级推荐	II级推荐	III级推荐
大疱性皮炎/Stevens-Johnson综合征（SJS）和中毒性表皮坏死松解症（TEN）				
G1	无症状，水疱区域<10%全身BSA	暂停ICIs治疗，使用强效的糖皮质激素外用	皮肤科急会诊，查血常规、肝肾功能、电解质、CRP	无
G2	水疱覆盖BSA占10%～30%，伴疼痛；日常使用工具受限	暂停ICIs治疗，直至毒性< I 级，泼尼松/甲强龙0.5～1mg/(kg·d)，完善血常规、肝肾功能、电解质、CRP	皮肤科急会诊	无
G3	水疱覆盖BSA>30%，日常生活自理明显受限。SJS或者TEN	永久停用ICIs治疗，泼尼松/甲强龙1～2mg/(kg·d)，需要住院治疗，有指征入ICU监护或烧伤病房，请皮肤科、眼科、泌尿外科急会诊。完善血常规、肝肾功能、电解质、CRP、补体等相关炎性因子检查		必要时皮肤活检
G4	水疱覆盖BSA>30%，合并水、电解质紊乱。致死性SJS或者TEN			无

此外，还需了解皮肤毛细血管增生症等皮肤毒性分级及处理，应及时请皮肤科、病理科、免疫科等医师协助诊治。

890. 免疫检查点抑制剂导致的胃肠道毒性（腹泻/结肠炎）如何处理？

胃肠道毒性（腹泻/结肠炎）的处理见表7-3。

表7-3　胃肠道毒性（腹泻/结肠炎）的处理

分级	描述	I级推荐	II级推荐	III级推荐
G1	无症状；只需临床或诊断性观察（I级腹泻≤4次/日）	化验检查：血常规、肝肾功能、电解质、甲状腺功能。粪便检查：镜检白细胞、虫卵、寄生虫、培养、病毒、艰难梭菌霉素、隐孢子虫和培养耐药病原体。可继续ICIs治疗，必要时口服补液、使用止泻药对症处理，避免高纤维/乳糖饮食	无	无
G2	腹痛：大便黏液或带血（2级腹泻频率4～6次/日）	化验检查和粪便检查同G1，有结肠炎体征行胃肠X线检查，急诊结肠镜检查和活检，暂停ICIs治疗，无须等待结肠镜检查即可开始激素治疗，口服泼尼松每日1mg/（kg·d），如48～72小时激素治疗无改善或加重，增加剂量至每日2mg/（kg·d）；考虑加用英夫利西单抗	无	无

续 表

分级	描述	Ⅰ级推荐	Ⅱ级推荐	Ⅲ级推荐
G3～G4	剧烈腹痛；大便习惯改变；需要药物干预治疗；腹膜刺激征（3级腹泻频率≥7次/日）	化验检查和粪便检查同G1，有结肠炎体征推荐腹盆腔增强CT，预约结肠镜检查和活检，每天复查血常规、肝肾功能和电解质、CRP，饮食指导（禁食、流食、全肠外营养）；暂停ICIs治疗	无	无
G4	症状危及生命；需要紧急干预治疗	G4永久性停用ICIs治疗。静脉甲强龙每日2mg/（kg·d），无须等待肠镜检查结果即可开始激素治疗，如48小时激素治疗无改善或加重，在继续应用激素同时加用英夫利西单抗，如英夫利西单抗耐药，考虑维多珠单抗或参加临床研究	无	无

891. 免疫检查点抑制剂导致的肝脏毒性如何处理？

肝脏毒性的处理，见表7-4。

表7-4　肝脏毒性的处理

分级	描述	Ⅰ级推荐	Ⅱ级推荐	Ⅲ级推荐
G1	ALT或AST＜3倍正常值上限，总胆红素＜1.5倍正常值上限	继续ICIs治疗	每周监测一次肝功能，若肝功能稳定，适当减少监测频率	无
G2	ALT或AST3～5倍正常值上限，总胆红素1.5～3倍正常值上限	暂停ICIs治疗，泼尼松每日0.5～1mg/（kg·d）若肝功能好转，逐渐减量，总疗程至少4周。泼尼松减至≤10mg/d，且肝脏毒性≤1级，可重新ICIs治疗	每3天监测一次肝功能	可选择肝脏活检
G3	ALT或AST5～20倍正常值上限，总胆红素3～10倍正常值上限	无	G3建议停用ICIs治疗。泼尼松剂量≤10mg/d，且肝脏毒性≤1级，可考虑重新ICIs治疗。每1～2天检测1次肝功能，如麦考酚酯效果不佳，换用他克莫司，请肝病专家会诊，进行肝脏CT或超声检测，考虑肝脏活检	无
G4	ALT或AST＞20倍正常值上限，总胆红素＞10倍正常值上限	G4永久性停用ICIs治疗。静脉注射甲强龙每日1～2mg/（kg·d），待肝脏毒性降至2级后，可等效改换位口服泼尼松并逐渐缓慢减量，总疗程至少4周。 3天后肝功能无好转，考虑加用麦考酚酯（500～1000mg，2次/日），不推荐使用英夫利西单抗 考虑住院治疗	无	无

892. 免疫检查点抑制剂导致的胰腺毒性如何处理？

胰腺毒性的处理见表7-5。

表7-5 胰腺毒性的处理

分级	描述	Ⅰ级推荐	Ⅱ级推荐	Ⅲ级推荐
无症状淀粉酶/脂肪酶升高				
G1	无急性胰腺炎相关症状，淀粉酶≤3倍正常上限和/或脂肪酶≤3倍正常上限	评估有无急性胰腺炎（临床症状评估、胰腺薄扫增强CT、MRI扫描），无胰腺炎证据，继续免疫治疗；有胰腺炎证据，继按照胰腺炎处理原则	排除其他原因引起的淀粉酶/脂肪酶升高，如炎性肠病、肠易激综合征、恶心、呕吐、肠梗阻、胃轻瘫、糖尿病等	无
G2	无急性胰腺炎相关症状，淀粉酶升高3～5倍正常上限和/或脂肪酶升高3～5倍正常上限	评估有无急性胰腺炎（临床症状评估、持续中重度的淀粉酶和/或脂肪酶升高需行胰腺薄扫增强CT或MRI扫描），无胰腺炎证据，继续免疫治疗；有胰腺炎证据，继按照胰腺炎处理原则	排除其他原因引起的淀粉酶/脂肪酶升高，如炎性肠病、肠易激综合征、恶心、呕吐、肠梗阻、胃轻瘫、糖尿病等	无
G3～G4	无急性胰腺炎相关症状，淀粉酶升高＞5倍正常上限和/或脂肪酶升高＞5倍正常上限	评估有无急性胰腺炎（临床症状评估、持续中重度的淀粉酶和/或脂肪酶升高需行胰腺薄扫增强CT或MRI扫描），无胰腺炎证据，继续免疫治疗；有胰腺炎证据，继按照胰腺炎处理原则	排除其他原因引起的淀粉酶/脂肪酶升高，如炎性肠病、肠易激综合征、恶心、呕吐、肠梗阻、胃轻瘫、糖尿病等	静脉补液水化
急性胰腺炎				
G1	出现下列症状/体征之一：淀粉酶/脂肪酶升高＞3倍正常上限；临床表现考虑胰腺炎；CT影像学结果提示胰腺炎	按照无症状性淀粉酶/脂肪酶升高处理，静脉补液水化	请消化科会诊或转至专科诊治	无
G2	出现下列症状/体征中的两种：淀粉酶/脂肪酶升高＞3倍正常上限；临床表现考虑胰腺炎；CT影像学结果提示胰腺炎	暂停ICIs治疗，泼尼松/甲强龙每日0.5～1mg/（kg·d），可考虑联合吗替麦考酚酯治疗。静脉补液水化	请消化科会诊或转至专科诊治	无
G3～G4	淀粉酶/脂肪酶升高，影像学诊断急性胰腺炎，严重的腹痛、恶心/呕吐，血流动力学不稳定	永久停用ICIs治疗，泼尼松/甲强龙每日1～2mg/（kg·d），可考虑联合吗替麦考酚酯治疗，静脉补液水化	请消化科/ICU会诊或转至专科诊治	无

893. 免疫检查点抑制剂导致的肺毒性如何处理？

肺毒性的处理见表7-6。

表7-6　肺毒性的处理

分级	描述	Ⅰ级推荐	Ⅱ级推荐	Ⅲ级推荐
G1	无症状，局限于单个肺叶或＜25%的肺实质	基线检查：胸部CT、血氧饱和度、血常规、肝肾功能、电解质、TFTs、ESR、肺功能，考虑3～4周后复查胸部CT及肺功能，如影像学好转，密切随访并恢复治疗；如影像学进展，升级治疗方案，暂停ICIs治疗。如影像学无改变，考虑继续治疗并密切随访直至出现新的症状	酌情痰检排除病原体感染，每2～3天进行自我症状检测，复查血氧饱和度，每周复诊，跟踪症状变化，胸部体检，重复血氧饱和度和胸部CT	无
G2	出现新的症状/或症状恶化，包括呼吸短促、咳嗽、胸痛、发热和缺氧；涉及多个肺叶且达到25%～50%肺实质，影响日常生活，需要药物干预治疗	行胸部HRCT、血常规、肝肾功能、电解质、肺功能，暂停ICIs治疗，直至降至≤G1。静脉注射甲强龙1～2mg/（kg·d），治疗48～72小时，若症状改善，激素4～6周内按照每周5～10mg逐步减量；若症状无改善，按照G3～G4反应治疗；如不能完全排除感染，需要经验性抗感染治疗。3～4周复查胸部CT，临床症状和影像学环节至≤G1，免疫药物可在评估后使用	行鼻拭子、痰培养及药敏、血培养及药敏、尿培养及药敏等排除病原体感染。每3～7天监测一次：病史和体格检查，血氧饱和度（静止和活动状态下），每周复查胸部CT、血液检查、肺功能	酌情支气管镜或支气管镜肺泡灌洗，不典型病变部位考虑活检
G3	严重的新发症状，累及所有肺叶或＞50%肺实质，个人自理能力受限，需吸氧，需住院治疗	胸部HRCT、血常规、肝肾功能、电解质、肺功能，永久停用ICIs治疗，住院治疗。如果未能完全排除感染，需要经验性抗感染治疗，必要时请呼吸科或感染科会诊。静脉注射甲强龙2mg/（kg·d），酌情肺通气治疗；激素48小时后，若临床症状改善，继续治疗至症状改善至≤G1，然后4～6周内逐步减量；若无明显改善，可考虑英夫利西单抗（5mg/kg），14天可重复给药），或吗替麦考酚酯1～1.5 bid，或静脉注射免疫球蛋白	行鼻拭子、痰培养、血培养、尿培养等排除病原体感染	支气管镜或支气管镜肺泡灌洗，不典型病变部位考虑活检
G4	危及生命的呼吸困难、急性呼吸窘迫综合征（ARDS），需要插管等紧急干预措施			

894. 免疫检查点抑制剂导致的骨关节及肌毒性如何处理？

骨关节毒性的处理见表7-7，肌毒性包括肌炎和肌痛处理见表7-8和表7-9。

表7-7　关节毒性的处理

分级	描述	Ⅰ级推荐	Ⅱ级推荐	Ⅲ级推荐
G1	轻度疼痛伴炎症症状（通过运动或加温可改善），红斑，关节肿胀	继续ICIs治疗 NSAIDs（如4～6周萘普生，0.5g，2次/日）如果NSAIDs无效，考虑使用小剂量泼尼松，10～20mg/d×4周 如果症状没有改善，升级为2级管理治疗	根据受累关节的部位和数目，考虑关节内局部使用类固醇激素	无
G2	中度疼痛伴炎症改变，红斑，关节肿胀；影响工具性日常生活活动能力（ADL）	暂停ICIs治疗 使用泼尼松0.5mg/（kg·d），或甲泼尼松10～20mg/d（或等效剂量）4～6周 如果症状没有改善，升级为3级管理治疗。 如果4周后症状没有改善。推荐请风湿科会诊	根据受累关节的部位和数目。考虑关节内局部使用类固醇激素，检查早期骨损伤情况	无
G3～G4	重度伴有炎症表现的剧痛，皮肤红疹或关节肿胀；不可逆的关节损伤；残疾；自理ADL受限	暂停或永久停用ICIs治疗 使用泼尼松或甲泼尼松1mg/（kg·d）×（4～6）周 如果2周内症状没有改善，请风湿科会诊考虑其他免疫抑制药物（包括英夫利西单抗、托珠单抗、甲氨蝶呤、柳氮磺胺嘧啶或来氟米特、IVIG等）	无	无

表7-8　肌炎的处理

分级	描述	Ⅰ级推荐	Ⅱ级推荐	Ⅲ级推荐
G1	轻度无力，伴或不伴疼痛	继续ICIs治疗 全面评估患者肌力 监测肌酸激酶、醛缩酶等 如果肌酸激酶水平升高并伴有肌力减弱，可给予口服糖皮质激素治疗（按照G2处理） 有指征，排除相关禁忌证后，可给予对乙酰氨基酚或NSAIDs镇痛治疗	监测肌钙蛋白、转氨酶（AST、ALT）和乳酸脱氢酶（LDH）、ESR、CRP等，必要时行肌电图、MRI、心脏超声等，怀疑重症肌无力可行肌活检	
G2	中度无力，伴或不伴疼痛，影响年龄相当的使用工具性ADL	暂停ICIs治疗直至相关症状控制。肌酸激酶恢复至正常水平且泼尼松剂量＜10mg 若症状加重，按照G3处理排除相关禁忌证后，可给予NSAIDs镇痛治疗 如果肌酸激酶≥3倍正常值上限，按照0.5～1mg/（kg·d）（或等效剂量）给予治疗 请风湿科或神经内科会诊	对于出现G2症状或客观指标异常（如酶谱升高、肌电图异常、肌肉MRI或活检异常〉的患者，可考虑永久停用ICI	
G3～G4	重度无力，伴或不伴疼痛，影响自理性日常生活活动能力	暂停ICIs治疗直至停用免疫治疗后恢复至G1，若有心肌受损，需永久停用ICIs 症状严重考虑收住入院 请风湿科或神经内科会诊 使用1mg/（kg·d）甲基泼尼松龙（或等效剂量其他药物） 若出现严重症状，如严重无力致活动受限、心脏、呼吸、吞咽受累，需考虑1～2mg/kg甲泼尼松静脉推注或大剂量弹丸式注射	考虑静脉免疫球蛋白治疗 考虑血浆置换 4～6周后，症状未缓解或CK指标无改善或加重，考虑使用其他免疫制剂：甲氨蝶呤、硫唑嘌呤、麦考酚酯	

表7-9 肌痛的处理

分级	描述	Ⅰ级推荐	Ⅱ级推荐	Ⅲ级推荐
G1	轻度僵硬、疼痛	继续ICIs治疗 有指征，排除相关禁忌证后，可给予对乙酰氨基酚或NSAIDs镇痛治疗	无	无
G2	中度僵硬、疼痛，影响年龄相当的使用工具性ADL	暂停ICIs治疗直至症状控制，泼尼松用量＜10mg 若症状加重，按照G3处理 泼尼松20mg/d或等效剂量，症状改善后逐步减量 4周后症状无改善，按照G3处理 请风湿科专家会诊	无	无
G3～G4	重度僵硬、疼痛，影响自理性日常生活活动能力	暂停ICIs治疗直至停用免疫治疗后恢复至G1 请风湿科专家会诊 泼尼松20mg/d或甲泼尼松1～2mg/kg或等效剂量，若症状无改善或需更大剂量糖皮质激素，需考虑其他免疫治疗（甲氨蝶呤、托珠单抗） 对症镇痛	考虑静脉免疫球蛋白治疗 考虑血浆置换	无

895. 免疫检查点抑制剂导致的其他毒性如何处理？

ICIs的出现彻底改变了肿瘤患者的治疗策略，改写了肿瘤治疗的历史，将恶性肿瘤的药物治疗向前推进了一大步。然而，伴随着诊疗水平的快速提升和发展，新的严重irAEs不可避免的相伴而生，给临床肿瘤学家带来了新的挑战。免疫检查点抑制剂带来的毒副作用促使肿瘤医务工作者亟须打破学科和专业限制，借助跨学科的力量，建立以患者为中心的MDT模式，以循证医学和指南共识为依据，以患者最终获益为目标，最大限度减轻患者痛苦，改善患者生活质量，延长患者治疗周期，从而最大化延长患者生存。目前，中国制定了2022免疫检查点抑制剂相关的毒性多学科诊疗协作组建设中国专家共识，给我们提供了一些MDT的促进意见，希望我们能更好处理irAEs。该专家共识在irAEs的MDT组织架构和职责、工作形式、标准流程、评估方法等核心内容方面做了阐述，专家间取得了较为一致的意见，希望能为irAEs的MDT构建提供方向性指引，促进国内irAEs管理水平的提高优化，提高肿瘤医生的irAEs处理能力，改善患者生命质量，最大限度延长患者生存，改善预后。

八、免疫交叉学科疾病

（一）结缔组织病相关的间质性肺疾病

896. 什么是肺间质？什么是肺实质？

肺脏是由肺实质和肺间质构成，肺实质是指肺内各级支气管及其终端的肺泡结构，即与肺内空气接触的腔隙和管壁。肺间质是指肺实质之间的结构而言，肺间质包括结缔组织、淋巴管、神经纤维及血管。这些组织分布在所有实质之间，起连结、充填、固定、营养等作用。

897. 什么是间质性肺疾病？

间质性肺疾病（interstitial lung disease，ILD），又称弥漫性实质性肺疾病（diffuse parenchymal lung disease，DPLD），它并不是一种独立的疾病，它包括200多个病种。尽管每一种疾病的临床表现、实验室和病理学改变有各自的特点，然而，它们具有一些共同的临床、呼吸病理生理学和胸部X线特征，表现为渐进性活动性呼吸困难、限制性通气功能障碍、弥散功能降低、低氧血症和影像学上的双肺弥漫性病变。病程多缓慢进展，以弥漫性肺实质、肺泡炎症和间质纤维化为基本病理病变，逐渐丧失肺泡-毛细血管功能单位，最终发展为弥漫性肺纤维化和蜂窝肺，导致呼吸功能衰竭而死亡。

898. 间质性肺疾病如何分类？

间质性肺疾病的分类有很多种，可以按病因、起病或病程、病理等标准分类。间质性肺疾病的分类也在不断完善，目前国际上普遍接受的ILD分类是基于2002年美国胸科学会（ATS）和欧洲呼吸学会（ERS）的分类，2013年进行了修订完善，具体分为以下四大类。

（1）已知病因的DPLD：如药物诱发性、职业或环境有害物质诱发性（铍、石棉）DPLD

或结缔组织病的肺表现等，常见的四类有过敏性间质性肺炎、药物所致间质性肺炎、结缔组织病相关性间质性肺炎、尘肺病。

（2）特发性间质性肺炎（idiopathic interstitial pneumonia，ⅡP）：ⅡP分为三类，①主要的ⅡP包括6种临床病理类型，分别为特发性肺纤维化（IPF）/隐源性致纤维化肺泡炎（CFA）、非特异性间质性肺炎（NSIP）、呼吸性细支气管炎伴间质性肺疾病（RB-ILD）/呼吸性细支气管炎（RB）、脱屑性间质性肺炎（DIP）、隐源性机化性肺炎（COP）/机化性肺炎（OP）和急性间质性肺炎（AIP）。②罕见的ⅡP包括淋巴细胞间质性肺炎（LIP）、胸膜肺弹力纤维增生症（PPEF）。③不能分类的ⅡP。

（3）肉芽肿性DPLD：如结节病、外源性过敏性肺泡炎、Wegener肉芽肿等。

（4）罕见的DPLD：如肺泡蛋白质沉积症、肺出血-肾炎综合征、肺淋巴管平滑肌瘤病、朗格汉斯细胞组织细胞增多症、慢性嗜酸性粒细胞性肺炎、特发性肺含铁血黄素沉着症等。其中IPF及NSIP一般为慢性，RB-ILD与DIP与吸烟相关。而COP及AIP多为急性/亚急性。

899. 间质性肺疾病的发病机制是什么？

ILD确切的发病机制尚未完全阐明。假设ILD的演变过程可区分为三个阶段，即启动阶段、进展阶段和结局阶段。

（1）启动阶段：启动ILD的致病因子通常是毒素和/或抗原，已知的抗原吸入如无机粉尘与石棉肺、尘肺相关，有机粉尘与外源性过敏性肺泡炎相关等，而特发性肺纤维化（IPF）和结节病等的特异性抗原尚不清楚。

（2）进展阶段：一旦暴露和接触了最初的致病因子，则产生一个复杂的炎症过程，肺泡炎是ILD发病的中心环节，肺泡炎的性质决定着肺损伤的类型、修复程度及纤维化形成等。炎性及免疫细胞的活化，不仅释放氧自由基等毒性物质，直接损伤Ⅰ型肺泡上皮细胞和毛细血管内皮细胞，还释放蛋白酶等直接损伤间质、胶原组织和基底膜等。同时释放各种炎性介质，已发现的包括单核因子（monokines）、IL-1、IL-8、IL-2、血小板衍化生长因子（platelet-derived growth factor，PDGF）、纤维连接蛋白（fibronectin，FN）、胰岛素样生长因子-1（insulin-like growth factor，IGF-1）、间叶生长因子（mesenchymal growth factor，MGF）、TGF-β及INF-γ等，如研究发现，矿工尘肺（pneumoconiosis）支气管肺泡灌洗中抗氧化酶、IL-1、IL-6、TNF、TGF及FN等明显增加，其脂质过氧化水平增加，表明尘肺的发生和发展与氧化应激和细胞因子、生长介质的上调有关。这些细胞因子在ILD发病中的生物活性及作用尚未完全阐明，但其继发性和/或反馈性作用于炎性、免疫细胞，对肺泡炎症反应的放大和减弱起调节作用。若肺泡炎属自限性，或病变轻微且在肺实质严重破坏前得到有效治疗，则肺泡炎能得到控制，肺泡及小气道的结构可得以重建和恢复正常，肺功能免遭进一步损害和恢复。

（3）结局阶段：研究发现，细胞粘合素（tenascin）表达于新发生损害局部，包括腔内和疏松的纤维囊泡，分布于再生的Ⅱ型肺泡细胞之内或其下，肌纤维母细胞细胞黏合素

mRNA表达比Ⅱ型肺泡细胞更强，化生性支气管上皮和肺泡巨噬细胞中也存在弱的细胞黏合素mRNA表达，表明细胞粘合素在早期纤维素性损害中合成活跃，肌纤维母细胞是引起纤维素合成的重要来源。若炎症广泛和损伤严重，肺泡壁中成纤维细胞聚集和增殖，胶原组织增生、修复紊乱并沉积，肺泡壁增厚，瘢痕和纤维化形成，这种受损的肺泡壁将难以修复和恢复。

这个“致病因子-肺泡炎-纤维化”的假设过程，也类似于肺气肿、急性肺损伤或ARDS的发病机制，但仍不清楚是什么根本因素决定了一个致病因子导致最终结局性病种的取向。

900. 间质性肺疾病的临床表现和查体体征有哪些？

间质性肺疾病典型的临床表现包括渐进性劳力性气促、干咳，可有一些伴随症状，如食欲减退、体重减轻、消瘦、无力等。气促是最常见的首诊症状，多为隐匿性，渐进性加重，常伴浅快呼吸，很多患者伴有明显的易疲劳感。多数患者有咳嗽症状，多以干咳为主，病情严重时可出现呼吸衰竭和肺心病表现。

间质性肺疾病患者查体的体征可以有：双下肺吸气末捻发音或湿啰音、杵状指，进展到晚期可以出现肺动脉高压和肺心病，进而表现为发绀、呼吸急促、下肢水肿等征象。

901. 间质性肺疾病有哪些诊断性检查？

（1）影像学检查：X线胸片可以提示患者炎症和肺纤维化的程度，如果胸片正常，也不能排除其他间质性疾病。胸部高分辨率CT（HRCT）可以更加细致地显示肺实质和肺间质异常的程度和性质。

（2）肺功能检查：间质性肺炎的患者以限制性通气功能障碍和气体交换障碍为特征，表现为肺容量包括肺总量、肺活量和残气量均减少，肺顺应性降低，以及弥散量降低。

（3）实验室检查：常规进行全血细胞学、尿液分析、肌酸激酶、肝肾功能、自身抗体和肿瘤标志物检查等，鉴别是否合并感染、肿瘤、全身疾病，特别是自身免疫性疾病，这些检查对间质性肺炎的诊断具有重要的意义。

（4）支气管镜检查：纤维支气管镜检查可以了解肺部病变的性质，对鉴别间质性肺炎的性质和病因都具有重要的作用。

（5）支气管肺泡灌洗液：对BAL收集的肺泡灌洗液进行细胞分类及上清液中纤维连结蛋白、白介素及其受体等的生化、免疫测定，对ILD的诊断、活动性判断及疗效评估有一定价值。

（6）肺活检：对于临床和HRCT特征不能明确诊断的间质性肺炎，通常需要经支气管镜肺活检、经皮穿刺肺活检，以及外科肺活检，明确病理改变。

902. 间质性肺疾病与结缔组织病的关系如何？

结缔组织病（CTD）是一组全身性自身免疫性疾病，病变累及多种脏器。由于肺和胸膜均富含胶原、血管等结缔组织，ILD是CTD患者的常见肺部并发症。CTD相关ILD可见于多种CTD，如系统性硬化病、多发性肌炎/皮肌炎（PM/DM）、类风湿关节炎、干燥综合征和系统性红斑狼疮，患病率由于检测方法的不同而差异较大，为3%～70%，且不同CTD的ILD可在临床表现、影像学和病理特征上表现为不同类型，呈现各自不同的发展与转归，导致诊断和治疗困难，需要包括风湿科、呼吸科、放射科、病理科、重症医学科和康复护理等多个专业的医务人员共同参与。部分ILD患者可发展为进展性肺纤维化，使肺功能严重受损，最终引起呼吸衰竭，严重影响患者的生活质量，甚至危及生命。

903. 结缔组织病并发间质性肺疾病有哪些临床特点？

结缔组织病相关的间质性肺疾病有以下临床特点：①结缔组织病常表现为多系统损害，间质性肺疾病常伴发肺动脉高压和肺栓塞、肌肉病变和食管功能障碍。②间质性肺疾病可为结缔组织病的首发或唯一表现，肺部优势的结缔组织病常为单系统受累，故诊断很困难。同时常伴自身免疫特征的间质性肺炎，常见于类风湿关节炎、炎性肌病、尤其是干燥综合征。③并非所有的结缔组织病相关性间质性肺疾病都会进展而需要积极治疗。间质性肺疾病的病程发展差异很大，可长期稳定，也会急性恶化，缺乏预测指标。

904. 常见的结缔组织病相关的间质性肺疾病的组织病理学和胸部高分辨率CT的影像学特征是什么？

表8-1　CTD相关ILD常见组织病理学和胸部高分辨率CT的影像学特征

疾病	组织病理学特征	胸部高分辨率CT影像学典型特征
系统性硬化病	非特异性间质性肺炎	网格影，磨玻璃密度影，双侧肺底为著
	寻常型间质性肺炎	外周和双肺底网格影伴蜂窝样改变
类风湿关节炎	寻常型间质性肺炎	外周和双肺底网格影伴蜂窝样改变
	非特异性间质性肺炎	肺底磨玻璃密度影
多肌炎/皮肌炎	非特异性间质性肺炎	肺底磨玻璃密度影
	寻常型间质性肺炎	外周和双肺底网格影伴蜂窝样改变
	机化性肺炎	气道不均匀实变，磨玻璃密度影
	弥漫性肺泡损伤	弥漫磨玻璃密度影

续 表

疾病	组织病理学特征	胸部高分辨率CT影像学典型特征
干燥综合征	非特异性间质性肺炎	肺底磨玻璃密度影
	淋巴细胞性间质性肺炎	薄壁囊性改变，磨玻璃密度影，小叶中心结节
系统性红斑狼疮	弥漫性肺泡损伤	磨玻璃密度影
混合性结缔组织病	非特异性间质性肺炎	网格影、磨玻璃密度影，双侧肺底为著

注：CTD为结缔组织病；ILD为间质性肺疾病。

905. 结缔组织病相关的间质性肺疾病肺功能及支气管肺泡灌洗液会有哪些特点？

CTD相关ILD患者的肺功能检查结果主要为限制性通气功能障碍和弥散功能减低，FVC、DL_{CO}下降，可同时伴TLC下降。FEV_1和FVC成比例下降或FVC下降更加明显，故二者比值（FEV_1/FVC）正常甚至升高。

支气管肺泡灌洗液的细胞学检查ILD的诊断和预后的意义仍存在广泛争议。肺活检虽然是诊断ILD的金标准，但因其为有创性检查，且存在一定诱发病情恶化的可能，确诊CTD的ILD患者行外科肺活检的获益始终存在争议。支气管肺泡灌洗液和肺活检对鉴别诊断的意义更大，通常用于ILD与感染、过敏和肿瘤等疾病的鉴别诊断。

对已诊断CTD相关ILD的患者需要在确诊、开始治疗以及随访中始终注意甄别其他可能引起类似ILD临床症状和影像学特征的病因，包括肺部机会性感染（侵袭性肺真菌、分枝杆菌、巨细胞病毒等）、肺水肿、肺出血、肺癌性淋巴管炎、药物相关性肺病、环境暴露、嗜酸细胞性肺炎等。

906. 如何对结缔组织病相关间质性肺疾病进行早期筛查？

结缔组织病相关间质性肺疾病的筛查策略分为两个方面：①CTD患者尚未出现明显的ILD相关临床症状时，风湿科医生对高危患者进行规律随诊和有效筛查，在呼吸科等相关科室的协助下确诊ILD。②呼吸科医生对ILD患者的肺外多系统受累表现进行排查，完善血清自身抗体谱检测，并在风湿科医生的协助下确诊CTD。早期筛查CTD相关ILD的意义在于尽早发现处于早期、可逆、肺功能正常或轻微受损的患者，通过针对CTD的免疫抑制治疗和针对ILD的抗纤维化治疗，有效阻止乃至逆转ILD病变进程，最大限度地保护患者的肺功能。

筛查的对象及随访间隔时间的建议：①出现ILD相关临床表现的CTD患者，推荐首诊时即开始ILD的筛查，并在随后每3～6个月进行随访。②虽无ILD表现但为好发ILD的高危CTD患者，如皮肤硬化评分高且进展快、伴胃食管反流症状、抗Scl-70抗体阳性的SSc者，有长期吸烟史、高效价抗环瓜氨酸多肽（CCP）抗体阳性的男性类风湿关节炎者，伴腺外受累的原发性干燥综合征者，抗合成酶抗体阳性的PM/DM者等。推荐在首诊及之后每6～12个月进行随访，CTD病情活动时，酌情缩短随访间隔时间。③所有拟诊为特发性间质性肺炎（ⅡP）者，推荐在首诊及其后每6～12个月进行随访。

ILD的筛查包括：①ILD相关临床症状和体征包括干咳、胸闷、活动后气短、发绀、听诊闻及肺底爆裂音及杵状指等。②肺功能检查应包括反映肺通气、容量及弥散功能的主要指标［用力肺活量（FVC）、肺总量（TLC）及肺一氧化碳弥散量（DL_{CO}）］。③胸部高分辨CT较胸部X线片及普通CT更能清晰分辨肺内微细结构，有助于发现CTD患者中无症状隐匿起病的早期ILD病变。

CTD的筛查：①CTD常见临床症状包括发热、消瘦、关节肿痛、晨僵、口眼干、皮疹、肌痛、肌无力和雷诺现象等。②CTD常见临床体征包括关节肿胀/压痛，Gottron's疹/征、技工手、甲周红斑、指端血管炎、猖獗龋、硬指等。③自身抗体谱检测应作为ILD的常规检查，包括ANA、抗可提取核抗原抗体（ENA）、肌炎特异性抗体（如抗合成酶抗体谱、抗MDA5抗体等）、抗CCP抗体、ANCA等，有助于发现临床表现隐匿的CTD。

907. 什么是抗黑色素瘤分化相关基因5阳性皮肌炎伴快速进展型间质性肺疾病？

皮肌炎是一类主要累及横纹肌，同时伴有皮肤损害的自身免疫性疾病，常并发间质性肺疾病。近年来陆续发现皮肌炎患者体内存在肌炎特异性抗体，与皮肌炎独特的临床表型相关，有助于疾病诊断、分型、评估病情和判断预后，其中抗黑色素瘤分化相关基因5（melanoma differentiation associated gene 5，MDA5）抗体与间质性肺疾病尤其是急进性间质性肺疾病（rapidly progressive interstitial lung disease，RP-ILD）高度相关。抗MDA5抗体相关皮肌炎患者常在发病初期就出现RP-ILD，激素和常规免疫抑制剂治疗效果不佳，死亡率高。有研究发现，病初铁蛋白增高、白蛋白降低、肺泡动脉氧分压差增大是抗MDA5抗体阳性患者预后不良的预测因素。

抗MDA5抗体是临床无肌病皮肌炎（clinical amyopathic dermatomyositis，CADM）常见的肌炎特异性抗体，该抗体由Sato等于2005年在一名日本患者中首次检出。抗MDA5抗体相关皮肌炎在亚裔女性中多见，且病情更严重，研究发现出现急进性ILD的患者中CADM比例更高（96.15%），是最主要的死亡原因。NSIP和OP是皮肌炎合并ILD最常见的类型，且NSIP和OP常共存。在皮肌炎合并ILD患者后期常继发真菌感染（主要为白念珠菌和卡氏肺孢菌），这也是导致死亡的重要原因，建议$CD4^+$T细胞低下患者可预防性使用复方磺胺甲噁唑。血清抗MDA5抗体滴度被认为与疾病活动性显著相关，且可作为评估疗效的指标。高效价的血清抗MDA5抗体和急性死亡相关，低效价的慢性病程患者预后和无抗MDA5抗体的皮肌炎患者类似。抗MDA5抗体相关皮肌炎患者纵膈气肿发生率明显增加，常和不良预后相关。

抗MDA5抗体相关皮肌炎合并急进性ILD目前缺乏统一的治疗方案，多基于经验性治疗。文献报道较多的是大剂量激素联合钙调磷酸酶抑制剂、环磷酰胺三联方案。一项日本的多中心前瞻性研究显示，在急进性ILD早期给予三联方案可显著提升6个月生存率。有小样本研究提示对于激素和免疫抑制剂无效的RP-ILD患者，加用托法替布可改善预后。仁济医院的一项单中心研究也表明，托法替布可以显著提高早期抗MDA5抗体相关CADM-ILD患者的生存率。

908. 如何诊断结缔组织病相关的间质性肺疾病？

目前尚无确切的诊断标准用于CTD相关ILD的确诊，主要是风湿科和呼吸科医生分别对CTD和ILD进行诊断，并通过病史询问、影像学检查、痰或支气管肺泡灌洗检查，甚至肺活检病理检查进行鉴别诊断，排除肺部感染、肿瘤、心脏疾病及药物和过敏等其他原因引起的间质性肺疾病，最终确诊CTD相关ILD。建议采用多学科协作的模式进行CTD相关ILD的诊断和鉴别诊断。CTD可参考各自的分类标准明确诊断。值得注意的是，临床中存在众多“不典型”或“未分化”的CTD患者，虽然不能完全满足上述分类标准，但风湿科医生仍可以通过综合分析患者的多系统受累和自身抗体谱异常，做出临床诊断。

909. 如何评估结缔组织病相关的间质性肺疾病病情？

CTD相关ILD的病情评估旨在确诊ILD后评估CTD的病情活动度、对ILD的肺功能受损、影像学改变及生活质量下降的严重性，从而获得患者病情的严重程度和可逆性的整体判断，以指导相应治疗策略的选择。同时，在随诊中连续评估CTD相关ILD病情变化的趋势，以判断ILD纤维化的进展风险，从而指导相应治疗方案的调整。

CTD病情活动性的评估目前主要依据各CTD公认的整体活动性评估体系和针对主要受累器官的评分方法，如SSc的皮肤改良Rodnan评分，类风湿关节炎28个关节疾病活动性评分（DAS28），系统性红斑狼疮疾病活动指数（SLEDAI）和不列颠群岛狼疮评估组评分（BILAG），炎性肌病的病情活动度评分（MYOACT）和原发性干燥综合征的欧洲抗风湿免疫性疾病联盟疾病活动度指数（ESSDAI）。但事实上，并非所有评估体系均纳入了CTD的评估，部分CTD（如未分化CTD、混合性CTD）亦无公认的病情活动度评估工具，因此，风湿科医生最终的病情评判往往通过病情总体评价（PGA）来反映。CTD病情活动度越高，风湿科医生更倾向于采用更加积极的免疫抑制治疗以达到病情的迅速缓解，从而期望逆转或阻止ILD可逆性病变的发展。

ILD的评估既包括对肺功能受损严重程度的评估，也包括对ILD治疗可逆性的判断，更重要的是对纤维化病变进展的预测。应强调呼吸科、影像科医生应共同参与ILD的综合评估，主要包括肺功能、胸部高分辨率CT和动脉血气的评估。肺功能检查应主要关注FVC、DL_{CO}、TLC的水平和变化趋势；评估胸部高分辨率CT时，应分别对肺部不同层面、不同病变性质和范围进行评估，综合得出对ILD的严重程度和可逆性形成整体判断；解读动脉血气分析报告时应关注动脉血氧分压、动脉血氧饱和度及肺泡气-动脉血氧分压差［P（A-a）

O_2]。对有能力开展CTD相关ILD临床研究的中心，推荐同时进行6分钟步行试验、呼吸症状评分（如圣乔治呼吸困难量表和加州大学圣迭戈中心（UCSD）气短评分］和生活质量评估［简表-36（SF-36）量表和健康评估问卷（HAQ）]。

910. 结缔组织病相关的间质性肺疾病的治疗目标是什么？

CTD相关ILD的治疗目标是CTD与ILD的双重达标，以延缓患者临床恶化时间为目标，最终延长患者生存期，提高生活质量。

CTD相关ILD治疗的远期目标是最大限度地延长患者生存时间，提高患者生活质量。短期目标是延长临床恶化时间（time to clinical worsening，TTCW）。为达到此目标，推荐CTD和ILD的病情应同时达到病情缓解，即双重达标控制（dual treat-to-target）。

CTD病情缓解的判断目前主要依据各CTD公认的整体疾病活动性评估体系达到完全缓解或低疾病活动度状态。如类风湿关节炎的DAS28评分＜2.6（完全缓解）或3.2（低疾病活动度）；系统性红斑狼疮以SLEDAI＜4，或BILAG各系统评分为C/D/E级表示系统性红斑狼疮病情处于临床缓解状态。应指出的是，大部分CTD尚缺乏公认的治疗达标评分标准，而已有的CTD疗效评价体系中也大都未纳入ILD的考量。因此，需要风湿科医生通过PGA来进行最终的病情达标评判，目前多以PGA＜1分为达标标准（PGA0分表示完全不活动，3分表示高度活动）。

由于CTD相关ILD的病程较为复杂，部分患者可通过积极免疫抑制治疗使得ILD影像学改变完全逆转甚或消失，部分患者ILD病变无法逆转但可长期维持稳定，还有部分患者虽经积极治疗，ILD病变仍持续进展，最终发展为终末期呼吸衰竭。因此，目前尚无临床病情达标的公认标准。2018年中国专家组拟定的ILD治疗达标标准如下：首先根据患者的胸部高分辨率CT特征和治疗反应，判断ILD的主要病变是否存在可逆性。对可逆性病变和非可逆性病变的治疗目标见表8-2。

表8-2 CTD相关ILD患者治疗双重达标的判断标准（暂定）

治疗效果	表现
CTD治疗达标	各CTD整体活动度评分达完全缓解或低疾病活动度状态或者，PGA＜1
ILD治疗达标（根据患者胸部高分辨率CT特征和治疗反应，判断ILD的主要病变是否存在可逆性）	可逆性病变 临床症状：无干咳、活动后呼吸困难症状 胸部高分辨率CT：活动性病变完全消失或仅遗留少许纤维化病灶 肺功能：FVC占预计值百分比恢复至≥70% 不可逆性病变 临床症状：原有ILD相关症状无恶化、加重 胸部高分辨率CT：原有不可逆病变范围不扩大 肺功能：FVC占预计值百分比恶化＜10%/年

注：CTD为结缔组织病；ILD为间质性肺病；PGA为医师对病情总体评价；FVC为用力肺活量。

911. 结缔组织病相关的间质性肺疾病治疗原则及治疗策略是什么？

参照2018中国结缔组织病相关间质性肺疾病诊断和治疗专家共识，CTD相关的ILD诊治的首要原则是：①鉴于结缔组织病相关间质性肺疾病的复杂性与难治性，推荐由风湿科、呼吸科、重症医学科、放射科、病理科和康复科等多学科构建的诊治团队完成患者的诊断、评估、治疗和随访。②临床医生应与CTD相关ILD患者共同参与制定最适宜的治疗和随访方案。③CTD相关ILD的治疗要遵循卫生经济学原则，充分考虑客观医疗资源。

CTD相关ILD的治疗原则为早期、规范、个体化治疗。CTD相关ILD治疗方案的选择应综合考虑CTD病情活动度、ILD严重程度和进展倾向，决定免疫抑制治疗及抗纤维化治疗的权重和主次关系。

CTD相关ILD早期、规范治疗的意义是在CTD相关ILD的病情早期（肺功能相对正常）、间质性肺疾病尚处于可逆阶段时，针对CTD的免疫抑制治疗，可以更有效地阻止乃至逆转ILD，从而最大限度地保存肺功能。CTD相关ILD实施严密监测与随访的意义是尽快实现并维持CTD病情持续缓解及肺功能长期稳定，这对改善患者的远期预后至关重要。

针对CTD的免疫抑制治疗对改善和稳定ILD的病情至关重要。根据CTD的病情是否活动、ILD病变是否可逆或进展及肺功能是否达标来尽可能确定治疗方案：①CTD活动而ILD进展时，通常需要积极的诱导缓解治疗，即大剂量糖皮质激素和环磷酰胺、霉酚酸酯、硫唑嘌呤、环孢素、他克莫司等作用较强的免疫抑制剂，对CTD病程短、ILD进展迅速的患者，甚至可考虑甲泼尼龙冲击治疗，疗效不佳者，还可考虑利妥昔单抗。②CTD活动而ILD已达标时，应兼顾CTD其他受累系统的病情，由风湿科医生决定是否需要适度的诱导巩固缓解治疗，即中至大剂量糖皮质激素，免疫抑制剂可考虑作用较强的药物。③CTD缓解而ILD未达标时，通常在CTD维持缓解治疗的基础上加强针对ILD的治疗（如新型抗纤维化药物联合治疗），如果ILD的影像学特征显示病情可逆，但肺功能仍未改善或进展，则需重新评估考虑CTD病情仍活动的可能性，并由风湿科和呼吸科医生根据患者的具体情况共同讨论制定个体化治疗方案。④CTD缓解且ILD已达标时，通常仅需维持缓解治疗，即小剂量糖皮质激素和霉酚酸酯、硫唑嘌呤、甲氨蝶呤、雷公藤多苷等免疫抑制剂或羟氯喹（表8-3）。

表8-3 结缔组织病相关间质性肺病的治疗策略

疾病状态	治疗方案	推荐免疫抑制药物	抗纤维化治疗
CTD活动而ILD进展	积极诱导缓解的免疫抑制治疗+/-抗纤维化治疗	环磷酰胺、霉酚酸酯、硫唑嘌呤、环孢素、他克莫司、利妥昔单抗等	适时试用吡非尼酮、尼达尼布等抗纤维化药物
CTD活动而ILD达标	根据CTD活动度决定免疫抑制治疗强度+/-抗纤维化治疗维持或逐渐减停	环磷酰胺、霉酚酸酯或硫唑嘌呤、环孢素、他克莫司等	适时试用吡非尼酮、尼达尼布等抗纤维化药物

续 表

疾病状态	治疗方案	推荐免疫抑制药物	抗纤维化治疗
CTD缓解而ILD进展	根据ILD进展病变可逆与否决定加强或维持免疫抑制治疗+/-抗纤维化治疗加量或联合	霉酚酸酯、硫唑嘌呤、雷公藤多苷、羟氯喹等	适时试用吡非尼酮、尼达尼布等抗纤维化药物
CTD缓解而ILD达标	仅需要维持缓解治疗+/-抗纤维化治疗维持或逐渐减停	霉酚酸酯、硫唑嘌呤、雷公藤多苷、羟氯喹等	适时试用吡非尼酮、尼达尼布等抗纤维化药物

目前对进入肺纤维化阶段的CTD相关ILD尚缺乏确切有效的抗纤维化药物。近年来，以吡非尼酮为代表的新型小分子抗纤维化药物在特发性肺纤维化（IPF）的多项国际多中心随机双盲对照研究中被证实可以延缓肺功能恶化，延长无疾病进展生存时间。目前已有个案报道和队列研究的亚组分析显示应用吡非尼酮有可能改善SSc相关ILD患者的肺功能，还可能改善临床无肌病皮肌炎伴亚急性间质性肺炎的生存期，而且具有良好的耐受性和安全性。尼达尼布在系统性硬化症动物模型中被证实存在抗纤维化作用，其在SSc相关ILD的临床试验正在进行中。在应用糖皮质激素和免疫抑制剂治疗CTD相关ILD的同时，可考虑适时试用抗纤维化治疗，以期最大限度地保持肺功能稳定。

912. 如何处理结缔组织病相关的间质性肺疾病治疗过程中的合并症？

在CTD相关ILD的诊治过程中，同时应严密随访，注意监测CTD相关ILD常见的合并症，包括感染、气胸或纵隔气肿、肺动脉高压和呼吸衰竭，并在制订和调整治疗方案时予以兼顾。

在CTD相关ILD的治疗期间应规律随诊，随访的间隔需视CTD的病种、ILD的病变类型、肺部合并症（如感染、纵隔气肿、肺动脉高压和呼吸衰竭等）而有所不同。总之，随诊间隔在CTD或ILD病情活动（初治或复发）或免疫抑制治疗尚未稳定时需每1～3个月随访1次，之后根据治疗反应调整随诊间隔，通常在CTD病情缓解、ILD病情稳定时可改为每3～6个月随访1次，当出现临床恶化或并发症时应随时就诊。

感染是CTD相关ILD患者治疗过程中最常见、最重要的并发症，应该在治疗全程中高度重视，并在制订和调整免疫抑制治疗时予以兼顾。高龄、肺部结构病变、长期使用激素和免疫抑制剂以及环境暴露等均为感染的危险因素，常见机会感染有EB病毒（EBV）、巨细胞病毒（CMV）、耶氏肺孢子菌（PCP）、结核或非结核分枝杆菌、肺炎支原体和曲霉菌等，感染可诱发ILD急性加重，甚至危及生命。当患者有迹象提示感染时，需要积极寻找感染源，并及时予以广谱抗生素经验性治疗，除常见致病菌外，应该覆盖PCP、曲霉菌或CMV。

纵隔气肿是CTD相关ILD罕见而高危的并发症，尤其好发于PM/DM-ILD。对于不明原因突发胸痛、气促加重的患者，需要尽早行胸部X线或肺CT检查。PM/DM-ILD患者中，并发纵隔气肿1个月内死亡率高达25%～41%。

终末期肺病的处理：①机械通气。当患者出现活动耐量明显下降、口唇发绀、呼吸浅快、大汗、三凹征时，提示进展为呼吸衰竭，应密切监测生命体征，及时行动脉血气分析。对进行性肺功能恶化的患者行机械通气支持治疗在CTD相关ILD的作用证据十分有限，应根据引起呼吸衰竭的原因是否可逆决定。对CTD病情活动导致的ILD恶化而引起的呼吸衰竭，呼吸支持可为免疫抑制治疗起效赢得时间，从而挽救患者生命；对进入终末期阶段的ILD患者，应借鉴IPF的处理原则，即使进行有创机械通气治疗也不能降低患者病死率，医生应该权衡利弊，与患者和家属充分沟通。另一方面，机械通气可作为极少数ILD患者进行肺移植前的过渡性治疗。无创正压通气可能改善部分ILD患者的缺氧，延长生存时间。②肺移植。已有研究证实，肺移植可改善IPF患者的生活质量，将5年生存率提高至50%～56%。国内已有多家医疗机构开展肺移植，供体捐赠与资源共享网络的逐步健全，脏器移植准入制度的建立与完善，使CTD相关ILD患者筛选和等待肺移植的登记随访成为可能。推荐符合肺移植适应证的CTD相关ILD患者纳入等待名单，进行移植前评估。

913. 如何对结缔组织病相关的间质性肺疾病进行管理？

建议将CTD相关ILD患者作为高危患者进行长期管理，除强调规律随诊、遵嘱服药外，还推荐给予专业的生活指导和心理指导，主要包括肺康复治疗、氧疗、胃食管反流治疗、戒烟、预防接种和避免感染。

ILD作为CTD的高危并发症，除对患者进行疾病相关知识的教育外，应强调规律随诊、遵嘱服药，还应联合康复理疗科、心理科医生进行更专业的生活指导和心理指导。主要包括以下措施。①适当运动，避免高强度运动或缺氧条件的旅行（如高原、飞行）。②预防感染/疫苗接种：基于CTD相关ILD患者固有的免疫缺陷和长期使用免疫抑制剂，必须强化预防感染，平衡免疫抑制治疗的强度，定期进行流感疫苗、肺炎疫苗及其他灭活疫苗的接种。③戒烟：吸烟不仅与ILD的发生具有一定的相关性，也与部分CTD发病及病情活动相关，如类风湿关节炎和系统性红斑狼疮，因此必须劝导和帮助吸烟的患者戒烟。④教育患者坚定治疗信心，避免悲观和放弃治疗的情绪，积极配合诊治。

氧疗可以改善患者的缺氧状况。从慢性阻塞性肺疾病氧疗得出的间接证据表明，长程氧疗对患者预后有显著的改善作用。推荐参照慢性阻塞性肺疾病氧疗指征，静息状态低氧血症（动脉血氧分压≤55mmHg，或动脉血氧饱和度≤88%）的CTD相关ILD患者应接受长期氧疗，氧疗时间＞15h/d。

肺康复是对有慢性肺部疾病伴运动耐量减少的患者进行基于循证医学证据的多学科强化性干预措施，有助于改善CTD相关ILD患者的肺功能和生活质量，稳定或延缓疾病发展，降低医疗花费。肺康复包括呼吸生理治疗、肌肉训练（全身性运动和呼吸肌锻炼）、营养支持、精神治疗和教育。肺康复已经用于有呼吸功能障碍的慢性阻塞性肺疾病患者的治疗，CTD相关ILD患者肺康复治疗的研究虽然有限，但大多数患者仍可考虑接受肺康复治疗。

(二)肺动脉高压及结缔组织病伴发的肺动脉高压

914. 什么是肺循环?有什么特点?

肺循环又称小循环。体循环返回心脏的血液从右心房流入右心室，心室收缩时，血液从右心室进入肺动脉，经其分支达肺毛细血管，在此进行气体交换，静脉血变成动脉血。经肺静脉回流入左心房，再入左心室。肺动脉短粗，约平第4胸椎处，分为左右肺动脉。左肺动脉较短，达左肺门分为上下两支入左肺上下叶；右肺动脉较长，达右肺门分3支进入右肺上、中、下叶。肺静脉无瓣，左右各二，分别称为左、右肺上静脉和肺下静脉，注入左心房上后部（图8-1）。

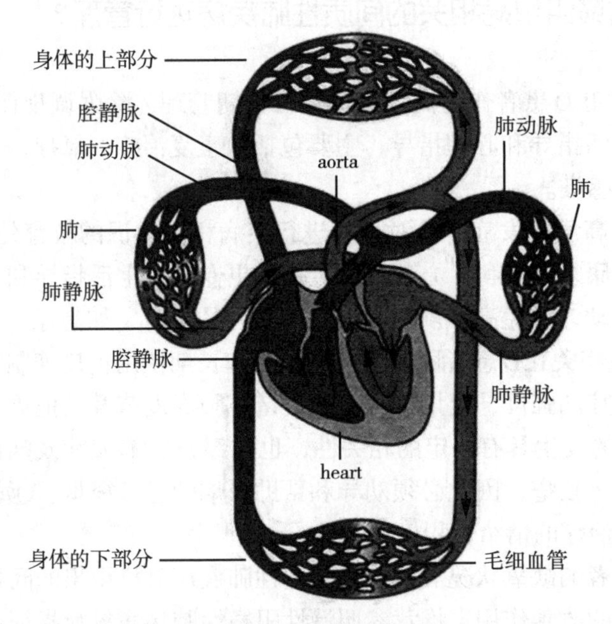

图8-1　肺循环

注：箭头表示血液流动的方向。

肺循环是一个高容量低阻力系统，它的特点：①肺循环途径比体循环短，肺动脉管壁薄，弹性纤维较少，易于扩张；肺血管分支多而短，口径粗，外周阻力小，肺动脉压只有主动脉压的1/6。肺毛细血管压也很低，约0.93kPa。尽管肺毛细血管压低于血浆胶体渗压，但小分子血浆蛋白能透过肺毛细血管，管外胶体渗透压较高，正常情况下肺泡内仍有组织液形成。但由于肺内淋巴回流较快，不会形成肺水肿。肺部组织液的压力为负压，有利于吸收肺泡内的液体，使肺泡内没有液体积聚。在某些病理情况下，如左心室衰竭发生肺淤血时，肺

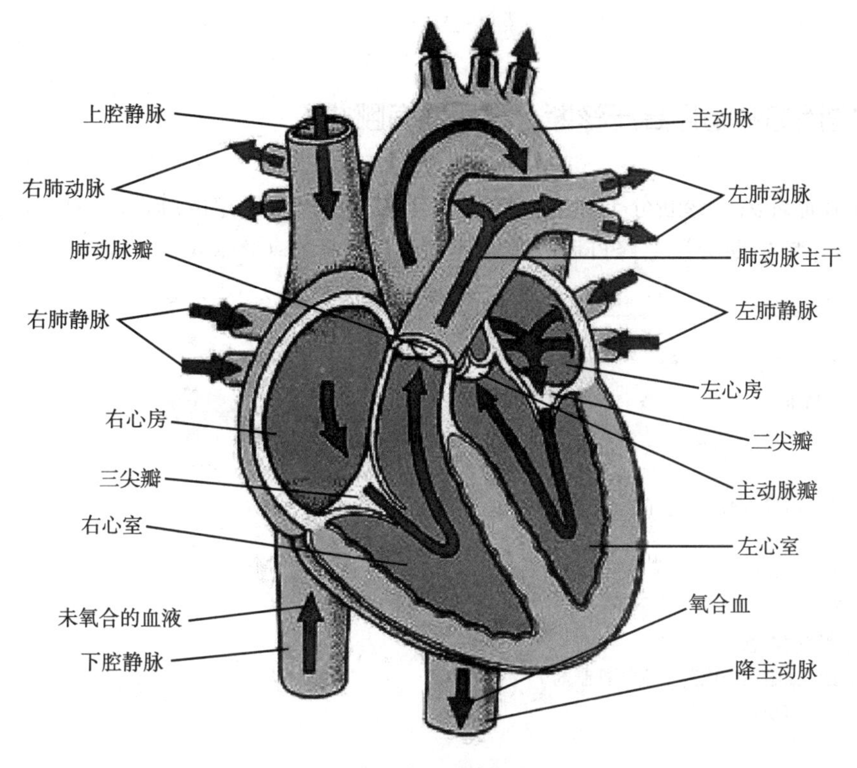

图 8-2　血液循环

静脉压升高，肺循环毛细血管血压随着升高，液体积聚在肺泡或肺的组织间隙中，形成肺水肿。②肺组织和肺血管具有很大的扩张性，故肺的血容量较大。因此，肺循环血管可看作体循环的一个贮血库。当机体失血时，肺循环可将一部分血液转移到体循环，起代偿作用。③肺循环的调节虽受交感神经和迷走神经的双重支配，但其调节的生理意义还不清楚。在体液性因素中，血氧减少时肺血管收缩，血氧增加时血管舒张。当肺的某一部分肺泡通气不足，氧分压降低时，该部分的血管收缩，血液流量减少，使较多的血液流经通气充足的肺泡，进行有效的交换。

915. 什么是肺循环压力？什么是肺循环高压？

肺循环压力（pulmonary blood pressure）是2018年公布的呼吸病学名词，指肺循环内血液流动对血管壁的压强与血管外的压强差。因为肺循环周围的压强不固定，随呼吸周期而改变。不同部位的压强也不相同，如肺泡毛细血管、肺泡外毛细血管、大血管，因此描述肺循环的压力需涉及血管内压力、外周压力和跨壁压。肺血管床内压力超过正常最高值称肺循环高压，肺循环高压主要包括三类：肺动脉高压、肺静脉高压和混合性高压。

916. 常用的肺循环高压诊断分类标准有哪些？

常用的肺循环高压诊断分类标准包括1998年依云会议上制定的肺循环高压分类标准（图8-3）和2003年威尼斯会议上修订后的肺循环高压分类标准（图8-4），具体如下。

分类

- 肺动脉高压
  - 原发性肺动脉高压
    - 散发性
    - 家族性
  - 危险因素或相关因素所致
    - 结缔组织病
    - 分流型先天性心脏病
    - 门静脉高压
    - 人类免疫缺陷病毒感染
    - 药物或毒物：如服用减肥药（食欲抑制剂）
    - 新生儿持续性肺动脉高压
    - 其他
- 肺静脉高压
  - 主要累及左心房或左心室的心脏疾病
  - 二尖瓣或主动脉瓣疾病
  - 中心肺静脉压迫性疾病：①纤维性纵隔炎；②肿瘤
  - 肺静脉闭塞病
  - 其他
- 与呼吸系统疾病或缺氧相关的肺循环高压
  - COPD
  - 间质性肺疾病
  - 睡眠呼吸暂停综合征
  - 肺泡低通气综合征
  - 慢性高原病
  - 新生儿肺部疾病
  - 肺泡-毛细血管发育不良
  - 其他
- 慢性血栓性和/或栓塞性肺循环高压
  - 肺动脉近端栓塞
  - 肺动脉远端阻塞：①肺栓塞（血栓、肿瘤、寄生虫、虫卵、外源性物质等）；②血红蛋白S病
- 直接损伤肺血管床导致的肺循环高压
  - 炎症
    - 结节病
    - 其他
  - 肺毛细血管瘤

图8-3　1998年依云会议上制定的肺循环高压分类标准

肺动脉高压（PAH）
特发性肺动脉高压（IPAH）
家族性肺动脉高压（FPAH）
下列相关因素所致肺动脉高压（APAH）
结缔组织病
先天性体-肺分流性心脏病
门静脉高压
HIV感染
药物和毒物
其他（甲状腺病、Ⅰ型糖原贮积症、Gaucher's病、遗传性出血性毛细血管扩张症、血红蛋白病、骨髓组织增生性疾病、脾切除术后）
因严重的肺静脉或毛细血管病变所致肺动脉高压
肺静脉闭塞症（PVOD）
肺毛细血管瘤（PCH）
新生儿持续性肺动脉高压（PPHN）
肺静脉高压
累及左房或左室的心脏病
左心瓣膜性心脏病
与呼吸系统疾病和/或低氧血症有关的肺动脉高压
慢性阻塞性肺疾病
间质性肺疾病
睡眠呼吸障碍
肺泡低通气综合征
长期生活于高原环境引起的慢性高原病
肺泡-毛细血管发育不良
慢性肺动脉血栓和/或栓塞所致肺动脉高压
肺动脉近端血栓栓塞
肺动脉远端血栓栓塞
非血栓性的肺栓塞（肿瘤、寄生虫、外源性物质）
混合性
类肉瘤样病、朗格汉斯细胞组织细胞增生症、淋巴管平滑肌瘤病、肺血管压迫（淋巴结增大、肿瘤、纤维性纵隔炎）

图8-4　2003年威尼斯会议上修订后的肺循环高压分类标准

 917. 最新的肺动脉高压的血流动力学定义和临床分类是什么？

肺动脉高压（pulmonary hypertension，PH）指多种心、肺或肺血管疾病引起的肺动脉压力升高。诊断标准为海平面、静息状态下，经右心导管检查（right heart catheterization，RHC）测定的肺动脉平均压（mean pulmonary artery pressure，mPAP）≥25mmHg（1mmHg＝0.133kPa）。正常成年人静息状态下mPAP为（14.0±3.3）mmHg，其上限不超过20mmHg。mPAP在21～24mmHg曾被定义为临界性PH，在2018年第六届世界肺动脉高压大会

（World Symposium on Pulmonary Hypertension，WSPH）上，有专家建议将PH血流动力学诊断标准修改为mPAP＞20mmHg，由于存在广泛争议，且目前我国也尚缺乏针对mPAP在21～24mmHg患者的相关研究，因此，目前2021年最新的中国指南没有采纳这一诊断标准。但针对mPAP在21～24mmHg的人群，特别是存在结缔组织病（connective tissue disease，CTD）、血栓栓塞性疾病、特发性肺动脉高压（idiopathic pulmonary arterial hypertension，IPAH）家族史等情况的人群，确实有必要重视其筛查、随访与管理。肺动脉高压的血流动力学分类和临床分类见表8-4、表8-5。

表8-4　肺动脉高压的血流动力学分类

血流动力学分类	分类标准	临床分类
毛细血管前肺动脉高压	mPAP≥25mmHg且PAWP≤15mmHg	动脉性肺动脉高压 肺部疾病和/或低氧所致肺动脉高压 慢性血栓栓塞性肺动脉高压和/或其他肺动脉阻塞性肺动脉高压 未明和/或多因素所致肺动脉高压
毛细血管后肺动脉高压		左心疾病所致肺动脉高压，未明和/或多因素所致肺动脉高压
单纯性	mPAP≥25mmHg且PAWP＞15mmHg且PVR≤3WU	
混合性	mPAP≥25mmHg且PAWP＞15mmHg且PVR＞3WU	

表8-5　肺动脉高压的临床分类

分类	亚类
动脉性肺动脉高压（PAH）	特发性肺动脉高压（IPAH） 遗传性肺动脉高压（HPAH） 药物和毒物相关肺动脉高压 疾病相关的肺动脉高压 　结缔组织病 　HIV感染 　门脉高压 　先天性心脏病 　血吸虫病 对钙通道阻滞剂长期有效的肺动脉高压 具有明显肺静脉/肺毛细血管受累（肺静脉闭塞病/肺毛细血管瘤病）的肺动脉高压 新生儿持续性肺动脉高压（PPHN）
左心疾病所致肺动脉高压	射血分数保留的心力衰竭 射血分数降低的心力衰竭 瓣膜性心脏病 导致毛细血管后肺动脉高压的先天性/获得性心血管病

续 表

分类	亚类
肺部疾病和/或低氧所致肺动脉高压	阻塞性肺疾病 限制性肺疾病 其他阻塞性和限制性并存的肺疾病 非肺部疾病导致的低氧血症 肺发育障碍性疾病
慢性血栓栓塞性肺动脉高压和/或其他肺动脉阻塞性病变所致肺动脉高压	慢性血栓栓塞性肺动脉高压（CTEPH） 其他肺动脉阻塞性疾病：肺动脉肉瘤或血管肉瘤等恶性肿瘤、肺血管炎、先天性肺动脉狭窄、寄生虫（包虫病）
未明和/或多因素所致肺动脉高压	血液系统疾病（如慢性溶血性贫血、骨髓增殖性疾病） 系统性和代谢性疾病（如结节病、戈谢病、糖原贮积症） 复杂性先天性心脏病 其他（如纤维性纵隔炎）

918. 肺动脉高压的病理生理学及发病机制是什么？

（1）病理表现：PAH的病理改变主要累及远端肺小动脉，其特征性的表现为肺动脉内膜增殖伴炎症反应、内皮间质化，甚至形成向心性或偏心性改变，中膜肥厚及持续的收缩、外膜纤维化、基质重塑以及肺小血管周围炎症浸润而导致其增厚、滋养血管屈曲增生形成丛状病变；还可见病变远端扩张和原位血栓形成，从而导致肺动脉管腔进行性狭窄、闭塞网。近年来研究还发现肺静脉也会出现血管重塑，出现“动脉化”表现，参与PAH的发生，支气管动脉因为血管分流会出现管壁增厚和管腔扩大等表现。

（2）病理生理：PH发病机制复杂，是多因素、多环节共同作用的结果，包括外因（低氧、烟草、粉尘、其他理化生物因素等）、内因（遗传、发育、结构、疾病等）及交互因素（微生态、感染、免疫、药物等）。多种血管活性分子［内皮素、血管紧张素Ⅱ、前列环素、一氧化氮（nitric oxide，NO）、一氧化碳、硫化氢及二氧化硫、雌激素等］、多种离子通道（钾离子通道、钙离子通道、锌离子通道及新型阳离子通道）、多条信号通路（低氧诱导因子/TRPC通路、MAPK通路、Rho/ROCK通路、PI3K/AKT通路、BMP/TGF-6通路、NF-κB通路和Notch通路）参与PH疾病的发生发展。肺动脉压力的高低取决于肺血流量和肺血管阻力（pulmonary vascular resistance，PVR）的综合效应。PVR主要由肺小动脉、肺毛细血管和肺静脉阻力构成。任何可导致肺血流量增加和/或肺血管阻力升高的结构和功能异常的因素均可引发PH。肺动脉压力升高导致右心后负荷增加，从而引起右心室肥厚、扩张、功能不全，最终出现右心衰竭。左心疾病所致PH主要由左心收缩、舒张功能障碍和/或左心瓣膜疾病引起的肺动脉压力异常升高所致，其病理生理特征为左心充盈压升高，肺静脉回流受阻，肺静脉压力升高，从而继发肺动脉压力升高。肺部疾病和/或低氧所致PH是一类由于肺实质或间质长期破坏、缺氧以及继发的肺血管床损害所导致的PH。其病理生理学机制涉及低氧相关肺血管收缩/重塑、血管内皮及平滑肌功能障碍、炎症、高凝状态等多个环节。慢性血栓栓塞性肺动脉高压（chronic thromboembolic pulmonary hypertension，CTEPH）致病因素较多，发病机制复杂，部分患者是急性肺栓塞的一种远期并发症。急性肺栓塞后血栓不完全溶解并发生机化，导致PVR持续增加，引起肺血管重塑，最终导致右心功能衰竭。

（3）遗传学：基因突变与部分PAH患者发病相关，HPAH均为单基因常染色体显性遗传。目前已知9个致病基因，分别为*BMPR2*、*BMP9*、*ALK1*、*Endoglin*、*SMAD9*、*BMPR1B*、*TBX4*、*CAV1*和*KCNK3*，可解释50%～80%的HPAH和20%～50%的散发型IPAH患者的病因。我国学者新近发现IPAH人群*PTGIS*基因突变（6.1%），合并该基因突变者对伊洛前列环素治疗反应更敏感。*BMPR2*是PAH最常见的致病基因，可解释75%的家族HPAH及25%的IPAH散发病例。中国人群中*BMPR2*突变比例在HPAH和IPAH分别为53%和15%。*BMPR2*编码骨形成蛋白2型受体，在调控血管增殖中起到重要作用。与不携带突变的患者相比，携带*BMPR2*突变的IPAH/HPAH患者发病更早，临床表型更严重，预后更差。*ALK1*和*Endoglin*是遗传性出血性毛细血管扩张症（hereditary hemorrhagic telangiectasia，HHT）相关PAH最主要的致病基因。在肺静脉闭塞症（pulmonary veno-occlusive disease，PVOD）/肺毛细血管瘤病（pulmonary capillary haemangiomatosis，PCH）家族中，发现常染色体隐性遗传基因突变，全基因组测序显示，在所有家族性PVOD/PCH，以及25%组织学确诊的散发PVOD/PCH病例中存在*EIF2AK4*突变。对于临床疑似PVOD/PCH患者，如检出*EIF2AK*双等位基因突变，有助于确诊PVOD/PCH。

919. 肺动脉高压的临床表现有哪些？

PH的临床症状缺乏特异性，主要表现为进行性右心功能不全的相关症状，常为劳累后诱发，表现为疲劳、呼吸困难、胸闷、胸痛和晕厥，部分患者还可表现为干咳和运动诱发的恶心、呕吐。晚期患者静息状态下可有症状发作。随着右心功能不全的加重可出现踝部、下肢甚至腹部、全身水肿。导致PH的基础疾病或伴随疾病也会有相应的临床表现。部分患者的临床表现与PH的并发症和肺血流的异常分布有关，包括咯血、声音嘶哑、胸痛等。严重肺动脉扩张可引起肺动脉破裂或夹层。

PH体格检查可出现：①肺动脉瓣听诊区第二心音亢进。②与右心衰有关的体征，如下肢水肿、肝脏增大、腹水、颈静脉怒张、肝颈静脉回流征阳性、双肺湿啰音、呼吸音低等。③肺动脉高压相关疾病的特殊体征对诊断有重要提示价值，可提示原发病的存在。

920. 肺动脉高压有哪些诊断性检查？

心电图、胸部X线检查、肺功能和动脉血气分析、超声心动图、核素肺通气/灌注（ventilation/perfusion，VQ）显像、肺部CT（尤其高分辨CT、CTPA）、肺动脉造影、心血管MRI、血液学检查、腹部超声、右心导管检查和急性血管反应试验、基因检测。

921. 肺动脉高压患者的肺功能和血气分析有什么表现？

肺功能检查在PH的病因诊断中具有较高价值，对于肺部疾病所致PH，根据第1秒用力肺活量（forced expiratory volume in one second，FEV1）、用力肺活量（forced vital capacity，FVC）、肺总量（total lung capacity，TLC）、一氧化碳弥散量（carbon monoxide diffusing capacity，DLco）可以鉴别阻塞性、限制性以及混合性通气功能障碍的肺部疾病。胸廓畸形、胸膜增厚与ILD相关PH在肺功能的表现上相似，可以表现为肺容积的减少。PAH由于血管的张力增高，肺组织僵硬度增加，可表现为轻度限制性通气功能障碍，同时肺小动脉扩张压迫终末呼吸道或肺泡也可引起轻度气道阻塞。大部分PAH患者的弥散功能表现为轻或中度下降。血气分析方面阻塞性气道疾病及神经肌肉疾病可能表现为低氧血症及高碳酸血症。如出现与疾病程度不相符的低氧血症需考虑到动静脉分流的情况。轻症PAH的动脉血气分析可完全正常，病情严重者可能存在过度通气，表现为二氧化碳分压下降及低氧血症。

肺功能测定和动脉血气分析不仅可以帮助发现潜在的气道或肺部疾病，还与PAH的严重程度相关。IPAH患者如DLco显著降低（＜45%预测值）往往提示心输出量明显降低，预示预后不良。IPAH患者二氧化碳分压值越低，说明过度通气越严重，预后越差，而氧分压和预后无明确相关性。

922. 肺动脉高压的影像学检查有哪些异常表现？

肺动脉高压患者胸部X线检查有可能发现原发性肺部疾病、胸膜疾病、心包钙化等。主要征象包括以下3点。①肺部表现：肺血增多，肺门血管影增粗，周围肺血管纤细稀疏。②右心房、右心室肥大。③肺动脉段突出。

胸部CT检查有助于了解以下情况：①了解有无间质性肺疾病及程度。②肺及胸腔有无占位。③肺血管有无占位。④主肺动脉及左右肺动脉淋巴结有无挤压。

CTPA是诊断肺血管病的重要检查手段，对制定CTEPH的治疗方案也非常重要，可为肺动脉血栓内膜剥脱术（pulmonary thromboendarterectomy，PEA）提供影像学依据。CTEPH常见的CTPA征象包括肺动脉完全阻塞，肺动脉内条带影、网状充盈缺损，以及肺动脉管壁不规则增厚等。

MRI作为一种独特的非侵入性检查方法已用于肺动脉高压的评价。在肺动脉高压和肺血管阻力增高的患者，螺旋-回声成像时近端肺动脉内MRI信号增强与肺血管阻力的增加相关性良好。在肺动脉高压的患者速度成像可显示肺动脉扩张及肺血流方式的显著变化。

核素肺通气/灌注（V/Q）显像是判断PH患者是否存在肺动脉狭窄或闭塞性病变（包括栓塞性疾病等）的重要检查手段。如果存在呈肺段分布的灌注缺损且与通气显像不匹配，则需要考虑肺动脉狭窄/闭塞性病变的可能性。PAH的肺V/Q显像可能正常，也可能存在非肺段性灌注缺损。

923. 肺动脉高压患者的超声心动图有哪些异常表现？

超声心动图是筛选肺动脉高压最重要的无创方法。有些患者只有在运动时才发生肺动脉压升高，因此对有危险因素的患者应进行运动负荷超声心动图检查。超声心动图可发现：①有无心脏畸形、大血管畸形。②右心室舒张期内径扩大。③右室前壁及室间隔增厚。④根据肺动脉瓣反流束频谱或右心房反流束频谱估测肺动脉压。

924. 肺动脉高压的右心导管检查有何异常表现？

右心导管检查（right-sided heart catheterization，RHC）是诊断和评价PH的金标准，通过RHC可获得血流动力学数据，包括右房压、右室压（收缩压、舒张压和平均压）、肺动脉压力（收缩压、舒张压和平均压）、肺动脉楔压（pulmonary artery wedge pressure，PAWP）、心输出量、混合静脉血氧饱和度（oxygen saturation inmixed venous blood，SvO）和PVR等，还可同时进行血管扩张试验判断重症肺高压是否可逆及进行肺动脉造影。

WHO规定静息状态下肺动脉平均压＞25mmHg（3.3kPa），运动过程中肺动脉平均压＞30mmHg（4.0kPa），即为肺动脉高压。

诊断肺动脉高压时，如肺毛细血管楔压＜15mmHg，推荐使用带有球囊的漂浮导管完成右心导管检查。

925. 肺动脉高压按肺动脉压力升高的程度如何分类？

根据静息时平均肺动脉压（MPAP）的水平可分为轻度PAH（26～35mmHg）、中度PAH（36～45mmHg）和重度PAH（＞45mmHg）。

超声心动图（UCG）为无创性检查，操作方便，是临床监测PAH最常用的方法。UCG根据三尖瓣的反流速度估测肺动脉收缩压（PASP）。PASP比MPAP高30%～50%，根据PASP可分为轻度PAH（40～55mmHg）、中度PAH（55～75mmHg）和重度PAH（＞75mmHg）。

926. 世界卫生组织对肺动脉高压如何进行功能评级？

根据肺动脉高压的轻重，其功能分级可分为4级。

（1）Ⅰ级：体力活动不受限，活动后无气短、乏力、胸闷等。

（2）Ⅱ级：体力活动轻度受限，休息时无不适，但日常体力活动后有气短、乏力、胸闷、黑蒙等。

（3）Ⅲ级：体力活动明显受限，休息时无不适，但日常轻微活动可有气短、乏力、胸痛、近乎晕厥等。

（4）Ⅳ级：不能做任何体力活动，有右心衰的征象，休息时可有气短、乏力等，任何体力活动后都可出现或加重症状。

927. 什么是急性血管反应试验？对肺动脉高压治疗有何意义？

对于各类肺动脉高压患者，尤其是特发性肺动脉高压患者，肺血管痉挛可能参与了肺动脉高压的形成。急性血管反应试验是筛选肺动脉高压患者是否存在肺血管痉挛的有效手段。急性血管反应试验是利用右心导管技术，在监测肺动脉高压患者血流动力学的情况下进行的短期药物试验，以预测患者是否对长期的扩血管治疗有效，并证实不会发生体循环低血压或右房压升高的情况，常用的药物及方法见表8-6。

欧洲心脏病学会（ESC）和美国胸科医师学会（ACCP）发表的相关诊治指南指出，急性血管反应试验阳性标准为mPAP下降值＞10mmHg，mPAP绝对值下降至40mmHg，且心输出量保持不变或增加。但有学者发现，在急性血管反应试验时，部分患者肺血管阻力和PAP的变化无法达到现行指南标准，但均可达到较用药前下降20%以上的传统标准，上述患者同样可从长期钙通道阻滞剂治疗中获益。

急性血管反应试验阳性，提示肺循环内有相当多的小肺动脉处于痉挛状态。最近研究证实，对于试验结果阳性的患者，使用钙离子拮抗剂治疗可以使预后得到显著的改善。另外，首次入院进行急性血管反应试验后总肺阻力指数下降＞50%的患者比反应较低的患者预后好。由于以上原因，在为患者进行第一次右心导管检查时，评价急性血管反应试验就显得非常重要。急性血管反应试验可用于识别肺血管床的急性反应，但它无法确定该反应是否随时间而改变。约半数阳性反应者能从长期钙通道阻滞剂治疗中获益，表现为特发性肺动脉高压患者接受钙通道阻滞剂单药治疗数月后，纽约心脏病学会（NYHA）心功能分级能维持在Ⅰ～Ⅱ级，且血流动力学指标接近正常。急性血管反应试验阳性者预后较好，且基础病情也常较无反应者轻。

表8-6　急性血管反应试验药物及使用方法

药物	使用方法	半衰期	剂量范围	剂量调整方法
依前列醇	静脉注射	3分钟	2～12ng/（kg·min）	每10分钟增加2.0ng/（kg·min），直到靶剂量
腺苷	静脉注射	5～10秒	50～350μg/（kg·min）	每2分钟增加50μg/（kg·min），直到靶剂量或出现不能耐受的不良反应
一氧化氮	吸入	15～30秒	10～20ppm	持续吸入5分钟
伊洛前列素	吸入	30分钟	20μg	持续吸入10～15分钟

928. 什么是六分钟步行试验？

六分钟步行试验（6MWT）是评价肺动脉高压患者活动耐量的重要方法，推荐每个住院的肺动脉高压患者，都要进行该试验。而且在西方国家的肺动脉高压治疗中心，第一次入院的肺动脉高压患者均在治疗前完成此项试验，且试验结果与预后相关。

六分钟步行试验方法就是在平坦的地面划出一段长达30.5米（100英尺）的直线距离，两端各置一标志。患者在期间往返运动，速度由自己决定，检测人员每2分钟报时一次，并记录患者可能发生的不适（气促、胸闷、胸痛）。如患者不能坚持可暂停试验或中止试验。6分钟结束后计算其步行距离。根据计算结果将其肺功能分为4级：1级为小于300米；2级为300～374.9米；3级为375～449.5米；4级为大于450米。一般情况下3～4级接近正常或达到正常。

929. 肺动脉高压肺活检的病理分级有哪些？

肺动脉高压患者进行肺活检，为评价肺血管结构改变提供重要的术前及预后资料。关于肺动脉高压的病理分级主要有两种分类方法：Heath和Edwards病理分级或Reid和Rabinobitch病理分级。

Heath和Edwards将肺动脉的小血管病变依次分以下为六级。

（1）中膜平滑肌增厚。

（2）内膜有平滑肌细胞增殖。

（3）内膜增厚和纤维化，使许多小动脉梗塞。

（4）血管扩张和血管丛样改变，后者为栓塞中的内皮细胞增生形成的复通的微血管。

（5）除血管丛样改变外，有血管瘤样、海绵样病变，内膜透明变性。

（6）有坏死性动脉炎。

前三级病变往往是可以恢复的。

Reid和Rabinobitch根据肺活检组织及临床血流动力学进展，将不同时期肺血管床生长及再塑的变化分为以下三期。

（1）一期（A级）：周围小动脉有异常肌肉组织增殖以及正常肌性血管有轻度血管壁增厚，血管壁厚小于正常的1.5倍。这种变化是慢性高血流量和高压力对血管壁牵张刺激使平滑肌细胞增生及肥厚所致。

（2）二期（B级）：肌肉组织进一步增生及肥厚。轻二期中层壁厚为正常的1.5～2倍，此时肺动脉压力已有升高。重二期中层壁厚为正常的2倍以上，肺动脉压力达体循环压的50%。血管壁因肌细胞肥厚、肌细胞增生和细胞外基质蛋白增加而增厚。

（3）三期（C级）：除以上改变外，血管数量减少，血管变细，肺循环阻力增加。若血管较正常减少50%以上（严重三期），肺血管阻力将明显增加。因为新生血管不能正常发生以及部分血管发生退变。

930. 肺动脉高压与结缔组织病的关系如何？

结缔组织病是引起肺动脉高压的常见原因之一，几乎所有类型的结缔组织病均可并发肺动脉高压，肺动脉高压是结缔组织病（CTD）的严重并发症之一，其起病隐匿、临床表现缺乏特异性、早期诊断困难、治疗效果不佳。尽管目前治疗手段已极大改进，PAH仍是CTD死亡的重要因素之一，因此越来越受到风湿免疫学界的重视。易合并PAH的常见CTD包括SLE、SSc、混合性CTD及SS等。

931. 肺动脉高压与系统性硬化症的关系如何？

SSc是一种罕见的自身免疫性疾病，涉及多器官及系统，在我国发病率较类风湿关节炎和系统性红斑狼疮低，主要死因曾是肾功能不全，但随着血液净化的普及，肾功能不全导致的死亡明显下降，SSc相关的肺动脉高压（SSc-PAH）是SSc人群发病和死亡的主要原因之一，PAH在SSc中的发病率为10%～30%，且诊断具有挑战性，这些患者通常有许多并存的肺部和心脏合并症。

北京协和医院SSc相关PAH单中心研究发现，毛细血管扩张和胃食管反流病亦是SSc相关PAH的危险因素，抗U1RNP抗体阳性、血清IgA水平和FVC占预计值百分比/DLCO占预计值百分比比值升高与SSc相关PAH显著相关。鉴于SSc-PAH的预后不良，并且据报道早期治疗可提高生存率，因此早期识别、诊断和治疗干预至关重要。识别危险因素可以帮助临床医生对患者进行适当的分层，并密切监测高危人群。已经提出了几种临床特征和血清学标志物作为与SSc-PAH发展相关的危险因素：局限性硬化症、抗着丝点抗体阳性、疾病起病年龄较大、严重的雷诺现象、抗U1RNP抗体、B23抗体阳性等。

932. 肺动脉高压与系统性红斑狼疮的关系如何？

肺动脉高压是SLE重要的心血管并发症及死亡原因。由于各种研究中研究人群、研究方法以及诊断标准的差异，在SLE患者中，PAH的患病率为0.5%～17.5%，SLE-PAH以女性多见，男女比例约为1∶14，年龄约为35.5岁，从SLE诊断至发展为PAH约10.7年。SLE-PAH是中国最常见的CTD-PAH，占50%，因此，关注SLE-PAH意义重大。

PAH可继发于肺间质纤维化、心脏瓣膜病变和血栓栓塞，特别是伴有抗磷脂抗体阳性的患者。PAH发生在狼疮急性活动时多由血管病变引起。在病变发展的不同阶段，PAH的发生率也有所变化。SLE发展到PAH的危险因素包括狼疮活动、雷诺现象、RF阳性和内皮素

（ET1）水平升高等。

933. 肺动脉高压与雷诺现象的关系如何？

10%～14%的PAH患者合并雷诺现象。雷诺现象是CTD继发PAH常见的一个表现，可发生于83%的CTD继发PAH患者，绝大多数为女性，尤其在继发性PAH中，雷诺现象的出现更倾向于有较高肺动脉收缩压者，故雷诺现象可作为严重PAH的一个标志。

934. 结缔组织病相关性肺动脉高压的病因是什么？

CTD相关性PAH的病因迄今尚不明确，其发病机制可能与以下因素有关：①肺血管痉挛收缩如雷诺现象，在受到寒冷、缺氧等刺激时，引起肺小动脉痉挛，肺血管阻力增加，此虽为可逆性病变，但反复肺血管痉挛收缩导致肺组织缺氧损伤。②肺小动脉管壁内膜及中层纤维化增厚，导致管腔狭窄。③严重肺间质纤维化，导致肺血管床减少。④肺小动脉栓塞，尤其当存在抗磷脂抗体时。⑤肺小血管炎。⑥在局部影响肺动脉张力的血管活性介质紊乱，如血栓素A2（收缩血管）与前列环素（扩张血管）比例失衡。

不同CTD中PAH具体发病机制可能各不相同，如部分SSc的PAH与雷诺现象有关，并未合并肺间质性疾病，说明肺血管痉挛收缩及管壁内膜中层增厚在SSc继发PAH发病机制中起重要作用；而多发性肌炎/皮肌炎（DM/PM）的PAH多与肺间质性疾病有关，与雷诺现象无明显相关；SS及SLE中，除小血管痉挛、内膜增厚等因素，肺小血管炎亦起一定的作用，PAH发生在SLE急性活动时多由血管病变所致。

935. 结缔组织病相关性肺动脉高压的临床表现有哪些？

CTD相关性PAH早期无特异性临床表现，故早期诊断比较困难，至少1/5患者从症状出现至确诊时间超过2年。部分PAH患者早期可能仅表现为基础疾病相关症状，当肺动脉压明显升高时可出现右心功能衰竭症状。PAH最常见的症状为活动后气促，其他症状包括乏力、头晕、胸痛、胸闷、心悸、黑朦、晕厥等，合并严重右心功能不全时可出现下肢水肿、腹胀、胃纳差、腹泻和肝区疼痛等。部分患者因肺动脉扩张引起机械压迫症状（如压迫左喉返神经引起声音嘶哑，压迫气道引起干咳，压迫左冠状动脉主干导致心绞痛等）。少数患者可因肺动静脉畸形破裂或代偿扩张的支气管动脉破裂引起咯血。由于肺动脉高压的症状出现晚而且又无特异性，往往被所伴发的其他疾病如肺纤维化等引起的症状所掩盖，待表现明显时常已发展至肺源性心脏病，失去良好的治疗时机。

936. 对于结缔组织病患者诊断肺动脉高压有帮助的血清学检查有哪些？

（1）凝血酶调节蛋白（thrombomodulin，TM）：又称血栓调节素，是一种跨膜糖蛋白，其可溶形式可以作为内皮细胞受损伤的标志物之一，是血管内皮细胞在炎症及缺氧状态下，代谢失衡致血管痉挛、相应组织缺血缺氧，水解释放产生的具有不同长度的血栓调节蛋白胞外部分的可溶性片段。其与各系统疾病有着密切的联系。有研究发现SSc相关PAH患者血清可溶性血栓调节素（sTM）平均水平明显高于无PAH组及健康对照组，因此SSc患者TM水平增高应注意PAH。

（2）内皮素（endothelin，ET）：不仅存在于血管内皮，也广泛存在于各种组织和细胞中，是调节心血管功能的重要因子，对维持基础血管张力与心血管系统稳态起重要作用。内皮素-1是一种作用强，持续时间长的血管收缩物质。内皮素-1不仅可作用于肺血管的内皮细胞、平滑肌细胞、成纤维细胞，参与肺动脉高压的发生，还可通过参与炎性反应与异常免疫反应，线粒体代谢异常等过程，在PAH的发病机制中发挥重要作用。

（3）抗心磷脂抗体（anticardiolipin antibodies，ACA）：伴有PAH的MCTD和SSc患者中血清IgG型ACA明显高于无PAH者。ACA是反复的血栓、栓塞发病中的一个重要因素，因此，ACA的出现对由于肺动脉血栓栓塞引起的PAH有一定致病意义。

（4）抗内皮细胞抗体（antiendothelial cell antobodies，AECA）：有研究表明，有PAH的SLE患者血清中IgG、IgM型AECA效价（ELISA法）明显高于无PAH者，同样结果亦见于指血管炎患者；IgG-AECA在有雷诺现象者，IgM-AECA在有浆膜炎者均高于无相应表现者，因此AECA可能参与SLE血管损伤发病机制，而SLE中PAH的发生与指血管炎、雷诺现象及浆膜炎均有关联，故PAH可能是血管损伤的肺部表现。因此，AECA在某种程度上可作为CTD并发PAH的一个预示指标。

（5）抗拓扑异构酶抗体：抗拓扑异构酶Ⅰ抗体（抗Scl-70抗体）阳性是SSc发生PAH的一个重要高危因素。抗拓扑异构酶-Ⅱα在21.7%的患者血清中出现，并与PAH的发生有关，如果有HLA-B35同时出现，则发生PAH的危险性增加。

（6）血管紧张素-1转换酶（angiotensin I-converting enzyme，ACE）：ACE活性在MCTD伴PAH中有高于无PAH者的倾向，故认为ACE活性可能与MCTD者发生PAH有关。

（7）抗U1RNP抗体：抗U1RNP抗体常出现于SSc尤其是伴有PAH的SSc患者，伴有PAH的SLE患者也可出现抗U1RNP抗体。

综上所述，自身免疫过程可能参与PAH的发生，但关于这方面的研究还有待继续深入和证实。

937. 如何全面评估结缔组织病相关肺动脉高压的病情严重程度？

CTD相关PAH的病情评估旨在确诊PAH后评估CTD的病情PAH的严重性，从而获得患者病情的严重程度和可逆性的整体判断，以指导相应的治疗策略的选择。同时，在随诊中连续评估CTD相关PAH病情的变化趋势，以判断PAH的进展风险，从而指导相应的治疗方案的调整。

（1）CTD的评估：首先需确定原发病是否处于疾病活动状态，脏器受累是否存在可逆性，应针对不同风湿免疫病进行全面评估。CTD病情活动性的评估目前主要依据不同CTD公认的整体疾病活动性评估体系及针对主要受累器官的评分方法，如SSc的皮肤改良Rodnan评分，SLE疾病活动指数（SLEDAI）和不列颠群岛狼疮评估组评分（BILAG），欧洲抗风湿免疫性疾病联盟SS疾病活动度指数（ESSDAI）。临床医生对病情整体评估（PGA）往往是风湿免疫科医生最终的评判，通常PGA＜1分表示CTD病情处于临床相对缓解状态，而PGA评分增加0.3分提示病情有活动表现。

（2）PAH的评估：因目前尚无单独指标能准确判判断PAH病情和预后评估，故需联合多项临床指标进行评估。应针对PAH进行功能评估、影像学评估、血清学标志物评估、血流动力学评估及生活质量评估，目前常用的为简化版PAH危险分层量表（表8-7）。

表8-7 简化版PAH危险分层量表

预后因素	低危	中危	高危
WHO功能分级	Ⅰ级、Ⅱ级	Ⅲ级	Ⅳ级
6分钟步行距离	＞440m	165～440m	＜165m
血浆BNP/NT-proBNP水平或RAP	BNP＜50ng/L，NT-proBNP＜300ng/L 或RAP＜8mmHg	BNP 50～300ng/L，NT-proBNP 300～1400ng/L	BNP＞300ng/L，NT-proBNP＞1400ng/L
血流动力学指标	CI≥2.5L·min^{-1}·m^{-2}, SO_2＞65%	或RAP 8～14mmHg CI 2.0～2.4L·min^{-1}·m^{-2}, SO_2 60%～65%	或RAP＞14mmHg CI＜2.0L·min^{-1}·m^{-2}, SO_2＜60%

注：低危为至少符合三项低危标准且不具有高危标准；高危为符合两项高危标准，其中包括心指数（CI）或混合静脉血氧饱和度（SO_2）；中危为不属于低危和高危者均属于中危；PAH为肺动脉高压；WHO为世界卫生组织；BNP为利钠肽；NT-proBNP为N末端B型利钠肽原；RAP为右心房压。

 结缔组织病并发肺动脉高压的治疗原则和目标是什么？

CTD相关PAH的治疗原则是早期、个体化治疗，最大限度地延缓疾病进展、降低器官损害，最终延长患者生存期、提高生活质量、改善预后。治疗目标应是CTD和PAH“双重达标”。

（1）CTD病情缓解：以PGA＜1分表示CTD处于临床缓解状态。以3种常见CTD为例，SLE低疾病活动度为SLEDAI≤4分，BILAG各系统评分为C级、D级、E级，PGA＜1分，泼尼松≤7.5mg/d，未使用免疫抑制剂；SLE临床缓解为SLEDA＝0分，PGA＜0.5分，仅用抗疟疾药物。SS低疾病活动度为ESSDAI＜4分；SS治疗目标为ESSDAI降低≥3分。SSc虽无确切的活动性评估体系，但短期内无进展性皮肤或肺纤维化病变或血管病变（指端溃疡、PAH）可作为治疗目标。同时有研究显示，SLE相关PAH亦可能存在不同临床亚型，根据临床特征和疾病活动度可考虑分为血管病型和血管炎型，两者预后存在一定差异，治疗策略可能会有所不同。

（2）PAH临床达标：即根据简化版PAH危险分层量表评估患者处于低危状态。需特别指出，虽然SLE、SS及SSc的疾病活动性评分均未将PAH纳入评估，但不能片面地将PAH完全隔离出来，应将PAH作为CTD系统受累的一部分进行全面的综合评估，在临床实践中进行个体化治疗。

强化免疫抑制治疗有助于CTD相关PAH病情改善。应根据CTD类型、疾病活动度、病程、受累器官及严重程度制订个体化的免疫抑制治疗方案。炎症反应导致的肺血管损伤在PAH发病机制中起重要作用。在疾病早期和病情活动者，尤其是SLE或混合性CTD相关PAH患者中，使用大剂量糖皮质激素联合免疫抑制剂抗炎诱导缓解治疗可有效控制甚至“治愈”PAH。免疫抑制剂可考虑环磷酰胺、吗替麦考酚酯、钙调蛋白抑制剂等作用较强的药物，其中环磷酰胺治疗CTD相关PAH拥有最多的循证医学证据，建议结合患者原发病类型及脏器受累情况进行个体化选择。对病程长、CTD病情稳定的患者，建议维持缓解期的免疫抑制治疗，即小剂量糖皮质激素，以及能长期应用的免疫抑制剂，如吗替麦考酚酯、硫唑嘌呤、甲氨蝶呤或羟氯喹等药物。对SSc相关PAH患者，目前的研究均显示糖皮质激素和免疫抑制剂不能改善患者症状、血流动力学及预后。因此，是否加用糖皮质激素和免疫抑制剂，建议根据SSc疾病分期及其他脏器受累情况决定。有个案报道，经充分积极的免疫抑制治疗后SLE病情完全缓解，PAH亦可能呈现可逆性改变。CSTAR关于SLE相关PAH的多中心前瞻性队列研究结果显示，经强化免疫抑制治疗能更早实现PAH达标，且长期预后显著改善。SS相关PAH患者亦可通过强化免疫抑制治疗获益，提示部分CTD相关PAH患者可通过强化免疫抑制治疗获益，甚至逆转病情。

939. 结缔组织病相关肺动脉高压的一般与基础治疗包括哪些？

建议CTD相关PAH治疗时重视针对PAH的一般与基础治疗，包括严格避孕、康复锻炼、预防感染、心理支持，以及利尿、吸氧、强心、抗凝等治疗。

（1）一般治疗及日常注意事项。①严格避孕：PAH患者妊娠期病死率显著升高，CTD患者多数为育龄期女性，应嘱患者严格避孕。含有性激素的避孕药物存在增加血栓风险，通常推荐工具避孕的方式。若妊娠期间确诊为CTD相关PAH，应尽快终止妊娠，坚持继续妊娠者，必须尽快转至CTD相关PAH诊治中心进行全面评估和调整治疗。②康复锻炼：病情相对稳定的CTD相关PAH患者应进行适度运动和康复训练，有助于提高运动耐量、心肺功能和改善生活质量。建议在有经验的心脏或呼吸病中心接受康复训练，运动以不引起明显气短、眩晕、胸痛为宜。③预防感染：CTD患者固有的免疫缺陷及长期使用激素、免疫抑制剂，需重视感染及其对加重病情的危害，平衡免疫抑制治疗的强度，并定期进行流感疫苗、肺炎疫苗及其他灭活疫苗的接种。④心理支持：CTD相关PAH患者易产生不同程度的焦虑和/或抑郁状态，应充分考虑并评估患者的精神心理状态，鼓励家属给予心理支持，教育患者及家属应坚定治疗信心，避免悲观和放弃治疗的情绪，积极配合诊治。必要时请专科医生进行干预和疏导。⑤出行：对WHO心功能分级Ⅲ～Ⅳ级或动脉血氧分压＜60mmHg者应避免缺氧条件的旅行（如海拔＞2500m的高原、飞行、潜水）。

（2）基础治疗。①利尿：CTD相关PAH患者出现失代偿右心衰竭往往合并水钠潴留，表现为中心静脉压升高、肝淤血、腹水和外周水肿，利尿剂可有效改善上述症状。常用利尿剂包括襻利尿剂和醛固酮受体拮抗剂。应用利尿剂时应监测肾功能和血生化指标，避免出现电解质紊乱和血容量下降引起肾前性肾功能不全。临床中对容量不足，尤其RHC测定右心房压偏低，超声心动图提示左心室严重受压且血压偏低者，应谨慎使用利尿剂。②吸氧：有研究证实，对PAH患者，长期氧疗有助于降低mPAP和PVR，当外周静脉血氧饱和度＜91%或动脉血氧分压＜60mmHg时建议吸氧，使动脉血氧分压维持在60mmHg以上。特别是针对CTD合并ILD者，长期氧疗对患者有益。③地高辛：地高辛可增加心脏收缩力，改善PAH患者心输出量，控制心室率，但长期疗效尚不清楚。④铁剂：铁缺乏在PAH患者中较为普遍，尤其是CTD相关PAH患者，其可使CTD相关PAH患者运动耐量下降，病死率增加。铁缺乏的病因考虑PAH存在铁代谢障碍，同时长期慢性炎症亦是重要原因之一，严重者会出现缺铁性贫血。建议在随诊中常规监测，必要时使用补铁药物加以纠正。⑤抗凝：口服抗凝药物在CTD相关PAH治疗中的风险-获益比尚不明确，应评估患者血栓风险程度后制定抗凝策略。CTD患者核素肺通气/灌注显像提示存在中、高度可疑肺栓塞，尤其是合并抗磷脂抗体阳性的患者，建议口服维生素K拮抗剂长期抗凝，国际标准化比值（INR）目标为2.0～3.0。新型口服抗凝药在CTD相关PAH中的作用尚不明确。⑥钙离子拮抗剂（CCBs）：只有急性血管反应试验阳性的特发性PAH患者才可能从CCBs治疗中获益，而急性血管反应试验阳性的CTD相关PAH患者接受CCBs治疗获益情况不明确。如使用CCBs，需每3个月评估治疗反应，对疗效不佳的患者应逐渐减量至停用。

940. 如何选择结缔组织病相关肺动脉高压的靶向药物？

推荐CTD相关PAH患者根据PAH危险分层决定靶向药物单药或联合治疗，并在规律随访过程中根据PAH危险分层调整治疗方案，最终实现“低危状态”。

靶向药物极大改善了PAH患者的预后，现有的靶向药物主要包括内皮素受体拮抗剂（ERAs）、前列腺环素类似物（PGs）、前列环素IP受激动剂、5型磷酸二酯酶抑制剂（PDE-5i）、鸟甘酸环化酶激动剂，除作用于肺血管平滑肌细胞抑制收缩外，亦有拮抗平滑肌细胞增殖、改善血管内皮细胞功能的作用，已证实所有靶向药物可单独或联合治疗尚未达标的CTD相关PAH。目前在我国有PAH注册适应证的药物已扩至7种，包括波生坦、安立生坦、马昔腾坦、伊洛前列素、曲前列尼尔、司来帕格和利奥西呱。包括马昔腾坦治PAH Ⅲ期临床研究（SERIPHIN研究）、司来帕格治疗PAH Ⅲ期临床研究（GRIPHON研究）、安立生坦和他达拉非起始联合治疗PAN的临床研究（AMBITION研究）在内的大部分靶向药物治疗PAH的Ⅱ/Ⅲ期临床研究均纳入相当比例的CTD相关PAH患者，且在CTD相关PAH亚组分析中，CTD患者特别是SSc患者均可显著获益。国际上已批准西地那非、他达拉非、伐地那非等5型磷酸二酯酶抑制剂用于PAH的治疗，尽管我国暂无PAH适应证，但由于其疗效可靠、价格相对低廉，已在国内广泛使用（表8-8）。

表8-8 PAH靶向药物的类型、推荐用法和不良反应

药物	适应证	推荐用法/成人用法	不良反应
内皮素受体拮抗剂			
波生坦	PAH	口服，62.5～125mg，2次/日	转氨酶升高、外周水肿、贫血
安立生坦	PAH	口服，5～10mg，1次/日	头痛、外周水肿、贫血
马昔腾坦	PAH	口服，10mg，1次/日	
前列环素类似物			
伊洛前列素	PAH	雾化吸入，每次10～20μg，每日吸入6～9次，需特殊雾化装置	面部潮红、低血压、咳嗽、头痛
曲前列尼尔	PAH	需滴定，皮下输注和静脉持续泵入；起始1.25ng/（kg·min），可逐渐增至20～40ng/（kg·min）	注射部位疼痛、头痛、消化道症状
贝前列素	暂无	口服，40～120μg，4次/日	头痛、面色潮红
前列环素受体激动剂			
司来帕格	PAH	需滴定，口服；200μg，2次/日，每周增加200μg至耐受剂量，最大剂量1600μg，2次/日	头痛、消化道症状、下颌疼痛

续 表

药物	适应证	推荐用法/成人用法	不良反应
5型磷酸二酯酶抑制剂			
西地那非	暂无	口服，20～80mg，3次/日	面部潮红、视觉障碍
他达那非	暂无	口服，10～40mg，1次/日	潮热、肌痛
伐地那非	暂无	口服，5～10mg，2次/日	潮热、肌痛
鸟甘酸环化酶激动剂			
利奥西呱	PAH和CTEPH	需滴定，口服，1mg，3次/日起始，每2周增加1次，每次增加0.5mg，逐渐增量至最大可耐受剂量，最大剂量2.5mg，3次/日	低血压、消化道症状、头痛

注：PAH为动脉型肺动脉高压；CTEPH为慢性血栓栓塞性肺动脉高压。

PAH靶向药物联合治疗包括序贯联合治疗和起始联合治疗两种策略。近年发布的关于PAH靶向药物治疗的多项随机对照临床试验结果显示，序贯联合治疗和起始联合治疗均可显著减少PAH患者临床恶化事件的发生。因此，除PAH危险分层为低危的患者、老年患者和疑诊肺静脉闭塞病/肺毛细血管瘤病患者，危险分层为中危或高危的患者均推荐起始联合治疗。随着PAH靶向药物的种类增多，药费的显著减少及医保政策支持，我国CTD相关PAH患者接受联合治疗的比例显著增加，但起始接受联合治疗或接受充分强度联合治疗的患者比例仍非常低。经充分联合PAH靶向药物治疗（至少使用过包括静脉或皮下前列环素类药物在内的联合治疗）仍不佳者，可考虑肺移植或心肺联合移植术。CTD相关PAH患者可以接受器官移植术。有研究显示，SSc相关PAH患者与IPAH患者器官移植后预后相当。但由于CTD相关PAH患者大部分长期应用糖皮质激素和免疫抑制剂，往往处于免疫功能耐受状态，器官移植围术期及术后机会性感染风险显著增加，需加强监测。

（三）风湿免疫病与疫苗接种

941. 患有自身免疫性疾病可以接种疫苗吗？

自身免疫性疾病患者存在细胞及体液免疫功能紊乱，且治疗过程中会服用类固醇激素、免疫抑制剂、生物制剂等药物，处于免疫抑制状态，感染风险增加，已成为自身免疫性疾病患者主要的死亡原因。部分感染性疾病是可以通过接种疫苗进行预防的。在免疫抑制状态下，这些患者的免疫应答受到影响，对比健康人群，自身免疫性疾病患者疫苗应答有不同程度的减弱，但多项研究表明仍可以起到一定的保护作用，患者因感染造成的住院率和死亡率均有下降。接种疫苗可引起自身免疫性疾病的发生或使原有疾病病情加重，但多项研究表明上述情况的发生为小概率事件。因此，自身免疫性疾病患者接种疫苗是有效且安全的。

自身免疫性疾病患者可以接种哪些疫苗？

患者自身免疫性疾病的患者，只要通过治疗后病情稳定是可以接种疫苗的，但是要注意，尽量选择接种灭活疫苗，谨慎使用减毒活疫苗。

（1）以下疫苗为灭活疫苗，可以考虑接种：①流感疫苗应每年接种1次，肺炎球菌多糖疫苗每2~3年接种1次，有感染甲型、乙型肝炎风险的患者可接种1次。②百白破疫苗是灭活疫苗或类毒素疫苗，接种该疫苗需注意：半年内使用过利妥昔单抗的患者建议使用破伤风免疫球蛋白进行被动免疫。如曾经接种过疫苗但已超过5年，应该再接种1次，既往接种史不详的患者，应同时注射破伤风类毒素和百白破疫苗各1次。③狂犬疫苗是灭活疫苗，接受激素和其他免疫抑制剂的自身免疫性疾病患者，建议肌内注射，而不是皮下注射。④脾功能减退或脾切除后的自身免疫性疾病患者推荐接种B型流感嗜血杆菌疫苗、C型脑膜炎球菌疫苗。⑤免疫功能正常的自身免疫病患者可以接种带状疱疹疫苗，但如免疫低下、正服用免疫抑制剂、急性带状疱疹或疱疹后神经痛的患者不推荐接种。⑥人乳头瘤病毒疫苗可以接种。

（2）减毒活疫苗需谨慎接种：卡介菌疫苗为减毒活疫苗，不建议自身免疫性疾病患者接种，尤其是免疫抑制剂治疗患者。脊髓灰质炎疫苗、黄热病疫苗尽量不要接种。CTD合并轻微免疫抑制时，可以接种麻疹疫苗、风疹疫苗、腮腺炎疫苗、带状疱疹疫苗。在妊娠后半期接受生物制剂治疗的母亲所生新生儿前6月龄应避免使用减毒活疫苗。

943. 自身免疫性疾病患者什么情况下可以接种部分疫苗？

根据2021年ACR关于风湿免疫性疾病和肌肉骨骼疾病患者COVID-19疫苗接种指南第3版建议，认为自身免疫性疾病患者与普通人相比，自身免疫性和炎症性疾病（AIIRD）患者发生新型冠状病毒感染的风险更高，感染后住院风险更高，预后更差，因此，推荐AIIRD患者应优先接种新冠疫苗，接种疫苗的益处大于可能的风险。除对已知疫苗成分过敏外，AIIRD患者接种疫苗无其他禁忌。不同版本指南对年龄的要求不同，第5版指南提出5岁及以上的患者均可接种新冠疫苗，但应注意具有生命危险的AIIRD患者疫苗接种应推迟至疾病得到更好的控制之后。有活动性疾病但无生命危险的患者，以及病情稳定或病情活动度低的患者均可接种新冠疫苗，如果病情允许，最好在免疫抑制治疗之前接种第一剂疫苗。但是接种过疫苗的患者有病情复发或疾病恶化的风险，接受免疫抑制治疗的AIIRD患者接种新冠疫苗的预期反应可能在程度和持续时间尚有所减弱，AIIRD患者应按照CDC指南描述的时间接种第二剂疫苗，即使第一季疫苗后出现了相关的非严重不良反应，接种疫苗后仍需按要求注意个人防护，建议AIIRD患者的家庭成员接种新冠疫苗，以利于保护患者。

944. 自身免疫性疾病患者如何选择新冠疫苗？

我国的新冠病毒疫苗包括灭活疫苗、基因重组亚单位蛋白疫苗和腺病毒载体疫苗。新冠灭活疫苗使用非洲绿猴肾（Vero）细胞进行病毒培养扩增，经β丙内酯灭活病毒，保留抗原成分以诱导机体产生免疫应答。重组新冠病毒疫苗（5型腺病毒载体）是将新冠病毒的刺突糖蛋白（S蛋白）基因重组到复制缺陷型的人5型腺病毒基因内，基因重组腺病毒在体内表达新冠病毒S蛋白抗原，诱导机体产生免疫应答。新冠重组亚单位疫苗是将新冠病毒S蛋白手提结合区（RBD）基因重组到中国仓鼠卵巢（CHO）细胞基因内，在体外表达形成RBD二聚体。根据既往同类型疫苗的安全性特点，建议首选接种灭活疫苗，慎重选择重组亚单位疫苗和腺病毒载体疫苗。建议用同一个疫苗产品完成接种。如遇疫苗无法继续供应、受种者异地接种等特殊情况。无法用同一个疫苗产品完成接种时，可采用相同种类的其他生产企业的疫苗产品完成接种。

945. 自身免疫性疾病患者接种新冠疫苗前后是否需调整用药？

自身免疫性疾病患者治疗期间常接受糖皮质激素、DMARDs及生物制剂等治疗，接受免疫抑制治疗的患者对新冠疫苗接种后反应及持续时间均不明显，上述药物是否需调整用药方案有如下建议。①甲氨蝶呤：对于疾病控制良好的患者，应在接种每剂疫苗后停用甲氨蝶呤1周。②JAK抑制剂：接种每剂疫苗后停用JAK抑制剂1周。③阿巴西普（皮下注射）：在接种疫苗前1周与后1周停用阿巴西普，接种第二剂疫苗时无须停药。④阿巴西普（静脉注射）：第一次接种疫苗应于阿巴西普注射4周后进行，接种疫苗后停用阿巴西普1周，即间隔5周，接种第二剂疫苗时无须停药。⑤环磷酰胺（静脉注射）：如可行，可于每次接种疫苗1周后使用环磷酰胺。⑥利妥昔单抗：如患者疾病活动度允许，可于接种第二剂疫苗2～4周后使用利妥昔单抗。⑦羟氯喹、阿普斯特、静脉注射免疫球蛋白、糖皮质激素、柳氮磺吡啶、来氟米特、硫唑嘌呤、TNF-α抑制剂、IL-6R抑制剂、IL-1R抑制剂、IL-17抑制剂、IL-12/IL-23抑制剂、IL-23抑制剂、贝利尤单抗、口服钙调磷酸酶抑制剂，羟氯喹及丙种球蛋白无须调整用药。

946. 其他疫苗可以与新冠疫苗一起接种吗？

在接种新冠疫苗的14日内通常不应接种其他疫苗，因为还没有关于联合接种安全性和效力的数据。但如果认为疫苗接种的益处超过联合接种的不确定风险，则可在较短时间内接种疫苗，如处理伤口时接种含破伤风类毒素的疫苗。

（四）皮肤疾病伴发的风湿状态

947. 什么是结节性红斑？

结节性红斑（erythema nodosum）是一种迟发型超敏反应，最常表现为发生于胫前的红斑性疼痛性结节，典型组织学表现是不伴血管炎的间隔性脂膜炎。

结节性红斑病因比较复杂，一般认为与各种感染，如病毒、链球菌、结核分枝杆菌、真菌、病毒以及药物，如溴剂、碘剂、避孕药、TNF-α抑制剂等引起的血管Ⅲ型超敏反应有关。亦可能是某些疾病如淋巴瘤、白血病、结缔组织病、结节病、炎症性肠病等的一种症状。

948. 结节性红斑的临床表现和组织病理表现是什么？

结节性红斑多见于青年女性，春秋季好发，发病初起往往先有发热，全身不适，伴有肌痛和关节痛，少数还可出现关节红肿，活动受限。随后成批出现对称性或略对称性、疼痛性结节，一般结节略高于皮面，中等硬度，表面热，好发于小腿伸侧。结节持续几天或几星期后逐渐由鲜红变为暗红、紫红，最后变为黄绿色，终至消失，遗留暂时性色素沉着，多不发生溃疡，不遗留萎缩瘢痕，但可反复发作。实验室检查无异常发现。

结节性红斑的组织病理变化主要在真皮中下部和皮下组织的上部。真皮显示中等度的血管周围炎症，皮下组织中可见脂肪小叶纤维间隔水肿，早期以中性粒细胞浸润为主，48小时后以淋巴细胞、组织细胞和浆细胞浸润为主，不伴脂肪坏死。间隔内小血管及中等大小的静脉管壁有炎症表现和内膜增生，管腔可有部分闭塞。

949. 如何诊断结节性红斑？如何鉴别诊断？怎样治疗？

根据小腿胫前对称的疼痛性红斑结节以及组织病理的改变，容易诊断结节性红斑。主要应与硬红斑相鉴别，后者起病慢，结节主要在小腿屈面，为暗红色、核桃大小、质硬，可破溃形成溃疡，慢性病程。

单纯性结节性红斑也应与白塞综合征的结节红斑及系统性血管炎的结节红斑相鉴别，后两者均同时伴有相应的系统性损害。

在治疗上，有明显感染诱因者，予以抗感染治疗。急性发作时应适当休息，抬高患肢以减轻局部水肿，疼痛明显者可内服非甾体抗炎药如扶他林、芬必得等。对皮损广泛、炎症较重、疼痛剧烈患者可应用糖皮质激素治疗。

950. 什么是硬红斑？

硬红斑（erythema induratum，EI），也称结节性血管炎（nodular vasculitis，NV），是一种罕见的以皮下脂肪组织改变为主的炎症性疾病（脂膜炎）。包括3个临床亚型：结核病相关EI（Bazin硬红斑）、与其他疾病或药物相关的EI（Whitfield硬红斑）、特发性EI。EI最常见于成年女性，以红斑、压痛、溃疡程度不等的皮下结节为特征，典型起病部位是小腿后部。组织学上，EI主要表现为小叶性脂膜炎伴坏死，还有混合性肉芽肿浸润伴血管炎。当病情很严重或出现疾病进展，形成溃疡具有特征性。病灶愈合后可能遗留瘢痕。

支持EI诊断的关键特征是：①发病部位在小腿，特别是小腿后方有压痛性红斑结节（伴或不伴溃疡）。②皮肤活检显示小叶性脂膜炎为主要表现，含有淋巴细胞、浆细胞、形成肉芽肿的组织细胞、中性粒细胞和嗜酸性粒细胞的混合性炎性浸润以及血管炎，细菌、分枝杆菌和真菌染色以及培养结果阴性。EI诊断后应进行结核病评估。

治疗上，与其他结核疹一样，结核病相关EI通常对抗结核病治疗有反应。此外，非甾体抗炎药、休息、抬高患肢和加压有助于改善症状。其他治疗建议包括全身性应用糖皮质激素或秋水仙碱、吗替麦考酚酯等。

951. 什么是Sweet综合征？

Sweet综合征又称急性发热性嗜中性皮病（acute febrile neutrophilic dermatosis），主要表现为发热，面颈、四肢有疼痛性隆起性红斑块，外周血中性粒细胞增多，组织学上真皮血管及汗腺周围有密集的中性粒细胞浸润。根据病因将Sweet综合征分为3个亚型：经典Sweet综合征、恶性肿瘤相关的Sweet综合征和药物性Sweet综合征。

952. Sweet综合征有哪些临床表现？

该病多急性起病，以中年以上女性多见，多发于30～60岁，夏秋季好发。皮损好发于面颈、四肢，两侧分布，但不对称。表现为散在性的暗红色斑块，扁平隆起，多呈环形、圆形或卵圆形，有时可融合成不规则形或立体地图形隆起，边界清楚而陡峭，表面可呈乳头状或粗颗粒状，似假性水疱，具有一定特征。少数可呈结节状。重症患者皮损表面也可出现水疱或脓疱，个别出现大疱。有触痛，触之较硬，有的斑块中央部分渐渐消退而有鳞屑与色素沉着。皮损经1～2月可自行消退，不留瘢痕，仅有暂时性色素沉着斑，但易复发。

85%～90%的患者伴有发热，多为弛张热。25%～50%的患者可伴有关节疼痛或关节炎，近端和远端关节均可受累，以大关节为明显，分布不对称，常呈游走性疼痛，关节的X线表现及组织影像与系统性红斑狼疮及白塞综合征相似，可自行消退。肾脏受累者占11% ～ 72%，表现为蛋白尿、血尿及颗粒管型尿，肾活检提示局灶性肾小球系膜细胞增生，部分基底膜增厚及肾间质中性粒细胞浸润。另有32% ～ 79%的患者可见结膜炎、浅表性巩膜炎。实验室检查可见末梢血白细胞总数及中性粒细胞比例增高，ESR增快，抗O、免疫球蛋白、补体测定多为正常。

953. Sweet综合征如何诊断和治疗？

要确诊经典或恶性肿瘤相关的Sweet综合征，既需要满足2个主要标准，还需要满足4个次要标准中的2个。

（1）主要标准：①突发的疼痛性红色斑块或结节。②密集中性粒细胞浸润的组织病理学证据，而无白细胞破碎性血管炎的证据。

（2）次要标准：①发热超过38℃。②伴有基础的血液系统或内脏的恶性肿瘤、炎性疾病或妊娠，或者是发病前有上呼吸道感染、胃肠道感染或疫苗接种。③全身性糖皮质激素或碘化钾治疗反应非常好。④就诊时实验室检查值异常（以下4项中满足3项，ESR＞20mm/h、CRP阳性、血白细胞＞8×10^9/L、中性粒细胞＞70%）。

本病需与下列疾病相鉴别。

（1）持久性隆起性红斑：发病缓慢，无全身症状，皮损不痛，病理为血管炎改变，对糖皮质激素治疗不敏感。

（2）变应性皮肤血管炎：可有发热、疼痛皮疹，但皮疹呈多形性，为斑丘疹、紫癜、血疱、溃疡，对称分布，组织学改变为白细胞碎裂性血管炎。

（3）多形性红斑：皮损为特征性靶形水肿性红斑，红斑中央有水疱或糜烂、结痂，对称分布，组织学上表皮变化明显，真皮血管扩张，其周围主要为淋巴细胞浸润。

在治疗上，糖皮质激素对本病有较好疗效，一般开始用强的松30mg/d，以后逐渐减量至停药。此外，应用雷公藤多苷、氨苯砜、碘化钾、秋水仙碱等治疗亦可获满意疗效。中药复方丹参片及清热凉血药，也有一定效果。

954. 什么是坏疽性脓皮病？

坏疽性脓皮病（pyoderma gangrenosum，PG）在1930年首先由Brunsting描述，是一种慢性、潜行性、疼痛性皮肤溃疡，常伴有溃疡性结肠炎、关节炎和血液病等。可分为4大亚型：经典溃疡型（最常见）、大疱型或“不典型”型、脓疱型及增殖型。

该病病因不明，可能是一种免疫性疾病，因为有报道约半数患者血清免疫球蛋白异常，γ-球蛋白增高或降低，多数患者对结核菌素试验无反应，有人还发现患者血清中存在一种特殊因子，它可抑制患者的免疫功能。此外本病患者常合并其他疾病，如溃疡性结肠炎、类风湿关节炎、白血病、疱疹样皮炎等，这些疾病大多为自身免疫性疾病。

955. 坏疽性脓皮病有哪些临床表现？组织病理表现如何？

坏疽性脓皮病以女性多见，可发生于不同年龄，以30～50岁多见，常伴有溃疡性结肠炎和局限性肠炎，可出现发热，体温38～40℃，轻重不等的关节症状。皮损初起为炎性丘疹、水疱、脓疱或小结节，很快出现中心坏死，形成溃疡，境界清楚，边缘皮肤呈暗紫红色，溃疡边缘的下方组织有潜行性破坏，溃疡底为湿润、溢脓的肉芽面，覆有坏死组织，脓液呈黄绿色，有恶臭味，溃疡中心可不断愈合，同时又不断向四周呈远心性扩大，周围还可出现卫星状排列的紫色丘疹，破溃后与中心部溃疡融合。局部疼痛明显，痊愈后留下肥厚性或萎缩性瘢痕。皮损好发于下肢、臀部或躯干，也可发生在创伤的部位，尤其是注射部位。

该病的组织病理表现为溃疡区表皮缺如，真皮上部有坏死，可见急性炎症浸润，真皮下部有淋巴细胞、组织细胞、浆细胞及慢性炎性细胞浸润，细胞浸润可深达皮下组织。在坏死区下方，小血管呈明显的血管炎，在血管周围有肉芽肿性反应。

956. 如何诊断和治疗坏疽性脓皮病？

诊断需要至少满足主要标准和4个次要标准。

（1）主要标准：溃疡边缘活检显示中性粒细胞浸润。

（2）次要标准：①排除感染。②病态反应性。③炎症性肠病或炎性关节炎的个人史。④迅速形成溃疡的丘疹、脓疱或水疱的病史。⑤溃疡部位存在周围发红、潜行性边缘和压痛。⑥多发性溃疡（至少有一个发生在小腿前侧）。⑦愈合的溃疡部位形成筛状或“皱纸样”瘢痕。⑧开始使用免疫抑制药物的1个月内溃疡变小。

在治疗上，应积极治疗原发性内在性疾病。抗生素对治疗溃疡继发细菌感染有效，糖皮质激素疗效较好，可单独应用或合并免疫抑制剂如硫唑嘌呤、环磷酰胺等。此外还可选用柳氮磺吡啶、氨苯砜、氯苯吩嗪、雷公藤等。注意加强全身支持疗法如高蛋白饮食、输血浆等。局部溃疡外用抗生素软膏、溃疡油纱，清除脓痂。

957. 什么是红斑性肢痛症？

红斑性肢痛症（erythromelalgia）为一种少见的阵发性血管扩张性疾病，发病位置可在一侧或两侧手足，主要发生于两足，其特征是阵发性潮红、灼热、疼痛、皮温增高。

该病病因不明，一般认为与调节血管运动的自主神经功能紊乱有关，亦有人认为是血小板介导的小动脉炎症反应和血栓形成所致。可分为原发性和继发性两种，原发者病因不明，可能与温热刺激导致5-羟色胺、前列腺素等炎症介质增加有关；继发性者可伴发于真性红细胞增多症、血小板增多症、高血压、糖尿病、痛风、SLE等。

958. 红斑性肢痛症有哪些临床表现？

本病多发于中年或中年以上男性，原发性患者年龄较轻。临床表现为足底、足趾发红，肿胀，疼痛，烧灼感明显。夜间常因足部温暖而发生剧痛，将双足暴露在被外或用冷水浸足，或将患肢抬高，疼痛可减轻或缓解。阵发性发作，可持续数分钟或数小时，乃至数日，多因周围温度增高或运动而激发，可持续多年。继发性患者可发生溃疡和营养障碍，以及阻塞性动脉疾病。

959. 如何诊断和治疗红斑性肢痛症？

根据肢端阵发性皮肤潮红、灼热、疼痛、皮温增高、遇冷减轻等特点，一般诊断不难，但需与雷诺现象和雷诺病、肢端青紫症、冷球蛋白血症等区别。本病发作时皮温升高，用阿司匹林治疗有效可有助于鉴别诊断。

在治疗上，首先应查明有无伴发疾病，尽可能对潜在疾病进行治疗。发作时可用冷却方法，如冰块、冷水湿敷来缓解症状。口服小剂量阿司匹林每日0.3g可使症状明显减轻。此外还可选用非甾体抗炎药如扶他林25mg每日3次，芬必得0.3g每日二次，苯噻啶、美西麦角等。清热解毒、活血止痛中药以及针灸治疗也有一定疗效。

960. 什么是网状青斑？临床表现及治疗原则是什么？

网状青斑是一种动脉痉挛性疾病。真皮小动脉痉挛使毛细血管及小静脉扩张，血流缓慢，血管内缺氧，皮肤出现青紫色网状斑纹。其原因很多，有先天性、特发性、继发性及对冷的生理反应等。继发者的基础疾病有：结缔组织病（如系统性红斑狼疮、类风湿关节炎、皮肌炎、风湿热）及血液系统疾病、血管性疾病等。

本病多见于青年女性，好发于足、下肢。皮肤上出现青紫色网状斑纹，斑纹间皮肤正常或苍白，一般无自觉症状。

治疗原则：轻型者注意保暖，可不必治疗。继发性者治疗基础疾病。可使用降压、扩张血管、抗纤溶等制剂，如复方丹参、烟酸、硝苯地平等。

961. 什么是荨麻疹性血管炎？临床表现和组织病理表现如何？

荨麻疹性血管炎（urticarial vasculitis，UV）在1973年首先由Mc.Duffie报道，其特征是皮肤持续风团，伴有腹部不适、关节炎、低补体血症等。根据补体水平及有无特定的全身性表现，分为低补体血症性荨麻疹性血管炎综合征（HUVS）和低补体血症性荨麻疹性血管炎（HUV）。HUVS是自身免疫性疾病，表现为至少6个月的荨麻疹伴低补体血症，同时存在多种全身性表现，全身性表现通常包括：关节炎或关节痛、轻微肾小球肾炎、葡萄膜炎或巩膜外层炎、复发性腹痛。HUV指患者具有UV和低补体血症，但不满足HUVS诊断标准。一般而言，HUV患者有皮肤疾病，但基本没有全身性表现。

白细胞破碎性血管炎（leukocytoclastic vasculitis，LCV）是其典型病理改变。具体表现为内皮细胞损伤和肿胀，受累部位通常为毛细血管后微静脉，红细胞外渗，白细胞破裂伴细胞核碎片，纤维蛋白在血管内和血管周围沉积，在血管周围浸润，主要为中性粒细胞浸润。

962. 如何诊断和治疗荨麻疹性血管炎？

荨麻疹性血管炎诊断依据皮肤持续24小时以上的风团，伴有发热、关节痛、腹部不适、低补体血症，结合病理为白细胞碎裂性血管炎的改变。但需与慢性荨麻疹和其他免疫复合物病相鉴别。荨麻疹风团持续时间短，24小时内多可消退，并可反复出现，容易与荨麻疹性血管炎相鉴别。

在治疗上糖皮质激素对本病治疗效果好，应早期应用，以预防肾脏损害等全身合并症。此外氯喹、氨苯砜、雷公藤等也有较好疗效。一般抗组胺类药物无效。外用炉甘石洗剂可以减轻瘙痒和烧灼感。

九、风湿免疫性疾病、免疫病特殊人群管理

（一）结缔组织病与围手术期管理

963. 什么是围手术期？

围手术期是围绕手术的一个全过程，从患者决定接受手术治疗开始，到手术治疗直至基本康复，包含手术前、手术中及手术后的一段时间，具体指从确定手术治疗时起，直到与这次手术有关的治疗基本结束为止，时间在术前5～7天至术后7～12天。患者的疾病需要手术治疗，但手术也可能导致并发症和后遗症。任何手术都会使患者产生心理负担和生理负担，因此，围手术期术前旨在为手术患者做好心理方面的准备和生理方面的准备，使患者在相对最佳的状态下接受手术治疗，增加手术的耐受性。术后的处理，旨在预防和减少手术并发症以促进手术患者早日康复。

964. 围手术期需要做哪些一般准备？

围手术期的一般准备主要包括心理方面准备和生理方面准备。

（1）心理方面准备（含医务人员）

1）增进与患者及家属的交流，对患者的病情、诊断、手术方法、手术的必要性、手术的效果以及可能发生的并发症及预防措施、手术的危险性、手术后的恢复过程及预后，向患者及家属交代清楚，以取得信任和配合，使患者愉快地接受手术。

2）充分尊重患者自主权的选择，应在患者知情同意的前提下采取诊断治疗措施，在患者没有知情同意前，不宜做任何手术或有损伤的治疗。

（2）生理方面准备：患者维持良好的生理状态，以安全度过手术和手术后的过程。

1）术前训练：床上大小便，咳嗽和咳痰方法，术前两周开始停止吸烟。

2）备血和补液：纠正水、电解质酸碱平衡失调及贫血；血型鉴定及交叉配合试验，备好一定量的全血。

3）预防感染：不与有感染的患者接触；杜绝有上呼吸道感染的人员进入手术室；预防

性使用抗菌药物，包括以下手术类型。①涉及感染病灶或切口接近感染区的手术。②胃肠道手术。③操作时间长的大手术。④污染的创伤、清创时间较长或难以彻底清创者。⑤癌肿手术。⑥心血管手术。⑦人工制品植入术。⑧脏器移植术。

4）胃肠道准备：①非胃肠手术患者，术前12小时禁食，术前4小时禁水，为防止麻醉或手术中呕吐，术前一夜肥皂水灌肠。②胃肠道（尤其是结肠）手术，术前1～2天进流质饮食，如果行左半结肠或直肠手术，则应行清洁灌肠，并于术前2～3天开始服用肠道制菌药物，减少术后感染机会。

5）热量、蛋白质和维生素：术前一周左右，根据不同状态，经口或经静脉提供充分的热量、蛋白质和维生素。一般的择期手术患者的静息能量消耗值（REE）约增加10%。

6）其他：术前一天或术日早晨检查患者，如有发热（超过38.5℃）或女性患者月经来潮，延迟手术；术前夜给镇静剂，保证患者的充分睡眠；进手术室前排空尿液，必要时留置尿管；手术前取下活动牙齿。

965. 风湿免疫病患者需要手术时需要考虑哪几方面影响因素？

（1）手术因素。①手术指征和风险评估：急诊/择期/限期。②并发症预防：感染（IE、人工关节）、伤口愈合情况、出血、血栓。

（2）原发病因素。①疾病活动性评估；脏器功能和损伤评估。②合并症处理：妊娠、粒细胞缺乏/淋巴细胞缺乏、机会性感染。

（3）药物因素。①围手术期药物调整。②糖皮质激素。③免疫抑制剂。④NSAIDs；生物制剂：抗TNF-α等。

966. 风湿免疫病患者手术时非甾体抗炎药如何使用？

非甾体抗炎药（NSAID）是一类不含有甾体结构的抗炎药，NSAID自阿司匹林于1898年首次合成后，100多年来已有百余种上千个品牌上市，这类药物包括阿司匹林、对乙酰氨基酚、吲哚美辛、萘普生、萘普酮、双氯芬酸、布洛芬、尼美舒利、罗非昔布、塞来昔布等，该类药物具有抗炎、抗风湿、镇痛、退热和抗凝血等作用，在临床上广泛用于骨关节炎、类风湿关节炎、多种发热和各种疼痛症状的缓解，在多种风湿免疫性疾病均有使用，围手术期，建议NSAID的使用注意以下几点。①尽量减少应用，可能会影响伤口愈合。②必须应用时优选COX-2抑制剂因其对抗血小板的聚集作用小。③在使用COX-1抑制剂的患者建议停药5个半衰期再手术。④在使用阿司匹林的患者需停用7～10天，因血小板寿命为7～14天。

967. 糖皮质激素的生理和药理作用是什么？

糖皮质激素（glucocorticoid，GC）是由肾上腺皮质中束状带分泌的一类甾体激素，GC

的靶细胞分布于全身各个组织脏器器官，作用广泛而复杂，其影响随应用剂量不同而异。主要的生理及药理作用包括以下几个方面。

（1）对代谢的影响：①糖代谢中促进糖原异生，减慢葡萄糖分解，减少机体组织对葡萄糖的利用。②在脂质代谢大剂量长期应用可升高血浆胆固醇，促使皮下脂肪分解和脂肪的重新分布，表现为向心性肥胖。③在蛋白质代谢中加速蛋白质分解代谢，造成负氮平衡。④在水和电解质代谢中有较弱保钠排钾作用，还能促进尿钙排泄，长期用药将造成骨质脱钙。

（2）抗炎作用：GC有很强的抗炎作用，在炎症早期可减轻渗出和水肿；同时减少各种炎症因子的释放，改善红、肿、热、痛等症状。炎症后期可延缓胶原蛋白、黏多糖的合成及肉芽组织增生，防止粘连及瘢痕形成，减轻后遗症。

（3）允许作用：GC可增强其他激素的作用，如儿茶酚胺的收缩血管作用和胰高血糖素的升高血糖作用。

（4）免疫抑制与抗过敏作用：①对免疫系统的抑制作用体现为对免疫过程的许多环节均有抑制作用，与移植物排斥反应、炎症等发病有关。②抗过敏作用体现为GC可以减少过敏介质的产生，抑制因超敏反应而产生的病理变化。

（5）抗毒素作用：GC有强大的抗细菌内毒素作用，可减少内源性致热原的释放，有退热作用，极大地改善中毒症状。

（6）抗休克作用：抑制炎症因子的产生，减轻全身炎症反应综合征及组织损伤；提高机体对细菌内毒素的耐受力；改善休克状态。

（7）其他作用：①在血液与造血系统中，GC可刺激骨髓造血功能，使红细胞和血红蛋白含量、中性粒细胞数增加，大剂量可使血小板和纤维蛋白原增加，缩短凝血酶原时间。②在中枢神经系统中能提高中枢神经系统的兴奋性，但大剂量可致惊厥。③在消化系统中能使胃蛋白酶和胃酸分泌增多，增加食欲，但大剂量应用可诱发或加重胃肠道溃疡。④在骨骼系统中长期大量应用GC可出现骨质疏松。⑤增强应激能力是通过维持心血管对儿茶酚胺反应性的允许作用，及其抗炎、抗过敏作用而发挥作用。

968. 围手术期糖皮质激素有什么作用？

GC作为机体应激反应最重要的调节激素，在应激状态下分泌会增加。GC可以抑制术后炎症反应，提高机体对缺血缺氧的耐受能力，调节心肺功能，减少呼吸系统及各脏器的并发症。但GC的使用也增加术后感染风险，延缓伤口愈合，诱发应激性溃疡、高血糖、高血压等不良反应。因此，GC在围手术期的应用需要权衡利弊，严格把握适应证、规范用药、并注意监测不良反应。

969. 临床上手术是如何分级的？

一般根据各种手术的难易程度、技术要求及危险程度，将手术分为四级，常用的临床分类为大、中、小手术（表9-1）。

表9-1　手术的临床分级

小手术	中手术	大手术
脂肪瘤、皮质囊肿等手术	关节置换术	胰腺癌根治术
阑尾切除术	子宫全切术	胃癌根治术
疝修补术	胆囊切除、节段性结肠切除术	直肠癌根治术

970. 围手术期应如何把握糖皮质激素的使用？

围手术期是关系到患者能否快速康复的一个关键时间，围手术期使用GCS前应对患者给予充分的术前评估，主要是严格把握GCS的适应证、禁忌证，并严密观察药物不良反应，个体化应用。下列疾病患者一般不宜使用，特殊情况下应权衡利弊后使用，但应注意病情恶化可能：严重的精神病和癫痫、活动性消化性溃疡病、新近胃肠吻合手术、骨折、角膜溃疡、肾上腺皮质功能亢进症、青光眼、孕妇、抗菌药物不能控制的真菌感染、较重的骨质疏松症等。如考虑患者存在肾上腺皮质功能减退症，需请内分泌科会诊评估是否需要围手术期GCS替代治疗。此外还需要严密的药学监护。围手术期GCS的不合理使用可能导致一系列不良反应，延迟患者康复。药师应在对围手术期使用GCS的患者开展全程化药学监护，这不仅能促进GCS的合理使用、降低不良反应发生的风险，并且能显著改善患者的依从性，有助患者快速康复。药师对GCS的药学监护内容包括：医嘱审核（包括配伍禁忌）、医嘱重整（包括相互作用）、监测不良反应、用药监护、用药教育等。

971. 长期口服激素的患者围手术期激素该如何调整？

正常人每天分泌15～25mg皮质醇，应激时可增加到400mg，对垂体-肾上腺皮质功能正常者，术中不需激素替代治疗。需补充治疗者仅限于肾上腺皮质功能异常者。原发性肾上腺皮质功能不全与肾上腺本身的疾病有关，包括艾迪生病（原发性慢性肾上腺皮质功能减退症）和先天性肾上腺增生等，表现为ACTH升高、肾素-醛固酮水平降低。垂体、下丘脑疾病和外源性激素治疗所致的继发性肾上腺功能不全患者ACTH降低，但在肾素的作用下继续分泌醛固酮。长期以各种给药途径（口服、吸入、外用、鼻内和关节内）接受激素治疗可引起下丘脑-垂体-肾上腺轴抑制（三级肾上腺功能不全），这一群体存在潜在肾上腺危象风险。如每日服用激素≥5mg泼尼松当量，持续1个月以上即可在部分患者中引起肾上腺皮质功能抑制，结缔组织病患者大多数长期使用激素，存在潜在的肾上腺危象风险，故需要在围手术期进行调整用药。

手术应激反应期间皮质醇生成不足导致血管舒缩张力进行性丧失，α-肾上腺素能受体敏感性下降。持续的血管张力降低会导致直立性低血压，进展为仰卧位低血压甚至休克，如不及时纠正可致命。术后抗利尿激素激活常诱发的体液潴留，合并醛固酮生成不足时易发生低钠血症。考虑到糖皮质激素反应不充分的风险，支持在围手术期对患者进行持续治疗的基础上，个体化给予负荷剂量的糖皮质激素。治疗性糖皮质激素包括氢化可的松（结构与皮质醇相同）、泼尼松和地塞米松，其免疫抑制和代谢特性各不相同，20mg氢化可的松大致相当于5mg泼尼松或0.75mg地塞米松。地塞米松没有盐皮质激素活性，无法为原发性肾上腺功能不全患者提供应激状态下的激素覆盖。

具体的激素调整使用方法如下。

（1）成人患者的激素调整（表9-2，表9-3）。

表9-2 **继发性肾上腺功能减退成人患者术中和术后激素覆盖的推荐剂量**

手术类型	术中激素替代治疗	术后激素替代治疗
全麻/局麻手术、内镜检查、体外受精取卵术等	麻醉诱导时静脉注射氢化可的松100mg，随后启动连续输注氢化可的松200mg/24h	禁食期间静滴氢化可的松200mg/24h，或用于术后呕吐的患者（也可肌注氢化可的松50mg，q6h） 恢复进食后，氢化可的松按加倍剂量给药2～7天，随后调整为常规剂量
需要口服泻药/灌肠的肠道检查	在肠道准备过程中考虑糖皮质激素静脉滴注，尤其是氟氢可的松或血管加压素依赖的患者 也可在操作开始前静脉或肌注氢化可的松100mg	恢复进食后，氢化可的松按加倍剂量给药24h
阴道分娩	分娩开始时静脉注射氢化可的松100mg，随后连续输注氢化可的松200mg/24h 也可肌内注射氢化可的松100mg，然后50mg，q6h	恢复进食后，氢化可的松按加倍剂量给药48h

表9-3 **存在潜在肾上腺抑制风险（泼尼松龙当量≥5mg，持续≥4周）的成人术中和术后激素覆盖的推荐剂量**

手术类型	术中激素替代治疗	术后激素替代治疗
大手术	诱导时静脉注射氢化可的松100mg，然后立即以200mg/24h连续输注 也可静脉注射地塞米松6～8mg，足以维持24h	禁食期间静脉滴注氢化可的松200mg/24h，或用于术后呕吐的患者（也可肌注氢化可的松50mg，q6h） 如果术后无并发症，则以术前的双倍剂量重新启动口服糖皮质激素治疗48h；否则以双倍剂量给药持续一周
浅表手术（白内障摘除、组织活检、牙科手术等）	诱导时静脉注射氢化可的松100mg，然后立即以200mg/24h连续输注 也可静脉注射地塞米松6～8mg，足以维持24h	常规激素剂量2倍给药，持续48h，如果无并发症，则恢复常规剂量
需要口服泻药/灌肠的肠道检查	继续使用正常剂量的糖皮质激素，若需要禁食，则按等效静脉滴注剂量给药	
阴道分娩	分娩开始时静脉注射氢化可的松100mg，然后立即开始连续输注氢化可的松200mg/24h；也可肌内注射氢化可的松50mg，q6h 若无产后并发症，在1～3日内下调至常规剂量	无

（2）儿童/青少年患者：肾上腺功能不全儿童的围手术期管理指南涵盖原发性肾上腺功能不全患儿，包括先天性肾上腺皮质增生和继发性肾上腺功能不全的患儿。氢化可的松的输注速率基于皮质醇清除率。由于对禁食或脱水的耐受性较差，所有肾上腺功能不全患者均应尽可能安排第一台手术。如果术前禁食超过4h，应每小时监测血糖。肾上腺功能不全儿童的禁食时间不应超过6h。儿童应服用或静脉滴注常规剂量的氢化可的松，直至手术。术后应每小时测血糖，直至恢复肠内营养。所有已知糖皮质激素缺乏（原发/继发性）或有糖皮质激素缺乏风险（接受外源性糖皮质激素每日＞10mg/m^2）的儿童应在全麻诱导时给予氢化可的松2mg/kg。具体激素调整见表9-4。

表9-4　肾上腺功能减退儿童术中和术后激素覆盖的推荐剂量

手术类型	术中激素替代治疗	术后激素替代治疗
全麻/局麻下大手术	麻醉诱导时氢化可的松2mg/kg，随后立即连续静脉输注。根据体重决定输注剂量： ≤10kg：25mg/24h 11～20kg：50mg/24h ＞20kg：青春期前100mg/24h，青春期150mg/24h	氢化可的松2mg/kg，q4h，静脉/肌内注射或基于体重的连续静脉输注： ≤10kg：25mg/24h 11～20kg：50mg/24h ＞20kg：青春期前100mg/24h，青春期150mg/24h 稳定后给予两倍常规剂量口服氢化可的松持续48h，1周内恢复正常剂量。 当建立肠内摄食时，可考虑加用氟氢可的松
需要全麻的小手术	麻醉诱导时氢化可的松2mg/kg，静脉或肌内注射	一旦建立肠内摄食，给予双倍正常氢化可的松剂量，持续24h；可考虑加用氟氢可的松
无须全麻的小手术	术日晨给予加倍剂量氢化可的松	正常剂量氢化可的松

 简化的围手术期糖皮质激素用量调整原则是什么？

简化的围手术期糖皮质激素用量调整原则见表9-5。

表9-5　简化的糖皮质激素用量原则

手术类型	糖皮质激素用量
小手术	术前常规基础激素用量基础上，氢化可的松25mg，或甲泼尼龙5mg
中手术	术前常规基础激素用量基础上，氢化可的松50～75mg，或甲泼尼龙10～15mg，术后1～2天减至基础量
大手术	术前常规基础激素用量基础上，氢化可的松100～150mg，或甲泼尼龙20～30mg，术后2～3天减至基础量

973. 风湿免疫病患者围手术期怎样使用传统合成改善病情抗风湿药?

免疫抑制剂是风湿免疫病患者最常选择的治疗手段之一，在理想状态下，合理应用免疫抑制剂可以很大程度上使患者获益。关节炎是风湿免疫领域最常见的一类疾病，对于不幸罹患这一疾病的患者而言，漫长的疾病管理生涯无异于苦海行舟。除水面下潜伏的种种危险和涌动的暗流外，现实往往还会在海面上平添浪涛，让本就非一帆风顺的治疗面临困境。风湿免疫病患者遇到手术时抗风湿药物该如何使用？这个问题一直没有统一的指南参考，目前参照较多的是美国风湿免疫性疾病协会（ACR）和美国髋/膝关节医师协会（AAHKS）2017年6月底联合发布的《风湿免疫性疾病患者择期全髋/膝关节置换术围手术期抗风湿药物管理指南》，2022年2月28日，ACR联合美国髋膝关节外科医师协会（AAHKS）更新了2017年版指南，制定《2022年髋膝关节置换术（TJA）围手术期抗风湿药物治疗指南》。指南中此条推荐适用于成年RA、SpA、JIA及SLE引起的髋/膝关节受累，需要择期行TJA并术前应用抗风湿类药物的患者，相关药物按照规定剂量在围手术期均可持续使用，见表9-6。

表9-6 传统合成改善病情抗风湿药围手术期治疗规范

手术期间继续服用的药物	给药间隔	自最后一次用药后的推荐手术时间
甲氨蝶呤	每周1次	任何时间
柳氮磺吡啶	每日1次或2次	任何时间
羟氯喹	每日1次或2次	任何时间
来氟米特	每日	任何时间
多西环素	每日	任何时间
阿普斯特	每日2次	任何时间

974. 风湿免疫病患者围手术期怎样使用生物类改善病情抗风湿药?

指南中这条推荐适用于成年RA、SpA、JIA及SLE引起的髋/膝关节受累，需要择期行TJA并在术前应用抗风湿类药物的患者。生物类改善病情抗风湿药（bDMARD）用药时间及手术时机见表9-7。术后一旦伤口显示出愈合迹象，拆线后没有明显的肿胀、红斑或异常分泌物，也没有持续的非手术部位感染，可重新开始用药，一般在术后14天左右。

表9-7 bDMARD围手术期治疗规范

手术期间停用的药物	给药间隔	自最后一次用药后的推荐手术时间
英夫利西单抗	每4、6周或8周	第5、7、9周
阿巴西普	每月（静脉注射）或每周（皮下注射）	第5周或第2周
培塞利珠单抗	每2周或每4周	第3周或第5周
利妥昔单抗	每隔4～6个月用药2剂，2剂间隔2周	第7月
托珠单抗	每周（皮下曲）或每4周（静脉注射）	第2周或第5周
阿那白滞素	每日	第2日
司库奇尤单抗	每4周	第5周
乌司奴单抗	每12周	第13周
依奇珠单抗	每4周	第5周
古塞奇尤单抗	每8周	第9周

975. 风湿免疫病患者在围手术期如何使用JAK抑制剂？

指南中这条推荐适用于成年RA、SpA、JIA及SLE引起的髋/膝关节受累，需要择期行TJA并术前应用抗风湿类药物的患者。JAK抑制剂需要在术前3天停药，JAK抑制剂用药时间及手术时机见表9-8。

表9-8 JAK抑制剂围手术期治疗规范

手术期间停用的药物	给药间隔	自最后一次用药后的推荐手术时间
托法替布	每日或每日2次	第4日
巴瑞替尼	每日	第4日
乌帕替尼	每日	第4日

976. 重度系统性红斑狼疮患者围手术期治疗的推荐意见是什么？

重度SLE：严重脏器受累表现，包括狼疮肾炎、中枢神经系统性狼疮、严重溶血性贫血（血红蛋白＜99g/L）、血小板＜50×10^9/L、血管炎（不包括轻微的皮肤血管炎）、肺出血、心肌炎、狼疮性肺炎、严重的肌炎（有肌无力症状，而非仅有肌酶升高）、狼疮性肠炎（血管炎）、狼疮性胰腺炎、胆囊炎、狼疮性肝炎、蛋白丢失性肠病、吸收不良、眶周炎症/肌炎、严重的角膜炎、严重的后葡萄膜炎/视网膜血管炎、严重的浆膜炎、视神经炎、缺血性视神经病变。重度的SLE特异性用药需要风湿免疫科专家的评估，目前指南推荐的意见表9-9。

表9-9 重度SLE患者专用药围手术期治疗规范

药物	给药间隔	自最后一次用药后的推荐手术时间
吗替麦考酚酯	每日2次	任何时间
硫唑嘌呤	每日1次或每日2次	任何时间
环孢素	每日2次	任何时间
他克莫司	每日2次（静脉注射或口服）	任何时间
利妥昔单抗	每4～6个月（静脉注射）	第4～6个月
贝利尤单抗	每周（皮下注射）	任何时间
贝利尤单抗	每月（静脉注射）	第4周
阿尼鲁单抗（Anifrolumab）	每4周（静脉注射）	第4周
伏环孢素（Voclosporin）	每日2次	任何时间

对重度SLE患者而言，医生建议继续使用利妥昔单抗及贝利尤单抗治疗，但如果器官损伤风险较小不建议继续使用。而有关Anifrolumab及Voclosporin，需要注意的是，两种药物的确会增加手术感染风险，风湿科应慎重使用。

977. 非重度系统性红斑狼疮患者围手术期治疗的推荐意见是什么？

非重度SLE患者（定义为目前没有针对上述重度SLE患者列出的临床表现进行治疗的SLE患者），需要在术前1个星期停止使用吗替麦考酚酯、硫唑嘌呤、环孢素、他克莫司、利妥昔单抗、贝利尤单抗（静脉注射/皮下注射）等药物。

978. 其他风湿免疫病在围手术期的处理原则是什么？

除常见的RA、SLE、SpA、JIA之外，风湿免疫疾病还包括干燥综合征、系统性硬化症、系统性血管炎、炎性疾病、成人斯蒂尔病等，这些疾病在长期的慢病管理过程中可能会面临合并其他需要手术疾病的时刻，需要解决围手术期的用药问题，为符合临床“长期管理、达标治疗”的理念，如何通过优化抗风湿药物管理来降低手术风险、加快患者康复已成为风湿科医生在临床活动中所面临的棘手问题，目前尚未有针对这些患者的统一指南，所以目前是盲区，我们能做的就是根据手术的大小、紧迫性、原发风湿免疫病的病情和用药，参考2017年及2022年ACR/AAHKS的指南进行围手术期的用药处理。

（二）结缔组织病与结核感染

979. 结缔组织病患者结核的发病率如何？

因糖皮质激素、免疫抑制剂以及生物制剂在结缔组织病患者中的广泛使用，导致这些患者合并结核的发生率高于正常人群。英国相关研究发现，SLE、RA、SS、SSc、DM/PM等多种免疫相关疾病合并结核的概率高于普通人群。国外报道RA患者中结核发病率是一般人群的3～4倍。我国大陆地区关于SLE合并结核感染的研究发现，SLE患者中结核患病率为3%～4%。而TNF-α拮抗剂等生物制剂在一定程度上增加了相关疾病结核的发病率。我国是结核高流行地区，而结核感染多以潜伏性感染存在，免疫系统的紊乱及免疫功能的低下均可以导致潜伏性结核的活化，导致活动性结核的发生。

980. 肿瘤坏死因子在抗结核分枝杆菌感染中的作用如何？

TNF主要由活化的巨噬细胞和T细胞产生，活化的巨噬细胞产生的称为TNF-α，活化的T细胞产生的称为TNF-β。TNF-α是一种多功能细胞因子，参与机体的先天及适应性免疫反应。巨噬细胞分泌的TNF-α既可以直接激活巨噬细胞，通过产生活性氮介质来控制或杀灭细胞内的结核分枝杆菌，还能诱导被感染的巨噬细胞合成细胞因子或趋化因子而产生协同的抗结核效应。同时，TNF-α协同IFN-α募集巨噬细胞和淋巴细胞迁移至感染部位，有助于结核感染病灶部位肉芽肿的形成及维持，肉芽肿的形成限制了病菌的进一步播散。目前治疗RA的许多生物制剂和创新型制剂的作用靶点都与宿主抵抗结核分枝杆菌感染的保护机制有关，其中应用TNF-α拮抗剂治疗有可能增加RA患者对结核病的易感性及潜伏性结核的再激活。一项纳入11 879名免疫相关疾病患者的Meta分析发现接受TNF-α拮抗剂治疗的患者与未接受TNF-α拮抗剂治疗的患者对比，其结核发病风险显著升高。而使用单克隆抗体类TNF-α拮抗剂如阿达木单抗、英夫利昔单抗的患者结核的发生率要高于使用融合蛋白类TNF-α拮抗剂如依那西普、益赛普等的患者。因此，对于结核危险因素较高的患者若需使用生物制剂，建议优先选择融合蛋白类TNF-α拮抗剂。

981. 如何筛查结缔组织病患者潜伏性结核感染？

大多数人感染了结核分枝杆菌，细菌在机体内持续存在，但无活动性结核病。这是因为机体自身免疫系统可控制结核分枝杆菌复制，使其不发展成活动性结核，但机体不能完全将结核分枝杆菌清除，剩余结核分枝杆菌就休眠于巨噬细胞中，保持一种无症状、无传染性的状态即潜伏性结核感染。当机体免疫力低下时，结核分枝杆菌能重新复制并发展成为活动性肺结核并开始出现相应的临床症状。

目前常用的诊断潜伏性结核感染的检测方法有两类试验。一种为结合素试验（PPD），在前臂内侧皮内注射0.1ml结核菌素纯蛋白衍生物，48～72小时观察注射部位反应，如没有红肿、硬结或硬结小于5mm为阴性，若局部有红肿、硬结5～9mm为阳性（＋），硬结10～19mm为重度阳性反应（＋＋），硬结大于20mm，或出现水疱者为强阳性反应（＋＋＋）。另一个试验为结核感染γ干扰素释放试验（interferon gamma release assays，IGRAs），可检测人全血中INF-γ的释放情况。因为人结核分枝杆菌可分泌早期分泌抗原靶点（early secretory antigenic target-6，ESAT-6）和培养滤过蛋白（culture filtrate protein-10，CEP-10），而所有卡介苗和非结核分枝杆菌都不含这两种蛋白。结核感染者的体内存在特异的效应T淋巴细胞，效应T淋巴细胞再次受到结核分枝杆菌特异性刺激抗原刺激时会分泌γ-干扰素，IGRAs即用模拟ESAT-6和CEP-10的人工合成多肽片段对患者进行刺激，根据刺激后T细胞分泌IFN-γ的水平判断是否存在结核特异性的细胞免疫反应。PPD试验容易受机体自身免疫状况及结核疫苗影响出现假阴性或假阳性，且其也容易与环境中非结核分枝杆菌及结核疫苗存在交叉反应，故造成其敏感性、特异性均较低。而IGRAs采用致病性的结核分枝杆菌特有的ESAT-6和CEP-10作为抗原，因此避免了PPD试验可能出现的抗原交叉反应。故IGRAs的敏感性、特异性均较PPD试验高。

982. 对于结缔组织病患者潜伏性结核感染如何治疗？

对于要接受TNF拮抗剂治疗的人群，若IGRAs阳性或/和PPD硬结≥10mm，且无结核中毒症状、胸部X线片正常的患者则考虑为潜伏性结核感染人群，则需予以预防性抗结核治疗。另对于既往有或无结核病史，胸部X线片、胸部CT等检查证实为陈旧性结核病但从未经过抗结核治疗的患者，使用TNF拮抗剂前也需考虑预防性抗结核治疗。使用TNF拮抗剂前的预防性抗结核治疗可选择异烟肼0.3g/d和利福平0.45g/d，连续治疗6个月，或选择异烟肼0.6g和利福喷汀0.6g，每周2次，连续治疗6个月。在接受预防性抗结核治疗至少4周后可开始使用TNF拮抗剂。

（三）结缔组织病与乙型病毒性肝炎

983. 乙型肝炎病毒的流行情况如何？

乙型肝炎病毒（hepatitis B virus，HBV）感染是全球性的公共卫生问题。全球估计有20亿人既往或当前存在HBV感染证据，约有2.57亿慢性携带者，HBV相关肝病大约造成887 000例死亡。而中国作为肝炎大国，乙型肝炎病毒的感染率约为7%。肝硬化和肝癌是其死亡的重要原因。

HBV的自然史在很大程度上取决于感染时的年龄。围产期感染导致高比例的慢性HBV患者，高达95%的暴露婴儿发展为慢性HBV感染者。相比之下，95%的具有免疫能力的成人感染HBV后可自动清除病毒。慢性HBV感染开始于免疫耐受阶段，表现为高水平的HBV复制，但肝酶和肝脏组织学正常。

984. 乙型肝炎病毒再激活表现有哪些？如何诊断？

在免疫抑制和HBV-特异免疫应答损伤的情况下，HBV复制增加。在免疫重建和T细胞识别复制的HBV过程中常伴有肝损伤。HBV再激活可发生于HBsAg阳性或HBsAg阴性但抗-HBc阳性（即感染已经缓解的HBV患者）。HBV再激活可能导致一系列广泛的后果，从HBV-DNA的亚临床上升到非常严重甚至致命的暴发性肝炎。一旦出现再激活，可迅速进展，尽管进行抗病毒治疗，仍可发生肝衰竭和死亡。

HBV再激活主要通过HBV-DNA增高来诊断。当患者合并HBV血清学证据及以下表现时，通常诊断为HBV再激活：①患者既往HBV DNA检测不出，但现在HBV-DNA处于可检出水平。②HBV-DNA的对数增量大于2（＞10～100）。③血清学逆转，即患者从以前的HBsAg阴性/抗-HBc阳性变为HBsAg阳性。

985. 免疫抑制治疗患者乙型肝炎病毒再激活的危险因素有哪些？

HBV再激活的风险取决于免疫抑制方案、免疫抑制持续时间、宿主特征以及病毒特征。

（1）免疫抑制剂

1）糖皮质激素：糖皮质激素被认为是HBV再激活的独立危险因素。在接受糖皮质激素治疗的HBsAg阳性患者中，采用大剂量快速逐渐减量方案和中等剂量长期方案的患者均出现了HBV再激活。然而，暂无小剂量方案（即＜20mg/d）相关再激活，甚至长期小剂量方案相关再激活的充分研究。在使用糖皮质激素的情况下，HBV复制增加。病毒复制增加可能部分程度上是由于HBV基因组中的糖皮质激素反应元件刺激病毒复制和转录活性。

2）TNF抑制剂：TNF抑制剂也与HBV再激活有关。在接受TNF抑制剂的HBsAg阳性患者，HBV再激活率为0～40%。相比之下，HBV再激活在HBsAg阴性患者中不太常见。例如，一项前瞻性研究对146例HBsAg阴性、抗-HBc阳性的患者进行了随访，这些患者因风湿免疫性疾病接受了TNF抑制剂治疗，在中位随访56个月期间，无1例患者可检测到HBV-DNA。

3）抗-CD20制剂：抗-CD20单克隆抗体利妥昔单抗和奥法木单抗可使HBsAg或抗-HBc阳性患者HBV再激活风险增高。尽管在风湿免疫性疾病学文献中尚无具体数据，但对利妥昔单抗治疗的淋巴瘤患者的HBV再激活进行了研究。结果显示，HBsAg阳性患者的HBV再激活风险增加，但HBsAg阴性和抗-HBc阳性患者亦有很高的重新激活率。在一项对接受利妥昔单抗联合环磷酰胺、阿霉素、长春新碱和泼尼松治疗的弥漫性大B细胞淋巴瘤患者进行的前瞻性研究中，24%的HBsAg阴性但抗-HBc阳性的患者在治疗过程中经历了HBV再激活。值得注意的是，仅接受标准环磷酰胺、阿霉素、长春新碱、泼尼松治疗的患者未发生HBV再激活，表明利妥昔单抗是HBV再激活的驱动因素。2013年美国FDA已针对抗CD20单抗（利妥昔单抗和奥法木单抗）的HBV再激活风险发布了黑框警告。

（2）宿主特征：抗HBsAg或抗-HBc阳性的患者再激活风险增高，前者风险更高。HBV再激活的其他宿主因素包括年龄（＞50岁）和男性。抗-HBs抗体的效价下降或缺失也可能增加HBV再激活风险。

986. 乙型肝炎病毒再激活风险如何评估？

HBV再激活的风险主要基于患者的血清学状态（即HBsAg阳性或HBsAg阴性）以及患者将要接受的免疫抑制治疗的类型。主要分为以下几种。

（1）极高风险：如果患者为HBsAg阳性且拟行抗CD20治疗（利妥昔单抗、奥法木单抗等）或接受造血干细胞移植，则发生再激活的风险极高（＞20%）。

（2）高风险：如果患者为HBsAg阳性且拟行大剂量糖皮质激素（如≥20mg/d，持续至少4周）或抗CD52药物（阿伦单抗）治疗，则认为其发生再激活的风险较高（11%～20%）。

（3）中等风险：HBsAg阳性患者如果即将接受以下任何一种治疗，无糖皮质激素的细胞毒化疗、抗TNF治疗，或针对实体器官移植的抗排斥反应治疗，则其有再激活的中等风险（1%～10%）。

（4）低风险：HBsAg阳性患者如果接受甲氨蝶呤或硫唑嘌呤治疗，则他们发生再激活的风险低（＜1%）。HBsAg阴性且抗-HBc阳性的患者如果接受大剂量糖皮质激素（如≥20mg/d）或抗CD52药物（阿伦单抗）治疗，则发生再激活的风险低。

（5）极低风险：HBV再激活很少发生于接受以下治疗的HBsAg阴性且抗-HBc为阳性的患者，如无糖皮质激素的细胞毒化疗，抗TNF治疗，甲氨蝶呤或硫唑嘌呤。

（6）不确定风险：某些患者的再激活风险仍不确定。例如，现有数据表明感染已缓解的患者（HBsAg阴性且抗-HBc阳性）接受实体器官移植后发生再激活的风险可能较低，但风险程度并不确定，且可能受到所用免疫抑制剂治疗的类型影响。因此，此类患者预防HBV再激活的方法并不一致。

987. 哪些患者应筛查有无乙型肝炎病毒感染？

美国肝脏协会和疾病控制和预防中心（CDC）推荐对所有开始免疫抑制治疗的患者筛查HBV。ACR目前不建议在开始免疫抑制治疗对患者进行HBV筛查。专家组建议，对已知HBV感染的RA患者不要使用生物制剂，但没有针对如何管理抗-HBc阳性患者提出具体建议。

988. 乙型肝炎病毒再激活如何治疗？

推荐对所有发生HBV再激活的患者进行抗病毒治疗。在无症状的患者中，目标是预防其疾病的发作。高达25%～50%的HBV再激活患者可发生重型肝炎和/或肝功能衰竭。建议对未经治疗的患者给予替诺福韦或恩替卡韦，而非拉米夫定。因为接受拉米夫定治疗的患者产生耐药性病毒的风险增加。对于既往接受过拉米夫定治疗的患者，优选替诺福韦，而非恩替卡韦。在停止免疫抑制后应维持治疗至少6个月（抗CD20药物治疗除外），停用抗CD20药物后应维持治疗至少12个月。

989. 乙型肝炎病毒再激活后免疫抑制剂如何使用？

HBV再激活后在尽快开始抗病毒治疗的同时，应根据个体情况决定是否终止免疫抑制治疗。例如，没有或仅有轻度肝炎发作的患者可继续免疫抑制治疗，尤其是基础疾病危及生命或病情很严重时。而中度或重度肝炎发作患者可能需要暂时减少或停止免疫抑制治疗，直至HBV-DNA和ALT降至较低水平。

990. 如何预防乙型肝炎病毒再激活？

尽管HBV再激活是不可预测的且可能较严重，但在很大程度上是可以预防的。抗病毒治疗与免疫抑制治疗同时开始或前者先于后者开始，可降低HBV再激活的风险。对于具有中度至极高HBV再激活风险的患者，临床推荐在开始免疫抑制治疗的同时或之前给予抗病毒治疗。对于这类患者，优选预防治疗而不是等有再激活证据时才治疗，因为针对该类人群的研究显示，出现再激活后再开始抗病毒治疗可能无法预防肝炎发作。

（四）结缔组织病与妊娠

991. 系统性红斑狼疮与妊娠的相互影响有哪些？

SLE本身不会损害生育能力，但狼疮性肾炎和细胞毒性药物（如环磷酰胺）的使用可能降低生育能力。与健康人相比，流产、早产、先兆子痫等妊娠并发症在SLE中更为常见。近年来统计显示，SLE患者妊娠时自然流产发生率约为15%，死产为3%～4%。活动性狼疮肾炎患者异常妊娠的发生率约为50%，自然流产率为30%～40%，死产达10%，早产超过30%，胎儿生长受限达20%～30%，均较一般SLE孕妇升高。SLE患者先兆子痫发生率为

3% ～ 30%（普通孕妇1.5% ～ 10%），伴有肾病变者先兆子痫发生率更高。SLE患者发生妊娠期高血压病情的概率大大增加，且常伴发脂肪肝、HELLP综合征（溶血、肝酶增高、血小板降低）等。

妊娠时体内激素水平发生改变，是引起SLE病情复发或加重的主要原因之一。雌激素可调节B细胞、T细胞和树突状细胞的成熟，促进辅助性T细胞分化，产生IL-2、IL-10等细胞因子，而孕激素亦有利于Th2细胞的极化，促进体液免疫。妊娠时雌激素和孕激素均升高，可导致疾病活动。40% ～ 50%的患者妊娠期出现不同程度的狼疮活动，其中以皮疹、关节炎和轻度血液系统改变最为常见，而肾脏受累是SLE最严重的表现之一，妊娠期狼疮性肾炎的发病率为20% ～ 55%。

992. 系统性红斑狼疮患者如何选择妊娠时机？

SLE患者应在风湿免疫科和妇产科医生的指导下计划妊娠。2015年《中国系统性红斑狼疮患者围产期管理建议》建议若患者：①SLE病情稳定6个月以上。②至少6个月内未使用甲氨蝶呤、环磷酰胺、霉酚酸酯、来氟米特、雷公藤等免疫抑制剂。③泼尼松使用剂量＜15mg/d。④无重要脏器损害，24小时尿蛋白在0.5g以下，则可考虑妊娠。

2016年西班牙风湿免疫科相关专家小组提出，若出现严重的器官损害、肺动脉高压（大于50mmHg或有症状）、限制性肺疾病（用力肺活量＜1L）、心力衰竭、慢性肾脏病（肌酐＞248μmol/L）、既往妊娠出现严重并发症、重度子痫、尽管使用阿司匹林或肝素治疗仍出现HELLP综合征等，则患者绝对禁止怀孕，而孕前6个月内出现卒中、严重疾病复发或使用致畸药物为相对禁忌证。

993. 系统性红斑狼疮患者妊娠期如何治疗？

SLE患者妊娠期容易出现疾病活动或复发。若出现轻度病情活动，建议给予羟氯喹（200mg tid）及小剂量糖皮质激素（泼尼松≤15mg/d）。当出现中、重度病情活动，在使用羟氯喹的基础上，可增加激素的剂量，通常为泼尼松0.5 ～ 1mg/（kg·d）或联合免疫抑制剂。激素会增加妊娠期糖尿病、高血压及感染风险，因此不建议长期大剂量使用，应尽快减量至泼尼松≤15mg/d。妊娠期可使用的改善病情的抗风湿免疫性疾病药包括硫唑嘌呤、环孢素、他克莫司，硫唑嘌呤剂量不应超过2mg/（kg·d），环孢素和他克莫司应使用最低有效剂量。当累及肾脏，尤其是V型LN，可使用环孢素，剂量为3 ～ 5mg/（kg·d），分2次口服。对于重型SLE，可使用大剂量甲泼尼龙冲击治疗、静脉注射大剂量人免疫球蛋白。如果病情危重，危及母体安全，应尽早终止妊娠。

关于SLE妊娠患者生物制剂治疗相关问题，目前被批准用于SLE治疗的生物制剂为贝利尤单抗，但其在孕期安全性的数据目前较少，除非获益大于潜在风险，否则建议在怀孕前停止使用。而抗CD20药物如利妥昔单抗，建议最好在受孕前6个月停止使用。

994. 抗磷脂综合征对妊娠的影响有哪些？

抗磷脂综合征（antiphospholipid syndrome，APS）是一种非炎症性自身免疫性疾病，临床上可见动静脉血栓形成，病态妊娠（早孕期流产和中晚孕期死胎）和血小板减少等表现。APS合并妊娠时，发生动静脉血栓、复发性流产、胎死宫内，以及合并子痫前期和胎儿生长受限（fetal growth restriction，FGR）的概率均明显升高，威胁母儿健康。APS诊断标准中对APS相关病态妊娠的界定为：①≥1次不明原因的胎龄≥10周的胎死宫内（胎儿形态正常）。②≥3次孕10周内不明原因的自然流产，需排除母体解剖、激素异常以及双亲染色体异常所致。③≥1次孕34周前因严重的子痫、子痫前期或严重的胎盘功能不全导致的早产（新生儿形态正常）。

抗磷脂抗体（anti-phospholipid antibody，aPL）包括狼疮抗凝物（LAC）、抗心磷脂抗体（ACA）和抗β2-糖蛋白1（β2 glycoprotein 1，β2-GP1）抗体。aPL与APS患者发生不良结局的关系：①aPL阳性数目越多，不良结局发生率越高。3种抗体均阳性的结局最差，单个抗体阳性妊娠结局相对较好。②aPL效价越高，不良妊娠结局发生率越高。③不同的aPL阳性，对不良结局的预测价值如下。胎盘滋养层细胞可表达β2-GP1，抗β2-GP1抗体阳性较其他单一抗体阳性对预测复发性流产、死胎、子痫前期重度、早产更具有意义。LA阳性对血栓形成预测的敏感性较高，导致血栓的风险从高至低依次为LAC＞抗β2-GP1＞ACA；其次，在同一种aPL中导致血栓风险以IgG型aPL最高，IgA型最低，多种抗体同时存在高于单种抗体阳性者。如果3种抗体均阳性是发生血栓和不良妊娠最强指标。但另一项多中心前瞻性观察性研究，PROMISSE研究发现，在3种aPL中，LAC对预测不良妊娠结局的作用较强，而ACA和抗β2-GP1抗体与不良妊娠结局无明显关联；且3种aPL同时阳性者与仅有LAC阳性的患者相比，不良妊娠结局发生率差异无统计学意义。APS患者病理妊娠的发病机制尚未完全明确。子宫胎盘血栓形成和血管功能不全可能是妊娠结局不良的机制之一，但是并非所有受累胎盘都存在血栓形成或梗死的征象。aPL似乎对人胎盘滋养细胞功能有直接影响，可降低体外试验中滋养细胞生存能力、滋养细胞合体化及侵袭能力。还有研究表明，APS相关妊娠并发症可能反映了一般免疫机制，aPL可能会影响滋养细胞的激素和信号分子生成。

995. 妊娠期抗磷脂综合征患者如何治疗？

目前妊娠合并APS一线治疗药物为小剂量阿司匹林（low dose aspirin，LDA）和低分子量肝素（low molecularweight heparin，LMWH）抗凝治疗。二线药物包括糖皮质激素免疫调节及羟氯喹（hydroxychloroquine，HCQ）等治疗。

（1）阿司匹林：属于非甾体抗炎药，它能抑制血小板聚集，降低前列腺素合成酶的活性，从而有抗血栓形成作用。由于它不通过胎盘，孕期使用安全，小剂量阿司匹林为50～100mg/d，使用至分娩前1周或孕36周。

（2）低分子量肝素：选择妊娠期抗凝方案时，首选LMWH，而非普通肝素，并避免口服抗凝药（如有致畸性的华法林）和凝血因子Ⅹa抑制剂（如磺达肝癸钠）。直接口服抗凝药可能对APS无效，如利伐沙班、达比加群酯和阿哌沙班，且由于会通过胎盘和缺乏安全性数据而不应使用。LMWH是通过与抗凝血酶Ⅲ结合，抑制凝血因子Ⅹa活性，从而快速抑制血栓形成。LMWH使用剂量有预防剂量和治疗剂量两种。若APS的诊断是基于APA实验室标准，且出现至少1次≥10孕周的胎儿丢失，或连续出现至少3次＜10孕周的不明原因自发性妊娠丢失，建议在尝试受孕时开始应用低剂量阿司匹林（50～100mg/d），一旦证实宫内妊娠，则开始联用预防剂量的LMWH。因妊娠期间和产后再发血栓风险显著升高，有血栓形成史的妊娠期女性给予治疗剂量的LMWH。

（3）羟氯喹：不仅可以抑制炎性细胞因子的释放、干扰固有免疫反应，而且可以抑制血小板的聚集和活化，它是除阿司匹林和肝素之外的重要治疗。虽然羟氯喹可通过胎盘，但大量研究表明羟氯喹200～400mg/d在整个孕期都是安全的。建议对于普通抗凝治疗效果欠佳的难治性APS患者或合并SLE的APS患者使用羟氯喹。

（4）糖皮质激素：能抑制抗体的产生和抗原抗体反应，减少血小板破坏。临床上常用的糖皮质激素为泼尼松。有研究表明对于单纯使用抗凝药物效果不明显的APS在使用标准抗凝治疗的基础上加用小剂量泼尼松可提高活产率。APS伴发血小板明显减少、合并SLE一线治疗药物效果欠佳的APS患者可考虑使用糖皮质激素。一般在孕早期使用低剂量泼尼松5～15mg/d是安全的。

996. 类风湿关节炎与妊娠有哪些相互影响？

妊娠对RA患者的病情存在较大影响。研究发现，RA女性患者的病情在妊娠期间可以得到部分改善，但产后存在恶化的风险。怀孕期间RA女性患者促炎和抗炎机制重新平衡，疾病活动的综合改善率在48%～65%。胎儿抗原和高水平的雌激素、孕激素和人绒毛膜促性腺激素是诱导这种有益免疫调节的重要因素。在RA女性患者妊娠期间，RF和ACPA阴性比抗体阳性的RA患者疾病活动度更有可能得到改善；同时，孕早期的低DAS28-CRP及使用激素的RA孕妇在妊娠晚期RA疾病活动性可以得到更好的缓解。与妊娠期间RA女性患者疾病部分改善相反，在产后6个月内，RA女性患者疾病活动暴发的风险增加，有几项回顾性研究发现，产后疾病活动度加重风险在62%～90%，免疫细胞、细胞因子模式和激素的变化都参与了RA女性患者产后的疾病活动。此外，与一般人群相比，RA孕妇的高血压和先兆子痫更为常见。

多个研究发现，RA女性患者受孕时间（time to pregnaney，TTP）延长、受孕率降低，这与患者的疾病活动及某些药物的使用相关。其中，疾病活动度及免疫失衡是影响RA女性TTP的最主要因素，DAS28-CRP越高的RA女性TTP越长。RA女性患者循环系统中多种细胞因子失衡，包括IL-1、IL-6、IL-11，TNF、表皮生长因子（EGP）和TGF-β等，这些都是胚胎植入中的关键因素；细胞因子失衡导致胚胎植入困难，RA女性患者临床受孕的机会也相应减少，受孕时间延长。此外，RA女性患者T细胞功能异常，其中调节性T细胞数量不足或功能缺失与不孕症有关，除RA女性患者疾病活动及免疫异常外，药物的使用也会对RA女性患者生育功能造成影响。长期使用NSAIDs与无排卵和不育有关，NSAIDs能抑制前列腺素的合成，会干扰成熟卵子的释放，导致排卵失败，还可以扰乱受精卵着床。糖皮质激素会暂时抑制下丘脑-垂体-卵巢轴，并对卵巢生理和妊娠期子宫生长增殖有直接影响。另外，RA患者病程中存在的高度疲劳、精神困扰和疼痛导致的RA患者性欲降低也是一个不容忽视的问题。

997. 类风湿关节炎患者妊娠期如何治疗？

在RA女性患者有备孕计划时就要考虑到药物的影响，停用可能影响性腺功能的药物；对于在妊娠期间接受妊娠禁忌药物治疗的RA女性，建议改为无妊娠禁忌的药物，并预留足够的时间观察对药物的耐受性。

（1）非甾体抗炎药：由于与低生育力相关，妊娠前应停用NSAIDs。由于NSAIDs可能过早引起动脉导管关闭，也不推荐在妊娠晚期应用。

（2）糖皮质激素：糖皮质激素不会导致婴儿先天畸形率增加，泼尼松或甲泼尼龙可以在整个妊娠期间以最低有效剂量维持（不超过10mg/d），但高剂量和在妊娠晚期使用会增加妊娠期糖尿病和妊娠期高血压的风险。

（3）改善病情的抗风湿药：甲氨蝶呤、来氟米特、霉酚酸酯和环磷酰胺由于证实具有致畸性，需要在受孕前停药，且在母乳中有一定的蓄积作用，也禁止在哺乳期间使用。柳氮磺吡啶（每日剂量最高2000mg）、羟氯喹（每日剂量200～400mg）、硫唑嘌呤（每日剂量最高2mg/kg）和环孢素（3～5mg/kg·d）或他克莫司（2～3mg/d）在怀孕期间可以安全使用。

（4）TNF抑制剂：在孕早期和孕中期可继续使用TNF抑制剂，但在选择TNFi时，需要考虑分子结构和半衰期导致的胎盘转移的差异。2019年EULAR指出对于已经确诊但疾病尚无法控制的RA患者，可以在整个孕期持续使用TNFi（首选依那西普或培塞利珠单抗，95%支持，低级证据），且TNFi与母乳喂养兼容。另有研究发现，胎盘转移bDMARDS可能导致子宫内药物暴露持续长达12个月，中位清除时间为6个月，英大利西单抗清除所需时间比利妥昔单抗或阿达木单抗更长。妊娠晚期应停用TNFi，但如果个体患者的疾病控制获益超过潜在风险，必要时可延长使用到更大孕龄，主要担忧为持续使用TNFi可能增加新生儿感染风险。

（5）其他生物制剂：含免疫球蛋白的生物制剂（如利妥昔单抗、阿巴西普、托珠单抗）在孕12周前不会大量穿过胎盘，因此，可持续使用至患者受孕。关于JAK抑制剂等小分子tsDMARD的妊娠期用药安全性数据不足，尚无定论。

998. 结缔组织病患者选择妊娠时机的主要原则有哪些？

风湿免疫性疾病患者的最佳妊娠时机，目前尚无统一标准，国内外学者认为满足以下条件可以妊娠：①病情不活动且保持稳定＞6个月。②无重要脏器损害。③糖皮质激素的使用剂量为泼尼松≤15mg/d(或相当剂量)。④24小时尿蛋白<0.5g。⑤停用免疫抑制药物6～12个月(服用来氟米特者先行药物清除治疗)。

999. 结缔组织病患者如何进行妊娠评估和管理?

妊娠本身可通过各种方式影响风湿免疫性疾病，一些妊娠引起的改变，如高血压可以模拟狼疮肾炎和血管炎等疾病的表现，因此，需要风湿免疫性疾病专科以及妇产科专家之间的密切合作。对于考虑怀孕的女性风湿免疫性疾病患者建议进行咨询服务，以改善孕妇和胎儿结局。越来越多的文献证实了在妊娠期间控制疾病活动对于获得良好妊娠结局的重要性。《2020ACR风湿和肌肉骨骼疾病的生殖健康管理指南》对结缔组织病患者进行妊娠评估和管理的推荐见图9-1。

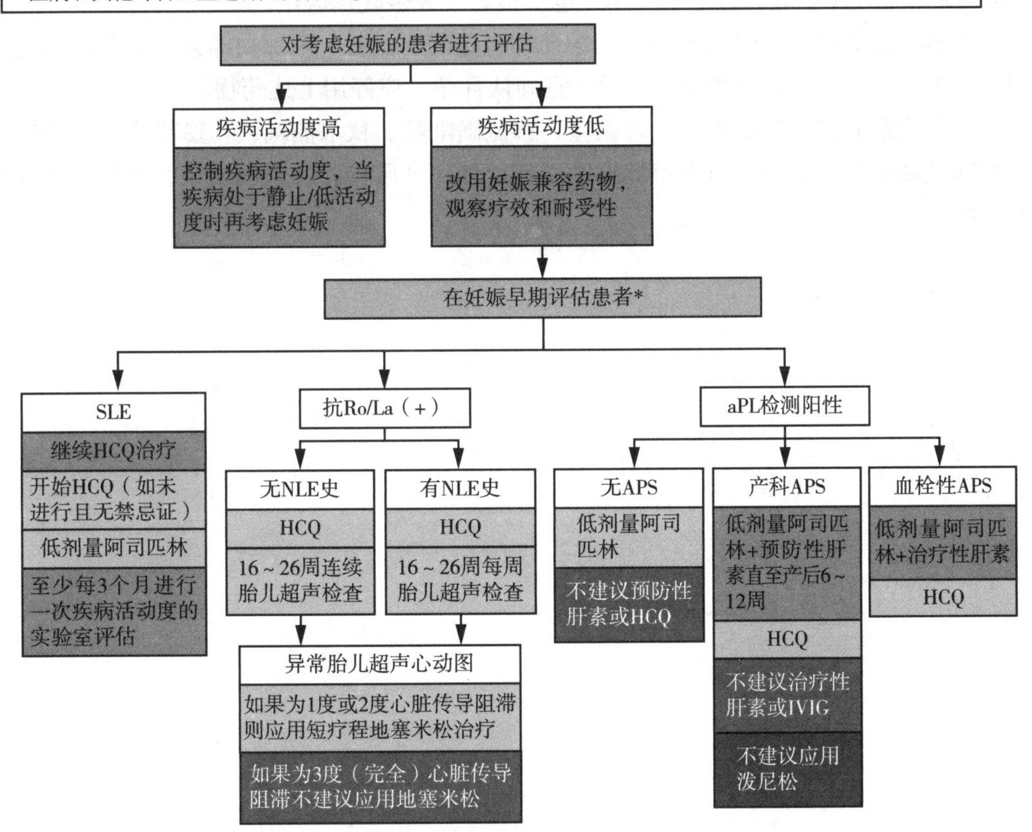

图9-1 风湿免疫性疾病患者妊娠咨询、评估和管理推荐

注：HCQ.羟氯喹；NLE.新生儿红斑狼疮；aPL.抗磷脂抗体；APS.抗磷脂综合征；IVIG.静脉注射免疫球蛋白。

1000. 结缔组织病患者妊娠期间用药有哪些建议？

《2020ACR风湿和肌肉骨骼疾病的生殖健康管理指南》对风湿免疫性疾病妊娠期女性用药提出以下建议。

（1）对于风湿免疫性疾病女性在尝试妊娠之前应留出足够的时间进行药物治疗的调整和改变，以达到较低的疾病活动或疾病静止状态。

（2）由于甲氨蝶呤、吗替麦考酚酯、环磷酰胺以及沙利度胺是公认的致畸药物，应在妊娠前3个月停用。对于来氟米特，如果在怀孕前或怀孕后发现血清中存在其代谢产物，强烈建议使用消胆胺进行洗脱。在妊娠期间可推荐应用的药物包括羟基氯喹、秋水仙碱、硫唑嘌呤、6-巯基嘌呤和柳氮磺吡啶。

（3）由于与低生育力相关，妊娠前应停用非甾体抗炎药（NSAIDs）（有条件推荐）。由于NSAIDs可能过早引起动脉导管关闭，也不推荐在妊娠晚期应用。

（4）其他在妊娠前有条件推荐使用的药物包括阿巴西普、阿那白滞素、贝利木单抗、托珠单抗、苏金单抗、尤特克单抗，不过一旦确认怀孕，应停用上述药物。

（5）鼓励患者进行母乳喂养，羟氯喹、柳氮磺吡啶、秋水仙碱、利妥昔单抗和TNF抑制剂可在哺乳期间继续应用。母乳喂养期间不建议使用环磷酰胺、来氟米特、吗替麦考酚酯或沙利度胺。

十、风湿免疫性疾病的药物治疗

（一）一般传统用药

1001. 目前抗风湿药物有哪些？

风湿免疫性疾病是一类慢性进行性疾病，病程常绵延终生。尽管近年来对风湿免疫性疾病病因的认识有重要的进展，但大多数风湿免疫性疾病病因、发病机制仍未完全清楚。目前药物治疗仍是风湿免疫性疾病的治疗中最基本、最主要的手段。

风湿免疫性疾病的治疗药物按其适用范围可分为通用药物和专用药物两大类。专用药物只适用于个别疾病，如丙磺舒、别嘌呤醇、秋水仙碱等药物专治痛风。通用药物适用于多种风湿免疫性疾病。目前治疗慢性炎症的通用药物很多，按化学结构和药理作用特点可分为甾体抗炎药、非甾体抗炎药（NSAIDs）、改善病情的抗风湿药（DMARD），如免疫抑制剂和免疫调节剂等。近年来，随着各种生物制剂的不断上市，风湿免疫性疾病的治疗呈现出更加崭新的面貌。

（1）甾体抗炎药：即糖皮质激素（GC）是机体内极为重要的一类调节分子，它对机体的发育、生长、代谢以及免疫功能等起着重要调节作用，是机体应激反应最重要的调节激素，也是临床上使用最为广泛而有效的抗炎和免疫抑制剂。临床常见的糖皮质激素类药物有泼尼松、甲泼尼松、倍他米松、丙酸倍氯米松、泼尼松龙、氢化可的松、地塞米松等。具有抗炎、抗毒、抗过敏、抗休克、非特异性抑制免疫及退热等多种作用。NSAIDs的品种多，从水杨酸类阿司匹林、吲哚美辛到萘普生、双氯芬酸、美洛昔康，临床上常用的有数十种。NSAIDs用于抗炎、镇痛解热、缓解症状，是基本的对症治疗药物。

（2）改善病情的抗风湿药（DMARD）：这类药物能抑制组织和关节的进行性损伤，延缓和阻止病情发展，但显效慢，常需数月方能见疗效，DMARD主要有甲氨蝶呤（MTX）、来氟米特（LEF）、硫唑嘌呤（AZP）、环磷酰胺（CTX）、环孢素、柳氮磺吡啶、氯喹类抗疟药等。国内研制的雷公藤有效成分雷公藤多苷具有较强的抗炎、免疫抑制和细胞毒作用，治疗风湿免疫性疾病有较好的效果，它具有类似免疫抑制剂作用。

随着国内外科技水平的日益发展，新研发的以细胞因子为靶标的生物制剂已陆续登场，它们能特异性针对某一炎症介质，阻断疾病的发展进程，使风湿免疫性疾病患者的预后大为改观。生物制剂的治疗已经为风湿免疫性疾病开辟了一条充满希望的途径［具体内容见（二）生物制剂］。

1002. 什么是非甾体抗炎药？其作用机制是什么？

非甾体抗炎药（nonsteroid anti-inflammatory drugs，NSAIDs）是指一大类不含皮质醇激素而具有抗炎、解热、镇痛作用的药物。疼痛是指各种外来刺激对机体组织造成的损伤。现已证实许多外源性化学物质可以致痛，其中有些物质也存在于机体的组织细胞内，它们在外伤或炎症时，从受损的（炎性）细胞内释放出来，亦称为内源性致痛物质。常见的致痛物质有：无机离子（K^+、H^+），胺类（组胺、5-HT），肽类（缓激肽、P物质），前列腺素类（PGE2），其他如活性氧（OR）、溶酶体酶（LE）等。非甾体抗炎药的作用就是抑制上述致炎物质而发挥抗炎镇痛作用。

非甾体类抗炎药根据化学结构可分为以下几类。

（1）水杨酸类：乙酰水杨酸（阿司匹林）。

（2）吡唑酮类：保泰松、安乃静。

（3）芳基烷酸类。

1）乙酸类：①苯乙酸类，双氯酚酸（英太青、奥湿克、戴芬、扶他林）。②吲哚乙酸类，吲哚美辛（消炎痛）、舒林酸（奇诺力）、阿西美辛（优妥）、苄达明、依托度酸（罗丁）。

2）丙酸类：布洛芬、芬必得（布洛芬缓释胶囊）、酮洛芬、芬布芬、恶丙嗪（诺松）、洛索洛芬钠（乐松）、萘普生、萘普酮、托美汀。

（4）甲酸类（灭酸类）：甲芬那酸、甲氯芬那酸。

（5）昔康类：吡罗昔康（炎痛喜康）、美洛昔康（莫比可）。

（6）乙酰苯胺类：非那西丁、对乙酰氨基酚（扑热息痛）。

（7）非酸性类：尼美舒利（美舒宁、怡美力）、萘丁美酮（瑞力芬）。

（8）昔布类：塞来昔布［西乐葆、依托考昔（安康信）］。

所有NSAIDs均通过抑制在环氧化酶（COX）上的活性位点，从而抑制前列腺素的产生，不同类别的NSAIDs由于其药理学差异，显示出不同的抑制模式。

1991年，Herschman等首次提出了COX-1/COX-2理论，使人类对绝大多数非甾体抗炎药的作用机制和不良反应原因的认识有了飞跃性进展。

COX-1/COX-2理论把COX酶分为COX-1、COX-2两种，前者为结构性COX酶，主要分布于胃、肾和血管组织中，具有促进生理性前列腺素（PGs）的合成，调节外周血管张力，维持肾血流量，保护胃黏膜及调节血小板聚集的作用，是维持人体生理需要的结构酶，NSAIDs对该酶的抑制也是此类药物引起一系列不良反应的根本原因。COX-2作为诱导酶，主要存在于炎症部位，正常组织中很少表达，仅在炎症过程中大量合成，对COX-2的抑制是

NSAIDs最重要的药理作用，抑制的结果使NSAIDs具有抗炎、镇痛、解热作用。科学家们根据这种理论制造出了具有选择性抑制COX-2的药物，研发出塞来昔布、罗非昔布，并期望这些药物能够具有和传统的NSAIDs同样好的抗炎疗效，但却具有非常小的毒性作用，特别是胃肠道不良反应。然而作为COX-2特异性抑制剂之一的罗非昔布（万络）由于显著增加心血管事件，已经退出市场。所以使用选择性COX-2抑制剂时，要评价患者的心血管危险因素，综合考虑其风险/效益比。

1003. 对乙酰氨基酚的作用机制是什么？

对乙酰氨基酚和安乃近可缓解疼痛和发热，但没有抗炎作用，它们发挥疗效的具体机制仍不明确。对乙酰氨基酚可以抑制COX-1和COX-2，但是根据细胞和组织的不同对COX-1和COX-2的抑制有所差异。与NSAIDs的作用机制不同，对乙酰氨基酚并不通过与COX的活性位点结合发生作用，而作为不断降解的共同底物结合过氧化物位点。

随着COX-1剪接变构体被发现，有些人称它为COX-3，有人建议用对乙酰氨基酚抑制COX-3来解释其镇痛和解热作用，但越来越多研究否认这种机制。

1004. 非甾体抗炎药的适应证和禁忌证有哪些？

NSAIDs在风湿免疫性疾病治疗中的应用是控制炎症、缓解疼痛和发热等症状，但这类药物不能阻止病理过程的进展。NSAIDs有广泛的临床用途，在风湿免疫性疾病范畴中，尤其适用于各种急、慢性炎性关节病，成人Still病，儿童关节炎，各种软组织风湿免疫性疾病（肌纤维组织炎、肌腱炎、网球肘、肩周炎、腰肌劳损等）。也用于癌性疼痛的镇痛、运动性损伤和痛经的镇痛等。

NSAIDs的禁忌证和相对禁忌证：①活动性胃肠道溃疡或近期胃肠道出血是所有NSAIDs的首要禁忌证。②对阿司匹林或其他NSAIDs过敏，或有其他原因引起的过敏性病史者，包括哮喘、支气管痉挛、鼻炎、血管神经性水肿、荨麻疹，均应慎服。③肾功能不全者，尤其布洛芬、酮洛芬等丙酸类应慎用。④高血压和充血性心衰，NSAIDs易引起水钠潴留，拮抗利尿作用而加重病情，故慎用。⑤肝功能不全和白细胞减少者慎用。⑥妊娠和哺乳期是相对禁忌证，因吲哚美辛易使胎儿动脉导管闭锁不全，乳汁中的吲哚美辛易使新生儿发生惊厥。⑦老年人、口服抗凝剂和降糖药者应注意药物间相互作用。

1005. 非甾体抗炎药的不良反应有哪些？如何应对这些不良反应？

NSAIDs的不良反应主要有以下4类，具体表现及治疗对策如下。

（1）胃肠损害：发生率较高，主要表现为恶心、呕吐、上腹部疼痛、反流性食管炎、消化性溃疡、出血、穿孔和胰腺炎等。发生机制分为以下3种。①药物直接损伤作用，实验发现，NSAIDs直接对胃壁和肠黏膜产生刺激作用，损伤线粒体，引起氧化磷酸化脱偶联，使细胞内ATP减少，破坏了细胞间紧密连接的完整性，从而使黏膜通透性增加。②抑制PGs的合成作用，因为PGI1、PGI2有调节胃血流保护胃黏膜细胞的作用，故PGs减少可致胃肠损害。NSAIDs通过抑制生理性COX，进一步抑制PGE2、PGI2，因此可致胃肠损害。③中性粒细胞的黏附、活化，NSAIDs使中性粒细胞对内皮细胞黏附增加，使之活化，而释放氧自由基和蛋白酶，造成黏膜损伤。胃肠损害的治疗对策如下。①使用对胃壁刺激作用小的药剂，如肠溶剂、缓释剂、栓剂、霜剂。②前体药物，它作为非活性的药物经胃肠吸收后，在体内再转化为有活性的药物而发挥作用，严重胃肠障碍者可作为首选药剂，如芬布芬、硫茚酸和环氧洛芬等。③选择性PGs合成抑制剂，即在炎症部位抑制PGs合成作用强，而对胃肠和肾脏损害小，如丙酸类。④采用COX-2选择性抑制剂，一般认为，NSAIDs抑制COX-1产生消化道不良反应，抑制COX-2产生治疗作用。

（2）肾损害：主要有肾炎、水肿和肾乳头坏死等。其发生机制主要是抑制肾脏PGs的合成，导致肾血流量减少和肾小管重吸收增加，出现水钠潴留。生理条件下PGs有调节肾血流量、肾小球滤过量和血压等作用；而在大失血、心功能不全、肝硬化、肾病变、大量利尿剂和低电解质等导致肾血流量减少时，肾素血管紧张素系统活动亢进，这些患者更多地依赖PGs调节肾血流量，如使用NSAIDs则可加重肾损害。它与利尿剂、激素合用可能使肾损害发生率增高。肾损害的治疗对策如下。①首选半衰期短的药物，几乎不经肾脏排泄或较少经肾脏排泄，并以非活性状态排泄的药物，如硫茚酸等。②次选对肾脏PGs抑制较弱的NSAIDs，如舒林酸。③禁用半衰期长的药物。

（3）肝损害：NSAIDs都可能引起不同程度的肝损害，阿司匹林极易致GPT、GOT升高，但很少发生严重的肝损害和黄疸。而吲哚美辛偶有发生严重肝损害。肝损害的治疗对策如下。①尽可能选用构造简单的药物或不含氮的药剂，如萘普生和酮洛芬等。②栓剂或霜剂。③避免使用阿司匹林和吲哚美辛。

（4）心血管系统损害：随着选择性COX-2的NSAIDs被应用，心血管风险发生得到广泛重视。罗非昔布是一种半衰期较长的强效特异性COX-2抑制剂，因其能明显增加心肌梗死风险而退市。COX-1可以生成有助于血小板聚集和血栓形成的TXA2，由内皮细胞COX-2合成的抗血栓的PGI2几乎能完全被传统及选择性COX-2 NSAIDs抑制。因此，在使用特异性COX-2抑制剂时，由于COX1未受或没有完全被抑制，将导致心血管风险发生率升高。心血管系统损害的治疗对策如下。①充分评估患者心血管风险。②选择半衰期短的药物，避免缓释剂。③控制剂量。

1006. 乐松属于哪一类解热镇痛药？成分是什么？作用机制是什么？

乐松是上海三共制药有限公司生产的药物，属于非甾体抗炎药，成分是洛索洛芬钠。

乐松的作用机制：乐松的活性代谢物抑制环氧化酶，从而抑制引起炎症、疼痛的炎症介质—前列腺素（PG）的合成。口服乐松后，以对胃黏膜刺激作用较弱的原形药形式存在，其后由消化道吸收并迅速转化成有强抑制前列腺素生物合成作用的反式—羟基活性代谢物而发挥作用。

1007. 为什么乐松的安全性较高？

（1）胃肠道安全性：首先，乐松的成分是洛索洛芬钠，属于丙酸类，对胃肠道的刺激性小。其次，乐松是前体型药物，在胃肠道活性较弱，经消化道吸收后转化为活性代谢物后才能发挥作用。

（2）心血管安全性：乐松对COX-1和COX-2是平衡抑制，很少增加血栓形成。在乐松上市6年后进行的一项回顾性分析中，13 486例服用乐松的患者中，心血管不良反应的发生率仅为3.03%，可见乐松的安全性是比较高的。

1008. 为什么乐松的起效时间是最快的？乐松的半衰期是多少？对临床有何益处？

服用乐松15分钟后起效，是现在所有NSAIDs中起效最快的药物，这主要是由于乐松及其活性代谢物的吸收和分布比较快。乐松前体药物的半衰期是1.22小时，活性体的半衰期是1.31小时。在2003年发表的《类风湿关节炎诊治指南（草案）》中指出，老年人宜选用半衰期短的NSAIDs，因而乐松比较适用。

1009. 什么是糖皮质激素？其化学结构与生物学特性的关系如何？

糖皮质激素系内源性正常生理激素（hormone），糖皮质激素类药物（corticosteroids，CS）是指外源性化学合成品。CS是目前最强有力的抗炎药物。

GC在肾上腺皮质合成和在促肾上腺皮质激素作用下，由胆固醇转变为孕烯醇酮，经一系列羟化酶及氧化酶的酶促反应，分别形成糖皮质激素、盐皮质激素及部分性激素。GC由21个碳链构成。氢化可的松是活性型，其第11碳位是β羟基，如果改变其中某些结构，其生物活性也随之改变，若将第1～2碳位之间的单键变成双键而成为氢化泼尼松，可增强抗炎作用及分解代谢活性；若将氢化泼尼松第9碳位氟化并在16碳位配以α羟基则变成去炎松；若第16碳位加入α甲基即成地塞米松，其抗炎作用更强；若第11碳位不是β羟基，则无GC活性，如人工合成的可的松和泼尼松，需在肝细胞内将11碳位的酮基转化为β羟基之后才有GC活性。

1010. 糖皮质激素有哪些药理特性？

（1）生物利用度：大多数的糖皮质激素口服后容易被吸收。以泼尼松为例，口服后可吸收80%～90%，而且不受进食的干扰。泼尼松龙的吸收更好。

（2）分布：血液中内源性的糖皮质激素（氢化可的松）90%～95%与皮质类固醇结合蛋白结合形成高亲和力的复合物。少量与血浆白蛋白结合，其亲和力虽低，但其总的结合容量很大，因而在体内的糖皮质激素调节中起着缓冲贮池的作用。只有极少一部分糖皮质激素在循环中游离存在，但只有这部分糖皮质激素能发挥生物活性。结合的糖皮质激素不发挥生物活性亦不被代谢。人工合成的外源性糖皮质激素（泼尼松龙除外）与球蛋白的亲和力较低，2/3与白蛋白结合，1/3以游离形式存在于循环中。因此，血浆中的白蛋白水平决定着结合与游离两种药物的比例，从而直接影响疗效及不良反应的大小。

（3）代谢与清除：糖皮质激素在肝内代谢，并与葡糖醛酸或硫酸根结合，变成水溶性代谢产物，使之失活。95%的结合产物自肾排出，其余的则从肠道排出。血中糖皮质激素类药物的代谢率与其作用强度关系密切。通常用血浆半衰期来表示其清除率。然而由于各种糖皮质激素类药物的分布和清除率有较大差异，因此仅靠半衰期常无法精确表示清除的全部情况。由于泼尼松龙和地塞米松比氢化可的松清除慢，所以它们有更强的作用。延长清除时间固然可以增加疗效，但也增加了产生不良反应的可能。其他药物或疾病状态都可能影响糖皮质激素的清除率。苯妥英钠、苯巴比妥、利福平等促进糖皮质激素代谢清除；雌激素或含有雌激素的避孕药则可能减低其清除率。肝病时糖皮质激素的代谢受影响不大，但有人建议，在慢性肝病时最好使用泼尼松龙，而不要使用泼尼松，因为后者要在肝脏中转变为前者才能生效。

（4）糖皮质激素抵抗：少数患者对糖皮质激素反应不佳，甚至对大剂量糖皮质激素无反应。其潜在机制可能是遗传性糖皮质激素抵抗（罕见）及糖皮质激素敏感性增高与糖皮质激素受体基因特定多态性相关。糖皮质激素受体以α与β两种形式存在，α受体可与糖皮质激素结合，而β受体是糖皮质激素的内源性抑制剂，表达于不同组织。糖皮质激素抵抗可能与β受体过度表达有关，但可能不是主要机制。此外，局部的细胞因子浓度过高可导致糖皮质激素抵抗，尤其是IL-2可通过剂量依赖方式对抗糖皮质激素的免疫抑制作用。巨噬细胞移动抑制因子也在RA的糖皮质激素抵抗中发挥作用，高浓度的糖皮质激素可抑制其作用，而低浓度的糖皮质激素则诱导其发挥促炎作用。

1011. 糖皮质激素的作用机制是什么？

（1）抑制炎症部位白细胞的黏附、迁移和聚集，防止炎性反应进一步发生。

（2）抑制中性粒细胞、巨噬细胞的吞噬作用、抑制酶释放以及致炎性细胞因子（尤其是

IL-1以及TNF）的释放。

（3）诱导脂调素的产生，从而抑制磷脂酶A2的产生、使花生四烯酸的合成下降；在炎症级联反应中使白三烯、前列腺素的产生减少。

（4）抑制COX-2的产生。

（5）抑制T细胞增殖，使白细胞介素合成和分泌下降。

（6）通过抑制NF-κB信号通路中κB抑制因子α基因的活性而抑制黏附分子（ICAM）以及细胞因子（IL-1，TNF-α）的分泌。

（7）诱导淋巴细胞的调亡。

1012. 糖皮质激素对细胞因子的影响有哪些？

糖皮质激素可抑制多种类型的细胞因子的转录和活化。糖皮质激素可抑制大多数Ⅰ型T辅助细胞（Th1）促炎细胞因子，包括IL-1β、IL-2、IL-3、IL-6、TNF、IFN-γ、IL-17及粒细胞-巨噬细胞集落刺激因子。相反，糖皮质激素可能促进或不影响Th2相关细胞因子，如IL-4、IL-10、IL-13（抗炎因子）的生成。

1013. 目前临床上应用的糖皮质激素有哪些？

糖皮质激素是17-羟21碳甾体分子，它的主要自然存在形式为皮质醇（氢化可的松）。目前已有多种合成衍生物用于系统治疗，但泼尼松、泼尼松龙及甲基泼尼松龙应用最为广泛，地塞米松是一种最有效的合成糖皮质激素之一，但由于它的长半衰期因而不常用于抗炎，这些制剂的生物效应受多种因素的影响，包括剂量、给药方式、给药途径、不同疾病、不同组织及患者的个体差异。例如，皮质激素的生物利用率受皮质醇结合蛋白结合的影响，皮质醇结合蛋白不仅存在于血浆，而且以不同水平存在于不同组织中。

糖皮质激素的治疗无严格标准化。根据不同疾病情况、不同患者，对治疗剂量方案应个体化，以取得最大疗效，同时最大限度减少不良反应。一般来讲，增加剂量和给药次数，抗炎效果增强，同时不良反应也增加。当病情进展急需控制时，常需用大剂量方案。例如，用超生理性大剂量静脉冲击治疗SLE的急性肾小球肾炎［每日1000mg甲基泼尼松龙，连用3天，第4天改为口服泼尼松1～2mg/（kg·d），然后根据病情逐渐减量］。对于SLE的血小板轻度减少、胸膜炎，则常用中等剂量口服治疗方案［泼尼松0.5～0.8mg/(kg·d)，用1个月，然后渐减至可控制病情的最小剂量］。小剂量口服治疗可用于活动性RA（泼尼松≤15mg/d），用此方案不良反应难以很快产生，并且撤掉激素仍能控制病情。间日疗法也被部分医生青睐，但在许多情况下（如RA），患者不能忍受间日疗法方案。局部注射或表面用药也是非常有用的方法，可以直接作用于受累组织，此方法不良反应小，有几类糖皮质激素可用此方法，如醋酸去炎松或氟轻松。

1014. 如何根据临床上应用的糖皮质激素的生物活性进行分组？

根据糖皮质激素半衰期的长短，可将其分为短效、中效和长效3种。

短效激素半衰期为12个小时，主要包括氢化可的松和可的松；中效激素半衰期为12～36小时，主要有泼尼松、泼尼松龙、甲基泼尼松龙和曲安西龙；长效激素半衰期为48小时，主要有对氟米松、倍他米松和地塞米松（表10-1）。

表10-1　根据生物活性不同的糖皮质激素分类

	糖皮质激素等效剂量/mg	相对糖皮质激素活性	血浆半衰期/h	生物半衰期/h
短效				
可的松	25	0.8	0.5	8～12
氢化可的松	20	1	1.5～2	8～12
中效				
甲泼尼龙	4	5	＞3.5	18～36
泼尼松龙	5	4	2.1～3.5	18～36
泼尼松	5	4	3.4～3.8	18～36
曲安西龙	4	5	2～＞5	18～36
长效				
地塞米松	0.75	20～30	3～4.5	36～54
倍他米松	0.6	20～30	3～5	36～54

1015. 糖皮质激素的适应证有哪些？

在风湿免疫性疾病领域，糖皮质激素的应用是最重要的也是最有争议的问题之一。糖皮质激素的抗炎疗效首先在类风湿关节炎治疗方面得到证实，1950年Hench因此获得了当年的诺贝尔生理学或医学奖。然而事实证明，长期超生理剂量糖皮质激素治疗会产生破坏性的不良反应，使人们对糖皮质激素治疗风湿免疫性疾病的作用产生了相反的观点。但目前糖皮质激素治疗仍为风湿免疫性疾病治疗的重要组成部分，因其短期疗效仍为首造。

糖皮质激素类药物（CS）在治疗学上有两方面的用途，一是内源性糖皮质激素的替代物，治疗各种糖皮质激素缺乏症；二是利用它在机体内的各种作用治疗其他疾病。以上都是对症治疗，不能去除病因。除替代治疗外，临床上通常利用CS的抗炎和免疫抑制作用治疗多种疾病。

CS的适应证主要有以下几种。

（1）类风湿关节炎：目前认为，小剂量的泼尼松5～10mg/d即可获得明显的抗炎效果，缓解症状。并可对某些患者行关节腔内注射。

（2）急性风湿性心脏炎：可用于伴有发热、心律失常、急性充血性心力衰竭等的严重风湿热患者，经阿司匹林治疗无效时可加用CS。

（3）弥漫性结缔组织病：弥漫性结缔组织病包括SLE、干燥综合征、PM/DM等以及大动脉炎、结节性多动脉炎、ANCA相关性血管炎都可用CS治疗，取得缓解症状、减少死亡率，延长存活时间，并降低并发症的发生率的疗效。但多数情况下，上述疾病在用糖皮质激素治疗的同时应与CTX、硫唑嘌呤等免疫抑制剂合用。

（4）肾脏疾病：对某些由SLE造成的肾脏损伤或某些原发肾病综合征有效。

（5）过敏性疾病：对于短时的过敏症，如枯草热、血清病、接触性皮炎、药物过敏、血管神经性水肿及蜜蜂叮咬等，除病因治疗外，辅以CS治疗可改善症状。

（6）其他应用：眼科常用以控制眼内炎症，皮肤病也广泛局部使用CS制剂。

1016. 糖皮质激素的不良反应有哪些？

临床上造成不良反应的原因有两个，一是长期大量用药，二是不适当的停药。长期应用CS如停药过快，就会造成一系列急性肾上腺皮质功能不全的表现。其原因是长期外源性CS治疗抑制了ACTH的分泌，从而使内源性糖皮质激素分泌减少。预防的方法是合理地逐渐撤药或给予一定量的ACTH。不良反应产生的可能性取决于糖皮质激素的类别、剂量、用药时间、用药者个体差异。需要强调的是糖皮质激素不仅是强的抗炎药物，它更是维持多种生理功能稳定的基本激素。所以，无论糖皮质激素缺乏还是过量均有病理结果。

长期应用糖皮质激素的不良反应如下。

（1）骨质疏松：糖皮质激素通过抑制卵巢、睾丸合成分泌性激素，以及肾上腺性激素的分泌合成，诱导骨质疏松。它还抑制钙在小肠吸收，促使继发性甲旁亢，使破骨细胞活化、成骨细胞抑制。目前临床上常用的所有糖皮质激素均可抑制骨的形成，促使骨质疏松的发生。因此，椎体压缩性骨折为常见的破坏性并发症。骨质疏松的发生和治疗的最大剂量、用药时间密切相关。但不论治疗剂量多大，如长期用药，则骨质疏松总要发生。治疗性预防措施应注意钙和维生素D的摄入。绝经妇女应用雌激素替代疗法，男性在可能情况下应用雄激素疗法。

（2）诱发和加重感染：感染的发生决定于糖皮质激素治疗的最大剂量、治疗总时间。用泼尼松2～10mg/d很少有感染并发症，而剂量在20～60mg/d对机体的防御机制有确定的抑制作用，用药14天后感染危险逐渐增加。总剂量大于700mg感染危险性明显增加。主要危险是细胞内微生物感染，如分枝杆菌、卡氏肺孢菌及真菌感染。应注意大剂量糖皮质激素可掩盖感染性疾病的症状，如脓肿和肠穿孔。除带状疱疹外，在糖皮质激素治疗期间病毒感染一般不是主要问题。

（3）类肾上腺皮质功能亢进症：表现为向心性肥胖、满月脸、痤疮、多毛、低血钾、水肿、高血压、高血脂、糖尿病等，一般停药后可自然消失，糖尿病需调整饮食。

（4）诱发和加重溃疡：消化道溃疡是常见的不良反应之一。由于糖皮质激素可增加胃蛋白酶的分泌，抑制胃黏液的分泌，因而减弱了胃黏膜的抵抗力。同时，在CS抑制了生理性PG的分泌等因素作用下，易发生消化道溃疡。

（5）行为与精神异常：有精神异常病史或无精神病史者可因CS诱发精神异常，表现为多方面，如神经质、失眠、情绪异常，乃至抑郁、躁狂或精神分裂及自杀倾向。

（6）无菌性骨坏死：多发生于长期大剂量CS治疗，主要累及的部位包括股骨头及其他大关节。

（7）肌病：通常出现于大剂量CS治疗时，表现为近端肢带肌无力，出现肌病应减量或停止用药。

（8）眼病：①白内障，长期使用≥15mg/d泼尼松剂量的患者，持续1年时间，多数患者出现白内障，剂量＜10mg/d发生率降低，但也有可能出现，通常双侧发生，进展较缓慢，晚期因其视物障碍，需眼科干预。②青光眼，有开角型青光眼家族史的患者和高度近视的患者易出现，接受大剂量糖皮质激素治疗的患者，需注意检查眼压。

（9）肾上腺衰竭：应用糖皮质激素严重影响内源性HPA（丘脑-垂体-肾上腺）轴功能，可产生继发性肾上腺功能衰竭。泼尼松20～30mg/d仅连续5天就可发生此不良反应，但停药后垂体-肾上腺功能很快恢复。相反，如果糖皮质激素治疗时间很长，HPA轴功能恢复到正常约需12个月的时间。患者的泼尼松用量大于20mg/d，时间在1个月以上HPA轴功能均有某些程度的衰竭。患者的危险性是在激素减量期，应注意肾上腺衰竭症状，最主要的危险是在全麻、手术、创伤或急性感染性疾病的应激状态下所发生的急性肾上腺功能减退，在这种情况下患者可能需要激素替代疗法。

（10）激素撤退综合征：典型糖皮质激素缺乏存在于艾迪生危象（Addisonian crisis），表现为发热、恶心、呕吐、低血压、低血糖、高血钾、低血钠，最严重的是患者基础炎症性疾病加重。撤退综合征需要增加糖皮质激素的用药剂量，且在一定时间内谨慎逐渐减量。如果泼尼松小于20mg/d尤其是剂量小于5mg/d，常易出现撤退综合征，因为剂量的变化是在机体分泌糖皮质激素的生理范围内。如很快地将泼尼松从5mg/d降至2.5mg/d，表示激素用量下降50%，常出现严重的撤退综合征。

1017. 糖皮质激素的临床应用原则及方法有哪些？

（1）糖皮质激素（CS）应用的一般原则：决定使用CS之前应着重考虑以下几点。

1）CS对该病的基本疗效评价。

2）确定剂型、剂量、给药途径及给药方案。

3）有无禁忌或不利情况，如高血压、糖尿病、骨质疏松、消化性溃疡、慢性感染（尤其结核）、肥胖、青光眼、非风湿免疫性疾病本身导致的精神神经系统疾病等。

4）是否合用其他抗风湿药物等。

（2）常用给药方案

1）持续大剂量方案：每日给泼尼松（或相当的其他制剂）＞45mg。此方案适用于多发性肌炎、皮肌炎、系统性红斑狼疮、结节性多动脉炎、巨细胞动脉炎等活动期。一般需泼尼松40～60mg/d，疗程6～8周。此剂量可抑制免疫反应及炎症反应。

2）大剂量冲击疗法：目前多认为大于250mg泼尼松或等效剂量为冲击剂量，常使用剂量包括200mg、500mg、1g甲基泼尼松龙，加至5%葡萄糖250ml中，静脉滴注（大于60分钟滴完），每日1次，连续3天。此方案适用于系统性红斑狼疮脑危象、严重狼疮性肾炎、严重的危及生命的活动性血管炎等。甲基泼尼松龙是中等时效类固醇制剂，冲击给药1～3次，不至引起或加重HPA轴反应，因而此疗法为应急方案，但也可有血压升高、血糖升高、心律失常、电解质紊乱、消化道出血、严重感染等不良反应。综上，应严格掌握适应证、禁忌证，监测生命体征，及时复查血常规、电解质等指标。

3）持续小剂量疗法：每日泼尼松15mg或小于15mg，长期使用即为持续小剂量疗法。此方法适用于以下3种情况。①病情控制后的维持治疗，使病情维持于亚临床状态。②防止病情复发。③作为类风湿关节炎初始用药，或作为慢作用治疗药（如甲氨蝶呤、来氟米特等）起效前的过渡治疗。持续小剂量疗法对HPA轴影响较少，但如遇手术、分娩、创伤、精神刺激等严重应激情况时，亦需适当增加CS剂量。

4）隔日疗法即隔日1次晨间给药：隔日疗法是防止病情加重的预防性措施，主要目的是不使已缓解的病情再度活动。此疗法主要优点是不影响或很少影响HPA轴反应，很少出现CS不良反应。对儿童的生长发育影响较小。从每日给药改为隔日给药不是为减量，而是为了减少CS的不良反应。此方法不适合尚未缓解的类风湿关节炎和风湿性多肌痛等患者。

5）减量与停用是临床使用CS值得重视的问题，处理不当会前功尽弃或增加毒性。减量与停药的指征：病情已控制，或对CS治疗无反应；或出现严重不良反应，或出现机会菌感染不能控制等。减量方法及减量速度应根据不同情况、不同疾病、使用CS时间的长短、剂量大小、减量中的反应等情况具体掌握。总体方案供参考：泼尼松的减量，剂量超过40mg/d时，应每1～2周减少5～10mg；剂量为20～40mg/d时，每1～2周减少5mg；剂量小于20mg/d时，每2～3周减少1～2.5mg。

6）关节腔局部注射是治疗关节炎症及减少全身用药所致的不良反应的手段之一。关节腔内注射CS，一般均使用长效制剂，如去炎松、倍他米松或利美达松（limetyason，为地塞米松棕榈酸酯乳糜微粒）等。关节腔内给药对缓解关节的严重疼痛、保持关节的生理功能、缓解关节的早期挛缩、减少关节腔积液等有一定帮助。临床实验表明这种局部注射药物的优点为：①较小的局部注射剂量取得的疗效与较大的全身剂量相当。②很少影响机体本身激素水平的正常调节，也较少出现全身不良反应。

7）应激方案与围手术期的管理：对于长期服用小剂量糖皮质激素的患者，其肾上腺活性被抑制，当出现感染性发热的应激情况时，建议将每日糖皮质激素剂量加倍或增至泼尼松15mg或其同等剂量。接受大手术的患者，手术当日持续静脉滴注氢化可的松100mg，此后每8小时予氢化可的松25～50mg，持续2～3天。接受小手术患者，口服双倍剂量或增至泼尼松15mg或其同等剂量持续2～3天。

1018. 糖皮质激素在类风湿关节炎中的应用有哪些？

长期以来，糖皮质激素治疗RA争议较大，其抗炎和缓解疼痛的作用是肯定的，但由于担心长期使用所发生的不良反应，部分医生持否定态度。近年来，在重新评价免疫抑制剂和慢作用药应用时机时，小剂量糖皮质激素治疗侵袭型RA受到肯定。在甲氨蝶呤等慢作用药起效之前，可用小剂量泼尼松5～10mg/d作为过渡性用药，此谓“桥治疗”，用于进展迅速的多关节发作的RA，当早期应用DMARD未起效而NSAIDs作用又不甚强时，此小量糖皮质激素可明显改善病情，且以后可逐渐减少并停用。对于类风湿血管炎或系统损害可视病情需要适当增加糖皮质激素剂量，甚至可以短期冲击治疗。对顽固的个别关节，关节腔内注射1～2次糖皮质激素有利于减轻症状。有研究表明RA是唯一一个在疾病开始及维持阶段始终以低剂量糖皮质激素来辅助治疗的疾病，但也有研究显示糖皮质激素对于减轻放射学损伤无益。理论基础是活动性RA患者可能伴相对的肾上腺功能不全。机制可能是因为抑制促炎因子IL-1和TNF来缓解症状，延缓早期RA患者炎症导致的软骨和骨的损伤。

1019. 系统性红斑狼疮患者如何应用糖皮质激素？

糖皮质激素治疗系统性红斑狼疮的形式主要有口服和静脉冲击治疗。口服制剂常用泼尼松、泼尼松龙，冲击治疗用药为甲基泼尼松龙。

（1）泼尼松对于轻型SLE（仅有皮肤病变、关节炎、浆膜炎等）的剂量为0.5mg/（kg·d），对于重症SLE（合并肾损害、血液系统损害、神经系统损害）的剂量为1mg/（kg·d）。急性活动期可每日分次给药，病情稳定后改为晨起顿服，4～6周后，临床症状及实验室检查指标控制良好，可逐渐减量至5～7.5mg/d维持。减量过程中疾病复发者，应在原剂量的基础上增加5～10mg/d。长期稳定者可逐渐停用糖皮质激素，对于治疗4～6周无效者应考虑加用其他药物。

（2）泼尼松龙：泼尼松需要在肝脏内转变为泼尼松龙后发挥作用，当SLE合并慢性肝病时最好用泼尼松龙，剂量及用法与泼尼松相同。

（3）甲基泼尼松龙：对于口服泼尼松无效或重症SLE，可采用甲基泼尼松龙冲击治疗。

1020. 什么是改善病情抗风湿药？

改善病情抗风湿药（disease-modifying anti-rheumatic drugs，DMARDs），目前又分为传统DMARDs（csDMARDs）、生物制剂（bDMARDs）与靶向合成DMARDs（tsDMARDs）。csDMARDs包括多种不同类别的药物，如免疫抑制剂、抗疟药、抗感染类药物、具有免疫抑制作用的中成药如雷公藤等。如治疗RA推荐的经典用药：甲氨蝶呤、来氟米特、柳氮磺吡啶、羟氯喹，其中前两者又被划分为免疫抑制剂类药物。bDMARDs，与tsDMARDs被认为是新型的DMARDs类药物。

1021. 常用于风湿免疫性疾病的免疫抑制剂有哪些？

免疫抑制剂是指在治疗剂量下使机体发生明显免疫抑制效应的一类药物。所谓免疫抑制效应不是指药物的一般毒性，而是指它作用于免疫反应过程不同环节而产生的效应，如抑制免疫细胞的分化与发育、干扰抗原的识别与加工、抑制细胞的活化与增殖、抑制效应细胞的功能等。因此，免疫抑制剂可进一步定义为：在治疗剂量下，至少能降低或抑制免疫反应的制剂。

免疫抑制剂的分类目前尚未统一，包括糖皮质激素、抗代谢药、烷化剂、真菌产物、生物制品、抗生素等。

1022. 免疫抑制剂的作用特点有哪些？

（1）免疫抑制作用的选择性：免疫系统是复杂的网络系统，应尽可能选择仅作用于免疫反应某个环节的药物，以提高疗效，减少不良反应。

（2）治疗指数：许多免疫抑制剂治疗指数较低，仅当接近毒性剂量时才能发挥免疫抑制效应，所以临床使用应仔细考虑给药方案，尽可能选择疗效确实的药物，规定适当的疗程、剂量及给药方法。因为不同疾病、不同患者，甚至不同病期对免疫药物反应不同。

（3）抗炎效应：免疫抑制剂常有抗炎作用，如糖皮质激素、甲氨蝶呤、硫酸羟氯喹、秋水仙碱等。但抗炎作用不一定与其免疫抑制活性一致。泼尼松较小剂量即可发生抗炎效应，而大剂量时则发挥免疫抑制作用。

（4）联合用药：前已述及，不同免疫抑制剂影响不同的免疫环节，联合使用不同的免疫抑制剂在调控免疫异常时可能发挥药物协同作用，如小剂量泼尼松＋MTX治疗RA、糖皮质激素＋CTX治疗SLE、糖皮质激素＋MTX治疗多发性肌炎等均较单用某一药物效果好，但这种联合不是随意的。

（5）诱导恶性肿瘤：长期使用免疫抑制剂会诱导某些恶性肿瘤的发病率增高已被证实，如皮肤癌、唇癌、淋巴肉瘤、宫颈癌等，但其确切的发病率及诱导肿瘤的机制仍不明确。

1023. 免疫抑制剂的作用机制是什么？

免疫抑制效应与细胞增殖周期密切相关。静止期（G_0）细胞虽有增殖潜能，但尚未进行分化；细胞进入合成前期（G_1期）后，开始合成mRNA，形成膜受体及各种功能蛋白；细胞进入DNA合成期（S期）后，DNA开始合成与复制组蛋白、非组蛋白、RNA、核酸合成酶等染色质成分以及微管蛋白等；细胞进入分裂前期（G_2期），开始合成与细胞分裂相关的蛋白质，有丝分裂器及染色体排列；细胞进入分裂期（M期），一个母细胞分裂成两个子细胞，此期中细胞形态变化虽大，但生化活动却较低。

目前根据药物对细胞周期作用的不同，将细胞毒类药物分为两类：①周期非特异性药物，如CTX、Chlor、丝裂霉素、放线菌素等。②周期特异性药物，此类药物主要针对某期细胞，如主要针对S期的有MTX、Thiog、羟基脲等，主要针对M期的有长春新碱、秋水仙碱等。

从药物化学方面研究，不同化学结构的药物对免疫细胞作用的机制也不同：①干扰核酸代谢的药物有MTX、6-MP、Thiog、Ara-C等。②干扰蛋白质合成的药物有长春新碱、L-天冬酰胺酶等。③可与细胞DNA共价结合的药物，如CTX、Chlor、抗生素类。④嵌入细胞DNA干扰转录过程的药物，如阿霉素、光辉霉素等。

1024. 抗代谢药的作用机制是什么？

抗代谢药（anit-metabolites）是一种与正常机体内的代谢物在化学结构上相似的化合物，它们可特异性地拮抗体内相应的代谢物，或阻断其靶酶的反应，或被转化为其他化合物而干扰正常生物代谢，最终阻碍细胞的分裂繁殖，即产生细胞毒作用。顾名思义，“抗代谢药”是通过拮抗代谢物来产生作用的，研究得最多、最重要的是抗核酸合成的抗代谢药，它们通常是对嘌呤、嘧啶碱基修饰后得到的碱基类似物。抗核酸代谢药主要作用于有丝分裂活跃的组织细胞，如骨髓、各种上皮特别是肠上皮及恶性肿瘤细胞。核酸合成往往是细胞分裂繁殖的前奏，抑制核酸合成也就抑制细胞分裂，故抗核酸代谢药也是细胞抑制剂。

抗代谢药作用的分子机制主要有两方面，一是通过阻断靶酶反应直接抑制代谢，二是抗代谢药或其转化物掺入核酸后干扰核酸代谢。对靶酶反应的阻断因抗代谢药与天然底物的结构类似特征可有两种方式：一种是二者结构高度相似，抗代谢药物占据酶催化中心，竞争性抑制靶酶反应，如甲氨蝶呤与二氢叶酸还原酶底物叶酸结构十分接近，它与该酶亲和力比叶酸与酶的亲和力高10～20倍，能有效地占据酶催化中心而竞争性地抑制其活性，阻止二氢叶酸还原为活性的四氢叶酸，使胸腺嘧啶核苷酸的合成原料耗竭，抑制DNA和RNA合成。抗代谢药阻断酶反应的另一种方式是与靶酶蛋白的调节部位或别构部位结合产生别构效应，如6-MP经体内代谢转化为活性化合物6-巯基核苷酸后，通过负反馈调节作用抑制磷酸核糖焦磷酸酰胺转移酶活性，干扰嘌呤核苷酸合成前体氨基磷酸核糖。抗代谢药对酶反应的作用方式通常不是单一的，抑制某酶催化中心的抗代谢药同时也对另一酶产生别构效应，反之亦然。

1025. 甲氨蝶呤的药理作用是什么？

甲氨蝶呤（methotrexate，MTX）是叶酸合成拮抗剂，它对二氢叶酸还原酶有较强的抑制作用，使体内二氢叶酸不能正常地转化为四氢叶酸，从而干扰了胸腺嘧啶核苷酸和嘌呤核苷酸的生成，阻断了DNA和RNA的合成。MTX是周期特异性免疫抑制剂，主要作用于S期。

（1）药理作用：①对二氢叶酸还原酶有较强的抑制作用。②对原发和继发的抗体反应均有抑制作用。③抑制某些炎症介质（如组胺等）释放，有较强的抗炎作用。

（2）药代动力学：小剂量MTX（$<30mg/m^2$）口服吸收良好，生物利用度80%～90%，1～2小时血药浓度达高峰；但大剂量（$>30mg/m^2$）口服吸收不完全，有饱和现象。静脉给药时血药浓度与剂量直接相关，血浆半衰期分三相，第一相代表体液分布，$t_{1/2}$为45分钟；第二相反映肾脏清除$t_{1/2}$为2～3小时；终末相反映肠肝循环，与胃肠毒性有关，$t_{1/2}$为104小时。MTX可分布于大部分组织，但很难通过血脑屏障，多以原形从肾小球滤过和肾小管分泌排出。50%～60%的MTX与血浆白蛋白结合，与白蛋白亲和力更强的药物如阿司匹林、非甾体抗炎药、磺胺等，可置换出MTX，使游离MTX升高，但在临床使用低剂量MTX时升高幅度不大，临床意义有限。MTX可在第三间隙液中聚集，并可在末次给药后长时间内向循环中再分布。因此，对有胸腔积液或腹水的患者使用MTX需格外注意。

1026. 甲氨蝶呤的临床应用如何？

MTX是当前治疗RA起效较快、不良反应轻的DMARDs之一，口服和静脉给药5～15毫克/周，6～8周可使RA病情明显减轻，并可长期使用（3～5年）。部分患者单药治疗不能诱导RA缓解，但在DMARD联合治疗中，MTX是不可或缺的重要一环。MTX对RA相关疾病、幼年型特发性关节炎、脊柱关节炎和难治性银屑病、银屑病关节炎有肯定疗效。MTX对PM/DM有一定疗效。与糖皮质激素合用可减少激素的剂量，减轻激素撤药困难。还用于治疗嗜酸性肉芽肿、进行性色素膜炎等。

近年来越发强调甲氨蝶呤在RA治疗中的地位，2019年EULAR指南建议，无禁忌证的患者均应将MTX作为首选的一线治疗。2021年ACR指南提示，中高疾病活动度的RA患者，首选MTX作为一线治疗药物。对MTX单药反应不足时，可考虑保留MTX的情况下，联合其他用药。此外持续环节后如需减药，同样是最后减用csDMARD。

1027. 甲氨蝶呤的不良反应有哪些？

（1）胃肠道反应：消化不良、食欲减退、恶心等十分常见，20%～70%患者在第一年均可出现，小剂量起始或叶酸替代治疗或改变给药途径可减轻。

（2）肝不良反应：在既往肝损害患者，如酗酒者，病毒性肝炎、肥胖、糖尿病患者，以及同时使用其他肝毒性药物者，肝毒性的危险性升高。联合来氟米特治疗的患者，5%的患者AST、ALT升高超过正常上限2倍。

（3）血液系统不良反应：骨髓毒性反应多数为剂量依赖性，贫血、白细胞减少、血小板减少均可能发生，但较少见。使用MTX的RA患者中有1%～2%发生有临床意义的全血细胞减少。出现危及生命的严重骨髓抑制可以用亚叶酸治疗。

（4）肺不良反应：相关的包括急性间质性肺炎（超敏性肺炎）、间质纤维化、非心源性肺水肿（一般见于大剂量应用）、胸膜炎和胸腔积液、肺部结节。从治疗起始到肺部不良反应的时间差异非常大，1～480周，影像表现变化多端，诊断时需除外感染，一旦怀疑MTX导致的肺部不良反应，应立即停药。

（5）皮肤黏膜反应：剂量依赖，叶酸治疗有效。

（6）恶性肿瘤：结论不一致，总结来说MTX对RA患者的益处大于风险。

1028. 来氟米特的药理作用是什么？

（1）作用机制：来氟米特是一种低分子量异噁唑类化合物，属于前体药物，可迅速转化为活性代谢物——A77 1726（特立氟胺）。来氟米特免疫调节效应是减少活化的T细胞，其活性成分对二氢乳酸脱氢酶（DHODH）产生可逆的抑制作用，从而抑制嘧啶合成；此外可抑制酪氨酸激酶，干扰细胞信号转导。

（2）吸收和生物利用度：胃肠道和肝能迅速彻底地将摄入体内的来氟米特转化为活性物质A77 1726，它与血浆蛋白结合率＞99%，单次口服5～25mg时，其血浆浓度与剂量呈线性相关，连续7日给药后达到稳态。半衰期约为2周。体内给药后数周甚至数年仍可测到A77 1726，考来烯胺辅助下可迅速清除。

1029. 来氟米特用于治疗哪些风湿免疫性疾病？

（1）类风湿关节炎：来氟米特在长期的临床应用过程中，其疗效确切、稳定，安全性高。2006年法国风湿免疫性疾病学会公布的治疗早期RA（病程＜6个月）患者的临床推荐中，将来氟米特（爱若华）列为早期RA治疗的DMARD。2006年*Joint Bone Spine*杂志发表文章推荐其还可作为其他DMARD（包括MTX、SSZ和生物制剂）常规治疗无效后的替代DMARD。

鉴于来氟米特（爱若华）的高疗效和良好的安全性，2008年6月美国风湿免疫性疾病学会公布的RA治疗指南中，推荐甲氨蝶呤与来氟米特（爱若华）为首选的DMARD，可应用于治疗任何病程、任何疾病活动度以及无论是否合并预后不良因素的RA患者。

但在2021年ACR指南中建议一线治疗中高疾病活动度首选MTX，低疾病活动度首选羟氯喹。2019年EULAR指南建议对MTX反应不足者，无不良预后因素，考虑其他csDMARD，根据2015年指南，推荐传统三联疗法（MTX、来氟米特、羟氯喹）。而2021最新指南推荐MTX加bDMARD或tsDMARD为。此外有一项临床试验比较了来氟米特和MTX，发现了2年后MTX组的临床疗效和延缓放射学进展方面在统计学上要优于来氟米特组。总之，目前来氟米特在RA中的应用，无论初始治疗或反应欠佳者均不作为首选，更多用于MTX不能耐受或联合用药时。

（2）其他风湿免疫性疾病：已有报道证明来氟米特对SLE有效。对传统治疗反应欠佳的狼疮肾炎患者中也显示了有效性和良好的耐受性。肉芽肿性多血管炎的治疗，在环磷酰胺诱导缓解后来氟米特可作为维持治疗药物。此外，来氟米特被超适应证用于治疗JIA。

1030. 来氟米特的不良反应有哪些？

来氟米特在大多数临床对照试验中使用剂量为20mg/d。发现来氟米特相关的停药率（19%）高于MTX（14%），与柳氮磺吡啶相似（19%）。其不良反应包括以下6点。①胃肠道不良反应最常见为腹泻。②肝毒性：1%～2%患者使用后AST、ALT上升超过正常上限2倍，联合MTX使用将达到5%。③心血管不良反应主要为高血压。④皮肤：皮疹多发于2～5个月，需停药，脱发率较高。⑤体重下降。⑥肺部及血液系统不良反应较少。

1031. 环磷酰胺的药理作用是什么？

环磷酰胺（cyclophosphamide，CTX）是1958年人工合成的双功能烷化剂，具有明显的抗肿瘤作用，对风湿免疫性疾病等免疫性疾病也有明显疗效，化疗指数较其他烷化剂高。CTX为细胞周期非特异性药，但主要阻断G_2期细胞。其体内活性代谢产物与核酸发生交联，损伤DNA，产生细胞毒作用。

CTX是由氯乙胺基团的氯与磷酸基结合而成的烷化剂。其原型无活性，在肝微粒体酶作用下，其分解产物氯乙基磷酰胺等才具有活性，在体内CTX的活性产物与DNA亲核基因结合，使DNA双链断裂，CTX与RNA、蛋白质等结合，影响DNA、RNA及蛋白质的合成，干扰细胞增殖，具有很强的药理毒性。

（1）CTX对淋巴细胞有选择作用：CTX大剂量静脉注射，能使脾脏及淋巴结中B细胞明显减少，甚至耗竭，CTX能强力地抑制各种抗原（包括蛋白抗原、肿瘤抗原、细胞抗原、胸腺依赖及非胸腺依赖抗原等）引起的抗体反应。CTX对抗体生成的抑制反应与剂量相关，一次给药其剂量反应呈指数曲线形，停药后其抑制作用很快消失。

（2）CTX的药代动力学：CTX胃肠道易于吸收，但不完全。口服或静脉注射后，1小时达血药浓度高峰，半衰期2～10小时，大约5%与血浆蛋白结合。CTX在肝细胞内代谢产生活性物质从而发挥细胞毒作用。约30%CTX以活性型由尿排出，2～4小时尿中浓度最高，这可解释其对尿路的刺激作用。

1032. 环磷酰胺的临床应用如何？

CTX用于治疗多种风湿免疫性疾病，作为诱导缓解剂使用。它对有脏器受累的SLE患者、系统性血管炎、合并间质性肺疾病或炎性眼病的自身免疫疾病患者均有效。口服CTX常用量为50～150mg/d［0.7～3.0mg/(kg·d)］，然而在许多临床情况下，使用静脉注射进行诱导缓解，美国指南可应用大剂量一次性静脉冲击治疗方案（0.5～1.0g/m^2），每个月1次，持续6个月，此后每3个月1次维持至缓解12个月后。而欧洲指南建议低剂量CTX，即每2周注射500mg，共6次，此后改为其他药物维持治疗。

1033. 环磷酰胺的不良反应有哪些？

CTX的毒性很强，常见的包括以下7种①胃肠道反应，恶心、呕吐等。②血液系统：可逆性骨髓抑制与剂量相关，血浆中性粒细胞数量变化可作为骨髓抑制的指标，单次使用后最小值和恢复到初始水平分别为8～14天和21天。③感染：常见并发症，包括多种常见致病菌和机会性感染，有报道显示口服患者感染风险较静脉冲击治疗高，重症感染的发生率分别为70%和41%。但其感染风险及后果常与原发疾病严重程度及激素使用方案相关。④抑制男、女性腺功能，影响生育，致畸，卵巢衰竭的风险与年龄及累计剂量相关，有报道认为致癌的平均剂量是53g。⑤出血性膀胱炎，静脉冲击治疗同时使用美司钠可有效预防膀胱炎，此外存在引发膀胱癌的可能性，国内少见。⑥恶性肿瘤：患病风险增加2～4倍。⑦其他：肺毒性、脱发等。

1034. 硫唑嘌呤的药理作用是什么？如何应用？

硫唑嘌呤（azathioprine，AZA）是比较经典的免疫抑制剂，20世纪60年代即有人用于风湿免疫性疾病的治疗。AZA是一种前体药物，在体内通过去除一个咪唑基团迅速转化为6-巯基嘌呤，故硫唑嘌呤与6-巯基嘌呤二者作用机制一致。

（1）药理作用：6-巯基嘌呤是次黄嘌呤类似物（嘌呤拮抗剂），掺入DNA后，变为硫代次黄苷酸，硫代次黄苷酸可阻断次黄嘌呤转变为腺嘌呤核苷酸及鸟嘌呤苷酸，从而阻止核酸合成。6-巯嘌呤掺入RNA后形成核糖核苷酸，其衍生物6-甲基嘌呤核苷酸再生成5-磷酸核糖胺，5-磷酸核糖胺与嘌呤类似，可反馈抑制嘌呤的生物合成，从而干扰正常DNA及RNA合成。虽然6-巯基嘌呤及AZA主要作用于DNA合成期，但几乎可干扰嘌呤代谢的各个环节，甚至作用于静止期细胞，因而属于周期非特异性药。AZA及6-巯基嘌呤的抗风湿作用机制仍不明确，可能与其免疫抑制作用有关，它能直接作用于B细胞抑制其功能，并耗竭T细胞。AZA治疗风湿免疫性疾病患者时可见细胞绝对数低，还能减少SLE患者的循环免疫复合物（CIC）在肾脏沉积。

（2）药代动力学：AZA和6-巯基嘌呤口服易吸收，AZA大约一半的口服剂量被吸收，转换为活性衍生物6-巯基嘌呤，半衰期为1～3小时，分布于全身组织，较难通过血脑屏障。在体内6-巯基嘌呤及AZA最终被黄嘌呤氧化酶氧化成硫脲酸及甲基衍生物，从尿及粪便中排泄。

（3）临床应用：AZA可作为多种风湿免疫性疾病的辅助治疗或与糖皮质激素联合用药。

主要用于全身结缔组织病，包括SLE、炎性肌病、系统性血管炎等。AZA作为诱导缓解剂使用时效果不如CTX，但在环节后维持治疗和糖皮质激素减量时更安全。通常起始治疗剂量为1mg/（kg·d），如果能耐受，2～4周后将剂量增加至2～2.5mg/（kg·d）。另外，AZA治疗RA的疗效不如MTX，且相对于其他DMARDs或生物制剂起效慢，但对于难治的或有脏器受累且需要激素减量的RA患者，不失为一种选择。

（4）不良反应：最常见的血液系统反应包括白细胞减少、血小板减少、贫血，严重骨髓抑制常发生于TPMT活性低或无活性人群，少见但严重。TPMT活性下降导致解毒巯基嘌呤的能力下降从而使有细胞毒性的硫鸟嘌呤代谢产物增加和临床毒性增强。TPMT活性的基因多态性呈三峰分布，约90%的人为高活性，10%的人为中度活性，而0.3%（低功能多态性的纯合子）的人为低活性。骨髓抑制通常发生于用药后的4～10周，发作突然。有条件者建议查TPMT基因，否则应从小剂量开始使用，每周监测血细胞数至15周。胃肠道反应包括恶心、呕吐等，有时引起药物性肝炎、脱发、视网膜出血等。

1035. 霉酚酸酯的药理作用是什么？

霉酚酸酯（mycophenolate mofetil，MMF）是一种前体药物，是无活性的2-乙基酯类衍生物，脱脂后形成具有免疫抑制性的代谢产物霉酚酸（MPA）。MPA可逆性抑制次黄嘌呤核苷酸脱氢酶（IMPDH），该酶是鸟嘌呤从头合成的关键酶。而鸟苷和脱氧鸟苷核酸可分别激活焦磷酸核糖合成及核糖核苷酸还原酶合成，因此MMF通过耗竭GMP（GTP和GDP）而有选择性地阻断T和B细胞鸟嘌呤核苷酸的经典合成，从而抑制T和B细胞增殖。体外试验证明，MPA可以阻断细胞毒T细胞产生并抑制抗体的生成，下调淋巴细胞上黏附因子（VLA-4）的表达，抑制白细胞与内皮细胞的黏附，从而阻止炎性细胞在局部聚集。动物实验还表明，治疗剂量的MMF并不抑制脂多糖（LPS）激活的外周血淋巴细胞及IL-1，也不抑制有丝分裂原激活的外周血淋巴细胞合成IL-2和IL-2R的表达，也不抑制主要组织相容抗原类抗原的表达，这一点与CsA不同。

综上，MMF有如下的特异性：①选择性抑制淋巴细胞鸟嘌呤经典合成途径，对非淋巴细胞和/或器官无毒性作用。②直接抑制B细胞增殖而抑制抗体形成的作用是环孢素所没有的。③高效力地降低黏附分子的活性，抑制血管平滑肌细胞增殖，可预防及治疗血管性排斥反应和减少慢性排斥反应的发生。

1036. 霉酚酸酯在临床上主要用来治疗哪些免疫性疾病？主要的优越性在哪里？

霉酚酸酯首先在临床应用于治疗与自身免疫相关的肾脏疾病。目前已成为替代细胞抑制剂的更安全的治疗某些风湿免疫性疾病的药物，特别是对SLE、系统性硬化症、血管炎、炎性肌病。有效剂量为0.5～1.5g，每天2次。我国临床研究中通常剂量为1.5～2.0g/d。MMF

由于肝肾毒性和骨髓抑制作用小而受到临床医生的青睐，对于肝功能损害及肾脏受累的患者常成为首选的安全有效的免疫抑制剂。但也不能忽视其可能的不良反应，如恶心、呕吐、腹泻、胃肠痉挛、排便次数增多等。骨髓抑制的发生率为2% ～ 3%。

1037. 如何应用霉酚酸酯治疗狼疮肾炎？

霉酚酸酯（MMF）治疗狼疮肾炎的临床观察性研究证实其和环磷酰胺（CTX）一样有效，并且安全性更高，对于CTX无效的患者亦部分有效。MMF联合糖皮质激素适用于狼疮肾炎有肾脏活动性病变者，增生性LN（Ⅲ型和Ⅳ型）与增生性LN伴Ⅴ型（Ⅲ型和Ⅳ型＋Ⅴ型），以及狼疮足细胞病。

狼疮肾炎的治疗分诱导期和维持期。诱导期应尽可能使患者达到完全缓解。达到缓解后可根据患者具体情况，逐渐减少MMF及糖皮质激素剂量，进入维持期治疗。在诱导期，成人推荐的起始剂量为1.5g/d（体重≥70kg者推荐2.0g/d，体重≤50kg者推荐1.0g/d），每天分两次空腹服用；糖皮质激素起始剂量一般为0.8 ～ 1.0mg/(kg·d)，诱导期治疗一般为6个月。MMF和硫唑嘌呤可作为维持期的治疗，诱导缓解治疗后优先使用MMF维持，MMF总疗程超过2年，可切换为AZA维持。

1038. 霉酚酸酯的不良反应有哪些？如何预防？

MMF的耐受性一般良好，常见的不良反应为消化道症状，如恶心、呕吐、腹泻和腹痛等。偶可出现感染、白细胞减少、淋巴细胞减少和肝酶升高。需注意，由于MMF作用于淋巴细胞，当淋巴细胞持续下降或$CD4^+$T细胞计数＜200/uL时，MMF应减量或暂停使用。对感染高危者，在MMF治疗的前3个月内，应预防性使用复方磺胺甲噁唑（SMZ-CO）。

1039. 环孢素的药理作用是什么？如何应用？

环孢素（cyclosporineA，CsA）是一种环状中性疏水多肽，是较强的选择性作用于T细胞的第三代免疫抑制剂。1983年第一个商品药Sandimmune首次在瑞士上市，目前已广泛应用，主要用于各种自身免疫病和器官移植。

（1）药理作用：CsA能与亲环蛋白结合形成复合物，亲环蛋白为一种细胞溶质结合蛋白，也称亲免疫素。形成的复合物可与钙调磷酸酶（一种丝氨酸-苏氨酸磷酸酶）结合并抑制其活性，从而阻止活化T细胞的胞浆核因子移位至细胞核。CsA对细胞免疫和胸腺依赖性抗原的体液免疫反应有较强的抑制作用。CsA能选择性作用于Th细胞，抑制同种异型抗原诱导的混合淋巴细胞培养反应以及植物血凝素（PHA）或刀豆素A（ConA）诱导的淋巴细胞增殖反应，并可选择性阻断单核细胞合成释放IL-1，T辅助细胞合成释放IL-2，但对已激活的T杀伤细胞影响较小。

细胞分子水平的研究表明，CsA的免疫抑制作用主要在免疫反应的诱导期——抗原识别相与克隆增殖相，主要抑制T细胞功能，对B细胞的抑制作用不明显。体外实验证实，抑制B细胞增殖所需浓度的1/50即可明显抑制T细胞增殖。不同的T细胞亚群对CsA的敏感性亦不同，CsA可使Th/Ts细胞的比值下降，即CsA选择性抑制Th细胞。CsA抑制抗体产生的作用亦可能是其抑制Th细胞的结果。

（2）药代动力学：CsA不溶于水，但溶于脂肪及有机溶剂。临床上口服或肌内注射均用其橄榄油溶液。环孢素吸收慢且不完全，食物可降低其吸收。此药和血浆蛋白尤其脂蛋白有较高的结合率，环孢素主要在肝脏经过完全的代谢，终末消除半衰期在6小时（健康志愿者）和20小时（严重肝病患者）之间。

（3）临床应用

1）器官移植：广泛用于肾、肝、胰、心、肺、角膜、骨髓移植，用来预防机体的排异反应，提高患者生存率和移植物存活率。

2）自身免疫性疾病：CsA已应用于RA、SLE、狼疮肾炎、色素膜炎、银屑病关节炎、皮肌炎。通常小剂量、长疗程用药。起始剂量为2.5mg/（kg·d），分次口服。CsA起效通常慢，用药4～8周开始起效，12周达到稳定，可以0.5mg/（kg·d）缓慢加量以提高疗效，最大4mg/（kg·d）。

（4）不良反应：CsA的优点是对骨髓无明显抑制作用，对免疫的抑制作用是可逆的。

1）肾毒性是CsA最常见的严重不良反应，其发生率为70%～100%，可分为急性肾毒性和慢性中毒性肾病两类。2%～6%的患者可能因此而停止治疗。CsA不仅能造成血肌酐及尿素氮水平剂量依赖性增高，有一项为期6～12个月的临床研究表明，患者血肌酐水平升高约20%，但大多数不因此而停药，升高通常发生于2～3个月，12个月以后维持较稳定的水平。长期应用可能造成肾小管和肾间质不可逆的损害。故使用CsA过程中要严密监测肾功能变化。CsA导致肾毒性的危险因素是大剂量环孢素［＞5mg/（kg·d）］和血清肌酐浓度升高超过基线值的50%，临床应用中应避免。

2）肝毒性表现为肝酶和胆红素升高，发生率49%，多发生于用药早期，可自限。

3）高血压，约有20%的自身免疫性疾病患者使用后可发生，可能是CsA使交感神经兴奋性增高，对血管平滑肌直接收缩作用以及改变了肾脏的血流动力学的结果。

4）此外，可有多毛、牙龈增生、诱发肿瘤，长期应用可致机体免疫功能低下，诱发病毒、真菌感染。

1040. 他克莫司的药理作用是什么？如何应用？

他克莫司，曾称FK506，是从放线菌中提取的大环内脂类药物。在器官移植后用药广泛代替环孢素。现也应用于某些自身免疫性疾病的治疗。

（1）药理作用：他克莫司也是钙调磷酸酶抑制剂，与环孢素结构不同，但作用比其强

100倍。他克莫司与细胞内结合蛋白（FK结合蛋白）结合形成复合物，能与钙调磷酸酶结合抑制细胞因子如IL-2的转录，从而抑制T细胞。

他克莫司是亲脂性的，广泛分布于组织内，清除半衰期为5～16小时。他克莫司在体内主要位肝脏和肠道的CYP酶系统（主要为CYP3A4，其次为CYP3A5）代谢。此外，他克莫司是外排转运体P-糖蛋白（P-glycoprotein，p-gp）的底物，其活性可影响他克莫司在小肠的吸收。肝功能受损时他克莫司浓度会增高，肾功能受损时不会。

（2）临床应用：他克莫司已在许多风湿免疫性疾病中进行了研究，有研究表明他克莫司［0.6mg/（kg・d）］在LN的诱导缓解治疗中不亚于霉酚酸酯（2～3g/d）。目前也多用于难治的炎性疾病合并间质性肺疾病的患者中，尤其是MDA5$^+$的患者治疗。

（3）不良反应：他克莫司的不良反应与剂量有关，包括肾毒性、高血压、高钾血症、高尿酸血症、震颤、高血糖和胃肠道反应。

1041. 抗疟药的抗风湿药理作用是什么？

1951年发现抗疟药可治疗SLE和RA。有文献证明，羟氯喹疗效较氯喹佳，而且不良反应更少。其共同的作用机制有如下几方面。

（1）抗炎作用：氯喹能降低在风湿免疫性疾病中起重要作用的磷脂酶A等多种酶的活性、降低PG的合成和减少白三烯从肺部的释放，且有稳定溶酶体膜和抑制溶酶体酶释放的作用。抗疟药可影响炎症的某些基本过程，如抑制中性粒细胞的趋化性和吞噬功能。HCQ目前可肯定的是抑制单核细胞分泌的IL-1、IL-6以及IFN-γ。

（2）光保护作用：抗疟药的光保护作用可解释狼疮皮损改善的原因。紫外线吸收可使皮肤内的DNA变性，产生具有较强抗原性的胸腺嘧啶二聚体，刺激机体产生抗DNA抗体，继而引起皮肤和内脏的炎症病变。抗疟药对这种紫外线照射引起的组织异常反应有阻断作用。

（3）免疫抑制调节作用：抗疟药影响免疫反应的多个环节，可通过改变细胞内酸性微环境（如溶酶体中的酸性微环境）来影响细胞的功能，还可影响细胞受体的功能、阻断细胞内蛋白质的合成与加工，上调细胞凋亡，清除自身反应淋巴细胞，下调自身免疫反应。磷脂过氧化在细胞凋亡中亦有作用。

（4）抗感染作用：抗疟药除有抗疟原虫的作用外，还有抗其他感染因子的作用，氯喹能抑制某些细菌繁殖和保护组织细胞免受病毒感染等。

1042. 抗疟药如何应用？适应证和不良反应是什么？

（1）国内建议的抗疟药的用药方案：HCQ为100mg/200mg片剂，为避免眼毒性，应根据体重控制在6.5mg/（kg・d），通常成人每日0.2～0.4g。

（2）抗疟药的适应证

1）盘状红斑狼疮（DLE）：抗疟药对DLE的疗效较好，一般在治疗4～8周开始有效，数月后大部分患者可获临床改善。

2）系统性红斑狼疮（SLE）：抗疟药不适于单独治疗严重的SLE，但有助皮损和关节炎的缓解。对亚急性皮肤型红斑狼疮（SCLE）的关节炎、发热、白细胞减少、轻度蛋白尿、皮损等均有显著疗效。此外其光保护性对SLE皮肤病变特别有效。在轻症及缓解期SLE患者，可有效预防SLE复发。

3）类风湿关节炎（RA）：抗疟药可缓解RA患者的关节疼痛和肿胀，抑制组织结构的损伤，治疗RA常与其他DMARD联合用药。

4）干燥综合征（SS）：HCQ能改善SS患者眼部和口腔的局部症状、关节痛和肌痛。此外，能抑制腺体胆碱酯酶活性并增强唾液腺的分泌。

（3）抗疟药的不良反应：抗疟药的不良反应和毒性反应是由每日用药剂量决定的，羟氯喹的毒性是氯喹的一半。抗疟药的不良反应有眼毒性、心肌和骨骼的损伤、血液系统异常、耳毒性、皮肤黏膜色素沉着及胃肠反应等，其中最严重的是眼毒性，眼毒性有3种改变，①眼球调节反射障碍。②抗疟药沉积在角膜上，可以出现虹视现象。③视网膜病变，视力减退直到完全失明，特征为视网膜呈点状、斑状或团状的色素沉积。

1043. 柳氮磺吡啶的抗风湿作用是什么？如何应用？

柳氮磺吡啶（sulfasalazine，salicylazosulfapyridine，SASP）是由5-氨基水杨酸（5-aminosalicylic acid，5-ASA）和磺胺吡啶（sulfapyridine，SP）通过偶氮键结合而成的。口服后在肠道中被细菌的偶氮还原酶裂解，释放出5-ASA和SP。SASP既有水杨酸类的抗风湿作用，又有磺胺类的抗炎作用。20世纪30年代由Svartrs合成，专用来治疗RA，40年代被否定后临床上仅作为慢性肠道炎症的抗炎药，直到1978年才肯定了它在RA治疗中的作用。SASP口服吸收较少，在肠道微生物作用下，裂解为5-ASA和SP，从而发挥药理作用。

（1）作用机制：SASP治疗RA在缓解症状、减缓病情方面的疗效已被证实，但其作用机制仍不清楚。目前存在以下几种学说。①抑制前列腺素合成。②抑制脂氧化酶代谢物的形成。③抑制代谢。④抑制白细胞的功能。

（2）用药与用量

1）RA：由于SASP使用方便，较为安全，起效快，对早期、轻型RA，它是一个较好的选择。更常用于联合治疗，由1.0g/d开始，逐渐加量，直至维持量2.0g/d，效果不完全时，可提高剂量至3.0g/d。

2）脊柱关节炎：较常用的传统药物，适用于AS、PsA、ReA等，对于外周关节炎有显著疗效，中轴关节作用较弱。

3）溃疡性结肠炎和克罗恩病：1.0克/次，一日3次，症状好转后维持量0.5g，3～4次/日。

（3）不良反应：SASP在临床上应用已近50年，因而对它的不良反应了解的比较详尽。不良反应虽较常见，但非常严重或危及生命者很少见。一般在服药后2～3个月出现，可分为两类，第一类与剂量及乙酰化的表现型有关，这类包括常见的恶心、呕吐、头痛不适，及少见的溶血性贫血和高铁血红蛋白血症。第二类为特异质或超敏反应，其中皮疹较为常见，少见者包括中毒性肝炎、肺炎、再生障碍性贫血、粒细胞缺乏症。

1044. 秋水仙碱的药理作用是什么？如何应用？

秋水仙碱是从秋水仙属植物秋水仙中提取得到的一种生物碱，其最主要作用机制是破坏微管蛋白，阻止有丝分裂的进程。该药最初主要用于痛风的治疗，后发现在家族性地中海热、白塞综合征的治疗中也有明确疗效。

有研究认为秋水仙碱通过改变中性粒细胞L-选择素的表达和内皮细胞E-选择素的分布，从而抑制趋化剂白三烯B_4的释放，以及改变中性粒细胞变形能力，最终抑制中性粒细胞黏附、渗出和募集。此外，秋水仙碱亦能通过减少钙离子进入中性粒细胞内而减少氧化应激，从而抑制中性粒细胞产生超氧化物。

秋水仙碱在抗肿瘤，抗肾纤维化、肝纤维化及肺纤维化中亦有不同的疗效。此外，秋水仙碱可减少瘢痕、促进溃疡愈合及抑制成纤维细胞增殖等，在皮肤系统疾病治疗中亦广泛应用。

1045. 雷公藤的药理作用是什么？如何应用？

雷公藤为中药提取物，对炎性细胞因子如前炎性细胞因子、趋化因子、黏附分子、炎症介质和血管内皮生长因子等有广泛的抑制作用，对免疫细胞如T细胞、B细胞、巨噬细胞、树突状细胞等有多方面调节作用，还能在体外减少外周血单个核细胞产生IgM和IgM-RF，被认为是一种DMARD，对轻、中度RA患者疗效较好，或用于联合用药。国内外临床研究发现，雷公藤具有类似NSAIDs的特点，在较短的时间内（起效时间一般为3～15天）消除炎症。

不良反应主要包括以下几点。①肝肾毒性。②胃肠道反应如恶心、腹痛、腹泻。③生殖毒性：男性服用2周以上影响精子活力，超过6个月会导致生殖能力降低，育龄女性服用1～2个月即能引起月经不调或闭经。④造血系统的抑制作用。⑤心脏毒性。⑥皮肤黏膜毒性等。

1046. 沙利度胺的药理作用是什么？如何应用？

20世纪50年代至60年代早期，欧洲一些国家孕妇服用沙利度胺（thalidomide，又称反应停）治疗早孕症状，结果短短几年后，数千名婴儿致畸（短肢和无肢型）。之后，许多国家禁止使用该药。目前“老药新用”用于风湿免疫性疾病治疗。

沙利度胺能有效抑制TNF-α，可能通过抑制整合素β链（integrin beta-chains）阻止某些灵长目（primates）细胞中的细胞迁移。

沙利度胺在自身免疫疾病领域主要用于关节炎、白塞综合征、盘状狼疮或SLE、克罗恩病、溃疡性结肠炎、肿瘤和移植物抗宿主反应疾病等。还可用于癌症和相关疾病，如实体瘤（脑瘤、乳腺癌）、造血系统肿瘤（MM）、恶病质，感染性疾病如HIV/AIDS、慢性腹泻、分枝杆菌感染（结核、麻风）等。

不良反应包括以下几点。①神经系统：眩晕、情绪变化、头痛、周围神经病。②皮肤：痒症、剥脱性皮炎、红皮病、脆指甲。③胃肠道：便秘、恶心、食欲增加。④其他：体重增加、颜面/肢体水肿、甲状腺素分泌降低、低血压、口腔干燥。

1047. 青霉胺的药理作用是什么？如何应用？

青霉胺是青霉素的代谢产物，亦可通过水解青霉素制备，由于其左旋体毒性较大，故临床上使用的是其右旋体青霉胺（D-penicilamine，DPA）。DPA是一种很有效的螯合剂，故临床上最早用于螯合铜、汞、锌、铅等金属，促其排出体外，最典型的应用就是用于治疗威尔逊（Wilson）病。其用于风湿免疫性疾病作用机制可能包括：巯基交换作用、重金属螯合作用、对胶原分子间交联的抑制作用、对免疫系统的作用、抗炎作用。

曾经用于类风湿关节炎和其他关节炎，并非首选治疗药物，现在较少使用，可作为联合用药，DPA对类风湿关节炎关节外的表现有一定的疗效，包括血管炎、肺部症状、Felty综合征、淀粉样变等。DPA治疗起效的时间较慢，一般需要4～12周。可用于系统性硬化症的治疗。由于DPA对胶原纤维的作用，有人将其应用于治疗系统性硬化症。它可以抑制细胞间胶原蛋白的存留。

不良反应包括以下几点。①皮肤黏膜病变：皮疹、黏膜溃疡最为常见。②胃肠道反应：味觉缺失或口中金属异味，食欲减退、恶心呕吐。③肾毒性：以蛋白尿为主要表现，应早期发现、早期停药。③骨髓毒性。④自身抗体的出现。

1048. 降尿酸药的药理作用是什么？如何应用？

有效的降尿酸药物包括以下3类。①黄嘌呤氧化酶抑制剂（别嘌醇、非布司他），被视为一线治疗药物。②促进尿酸排泄药（丙磺舒、苯溴马隆、磺吡酮）。③尿酸氧化酶（聚乙二醇重组尿酸氧化酶）。

（1）别嘌醇：近50年使用最多的降尿酸药物，约90%别嘌醇在胃肠道吸收并代谢成为活性产物——羟基嘌呤醇，可抑制嘌呤分解代谢的关键酶——黄嘌呤氧化酶。每日一次口服给药，通常达到控制目标的平均剂量为每日约400mg。肾功能不全者可延长半衰期，故应调整剂量，GFR低于20ml/min时初始剂量应为100mg/d或更低。别嘌醇的不良反应包括别嘌醇超敏反应综合征（AHS），表现为红斑、脱屑、皮疹、发热、嗜酸性粒细胞增多、肝炎、肾衰竭等，在HLA-B5801阳性患者多见，并与起始剂量有关；其余包括急性痛风发作、白细胞减少、肝毒性、恶心等。

（2）非布司他：是一种非嘌呤类似物，通过有效的选择性抑制黄嘌呤氧化酶来降低血清和尿中的尿酸浓度。口服制剂，通常剂量40～120mg，建议从小剂量起始。非布司他主要经肝脏代谢，可能不需要根据肾脏情况调整剂量，但目前仅证实用于轻中度肾功能损害，无需调整剂量。其不良反应：最常见为痛风复发，以及皮疹、恶心等，罕见心血管事件。

（3）丙磺舒、苯溴马隆、磺吡酮：常用的促尿酸排泄药物，通过抑制肾小管尿酸盐阴离子交换而发挥作用。丙磺舒起始口服剂量为200～400g/d，分次给药；苯溴马隆因其半衰期较长，每日一次，常规剂量50～200mg/d。其不良反应：除痛风复发外，因尿尿酸是形成肾结石的一个潜在的病因，促尿酸排泄成为增加肾结石的形成风险。其余包括超敏反应、贫血、其他血细胞减少、发热、肾病综合征等。

（4）聚乙二醇重组尿酸氧化酶：属于胃肠外给药的生物制剂，可将尿酸氧化为尿囊素，后者的溶解度为尿酸的5～10倍。被批准用于治疗难治的痛风患者的高尿酸血症。

1049. 静脉注射免疫球蛋白的作用机制是什么？

免疫球蛋白的作用方式很复杂，包括调节Fc受体表达和功能，与补体和细胞因子网络相互作用，提供抗独特型抗体，作用于T细胞和B细胞激活、分化和效应功能。如此广泛的活性反映出免疫球蛋白在健康人体的自身免疫稳定中发挥着重要的作用。以下各种机制可能都不同程度地参与免疫球蛋白在不同疾病中发挥的作用（表10-2）。

表10-2　免疫球蛋白的免疫调节作用

Fc段	阻断巨噬细胞和其他效应细胞表面的Fc受体
	诱导抗体依赖的细胞毒作用
	诱导抑制性Fcγ Ⅱ B受体的产生
炎症	减弱补体介导的损伤
	减少免疫复合物介导的炎症反应
	诱导抗炎性细胞因子的产生
	抑制内皮细胞的激活
	中和微生物毒素
	减少对皮质激素的需要
B细胞和抗体	控制应急骨髓B细胞池
	通过Fcγ受体的负性信号作用
	选择性下调和上调抗体的生成
	通过抗独特型抗体中和循环性自身抗体
T细胞	调节辅助T细胞产生细胞因子
	中和T细胞超抗原
细胞生长	抑制淋巴细胞增殖
	调控凋亡

1050. 静脉注射免疫球蛋白的临床应用现状怎样？在自身免疫性疾病中怎样应用？

IVIG治疗原发性和继发性免疫球蛋白缺陷已经有较长的历史，其近期和远期的安全性在以下疾病中已得到肯定。①原发性免疫缺陷病。②血液系统疾病：特发性血小板减少性紫癜、新生儿溶血性贫血和自身免疫性溶血病、再生障碍性贫血和白血病。③感染性疾病：新生儿败血症、脓毒症、病毒感染。④呼吸系统疾病：新型冠状病毒感染、重症肺炎、毛细支气管炎。⑤大癞痕性皮肤病。⑥神经系统疾病：吉兰-巴雷综合征、慢性炎症性脱髓鞘性多发神经病、阿尔茨海默病、难治性癫痫、重症肌无力。⑦结缔组织病：系统性红斑狼疮、川崎病等。

IVIG的应用包括替代疗法（一般应用剂量为每日0.4g/kg）和大剂量IVIG（每日2g/kg），分别用于治疗不同疾病。

IVIG在自身免疫性疾病中用于治疗重型系统性红斑狼疮及狼疮肾炎，其次为皮肌炎、类风湿关节炎及系统性硬化症，应用剂量多为每日0.4g/kg，同时联合激素、环磷酰胺的诱导缓解。国外有人以大剂量静脉滴注（每日2g/kg）治疗难治性多发性肌炎，减量（每日至0.8mg/kg）维持，取得了良好的效果。研究表明，大剂量IVIG（每日2g/kg）对机体具有明显的免疫调节作用，成功地用于多种自身免疫性疾病治疗。

（二）生物制剂

1051. 什么是生物制剂？目前治疗风湿免疫性疾病的生物制剂有哪些？

生物制剂是一种超活性多肽细胞因子，是用基因生物工程技术提取的高活性免疫制剂，具有抗病毒和免疫调节活性。

随着国内外科技水平的日益发展，新研发的以细胞因子为靶向的生物制剂已陆续登场，它们能特异性针对某一炎症介质，阻断疾病的发展进程，使风湿免疫性疾病患者的预后大为改观。生物制剂的治疗已经为风湿免疫性疾病开辟了一条充满希望的途径，并被列为21世纪风湿免疫性疾病治疗新战略的主要内容之一。

治疗风湿免疫性疾病的生物制剂种类较多，目前研究较多的有肿瘤坏死因子拮抗剂、白介素-1拮抗剂（anakinra）、白介素-6拮抗剂（tocilizumab）、共刺激阻断因子（abatacept）及抗CD20单抗（rituximab）等。这类药物不仅改善疾病的症状和体征，而且可保护机体的功能状态，提高患者的生活质量，阻止疾病进展。

但是生物制剂适应证以及不良反应因人而异，因此，还需要在临床实践中遵循个体化用药原则。

1052. 什么是肿瘤坏死因-α拮抗剂？目前研究较多的有哪些？

TNF-α是风湿免疫性疾病（尤其是类风湿关节炎）的发病机制中最重要的细胞因子之一，称类风湿发病的中心罪犯。TNF可由多种细胞产生，在RA等炎性疾病中，主要由活化的巨噬细胞产生。TNF可能通过多种机制促成RA发病：①诱导急性期反应物和其他蛋白的合成，包括由滑膜细胞或软骨细胞产生的组织降解酶，导致关节炎症和软骨破坏。②诱导其他促炎因子（如IL-1、IL-6）和趋化因子（如IL-8）的释放。③通过增加内皮层的通透性和黏附分子的表达及功能来促进白细胞迁移。此外，TNF介导感染和败血症，参与肿瘤监视等。TNF-α拮抗剂可以通过与TNF-α的特异性结合而阻断TNF-α生物活性的发挥，从而达到控制炎症、持续缓解病情的目的。目前共有5种可用于临床的TNF-α拮抗剂：英夫利昔单抗（infliximab）、依那西普（etanercept）、阿达木单抗（adalimumab）、戈利木单抗（golimumab）和培塞利珠单抗（certolizumab）。

1053. 英夫利昔单抗的作用机制是什么？如何应用？

英夫利昔单抗（infliximab）商品名为Remicade，1999年11月10日首次获得美国FDA批准用于治疗类风湿关节炎，为第二个获得FDA批准的抗人肿瘤坏死因子制剂。它是肿瘤坏死因子α的人鼠嵌合的（含25%鼠蛋白和75%人蛋白）IgG1 κ抗TNF-α单克隆抗体，通过结合具有生物学活性的可溶性和膜结合型TNF-α，抑制TNF-α与受体的结合。

用法用量：该药半衰期为8.0～9.5天。静脉滴注，治疗RA时标准的治疗剂量是3mg/kg，开始以0周、第2周和第6周为负荷量治疗，以后每8周用1次维持治疗。治疗AS时标准的治疗剂量是5mg/kg，开始以0周、第2周和第6周为负荷量治疗，以后每6周用1次维持治疗。反复静脉给药可产生抗英夫利昔单抗抗体，但同时用甲氨蝶呤（平均剂量为每周7.5mg）可减少抗体产生，因此，临床上常规合用甲氨蝶呤。对于银屑病关节炎和强直性脊柱炎患者，推荐剂量为5mg/kg（联用或不联用MTX），在首次给药后第2周和第6周各给药一次，以后每8周给药一次。

1054. 依那西普的作用机制是什么？如何应用？

依那西普（etanercept）商品名为Enbrel（国产名为益赛普，2005年由上海中信国健药业有限公司研发上市），由Amgen/Wyeth公司开发，于1998年11月2日第一个获得FDA批准用于治疗疼痛性关节疾病的制剂。这是一种人工合成的可溶性TNF-α受体融合蛋白，通过特异性地与TNF-α结合，竞争性地阻断TNF-α与细胞表面的TNF受体结合，从而阻断体内过高的

TNF-α，抑制由TNF受体介导的异常免疫反应及炎症过程，但不能溶解产生TNF-α的细胞。它的长期安全性和疗效已在临床上得到了证明。

用法用量：该药平均半衰期为（102±20）小时，单次给药25mg后约50小时达到平均药峰浓度，与MTX联合应用不改变依那西普的药峰浓度。在RA、PsA和AS患者治疗中，推荐剂量每周2次，每次25mg，或每周1次，每次50mg皮下注射，4～17岁的患者用量为0.4mg/kg，最大剂量每次不超过25mg，可明显降低血TNF水平。依那西普可单用或与甲氨蝶呤、来氟米特等DMARD联合用药治疗类风湿关节炎等炎性关节炎。皮肤银屑病患者在治疗的前12周经常使用更高剂量（50mg，每周2次）。

1055. 阿达木单抗的作用机制是什么？如何应用？

阿达木单抗（adalimumab）商品名为修美乐（Humira），由Abbott/CAT公司开发。2002年12月31日获FDA批准用于治疗对一种或多种抗风湿药物治疗疗效欠佳的中重度活动性类风湿关节炎。与英夫利昔单抗一样，阿达木单抗也是抗TNF-α单克隆抗体，临床疗效也与英夫利昔单抗相当，但不同的是它是一种完全人源化的重组TNF-α IgG1单克隆抗体，比英夫利昔单抗有较低的免疫原性，很少引起自身免疫样综合征。它可高亲和力地结合人TNF-α，破坏细胞因子与受体结合，并可溶解表达TNF-α的细胞。

用法用量：推荐的药物剂量是每次40mg，隔周1次，皮下注射，可与甲氨蝶呤等联合使用或单独使用，单独使用时可每周用药1次。阿达木单抗吸收缓慢，到达峰浓度约需130小时，半衰期为16天。

1056. 戈利木单抗的作用机制是什么？如何应用？

戈利木单抗（golimumab）商品名为欣普尼（Simponi），2009年由强生公司开发获FDA批准上市。同样为全人源化的TNF的IgG1κ单克隆抗体。其特点对可溶性人TNF-α亲和力更高，抗药抗体发生率较低为3.8%。

用法用量：通过皮下注射给药，对于RA、PsA、AS的患者，每次50mg，每月1次。

1057. 培塞利珠单抗的作用机制是什么？如何应用？

培塞利珠单抗（certolizumab）商品名为希敏佳（Cimzia），于2019年7月获得国家药品监督管理局（NMPA）批准。其特点为孕期全程均可使用的生物制剂，是重组的Fab片段与40KD PEG相融合的抗TNF单克隆抗体，没有Fc段的结构因而无Fc介导的激活补体依赖性或抗体依赖的细胞毒作用。皮下注射后54～171小时达峰值血药浓度，PEG聚合物（PEG与Fab的结合）通过一系列机制延长路这些物质的代谢和清除，其终末半衰期约为14天。

用法用量：0、第2周、第4周400mg，以后每2周200mg。临床缓解后维持剂量可每4周400mg，分两次各200mg分别进行皮下注射。

1058. 4种肿瘤坏死因子-α拮抗剂有何区别？疗效上有无差异？

（1）英夫利昔单抗与阿达木单抗的区别：二者都是抗TNF-α单克隆抗体，临床疗效相当，但不同的是阿达木单抗是一种完全人源化的重组TNF-α IgG1单克隆抗体，而英夫利昔是人鼠嵌和型单抗，因此，阿达木单抗比英夫利昔单抗有较低的免疫原性，很少引起自身免疫样综合征。

（2）依那西普与单抗类的区别：前两者的作用机制是可高亲和力地结合人TNF-α，阻断细胞因子与受体结合，溶解表达TNF-α的细胞；而依那西普的作用机制是通过特异性地与TNF-α结合，竞争性地阻断TNF-α与细胞表面的TNF受体结合，但它不能溶解产生TNF-α的细胞。

（3）培塞利珠单抗与其他单抗类的区别：前者是重组的Fab片段与40KD PEG相融合的抗TNF单克隆抗体，没有Fc段的结构因而无Fc介导的激活补体依赖性或抗体依赖的细胞毒作用。因而是孕期全程和哺乳期均可使用的生物制剂。

临床研究表明没有哪一种TNF拮抗剂比另一种更有效，但如对其中一种制剂无效时，则换为另一种可能有效。

1059. 肿瘤坏死因子-α拮抗剂治疗强直性脊柱炎有什么研究进展？

在治疗强直性脊柱炎方面，美国FDA于2003年批准了依那西普可用于治疗严重的活动性强直性脊柱炎，该药是第一种获准用于治疗强直性脊柱炎的生物制剂。目前研究表明5种TNF抑制剂疗效相似，均能缓解AS症状，包括改善AS患者相关的生活质量、检查结果等，并有研究通过观察患者MRI评定提示可有效抑制脊柱炎症。但目前研究并未发现TNF能改善AS患者影像学进展，这也可能是研究的持续时间不足，无法显示出效果，AS患者长期使用TNF抑制剂超过4年，有可能降低新骨形成的发生率。

1060. 肿瘤坏死因子-α拮抗剂治疗银屑病关节炎有什么研究进展？

在治疗银屑病关节炎方面，研究表明TNF-α拮抗剂可快速、显著缓解顽固性银屑病关节炎患者的关节和皮损症状。有研究表明用英夫利昔单抗治疗银屑病关节炎患者，可使皮肤银屑病快速持续改善（第2周即见效，疗效可持续达第50周），银屑病皮损面积和严重度指数评分显著下降。临床试验显示阿达木单抗也有同样的疗效，阿达木单抗组达到ACR20、ACR50和ACR70疗效标准的百分率显著高于安慰剂组，同时，阿达木单抗组影像学破坏进展率显著降低。

1061. 应用肿瘤坏死因子-α拮抗剂治疗其他自身免疫性疾病进展如何？

TNF-α拮抗剂在克罗恩病、幼年型特发性关节炎中的作用已明确。基于对这些自身免疫性疾病的良好作用，TNF-α抑制剂还用于其他多种疾病，包括特发性前葡萄膜炎、脊柱关节炎相关前葡萄膜炎、结节病、干燥综合征、白塞综合征、炎性肌病和各种类型的血管炎。

1062. 肿瘤坏死因-α拮抗剂有哪些不良反应？

TNF在正常的抗感染及免疫监视中发挥着作用，因此，抑制该细胞因子可能带来以下一系列不良反应，主要表现在以下几个方面。

（1）感染：感染是较常见而重要的不良反应。应用TNF拮抗剂与严重感染的风险增加有关，包括细菌感染（尤其是肺炎）、带状疱疹、结核和机会性感染。由于TNF抑制剂可使潜伏性结核感染再次激活的风险增加，应在治疗前筛查潜伏性结核感染。另外，少数患者有诱发感染加重的危险性，对于有严重感染或机会性感染者，包括化脓性关节炎、感染假体、急性脓肿、骨髓炎、脓毒血症或全身真菌感染等，不应开始或继续使用此类药，但感染控制后可恢复治疗。使用此类药的少数患者，乙型肝炎的症状和病毒血症加重，故此类药物不适用于乙肝感染者。

（2）注射部位/输注反应：皮下给药的阿达木单抗和依那西普引起注射部位的反应较多，但通常轻微，表现为药物注射部位瘙痒、疼痛、发红、刺激感、瘀斑或肿胀。此类反应通常发生在治疗的第1个月，持续3～5日。如需处理，通常可采用局部冰敷、局部应用皮质类固醇、镇痛等措施，改变注射部位。静脉给药的英夫利昔引起的输注反应包括以下2种。①急性输注反应，于开始用药后24小时内发生，一般在开始输注后10分钟到4小时之间，为IgE介导的Ⅰ型（过敏）反应。②迟发性输注反应，在开始治疗后1～14日之间发生，一般于5～7日，可能为轻度Ⅲ型（免疫复合物介导）反应。

（3）肿瘤：TNF在数种肿瘤中起肿瘤监视作用，抑制TNF在理论上可提高肿瘤发生危险性，但目前无可靠证据提示这类药物会增加淋巴瘤和其他恶性肿瘤的发生率或使原有的实体瘤复发。高度活动性类风湿关节炎或强直性脊柱炎患者本身的淋巴瘤发病率增加，与使用TNF抑制剂的关系可能不大，而可能主要与B细胞在慢性炎症的长期刺激下发生突变有关。

（4）神经系统疾病：仅有脱髓鞘样综合征、视神经炎、横断性脊髓炎、多发性硬化及帕金森病的个案报道。有脱髓鞘病或视神经炎的患者不应接受TNF抑制剂治疗。

（5）充血性心力衰竭：大剂量英夫利昔似乎与充血性心力衰竭和死亡相对危险性增高有关，尤其在心功能很差的类风湿关节炎患者中。因此，建议TNF拮抗剂应尽量避免或慎用于充血性心力衰竭控制欠佳的类风湿关节炎患者。

（6）其他：个别病例有白细胞减少、中性粒细胞减少、全血细胞减少、过敏、心包积液，皮疹、全身性血管炎及自身免疫样综合征等。培塞利珠单抗不含抗体的Fc段，后者负责让免疫球蛋白穿过胎盘，所以在人体内该药几乎不会穿过胎盘，在一项1137例前瞻性试验中证实母亲在妊娠早期暴露，先天畸形发生率与正常人群相当。有些妇女在使用这类药物过程中妊娠，她们在正常分娩、流产和终止妊娠率方面与正常人群无差别。但其他TNF抑制剂目前只有十分有限的妊娠期使用TNF抑制剂的安全性数据。TNF抑制剂的分子量大，因此几乎不会分泌到母乳中，目前的指南认为哺乳期可以使用这类药物。

尽管可能会出现以上诸多的不良反应，但从2001年以来，多个研究中心或国家机构在随机对照试验的基础上进行长期开放试验的结果显示，每年因治疗无效或发生不良反应而退出的患者少于10%，且纳入研究的患者多为改善病情抗风湿药治疗无效的患者，提示TNF拮抗剂的耐受性还是良好的。患者可以根据自己病情的严重性、合并疾病状态及经济状况等来决定是否选择使用。

1063. 白介素-1是什么？它在类风湿关节炎发病中的主要机制是什么？白介素-1受体拮抗剂阿那白滞素的主要药理作用是什么？临床应用现状怎样？

白介素-1（IL-1）家族成员包括IL-1α、IL-1β和天然存在的IL-1受体拮抗剂（IL-1ra），IL-1ra有着与IL-1α和IL-1β同源氨基酸序列的天然拮抗蛋白，其中一种为分泌型，同时是IL-1α和IL-1β的竞争性抑制剂。IL-1与两种形式的细胞表面受体结合：1型（IL-1RⅠ）和2型（IL-1RⅡ），IL-1RⅠ出现于大多数细胞表面，而IL-1RⅡ主要出现于中性粒细胞、单核细胞、B细胞以及骨髓祖细胞表面。IL-1与TNF-α一样，也是炎症反应的重要介质，当IL-1与IL-1RⅠ结合后，通过第二受体IL-1R辅助蛋白来调节信号传导，3个家族成员与IL-1RⅠ的结合具有相似的亲和力，IL-1与IL-1RⅡ的结合不引起信号传导。

IL-1是一种重要的炎性细胞因子，具有诱导T细胞活化，促进中性粒细胞、淋巴细胞和单核细胞趋化，刺激巨噬细胞释放蛋白酶及增加组织炎症侵润等作用，还能促进成纤维细胞增殖，导致血管翳形成，并促进前列腺素E2的产生。IL-1通过刺激滑膜和软骨细胞，使破骨细胞减少蛋白聚糖合成，增加蛋白聚糖降解，并产生胶原酶及其他酶类，释放骨钙等，从而导致骨及软骨破坏。在RA患者血清及滑液中，IL-1β水平显著升高，并与疾病活动性密切相关。因此，抑制IL-1活性对控制RA病情发展、改善预后具有重要作用。目前，已应用于临床的IL-1ra，其主要作用是通过干扰IL-1与其受体结合而阻断IL-1的功能。

阿那白滞素（anakira，AKR）是一种重组的非糖基化人IL-1ra，它通过竞争性阻断IL-1与IL-1RⅠ受体的结合而抑制IL-1的活性。1991年Lebsack等首次使用IL-1ra治疗175例RA患者，取得明显疗效。其后，一项501例RA患者的疗效研究中，在接受MTX治疗的基础上随机加用IL-1ra或安慰剂治疗，疗程6个月，结果达到ACR20的患者在IL-1ra组为38%，安慰剂组22%，两组差异显著。在欧洲进行的472例RA患者的多中心双盲对照临床研究证实，AKR治疗24周后，患者耐受性好，关节肿痛、ESR及CRP均明显改善，治疗作用可持续2年，并从影像学上观察到关节破坏延缓。目前除治疗类风湿关节炎外，还被用于自身炎症性疾病，包括单基因疾病，如家族性地中海热、家族性寒冷性自身炎症综合征等，以及多基因自身炎症性疾病，包括成人Still病、痛风。AKR推荐剂量为100mg，每日一次，皮下注射，于每天同一时间给药。临床观察表明患者对该药耐受性良好，但也有一些不良反应，比较常见的为注射局部轻至中度发红、肿胀和疼痛。另外，严重感染的危险性增加。其他不良反应有头痛、恶心、腹泻、鼻窦炎、流感样症状和腹痛。

1064. 白介素-6怎样造成类风湿关节炎的发病？白介素-6受体拮抗剂的主要药理作用是什么？它的临床应用现状怎样？

白介素-1（IL-6）是多能炎性细胞因子，通过结合其受体成分发挥活性，IL-6受体表达于多种细胞，包括淋巴细胞和肝细胞。IL-6可活化T细胞、B细胞、巨噬细胞和破骨细胞等，可激活T辅助细胞（Th）17的生成，这些靶细胞分泌IL-17，并诱发免疫损伤。同时亦作用于肝细胞产生急性炎性反应物，降低血清白蛋白，影响铁的再循环导致贫血。因此，IL-6可从炎症和自身免疫反应两个方面诱导RA的发生。在炎症性关节炎（包括AS和银屑病关节炎）的血清和滑膜组织中可检测到高水平的IL-6也得以证实。IL-6水平与CRP水平和疾病严重程度是成正比的。托珠单抗是基因重组的IgG1型人源化IL-6受体的单克隆抗体，通过结合IL-6的非信号传导位点（CD126），竞争性的阻断IL-6与其受体结合而抑制IL-6的生物学效应。此外，该品可在体外抑制破骨细胞形成，因此还可能具有骨质修复的作用。

Tocilizumab的Ⅰ期临床研究发现，该品可使CRP水平降至正常，且无严重不良反应发生。其后的Ⅱ期多中心双盲对照研究在日本和欧洲同时展开。在欧洲的CHARISMA研究中，359例对MTX无反应的RA患者随机进入不同剂量的tocilizumab组，MTX为每周10～25mg。结果表明，tocilizumab联合MTX组的ACR70缓解率明显优于MTX组，而在各剂量组中，tocilizumab在8mg/kg时疗效最佳。Ⅲ期临床研究共纳入306例日本活动期的RA患者，tocilizumab单药治疗即可有效延缓骨质破坏，效果明显优于传统DMARD组，ACR20、ACR50、ACR70的缓解率在tocilizumab组分别为89%、70%、47%，而在传统DMARD组分别为35%、14%和6%。常见不良反应包括胃部不适（7.3%）、头痛（5.5%）、皮疹（5.5%）和发热（5.6%）。感染约见于1%的患者，中性粒细胞减少约见于10%的患者。其他实验室指标异常包括肝酶、胆红素、胆固醇和甘油三酯升高。在日本的164例RA患者中连续应用tocilizumab15个月以上，约44%的患者胆固醇升高至上限，但同时高密度脂蛋白水平也升高，未发现心血管并发症增加。约13%的患者肝酶轻中度升高。结果显示，患者对该品的耐受性良好。

目前托珠单抗已应用于临床治疗类风湿关节炎、全身型幼年型特发性关节炎、巨细胞动脉炎、成人Still病等。RA患者成人推荐剂量是8mg/kg，每4周静脉滴注1次，可与MTX或其他DMARD药物联用，体重大于100kg的患者，每次的剂量不得超过800mg。与其他生物制剂相比，托珠单抗联合MTX治疗RA时，不良反应事件较轻但发生率更高。在应用托珠单抗治疗之前应该检查患者是否有肺结核等其他传染性疾病，活动性结核患者应该抗结核治疗后再接受托珠单抗治疗。ALT、AST值高于正常水平1.5倍时不应使用托珠单抗治疗，患者每4～8周都要进行肝功能检查。

1065. 什么是白介素-17？在风湿免疫性疾病中的应用如何？

目前发现的白介素-17（IL-17）家族包含6个成员，分别为IL-17A、IL-17B、IL-17C、IL-17D、IL-17E、IL-17F，通过与IL-17受体结合激活IL-17信号通路。IL-17受体家族包含5个成员，分别为IL-17RA、IL-17RB、IL-17RC、IL-17RD、IL-17RE。IL-17A与IL-RA有较高亲和力。IL-17A主要由Th17细胞产生，除Th17细胞外，固有免疫系统及适应性免疫系统中多种免疫细胞（包括单核-巨噬细胞、中性粒细胞、NK细胞、$CD8^+$T细胞、γδT细胞、B细胞等）都可产生IL-17A，另外一些非传统的免疫细胞，如肠道潘氏细胞、骨髓来源的间充质干细胞以及多种肿瘤细胞也可产生IL-17A。IL-17A作为一种促炎因子，可诱导趋化因子和炎性细胞因子的表达，招募中性粒细胞和单核细胞的聚集，在多种炎症性疾病和自身免疫性疾病的发生发展中起作用，如类风湿关节炎、强直性脊柱炎、白塞综合征、银屑病、哮喘等。

目前已上市的单抗包括靶向中和IL-17A的司库奇尤单抗、依奇珠单抗（ixekizumab），以及靶向阻断IL-17RA的brodalumab。司库奇尤单抗是人源性抗IL-17A单克隆抗体，2015年1月获FDA批准用于治疗中重度斑块状银屑病，2016年1月获批用于治疗银屑病关节炎。此外，司库奇尤单抗是目前国内外指南推荐的AS生物制剂治疗的一线选择。推荐剂量：强直性脊柱炎，每次150mg，在第0、1、2、3和4周皮下注射初始给药，随后维持该剂量每4周给药一次；银屑病，每次300mg，分别在0、1、2、3和4周进行皮下注射初始给药，随后维持该剂量每4周给药一次。用药前应筛查患者有无潜伏结核，结果阳性者需在开始治疗前抗TB治疗。相比TNF抑制剂，目前没有关于使用司库奇尤单抗后潜伏TB再激活的报道，因此，IL-17抑制剂是TB高危患者的首选生物制剂。

1066. 白介素-12/23是什么？用于临床的药物有哪些？

白介素-23（IL-23）是白介素-12（IL-12）细胞因子家族的一个新成员，由IL-12 p40和IL-23 p19亚基组成，与IL-12共用IL-12 p40亚基。IL-23能直接作用于T细胞使其产生IFN-γ、IL-17等炎症因子，通过活化的DC来活化和调节T细胞依赖的免疫应答。过去认为IL-12是某些自身免疫性疾病的作用因子。IL-23主要是通过促进刺激Th17细胞分泌Th17相关细胞因子IL-17A和IL-17F发挥作用。

古塞奇尤单抗靶向抑制IL-23的p19亚基，不结合IL-12，该药对银屑病、银屑病关节炎有效；优特克单抗是人源IgG1κ单抗，与IL-12和IL-23共有的p40亚基结合，干扰促炎性细胞因子IL-12和IL-23与其细胞表面受体的结合。IL-12和IL-23的生物效应包括促进自然杀伤细胞的活化以及$CD4^+$T细胞的分化和活化。优特克单抗还干扰单核细胞趋化蛋白-1（MCP-1）、TNF-α、干扰素诱导蛋白-10（IP-10）和IL-9的表达。该药用于治疗银屑病和银屑病关节炎，EMA还批准用于治疗某些成人中至重度活动性克罗恩病患者。

1067. 什么是阿巴西普？其作用机制是什么？

T细胞的有效活化需要2种信号的共同作用，第二信号为共刺激信号，由具有潜在共刺激作用的分子结合产生，如T细胞表面的分化簇CD28与抗原呈递细胞（APC）表面的CD80/CD86的结合，可诱导共刺激分子与其配体的结合，淋巴细胞功能相关分子与细胞黏附分子-1的结合等，都可作为共刺激信号协同第一信号刺激T细胞活化，其中最常见和重要的第二信号为CD28与CD80/86的结合。CTLA-4由T细胞在活化后24～48小时分泌表达于T细胞表面，其与CD80/86结合力是CD28的100倍，可竞争性结合CD80/86，继而启动抑制信号，促进T细胞灭活。

阿巴西普是一种选择性T细胞共刺激调节剂，是由人细胞毒T细胞相关抗原-4（CTLA-4，也称CD125）的胞外功能区与人免疫球蛋白IgG-1Fc段组成的融合蛋白，通过与APC表面上的CD80/86结合，抑制T细胞的激活。

在体外，阿巴西普也可呈剂量依赖性的减少CD95介导的T细胞凋亡。

1068. 阿巴西普治疗类风湿关节炎的研究进展如何？

阿巴西普是用于治疗类风湿关节炎的首个“协同刺激因子阻断剂”类治疗药物，目前已有多项研究验证了该药对RA的治疗效果和安全性。主要研究结果如下。

（1）有研究表明，在阿巴西普上市前的临床研究中主要以甲氨蝶呤或TNFi治疗失败的RA患者为研究人群。研究显示阿巴西普能明显缓解RA患者病情，改善生理功能。

（2）该药治疗效果能长时间维持。

（3）该药严重不良反应发生率较低，最常见不良事件为头痛、恶心、上呼吸道感染。

（4）阿巴西普联合TNF-α拮抗剂治疗的患者感染发生率较高，因此研究者不推荐阿巴西普联用TNF-α拮抗剂。

1069. 阿巴西普的给药方式是什么？

阿巴西普可静脉滴注或皮下注射。静脉滴注的方案是0、2、4周分别输注约10mg/kg阿巴西普，每次30分钟，此后每4周一次。一般体重小于60kg，每次500mg；体重在60～100kg，每次750mg；体重大于100kg，每次100mg。皮下注射阿巴西普，每次150mg，每周一次。

1070. 什么是CD20靶向生物制剂？目前研究较多的有哪些？

CD20是表达于B细胞表面的抗原分子，它可以通过调节跨膜钙离子流动直接对B细胞起作用，在B细胞增殖和分化中起重要的调节作用。

CD20靶向生物制剂可以特异性地结合B细胞表面的CD20抗原，通过直接诱导细胞凋亡、介导ADCC等机制清除B细胞，从而抑制免疫反应。最初应用于治疗非霍奇金淋巴瘤和一些其他淋巴瘤，后来逐渐发现它对RA、SLE等自身免疫性疾病也有较好的疗效。目前应用较多的CD20靶向生物制剂为利妥昔单抗（rituximab）。

1071. 利妥昔单抗的作用机制是什么？

利妥昔单抗（rituximab，RTx）的商品名为美罗华，是一种由鼠抗人B细胞CD20高变区和人IgG和κ恒定区组成的人鼠嵌合抗体，可选择性结合B细胞表面CD20抗原，引发B细胞溶解。其可能的机制包括：①补体依赖性细胞毒性（CDC）。②抗体依赖细胞介导的细胞毒性（ADCC）。③诱导B细胞凋亡。

1072. 利妥昔单抗用于哪些风湿免疫性疾病？

利妥昔单抗在国内批准的适应证包括：①复发或耐药的滤泡性中央型淋巴瘤。②先前未经治疗的CD20阳性Ⅲ～Ⅳ期滤泡性非霍奇金淋巴瘤，患者应与化疗联合使用。CD20阳性弥漫大B细胞性非霍奇金淋巴瘤（DLBCL）应与标准CHOP化疗联合治疗。

超说明书用药包括部分风湿免疫性疾病，如RA、SLE、SS、系统性血管炎等。

RA患者中T细胞活化有赖于B细胞的参与。RA滑膜中的B细胞凋亡紊乱，导致多种自身抗体的产生，抗环状瓜氨酸多肽、类风湿因子、自身抗体等介导的免疫复合物可活化补体，引起组织细胞损伤。虽然抗风湿药物、生物制剂等治疗RA效果良好，但由于RA发病途径的多样性，仍有部分患者对于常规治疗及生物制剂反应差，病情持续进展。有研究者用RTX治疗非霍奇金淋巴瘤患者，发现患者的并发症中RA的症状得到缓解。2006年美国FDA已批准RTX应用于治疗中重度RA，推荐其应用于对于抗风湿药物或至少1种生物制剂治疗无效的患者。

SLE患者B细胞高度活化，周围血液中分泌免疫球蛋白的细胞较正常人增加，B细胞在各成熟期均增加，在疾病活动时B细胞可较正常人增加50倍。与正常人相比，SLE患者IL-4水平明显升高，且因B细胞增殖产生大量的IgG抗体。B细胞耐受的丧失是SLE发生的重要机制之一。Pepper等报道18例活动性狼疮肾炎（Ⅲ、Ⅳ、Ⅴ期）患者每周给予RTX500mg诱导治疗2周，然后给予吗替麦考酚酯1g/d口服维持治疗，同时规律应用糖皮质激素联合治疗。提示RTX诱导治疗狼疮肾炎安全有效。伦敦大学风湿研究中心的一项关于B细胞消除的开放性研究表明：应用利妥昔单抗、CTX和甲强龙联合治疗对传统免疫抑制剂无效的狼疮患者有效。此外，利妥昔单抗清除B细胞治疗，对SLE症状，如红斑、乏力和关节炎的改善显示有效，但无助于抗dsDNA抗体效价的下降，而且免疫球蛋白仅有轻度降低。

干燥综合征是以外分泌腺高度淋巴细胞浸润为特征的自身免疫性疾病，突出特点是大多数患者血免疫球蛋白水平增加，常出现高免疫球蛋白血症，B细胞呈高度活跃状态，唇黏膜活检以淋巴细胞浸润为主。已有研究证实，利妥昔单抗清除B细胞对于pSS患者的获益。荷兰的一项研究中，利妥昔单抗组不仅改善干燥症状，而且疲劳和腺外症状也得到显著改善。也有研究通过腮腺组织病理学改变证实了RTX治疗原发性干燥综合征的作用，表明受累腺体炎症反应减轻，RTX有助于受累腺体恢复其结构及功能。有一项小型单中心研究证实，利妥昔单抗具有一定疗效，可达到唾液流量增加的主要终点。但另外两项较大型的随机对照临床研究中未得到类似结论。

血管炎是一组以血管的炎症与破坏为主要病理改变的异质性疾病，其临床表现因受累血管的类型、大小、部位及病理特点的不同而不同。免疫复合物介导血管炎症的机制已得到证实。通过免疫荧光及免疫组化技术可以在人类血管受损处检测到免疫球蛋白和补体，免疫复合物沉积于血管壁，能增加血管的通透性，活化补体和诱导中性粒细胞吸附于血管壁。循环免疫复合物的出现与许多免疫调节机制有关，也是RTX治疗难治性血管炎的理论基础。

用法用量：①难治性系统性红斑狼疮，375mg/m^2，qw，共4周；或1000mg，2周后重复1次。②类风湿关节炎，第一疗程给予静脉滴注500～1000mg/次，2周后重复给药一次；并且可在6～12个月后接受第二疗程。③GPA、MPA，375mg/m^2，qw，共4周。

1073. 什么是贝利木单抗？其对系统性红斑狼疮的疗效如何？

贝利木单抗（belimumab）是一种全人化抗B细胞刺激因子（B lymphocyte stimulator，BLyS）的单抗。BLyS/B细胞活化因子（B-cell activating factor，BAFF）是含有285个氨基酸的跨膜蛋白，属于TNF细胞因子家族成员，对于B细胞分化、免疫球蛋白类别转换和维持B细胞存活、抑制凋亡均具有极其重要的作用。贝利木单抗通过阻断B细胞生长发育的必需信号，引起部分B细胞清除而降低病理性抗体的产生。

目前正在进行的一项关于贝利木单抗在449例轻度活动性SLE患者中的为期52周、Ⅱ期随机、双盲、安慰剂对照临床试验研究，提示贝利木单抗治疗可对SLE产生以下生物学效应：使循环B细胞数下降54%，活化B细胞减少70%，血清IgG浓度下降10%，抗dsDNA抗体减少30%。以上结果证实贝利木单抗治疗可维持SLE疾病活动性的持续改善。

1074. 什么是泰它西普？

TACI-Ig（atacicept）是一种包括TACI受体细胞外区域和人IgG1 Fc段的重组融合蛋白，与belimumab相比，TACI-Ig可以同时阻断BLyS和APRIL对B细胞的刺激，理论上具有更强的作用。目前已将TACI-Ig（atacicept）应用于49例SLE的Ⅰb期双盲、安慰剂对照、剂量增加的临床试验，在应用静脉注射TACI-Ig（atacicept）4周后，总B细胞可下降30%～35%，成熟B细胞可下降50%～60%，试验还发现可降低血Ig M、Ig A、Ig G水平，初步证实了TACI-Ig具有良好的耐受性和生物学效应，确切的疗效仍需进一步的Ⅱ期临床试验。

以下4种针对B细胞的生物制剂从理论上来说，TCAI-Ig（atacicept）可同时阻断BLyS和APRIL，可能比抗BLyS（belimumab）更有效；抗BLyS（belimumab）和TCAI-Ig（atacicept）可能比抗CD20（rituximab）或抗CD22（epratuzumab）更安全，原因在于它们仅引起部分B细胞清除，而使患者免于产生严重的持久的B细胞消除，但是上述生物制剂确切的疗效及相对的危险性仍需要进一步的临床试验来证实。

1075. 什么是激酶抑制剂？目前哪些药物应用于临床？

激酶抑制剂将介导受体信号转导的若干通路作为靶标，这些抑制剂是靶向性很强且结构相对简单的化学药，不同于通过重组DNA技术制成的生物治疗药物，如单抗与截断可溶性膜受体，这些激酶抑制剂不是蛋白质，因此不属于生物药。这些抑制剂的优势是可以口服。JAK是胞质蛋白酪氨酸激酶，在从IL-2、IL-4、IL-7、IL-9、IL-15和IL-21质膜受体的共同γ链到细胞核的信号转导中起关键作用，其中两种药物已应用于临床，分别是托法替布及巴瑞替尼。

1076. 巴瑞替尼的作用机制是什么？应用于哪些疾病？

巴瑞替尼是一种小分子口服JAK抑制药，主要抑制JAK-1和JAK-2。JAK是一种胞内酶，可传递由细胞因子或生长因子-受体在细胞膜上相互作用而产生的影响造血功能和免疫功能过程的信号。在信号传导通路中，JAK可使信号转导和转录激活因子（STAT）磷酸化和活化，调节细胞内活动，包括基因表达。JAK通过配对（如JAK1/JAK2，JAK1/JAK3，JAK1/TYK2，JAK2/JAK2，JAK2/TYK2）传递细胞因子信号，这些酶在类风湿关节炎中发生的炎症和关节损伤过程中起着重要作用。巴瑞替尼作用于JAK位点调节信号传导途径，阻止信号传导及STAT的磷酸化和活化，通过阻断JAK，减轻炎症和疾病的其他症状。在无细胞分离的酶测定中，相对于JAK3，巴瑞替尼对JAK1、JAK2和TYK2具有更强的抑制作用。在人白细胞中，巴瑞替尼抑制细胞因子诱导的由JAK1/JAK2、JAK1/JAK3、JAK1/TYK2或JAK2/TYK2介导的STAT磷酸化，且对四者作用是相当的。然而，目前尚不明确抑制特定JAK酶与治疗效果的相关性。

巴瑞替尼是由礼来公司和Incyte公司研发的用于治疗类风湿关节炎的新药，于2017年2月在欧洲批准上市，2018年6月在美国批准上市。在多个中心Ⅲ期临床试验中，巴瑞替尼2mg、4mg组在评估12周的ACR20/DAS28-CRP，24周时结构性关节损伤的影像学进展均明显优于安慰剂组，与阿达木单抗的疗效对比，甚至优于阿达木单抗。目前国内外类风湿关节炎的诊疗指南同等推荐tsDMARD与bDMARD。推荐剂量为2mg每日一次，对于csDMARD疗效不佳或不耐受的中重度活动性RA患者起始治疗2mg每日一次，经3个月治疗疗效仍不佳的患者，以及经TNFi治疗疗效不佳的患者，推荐4mg每日一次。不建议重度肝或肾功能不全患者使用，轻中度不需调整剂量。

十一、风湿科常见疾病的护理

1077. 系统性红斑狼疮患者在应用糖皮质激素及环磷酰胺治疗过程中应如何护理？

系统性红斑狼疮（SLE）是自身免疫介导的，以免疫性炎症为突出表现的弥漫性结缔组织病。

糖皮质激素具有强大的抗炎作用和免疫抑制作用，是治疗SLE的基础药。在大剂量冲击治疗前或治疗中应密切观察有无感染发生，如有感染应及时给予相应的抗感染治疗。糖皮质激素的不良反应除感染外，还包括高血压、高血糖、高血脂、低钾血症、骨质疏松、无菌性骨坏死、白内障、体重增加、水钠潴留等。治疗开始应记录血压、血糖、血钾、血脂、骨密度、胸片等作为评估基线，并定期随访。大剂量MP冲击疗法常见的不良反应包括脸红、失眠、头痛、乏力、血压升高、短暂的血糖升高；严重的不良反应包括感染、上消化道大出血、水钠潴留、高血压危象、癫痫大发作、精神症状、心律失常，因注射速度过快导致突然死亡。所以，MP冲击治疗应强调缓慢静脉滴注60分钟以上，用药前需注意水电解质和酸碱平衡。在护理过程中应详细告知患者药物使用时的目的、注意事项，除做好个人卫生，还可预防性使用制霉素漱口液或0.02%醋酸氯己定漱口液漱口，防止出现口腔真菌感染。

糖皮质激素药物的不良反应的护理：长期应用糖皮质激素可诱发感染、消化性溃疡、血糖升高、精神异常、满月脸、高血压、骨质疏松症等并发症。在护理过程中应详细告知患者药物使用方面的基本常识，仔细观察有无并发症的发生，不可随意减量或停药。

环磷酰胺是一种对细胞增殖周期各期均有杀伤作用的细胞毒性药物，主要的不良反应有恶心、呕吐、食欲减退、脱发、白细胞减少、出血性膀胱炎、肝功能损害等，输注过程中应确保静脉通路通畅，护士应定时巡视管路通畅情况，告知患者如有疼痛及异常感觉，应及早告知，避免药液渗到血管外引起局部组织损伤。观察患者有无恶心、呕吐等症状，必要时给予甲氧氯普胺、维生素B_6静脉滴注，以减轻胃肠道反应。出血性膀胱炎是此药常见的毒性反应，尤其多见于大剂量注射时，用药后要密切观察有无尿痛、尿急、尿频、血尿、蛋白尿等症状。在应用环磷酰胺的同时要多饮水增加尿液的排出，防止膀胱炎的发生。

1078. 系统性红斑狼疮患者日常生活中应注意哪些方面？

（1）患者应正确认识疾病，消除恐惧心理，保持良好心态及规律的生活方式，避免情绪波动及各种精神刺激。

（2）注意药物不良反应，长期服用激素及免疫抑制剂可造成血压高、糖尿病、骨质疏松、骨坏死、血象下降、结核复发、消化道出血、兴奋、失眠、库欣综合征等，定期监测血常规、肝肾功能等；必要时随诊。

（3）遵医嘱进行服药，向患者讲解药物的作用机制及药物的名称、剂量、用法，可能发生的不良反应，不可擅自停药、减量、加量，明白规律用药的意义。

（4）合理安排休息与活动，适当参加社会活动，避免去人员密集场所，防止感染，生活有规律，避免熬夜，逐渐增加活动量，以不感到劳累为宜。

（5）注意皮肤护理，详见第1069问。

（6）禁用能诱发本病的药物，如青霉素类、普鲁卡因胺、异烟肼、磺胺类及雌激素类药物。

（7）生育指导：育龄妇女在病情活跃期注意避孕。病情稳定期可在医生指导下生育，应尽量减少妊娠次数，妊娠患者应加强随访。

（8）定期复诊：患者应了解自己的疾病情况，配合治疗、遵从医嘱，定期随诊。懂得长期随诊的必要性。

1079. 系统性红斑狼疮患者并发真菌感染的原因有哪些？应怎样进行临床护理？

系统性红斑狼疮（SLE）是一种自身免疫性疾病，临床表现为多脏器受累。治疗需长期使用糖皮质激素及免疫抑制剂，诱发感染是其主要并发症，且是导致死亡的主要原因。

SLE并发真菌感染的原因包括以下几点。①大剂量糖皮质激素及细胞毒类药物的应用：SLE活动期，医生常给予患者大剂量的糖皮质激素及细胞毒类药物，如环磷酰胺、硫唑嘌呤等来控制病情活动，这些药物在抑制炎症减轻症状的同时，也抑制了细胞的免疫功能，尤其是细胞增殖及炎性介质的分泌，使宿主免疫功能降低，易被多种微生物感染，尤其是真菌感染。糖皮质激素治疗的患者，其唾液中葡萄糖水平升高，促进口腔念珠菌的生长繁殖和黏附。细胞毒类药物对迅速分裂中的口腔黏膜上皮也有强烈的毒性作用，可导致上皮萎缩、变薄和发生炎症，从而增加了上皮对感染的敏感性。②多种抗生素联合使用，可使机体发生菌群失调，一些条件致病菌快速增殖，尤其是对厌氧菌敏感的抗生素是真菌二重感染的主要原因，并且是诱发念珠菌的主要因素。③SLE活动期患者病情严重时常伴有发热、脱水、缺氧、营养不良、维生素缺乏及酸碱电解质失调，尤其是患低蛋白血症及久病衰弱者，此时机体免疫功能低下，有利于细菌的生长，尤其是细胞内病原微生物如真菌、结核分枝杆菌、病毒等。

预防和减少SLE真菌感染的措施包括加强患者对疾病预防和减少感染危险因素的认识，提高治疗效果以缩短住院时间，对易感人群实行保护性护理隔离等。具体护理措施如下。

（1）口腔清洁：口腔真菌培养阳性者需进行口腔护理，给予3%碳酸氢钠水溶液，呋喃西林液，制霉菌素500万U碾碎入500ml生理盐水，每日多次漱口。对口服或静脉滴注糖皮质激素剂量≥60mg者，每日分别于餐前、餐后30分钟、60分钟测定口腔pH 4次。根据测定的ph选择漱口液。饭前饭后漱口，每次在口腔中停留10～15秒，头后仰保留5～10秒，使漱口液在口腔内均匀分布达到清洁的目的。口腔溃疡者除每日测定口腔pH、实施口腔护理外，饭前饭后30分钟给予冰硼散或西瓜霜喷洒。同时还要养成良好的个人卫生习惯，每日晨晚用软毛刷刷牙漱口。

（2）健康指导：宣传疾病知识，讲解饮食、卫生及个人生活行为对本病治疗的重要作用，尤其是夏季勿食腐烂变质食品，少吃生冷刺激食物。室内保持空气流畅，避免感冒受凉，少去公共场所，外出避免阳光暴晒，性生活后清洗外阴，保持外阴清洁干燥，穿棉织内衣裤，减少诱发SLE病情加重或复发的危险因素。

1080. 系统性红斑狼疮的皮肤护理包括哪些措施？

在鼻梁和双颧颊部呈蝶形分布的红斑是SLE特征性的改变，其他皮肤损害还有光敏感、脱发、手足掌面和甲周红斑、盘状红斑、结节性红斑、脂膜炎、网状青斑等，此外还可见雷诺现象、口腔溃疡、指端和其他部位溃疡、坏疽等。对于此类患者的护理工作包括以下内容。

（1）注意保持皮肤清洁，不烫发，禁用碱性或其他有刺激性的物品洗脸，宜用偏酸或中性的肥皂或洗面奶，最好用温水洗脸。勿用各类化妆品。

（2）剪指甲不要过短，防止损伤指甲周围皮肤。

（3）保持肢体末梢温暖，寒冷时要戴手套、穿袜子等，避免引起血管收缩的各种外界因素。

（4）注意个人卫生，特别是口腔、女性会阴部的清洁。因服用大量糖皮质激素及免疫抑制剂，造成全身抵抗力下降，应注意预防各种感染。发现皮肤溃疡伤口要保持清洁，及时换药，促进伤口愈合，避免感染。

（5）SLE患者因阳光或紫外线照射作用于细胞内脱氧核糖核酸，可产生抗原抗体反应促使狼疮发作，应指导患者避免将皮肤暴露于阳光的方法：避免在上午10点至下午3点阳光较强的时间外出，禁止日光浴，外出做好防晒工作，可戴宽边帽及遮阳镜，穿长袖衣裤；家居或病室可用深颜色的窗帘，避免紫外线照射；电焊、复印机、投影机、电视摄影灯等均可产生紫外线，长时间接触也可导致病情加重，应尽量避免。

1081. 对于系统性红斑狼疮患者的饮食护理有何要求？

SLE是一种损害多系统多脏器的自身免疫性疾病，在发病过程中往往伴随发热等全身症状，属于慢性消耗性疾病，因此在治疗该病时，不但要正确使用药物，更应该调配好患者饮食，自古就有“药食同源”之说，这样不但能增强患者体质，更能协助药物使其发挥最佳疗效。SLE患者的饮食调配原则应是优质蛋白、低脂肪、低盐、低糖、富含多种维生素和钙的食物。

SLE患者50%以上有明显的肾脏损害，常有大量蛋白质从尿中丢失，造成低蛋白质血症，引起身体的多种病理变化，因此必须及时补充足够的蛋白质。食物蛋白质的氨基酸模式越接近人体蛋白质的氨基酸模式越容易被人体吸收利用，这种蛋白质称为优质蛋白质。如动物蛋白质中的蛋、奶、肉、鱼等以及大豆蛋白质。但应注意摄入适量，瘦肉每天每人不超过100g，鸡蛋不超过2个，如果摄入量过多，患者不但不能完全吸收，还增加肾脏负担。合并肾病尿蛋白阳性的SLE患者，最好少食或不食用豆类及豆制品。

SLE患者应用糖皮质激素或有肾脏损害时容易导致水钠潴留，引起水肿。所以要选择低盐饮食。低盐饮食指每日可用食盐不超过2g。除了在食物中少添加盐类，还需要禁吃或少吃腌制品，如咸菜、皮蛋、火腿、香肠等。

糖皮质激素是治疗SLE的首选药物，SLE患者长期使用糖皮质激素，可影响SLE患者胰腺的胰岛素分泌功能，易引起类固醇性糖尿病，要适当控制饮食，少吃含糖量高的食物。

长期使用糖皮质激素可以使脂肪代谢、糖代谢功能发生紊乱，亦可引起钙磷代谢紊乱，骨钙丢失，造成骨质疏松，严重者可造成骨坏死，因此，需要经常食用富含维生素的蔬菜和水果，可以有效防止骨质疏松症。

SLE患者不宜食用的食物包括以下4类。

（1）蔬菜类：香菜、香菇、芹菜、南苜蓿、紫云英能引起光过敏，面部有红斑、皮疹的患者不宜用；胡椒、辣椒、青椒、大蒜、葱、姜等辛热刺激性食物可加重内热症状，故不宜过多食用；菠菜可加重狼疮肾炎患者的蛋白尿及管型尿，花菜可加重脱发，故均不宜食用。

（2）海鲜类：尽量少食用虾蟹等海鲜类食物，尤其对于有过敏体质的SLE患者。因此类食物蛋白进入体内后，可与自身的某些组织结合形成自身抗原，刺激机体产生自身抗体，从而发生免疫反应，进而可能加重原有病情或诱发SLE病情的复发。

（3）肉类：牛羊肉、狗肉、马肉、驴肉、鹿肉等性温热，食之不但加重内热症状，而且临床发现个别患者诱发和加重狼疮病情，故不宜多用。胆固醇高的患者应忌食动物的内脏。

（4）水果：有光过敏的患者忌食无花果，过敏体质忌食菠萝、芒果、杨梅，高钾患者忌食橘子、香蕉。对服用糖皮质激素引起的高脂血症患者应注意少食脂肪、胆固醇较高的食物，甜食也应尽量少吃。香烟中的尼古丁等有害成分能刺激血管壁而发生血管炎，故应彻底戒除。

1082. 类风湿关节炎患者的临床护理包括哪些方面？

（1）一般护理

1）心理护理：①在积极合理的药物治疗患者的同时，还应注重RA患者的心理护理，让患者认识疾病，了解疾病相关知识。②指导患者学会自我调节，鼓励患者表达自身感受，教会患者自我放松的方法，多参加集体活动，提高患者社会参与感及自我照顾能力，使患者保持良好的心态，积极配合治疗和护理，坚持功能锻炼。

2）饮食护理：以富含优质蛋白质（牛奶、鸡蛋、瘦肉等）、维生素和矿物质的食物为主，多摄入蔬菜、水果等富含纤维素的食物防止便秘，避免食用辛、辣、酸、硬、刺激性强的食物，避免诱发或加重消化道症状。控制体重，避免进食高热量/高脂肪饮食，以免增加关节的负荷。

3）环境与休息：①居住环境应干燥、安静、阳光充足、通风良好，避免处在潮湿环境中。夏季使用空调及风扇要适度。②生活规律，避免劳累，注意保暖。③急性期应卧床休息，轻度、适当的关节活动可以防止关节僵硬。④炎症消退、症状缓解后，可适当活动，逐渐加强关节功能锻炼。

（2）专科护理

1）用药护理：药物治疗是RA综合治疗的重要措施。患者应熟悉药物性质、使用目的和不良反应，掌握自己所用药物的维持剂量、应用方法和时间，体验药效，学会观察和处理轻微的不良反应，严格按照医嘱服药，切忌随意停药、换药及增减剂量。

2）症状护理：①坚持康复运动，主要是关节活动度的恢复训练，以保持关节功能，提高日常生活能力。锻炼关节前辅以温热疗法，以改善局部血液循环，起到消炎、去肿和镇痛的作用。关节活动包括以下内容。a.指关节，握拳与手指平伸交替运动。b.腕关节，两手合拳，反复交替用力向一侧屈曲。c.肘关节，手掌向上，两臂向前平伸，迅速屈伸肘关节。d.肩关节，做前后旋转运动及上臂外展运动。e.膝髋关节，做下蹲及向前抬腿运动。f.踝关节，取坐位，做踝关节屈伸及旋转运动。以上关节运动每天进 行3～4次，10～15分钟/次。患者根据自己对疼痛的耐受程度确定关节活动量，禁止过度剧烈的活动，活动量和时间随着病情的好转递减，病情完全缓解时停止。②温热疗法，便于家庭使用的热疗方法有热水袋、热水浸泡、热敷和灯烤。热水袋的水温不高于50℃，防漏，外加布套，使其不直接接触皮肤；水疗时水温为45～50℃；灯烤时皮肤与烤灯之间的距离为30～50cm，以温热感为宜。以上疗法20～30分钟/次，每天一次。在每次关节运动前均进行温热疗法则效果更佳。③按摩指导，按摩可促进血液循环，利于关节功能的恢复，并能缓解肌肉挛缩和关节僵硬、畸形。指导患者用健侧手指指腹或手掌大小鱼际按摩患病关节，掌握由轻到重再到轻的按摩力度，使关节有适应过程。④指导患者预防急性发作，指导患者识别急性发作的前驱症状，如数日或数月内出现乏力、全身酸痛、低热及手足发冷等症状时要及时就诊，使急性期病情迅速得到控制。积极预防和治疗各种感染。避免寒冷、潮湿、疲劳、营养不良、外伤、精神创伤等诱发本病的因素。劳逸结合，既保证充足的休息与睡眠，又要进行适宜的活动。

1083. 白塞综合征患者应如何护理？

白塞综合征是一种以口腔溃疡、外阴溃疡、眼炎及皮肤损坏为临床特征，累及多个系统的慢性疾病。病情呈反复发作和缓解交替过程。部分患者可遗留视力障碍，少数患者因内脏受损而死亡，大部分患者预后良好。

白塞综合征患者的饮食要清淡，根据溃疡程度选择软食、流质、易消化、富含蛋白质和维生素的食物。多食新鲜蔬菜和水果，多饮水，少食辛辣刺激性食物，戒烟酒，以减少口疮的发生机会，避免损伤黏膜。加强餐前、餐后及睡前漱口，口腔溃疡严重时禁止使用牙刷，改为漱口液漱口。室内光线要暗，避免阳光或灯光直接照射，外出应戴太阳帽或眼镜，以防强光或风沙损伤眼睛。坚持锻炼提高机体抵抗力，注意保暖，防止受凉受潮。注意口腔、皮肤、生殖器及肛周清洁。妇女经期前后要注意休息，保持心情舒畅，避免过度劳累。在生殖器溃疡时不宜有性生活，有毛囊炎时切忌挤压，防止感染，患者剪短指甲，以防抓破皮肤。坚持服药，定时复诊，在医生的调整下用药，不可随意停药或减量，以免加重病情。

1084. 骨质疏松症如何预防及护理？

骨质疏松症是一种以骨量降低、骨微结构破坏、骨脆性增加、骨强度下降、骨折风险增大为特征的全身性、代谢性骨骼系统疾病，可分为原发性骨质疏松症和继发性骨质疏松症。原发性骨质疏松症包括Ⅰ型绝经后骨质疏松症和Ⅱ型老年性骨质疏松症。继发性骨质疏松症是指由于某些疾病、药物、器官移植或其他原因造成的骨质疏松或并发骨折。女性发生骨质疏松症的原因70%为原发性，男性50%以上为继发性。随着年龄的增长，骨质疏松的发生率也有所升高。增加和保持骨量，防治骨质疏松的措施包括以下4点。

（1）使用药物时告知患者注意事项：钙剂应睡前4～5小时服用，多饮水，减少尿结石形成。服用维生素D时，不建议与绿色蔬菜一起服用，避免形成钙螯合物而减少钙的吸收。降钙素使用时注意有无不良反应，如颜面潮红、食欲减退、恶心呕吐、发热或耳鸣等。使用双磷酸盐时应晨起空腹服用，同时饮水200～300ml，避免饮用牛奶或饮料，服药后至少半小时取半卧位或立位，不能平卧，如出现吞咽困难、咽痛或胸骨后疼痛，警惕发生食管炎、食管溃疡等情况。

（2）指导患者进食清淡，低盐、富含钙、适量蛋白质和多种维生素的饮食。富含钙和维生素D的食物有奶类、鱼、虾、海产品、豆制品、鸡蛋、燕麦、坚果类、绿叶蔬菜和水果。中国居民膳食钙的推荐量：18～50岁成人800mg/d，孕期随着早中晚期的不同，从800～1000mg/d，哺乳期应达到1000mg/d，50岁以上的老年人应摄入1000mg/d以上。尽量不要饮用咖啡、浓茶、可乐、酒类等，避免影响钙的吸收。

（3）日常生活中可适当进行户外活动，将皮肤暴露在阳光下，一次5～10分钟，每周2～3次就能满足皮肤在紫外线作用下维生素D转换成活性维生素D_3的作用。冬季或卧床的老年人，补充活性维生素D_3是必需的。

（4）跌倒是原发性骨质疏松患者发生骨折的重要诱因，而老年人跌倒的发生随着年龄增长明显增加。因此，对老年人要加强教育，尽量少去人多的公共场所，以减少碰撞；步态不稳、下肢肌力较差的可使用辅助装置；如厕、洗澡、起床等一定要站稳后再移动；穿防滑鞋，尽量减少跌倒的风险。

1085. 强直性脊柱炎的护理应注意哪些方面？

强直性脊柱炎（AS）是一种慢性进行性疾病，主要侵犯骶髂关节、脊柱骨突、脊柱旁软组织及外周关节，并可伴发关节外表现。严重者可发生脊柱畸形和关节强直。本病病因未明，从流行病学调查发现，基因和环境因素在本病的发病中发挥作用。已证实，AS的发病和HLA-B_{27}密切相关，并有明显家族发病倾向。AS的护理主要从以下几方面着手。

（1）对患者及家属进行疾病相关知识教育，使其积极配合治疗。通过非药物、药物和手术等综合治疗，缓解疼痛和发僵，控制或减轻炎症，教会患者谨慎而不间断地进行体育锻炼，以取得和维持脊柱关节的最佳位置，增强椎旁肌肉和增加肺活量，其重要性不亚于药物治疗。

（2）站立时应尽量保持挺胸、收腹和双眼平视前方的姿势。坐位也应保持胸部直立。睡眠时应睡硬板床，多取仰卧位，避免促进屈曲畸形的体位。枕头要矮，必要时可不用枕头。避免长期弯腰活动，减少对脊柱的负重和创伤。体重过重者需减肥。

（3）对患者及家属进行服药的宣教，告知需按时服药，不随意加减药物或停药。了解药物的作用及注意事项。本病长期大量应用非甾体抗炎药，可发生多种不良反应，如警惕消化道出血、轻度骨髓抑制等，使用生物制剂时警惕感染的发生等。

1086. 强直性脊柱炎患者应如何进行功能锻炼？

除日常康复护理外，强直性脊柱炎患者的功能锻炼也非常重要。

（1）指导AS患者进行康复活动：最常出现的康复问题包括疼痛、晨僵、脊柱活动受限、脊柱畸形、曲度消失等，应使患者对这些问题有所了解，并向患者介绍引起上述问题的相关因素及其治疗、护理与预防措施。

（2）颈椎活动：头颈部可做向前、后、左、右转动，以及头旋转活动，以保持颈椎的正常活动度。

（3）维持胸廓的运动度：可经常做深呼吸、扩胸运动；挺胸、双手向上做爬墙活动；面对墙站立，膝伸直双足与肩对墙角而站，双目平视，患者头部尽量向后向上，双手平肩支撑两面墙上，行深呼吸，坚持1分钟后放松，重复做5次。

（4）保持脊柱的灵活性和正常的生理曲度：躯体常作伸腰、弯腰、头仰的运动。①床上伸展运动，仰卧位，双臂上伸过头，向手指脚趾方向伸展后放松，再伸展放松，反复数次。②弓背运动，趴跪如猫状，低头，弓背直至完全拉伸再放松后塌背仰头抬臀，尽量拉伸，如此反复数次。③转体活动，坐位双臂平举，双目视臂向右，向左转体，反复数次。④转颈活动，坐位挺胸，头向右、左转，目视同侧肩部，尽量向后看，反复数次。⑤或低头、仰头、颈向前屈，每个动作重复10次。

（5）维持肢体的运动功能：如下蹲屈膝、屈髋、左右摆动双髋双腿、抬腿、慢跑、游泳等。其中，游泳为最好的锻炼方法，是一种很好的全身运动。

（6）晨僵的锻炼：有晨僵时，应先在床上缓慢活动双髋双腿，转动颈部，双肩，再活动躯干，直至晨起。这些方法简便灵活，随时随地都可进行。

1087. 强直性脊柱炎患者功能锻炼时应注意哪些方面？

（1）功能锻炼的基本原则是循序渐进，根据病情而定，以锻炼后疼痛持续不超过2小时为宜。勿过度疲劳，防止意外，每天定期做全身和局部相结合的活动。护士应勤指导、勤协助、勤督促。

（2）功能锻炼应在患者能耐受疼痛且不加重症状的前提下进行。锻炼时，护理人员应现场给予监督指导，各项活动要根据功能障碍程度进行，20～60分钟/次，先从小范围开始，逐渐加大运动量，切忌突然作最大范围地运动，以免发生意外。

（3）鼓励患者动静结合，坚持持之以恒的锻炼，增强体质，运动康复。特别注意四肢小关节、胸廓、腰肌和臀部的锻炼，减少关节强直的发生。

（4）疼痛的处理：除纠正不良的生活习惯及功能锻炼外，应用非甾体抗炎药物治疗，可迅速地改变临床症状。

（5）嘱患者慎起居，避寒湿，忌烟酒，卧平板床。节制房事。

（6）每天坚持功能锻炼1～2次。

1088. 皮肌炎患者应如何进行护理？

皮肌炎系结缔组织病之一，是一组以特征性皮疹及横纹肌炎症为主的全身性疾病。急性期以肢体无力和肌肉疼痛为主，并有起立困难、步行困难、易跌倒、举物无力，甚至不能梳头，同时伴有皮肤损害，如皮肤红斑、水肿、疼痛，后期皮肤萎缩、色素沉着或变色。皮肌炎患者的护理包括治疗期护理和康复护理。

（1）治疗期护理

1）观察生命体征：患者须绝对卧床休息，在应用大剂量糖皮质激素治疗期间，应严密观察血压、脉搏和粪便颜色，防止消化道出血。发现病情变化及时报告医生，并积极配合抢救。

2）饮食：因糖皮质激素有排钾作用，因此鼓励患者进食含钾高的食物，并限制钠盐的摄入，进食高热量、高蛋白、高维生素易消化的食物。

3）心理护理：由于该病是一种慢性疾病，需要长期治疗，患者及家属缺乏该病的基本知识，心理压力很大，担心预后，易产生焦虑、急躁、恐惧的情绪。应理解患者，耐心倾听患者的诉说，并给予心理疏导，耐心地讲解病情及治疗方案，让患者积极配合治疗，对患者的合作与进步给予肯定和鼓励，增加其对治疗的信心，使其保持平和的心态。

4）防止感染：因患者长期使用糖皮质激素及免疫抑制剂导致免疫力下降，易诱发各种感染，尤其是较重的急性感染和慢性感染，不能及时控制，必须积极预防。因此，我们对患者实行保护性隔离，限制陪床及探视。严格无菌技术操作，防止交叉感染。

（2）康复护理

1）首先要树立战胜疾病的信心　应使患者明确自己得的并非“不治之症”，切莫悲观、消沉，也不必恐慌，更不能丧失信心而放弃治疗，但同时应使患者认识到此病的确是个难治病，应放下思想包袱，勇敢地面对现实，若能保持比较平和的心态，则有助于疾病的康复与治疗，最终战胜疾病。

2）适度体育锻炼：根据自己的体力适度、循序渐进地进行体育锻炼，以增强机体抗感染的能力。

3）注意事项：日常生活中的许多因素对此病患者有不利的影响。如尽量避免日光直接照射，外出时戴帽子、打伞、穿长袖衣服等；尽可能少食海产品等易引起过敏的食物，以及芹菜、香菇等增强光敏感或促进免疫功能的食物；忌食辛辣刺激性食物，少食油腻性食物；禁吸烟饮酒；不用化妆品、染发剂；避免接触农药和化学装修材料；保证充足的睡眠时间，劳逸结合，保持心情舒畅，不可过于劳累和紧张。此外，患者需定期随诊复查。

附录 A　英文缩略语索引表

缩略词	英文全称	中文全称
A		
ACA	anticentromere antibody	抗着丝点抗体
ACE	angiotensin I-converting enzyme	血管紧张素-1转换酶
aCL	anticardiolipin antibody	抗心磷脂抗体
AECA	anti-endothelial cell antibody	抗内皮细胞抗体
AHA	anti-histone antibody	抗组蛋白抗体
AID	autoimmune disease	自身免疫病
AIH	autoimmune hepatitis	自身免疫性肝炎
AILDs	autoimmune liver diseases	自身免疫性肝病
AIP	acute interstitial pneumonia	急性间质性肺炎
ALP	alkaline phosphatase	碱性磷酸酶
ANA	antinuclear antibodiy	抗核抗体
ANAs	antinuclear antibodies	抗核抗体谱
AOSD	adult-onsetStill's disease	成人斯蒂尔病
AP	alkaline phosphatase	碱性磷酸酶
APC	antigen presenting cell	抗原提呈细胞
APECED	autoimmune polyendocrinopathy-candidiasis-ectodermal dystrophy	自身免疫性多发性内分泌病-念珠菌感染-外胚层营养不良综合征
Apo A Ⅱ	apolipoprotein A Ⅱ	载脂蛋白 A Ⅱ
ApoA Ⅰ	apolipoprotein A I	载脂蛋白 A Ⅰ
APRIL	a proliferation-inducing ligand	增殖诱导配体
APS	anti-phospholipid syndrome	抗磷脂综合征
aPS	anti-phosphatidy serine antibodies	抗磷脂酰丝氨酸抗体
AS	ankylosing spondylitis	强直性脊柱炎
ASAS	assessment of spondylo arthritis international society	国际脊柱关节炎评估组织
ASDAS	ankylosing spondylitis disease activity score	强直性脊柱炎疾病活动评分
ASO	antistrep tolysim O	抗链球菌溶血素 O

ASS	anti-synthetase syndrome	抗合成酶综合征
AZA	azathioprine	硫唑嘌呤
B		
BAFF	B-cell activating factor	B细胞活化因子
BASDAI	Bath ankylosing spondylitis disease activity index	Bath强直性脊柱炎疾病活动指数
BASFI	Bath ankylosing spondylitis fuctional index	Bath强直性脊柱炎功能指数
BASMI	Bath ankylosing spondylitis metrology index	Bath强直性脊柱炎测量指数
BCMA	B-cell maturation antigen	B细胞成熟抗原
BCR	B cell receptor	B细胞表面的抗原受体
BIMP	brain integral membrane proteins	脑组蛋白
BLyS	B lymphocyte stimulator	B淋巴细胞刺激因子
BMD	bone mineral density	骨矿密度
BS	Behçet's syndrome	贝赫切特综合征（白塞综合征）
BU	Behçet's Uveitis	白塞葡萄膜炎
C		
CADM	clinical amyopathic dermatomyositis	临床无肌病皮肌炎
CAPS	cryopyrin-associate dperiodic syndrome	冷炎素相关周期性综合征
CAR-T	chimeric antigen receptor T-cell immunotheropy	嵌合抗原受体T细胞免疫治疗
CBD	cardiovascular Behçet's disease	心脏白塞综合征
CD	Crohn disease	克罗恩病
CFA	cryptogenic fibrosing alveolitis	隐源性致纤维化肺泡炎
CNO	chronic non-bacterial osteomyelitis	慢性无菌性骨髓炎
CIC	circulation immune complex	循环免疫复合物
CLIA	chemiluminescence immunoassay	化学发光免疫检测法
CNV	copy number variant	拷贝数变异
COP	cryptogenic organizing pneumonia	隐源性机化性肺炎
COX	cyclooxygenase	环氧化酶
CRP	C-reactive protein	C反应蛋白
CS	corticosteroids	糖皮质激素类药物
CsA	cyclosporineA	环孢素
CSF	colony stimulating factor	集落刺激因子
CT	calcitonin	降钙素
CTD	connective tissue disease	结缔组织病
CTEPH	chronic thromboembolic pulmonary hypertension	慢性血栓栓塞性肺动脉高压
CTLA-4	cytotoxic T lymphocyte associated antigen-4	细胞毒性T淋巴细胞相关抗原4
CTX	cyclophosphamide	环磷酰胺

CVID	common variable immunodeficiency disease	普通变异型免疫缺陷病
CVST	cerebral venous sinus thrombosis	颅内静脉窦血栓形成
D		
DAMPs	damage-associated molecular patterns	损伤相关分子模式
DCs	dendritic cell	树突状细胞
DD	death domain	死亡结构域
DIF	direct immunofluorescence assay	直接免疫荧光法
DIL	drug-induced lupus	药物性狼疮
DIP	desquamation interstitial pneumonia	脱屑性间质性肺炎
DISH	diffuse idiopathic skeletal hyperostosis	弥漫性特发性骨肥厚
DLCM	digital liquid chip method	数码液相芯片技术
DLco	carbon monoxide diffusing capacity	一氧化碳弥散量
DM	dermatomyositis	皮肌炎
DMARD	disease-modifying anti-rheumatic drugs	改善病情的抗风湿药
DPA	penicilamine	青霉胺
DPLD	diffuse parenchymal lung disease	弥漫性实质性肺疾病
DVT	deep venous thrombosis	深静脉血栓形成
DXA	dual energy X-ray absorptiometry	双能X线吸收检测法
E		
ECD	Erdheim-Chester disease	埃尔德海姆切斯特病
EDS	Ehlers-Danlos syndrome	Ehlers-Danlos综合征
EF	eosinophilic fasciitis	嗜酸性筋膜炎
EGPA	eosinophilic granulomatosis with polyangiitis	嗜酸性肉芽肿性多血管炎
ELISA	enzyme-linked immunosorbent assay	酶联免疫吸附试验
ESAT-6	early secretory antigenic target-6	早期分泌抗原靶点-6
ESSDAI	EULAR Sjögren's sydrome disease activity index	EULAR干燥综合征疾病活动指数
ESSG	The European Spondyloarthropathy study group	欧洲脊柱关节病研究组
ET	endothelin	内皮素
EVs	extracellular vesicles	细胞外囊泡
F		
FDC	follicular DC	滤泡样树突状细胞
FITC	fluorescein isothiocyanate	异硫氰酸荧光素
FEV1	forced expiratory volume in one second	第1秒用力肺活量
FMF	familial mMediterranean fever	家族性地中海热
FN	fibronectin	纤维连接蛋白
FRAX	fracture risk assessment tool	骨折风险预测工具

FTCD	formim inotransferase cyclodeaminase	亚胺甲基转移酶环化脱氨酶
FTH	ferritin heavy chain	铁蛋白重链
FTL	ferritin light chain	铁蛋白轻链
FVC	forced vital capacity	用力肺活量
G		
GBM	glomerular basement membrane	肾小球基底膜
GC	glucocorticoid	糖皮质激素
GCA	giant cell arteritis	巨细胞动脉炎
GPA	granulomatous with polyangiitis	肉芽肿性多血管炎
GWA	genome-wide association study	全基因组关联分析
H		
HBV	hepatitis B virus	乙型肝炎病毒
HCQ	hydroxychloroquine	羟氯喹
HCTD	hereditary connective tissue disease	遗传性结缔组织病
HHT	hereditary hemorrhagic telangiectasia	遗传性出血性毛细血管扩张症
HLA	human leukocyte antigen	人类白细胞抗原
HOLG	hydroxylysine glycoside	羟赖氨酸糖甙
HOP	hydroxyproline	羟脯氨酸
HRP	horseradish peroxidase	辣根过氧化物酶
HSP	Henoch-Schönlein Purpura	紫癜（过敏性紫癜）
HSV	herpessimplex virus	单纯疱疹病毒
HUVS	hypocomplementemic urticarial vasculitis	低补体血症荨麻疹性血管炎
I		
IBD	inflammatory bowel disease	炎症性肠病
IBP	inflammatory back pain	炎性腰背痛
ICD	international classification of diseases	国际疾病分类
IDC	interdigitating cell	并指状树突状细胞
IE	infective endocarditis	感染性心内膜炎
IFIH1	type 1 interferon-induced helicase C domain-containing protein 1	Ⅰ型IFN诱导的含解旋酶C结构域的蛋白1
IFN	interferon	干扰素
Ig	immunoglobulin	免疫球蛋白
IGF-1	insulin-like growth factor 1	胰岛素样生长因子-1
IgG4-RD	immunoglobulin-G4 related disease	IgG4相关性疾病
IGRAs	interferon gamma release assays	结核感染γ干扰素释放试验
IgSF	immunoglobulin super family	免疫球蛋白超家族
IFA	indirect immunofluorescence assay	间接免疫荧光法

ⅡMs	idiopathic inflammatory myopathies	特发性炎性肌病
ⅡP	idiopathic interstitial pneumonia	特发性间质性肺炎
IL	Interleukin	白细胞介素
ILD	interstitial lung disease	间质性肺疾病
IMAD	immunoadsorption	免疫吸附
IMNM	immune-mediated necrotizing myopathy	免疫介导的坏死性肌病
IOF	International Osteoporosis Foundation	国际骨质疏松基金会
IPAH	idiopathic pulmonary arterial hypertension	特发性肺动脉高压
IPF	idiopathic pulmonary fibrosis	特发性肺纤维化
IPO	intestinal pseudo-obstruction	假性肠梗阻
IRFs	interferon regulatory factors	干扰素调节因子
ITAM	immune-receptor tyrosine activation motif	免疫受体酪氨酸活化基序
ITIM	immune-receptor tyrosine inhibition motif	免疫受体酪氨酸抑制基序
J		
JAK	Janus Kinase	酪氨酸蛋白激酶
JRA	juvenile rheumatoid arthritis	幼年型类风湿关节炎
K		
KBD	Kashin-Beck disease	大骨节病
KIR	killer immunoglobulin-like receptor	杀伤细胞免疫球蛋白样受体
L		
LA	lupus anticoagulant	狼疮抗凝物
LC	langerhams cell	朗格汉斯细胞
LDA	low dose aspirin	小剂量阿司匹林
LIA	lumine slence immunoa ssay	发光免疫测定
LIP	lymphocytic interstitial pneumonia	淋巴细胞间质性肺炎
LMWH	low molecularweight heparin	低分子量肝素
LSDs	lysosomal storage disease	溶酶体贮积症
LSP	liver-specific membrane lipoprotein	肝脏特异性膜脂蛋白
LT	lymphotoxin	淋巴毒素
M		
MAA	myositis associated autoantibodies	肌炎相关性自身抗体
MAC	membrane attack complex	膜攻击复合物
MASES	Maastricht ankylosing spondylitis enthesitis score	Maastricht强直性脊柱炎肌腱端评分
MBL	mannose-binding lectin	甘露聚糖结合凝集素
MCLS	mucocutaneous lymphnode syndrome	皮肤黏膜淋巴结综合征（川崎病）
MCTD	mixed connective tissue disease	混合性结缔组织病

MDA5	melanoma differentiation associated gene 5	抗黑色素瘤分化相关基因5
MEI	Mander enthesitis index	Mander肌腱端炎指数
MGF	mesenchymal growth factor	间叶生长因子
MHC	major histocompatibility complex	主要组织相容复合体
MMF	mycophenolate mofetil	霉酚酸酯
MMP	matrix metalloproteinase	基质金属蛋白酶
MPA	microscopic polyangiitis	显微镜下多血管炎
mPAP	mean pulmonary artery pressure	肺动脉平均压
MPs	mircoparticles	微粒
MSA	myositis specific autoantibodies	肌炎特异性自身抗体
MTX	methotrexate	甲氨蝶呤
MxA	myxovirus resistance protein A	黏病毒抗性蛋白A
N		
NBD	neuro-Behçet's disease	神经白塞综合征
NCR	natural cytotoxicity receptor	自然细胞毒受体
NETs	neutrophil extracellular traps	中性粒细胞胞外诱捕网
NGS	next generation sequenciny	二代测序
NLE	neonatal lupus erythematosus	新生儿红斑狼疮
nRNP	nuclear ribonucleoprotein	抗核糖核蛋白
NSAIDs	nonsteroidal antiinflammatory drugs	非甾体抗炎药
NSIP	non specific interstitial pneumonia	非特异性间质性肺炎
NTX	nype I collagen cross-linked N-telopeptide	胶原交联N末端肽
O		
OA	osteoarthritis	骨关节炎
OC	osteocalcin	骨钙素
OS	overlap syndrome	重叠综合征
OSTA	osteoporosis self-assessment tool for Asians	亚洲人骨质疏松自我筛查工具
P		
PAMP	pathogen-associated molecule pattern	病原体相关分子模式
PAWP	pulmonary artery wedge pressure	肺动脉楔压
PBC	primary biliary cholangitis	原发性胆汁性胆管炎
PBMC	peripheral blood mononuclear cell	外周血单核细胞
PCH	pulmonary capillary haemangiomatosis	肺毛细血管瘤病
PD-1	programmed cell death 1	程序性死亡受体1
PDGF	platelet-derived growth factor	血小板衍化生长因子
PD-L1	programmed cell death-ligand 1	程序性死亡受体-配体1

PE	phyloery thrin	藻红蛋白
PEA	pulmonary thromboendarterectomy	肺动脉血栓内膜剥脱术
PG	pyoderma gangrenosum	坏疽性脓皮病
PGA	patient global assessment	患者的总体评价
PH	pulmonary hypertension	肺动脉高压
PHOA	primary hypertrophic osteoarthropathy	原发性肥大性骨关节病
PICP	carboxyl terminal propeptide of type I procollagen	血清 I 型前胶原羧基端前肽
PID	primary immunodeficiency disorder	原发性免疫缺陷病
PM	polymyositis	多发性肌炎
PMR	polymalgia rheumatica	风湿性多肌痛
PNA	polyarteritis nodosa	结节性多动脉炎
PPEF	Pleural pulmonary elastofibrosis	胸膜肺弹力纤维增生症
PRR	pattern recognition receptor	模式识别受体
PsA	psoriatic arthritis	银屑病关节炎
PSC	primary sclerotic cholangitis	原发性硬化性胆管炎
PSS	primary Sjögren sydrome	原发性干燥综合征
PTH	parathyroid hormone	甲状旁腺激素
PV	pemphigusvulgaris	寻常型天疱疹
PVOD	pulmonary veno-occlusive disease	肺静脉闭塞病
Q		
QCT	quantitative computed tomography	定量计算机断层照相术
QTL	quantitative trait locus	数量性状位点
QUS	quantitative ultrasound	定量超声
R		
RA	rheumatoid arthritis	类风湿关节炎
RAS	recurrent ophthous stomatitis	复发性阿弗他口炎
RB	respiratory bronchiolitis	呼吸性细支气管炎
RB-ILD	respiratory bronchiolitis with interstitial lung disease	呼吸性细支气管炎伴间质性肺疾病
RDD	Rosai-Dorfman disease	罗道病
ReA	reactive arthritis	反应性关节炎
RF	rheumatoid factor	类风湿因子
RHC	right-sided heart catheterization	右心导管检查术
RP	relapsing polychondritis	复发性多软骨炎
RP-ILD	rapidly progressive interstitial lung disease	急进性间质性肺疾病
RS3PE	syndrome of remitting seronegative symmetrical synovitis with pitting edema	缓和的血清阴性对称性滑膜炎伴凹陷性水肿综合征

RSD	reflex sympathetic dystrophy	反射性交感神经营养不良
S		
SAA	serum anyloidA	血清淀粉样蛋白A
SARA	sexually acquired reactive arthritis	性交后反应性关节炎
SASP	sulfasalazine salicylazosulfapyridine	柳氮磺吡啶
SF	serum ferritin	血清铁蛋白
sIBM	sporadic inclusion body myositis	散发性包涵体肌炎
SNP	singte nucleotide polymorphism	单核苷酸多态性
SnRNP	small nuclear ribonucleop roteim	小核糖核蛋白
sIgAD	selective IgA deficiency	选择性IgA缺陷病
SLE	systemic lupus erythematomus	系统性红斑狼疮
SLEDAI	systemic lupus erythematosus disease activity index	系统性红斑狼疮疾病活动性指数
SNN	single nucleotide variant	单核酸变异
SP	sulfapyridine	磺胺吡啶
SPA	spondyloarthritis	脊柱关节炎
SSc	systemic sclerosis	系统性硬化症
SSS	secondary Sjögren sydrome	继发性干燥综合征
T		
TA	Takayasu arteritis	大动脉炎
TACI	transmembrane activator and CAMl interactor	跨膜活化分子和钙调蛋白相互作用分子
TGF-β	transforming growth factor	转化生长因子-β
TLC	total lung capacity	肺总量
TLR-9	toll-like receptor 9	toll样受体-9
TM	thrombomodulin	凝血酶调节蛋白
TNF	tumor necrosis factor	肿瘤坏死因子
TNF-α	tumor necrosis factorα	肿瘤坏死因子-α
TRAP	tartrate-resistant acid phosphatase	抗酒石酸酸性磷酸酶
TRAPS	tumor necrosisfactor-receptor associated periodic syndrome	肿瘤坏死因子受体相关周期性综合征
TTCW	time to clinical worsening	临床恶化时间
TTP	time to pregnaney	患者受孕时间
TTR	transthyretin	甲状腺激素结合蛋白
TYK2	tyrosine-protein kinase	酪氨酸激酶2
U		
UC	ulcerative colitis	溃疡性结肠炎
UCTD	undifferentiated connective tissue disease	未分化结缔组织病
uSpA	undifferentiated spondyloarthropathy	未分化脊柱关节病

UV	urticarial vasculitis	荨麻疹性血管炎
V		
VAS	visual analogue scale	视觉模拟评分
W		
WSPH	World Symposium on Pulmonary Hypertension	世界肺动脉高压大会
X		
XLA	X-linked agammaglobuline	X-连锁无丙种球蛋白血症